정신치료의 신경과학

사회적인 뇌 치유하기

Louis Cozolino 저 | 강철민 · 이영호 공역

The Neuroscience of Psychotherapy:
Healing the Social Brain (3rd ed.)

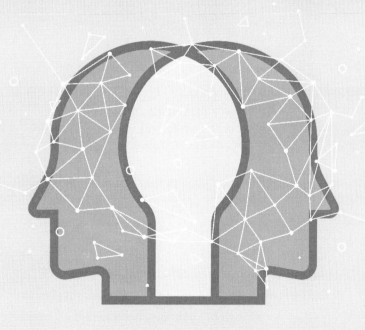

학지사

THE NEUROSCIENCE OF PSYCHOTHERAPY, THIRD EDITION
-HEALING THE SOCIAL BRAIN-

By Louis Cozolino

Copyright © 2017, 2010, 2002 by Louis J. Cozolino

All rights reserved.

역자 서문

　의과대학에서의 교육과 약물치료에 대한 교육에서는 항상 과학적인 근거에 중심을 둔 기전을 배웠지만 정신치료에서는 그러한 부분 없이 임상적인 경험에 바탕을 둔 여러 이론을 배워 왔다. 또한 다소 추상적이기도 한 여러 정신치료 이론의 개념과 어려운 용어들은 정신치료는 특별한 사람만 이해할 수 있고 시행할 수 있다는 오해를 불러일으키는 데 영향을 주기도 하였다. 정신치료에 대한 과학적인 근거에 늘 목말라하고 있을 때 접하게 된 루이스 코졸리노(Louis Cozolino)의 『정신치료의 신경과학』은 기존에 알고 있던 이론을 과학적으로 더 잘 이해하게 해 주었을 뿐만 아니라 내담자들 각각의 상황에 따라 과학적 근거를 가지고 다양한 접근을 할 수 있는 방법을 제시해 주고 있으며, 조금 더 넓은 관점에서 인간과 세상을 바라보게 해 주었다. 2010년에 제2판이 출판된 지 7년 만에 제3판이 출간되었는데, 제3판에서는 이마엽과 함께 작용하는 마루엽의 집행기능, 불이행방식망(default mode network), 과제양성망(task-positive network), 돌출망(salience network), 이타주의에 관여하는 여러 신경망과 이타주의의 치료적 이용 등의 많은 내용이 포함되면서 제2판의 1/3 정도의 분량이 새롭게 추가되었다. 현대 과학기술의 발달 속도를 고려한다면 이 책의 두께는 앞으로 점점 더 두꺼워지지 않을까 예상된다. 자신이 믿고 있는 것에 항상 의문을 품으면서, 우리 모두가 같은 배를 타고 있는 공동체라는 인식을 가지고 배우는 것을 결코 멈추지 말라는 저자의 말이 가장 생각난다.

  새로운 용어들은 가급적 쉬운 말로, 해부학적 위치와 기능을 고려하여 번역하였으며, 기본적인 의학용어들은 대한의사협회에서 출판한 『의학용어집』(제5판)에 기초를 두었다.

  끝으로 책의 출판에 많은 관심과 도움을 주신 학지사 김진환 사장님과 편집부 유가현 대리님께도 감사의 말씀을 드린다.

2018년 8월
강철민 · 이영호

제3판에 대한
일러두기

『정신치료의 신경과학』 제1판(2002)이 처음 출간된 이후에, 뇌의 지형학과 기능 및 사회적인 양상에 대한 탐구가 더 깊고 넓게 진행되었으며 점점 더 정교해졌다. 과거의 이론이 많은 새로운 발견 및 이론과 훌륭한 융합을 이루었다. 우리는 단순한 신경 형태로부터 개인의 내부 및 개인 간의 복합적인 상호작용 체계에서 나오는 마음과 의식적인 경험의 출현에 대한 이해 쪽으로 점점 이동하고 있다. 우리는 사회적인 기능에 대한 연구를 점점 더 신경과학 영역에 있어 중심적인 면으로 간주하고 있으며, 대인관계 신경생물학에 대한 연구는 다양한 정신치료자와 상담가에 대한 표준적인 실제 교육에 크게 반영되고 있다.

연구자가 자신의 관심을 돌려 과학에 있어서 전통적으로 금기시되던 것에 의문을 제기하는 것을 바라보는 일은 특히 흥미롭다. 의식, 감정, 애착, 사랑 및 이타주의는 연구실 내에서 각자의 자리를 찾아가고 있다. 주관적인 경험에 대한 이런 개방성은 불교, 지혜 철학, 여성주의 철학과 같은 다양한 학문 영역의 합일을 지지하고 있다. 우리는 제3판에서 3개의 집행하는 네트워크 모델(우리가 위험에 반응할 수 있게 하고, 세상을 성공적으로 돌아다니게 하며, 애착을 형성하고 유지하게 해 주고, 자기감과 내적 현실을 만들어 내는 특별한 범위를 가진 체계의 네트워크)로 설명한 보다 광범위한 집행기능에 대한 탐색을 발견하게 될 것이다. 이 모델은 나중의 장에 나오는 초기의 외상이 장기적으로

미치는 사회적 영향, 심리적 영향, 불이행방식망의 발달과 연관되어 있다. 또한 우리
는 제3판에서 이타주의의 신경생물학과 이타적인 행동이 치료과정에 미칠 수 있는 긍
정적인 영향에 대한 새로운 장을 볼 수 있을 것이다.

2017년
로스앤젤레스에서
루이스 코졸리노

차례

제1부 신경과학과 정신치료: 전반적인 설명

제1장 신경학과 심리학의 얽힌 역사 _ 19

제2장 뇌의 형성과 재형성: 정신치료와 신경과학 _ 31

제2부　뇌는 어떻게 작동하는가: 진화의 유산

■■■ 제3부　집행기능과 신경통합 ■■■

제8장 집행하는 뇌: 시공간 다루기 _ 163

제9장 집행하는 뇌: 다른 사람을 발견하고 자기를 찾기 _ 181

제4부　애착과 유대감

◢◣◤◥ 제5부　경험의 붕괴 ◢◣◤◥

신경과학과 정신치료: 전반적인 설명

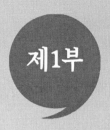

제1부

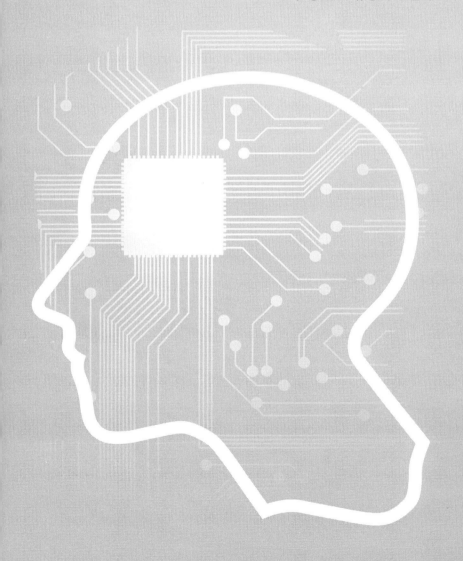

제1장

신경학과 심리학의 얽힌 역사

> 마음과 물질이 융화될 수 없다던 과거의 이분법적 요소와 역설이 지금은 사실상 마음, 뇌, 사람을 하나로 보는 시각으로…… 바뀌게 되었다.
>
> – 로저 스페리(Roger Sperry)

뇌는 어떻게 마음을 만들어 낼까? 뇌와 마음은 어디에서 만나며, 어떤 방식으로 상호작용을 하는 것일까? 이런 것은 매우 어려운 질문이다. 사실, 이런 질문은 너무 어려워서 마음이나 뇌에 대해 각각에만 초점을 맞추거나 아니면 서로가 무관한 것처럼 취급하는 것이 흔한 반응이다(Blass & Carmeli, 2007; Pulver, 2003). 이런 접근법의 문제점은 뇌와 마음이 하나의 통합된 과정임을 이해하는 데 장애물로 작용한다는 것이다(Cobb, 1944). 신경학과 심리학은 공통적인 정신생물학적 기초를 가지고 있음에도 불구하고 학문적 이유나 지적인 싸움에 의해서 서로 동떨어져 있었다. 신경학과 심리학의 서로 얽힌 역사는 이런 서로 반대되는 힘에 의해 밀고 당겨져 왔던 역사로 점철되어 있다(Ellenberger, 1970; Sulloway, 1979).

프로이트는 마음에 대해 신경학자로서 호기심을 가지고 반란을 시작했다. 내가 생각하기에 프로이트는 의과대학에서 말하는 마음과 뇌에 대한 편파적인 생각에 좌절을 느꼈고, 자신의 관심사를 공유할 수 있는 다른 사람과 같이 연구하기를 바랐던 것 같다. 29세 때, 프로이트는 1885년의 가을과 겨울을 파리에 있는 살페트리에르

(Salpêtrière) 병원에서 보낼 수 있는 여행 장학금을 얻었다. 살페트리에르 병원을 선택한 이유는 마음과 뇌에 대한 전문가로 알려졌던 장 마르탱 샤르코(Jean-Martin Charcot) 교수의 평판 때문이었다. 프로이트는 살페트리에르 병원에서 정평이 나 있고, 자신감에 차 있으며, 마음과 뇌 사이에 있는 잘 알려지지 않은 영역에 대해 두려워 하지 않는 스승을 찾을 수 있었다. 당신은 프로이트가 위대한, 그리고 앞으로 마음이 맞는 동지가 될 수 있는 훌륭한 스승을 만나기 위해 파리 거리를 걷고 있을 때의 흥분을 상상할 수 있을 것이다.

샤르코는 당시에 **히스테리**(hysteria)라고 불리었던 병으로 고생하고 있던 환자에 대한 전문가였다. 이런 환자들은 발작이나 마비 같은 신경학적 질병과 유사한 증상을 가지고 있었지만 뚜렷한 신체적 원인은 없는 환자들이었다. 전형적인 예로는 한쪽 또는 양쪽 손목에서 시작되어 손에 감각이 없어지는 **장갑무감각증**(glove anesthesia)이 있다. 이런 환자들의 경우에 손은 상징적인 의미를 가지는 것처럼 보였다. 즉, 그들은 아마도 큰 죄책감이나 두려움을 유발하는 금기시되는 어떤 행동을 저질렀고 그로 인해 이런 현상이 나타났는데, 이러한 현상은 마음속에 있는 갈등이 신체적 증상으로 전환되어 나타나는 것으로 생각되었다.

1880년대는 잠재의식이 행동을 통제하는 능력이 있다는 사실(최면을 통해 증명됨)이 유행해 보편적으로 알려진 시기이기도 했다. 샤르코는 마음과 뇌의 상호작용에 대한 자신의 이론을 증명하기 위해 최면을 사용했다. 프로이트가 샤르코와 함께 살페트리에르 병원에서 보냈던 몇 개월은 그에게 엄청난 영향을 미쳤다. 그는 우리가 모르는 정신적 과정이 의식에 엄청난 영향을 미치며, 히스테리 증상이 거짓이나 꾸며진 것이 아니라 뇌의 신경학적인 구조 내에 있는 무의식적인 마음의 힘 때문에 나타난다는 것을 믿게 되었다. 이러한 측면에서 볼 때, 히스테리는 외상적 경험이 뇌를 재구조화시키고 의식적인 경험과 싸우는 힘을 가지고 있음을 반영해 주는 것이다.

의식과 행동 사이의 해리성 분열은 프로이트에게는 뇌가 다양한 단계의 의식과 무의식적 지각을 할 수 있다는 것을 보여 주는 증거로 여겨졌다. 프로이트는 향후 수십년 동안 언어, 감정 그리고 치료적 관계를 사용하여 이들을 다시 연결시키기 위한 방법을 찾기 위해 노력하였다. 프로이트는 1886년 2월에 비엔나로 돌아왔고, 두 달 뒤에 개인 클리닉을 열었다. 그는 당시 의학이라는 과학 안에 있었음에도 불구하고, 남성에게서도 히스테리가 존재한다는 논문을 그해 말에 발표함으로써 반란을 계속하였다. 무의식의 세계에 심취한 프로이트는 그가 1939년에 사망하기 전까지 열정적인 탐구를 계속하였다.

프로이트는 자신의 논문들을 통해서 샤르코의 생각을 다양한 방식으로 확장시켰다. 그는 히스테리 증상의 발생을 어린 시절의 경험으로 거슬러 추적함으로써 무의식의 세계를 발달적 맥락에서 바라보았다. 그는 히스테리 환자가 억압된 어린 시절의 기억으로 인한 무의식적인 감정적 후유증으로 고통받고 있다는 사실을 믿게 되었다. 더욱이, 프로이트는 개인의 발달과 종의 진화를 연결시켰다. 우리 안에 고대 선조의 생물학적 역사를 간직하고 있다는 고전적인 생각에 영향을 받은 프로이트는 그의 발달 이론에서 성성(sexuality), 분노(rage), 선망(envy)과 같은 본능적인 욕동들(instinctual drives)의 중요성을 포함시켰다. 프로이트는 우리의 문명화 밑에는 소위 이 '문명화된' 행동이 보여 주는 많은 모순과 갈등이 왜 일어나는지를 설명해 줄 수 있는 좀 더 원초적인 것들이 존재한다고 믿었다.

프로이트는 우리가 누구이고 우리가 무엇인지를 이해하기 위해서는 경험의 원초적·무의식적 요소들을 이해할 필요가 있다고 주장했다. 그는 이것을 **원본능**(id)—우리가 우리의 파충류 조상 및 포유류 조상과 공유하고 있는 원초적이고도 문명화되지 않은 생명 에너지—이라고 불렀다. 이러한 개념은 프로이트가 살던 시대의 합리적인 현대인들이 가지고 있었던 이해 가능한 적개심(hostility)과 일치하였다. 그 당시에 의사들은 유럽 문화의 중심으로 동물의 왕국에서 그들이 가지는 우월성을 보여 주는 데 많은 노력을 하고 있었고, 따라서 세상의 '원시적인' 인종을 종속시키기 위해 그들이 권리를 가지고 있으며, 원시적인 인종은 이에 복종하여야 한다고 변함없이 주장하고 있었다. 말할 필요도 없이, 이렇게 문명화된 사람과 동물을 연결시키는 시도(어린아이도 성적인 욕구를 가지고 있다는 프로이트의 생각을 포함해서)는 프로이트와 그의 이론들이 고상한 사람들에게는 말도 안 되는 것으로 여겨졌다.

프로이트가 발표하지 않았던 프로젝트

우리는 심리학적으로 우리가 가지고 있는 모든 잠정적인 생각이 아마도 언젠가는 기질적인 문제에 기초를 두고 있음이 밝혀질 것을 예상해야만 한다.
– 지그문트 프로이트(Sigmund Freud)

1800년대 후반기에 처음으로 신경계를 현미경으로 관찰할 수 있게 되었다. 현미경을 이용한 기술, 그리고 새롭게 개발된 염색기술의 발전은 신경세포를 발견하게 하였고, 이들이 신경연접부(synapse)를 통해 교통하고 있다는 것을 발견하게 하였다. 신경연접부의 존재는 신경계가 단 하나의 구조물이 아니라, 개별적인 처리과정을 지닌 셀수 없을 정도로 많은 구성단위로 이루어져 있다는 것을 보여 주는 것이었다. 더욱이, 인간이 이런 신경세포를 다른 생명체와 공유하고 있다는 사실은 우리가 같은 조상을 가지고 있다는 다윈의 생각을 지지하는 것이었다. 이 무렵에 베르니케(Wernicke)와 브로카(Broca)는 뇌의 특정 영역이 언어의 다른 측면을 담당한다는 것을 증명하였다. 두 부분으로 이루어진 신경연접부를 통한 신경전달과 뇌의 서로 다른 영역이 각각 특정한 기능을 담당한다는 국소화 개념을 동시에 신경해부학적으로 증명한 것은 뇌를 새로운 방식으로 이해할 수 있는 이론적인 기반을 제공하였다.

다윈, 샤르코, 그리고 현미경을 이용한 미세신경 영역 연구가 가능해진 사실에 의해 고무된 프로이트는 「과학적 심리학을 위한 프로젝트(The Project for a Scientific Psychology)」(Freud, 1968)라는 논문을 작성하였다. 그는 이 '프로젝트'에서 우리의 의식적 행동과 무의식적 행동은 뇌의 신경구조에 의해 조직화되고 저장된다고 가정하였다. 그는 이 논문의 한 부분으로 인간의 충동, 행동 및 심리적 방어를 나타내는 서로 연결되어 있는 신경세포들에 대한 간단한 그림을 그렸다. 프로이트는 이런 그림에서 욕동, 감각기관 및 억제기전 간의 상호작용을 묘사하였다. 그의 동료들에 따르면, 프로이트는 마음의 신경생물학적 모델을 만들어 내고자 하는 생각에 몰두해 있었다(Schore, 1997b). 이러한 그의 열정에도 불구하고, 프로이트는 신경계의 이해에 기초한 심리학에 대한 자신의 꿈이 너무 시대를 앞서간 것이며, 그 당시의 종교적 신념이나 의학적 정설에 맞지 않는다는 것을 깨달았다. 그는 이런 이유와 또 다른 이유로 그가 죽기 전까지 이 프로젝트의 발간을 미루어 두게 된다.

프로이트는 아마도 피니어스 게이지(Phineas Gage) 증례의 경우와 같은 애매함에 대한 논란으로 인해 자신의 프로젝트가 격하되는 것을 두려워하여 남들에게 알리지 않았을 것이다. 19세기에 철도 감독관이었던 게이지는 금속 막대가 완전히 머리를 관통하는 사고를 당했으며, 그 결과 이마엽겉질의 중간 부분이 완전히 파괴되었다. 이 사고로 게이지는 특정한 운동이나 언어적인 결함은 나타나지 않았지만, 그를 알고 있었던 사람들은 "게이지가 더 이상 게이지가 아니야."라고 말했다(Benson, 1994). 그의 감정, 대인관계 능력, 경험의 질은 모두 극적으로 변하였다. 게이지의 증상들은 그의 성격과 감정에 관련된 것들이었기 때문에 그에 대해 발표한 증례는 20세기의 대부분의 사람에게 주목을 받지 못하였다. 그 이유는 이 증례가 신경학자들이 편안하게 언급할 수 있는 행동의 영역 밖에 있었을 뿐만 아니라, 인간의 성격을 신경생물학적 기전과 연결시키는 것에 반대하는 편견이 있었기 때문이었다(Damasio, 1994). 뇌의 이 부분은 판단, 계획 및 감정조절과 관련된 부분이었다.

신경학자로서의 프로이트가 모두에게 잊힐수록 그의 심리학적 이론들은 생물학적 기초에서 점점 더 멀어져 갔다. 프로이트는 대신에 정신분석에 대한 기초적인 용어들을 제공하는 데 좀 더 입맛에 맞고 접근 가능한 문학적·인류학적 은유들을 사용하는 것을 택하였다. 하지만 불행하게도, 뇌에서 마음에 대한 은유로의 프로이트의 전환은 20세기 내내 정신분석에 대한 모든 종류의 비판을 유발하였다. 오이디푸스와 엘렉트라 콤플렉스(Oedipal & Electra complex)와 같은 은유는 억지로 꾸민 듯한 허구로 간주되어서 과학적 평가를 받지 못하였다. 아마도 프로이트는 정신분석과 신경생물학이 동등한 동반자로서의 자격을 가지게 되었을 때 결국 정신분석과 신경생물학이 통합될 것이라고 예상하였을 것이다(Pribram & Gill, 1976). 이런 통합의 시기가 이제 도래하였다.

심리적 과정이 가지는 의미에 대해서는 과학적 단체와 일반인에게도 모두 충분히 받아들여지고 있어, 마음을 아주 기본적인 생화학적 과정으로 환원시키는 것은 피할 수 있게 되었다. 오히려 신경학자가 아닌 사람들도 뇌의 구조와 기능을 이해하는 것이 일반적인 것이 되었다. 이런 뜻에서 이제 우리의 관심은 뇌는 인간 경험에 대한 우리의 이해를 증진시켜 준다는 식의 생각으로 기울게 되었다. 우리는 신경과학, 진화, 무의식의 기원과 같은 영역들을 연결시키는 다리로서 뇌의 모델을 만들려고 한다.

삼위일체의 뇌

열을 지어 즐겁게 행진하고 있는 군인에게는 척수만 있어도 충분한데, 그는 신의 실수로 인해 큰 두뇌를 받았다.

– 알베르트 아인슈타인(Albert Einstein)

1970년대에 신경과학자인 폴 맥린(Paul MacLean)은 현대 인간의 뇌 속에 있는 보다 원초적인 진화적 구조물과의 대화를 강조한 이론을 발표하였다(MacLean, 1990; Taylor, 1999). 맥린은 자신의 생각을 **삼위일체의 뇌**(triune brain)라고 불렀다. 다윈과 프로이트의 이론과 매우 유사한 이 이론은 인간의 의식과 행동에서 볼 수 있는 일부 모순점 및 비연속성에 대해 진화론적 관점에서의 설명을 가능하게 해 주었다.

맥린은 인간의 뇌를 파충류 및 쥐나 말과 같은 하위 포유류와 진화적 연결성을 가지고 있는 세 부분으로 나뉘어진 체계로 설명하였다. 각각의 연속된 층이 점점 더 복잡한 기능과 능력을 가지고 있는 뇌 속의 뇌, 그리고 또 뇌 속의 뇌를 생각해 보라. 그 중심부는 **파충류 뇌**(reptilian brain)로서 활성화, 각성, 항상성 및 생식 본능을 책임지고 있으며, 진화과정 동안 비교적 변하지 않은 부분이다. **옛포유류 뇌**(paleomammalian brain) [또는 **둘레계통**(limbic system)]는 학습, 기억 및 감정의 중심이 되며 파충류 뇌 주변을 둘러싸고 있다. 가장 높고 가장 바깥쪽 층에 위치하고 있는 **새포유류 뇌**(neomammalian brain) 또는 대뇌겉질은 의식적인 사고, 문제 해결 및 자기인식을 담당한다(MacLean, 1985).

맥린(1990)은 우리의 세 가지 뇌가 반드시 의사소통을 하거나 협력을 잘 하지는 않는다고 제안하였는데, 왜냐하면 이들은 각각 서로 다른 '사고방식'을 가지고 있으며 오로지 새포유류 뇌만이 의식과 언어적 의사소통이 가능하다는 사실 때문이라고 이야기하였다. 이런 생각은 진화, 신경과학 및 정신치료 사이의 근본적인 연결을 가능하게 해 준다. 샤르코와 프로이트가 해리와 히스테리로 불렀던 현상은 이렇게 다르지만 같이 살고 있는 뇌들 사이에 일어난 부적절한 통합과 조화의 결과이다. 비언어적인 파충류 뇌와 옛포유류 뇌가 새포유류 뇌의 처리과정에 무의식적으로 영향을 미친다는 맥린의 설명은 의식과 무의식으로 마음을 구별한 프로이트의 생각과 비교적 일치한다.

삼위일체 뇌 모델은 진화의 산물, 현대의 신경계 그리고 인간 경험의 조직화에서 나타나는 일부 타고난 어려움 등의 관계를 연결하는 데 있어서 의미 있는 비유를 제시해 주고 있다. 이런 진화의 역사와 현대의 신경계가 함께 존재한다는 사실은 치료자로 하여금 사람, 말 및 악어를 동시에 치료해야 하는 도전에 직면하게 하는 것이다(Hampden-Turner, 1981).

아, 그게 그렇게 간단하다면 좋을 텐데!

> 거대한 정부처럼, 거대한 뇌는 간단한 일을 간단한 방식으로 처리하지 못할 수도 있다.
>
> — 도널드 헵(Donald Hebb)

맥린의 연구를 언뜻 보면 삼위일체 뇌의 각각의 층들은 독립적이면서도 연속적인 진화를 했으며, 이 세 가지 층은 마치 군대의 명령체계처럼 위계질서를 가지고 서로 협력하고 있다는 생각을 하게 만들 수도 있다. 그러나 분명히 그렇지 않다. 실제로는 파충류 뇌와 옛포유류 뇌는 새포유류 뇌와 함께 진화를 계속하였다. 파충류 뇌나 옛포유류 뇌와 같이 먼저 형성된 부위가 원래의 모습 그대로 보존되지 않을 뿐만 아니라, **선택적 진화**(exaptation)—대체적인 기능이나 보다 복합적인 기능에 새롭게 적응하기 위해 초기의 뇌구조가 변형되는 것—의 과정을 거친다(Cacioppo & Berntson, 2004).

뇌의 세 가지 층 모두는 새롭게 만들어지는 보다 복잡한 수직적이면서 수평적인 신경망으로 서로 연결되면서 진화를 계속한다. 이렇게 한쪽은 보존적이면서도 다른 한쪽은 변화를 가져오는 신경계들이 간단하게는 호흡을 관찰하는 것에서부터 복잡한 수학적 계산에 이르기까지의 다양한 기능을 할 수 있는 놀랍도록 복합적인 뇌를 만들어 내게 되었다. 수억만 년의 진화를 통해 만들어진 이러한 복잡성은 뇌-행동-경험의 관계에 대한 기능적인 신경해부학을 이해하는 것을 꽤나 도전적인 일이 되게 만든다.

한 예로, 우주탐험 시에 생겼던 일이 신경해부학자의 갈등을 이해하는 데 매우 유용할 수 있다. **아폴로 13호**가 달에 접근했을 때, 산소공급 장치의 한계 때문에 승무원들은 단지 몇 시간만 사용할 수 있는 산소를 가지고 갈 수밖에 없었다(Lovell & Kluger, 1994). 이런 문제를 해결하기 위해 지구에 있던 과학자들은 모의 우주선을 이용한 실험을 통해 불필요한 요소를 제거하고 새로운 공기 제공체계를 만들었다. 이런 새로운 기능을 위해 기존의 덮개 조각, 플라스틱 가방, 관을 이어 주는 접착 테이프, 전선 등이 혁신적인 방법으로 사용되었다. 이런 임시변통 장치를 어떻게 만들어야 하는지에 대한 지시가 아폴로 13호에 있는 승무원들에게 전달되었다. 이런 식으로 갑작스럽게 변경된 각본으로 만들어 내는 과정이 바로 현대의 뇌를 만들어 내는 작업과 유사하다. 이렇게 임시변통으로 만들어진 공기 정화체계를 발견한 미래의 기술자는 그것이 무엇이며, 왜 그렇게 만들어졌는지에 대해서 알아내는 데 어려움을 겪을 것이다. 비록 아폴로 13호의 각본과 자연적 선택 사이에는 분명한 차이점이 있기는 하지만, 아폴로 13호의 각본이나 자연적 선택 모두 환경적인 위기 상황에서 원래 있던 물건들을 실용적으로 적용한 좋은 예인 것이다.

소뇌가 하는 다양한 역할은 신경보존과 선택적 진화 모두에 대한 좋은 예를 보여 준다. 소뇌는 원시적인 뇌 구조물이다. 소뇌의 중심부에 있는 벌레(vermis)는 균형을 잡는 일에 관여한다. 물고기의 경우, 소뇌의 벌레는 물고기가 똑바른 자세로 헤엄을 칠 수 있도록 돕는다. 사람의 경우, 소뇌의 벌레는 안뜰기능(vestibular functioning)을 조절함으로써 우리가 일어서고 걸을 때 넘어지지 않도록 해 준다. 우리의 뇌와 신체는 진화를 하면서 보다 복잡해졌고, 소뇌는 큰 동작의 조절에서 더 발전하여 미세한 운동까지 조절할 수 있도록 진화하였다. 소뇌의 이러한 구조적 발달이 처음에는 물고기가 똑바로 헤엄치는 능력에서 시작되었다. 그런데 흥미롭고도 놀라운 반전은 소뇌엽 중에서 나중에 진화한 부분이 언어, 기억, 추론의 조직과 조절에 관여한다는 사실이다 (Baillieux et al., 2008; Lupo et al., 2015; Schmahmann, 1997).

방대한 양의 감각-운동 정보를 처리하고, 순서화시키며, 조직화하는 소뇌의 능력은 뇌가 진화하면서 소뇌를 고위 겉질 처리과정(higher cortical process)의 하부 신경구조의 한 부분으로 사용함으로써 생기게 된 것이다. 균형과 운동은 자세에 대한 지속적인 감시와 불필요하거나 주의를 흐트리는 움직임의 억제를 필요로 하기 때문에 소뇌만의 방식으로 주의하거나 집중하고, 기억하며, 언어를 사용한다. 보행하기 위해 적절한 시간을 맞춰 주는 것과 같은 똑같은 기전이 생각과 언어의 순차적인 처리과정을 위해 보존되어 있는 것으로 보인다. 비록 소뇌가 원시적인 뇌구조로 여겨지지만, 소뇌의 진화에는 대부분의 대뇌겉질과 수직적인 신경망을 형성하는 것이 포함되어 있는데, 이것은 뇌의 수평적인 층들을 연결하는 수직적인 신경망이 소뇌의 진화 역사에 대한 단서를 제공하는 역할을 하고 있다는 것을 보여 주는 것이다(Alexander, DeLong, & Strick, 1986; Cummings, 1993).

이런 수평적인 신경망과 수직적인 신경망에 더해, 진화는 왼쪽 대뇌반구와 오른쪽 대뇌반구 사이의 분화가 증가되는 쪽을 선택하였다. 뇌의 특정 영역들은 언어나 공간 능력과 같은 특별한 능력을 위해 특수화되었다. 앞이마엽겉질(prefrontal cortex)과 같은 다른 영역은 다양한 다른 영역의 활동을 통제하고 조직화하는 역할을 한다. 남자와 여자의 뇌 역시 다른 점이 많으며, 뇌는 우리가 성장하고 나이가 들어감에 따라 변한다는 사실도 명심해야 한다(Cozolino, 2008). 이런 많은 차이점은 애착과 정동조절의 과정에서 특히 중요하며, 따라서 정신치료의 핵심이 되기도 한다.

정신치료와 관련이 있는 신경망은 뇌 전반에 걸쳐 존재하고 있다. 일부는 진화적으로 원시적인 부분이며, 또 다른 부분은 최근에 더 발달한 부분들이다. 일부는 태어날 때부터 완전한 기능을 가지고 있는 반면, 또 다른 부분은 성숙해지는 데 수십 년이 걸리기도 한다. 이것이 바로 진화와 발달 모두를 이해하는 것이 인간 경험에 대한 완전한 그림을 파악하는 데 중요한 이유이다.

대인관계로 형성되는 사회적 뇌

> 만약 당신 스스로가 안전감을 가지고 있지 않다면, 아이들에게 그것을 전달하기 어려울 것이다. 그러나 만약 당신이 안전감을 가지고 있다면, 아이들은 그것을 바로 찾아낼 수 있을 것이다.
>
> – 윌리엄 메닝거(William Menninger)

개체발생(ontogeny)이 계통발생(phylogeny)을 반복한다는 이론은 각 개체가 수정되고 발달할 때 종의 진화가 그 과정에서 반복된다는 개념을 나타내는 것이다. 즉, 맥린의 용어를 빌리자면, 우리는 완전한 사람으로 발달하기 전에 파충류와 옛포유류 단계를 거친다는 것이다. 비록 이런 반복 이론이 대부분 틀린 것이기는 하지만(Gould, 1977), 우리의 진화와 인간 발달의 과정 사이에는 몇 가지 흥미로운 유사점이 존재한다.

파충류 뇌는 태어날 때 완전한 기능을 하는 상태이고, 옛포유류 뇌는 기본적인 틀이 만들어져 있어 초기 경험에 의해 조직화될 준비가 되어 있다. 반면에, 대뇌겉질은 30년 동안 서서히 계속적으로 성장하며 평생을 통해 성숙되어 간다. 따라서 우리에게 있어서 가장 중요한 감정적 학습이나 대인관계적 학습은 우리의 원시적인 뇌가 통제하는 초기 수년 동안에 발생한다. 결과적으로 많은 양의 학습이 우리가 외현기억(explicit memory, 역주: 어떤 특정 사건을 기억하고 있다는 개인의 의식이 있는 기억), 문제해결, 또는 집중과 같은 기능을 위해 필요한 대뇌겉질 체계를 형성하기 전에 일어나게 된다. 그 결과, 우리에게 있어서 가장 중요한 사회감정적 학습 경험의 대부분은 우리가 인식하지 못하는 반사, 행동 그리고 감정에 의해 형성되고 조절된다. 더욱이, 우리의 어린 시절 경험은 우리의 미성숙한 뇌의 편견과 한계에 의해서 왜곡된다. 정신치료는 대부분 이러한 진화와 발달의 결점으로 인해 나타나는 문제를 다루기 위해 존재한다.

대뇌걸질은 서서히 발달하기 때문에 뇌의 구조와 기능에 미치는 경험의 영향이 매우 크다. 이렇게 뇌의 많은 부분이 출생 이후에 형성되는 것은 좋은 소식이기도 하고 나쁜 소식이기도 하다. 좋은 소식은 각 개인의 뇌가 특정 환경에서 생존할 수 있도록 만들어진다는 것이다. 문화, 언어, 날씨, 영양 및 부모는 후생적 과정을 통해 우리의 뇌를 각각 독특한 방식으로 만든다. 좋은 시기와 좋은 부모 밑에서 형성된 초기의 뇌는 아이가 평생을 잘 살아갈 수 있도록 해 준다. 나쁜 소식은 전쟁의 시기에 태어나거나, 부모에게 정신병리가 있는 것과 같은 바람직하지 못한 요소가 있을 때 그것이 영향을 미친다는 것이다(Benes, Taylor, & Cunningham, 2000). 이럴 경우에 뇌는 아이가 아동기에 생존할 수 있도록 도와주는 방식으로 형성되지만 이것이 나중의 삶에서는 부적응적인 것이 될 수도 있다. 이런 경우에 치료자는 보다 적응적인 행동, 인지 그리고 감정을 가질 수 있도록 신경구조를 재구조화하려는 시도를 하게 된다. 인간의 뇌 형성은 엄청나게 복잡하다. 인간의 뇌를 재형성하는 작업은 매우 어렵지만 흥미로운 도전이다.

앞쪽 띠다발(anterior cingulate)—모성행동, 양육, 놀이에 중심적으로 관여—이라 불리는 뇌의 부분은 초기 포유류의 진화에서 나타난다(MacLean, 1985). 이런 진화가 있기 전의 동물들은 태어날 때부터 자신들의 힘으로 생존할 준비가 되어 있어야 했다. 바다거북이 좋은 예인데, 이들은 바닷가 모래사장에서 부화된 후 바다를 향해 본능적으로 미친 듯이 기어간다. 어머니에 의한 양육이 시작되면서 어린아이들은 지지적이고 도와주는 환경에서 보다 서서히 발달할 수 있게 되었다. 진화의 과정에서 영장류는 점차적으로 어머니에게 의존하는 기간이 길어지는 경험을 하게 되었다. 이러한 사치는 더욱 복잡한 뇌로의 진화와 발달을 허락하였을 뿐만 아니라 뇌가 형성되는 데 부모의 양육과 초기 경험의 영향이 더 커지게 만들었다.

콘라트 로렌츠(Konrad Lorenz, 1991)는 거위가 출생 직후에 제한된 시간 동안 각인(imprint, 애착 대상에게 유대감이 형성되는 것)된다는 것을 발견하였다. 만약 새끼 거위들이 부화된 직후에 로렌츠를 처음 봤다면, 그들은 그가 자신들의 엄마인 것처럼 따라다닐 것이다. 로렌츠는 또한 이러한 거위들이 2년 후에 성적으로 성숙되었을 때 그들의 각인 시기에 노출되었던 종류의 거위에게 '사랑에 빠진다'는 것을 발견하였다. 그는 심지어 처음에 그에게 각인되었던 새끼 거위가 성적으로 성숙했을 때 옆 마을에 살고 있는 한 소녀에게 사랑에 빠져 그녀를 보기 위해 옆 마을까지 날아갔다는 사실도 보고하였다. 이러한 초기 경험은 로렌츠의 거위의 뇌에 영원히 새겨진 것처럼 보였다.

이런 각인의 원칙이 사람에게도 나타나는데, 거위에서보다는 더욱 융통성 있고 복합적인 형태의 애착도식(attachment schema)으로 나타나는 것을 볼 수 있다. 초기의 대인관계 환경은 어린아이의 신경망을 형성하거나 기억, 감정, 안전함 및 생존과 연관되어 있는 뇌의 회로 내에 생화학적 기준점을 형성함으로써 사람의 뇌에 각인될 수 있다. 나중에 이러한 구조와 처리과정은 사회적 기술, 지적 기술, 정동조절 및 자기감(sense of self)을 위한 기본적인 구조로서의 역할을 하게 된다.

어린 시절에 오랫동안 의존 상태를 유지하는 것은 새겉질(neocortex)의 발달을 가능하게 하여 우리는 구어(spoken language)와 문어(written language)의 사용, 자기의식(self-consciousness) 그리고 개인적 자기와 사회적 자기를 형성할 수 있게 되었다. 이런 능력은 비록 엄청난 가능성을 만들어 내지만 단점도 있다. 이런 능력으로 인해 이제 우리는 결코 일어나지 않을 일에 대해서 불안해하고, 무시당할 것을 상상하면서 우울해하며, 미래에 발생할 상실에 대해 슬퍼할 수 있게 된 것이다. 우리의 상상력은 흥분되는 새로운 세상을 만들어 낼 수 있을 뿐만 아니라 이런 흥분되는 세상에서 온전히 살지 못하게 하는 두려움도 동시에 만들어 낼 수 있게 되었다. 의식과 합리성의 발달에도 불구하고, 우리의 원초적인 감정적 뇌와 그것의 초기 발달이 우리에게 많은 영향을 지속적으로 주고 있다는 것은 분명한 사실이다.

요약

비록 프로이트는 뇌에 기초를 둔 심리학을 탄생시키기 위한 노력으로 전문가로서의 자신의 삶을 시작하였지만, 그가 처했던 상황은 이런 시도를 계속하지 못하게 하였다. 물론 제한적이기는 하였지만, 뇌에 대한 다양한 방식의 (맥린의 이론과 같은) 생각은 심리학과 신경학 사이에 있는 공백을 메워 주는 모델을 제공하였다. 진화의 결과, 현재의 뇌는 뇌의 중요한 신경망의 성장과 통합을 방해할 수 있는 다양한 요소에 대해 취약성을 가지고 있는 복합적인 뇌이다. 정신치료는 이렇게 발달적 위험요소나 환경적 위험요소에 대한 뇌의 취약성 때문에 탄생하게 되었다. 그렇다면 정신치료자는 어떻게 마음과 뇌 모두를 치료에 포함시키고 통합시킬 수 있을까? 제2장에서는 신경망의 모델, 신경망이 어떻게 발달하는지, 그리고 우리가 치료를 통해 어떻게 이러한 신경망을 변화시키는 시도를 할 것인지에 대해 기술한다. 우리는 이런 관점을 가지고 임상가로서 우리가 하고 있는 치료와 신경계의 연관성을 검토해 나갈 것이다.

제2장

뇌의 형성과 재형성: 정신치료와 신경과학

인간에게는 의식적인 노력으로 자신의 삶을 향상시킬 수 있는 능력이 분명히 있다는
것보다 더 용기를 주는 사실은 없다.

– 헨리 데이비드 소로(Henry David Thoreau)

비록 정신치료가 원래 신경학에서 유래되기는 했지만, 언어와 세계관에서의 차이점
은 이 두 영역 간의 협력을 제한해 왔다. 정신치료자가 마음에 대한 풍부한 비유적 언
어를 발전시킨 반면, 신경학자는 뇌-행동의 관계에 대한 자세한 자료들을 구축하였
다. 신경과학은 우리에게 21세기에 들어와서 초기 발달과정 동안 뇌에서 어떤 일이 발
생하고, 정신치료 후에는 뇌에서 어떤 일이 발생하는지를 탐색할 수 있는 방법을 제공
해 주고 있다. 결국 프로이트의 생물학적 심리학 프로젝트로의 복귀가 머지않게 된 것
이다.

신경과학과 정신치료 사이의 핵심은 인간의 경험이 두 개의 상호작용 과정에 의해
서 중재된다는 사실이다. 그중 첫 번째는 우리의 진화 역사가 신경계의 조직, 발달 그
리고 기능화를 통해서 표현된다는 사실이다. 이런 과정을 통해 수십억 개의 신경세포
는 각각의 신경망 속으로 조직화되는데, 이들 신경망 각각은 자신만의 시간표와 성장
에 필요한 요소를 가지고 있다. 두 번째는 상호관계의 맥락 안에서 우리의 신경구조가
형성된다는 것이다. 인간의 뇌는 다른 사람과의 긍정적 상호작용과 부정적 상호작용

에 의해 성장을 위한 자극을 받는 적응의 사회적 기관이다. 우리가 경험한 관계의 양상과 질은 우리 뇌의 신경적 기본구조 내에 저장된다. 이렇게 경험이 신경생물학적 구조 속으로 들어감으로써 사랑이 육체가 되고, 천성과 양육이 하나가 되는 것이다.

　정신치료의 핵심은 천성과 양육의 힘들이 서로 어떻게 얽혀 있는가를 이해하고, 무엇이 그들의 발달에 있어서 바르게 혹은 잘못 진행되게 하였는지를 알아 건강한 신경기능을 어떻게 회복시킬 것인가에 있다. 적절한 기능을 하는 데 필요한 한 가지 혹은 그 이상의 신경망이 발달하거나 조절되지 못하고 다른 것과 통합되지 못했을 때, 우리는 치료를 찾게 만드는 불편함과 증상들을 경험한다. 우리는 정신치료를 통해 증상이 감소하거나 경험적인 변화가 있을 때 뇌가 어떠한 방식으로든 변했다고 가정한다 (Kandel, 1998).

　어떻게 정신치료가 뇌를 변화시키는 것일까? 기억은 어떻게 저장되며 경험의 질은 어떻게 변할 수 있는 것일까? 우리는 이러한 질문들에 대한 답을 하기 전에 뇌가 어떻게 조직화되고 어떻게 많은 기능을 하고 있는지를 알아봐야 한다. 우리는 신경망의 형성과 재형성, 다양한 환경의 역할, 그리고 뇌의 변화에 있어서 스트레스의 영향에 대해 논의하려 한다. 우리는 또한 이러한 변화과정에 있어서 치료적 관계가 가지는 중심적 역할뿐만 아니라 감정표현의 중요성과 언어의 치료적 사용에 대해서도 밝혀 볼 것이다.

신경망

> 울창한 나무들로 이루어진 이 숲은 한 사람만 보기에는 너무나도 아름다운 장관이다.
> – 데이비드 더글러스(David Douglas)

　우리는 지금까지 일반적으로 **신경망**(neural networks)이라는 용어를 사용해 왔다. 나는 이를 이제 조금 더 구체적으로 표현하고 싶다. **신경세포**(neurons)는 신경계의 모든 부분을 구성하는 미세 처리 단위이다. 우리가 이마엽겉질(frontal cortex), 편도(amygdala), 또는 해마(hippocampus)에 대해 이야기할 때, 우리는 특정한 기능을 수행하기 위해서 조직화된 수많은 개별 신경세포에 대해 이야기를 하고 있는 것이다. 이런 체계 내에 있는 신경세포들은 우리가 처한 다른 상황들에 적응하기 위해서 배우고, 기억하고, 행동하도록 조직화하고 재조직화하는 과정이 필요하다. 각각의 신경세포는 활성화되거나 아니면 활성화되지 않는 것만이 가능하기 때문에, 신경계의 다양한 능력은 개별적인 신경세포 신호가 복합적으로 상호작용을 함으로써 일어날 수 있다.

가장 간단하게 비유할 수 있는 것으로 수천 개의 전구가 가로세로로 배열되어 있는 구식 광고판을 예로 들 수 있다. 비록 각각의 전구는 오직 켜지거나 꺼지는 것으로 제한되어 있지만, 이런 불빛들에 의해 유발되는 패턴은 단어와 영상을 만들어 내고, 정확한 시간 차이를 통해 움직임까지 표현할 수 있다. 디지털 기술은 우리가 화면에 있는 수백만 개의 개별적인 화소를 가지고 똑같은 일을 할 수 있게 해 주었다. 신경작동의 패턴은 이와 유사한 방식으로 뇌 내에 있는 그리고 신경계 전반에 있는 특수한 정보를 나타낼 수 있는 것이다.

신경세포는 행동에 필요한 복잡한 과정을 만들어 내기 위해 신경망을 형성한다. 하나의 신경망의 범위는 단순한 동물에서 볼 수 있는 단지 몇 개의 신경세포부터 사람의 뇌에서처럼 수백만 개의 신경연결까지 다양하다. 신경망은 뜨거운 난로에 손을 피하는 것과 같은 기본적인 반사에서 피카소의 작품 〈게르니카(Guernica)〉를 보며 시각적·감정적·정치적 중요성을 동시에 이해할 수 있는 우리의 능력까지 우리의 모든 행동을 부호로 바꾸어 처리하고 조직화한다. 신경망은 여러 개의 다른 신경망과 서로 연결될 수 있으며, 서로 기능의 상호작용, 조화 및 통합을 할 수 있다. 앞으로 계속 신경망에 대해서 이야기를 할 것이기 때문에 우리 마음에 신경망에 대한 시각적인 이미지를 가지고 있는 것이 중요하다.

[그림 2-1]과 [그림 2-2]는 간단한 신경망을 묘사하고 있는데, 각각의 원은 개별적인 신경세포를 나타낸다. [그림 2-1]부터 보자면, 정보의 흐름이 신경세포들로 이루어진 네 개의 가로줄을 통과하여 왼쪽에서 오른쪽으로 움직이고 있는 것을 볼 수 있을 것이다. 왼쪽에 있는 일부 입력신경세포들(input neurons)이 어떤 자극에 반응하여 발화가 된다(1=활성화/0=비활성화). 그다음에 이런 발화는 정보처리 과정의 숨겨진 층 내에 있는 일련의 신경세포들의 활성화를 자극하게 되고, 이것은 일련의 출력신경세포들(output neurons)의 발화를 유도하게 되어 결과적으로 특정한 경험이나 행동 반응으로 나타나게 되는 것이다. [그림 2-2]는 정보의 흐름이 양방향으로 일어나고 신경세포들 간의 상호작용이 증가된, 한 단계 발전되고 조금 더 정확한 모델을 보여 주고 있다. 신경세포 간의 이런 연결은 각각 다른 신경세포들에 대한 흥분효과 혹은 억제효과를 가지게 될 것이다. 이러한 모자이크 형태의 발화 양상, 또는 신경망의 인스턴스 생성(instantiation)은 어떤 일련의 출력신경세포를 활성화시킬 것인지를 결정할 것이다. 상황을 조금 더 복잡하게 만들어 본다면, 16개의 신경세포 대신에 수백만 개의 신경세포

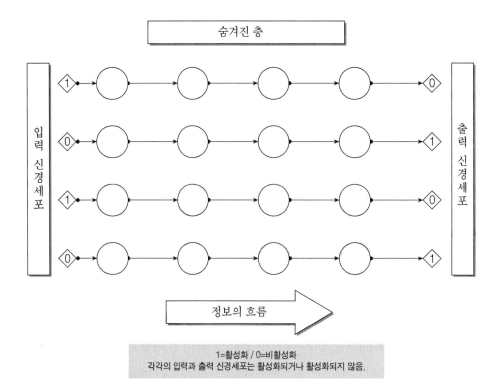

숨겨진 층

입력 신경세포

출력 신경세포

정보의 흐름

1=활성화 / 0=비활성화
각각의 입력과 출력 신경세포는 활성화되거나 활성화되지 않음.

그림 2-1　피드포워드 신경망(The Feedforward Neural Network)

간단한 피드포워드 회로에 있는 16개의 신경세포들에 대한 그림

가 있고, 각각의 신경세포는 수천 개의 다른 신경세포와 연결될 수 있다.

인스턴스 생성은 경험에 의해 만들어지며, 이것을 통해 우리의 모든 능력, 감정 및 경험을 하나 또는 그 이상의 기억 형태로 저장한다. 이런 발화 양상이 일관성 있게 일어나면 이를 통해 행동과 경험이 조직화된다. 일단 이런 신경 양상이 형성된 이후에는 새로운 학습에 의해 이 신경망 속에 있는 신경세포들 간의 관계가 수정될 수 있다. 또 다른 경우, 우리가 다른 신경망의 활성을 억제하기 위해 하나의 신경망을 형성할 때도 새로운 학습이 발생할 수 있다. 우리가 뇌의 형성과 재형성에 대해 이야기할 때, 신경세포는 기본적인 건축용 벽돌이며 신경망은 우리가 건설하고 만들어 내는 구조물이다.

신경망 내에서의 학습은 시행착오의 결과로 발생한다. 숨겨진 층 내에 있는 신경세포 사이에서 흥분과 억제의 복잡한 양상이 피드포워드와 피드백 정보 회로를 만들어 낸다. 이런 과정을 통해 궁극적으로 일관되고 적응적인 출력 결과가 만들어지는 것이다. 이런 현상은 걸음마기에 있는 아이에게서 증명되는데, 이들은 끊임없이 걸음걸이

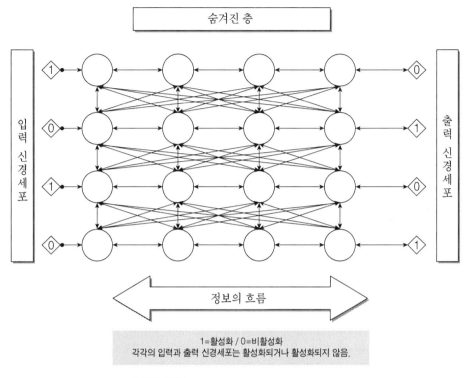

입력 신경세포

출력 신경세포

정보의 흐름

1=활성화 / 0=비활성화
각각의 입력과 출력 신경세포는 활성화되거나 활성화되지 않음.

그림 2-2   **피드포워드와 피드백 신경망**

정보가 피드백되고 각각의 신경세포는 주변에 있는 모든 신경세포와 소통할 수 있는 조금 더 복잡한 모델

를 시험해 보면서 자신의 균형감각, 다리 근육의 힘과 조화를 개선해 나간다. 아이들의 뇌는 균형, 운동 조화 및 시선 추적과 연관된 신경망 내에 자신들의 성공과 실패들을 기록하면서 걸음걸이를 계속하도록 만든다. 이와 똑같은 방식으로 신경망은 행동, 감정, 생각 및 감각을 조직화하기 위해 학습을 한다. 뇌는 결국 잘 다듬어진 일련의 신경적 활성화를 만들어 내며, 이것은 걷는 것이 제2의 천성인 것처럼 보이게 만든다.

나는 나의 대학 통계학 교과서 부록에 있었던 무작위로 나열된 숫자들의 표를 보고 놀랐던 적이 있다. 나는 처음에는 누구나 무작위로 숫자들을 나열할 수 있다고 생각해서 이런 표가 종이 낭비라고 생각했다. 내가 교수님에게 이런 나의 생각을 말했을 때, 교수님은 우리가 무작위로 숫자를 나열할 수 없다는 사실이 많은 연구를 통해서 증명되었음을 알려 주었다. 그는 우리가 아무리 노력하더라도 특정한 숫자 양상을 만드는 것을 피할 수 없다고 말해 주었다. 나는 이런 사실이 신경망의 조직에도 적용될 수 있다는 것을 깨달았다. 즉, 우리는 무작위적인 행동을 할 수 없는데, 우리의 행동은 자동적으로 반복되는 이전의 학습을 통해 형성된 양상에 의해 좌우되기 때문이다. 무작위

로 숫자를 나열할 수 없다는 사실이 우리의 일상생활에는 크게 중요하지 않지만, 우리가 똑같은 실수를 계속해서 반복하는 경향은 사람들이 받는 고통의 많은 부분을 차지하는 원인이 된다는 점에서 문제가 될 수 있다. 특정한 생각과 행동의 양상을 반복하는 이러한 경향에 대해 정신분석가인 빌헬름 라이히(Wilhelm Reich)는 사람들은 자신이 변화시키기를 바라는 문제에 대해 똑같이 잘못된 해결책을 발견하기 때문에 계속해서 문제가 있을 수밖에 없다고 이야기하였다.

신경망의 성장과 통합

> 넓은 의미에서 볼 때 형성력(plasticity)이란 단어는 어떤 영향을 받을 만큼 약한 구조를 가지고 있다는 것을 의미하지만, 한꺼번에 영향을 받지는 않을 만큼 강하다는 의미도 가지고 있다.
>
> – 윌리엄 제임스(William James)

신경세포의 성장과 연결성은 모든 학습과 적응의 가장 기본적인 기전이다. 학습은 다양한 방식으로 신경의 변화를 유발할 수 있는데, 여기에는 기존에 있던 신경세포 사이의 연결과 기존 신경세포의 확장 및 새로운 신경세포의 성장 등이 포함된다. 이런 모든 변화는 신경계의 **형성력** 또는 경험에 반응하여 변화하는 신경계의 능력을 나타내 주는 것이다. 비록 인간에게 나타나는 처음 두 가지 형태의 형성력은 과거 수십 년 동안 밝혀졌지만, 해마, 편도, 이마엽 및 관자엽(temporal lobe)과 같이 계속 진행되는 학습과 관련된 영역에서의 새로운 신경세포의 탄생(**신경발생**, neurogenesis)은 최근에서야 발견되었다(Eriksson et al., 1998; Gould, Reeves, Graziano, & Gross, 1999; Gould, Tanapat, Hastings, & Shors, 1999; Gross, 2000).

기존의 신경세포는 새로운 경험과 학습에 반응하여 다른 신경세포에 가지를 뻗는 가지돌기(dendrites)의 가지치기와 확장을 통해 성장한다(Purves & Voyvodic, 1987). 이런 과정은 우리가 간단하게 그림에서 보여 주었듯이 신경세포 사이의 연결로 이루어진다. 신경세포는 신경망을 형성하고, 그 신경망은 다시 점차적으로 복잡한 작업을 수행하기 위해 다른 신경망과 통합된다. 예를 들면, 언어, 감정 및 기억과 관련된 신경망은 우리가 적절한 단어를 사용하고, 정확한 세부사항을 묘사하며, 적절한 감정을 가지고 감정적으로 의미 있는 이야기를 기억해 내서 말하기 위해서 통합되어야만 한다.

대뇌겉질 내에 있는 연합영역(association areas)은 서로 연결되어 있는 다양한 신경회로를 이어 주고, 조절하며, 방향을 결정하는 역할을 한다. 비록 이러한 통합이 실제적으로 어떻게 이루어지는가에 대한 기전은 아직 알려져 있지 않지만, 이들은 일부 지역적인 신경회로들 사이의 의사소통을 조합하고 기능적인 뇌체계의 상호작용을 포함하는 것으로 보인다(Trojan & Pokorny, 1999). 다양한 신경망이 동시에 활성화되는 데 있어서 일어나는 변화는 자신들의 활동에 대한 조절과 의식적인 인식의 출현에도 관여한다(Crick, 1994; Konig & Engel, 1995).

유전과 유전자 발현

진화는 생명체가 하나의 상태에서 다른 상태로 점진적으로 변화하는 것이다.
– 에른스트 마이어(Ernst Mayr)

이제 대부분의 과학은 타고난 것이냐 아니면 길러진 것이냐의 기본적인 논쟁을 뛰어넘었으며, 우리는 뇌의 성장과 조직화가 유전과 환경의 영향이 복합적으로, 그러나 또 미묘한 방식으로 섞여서 나타난다는 것을 알고 있다. 이제는 유전자 하면 **틀**(template) 및 **전사**(transcription, 역주: DNA의 정보를 RNA로 전환하는 과정) 기능 모두를 말한다고 생각하는 것이 도움이 된다(Kandel, 1998). 틀로서의 유전자는 뇌의 균일한 구조물을 조직화하는 데 이바지하며, 이런 구조물은 임신 기간에 독소에 의해 유전자 이상이 발생한 경우를 제외하고는 일반적으로 환경적인 영향은 받지 않는다. 전반적인 신경계의 배치와 같은 구조와 기초적인 반사와 같은 기능은 우리의 DNA를 통해 유전되며, 우리 종의 모든 건강한 구성원에 의해 공유된다. 이것이 바로 전통적으로 천성(nature)이라고 생각되어 온 유전적인 측면이다.

반면에, 많은 유전자의 발현은 유전자의 전사를 유발하는 경험에 의해 좌우된다(Black, 1998). 전사는 뇌의 조직화에 있어 보다 미묘한 측면을 조절하는데, 여기에는 나중에 발달하는 신경망을 어떻게 형성하는가 및 뇌의 다른 체계에 사용 가능한 특정한 신경전달물질의 수준 등이 포함된다. 실제로, 우리 대뇌겉질의 대부분은 경험에 의존하는 이러한 전사과정을 통해서 출생 이후에 형성된다. 따라서 양육(nurture)은 발달의 경험 의존적인 측면을 만들어 내는 유전자(유전자 발현)의 선택적인 활성화를 통해 뇌의 발달에 영향을 미친다.

경험은 특정한 유전자의 발현을 일으키는데, 이렇게 유전자가 발현되면 신경구조물을 형성하는 단백질의 합성을 촉진시키게 된다. 이런 유전적 전사를 통해서 기존의 신경세포는 여러 종류의 수용체를 형성하고, 가지돌기를 확장하며, 생화학적 측면을 조절한다. 예를 들면, 비록 같은 가정에서 양육된 일란성 쌍둥이가 똑같은 조현병(schizophrenia) 유전자를 가지고 있더라도, 한 명에게만 조현병이 발생할 수 있다. 그이유는 각각의 아이가 자신의 환경과 독특한 상호작용을 하기 때문에 각각 다른 유전자가 발현된 결과 때문이라고 믿어지고 있다. 유전자의 전사기능으로 인해 일생 동안지속적으로 신경형성력이 이루어질 수 있으며, 이런 기능은 유익하면서도 풍부한 경험(정신치료와 같은)의 토대를 제공해 준다. 우리는 앞으로 다른 장에서 초기 뇌의 형성과 모성 양육 사이의 연관성에 대해 설명할 것인데, 이 상호작용이 학습, 감정조절 및애착행동의 정도에서의 차이를 가져온다.

풍부한 환경의 역할

> 내가 아침에 일어났을 때 나를 항상 흥분하게 만드는 것이 있는데…… 그것은 바로
> 나의 배우자이다.
>
> – 조너스 소크(Jonas Salk)

뇌는 정적인 기관이 아니다. 뇌는 환경적인 자극에 반응하여 계속 변화한다. 이런이유 때문에 뇌의 신경구조는 뇌를 형성하게 만든 환경을 포함할 수밖에 없다. 당신은또한 우리의 신경구조가 이전에 학습이 어떻게 이루어졌는가를 보여 준다고 생각할수 있을 것이다. 신경형성력에 대한 초기 연구는 서로 다른 종류의 환경이 뇌의 발달에 어떤 영향을 미치는가에 대한 연구들로 시작되었다. 이런 연구들은 일차적으로 쥐를 가지고 하였는데, 풍부한 환경은 다양하고, 복잡하며, 색감이 넘치고, 자극적인 서식지 형태로 제공되었으며, 이에 비해 빈약한 환경은 텅 비어 있고, 단색의 우리 형태로 제공되었다. 연구 결과, 풍부한 환경에서 자란 동물들에게서 보다 많은 신경세포, 보다 많은 신경연접 연결, 더 많은 수의 미세혈관 그리고 더 많은 미토콘드리아 활동이 관찰되었다(Diamond, Krech, & Rosenweig, 1964; Kempermann, Kuhn, & Gage, 1997, 1998; Kolb & Whishaw, 1998; Sirevaag & Greenough, 1988). 이런 결과는 자극을 받은 뇌가 더 복잡해지고, 활동적이 되며, 원기 왕성해진다는 것을 보여 주는 결과이다. 그 이

후에 사람을 대상으로 한 연구에서도 더 많은 교육을 받고, 더 복잡하고 도전적인 직업을 가진 사람의 경우에 비슷한 결과를 보여 주었다.

　사람의 경우에 풍부한 환경이라는 것은 우리가 새로운 기술을 배우고, 지식을 확장시킬 수 있도록 격려하는 종류의 경험을 포함한다. 높은 수준의 교육, 기술 연마 및 계속적으로 정신적 활동에 참여하는 것 모두가 더 많은 신경세포와 신경연결이 증가하는 것과 연관되어 있다(Jacobs & Scheibel, 1993; Jacobs, Schall, & Scheibel, 1993). 높은 수준의 교육과 읽기능력이 삶의 후반기에 치매의 영향을 감소시켜 주는 것과 연관되어 있다는 사실은 이미 밝혀진 바 있다(Schmand, Smit, Geerlings, & Lindeboom, 1997). 흥미롭게도, 특정한 기술과 연관된 뇌의 영역은 그 기술을 발달시키기 위해 인접해 있는 신경영역의 세포를 강제로 데려다가(hijack) 사용하기도 하는데, 예를 들어 악기를 연주하는 것을 배우거나 점자를 배울 때 이런 현상이 나타난다(Elbert, Pantev, Wienbruch, Rockstroh, & Taub, 1995). 사람의 뇌가 도전과 새로운 학습에 반응하여 성장한다는 데에는 의심의 여지가 없어 보인다. 정신치료는 사회적 발달, 감정적 발달, 신경통합 그리고 각종 과정의 복합성을 증진시키는 특수한 형태의 풍부한 환경으로 생각할 수 있다. 치료를 받는 동안에 뇌가 변화하는 방식은 증상 및 치료의 초점과 관련이 있는 신경망에 달려 있을 것이다.

학습과 스트레스

> 모든 스트레스는 지울 수 없는 상처를 남기며, 스트레스를 받은 생명체는 조금 더 늙음으로써 생존의 대가를 지불하게 된다.
>
> － 한스 셀리에(Hans Selye)

　경도에서 중등도의 스트레스는 신경성장 호르몬을 활성화시켜 새로운 학습을 도와준다(Cowan & Kandel, 2001; Gould, McEwen, Tanapat, Galea, & Fuchs, 1997; Jablonska, Gierdalski, Kossut, & Skangiel-Kramska, 1999; Myers, Churchill, Muja, & Garraghty, 2000; Pham, Soderstrom, Henriksson, & Mohammed, 1997; Zhu & Waite, 1998). 따라서 경도에서 중등도의 스트레스는 새로운 학습과정에서 발생하는 자연스러운 신경생물학적 과정을 연구하는 데 사용될 수 있다. 우리가 비록 **스트레스**라는 단어를 동물 연구에서 사용하기는 하지만, 사람에게서도 호기심, 열정 및 즐거움의 형태로 **각성**이 일어난다는 것이 증명된 바 있다. 사람들 역시 새로운 기술을 배우기 위해 자극을 받기도 하고, 불편함과 스트레스를 해소하기 위해 새로운 도전들을 감행하기도 한다. 이러한 변화에 대한 동기가 정신치료의 성공적인 결과에 중요한 요소임은 이미 널리 알려져 있다.

해리현상은 외상 경험과 연관된 높은 수준의 스트레스로 인해 나타나는 흔한 결과이다. 생각, 행동, 감각 및 감정 사이의 단절이 특징적으로 나타나는 해리현상은 이런 기능들의 조화와 통합이 활발하게 진행되는 신경생물학적 과정이라는 것을 증명해 준다. 이런 모든 기능은 정상적인 상태에서도 균일하고도 무의식적으로 서로 얽혀 있기 때문에 이들의 통합이 정신건강의 중요한 요소라는 사실을 간과하기 쉽다.

신경형성력을 자극하는 경도에서 중등도의 스트레스가 가지는 힘은 정신치료나 어떤 형태의 학습이든 간에 그것이 성공하기 위해서는 중요한 요소이다. 외상 경험과는 반대로, 치료를 받는 동안에 이루어지는 스트레스에 대한 조절된 노출은 새로운 학습과 신경적 통합을 촉진시킨다. 치료자로서 우리는 직관적으로 스트레스를 조절하고 신경망을 통합하는 작업을 하는데, 이런 과정은 본질적으로는 외상에 대한 반응으로 나타나는 해리현상과는 반대되는 작업이다. 건강한 기능을 하는 데에는 의식적인 인식, 행동, 감정 및 감각을 조직화하는 신경망들의 적절한 발달과 기능이 필요하다.

초기 발달과정에서처럼, 정신치료에서 제공하는 지지적인 대인관계 환경 내에서의 스트레스에 대한 반복적인 노출은 증가하는 각성 상태를 견뎌 낼 수 있는 능력을 증가시킨다. 이런 과정은 대뇌겉질 회로의 생성과 통합이 촉진되어 대뇌겉질 하부조직의 활성을 통제하고 억제하는 그것의 능력이 향상되면서 이루어지게 된다. 정동의 조절, 특히 불안과 두려움의 조절과 억제는 강력한 감정을 직면했을 때 지속적으로 대뇌겉질이 그것을 처리할 수 있도록 해 주며, 지속적인 인지적 융통성, 학습 및 신경통합이 가능하도록 해 준다.

이런 과정에서 치료자는 본질적으로는 사회적 뇌의 조절기능을 제공하고 이에 대한 모델이 되는 부모와 같은 역할을 한다. 치료적인 관계에서 정동이 반복적으로 드러나고 그것이 성공적으로 다루어지면서 내담자는 점차적으로 자율적인 조절에 필요한 신경구조물을 형성함으로써 이런 기술을 내재화하게 된다. 어린 시절에서와 같이, 양육자와의 조율 및 이러한 조율의 파괴 그리고 또다시 조율이 이루어지는 반복되는 주기를 통해서 점차적으로 다시 양육자와 연결이 될 것이라는 예상을 만들게 된다(Lachmann & Beebe, 1996). 앞으로 고통이 완화될 수 있다는 학습된 예상은 스트레스 상황 안에서 일어나는 더 강렬한 정동을 참아 낼 수 있는 능력을 향상시킨다.

치료자로서 나의 일차적인 목표는 내담자의 불안에 대한 경험을 무의식적으로 회피하려는 것에서 호기심과 탐색을 위한 의식적인 단서로 생각하도록 변화시키는 것이다. 내 내담자 중의 한 명은 불안을 이용하는 것이 마치 자신의 무의식적인 두려움을 헤쳐 나가고 자신에게 방향을 알려 주는 나침반과 같다고 비유적으로 설명하였다. 불안을 잘 알게 되면, 그 이후에는 불안을 탐색하게 되고, 결국에는 우리가 무엇을 두려워하고 왜 두려워했는지에 대해서 이해할 수 있게 된다. 다음 단계는 불안의 의미와 중요성에 대한 이해로 넘어가게 된다. 이런 식으로, 불안은 우리의 의식 속으로 들어올 수 있게 되어 우리가 살아온 이야기에 새로운 이야기를 적어 나갈 수 있는 가능성을 가지게 된다. 이런 과정은 조건화된 대뇌겉질 하부조직의 활성화와 대뇌겉질의 언어적 처리과정이 통합되어 비적응적인 반응을 억제하고, 조절하며, 변화시키는 것을 반영해 주는 것이다.

나중에 사회적 뇌의 형성에 대해 다룰 때 볼 수 있겠지만, 어린 시절의 생물학적 요소와 환경적 요소는 이후에 오랜 기간 지속되는 조절장애 상태를 일으킬 수 있다. 발달 초기의 결핍 상태 혹은 만성적인 스트레스가 있을 경우, 이것은 뇌의 손상, 기억이나 현실 검증력의 결핍을 일으키고, 원초적인 방어체계를 장기간 사용하게 만들 수 있다(Brown, Henning, & Wellman, 2005; Radley et al., 2006; Sapolsky, 1985). 돌봄과 지지의 증가, 스트레스 호르몬 수치의 감소, 신체적인 편안함 그리고 양육자가 해 주는 위로의 이야기는 뇌가 경험을 통합시킬 수 있도록 도와준다.

감정적 내성과 정동조절

> 충동적인 욕구에 의해 성공하는 일은 거의 없다. 대부분의 성공은 미리 준비된 조용하고도 신중한 생각에 의해 이루어진다.
>
> – 투키디데스(Thucydides)

우리는 비록 대뇌겉질을 흔히 정보를 저장하는 하드 디스크로 생각하지만, 대뇌겉질의 또 다른 일차적인 역할은 억제이다. 우리가 태어날 때부터 가지고 있는 잡기반사(grasping reflex)를 예로 들어 보자. 이러한 강력한 잡기반사는 우리 선조들이 자신의 어머니가 나무 위로 올라가고 땅 위를 걸어갈 때 어머니에게 붙어 있도록 하는 데 필요했다. 생후 초기 몇 달 안에 이러한 잡기반사는 하향식 겉질회로에 의해 억제된다. 겉질이 잡기반사와 다른 반사들을 억제하는 것은 발달과정 동안에 이런 기능을 자신이 장악할 수 있도록 해 준다. 이렇게 우리는 손가락을 다루고, 글을 쓰고, 도구를 사용하는 데 필요한 손재주를 위해 잡기반사를 희생시키는 것이다. 나중에 우리가 치매에 걸리게 되면, 대뇌겉질이 점차적으로 자신의 억제기능을 상실함으로써 잡기반사와 초기의 반사들이 다시 나타나기 시작한다. 이와 유사하게, 우리의 앞이마엽겉질은 겉질밑 기능의 활성화를 억제하고 통제하려는 경험에 의해 형성되는데, 결국 이를 통해 우리는 우리의 감정, 충동, 행동을 조절하는 능력을 가질 수 있게 된다. 예를 들자면, 초기 애착관계가 이런 신경망을 형성하는 경험을 제공해 주고, 이렇게 신경망이 형성됨으로써 우리는 우리의 감정적 경험을 조절할 수 있게 되는 것이다.

긍정적 정동과 부정적 정동의 정도가 점차 증가하는 경험을 해 보도록 도와주는 것이 양육과 정신치료 모두에 있어서 핵심적인 요소이다. 스트레스에 대한 내성을 점차적으로 증가시키는 것은 감정과 인지의 통합을 신경적으로 조직화할 수 있는 정도를 확대시켜 주며, 정동을 억제하고 조절하는 데 필요한 하향식 조절을 위한 신경망을 만들어 준다(Schore, 1994). 어린 시절부터 시작되는 다양한 감정을 경험하고 스트레스를 견디는 능력은 뇌의 성장과 계속적인 긍정적 적응을 위한 수단이 된다.

출생 후 초기 몇 년 동안, 우리는 편안하고 통제된 상태와 조절되지 않는 상태를 왔다 갔다 하는 경험을 반복한다. 우리는 겁먹고, 춥고, 축축하고 또 배고픈 상태를 경험하며, 이런 불편함을 얼굴 표정, 신체 자세, 목소리 및 울음으로 표현한다. 충분히 돌봄을 받을 수 있는 환경에서는 이런 신호들이 관심을 받게 되고, 우리가 불편해하는 원인에 대한 평가가 이루어지며, 조절된 상태로 돌아갈 수 있도록 도움을 받는다. 이런 식의 일시적이면서도 감정적인 경험을 수천 번 거치면서 우리는 조절된 상태에서 조절되지 않는 상태로, 그리고 또다시 재조절되는 상태로 가는 경험을 하게 된다. 이런 경험들은 안정적인 애착을 형성하고 긍정적인 결과를 예상할 수 있도록 해 준다. 이런 경험들이 모두 모여 우리의 신경계 전반에 걸쳐 저장되며, 우리가 경험하는 것에 대한 감각-운동-감정의 밑바탕이 된다.

정동을 조절하거나 감정적인 감각을 형성하는 데 적절한 도움을 받지 못할 경우에, 뇌는 다양한 방어적 적응 전략을 만들어 낸다. 이런 방어체계는 불안을 감소시키기 위해 현실을 왜곡하게 만드는 단계에까지 이르게 할 수 있다. 이런 왜곡은 불안과 두려움을 조절하기 위한 무의식적인 기억의 회로 안에서 형성된다(Critchley et al., 2000). 방어체계를 형성하는 신경회로는 우리가 어떤 것에 접근하고 피할지, 어떤 것에 주의를 기울일 것인지, 그리고 우리의 경험을 조직화하는 데 어떤 가정을 사용할 것인지를 선택하게 함으로써 우리의 삶을 형성해 나간다. 그리고 나면 우리의 대뇌겉질은 거의 일생 동안 우리의 대응 전략과 방어체계가 유지될 수 있도록 우리의 행동에 대한 합리화와 믿음을 제공해 준다. 이러한 신경구조와 정신적 구조는 건강한 심리나 신체를 만들 수도 있고, 질병이나 장애를 유발할 수도 있다.

정신병리와 신경망 통합

사람의 뇌처럼 복잡한 구조에서는 많은 것이 잘못될 수 있다. 그러나 놀라운 점은 대부분의 사람의 뇌가 효과적으로 기능하고 있다는 사실이다.
— 세이머 케티(Seymour Kety)

만약 우리가 경험하는 모든 것이 신경망 내의 인스턴스 생성에서 나타난다면, 모든 종류의 정신병리(가장 약한 신경성 증상부터 가장 심한 정신병까지) 역시 신경망 내에서나 신경망 사이에서 나타나 있음이 틀림없다. 이런 이론의 관점에서 본다면 정신병리는 신경망의 부적절한 발달과 통합 그리고 부조화를 반영하는 결과라고 볼 수 있다. 우울증과 강박장애와 같은 질환에서 관찰되는 뇌 활성화의 부조화 양상은 정신병리의 증상을 뇌에 기초해 설명하는 이론을 지지하고 있다.

초기 양육에서의 어려움, 유전적 취약성과 생물학적 취약성, 또는 삶의 어떤 시기에서의 외상은 신경망 사이의 통합에 결핍을 초래할 수 있다. 해결되지 않은 외상은 정보처리 과정에 지속적인 결핍을 일으켜서 통합적인 신경처리 과정을 파괴할 수 있다. 예를 들면, 외상 이후에 나타나는 해리 증상—행동, 감정, 감각 및 인지 신경망 사이의 단절을 반영한다—은 나중에 외상후스트레스장애로 발달될 수 있음을 예측하게 한다(Koopman, Classen, & Spiegel, 1994; McFarlane & Yehuda, 1996). 심리적·신체적 그리고 성적 학대를 경험한 어린아이는 신경망의 통합에 꼭 필요한 뇌의 집행 영역에서 전기생리학적 이상이 나타날 수 있는 확률이 높아진다(Ito et al., 1993; Teicher et al., 1997).

일반적으로 심리적 통합이라는 것은 집행하는 뇌가 가지고 있는 의식적인 인지기능이 감각, 행동 및 감정의 신경망에 있는 정보에 접근해서 조절하고 있다는 것을 의미한다. 전통적인 정신치료에서 신경적 통합 중에 일차적으로 초점을 두는 부분은 정동과 인지 사이를 잇는 신경망이다. 이들 두 신경망 사이의 단절은 높은 수준의 스트레스가 오른쪽 대뇌반구와 왼쪽 대뇌반구 사이뿐만 아니라 대뇌겉질과 둘레계통 사이에서 이루어지는 뇌의 통합능력을 억제하거나 붕괴시킬 때 일어난다. 오른쪽 대뇌반구와 왼쪽 대뇌반구의 통합은 파충류 뇌와 옛포유류 뇌 사이의 회로들이 의식을 만들어 내는 새포유류 뇌의 대뇌겉질과 단절될 때 붕괴될 수 있다. 다음 장에서 보게 되겠지만, 외상은 외상후스트레스장애에서 관찰되는 증상과 연관되어 있는 신경통합의 붕괴를 유발한다.

이런 단절은 진화를 하는 과정에서 단순한 사고로 발생한 것이 아닌 것 같다. 인간에게 언어는 매우 가치 있는 것이지만, 위험 상황에 부딪혔을 때 진화적으로는 언어의 차단과 인지적 처리과정의 감소를 선택한 것으로 보인다. 이런 결과로 나타나는 정보처리 과정의 붕괴는 신경망 해리의 가장 흔한 원인일 수 있다. 기억, 언어 (다양한 형태의) 및 집행기능 조절을 담당하고 있는 대뇌겉질 신경망은 압도적인 스트레스를 받는 동안에 억제되고 자신의 기량을 제대로 발휘하지 못하게 된다. 즉각적인 위협에 성공적으로 대처하기 위해 뇌가 진화해 온 방식이 바로 장기간 지속되는 심리적인 스트레스에 취약한 상태를 만들게 된 것이다. 이런 취약성이 정신치료를 받으러 오게 만든다.

이런 모델을 적용해 봤을 때, 정신치료는 다양한 신경망 사이의 조화를 만들어 내거나 회복시키는 수단이다. 그동안의 연구는 성공적인 정신치료가 강박장애 및 우울증과 같은 장애와 연관이 있다고 알려진 뇌 영역의 활성화에서의 변화를 일으킨다는 것을 보여 주었다(Baxter et al., 1992; Brody, Saxena, Mandelkern, et al., 2001; Brody, Saxena, Schwartz, et al., 1998; Schwartz, Stoessel, Baxter, Martin, & Phelps, 1996). 정상적인 수준의 활성화와 항상성을 이루는 균형으로의 회복은 연관된 신경구조와 신경망 사이의 긍정적인 상호조절을 재확립할 수 있도록 해 준다.

정신치료와 신경망 통합

그들(신경연결들)이 할 수 있는 유일한 일은…… 오래된 통로를 깊게 하거나 새로운 통로를 만드는 것이다.

– 윌리엄 제임스(William James)

신경과학과 정신치료 모두에 있어 기본적인 가정은 최고의 기능을 하기 위해서는 성장, 통합 및 복합성의 정도가 최고의 상태여야 한다는 것이다. 이것을 신경학적인 측면에서 이야기하면 감정, 인지, 감각 및 행동과 연관되어 있는 신경망의 통합과 의사소통이 제대로 이루어지고 있고, 흥분과 억제 사이의 적절한 균형이 이루어지고 있다는 것을 의미한다. 경험적인 측면에서 볼 때 통합은 최소한의 방어체계를 사용하면서 느끼고, 생각하고, 삶을 살아가고, 사랑하고, 일을 하는 능력을 말한다. 성장과 통합은 어린 시절의 긍정적인 환경에 의해 최적화되는데, 이런 긍정적인 환경에는 각각의 발달 단계에 적절한 도전과 지지 그리고 자신의 느낌을 말로 표현할 수 있는 능력이 있고 기꺼이 표현하려고 했던 부모가 포함된다. 이런 요소들은 긍정적인 정동조절, 생물학적 항상성, 안정적인 내적 환경을 만들어 주어 주관적인 경험과 긍정적인 자기감을 공고화할 수 있도록 해 준다.

신경과학적인 측면에서 볼 때, 정신치료는 형성력, 신경세포의 성장, 신경망의 통합을 촉진시켜 줄 수 있도록 구성된 특수한 형태의 풍부한 환경이라고 이해될 수 있다. 치료적 환경은 기저에 있는 신경계를 변화시키기 위해 내담자 각각의 요구와 증상에 알맞도록 개별적으로 맞춰진다. 만약 이것이 사실이라면, 모든 형태의 치료는 치료적 이론의 배경에 관계없이 적절한 신경형성력을 발전시킬 수 있는 정도까지 치료가 성공적일 수 있을 것이다. 더욱이, 임상적 연구와 신경과학적 연구 모두는 정신치료에 있어서 신경형성력, 성장 및 통합이 다음과 같은 요소들에 의해서 증가할 수 있다고 제안한다.

① 안전하고 신뢰할 수 있는 치료적 관계의 형성
② 경도에서 중등도의 스트레스
③ 감정과 인지 모두의 활성화
④ 새로운 개인적인 이야기(personal narratives)를 함께 만들어 나가는 것

비록 정신치료자는 일반적으로 신경과학적인 용어를 사용해서 생각하지는 않지만, 신경형성력과 신경통합을 자극하는 것이 실제적으로 우리가 하고 있는 일이다. 우리는 내담자에게 정신교육, 해석, 또는 현실 검증의 형태로 그들의 어려움에 대해 우리가 어떻게 이해하고 있는지에 대한 정보를 제공해 준다. 우리는 내담자로 하여금 행동에 참여하고, 감정을 표현하도록 격려하며, 이런 행동과 감정의 무의식적인 측면을 깨달을 수 있도록 도와준다. 우리는 그들이 위험을 감수하도록 격려한다. 우리는 그들이 생각과 감정 사이의 새로운 연관성을 형성할 수 있도록 도와주려는 시도를 하면서 생각과 감정 사이를 왔다 갔다 할 수 있도록 안내한다. 우리는 내담자가 자신과 세상에

대한 설명을 바꿀 수 있도록 돕고, 새로운 깨달음을 얻을 수 있도록 변화시키며, 보다 나은 결정을 할 수 있도록 격려한다. 성공적으로 치료가 되면, 사용되었던 방법은 내담자 내부에 내재화되어 내담자가 치료로부터 독립할 수 있게 되는데, 우리는 이 모든 작업을 따뜻하고, 지지적이며, 헌신적이면서도 변함없는 관계 속에서 한다. 이런 요소들은 정신역동치료, 체계치료 및 인지행동치료 모두에서 같이 작용한다. 이런 요소들은 양육, 학교 교실 및 직장에서도 적용될 수 있는데, 왜냐하면 뇌는 뇌이기 때문이다.

이런 과정이 성공적으로 일어날 수 있는 상황은 넓게 보면 **정동 내성과 조절**(affect tolerance and regulation)의 수준이 높아진 상황과 **통합된 이야기**(integrative narratives)가 발달한 상황인데, 이들은 내담자-치료자 관계에서 유발된다. 안전하고 구조화된 환경 내에서 제공되는 공감적인 조율을 통해, 내담자는 두려웠던 경험, 기억 및 생각으로 인해 발생하는 불안을 견딜 수 있도록 격려받는다. 이런 과정을 통해 정상적으로 억제되어 있던 신경망이 활성화되고 의식적인 처리과정 내로 들어올 수 있게 된다(Cozolino, 2015; Siegel, 1995). 정신역동치료에서의 해석, 행동치료에서의 노출, 또는 체계적 관점에서의 분화에 대한 실험 모두는 이러한 목적에 초점을 맞추고 있다. 다양한 인지적 · 감정적 신경망을 활성화시킴으로써 과거에는 분리되어 있던 기능이 통합되고, 점차적으로 대뇌겉질의 집행기능의 통제 내로 들어오게 된다. 치료자와 함께 새롭게 만들어 나가는 개인적인 이야기는 생각, 행동 그리고 계속 진행되는 통합을 위한 새로운 틀을 제공해 준다.

통합의 경로

> 다양한 부분의 조화, 대칭성 그리고 만족스러운 균형이 존재한다. 한마디로 말하자면, 이 모든 것이 질서를 만들어 내고 일치를 이루어 낸다.
>
> – 앙리 푸앵카레(Henri Poincaré)

많은 신경망을 통해서 정보의 흐름이 동시에 다양한 방향으로 진행된다는 사실을 고려해 볼 때, 적절한 신경통합은 신경망을 통한 에너지의 흐름과 유연성의 극대화를 필요로 할 가능성이 많다(Pribram, 1991). 이 모델을 적용해 보면, 정신병리는 단지 뇌의 특정한 영역에서의 장애 때문만이 아니라 뇌와 신체 전반의 장애를 통해 유발될 수 있다(Mayberg, 1997; Mayberg et al., 1999). 수많은 신경망이 정동, 감각, 행동 그리고 의식적인 지각을 연결시켜, 통합되고 기능적이며 균형 잡힌 완성체를 만들어 낸다. 즉, 프로이트가 자아(ego)라고 불렀던 신경적 기질(neural substrate)을 만들어 낸다. 자아는 원래 자기(self)의 조직화가 성격, 정동조절, 대응방식 및 자기상(self-image)과 같은 영역에서 어떻게 표현되는지를 간략하게 나타낸 것이다.

정신치료와 연관되어 있는 정보 흐름의 일차적인 방향은 하향식(대뇌겉질에서 겉질 밑으로 그리고 다시 그 반대로) 및 왼쪽-오른쪽(두 대뇌반구의 겉질을 가로지르는)이다. 이러한 정보 흐름의 순환회로는 서로 의사소통할 뿐만 아니라 다른 많은 정보처리 체계와도 의사소통한다는 사실을 명심해야 한다. 하향식(top-down) 또는 상향식(bottom-up) 통합에는 맥린의 삼위일체 뇌의 세 가지 층 사이의 연결 및 신체와 감정 그리고 의식적인 인식의 통합이 포함된다. 이것이 하향식이라고 불리는 이유는 이런 회로들이 우리 머리의 꼭대기에서부터 뇌의 깊숙한 부분까지 연결고리를 형성하고 있고, 그 반대로도 되어 있기 때문이다. 하향식 통합은 뇌줄기(brain stem)와 둘레계통(limbic system)에 의해 유발되는 반사, 충동 및 감정을 처리하고 억제하며 조직화하는 대뇌겉질의 능력을 포함하고 있다(Alexander et al., 1986; Cummings, 1993). 강박장애와 주의력결핍장애를 포함하는 이마엽 장애는 흔히 정상적으로는 통제하에 있는 충동과 움직임의 탈억제(disinhibition)를 유발한다. 나는 이 범주 내에 대뇌겉질과 둘레계통을 연결하는, 소위 등-배 통합(dorsal-ventral integration)이라고 불리는 것도 포함시키고 있다(Panksepp, 1998; Tucker, Luu, & Pribram, 1995).

왼쪽-오른쪽 또는 오른쪽-왼쪽 통합(left-right or right-left integration)이 적절하게 기능하기 위해서는 왼쪽과 오른쪽 대뇌겉질, 그리고 가쪽에 있는 둘레영역(lateralized limbic region) 모두의 정보 입력을 필요로 하는 능력이 관여한다. 예를 들면, 적절한 언어의 생성에는 왼쪽의 문법적 기능과 오른쪽의 감정적 기능의 통합이 필요하다. 왼쪽과 오른쪽의 통합은 우리로 하여금 감정을 말로 표현할 수 있게 하고, 의식적인 인식을 하면서 감정을 고려하게 해 주며, 왼쪽 대뇌반구의 긍정적인 정동으로의 편향과 오른쪽 대뇌반구의 부정적인 정동으로의 편향에 대한 균형을 잡아 준다(Silberman & Weingartner, 1986). 왼쪽과 오른쪽의 앞이마엽겉질(prefrontal cortices) 사이의 균형 또한 정동과 감정의 적절한 균형에 필요하다. 감정표현상실증(alexithymia, 느낌을 말로 표현하지 못함)과 신체화장애(감정적인 갈등을 신체질환으로 전환함)는 왼쪽과 오른쪽의 해리를 보여 주는 예이다(Hoppe & Bogen, 1977). 또한 우울증과 조증은 왼쪽과 오른쪽 앞이마엽겉질 사이의 활성화가 균형을 맞추지 못해서 발생한다는 증거도 있다(Baxter et al., 1985; Field, Healy, Goldstein, Perry, & Bendell, 1988).

오른쪽 대뇌반구는 신체와 더 밀접하게 연관되어 있고, 더욱더 원초적이고 감정적인 측면의 기능을 담당한다. 왼쪽 대뇌반구는 대뇌겉질의 기능과 더 밀접하게 연관되어 있는 반면, 오른쪽 대뇌반구는 둘레 및 뇌줄기의 기능과 더 밀접하게 연관되어 있다(Shapiro, Jamner, & Spence, 1997). 예를 들면, 스트레스 상태, 불안 및 두려움은 오른쪽 대뇌겉질과 겉질밑 구조물의 활성을 증가시킨다(Rauch et al., 1996; Wittling, 1997). 또한 이런 편향은 사회적인 감정적 애착 패턴, 전이 및 정동조절과도 연관되어 있다(Minagawa-Kawai et al., 2008). 하향식 및 왼쪽-오른쪽 체계 통합에 있어서 많은 부분은 이마-마루엽 집행체계를 통해 중재된다.

왼쪽-오른쪽 및 하향식 신경망 사이의 상호연결성 때문에 수직적 또는 수평적 차원의 통합을 각각 단독으로 평가하는 것은 지나치게 단순화시킨 것이다. 병적인 상태에서 특정 영역에서의 대사 활성도에 대한 연구들은 양쪽 뇌의 대뇌겉질과 겉질밑 구조물 모두에서 차이가 있다는 것을 보여 주었다. 이런 연구들은 신경통합을 회복하는 데에는 수직적 신경망과 수평적 신경망 모두의 재조절이 동시에 필요하다는 것을 보여 주고 있다. 우리가 나중에 논의하게 될 또 다른 영역의 신경통합이 있다. 그러나 지금은 수직적 측면과 수평적 측면만 염두에 두는 것으로도 충분하다. 비록 우리가 신경망의 관점에서 뇌기능에 대한 논의를 하고 있지만, 이러한 신경망의 조절과 항상성의 균형에 약물 제제가 어떤 영향을 미치는가에 대해서도 초점을 맞추는 것이 똑같이 의미 있는 일이라는 것을 명심하는 것 역시 중요하다(Coplan & Lydiard, 1998). 이런 관점은 왜 정신치료와 약물치료가 모두 신경 활성도의 변화와 증상의 감소를 유발하는지, 그리고 각각이 독단적으로 사용되었을 때보다 같이 작용했을 때 더 효과가 좋은지에 대해서 우리가 이해하는 데 도움을 준다(Andreasen, 2001).

신경망 통합은 또한 스트레스나 충격에 의해 단절되었던 보다 원초적이고 감정적이며 무의식적인 과정(아래 및 오른쪽)과 함께 의식적인 언어 생산(위와 왼쪽)의 활성화를 통해 이루어질 수 있다. 각자의 이론적인 바탕에 따라, 치료자는 모든 종류의 도전을 시도함으로써 신경망 통합의 과정을 촉진시킨다. 정신분석가는 억제되고 억압된 또는 해리된 생각과 감정에 대한 깨달음을 촉진시키기 위해 해석을 사용할 수 있다. 인지행동치료자는 내담자를 이완훈련과 함께 두려운 자극에 노출시킬 수 있는데, 이렇게 함으로써 정상적으로는 억제된 대뇌겉질 회로가 두려움을 조절하는 겉질밑 회로와 통합될 수 있도록 해 준다. 모든 종류의 정신치료에 대한 연구들은 생각과 정동이 함께 결합된 지지와 도전 모두를 사용하는 것이 긍정적인 치료 결과와 연관되어 있다는 가설을 지지하고 있다(Orlinsky & Howard, 1986). 대인관계 연결의 질과 적절한 학습환경을 만들어 주는 것 모두가 치료에 있어 필수적인 것으로 보인다.

정신치료와 육아

　부모는 베틀에 있는 북과 같다. 부모는 과거의 실과 미래의 실을 합쳐지게 하여 자신
이 지나간 자국을 선명히 남겨 놓는다.

- 프레드 로저스(Fred Rogers)

　우리는 긍정적인 양육과 성공적인 정신치료가 연관 있다는 이야기를 잠깐 했다. 이런 유사점은 뇌의 형성과 재형성에 어떤 공통적인 필수 조건이 있음을 암시하는 것이다. 부모와 아이가 서로 눈을 맞추는 것과 긍정적인 감정적 상호작용은 뇌의 성장과 조직화를 자극한다. 미래에 우리는 정신치료를 통해 경험한 상호관계가 신경형성력과 신경발생을 자극해서 뇌의 신경생물학적 환경에 영향을 준다는 과학적 증거를 발견할 수도 있다. 비록 다양한 학파의 치료는 자신만의 차이점을 강조하고 있지만, 치료적 관계 그 자체가 가장 강력한 치료적 요소일 것이다.

　칼 로저스(Carl Rogers)의 연구에서 증명된 따뜻함, 수용 및 무조건적인 긍정적 존중은 뇌의 초기 성장과 그 이후의 지속적인 발달을 위해 필요한 광범위한 대인관계적 환경이 어때야 하는가를 보여 주고 있다(Rogers, 1942). 내가 학생이었을 때 잠깐 동안 로저스 박사와 함께 시간을 보낸 적이 있기 때문에 나는 그가 보여 준 대인관계 방식과 치료적 기술의 힘을 증명할 수 있다. 나는 그가 나를 포함해서 많은 사람에게 그의 자식이 되고 싶은 환상을 남겼음을 확신한다.

　육아의 일차적인 목적은 아이가 스스로 자신을 달랠 수 있는 능력과 긍정적인 대인관계를 형성할 수 있는 능력을 제공해 주는 것을 포함한다. 이렇게 됨으로써 아이는 삶의 도전들을 직면할 수 있고 치유적인 삶의 경험을 통해 도움을 받을 수 있다. 살면서 부딪히게 되는 많은 도전을 성공적으로 숙달하게 되면 보다 더 복잡한 도전을 받아들일 수 있게 되며, 이것은 보다 더 높은 수준의 신경망 발달과 통합을 점차적으로 증진시킬 것이다. 내적 또는 외적 요소가 어떤 사람으로 하여금 도전이나 스트레스 상황을 대응할 수 없도록 막을 때 신경계는 발달하지 않거나 통합되지 않은 채로 남아 있게 될 것이다.

　오린스키와 하워드(Orlinsky & Howard, 1986)는 정신치료의 결과를 연구한 수백 편

의 논문을 검토하여 치료의 성공과 연관이 있는 요소들을 살펴보았다. 그들은 내담자와 치료자 사이의 감정적 연결의 질이 치료자의 이론적 배경보다 더 중요하다는 것을 발견하였다. 바뀌려는 의지가 있고 자신의 치료자와 상호 협조적인 작업을 할 수 있었던 내담자가 역시 치료의 효과가 좋았다. 적절한 해석, 전이에 초점을 두는 것 그리고 감정의 표현을 사용하는 것과 같은 치료자의 전문가적인 경험도 치료의 성공과 연관되어 있었다. 치료 동안 지속적으로 인지와 감정을 다루는 것이 긍정적인 변화에 필수적인 것으로 보인다.

육아와 마찬가지로, 정신치료도 기계적이거나 일반적이지 않다. 치료자-내담자 두 사람으로 이루어진 각각의 쌍은 특정 결과로 나타나게 되는 독특한 관계를 만들어 낸다. 부모와 치료자 모두에게 있어 무의식적 처리과정의 중요성은 아이나 내담자가 새로운 개인적인 이야기를 함께 만들어 나가는 데 적극적으로 참여할 때 더 뚜렷해진다. 애착에 대한 연구에서 보게 되겠지만, 치료자의 무의식이 치료의 내용과 결과에 영향을 미치듯이, 부모 각각의 무의식은 아이의 뇌 형성에 중요한 역할을 한다. 이런 사실은 치료자가 적절한 훈련을 받는 것과 적절한 개인치료를 받는 것이 중요하다는 것을 강조해 주는데, 치료자는 자신의 내담자의 가슴과 마음 그리고 뇌에 각인을 시키게 될 것이다.

요약

우리는 이 장에서 정신치료와 신경과학 모두의 공통된 원칙하에 이 둘의 통합에 대한 일부 초기 개념들을 살펴보았다. 우리는 심리적인 건강을 신경망의 적절한 성장 및 통합과 같은 것으로 보았다. 뇌와 자기는 모두 경험에 의해 단계적으로 형성된다. 인간의 경험은 셀 수 없을 정도로 많은 학습을 통해 이루어지는 반면, 신경계는 수백만 개의 신경세포로 이루어져 있다. 내담자로 하여금 정신치료를 받게 만드는 심리적인 어려움은 이런 신경계 내와 신경계 사이의 부적절한 성장과 통합의 결과이다. 긍정적인 뇌 발달을 촉진시키고 치료를 통한 긍정적인 변화를 촉진시키는 발달적 요소에는 감정적 조율, 정동조절, 개인적인 이야기를 함께 만들어 나가는 것 등이 포함된다.

우리는 제3장에서 현재 사용되고 있는 주요한 정신치료 모델에 초점을 맞추려 한다. 우리는 이들의 이론과 치료기법을 검토함으로써 어떻게 이런 이론과 치료기법이 신경망의 성장 및 통합과 연관된 원칙에 의해 형성되었는지를 살펴볼 것이다. 정신치료의 발달은 항상 신경과학의 원칙에 의해 안내되어 왔다는 것이 나의 신념이다. 모든 형태의 치료는 뇌 속에 있는 신경구조들을 형성하고 수정하는 과정을 촉진시킬 수 있는 치료방법을 발견할 수 있는 정도까지 성공적일 수 있다.

제3장

여러 유형의 정신치료에서의 신경통합

일반적으로 깨닫지 못하고 있지만, 행동치료와 정신치료의 기술은 거의 백 년 동안 뇌 형성력의 원칙에 기초를 두어 왔다.

– 낸시 앤드리어슨(Nancy Andreasen)

다른 과학적 발견들과 마찬가지로, 정신치료는 시행착오를 통한 학습, 직감, 행운 등을 통해 발달되어 왔다. 각각의 정신치료 학파들은 정신건강과 질병을 자신들의 모델로 설명하고, 왜 자신들의 전략과 기법이 효과적인지를 이야기하고 있다. 다행스럽게도, 치료의 효과는 치료를 지지하기 위해 사용되는 이론의 정확성과 비례하지는 않는다. 예를 들면, 정신분석가는 전기충격치료의 성공적인 결과는 우울증 환자가 가지고 있는 처벌받고 싶은 욕망 때문이라고 생각했던 때가 있었다. 전기충격치료는 그 작용에 대한 정확한 기전을 완전히 이해하지 못하고 있지만 예전에도 그렇고 지금도 특정 집단의 내담자들에게 효과가 있다.

비록 정신치료에 대한 각각의 접근법은 그 추종자에 의해서는 절대적인 진리로 받아들여지고 있지만, 모든 형태의 치료는 사실상 발견적 학습법(heuristics)에 의한 것이다. 발견적 학습법이란 경험에 대한 해석 또는 현상을 이해하는 방식을 말한다. 발견적 학습법의 가치는 우리가 관찰하는 것을 조직화하고, 설명하며, 예측하게 하는 능력에 있다. 당신은 아마도 각각의 치료 형태가 똑같은 행동, 생각 및 증상을 조금씩 다른 방식으로 조직화하고 설명한다는 것을 알아차렸을 것이다. 신경과학은 또 다른 발견적 학습법이며, 정신치료의 작용기전―바꿔 말하면, 정신치료가 어떻게, 왜 효과가 있는지―을 설명하기 위해 현재 우리가 사용하고 있는 기법이기도 하다.

신경과학은 정신치료의 과정을 완전히 이해할 수 있도록 해 주고, 치료방법을 선택하고, 결합하며, 평가할 수 있는 합리적인 수단으로서의 역할도 해 줄 수 있는 매우 유용한 발견적 학습법이라는 것이 나의 신념이다. 우리는 이 장에서 정신치료에 대한 몇 가지 주요한 접근법을 살펴볼 것이다. 이런 개략적인 관찰은 앞으로 나올 장에서 다룰 신경과학적 개념을 이해하고 통합시키는 데 필요한 배경이 되어 줄 수 있을 것이다. 우리는 정신치료에 대한 일반적인 이론적 접근법의 몇몇 예를 살펴봄으로써 이들 사이에 존재하는 공통적인 요소가 무엇인지, 그리고 어떻게 이러한 요소가 신경망의 발달과 변화에 연관되어 있는지에 대해서 검토하려 한다. 신경과학적 입장에서 볼 때, 정신치료자는 뇌를 재형성하는 작업을 하고 있다는 것을 명심하라.

정신분석과 정신역동치료

> 자신에 대해 완전히 솔직해지는 것은 하나의 좋은 훈련이다.
> ― 지그문트 프로이트(Sigmund Freud)

정신역동치료의 원형인 프로이트의 정신분석은 1세기라는 긴 시간을 지내면서 수많은 형태의 아형으로 나뉘었다. 자아심리학(ego psychology), 자기심리학(self-psychology), 그리고 클라인(Klein), 컨버그(Kernberg) 및 코헛(Kohut)과 같은 창시자들의 이름을 딴 여러 학파가 그 추종자들을 매혹시켰다. 비록 이들이 서로 차이점을 가지고 있지만, 정신역동적 형태의 치료는 무의식의 존재, 초기 아동기 경험의 영향, 그리고 불안을 감소시키고 대처능력을 증진시키기 위해 현실을 왜곡하는 방어기제의 존재와 같은 이론적인 가정을 공유하였다.

무의식의 탐구와 이 무의식을 우리의 진화적 과거사와 연결시킨 것은 프로이트가 남긴 가장 위대한 유산일 것이다. 그는 인간 인식의 다양한 정도를 탐구함으로써 샤르코의 방식을 충실하게 따랐으며, 무의식을 의식으로 전환시키는 다양한 기법을 개방하였다. 특히 어린 시절의 외상의 힘과 외상이 마음을 재조직화하는 능력이 그의 연구의 핵심이었다. 프로이트는 초기 애착과 관계 형성의 어려움, 방치, 또는 외상이 발달

정지 혹은 '고착(fixation)'을 일으켜 사랑하고 일을 할 수 있는 어른으로서의 잠재력을 지연시키거나 궤도를 벗어나게 한다는 가설을 제시하였다. 신경생물학적 관점에서 볼 때, 프로이트 연구의 대부분은 의식적 및 무의식적 처리과정에 관여하는 신경망들 사이의 단절과 해리를 다루고 있었다. 프로이트는 통합되지 않은 신경처리 과정의 원인으로 압도적인 감정의 역할에 초점을 맞추었다.

프로이트의 정신적 자기(psychic self)에는 원초적인 욕망(원본능, id), 집단의 이익을 위해 따라야 하는 문명적 요구(초자아, superego), 그리고 원본능과 초자아 사이에 자연스럽게 발생하는 갈등을 중재하기 위해 노력하는 자기의 한 부분(자아, ego)이 포함되어 있다. 원본능과 초자아 사이의 싸움에 대해 외교관으로서의 역할을 하는 자아는 현실에 대처하기 위해 수많은 정교한 방어기제를 사용한다. 최소한의 방어기제를 가지고 현실을 헤쳐 나가는 우리의 힘, 즉 자아의 강도(ego strength)는 감정과 생각의 신경망이 얼마나 통합되어 있는가를 보여 주고 얼마나 성숙된 방어기제가 발달되어 있는가를 보여 준다. 방어기제가 보다 원초적이거나 미성숙할수록 현실은 더 왜곡되며, 더 많은 기능적 장애가 발생한다. 예를 들면, 승화(sublimation)는 우리로 하여금 받아들일 수 없는 충동을 건설적이고 친사회적인 목표로 바꿀 수 있게 한다.

승화나 유머(humor)와 같은 성숙된 방어기제는 우리로 하여금 강렬한 감정을 완화시키며, 다른 사람들과 관계를 유지하게 하고, 사회적 현실을 공유해 나갈 수 있도록 해 준다. 부정(denial)과 해리(dissociation) 같은 덜 성숙된 방어기제는 현실을 많이 왜곡시키며, 일과 대인관계 모두에서 어려움을 유발한다. 흔히 당사자들은 방어기제를 인식하기 어려운데, 방어기제는 어린 시절에 형성되고, 의식적으로는 알 수 없는 숨겨진 신경처리 과정에 의해서 형성되기 때문이다. 프로이트가 방어기제라고 불렀던 체계는 신경망이 감정적 스트레스에 대처하기 위해 채택한 방식이라고 볼 수 있다. 사람들은 자신의 방어기제가 강력한 부정적인 감정에 적절하게 대처하지 못할 때, 증상을 견딜 수 없을 때, 또는 자신의 대인관계에 만족하지 못할 때 치료를 받으러 온다.

무언가가 잘못되었다는 의식적인 인식이 있음에도 불구하고, 숨겨져 있는 신경처리 과정은 계속해서 이를 형성했던 과거의 경험에 기초를 두고 세상을 바라보게 만든다. 앞으로의 장에서 보게 되겠지만, 두려움과 연관된 신경회로는 변하지 않는 완고한 기억과 연관되어 있으며, 일생을 통해 의식적인 인식에 보이지 않는 영향을 미칠 수 있다. 정신역동치료의 한 부분은 이런 경험의 무의식적인 조직화를 찾아내고 밝혀내는 것이다. 프로이트의 **투사가설**(projective hypothesis)은 우리의 뇌가 우리 주변의 세상을 만들어 내고 조직화하는 과정을 설명하고 있다. 어떤 상황의 명확성이 떨어지면 뇌는 자연스럽게 기억을 통해 상황에 대한 특정한 구조를 만들어 내고 그것을 세상을 향해 투사한다. 우리가 불명확한 자극을 조직화하고 이해하는 방식은 우리에게 숨겨진 신경처리 과정의 구조(우리의 무의식이 어떻게 세상을 조직화하는지)에 대한 단서를 제공해 준다. 투사가설에 바탕을 두고 로르샤흐 잉크반점(Rorschach's ink blots)과 같은 투사적 검사가 발명되었고, 자유연상(free association) 및 '무의식에 이르는 왕도'로서 꿈의 중요성에 대한 강조가 나타나게 되었다.

투사가설의 한 부분으로서 정신역동 치료자는 흔히 치료자 자신에 대한 최소한의 정보만 제공하여 내담자가 치료자에게 자신의 과거 대인관계에서 있었던 무의식적 암묵기억(implicit memory)을 투사할 수 있도록 만든다. 이러한 형태의 투사를 **전이**(transference)라고 하며, 전이를 통해 과거의 초기 대인관계에서 경험했던 기대와 감정을 치료자에게 느끼게 되는데, 이를 통해 내담자는 자신의 암묵적 신념을 직접적으로 체험하고 훈습(working through)할 수 있게 된다. 우리가 의식적으로는 알지 못했던 초기의 대인관계가 이런 전이를 통해서 완전히 치료 속으로 들어오게 된다. 프로이트는 전이를 유발하고 이를 해결하는 것이 성공적인 정신분석의 핵심적인 요소라고 느꼈다. 프로이트의 말을 빌리자면, 오직 전이만이 "내담자의 숨겨지고 잊혔던 사랑의 감정을 실제적으로 드러나게 만드는 너무 중요한 수단"인 것이다(Freud, 1975, p. 115).

저항(resistance)은 내담자에 의해 나타나는 암묵기억의 한 측면인데, 이것을 알아차리는 것은 치료자에게 달려 있다. 부모로부터 거절, 비판, 또는 방임을 당했던 어린 시절의 경험이 수치심을 유발하여 아이의 마음에 부정적인 자기상을 만들 수 있다. 이런 결과로 나타나는 자기비난(초자아)은 자신 안의 아이를 사랑하거나 존중해 주는 사람을 믿지 못하는 것으로 드러나게 된다. 이에 대한 한 예가 그루초 막스(Groucho Marx)의 글에 나타나 있다. "나는 나를 구성원으로 받아 주는 모임에 참석했던 적이 한 번도 없다." 치료에 있어서 저항은 도와주려는 치료자의 의도나 치료자의 능력에 대한 강한 불신으로 나타날 수 있다.

해석(interpretation)은 정신역동 치료자의 가장 강력한 도구 중 하나이다. 때때로 치료자의 메스라고 불리는 해석은 무의식적인 내용들을 의식화시키려는 시도이다. 다양한 수준에서의 내담자 행동에 대한 관찰을 바탕으로 치료자는 숨겨진 처리과정에 대해 내담자가 관심을 가질 수 있도록 시도한다. 해석, 직면(confrontation) 및 명료화(clarification)를 이용하여 능숙하게 무의식적인 내용에 반복적으로 관심을 가지도록 하면, 내담자는 점차적으로 무의식적인 과정을 깨닫게 되고 단절되었던 하향식 신경망과 오른쪽-왼쪽 신경망의 통합을 이루어 낼 수 있게 된다.

정확하고 성공적인 해석은 때때로 혼란, 분노, 또는 우울감을 동반하기도 한다. 이런 현상이 나타나는 것은 방어기제들이 의식화되고 그것이 어떤 역할을 해 왔는지에 대해 알게 되었을 때, 방어기제들이 더 이상 효과적으로 작용하지 못하게 되어 그동안 성공적으로 방어해 왔던 감정이 탈억제되기 때문이다. 바꿔 말하면, 이것은 부정적인 감정을 포함하고 있던 신경망이 탈억제되고 활성화되었다는 것을 의미한다. 예를 들어, 만약 어린 시절의 비난과 연관된 수치심과 우울감을 피하기 위해 지식화(intellectualization)가 사용되고 있었다면, 이런 방어기제를 사용하고 있었다는 것을 알게 되는 것은 이런 감정 및 그와 연관된 기억을 인식하게 만들고, 내담자가 이런 고통스러운 감정을 다시 경험하게 만들기 때문이다.

감정은 정신역동치료의 성공에 있어서 중심적인 역할을 한다. 감정을 조직화하는 신경망은 흔히 우리가 처벌받거나 버림받았던 생각과 느낌에서 벗어나게끔 형성된다. 무의식적인 불안 신호는 계속적으로 우리의 행동을 조정하는데, 이렇게 함으로써 우리로 하여금 신뢰할 수 있는 상황에만 머무르게 하고, 우리가 기억하지 못하는 과거를 유발할 수 있는 상황은 피하게 만든다. 감정과 인지의 유발을 강조했다는 점이 정신분석의 중요한 기여 중 하나인데, 이것은 건강과 질병에 기본적으로 내재한 신경생물학적 과정이 있다는 것을 반영해 주는 것이다.

정신역동 형태의 치료를 통해서 의식적인 깨달음이 확대되고 감정이 탐색되어 억압되거나 억제된 감정이 표현되도록 격려된다. 감정, 생각 및 행동은 훈습이라는 과정을 통해 반복적으로 함께 나열되었다가 결합되고 또 재결합된다. 이를 통해 과거로부터 유래된 가정이나 이야기는 새로운 정보에 의해 편집되고 현재와 미래는 재평가된다. 전반적인 목표는 감정을 의식적인 깨달음과 결합시켜 자기의 이야기를 다시 쓰는 것이다. 치료가 성공적이 되었을 때, 이러한 과정은 신경망과 인간의 경험을 성장·통합시키고 유연성을 촉진시킨다.

로저스 치료 또는 내담자중심치료

특이한 역설은 내가 나 자신을 있는 그대로 받아들였을 때 내가 변할 수 있다는 것이다.

– 칼 로저스(Carl Rogers)

칼 로저스(1942)는 지배적인 정신분석에 반대하여 자신이 '내담자중심치료'라고 명명한 새로운 형태의 치료를 가지고 나타났다. 로저스는 환자에 대한 이론에 기초를 둔 분석과는 대조적으로 내담자가 스스로 발견할 수 있는 기회를 최대화시킬 수 있는 치료관계를 만드는 것을 강조하였다. 로저스의 접근법은 비의료계 집단 내에서 빠르게 받아들여졌으며, 1960년대까지 상담의 주요한 형태가 되었다(Gilliland & James, 1998).

서로 다른 치료법들의 효과를 비교한 연구 결과를 보면, 내담자와 치료자 간에 느껴지는 치료관계의 질이 치료의 성공과 가장 밀접한 관계가 있다는 것이 일반적으로 받아들여지고 있는 소견이다. 일부에서는 어떤 특수한 기법보다는 치료관계 그 자체가 가장 치료적인 요소라고까지 말하고 있다. 이것은 분명히 로저스의 신념과 일치하는 부분인데, 왜냐하면 그는 치료에 있어서 가장 치료적인 측면은 치료자의 따뜻함, 수용, 진실성 그리고 무조건적인 긍정적 존중이라고 믿었기 때문이다. 대인관계에서의 조화와 감정적 공명(emotional resonance) 및 공감적 조율(empathic attunement)을 강조한 그의 견해는 나중에 대상관계(object relations) 및 상호주관성(intersubjectivity)과 같은 정신치료들이 등장하는 데 선구자적인 역할을 해 주었다(Kohut, 1984; Stolorow & Atwood, 1979).

지난 세기를 통해 치료자들은 로저스가 제안한 부분과 가장 적절한 양육을 위해 필요한 태도라고 생각되는 부분이 같다는 것을 알게 되었다. 로저스의 원칙은 표현하고, 탐색하며, 위험을 감수하는 것은 최대화시키는 반면, 방어와 수치심은 최소화하는 것이다. 내담자중심치료에 대해 로저스가 "상담자가 환자의 문제를 해결하는 데 도움을 주는 것보다는 그 사람의 독립 및 통합에 더 직접적인 목표를 두고 있다. 초점의 대상은 문제 자체가 아닌 사람이다. 치료의 목적은 하나의 특정한 문제를 해결하는 것이 아니라 내담자가 성장할 수 있도록 도와줌으로써 내담자가 보다 통합된 방식으로 현재와 미래의 문제에 대처할 수 있도록 하는 것이다."라고 언급한 것은 성장해 나가는 동안 뇌의 성장을 위해 가장 좋은 대인관계적 환경과 정신치료에서의 신경형성력에 대해 이야기한 것이다(Rogers, 1942, p. 28).

　내가 내담자중심치료를 수련하고 있는 동안에 나는 로저스식의 접근법이 가지고 있는 힘에 감동을 받았다. 그러나 나는 로저스처럼 지지적인 자세를 유지하는 것이 매우 힘들다는 것을 발견했으며, 내담자를 지도하거나 충고하지 않고 내담자가 바뀌도록 압력을 가하지 않기 위해 많은 노력을 해야만 했다. 놀랍게도, 나는 내담자에게 지지적인 관계를 제공해 주는 것이 내가 내담자에게 그렇게 억누르려고 노력했던 해석이나 거울 역할을 해 주어 병식(insight)을 이끌어 낸다는 것을 알게 되었다. 내담자는 비판이나 수치심에 대한 두려움 없이 누군가가 자주 자신의 이야기를 들어 주기를 얼마나 간절히 바라고 있었는지를 스스로 깨닫게 되었을 때 슬픔과 감사가 섞인 감정을 표현하였다.

　내담자중심치료를 받고 있는 내담자의 뇌에는 어떤 일이 벌어지고 있을까? 로저스학파의 치료적 관계 안에서 내담자는 공감적인 다른 사람에 의해 자아가 발판을 마련한(scattolding) 상태에서 아주 광범위한 감정을 경험하게 될 것이다. 감정적 신경망의 활성화는 재조직화에 필요한 느낌과 감정적 기억을 만들어 낸다. 로저스의 비지시적인 방식은 내담자의 집행 신경망(executive networks)과 자기성찰 능력을 활성화시킨다. 내담자가 말한 것을 지지적으로 다시 이야기해 주는 것(rephrasing)과 명료화해서 말해 주는 것(clarification) 또한 집행기능을 향상시킨다. 대인관계를 통해 제공되는 이러한 인지와 감정의 활성화, 증가된 지각능력 그리고 감정조절은 신경적 변화를 위한 적절한 환경을 제공해 준다. 치료자의 지지에 의해 발판을 마련하고, 치료자의 말에 자극을 받은 내담자들은 그 이후에 자신의 이야기를 다시 쓰는 작업을 할 수 있게 된다.

　우리는 어린 시절의 사회적 관계가 뇌의 형성에 관여하는 신경전달물질과 신경성장 호르몬 모두를 자극한다는 사실을 알고 있다. 로저스가 공감적인 관계를 만들어 냈던 것처럼 긍정적인 양육관계를 다시 만들어 내는 것은 실제적으로 새로운 학습을 촉진시킬 수 있는 뇌의 생화학적 변화를 실제로 자극할 수 있다. 예를 들면, 새를 대상으로 한 연구에서 새가 노래 소리를 학습하는 능력은 노래 소리를 녹음하여 들려주었을 때보다 실제 새가 노래 부르는 소리를 들려주었을 때 향상된다는 것이 증명되었다(Baptista & Petrinovich, 1986). 어떤 새는 녹음된 노래 소리를 통해서는 학습할 수 없었으며, 이런 경우에 학습을 위해서는 긍정적인 사회적 관계와 양육이 필요했다(Eales, 1985). 우리는 나중에 쥐에게 있어서 어미와의 접촉과 양육이 스트레스로 인한 손상에서 어떻게 뇌를 보호하는지를 살펴볼 것이다(Meaney, Aitken, Viau, Sharma, & Sarrieau,

1989; Plotsky & Meaney, 1993).

이와 같은 연구들은 사회적 관계가 새로운 학습을 하는 데 필요한 신경형성력을 자극하는 힘이 있다는 것을 증명한다. 치료적 관계의 대인관계 측면과 감정적 측면은 정신치료의 효과와 연관해서는 특이하지 않은 요소(nonspecific factor)로 알려져 있지만, 이것이 치료효과를 가져오는 일차적인 기전일 수도 있다. 앞으로의 장에서 살펴보겠지만, 어린 시절 어머니의 양육이 증가된 신경형성력, 감정조절 및 애착행동과 연관되어 있는 것처럼, 이런 특이하지 않은 요소가 실제로는 특이한 요소인 것이다. 바꿔 말하면, 최상의 양육을 받은 사람들이 긍정적이고 안전한 환경 내에서 최상의 생존을 한다. 불행하게도, 어떤 심리적 방어기제에 의해 사회적으로 고립되는 것은 신경조직화의 경직성을 강화시키고, 이러한 내담자들은 자신의 회복을 돕는 데 필요한 대인관계를 회피하게 된다. 이런 경우에 치료적 관계는 한 번 더 다른 사람들과 연결시킬 수 있는 다리 역할을 할 수 있다.

인지치료

> 중요한 것은 당신에게 일어난 일이 아니라 당신이 그 일에 대해 어떻게 반응하는가이다.
>
> — 에픽테토스(Epictetus)

인지치료는 개인의 감정과 행동을 이끌어 내는 데 있어서 개인의 생각, 판단 및 신념의 중요성을 강조한다. 인지치료는 부정적인 생각, 왜곡된 판단 및 잘못된 신념이 심리적인 문제를 유발한다는 점을 강조한다. 인지치료는 궁극적으로 정동조절을 향상시키도록 하기 위해 역기능적인 생각(dysfunctional thoughts)을 확인하고 수정하는 데 초점을 맞춘다(Beck, Rush, Shaw, & Emery, 1979; Ellis, 1962). 인지행동치료(cognitive-behavioral therapy: CBT)의 일차적인 대상은 우울, 불안, 강박장애, 공포증 및 공황장애였다.

우울증 환자는 세상을 절대적인 것으로 평가하고, 상황을 무시하고, 세부적인 것에만 매달리며, 중립적인 말이나 사건을 부정적으로 받아들이는 경향이 있다. 흔히 볼 수 있는 우울증적 생각에는 과거에 많은 성공을 했음에도 불구하고 실패를 예상하는 것, 주변에 많은 친구와 가족이 있음에도 불구하고 자신은 혼자라고 생각하는 것이 포함된다. 인지치료에서는 환자에게 이런 왜곡된 생각에 대해 교육을 하고, 반사적으로 나오는 부정적인 말에 대처하기 위해 고안된 자기대화(self-talk)와 현실 검증(reality testing)을 시도하도록 격려한다.

불안장애에서는 두려움이 환자의 삶을 조직화하고 통제한다. 높은 수준의 불안은 합리적인 인지적 처리과정을 억제하고 왜곡한다. 이런 환자에 대한 인지적 중재에는 심장 두근거림, 호흡 곤란, 손에 땀이 나는 것과 같은 불안의 생리적인 증상들에 대한 교육이 흔히 포함된다. 이들 환자는 죽을 것 같은 두려움이 자율신경계 증상으로 인해 이차적으로 나타나는 현상이기 때문에 자신이 느끼는 것처럼 심각하게 받아들여서는 안 된다는 것을 교육받는다. 정상적인 생리적 과정을 이해시키면 일반적으로 불안을 증가시키는 재앙화(catastrophic) 경향성으로부터 멀어질 수 있다.

공포증(phobia) 또는 외상후스트레스장애(PTSD)가 있는 환자의 경우에는 **정신교육**(psychoeducation)이 **노출**(exposure) 및 **반응방지**(response prevention)와 함께 사용되는데, 환자는 두려워하는 자극(예, 바깥으로 나가 보거나 부정적인 사건에 대해 생각하는 것)에 안전한 집으로 돌아오거나 생각을 부정하는 것이 허용되지 않은 상태로 직면하게 된다. 노출은 대개 생리적 각성을 감소시키는 데 도움을 주는 이완훈련(relaxation training)과 함께 짝을 이루어 체계적이고 점진적으로 시행된다. 이런 과정은 겉질의 처리과정의 활성화(생각)와 겉질밑 활성화(감정)가 하나로 합쳐져 하나의 겉질회로로 통합되도록 해 주는데, 이런 통합은 하향식 겉질망에 의해 습관화(habituation), 억제 및 궁극적으로는 소거(extinction)가 이루어질 수 있도록 해 준다.

인지치료를 하는 동안 뇌에서는 어떤 일이 일어나고 있는 것일까? 연구에 의하면 불안장애와 우울증은 뇌의 특정 영역에서의 대사균형(metabolic balance)의 변화와 연관이 있다는 것이 증명되었다. 예를 들면, 우울증의 증상은 앞이마엽겉질 내의 활성도의 불균형—왼쪽이 덜 활성화되어 있고 오른쪽이 더 활성화되어 있다—과 연관이 있다(Baxter et al., 1985; Field et al., 1988). 이런 결과는 정신건강이 신경망의 적절한 균형과 상관이 있다는 가설을 지지해 준다. 강박장애의 증상은 이마엽겉질의 안쪽(중간) 부분 및 **꼬리핵**(caudate nucleus)이라 불리는 겉질밑 구조의 활성도 변화와 연관되어 있다(Rauch et al., 1994). 외상후 플래시백(posttraumatic flashbacks)과 높은 각성 상태는 오른쪽 둘레(limbic) 및 안쪽 이마엽의 높은 활성도와 연관되어 있다. 주목해야 할 것은 높은 각성은 또한 왼쪽 대뇌반구에 있는 표현언어중추(expressive language centers)의 대사 감소와도 연관되어 있다는 사실이다(Rauch et al., 1996).

모든 종류의 치료법 중에서 성공적인 인지행동치료와 뇌기능의 변화 사이에 특별한 연관성이 발견되었다. 제2장에서 언급했던 바와 같이, 강박장애와 우울증 모두에서 성공적인 정신치료 후에 뇌 기능과 증상의 변화가 발견되었다(Baxter et al., 1992; Brody, Saxena, Mandelkern, et al., 2001; Brody, Saxena, Schwartz, et al., 1998; Schwartz et al., 1996). 이런 발견은 치료자가 신경망 사이의 관계를 변화시키기 위해 인지를 사용할 수 있음을 강력하게 시사해 주는 결과인데, 이런 신경망 사이의 관계 변화는 신경망의 활성과 억제의 균형에 영향을 미침으로써 이루어진다. 인지행동치료는 생각과 감정에 대한 의식적인 조절을 통해 겉질의 활성도를 높이려는 시도를 하여 왼쪽 겉질의 처리 과정은 증가시키는 반면, 오른쪽 대뇌반구의 균형과 겉질밑 활성도는 억제하고 조절한다. 두 대뇌반구 사이의 조절과 하향식 조절의 재정립은 오른쪽 대뇌반구와 겉질밑 우위로 인해 나타나는, 우울하게 만들고 두려워하게 만드는 효과를 줄여 주어 긍정적인 태도와 안전한 느낌을 증가시켜 준다(Ochsner & Gross, 2008).

비록 인지행동치료가 협력적이고 지지적인 대인관계 상황에서 실행되지만, 로저스학파나 정신역동적 접근법에서는 치료적 관계에 대해 덜 강조한다. 우울증과 불안증 환자에 대한 인지행동치료적 접근법이 가지는 효과는 정동장애의 치료에 겉질의 집행 구조 활성화가 필요하다는 사실을 기반으로 한다. 감정이 전염된다는 사실을 고려해 볼 때, 깊은 감정적 연결은 치료자로 하여금 조절불능 상태를 조율하게 해 주며, 환자의 우울, 불안 및 공황 상태의 감정을 공유할 수 있게 해 줄 것이다. 이런 감정 등에 대한 감정적 조율이 도움이 되기는 하지만, 나의 경험에 의하면 치료적 관계가 형성된 이후에는 생각에 도전하고 새로운 행동을 격려하는 것이 흔히 공감 하나로만 치료하는 것보다 치료적인 과정에 더 도움이 된다. 인지행동치료의 구조적인 측면은 부정적인 정동의 힘으로부터 치료자와 환자 모두를 보호할 수 있다.

체계적 가족치료

> 우리는 다른 사람들이 제한적인 시각으로 우리를 정의하는 것을 허락해서는 안 된다.
> – 버지니아 사티어(Virginia Satir)

뇌의 전반에 걸쳐 있는 신경망들이 사회적 환경과의 상호작용에 의해 성장하고 조직화되도록 자극을 받는다는 증거들이 점차 증가하고 있다. 어린 시절의 대인관계는 감각, 운동 및 감정적 학습의 신경망 내에 저장되어 역동적 치료자가 **내적 대상**(inner objects)이라고 부르는 것을 형성하게 된다. 이런 내적 대상은 중요한 사람과의 애착 경험의 질이 어떠했는가에 따라 우리를 달래 주거나, 각성시키거나, 혹은 조절불능의 상태로 만들 수 있는 힘을 가지고 있다. 이런 무의식적 기억이 우리가 다른 사람과 함께 있을 때뿐만 아니라 혼자 있을 때도 우리의 내적 세계를 조직화한다. 따라서 우리는 지속적으로 다른 사람과의 관계 속에서 우리 스스로를 경험하게 된다.

이것이 바로 체계치료자들(systems therapists)이 사람을 따로 분리하여 진단하고 치료하는 것의 가치에 대해 의문을 품는 한 가지 이유이다. 그들은 우리가 일상생활에서 두 가지의 현실을 동시에 경험하고 있다고 믿고 있다. 우리의 현재의 가족과 우리의 대대손손의 가족사가 그것이다. 이런 견해는 자신과 자신의 가족 사이에 아직 성공적으로 개별화되지 않은 어린아이를 치료할 때 특히 명확해진다. 아직 성공적으로 개별화되지 않은 일부 성인 환자 역시 자신의 생각과 느낌 및 가족 구성원의 생각과 느낌 사이에 경계가 명확하지 않음을 보여 준다. 그러나 나이에 관계없이 기본적인 원칙은 똑같이 적용된다.

체계라는 개념에 대한 최초의 창시자인 머레이 보웬(Murray Bowen)은 정신치료의 신경과학적 탐구에 알맞은 하나의 모델을 제시하였다. 그의 견해는 가족이 감정적 조절 및 분화를 위한 기반(platform) 모두를 제공하는 데 그 기초를 두고 있다. 그는 분화(differentiation)를 자율성(autonomy)의 발달―자기의 욕구에 대한 인식과 다른 사람의 욕구에 대한 인식 사이의 균형―로 정의하였다. 이와 함께 분화는 불안의 조절, 정동과 인지의 통합에서의 균형을 포함한다. 이것은 더 잘 놀라는 사람이 다른 사람들과의 관계에서 더 잘 해리될 수 있고, 더 의존적이며, 미숙할 수 있다는 것을 의미한다(Bowen, 1978).

이런 퇴행이 발생했을 때, 가족 구성원은 (의식적 및 무의식적으로) 자신의 불안을 감소시키려는 방식으로 가족을 만들어 나간다. 알코올 중독자는 자신의 문제를 덮어 두려고 하는 반면에, 가족은 이런 문제를 외부에 알리려고 한다. 이와 같은 역기능적인 가족 패턴 안에서는 가족 전체의 불안 정도를 감소시키기 위해 가족 한 사람 또는 여러 사람(흔히 어린아이들)의 성장이나 건강한 삶을 희생시키게 된다. 알코올중독 가족이 느끼는 인지적·감정적·사회적 세상은 자신들의 수치스러운 비밀을 의식적으로 인식하게 되거나 그것이 바깥세상에 알려지게 됨으로써 오는 감정, 생각 및 활동을 회피하면서 형성된다. 어린아이의 발달은 왜곡되는데, 이런 병적인 환경 내에서 생존하기 위해 적응하여야 하기 때문이다. 불행하게도, 불안을 감소시키기 위해 필요한 가족의 역할과 원칙이 한쪽에서는 병적인 부분을 유지시키고 다른 한쪽에서는 새로운 병적인 부분을 만들어 내게 한다.

시간이 지나면서, 이런 역기능적인 부분은 가족 구성원 모두의 성격과 신경구조물에 스며들게 되고 이런 체계를 유지하기 위해 가족 모두가 공모하게 되는데, 왜냐하면 이제는 가족 모두가 안전함을 느끼기 위해서 현재 상황이 유지될 필요가 있기 때문이다. 이런 경험은 이들의 신경구조물에 스며들어 어른이 되어서도 대인관계에 영향을 미치게 된다. 그렇기 때문에 우리 중의 많은 사람은 성인이 되어 배우자를 선택하고 가정을 꾸릴 때 원래의 가족에게 있었던 역기능적인 부분을 다시 반복하게 된다. 각각의 가족이 가지는 문제는 여러 세대에 걸친 신경구조물과 행동 모두의 무의식적인 형성에 따라 결정된다. 우리는 뇌의 기능과 가족의 역동을 통해 어떻게 이들이 조직화되었는지를 알 수 있다. 역기능적인 가족과 마찬가지로 역기능적인 뇌는 생각과 감정을 회피함으로써 형성되며, 이것은 결과적으로 정동, 인지, 감각 및 행동과 관련된 신경계를 해리시킬 뿐만 아니라 인간의 분화에도 결핍을 초래하게 만든다.

다른 형태의 정신치료에서처럼, 체계적 치료의 목표도 다양한 겉질과 겉질밑 구조물 및 왼쪽과 오른쪽 대뇌반구에 있는 신경망 사이의 통합과 균형을 맞추는 데 있다. 이런 과정은 높은 수준의 불안에서 낮은 또는 중간 정도의 불안 수준으로의 감소를 필요로 한다. 높은 수준의 정동은 생각을 차단하는 반면에, 중간 수준의 불안은 신경형성 과정을 향상시키고 인지와 감정을 지지해 준다. 결국 보웬(1978)은 인지와 감정이 동시에 활성화되는 것이 신경통합을 유발한다는 점을 강조한 것이다. 가족 내에서 한 개인의 분화가 증가하면 이것이 전반적인 체계의 경직성을 감소시켜 준다. 이러한 과정은 또한 가족 구성원이 다른 사람의 요구에 더 잘 반응하게 되는 반면, 자신의 내적 갈등에 대해서는 덜 반응하도록 만들어 준다.

체계적 치료의 1차 단계는 가족에게 이런 개념을 교육시키고, 과거 몇 세대에 대한 양쪽 가족의 가족력을 살펴보는 것이다. 체계 이론과 가족력의 맥락 안에서 드러난 문제점들은 재구성이 되고 더 잘 이해될 수 있도록 만들어진다. 가족의 비밀을 밝혀내고 가족 구성원들이 가지고 있는 잘못된 믿음이나 투사에 대한 현실 검증을 하는 것은 원초적이고 무의식적인 방어에 대해 겉질의 처리과정이 이루어질 수 있도록 해 준다. 가족치료 과정에는 점차 높은 단계의 분화를 가능하게 해 주는 일련의 시도가 포함되어 있다. 의사소통 기술, 자기주장 훈련 및 새로운 형태의 협동에 대한 연습은 과거에는 반사적이거나 퇴행적이었던 감정과 행동에 대해 겉질의 참여를 증가시킬 수 있게 만든다. 흔히 증상을 가지고 있는 사람은 더 많은 책임감을 가질 필요가 있는 반면, 병적인 양육자는 자신이 돌봄을 받는 법을 배워야 한다. 각각의 가족 구성원은 자율성과 상호의존성 사이의 균형을 만들어 나갈 필요가 있다. 궁극적으로 심리적 통합, 대인관계적 통합 및 신경통합은 똑같은 과정에 대한 다른 차원의 표현인 것이다.

라이히 치료, 형태치료 및 신체치료

　나는 다른 사람의 기대에 맞춰 살기 위해서 이 세상에 있는 것도 아니며, 세상이 나의 기대에 부응해야 된다고 느끼지도 않는다.

－ 프리츠 펄스(Fritz Perls)

　프로이트의 초기 제자 중의 한 사람이었던 빌헬름 라이히(Wilhelm Reich)는 기억과 성격은 단지 뇌에서만 형성되고 저장되는 것이 아니라 신체 전반에 걸쳐서 형성되고 저장된다고 느꼈다. 그래서 라이히는 자신의 내담자의 근육 정도, 자세 및 호흡에 관심을 기울였을 뿐만 아니라 분석을 받는 동안에 내담자가 신체적으로도 자신을 표현할 수 있도록 격려했다. 주먹으로 치고, 발을 구르고, 호흡을 크게 하도록 하는 기법들을 통해서 내담자의 억압되어 있던 감정을 해소시키려고 시도하였다. 라이히는 비언어적인 메시지를 의식적으로 알 수 있도록 도와주는 치료자의 해석이 중요하다고 강조하였다. 그의 이론은 롤핑(rolfing, 기억을 자극하고 처리하기 위해 근육 깊숙이 마사지하는 방법) 및 형태치료(Gestalt therapy, 의사소통의 비언어적인 측면과 자기인식의 증가에 초점을 둔 치료)의 발달을 유발하였다.

　라이히(1945)는 정신치료의 초점을 성격－그는 프로이트의 자아의 개념과 같은 것으로 보았다－의 분석에 두어야 한다고 믿었다. 프로이트가 언어적 의사소통에 초점을 두었다면, 라이히는 치료적 상호작용에서 비언어적 측면과 감정적 측면에 더 많은 관심을 두었다. 그는 내담자가 가지고 있는 문제는 실제적 또는 상상된 위험에 적응하기 위해 발달과정 동안에 형성된 성격방호(character armor)에 내재되어 있다고 주장하였다. 성격방호는 양육자의 조율 실패, 방관, 또는 외상에 의해 형성된다. 이러한 방호는 어린아이가 말을 하기 전인 생애 첫 1년 동안에 형성된다. 라이히에 따르면, 초기의 방어는 신경계 전체에서 형성되어 개인의 전반에 걸쳐 스며들게 되고 우리가 숨 쉬는 공기와 같이 우리에게는 전혀 보이지 않는다고 말하였다. 라이히가 발견한 방어체계는 어린 시절의 기억을 형성하는 감각, 운동 및 감정적 신경망에 저장되어 있는 전언어적 단계의 경험을 반영해 준다. 성격방호는 당사자에게는 보이지 않기 때문에, 치료자의 역할은 내담자가 이런 성격방호의 존재, 표현되는 양상, 그것의 의미를 알 수 있게 하는 것이다. 현대의 신체치료자들(somatic therapists)은 이러한 원칙들을 따르면서 많은 기법들을 확대 개발하였다.

형태치료는 라이히 이론의 독특한 표현으로, 특히 신경통합의 개념과 연관되어 있다. 독일어로 '전체'라는 의미를 가지고 있는 게슈탈트(Geatalt)는 의식적 과정과 무의식적 과정에 대한 인식을 함께 종합하는 것을 의미한다. 바꿔 말하면, 전체적인 그림을 보는 것이다. 형태치료의 창시자인 프리츠 펄스(Fritz Perls)는 정신치료자가 치료를 통해서 만들어 내려 노력하는 경험에 대해 **안전한 응급상황**(safe emergency)이라는 용어를 사용하였다(Perls, Hefferline, & Goodman, 1951). 안전한 응급상황은 안내와 지지하에서의 성장과 통합을 위한 도전을 말한다. 이것은 또한 좋은 양육이 얼마나 중요한지를 설명하는 훌륭한 방식이기도 하다. 치료자는 이런 응급상황을 만들어서 내담자를 통합되지 않고 조절되지 않은 생각과 감정에 노출시키면서 동시에 내담자 자신의 경험을 통합할 수 있는 도구와 양육을 제공한다. 치료자는 지지적이고 협력적인 치료적 관계를 통해서 안전감을 제공하는데, 이것은 흔히 치료자와 내담자가 하나의 집단이라는 맥락에서 제공된다. 응급상황은 방어 무너뜨리기, 받아들일 수 없는 욕구와 감정을 의식화하기 및 해리된 의식적 요소를 지각하기 등에 의해 일어나게 된다.

내담자가 자신의 문제에 대해서 하는 이야기는 치료에는 필요하지만 받아들일 수 없는 감정을 자신이 인식하지 못하게 만드는 자기기만으로 흔히 해석된다. 처음에는 무의식적인 자세, 얼굴 표정 및 동작에 대해 의식적인 인식을 할 수 있도록 해 준다. 그다음에 이런 자세, 얼굴 표정 및 동작은 더 과장되게 표현되도록 격려되고, 마지막에 자신의 경험을 이해하고 통합하기 위해 내담자에게 발언권이 주어진다. 치료자는 아니라고 머리를 가로저으면서 긍정적인 말을 하는 것 또는 고통스러운 경험을 말하면서 미소를 짓는 것과 같은 모순점을 지적한다. 이런 모순점은 의식적인 인식을 해야하는 내적 갈등을 암시해 주는 요소로 보고 탐색해야 한다. 다시 말하면 치료의 초점은 일차적으로 오른쪽 대뇌반구와 겉질밑 신경망에 의해 조직화되는 자동적이고, 비언어적이며, 무의식적인 처리과정을 의식적으로(다시 말하면, 겉질적으로) 인식하도록 만드는 데 있다.

형태치료는 투사(projection)를 확인하고 탐색하는 것을 강조하는데, 투사를 확인하는 것은 받아들이기 어렵거나 불가능했던 자기(self)의 측면들을 발견하는 지름길로 여겨진다. 대중화되어 있는 '빈 의자(empty chair)' 기법에서 내담자는 내적 갈등의 다른 측면을 충분히 표현하기 위해 자신의 여러 부분의 역할을 번갈아 가면서 한다. 형태치료에서는 서로 나뉜 자기의 측면들에 대해 최대한 인식할 수 있도록 하는 것이 성숙과 심리적 건강이 증진되는 결과를 유발한다고 믿고 있다. 이런 과정은 이들 각각의 기능을 담당하고 있는 신경망의 통합에 달려 있다.

공통적인 요소

> 정신분석가로서 나의 역할은 환자들이 자신의 잃어버린 전체성을 발견하고 정신세계를 강화시키도록 도와줌으로써 미래에 일어날 분열에 저항할 수 있도록 해 주는 것이다.
> — 칼 구스타프 융(C. G. Jung)

여러 유형의 서로 다른 정신치료법을 검토하면서 다양한 정신치료 학파들을 하나로 통합하는 몇 가지 원칙을 발견할 수 있었다. 첫 번째로, 정신치료는 솔직함, 정직 및 신뢰를 가치 있게 생각한다는 것이다. 각각의 정신치료는 의식적 및 무의식적 믿음과 가정을 검토하고, 깨달음과 현실 검증을 확대하며, 불안 유발 경험에 직면하도록 격려해서 개별화된 경험을 만들어 낸다. 각각의 접근법은 과거에는 무의식적이었거나 왜곡되었던 것에 대한 깨달음을 증가시키기 위해 행동, 감정, 감각 및 인지를 탐색한다. 정신치료의 일차적인 초점은 모든 형태의 정동을 의식적인 깨달음을 통해 인지와 통합시키는 데 있다고 본다.

감정, 감각 및 행동의 통합이 없는 심리적 문제에 대한 지적인 이해는 변화를 가져오지 못한다. 칼 로저스의 연민에 의한 방어체계의 미세한 붕괴에서부터 두려워하는 자극에 노출시키는 노출치료법에 이르기까지 모든 형태의 치료는 스트레스의 필요성을 인식하고 있다. 의식적인 깨달음과 함께 감정을 유발시키는 것이 증상의 감소와 개인적인 성장을 가져올 가능성이 가장 높다는 인식이 있다. 그것이 증상의 감소, 분화, 자아 강도 혹은 깨달음 중 뭐라고 불리든 간에 모든 형태의 치료들은 해리된 신경망이 통합을 증진시키도록 하는 데 그 초점을 두고 있다.

신경과학과 정신치료의 이론이 함께 고려되면서 몇몇 작업가설(working hypotheses)이 나타났다. 첫째는 인간의 뇌가 사회적 기관이라는 관점에서 본다면 안전함과 지지적인 관계는 사회적 학습과 감정적 학습을 위한 최적의 환경이라는 것이다. 치료자와의 관계에서 이루어지는 **공감적 조율**(empathic attunement)은 성장과 발달이 일어날 수 있는 양육적인 상황을 제공한다. 공감적 조율은 안정적 애착과 연관된 과정들을 활성화시킴으로써 신경형성력이 일어날 수 있는 최적의 생화학적 환경을 만들어 낸다.

두 번째 가설은 우리는 약하거나 중간 수준의 각성 또는 우리가 적절한 스트레스(optimal stress)라고 부르는 상태에서 최적의 발달과 통합을 경험한다는 것이다. 적절한 스트레스는 신경형성력과 통합에 가장 적합한 신경생물학적 환경을 만들어 줄 것이다. 비록 스트레스가 감정과 연관된 회로의 활성화에 중요한 요소이기는 하지만, 이를 단단하게 만들고 통합하는 데는 경도에서 중등도 수준의 각성 상태가 더 바람직해 보인다. 높은 수준의 각성 상태에서 일어나는 교감신경계의 활성화는 적절한 겉질의 처리과정을 억제하고 통합기능을 방해한다. 치료과정 동안에 발생하는 감정의 변화는 기저에 있는 성장과 변화의 신경적 리듬을 반영해 주는 것이다.

정신역동적 정신치료에서는 지지적이고 안정시키는 대인관계적 환경하에서 직면과 해석을 반복해서 사용한다(Weiner, 1998). 인지행동치료의 체계적 탈감작(systematic desensitization)은 치료자의 지도와 치료적 동맹하에 정신교육과 이완훈련을 하면서 두려워하는 자극에 노출시킨다(Wolpe, 1958). 보웬의 가족체계 접근법은 독립된 행동과 분화된 행동을 증가시키는 시도를 하면서 이와 동반되어 나타나는 불안을 감소시키는 데 초점을 맞추고 있다(Bowen, 1978). 모든 형태의 성공적인 치료는 어떤 형태이든 간에 적극적인 신경형성력 과정에 의한 학습이 발생할 수 있는 안전한 응급상황을 만들어 내려는 시도를 한다.

세 번째 가설은 치료적 과정에 정동과 인지가 포함되는 것은 해리에 취약한 신경회로의 통합을 위해 필수적이라는 것이다. 정신치료에서 '이해는 꼴찌에게 주는 상'이라고 알려져 왔다. 이것은 변화는 없이 문제에 대한 심리적 설명과 새로운 이름만 붙여 주고 끝나는 무의미한 승리라는 뜻이다. 다른 한편으로, 이해와 깨달음이 없는 정화(catharsis) 역시 통합을 유발하지 못한다. 통합이 이루어지는 것과 과거에는 억제되고 해리되거나 방어적이었던 생각과 감정들을 경험하고 견딜 수 있는 능력의 증가는 비례한다. 정동조절이 정신치료의 모든 효과 중에서 가장 중요한 것이라 할 수 있는데, 이는 정동조절이 우리가 살면서 자연스럽게 일어나는 건강에 유익한 경험과 연결될 수 있기 때문이다.

신경망이 반복적으로 변화하고 동시에 활성화되는 것은 신경망의 통합에 도움이 될 것이다. 아이들이 반복적인 놀이를 하는 것과 치료에서의 '훈습'은 이런 과정을 가장 잘 보여 주는 것이다. 이런 개념은 '신경세포는 함께 발화하고 함께 연결된다.'는 신경과학의 원칙과 일치한다(Hebb, 1949; Shatz, 1990). 신경회로가 동시에 활성화되는 것은 자신의 기능을 조절하고 통합하기 위해 연합영역(association area) 내에서 신경망끼리 연결이 이루어질 수 있도록 자극한다.

　네 번째, 부모와 아이들 혹은 치료자와 환자가 함께 만들어 가는 이야기는 다양한 신경망의 통합을 지지해 주는 광범위한 기반을 제공해 준다. 자서전적인 기억은 현재의 정동조절을 지지할 수 있도록 해 주고, 미래에도 그런 상태를 꾸준하게 유지할 수 있도록 해 주는 자신만의 이야기를 만들어 낸다. 자서전적 기억은 다양한 기능과 연관된 엄청난 양의 정보를 조직화함으로써 신경망 통합을 최대화시켜 준다. 따라서 언어, 이야기 및 자서전적 기억은 신경학적 발달과 심리적 발달 모두에 있어서 매우 중요한 도구이다.

샘과 제시카

> 인간의 본성에서 가장 깊숙이 자리 잡고 있는 원칙은 인정받고 싶어 하는 갈망이다.
> – 윌리엄 제임스(William James)

　인간적이라는 말은 접촉, 눈맞춤, 목소리의 고저 및 말을 통해 다른 사람들과 의사소통하는 것을 의미한다. 우리는 상호작용을 통해서 다른 사람들에게 모든 수준의 영향을 미칠 수 있는 힘을 가지고 있다. 이것이 사실이라는 것에 대해 내가 경험한 가장 강력한 경험 중의 하나는 세미나나 회의실이 아닌 친구의 집에서 일어난 것이었다. 나는 친구가 볼일을 보러 간 몇 시간 동안 그의 두 어린 자녀를 봐 주기로 했다. 나는 네 살인 제시카와 여섯 살인 샘의 모든 생활을 알고 있었다. 그들의 입장에서 보면 나는 그들만의 세상 밖에 있는, 친숙함과 새로움을 모두 가지고 있는 흥미로운 사람이었고, 내 입장에서는 어떤 일이 일어날지에 대해 전혀 준비가 되지 않은 상태였다. 친구가 떠난 지 몇 분 후에 아이들은 점점 태도가 바뀌더니 잠시 후에는 광란의 도가니 속에 있는 나 자신을 발견하게 되었다.

　장난감들이 벽장과 보관용 통으로부터 날아다니기 시작했고, 놀이는 시작되었다가 금방 중단되었으며, 비디오는 틀어졌다가 중단됐다가 다시 다른 것으로 교체되었다. 인디언 왕자, 인어공주, 라이언 킹, 숙녀들 그리고 부랑자가 연속적으로 틀어졌다. 몇 시간이 지난 것 같아 시계를 봤을 때 단지 15분밖에 지나지 않았다는 사실을 알고 나는 깜짝 놀랐다. 네 시간 이상을 여기에 있어야 한다고? 나는 내가 살아남을 수 있을지조차 확신할 수 없었다. 나는 샘과 제시카의 행동에 다시 초점을 맞추려고 했지만 아무 소용이 없었다. 나는 아이들과 함께 침실에서 거실로 달려가는 도중에 재빠르게 바닥에 엎드린 후 벽에 등을 대고 숨었지만, 그들은 내가 없다는 것을 발견하고는 다시 나를 찾기 위해 달려왔다.

그들은 내 옆에서 숨을 헐떡이면서 내가 만들어 낸 새 놀이가 무엇인지 궁금해하고 있었다. 잠깐 동안 앉아서 이야기를 나누자는 나의 이야기는 무시당했다. 몇 초 후에 샘은 자신의 여동생을 보며 "네가 인형을 어떻게 트림시키는지 루에게 보여 줘!"라고 소리쳤다. 둘은 모두 고함을 질렀고, 제시카는 곧 사랑스러운 인형을 들고 나타났다. 내가 인형을 만지려고 하자, 제시카는 인형을 바닥에 던지더니 주먹으로 인형의 등을 쳤다. 제시카와 샘이 번갈아 인형을 바닥에 던질 때 나는 마치 내가 인형이 된 것 같아 겁에 질려 바라보고만 있었다. 나는 이 심술궂은 공격자들로부터 이 불쌍한 인형을 구해 내려는 욕구를 참을 수밖에 없었다.

그러나 곧 나는 내가 숨 인형만 안쓰럽게 생각하고 있다는 것을 깨닫고는 아이들에게 다시 관심을 돌려야겠다고 생각했다. 그리고 인형을 구하는 것이 샘과 제시카의 행동에 대해 야단치는 것이 될 수 있다는 것을 깨달았는데, 나는 그렇게 하고 싶지 않았다. 그래서 나는 왜 이런 상황이 되었는지를 이해하려고 노력했으며, 아이들이 인형을 다루는 방식에는 어떤 상징적인 의미가 있을지도 모른다는 생각을 했다. 제시카와 샘은 짧은 생애 동안에 심한 신체적 질병, 수술 및 가족 내에서의 약물중독과 같은 상당한 양의 스트레스를 경험했으며, 건강하지 못한 지지체계 속에서 살아왔다. 내가 목격한 놀라운 행동은 정상적인 어린아이의 생동감에 더해 아이들이 겪어 왔던 많은 일로 인해 그동안 누적되었던 여러 가지 불안을 반영하는 것일 수도 있었다. 하지만 이런 내용들을 아는 것이 이 사랑스러운 두 아이에게 어떻게 도움이 될 수 있을까?

내가 이 상황을 생각해 봤을 때, 문득 인형이 샘과 제시카를 보여 주는 것일 수도 있다는 생각이 들었다. 이 인형은 트림을 필요로 하고 있었다. 인형은 불편함을 완화시켜 주고 다시 편안한 느낌을 가질 수 있도록 해 주는 어른의 도움을 필요로 하고 있었다. 아마도 샘과 제시카는 나에게 자신들이 편안함을 원할 때, 오히려 고통을 받거나 충분한 이해 및 따뜻한 배려를 받지 못했음을 보여 주고 있었던 것이다. 그들의 행동이 하나의 메시지였을까? "제발, 우리는 양육과 치유를 원해요!" 그들의 세상은 혼란스럽고 안전하지 못한 것처럼 보였다. 이런 것은 그들이 나와 함께 있었던 마지막 30분 동안 나에게 일어났던 느낌과 같은 것이었다. 이들의 행동은 하나의 의사소통 수단이었을까?

아이들이 몇 차례 서로 트림시키기를 한 후에 곧 아이들의 관심이 나에게 쏠릴 것이라는 예상이 들었다. 어떻게 할 것인가? 어떤 말을 해야 할까? 나는 그런 식으로 아기를 트림시키는 것을 원하지 않았으며, 어떤 일이 일어났는지에 대한 나의 생각은 아이들에게는 아무 의미가 없다는 것을 알았다. 나는 점점 불안이 커져 오는 것을 느낄 수 있었고, 마침내 아이들은 나를 바라보며 소리쳤다. "아저씨 차례예요!" 나는 망설였다. 아이들은 "애기를 트림시켜요, 애기를 트림시켜요."라고 소리치기 시작했다. 나는 그들을 바라보며 "아저씨는 애기를 트림시키는 다른 방법을 알고 있단다. 아저씨 엄마가 아저씨를 트림시켰던 방법이지."라고 말했다. 아이들의 목소리는 점점 더 커졌다. 나는 아이들이 내가 인형에 불을 붙이거나 아니면 인형을 전자레인지에 넣을 것이라고 생각하는 것은 아닌지 의심했다.

　나는 인형을 부드럽게 들어서 나의 왼쪽 어깨에 올려놓았다. 나는 오른손으로 인형의 등을 둥글게 어루만져 주었고, 인형을 부드러운 시선으로 바라보면서 "아가야, 이렇게 하면 기분이 훨씬 더 좋아질 거란다."라고 조용하게 말했다. 한동안 침묵이 흘렀다. 나는 제시카와 샘이 마치 최면에 걸린 사람들처럼 움직이지 못하고 있는 것을 보았다. 그들의 눈은 내 손동작을 보고 있었고, 고개는 강아지처럼 갸우뚱거리고 있었다. 그들의 몸은 이완되었고, 팔도 자연스럽게 늘어져 있었으며, 처음으로 진정되어 있었다.

　약 30초 정도 나의 손동작을 바라보더니 제시카는 나를 보며 "제가 해 봐도 될까요?"라고 부드럽게 물었다. 나는 "물론이지. 너도 할 수 있단다."라고 말해 주었다. 나는 처음에 제시카가 단순히 자신이 트림시킬 차례라고 말하는 것으로만 생각했다. 그러나 그녀는 조심스럽고 존중하는 태도로 인형을 받아 바닥에 눕혔다. 그녀는 나에게로 와서 내 다리 위에 올라와서는 인형의 머리가 있었던 내 어깨에 자신의 머리를 올려놓았다. 그녀는 나에게 고개를 돌리고는 거의 들리지 않는 목소리로 "저 이제 준비됐어요."라고 말했다. 내가 제시카의 등을 문지르자 그녀는 점점 더 축 늘어지더니 내 어깨와 가슴에 완전히 안기기 시작하였다. 나는 샘이 그녀를 나로부터 떼어 놓고 자신도 올라오려고 레슬링 시합을 하지는 않을까 하는 생각을 했다. 내가 그를 바라보았을 때, 나는 그가 나와 똑같은 자세를 취하고 인형에게 트림을 시키고 있는 것을 볼 수 있었다. 그는 결국 나를 보며 "이번에는 제가 해도 될까요?"라고 물어보았다. 내가 대답하기도 전에, 제시카는 고개를 약간 들더니 "1분만."이라고 그에게 말했다.

　잠시 후에 그녀는 내 어깨에 있던 자신의 자리를 내주었고, 샘이 그 자리를 차지했다. 나는 아이들을 이렇게 안을 수 있다는 것과 그들이 간절하게 바라던 것을 줄 수 있다는 것이 너무 놀랍게 느껴졌다. 서로가 몇 차례 더 안기기를 한 후에 우리는 거실로

갔고, 소파에 몸을 기대고 앉았으며, 나는 각각의 팔에 한 명씩 끼고서는 영화를 보았다. 실제로 나는 영화를 보았고 아이들은 몇 분 내로 잠이 들었다. 나의 눈이 재미있는 만화영화의 장면들을 보는 동안에도 나는 아이들의 숨소리에 호흡을 맞추었으며, 그들이 느끼기를 원했던 평안함을 공유하였다.

나는 그들이 나에게 자신들의 고통과 혼란을 똑같이 만들어 냄으로써 의사소통하려고 했다는 점에 매우 놀랐다. 감정은 실제로 전염성이 있으며 사람을 연결시키는 강력한 원천이다. 처음에 놀 때 그들이 상황을 유발할 수 있도록 내버려둠으로써 나는 그들의 대처방식을 존중한다는 표현을 한 것이었고, 그들은 인형을 통해서 자신들의 불안을 완화시킬 무언가가 필요하다는 의사표현을 한 것이었다. 내가 인형을 배려하고 사랑하는 방식으로 트림시켰을 때, 나는 그들에게 만약 그들의 기분이 좋지 않다면 내가 달래 줄 수 있다는 것을 보여 준 것이었다. 자신들도 트림시켜 달라고 요청함으로써 아이들은 내가 신뢰할 만한 사람이라고 말해 준 것이었다. 그들이 잠이 든 것은 "우리는 안전하다고 느끼고 우리가 쉬는 동안 당신이 우리를 지켜볼 것이라는 것을 알아요."라고 말하는 것과 같았다. 비록 이런 것들이 말로 표현된 것은 아니었지만, 우리의 의사소통은 명확한 것이었다.

인형을 통해 이루어진 우리의 상호작용은 샘과 제시카의 몸과 마음 상태뿐만 아니라 나의 몸과 마음 상태도 변화시켰다. 나는 이것이 그날 오후에 그 아이들의 태도와 행동에 영향을 미쳤을 뿐만 아니라 아이들의 뇌에도 작지만 영구적인 변화를 가져왔을 것이라고 믿는다. 나는 그런 변화를 아이들의 얼굴에서 볼 수 있었으며, 목소리의 높낮이를 통해서 들을 수 있었다. 아이들에게 영향을 미치는 어떤 근본적인 것들이 변화한 것이다. 나는 아이들에게 자신들의 경험을 재조직화할 수 있고, 자신들의 요구를 만족시킬 수 있으며, 자신들의 감정을 조절할 수 있게 하는 하나의 비유를 제공한 것이다. 이와 함께 우리는 자기 스스로와 서로를 달래 주는 방법으로 사용할 수 있는 하나의 새로운 이야기를 함께 만들어 내었다.

만약 이러한 과정이 충분한 시간을 가지고 반복된다면, 아이들의 뇌는 이러한 양육과 수용에 대한 비유를 재조직화할 수 있으며, 인지적 신경망과 감정적 신경망 사이의 소통을 증가시킬 것이다. 이를 통해 아마도 샘과 제시카는 미래에 있을 도전을 만났을 때 도움이 될 수 있는 자기유지 및 양육에 대한 하나의 모델을 내재화할 수 있었을 것이다. 이런 종류의 상호작용은 치료적 철학이나 기법에 관계없이 모든 형태의 정신치료에서의 핵심이다. 모든 형태의 치료는 자신만의 통합적인 비유들을 가지고 있으며, 이것은 신경망들을 재조직화하고 인간의 경험을 좀 더 나은 방향으로 변화시킨다.

요약

우리는 이 장에서 정신치료와 신경과학 사이의 역사적인 연관성과 개념적인 연관성에 관련되어 있는 몇몇 기본적인 원칙을 살펴보았다. 문헌의 검토를 통해 네 가지의 공통적인 요소에는 사회적 대인관계의 양상, 적절한 스트레스, 정동과 인지의 활성화 및 함께 만들어 가는 새로운 이야기가 있다는 것도 살펴보았다. 우리는 앞으로 다루게 될 장에서 신경계의 구성요소들과 조직화 원칙에 대해 살펴볼 것이다. 이런 기본적인 개념은 뇌의 형성과 재형성에 관한 신경기전을 이해하는 데 도움을 줄 것이다.

뇌는 어떻게 작동하는가: 진화의 유산

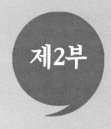

제2부

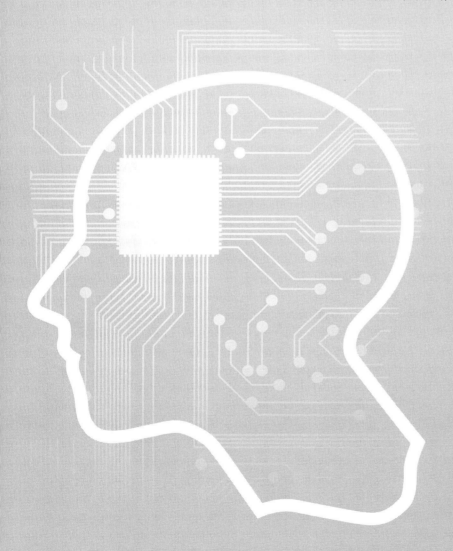

제4장

인간의 신경계: 신경세포에서 신경망까지

마음의 모든 기능은 뇌의 기능들을 반영한다.

— 에릭 캔들(Eric Kandel)

인간의 뇌를 연구하는 것은 벅찬 작업이다. 사실상, 인간의 뇌는 너무나도 복잡하기 때문에 이미 알려진 구조와 기능을 설명하는 데에도 수천수만 쪽의 분량이 나올 것이다. 하지만 치료자로서 일을 하는 데 도움을 받기 위해서는 실제로 뇌에 대해서 얼마나 많이 알 필요가 있을까? 세세한 것까지는 아니어도 신경계에 대한 기초적인 내용을 이해하는 것만으로도 매우 도움이 될 수 있다는 것이 나의 신념이다. 우리는 이러한 목표를 가지고 신경계의 기초적인 구조, 기능 및 발달에 대해 간단히 살펴볼 것이다. 그러나 신경계에 대한 이 장에서의 훑어보기는 정신치료와 가장 연관성이 있는 인간의 경험과 행동에 치우친 면이 있다는 점을 명심하기 바란다.

신경세포

> 단 하나의 사실만을 가지고 어떤 패턴을 설명하는 것은 원칙적으로는 불가능한 일
> 이다.
>
> – 그레고리 베이트슨(Gregory Bateson)

신경계의 기본 단위는 신경세포(neuron)이며, 신경세포는 화학적 전달과 전기적 자극을 통해 신호를 받고 처리하며 전달한다. 뇌에는 대략 1천억 개의 신경세포가 있으며, 각각 10에서 10만 개 사이의 연접연결(synaptic connections)로 연결되어 있고, 셀 수 없을 정도로 많은 신경망을 만들어 낼 가능성을 가지고 있다(Nolte, 2008; Post & Weiss, 1997). 신경세포는 전달의 효율을 높여 주는 절연체인 **말이집**(myelin)으로 덮여 있는 **축삭**(axons)이라고 불리는 섬유를 가지고 있다. 신경세포는 발달하면서 말이집이 형성되기 때문에, 신경망의 성숙도를 측정하는 한 가지 방법으로 말이집이 형성된 정도를 평가하는 것이 있다. 다발경화증(multiple sclerosis)—말이집이 파괴되는 질병—에서는 신경전달의 효율성이 감소하여 인지, 정동 및 운동에 부정적인 영향을 미치게 된다(Hurley, Taber, Zhang, & Hayman, 1999). 뇌의 **백색질**(white matter)은 흰색인데, 말이집이 흰색(또는 최소한 밝은 색깔)이기 때문이다. 말이집이 없는 **회색질**(gray matter)은 주로 신경세포체(neural cell bodies)로 구성되어 있다.

신경세포가 발화할 때, 정보는 전기적으로 바뀌어 전달되며 축삭을 따라 내려가게 된다. 각각의 신경세포는 **연접**(synapse, 신경세포 사이에 있는 공간)을 통과하는 **신경전달물질**(neurotransmitter)이라고 불리는 화학적 전달자를 통해 서로 의사소통을 한다. 이런 두 가지의 상호 보완적인 과정의 조합이 뇌의 **전기화학적**(electrochemical) 체계를 만들어 낸다. 많은 신경세포는 **가지돌기**(dendrite)라고 불리는 정교한 가지를 만들어 내는데, 이런 가지돌기는 다른 신경세포에서 나온 가지돌기와 수천 개의 연접으로 연결된다. 이러한 가지돌기 사이에 만들어진 연결망이 우리의 기억, 감정 및 행동을 저장하는 신경계의 복합적인 신경망을 조직화한다.

아교세포

> 복잡해서 통계적으로 사실일 것 같지 않은 것은 간단한 것보다 설명하기가 힘들지만,
> 실제로 복잡한 것은 통계적으로 사실일 가능성이 있는 것이다.
> — 리처드 도킨스(Richard Dawkins)

비록 신경과학적 연구의 초점은 대개 신경세포에 있지만, 신경세포들은 대뇌겉질의 절반 정도만 차지하고 있다. 뇌의 나머지 절반은 **아교세포**(glia)라고 알려진 대략 1조 개의 세포로 이루어져 있다. 우리가 신경세포에 대해서 더 많이 알고 있는 이유 중의 하나는 신경세포가 아교세포보다 대략 10배가 더 길기 때문이다. 그러나 아교세포가 신경계의 형성, 조직화 및 유지에 중요한 지지적인 역할을 한다는 것은 오래전부터 알려져 왔다(Frühbeis, Fröhlich, Kuo, & Krämer-Albers, 2013; Ge et al., 2012; Sha et al., 2013; Shao et al., 2013). 최근에는 아교세포가 신경망의 의사소통과 형성력에도 관여한다고 밝혀졌다(Allen & Barres, 2005; Pfrieger & Barres, 1996; Sontheimer, 1995; Vernadakis, 1996). **신경형성력**(neural plasticity)이란 뇌가 시간이 지나면서 환경에 적응을 하는 동안 신경세포가 서로 연결되는 방식을 변화시키는 신경세포의 능력을 말한다.

아교세포 종류 중에 가장 많은 **별아교세포**(astrocytes)는 연접 전달의 조절 및 연접 활동의 조화와 동시화(synchronization)에 관여하는 것으로 알려져 왔다(Fellin, Pascual, & Haydon, 2006; Newman, 1982). 이 세포는 아교세포의 기능도 가졌지만, 신경전달 기능도 가진 것으로 보인다. 여기에 더해 별아교세포가 연접을 형성하고 조절할 가능성도 매우 높아 보인다(Halassa, Fellin, & Hayden, 2007). 진화를 거치면서, 신경세포에 대한 아교세포의 비율이 점점 증가하였는데, 이 때문에 일부 사람은 우리의 인지적 세련됨이 커지는 것이 부분적으로는 정보처리 과정에 별아교세포가 참여하기 때문이라고 믿는 단계에까지 이르렀다(Frühbeis et al., 2013; Nedergaard, Ransom, & Goldman, 2003; Oberheim, Wang, Goldman, & Nedergaard, 2006). 우리는 이 부분에 대해서 나중에 아인슈타인의 아교세포 및 그의 우수한 상상력에 대해 논의할 때 다시 한 번 논의할 것이다.

신경발생

오늘날 우리가 가르치고 있는 것은 부분적인 생물학과 부분적인 역사이다.…… 우리
는 하나가 어떻게 끝나고 또 다른 하나가 어떻게 시작되는지를 항상 모르고 있다.
– 존 타일러 보너(J. T. Bonner)

세포분열을 통해 새로운 신경세포가 태어나는 **신경발생**(neurogenesis)은 우리의 뇌
속에 있는 액체로 차 있는 공간인 뇌실(ventricles)의 아랫부분에서 발생한다. 일부 물
고기와 양서류에서는 신경발생이 계속적으로 일어나고, 따라서 이들은 일생을 통해
계속적으로 크기가 증가하는 신경계를 가지고 있다(Fine, 1989). 진화를 하는 동안, 영
장류는 과거의 학습은 유지하면서 뛰어난 지식을 개발하기 위해 기존의 신경망을 계
속적으로 유지시켜야 하기 때문에 신경발생 능력의 많은 부분을 이와 맞바꾸었을 가
능성이 높다. 바꿔 말하면, 신경세포를 새로운 것으로 대체하기보다는 그대로 유지하
거나 새로운 경험에 반응하여 가지돌기의 가지치기를 통하여 변화함으로써 더욱 정
교한 학습이 이루어졌다(Ming & Song, 2011; Purves & Voyvodic, 1987). 신경세포의 수
명은 정해져 있지 않지만, 발달과정 동안에 신경계의 가지치기 기능 때문에 죽거나
(apoptosis, 세포자멸사), 생존하기에 적합하지 않은 생화학적 환경 때문에 죽게 된다.
높은 코르티솔(cortisol) 농도, 혈류의 결핍 및 자유기(free radical)의 축적 등이 신경세
포의 죽음을 유발할 수 있다.

척추동물, 특히 영장류의 신경발생에 대한 전통적인 믿음은 초기의 발달 이후에
는 새로운 신경세포가 더 이상 만들어지지 않는다는 것이었다(Michel & Moore, 1995;
Rakic, 1985). 이와 반대되는 증거들이 상당히 많음에도 불구하고, 이러한 독단적인 믿
음은 20세기의 대부분을 장악했다. 그러나 연구들은 어미 새(Nottebohm, 1981), 나무
두더지(Gould et al., 1997), 쥐(Akers et al., 2014), 영장류(Gould, Reeves, Fallah, et al.,
1999) 및 인간(Gould, Reeves, Graziano, et al., 1999; Ernst et al., 2014; Ming & Song, 2011)
의 뇌에서 새로운 신경세포가 생성된다는 사실을 계속적으로 증명하고 있다. 더욱이,
신경발생은 스트레스 및 사회적 상호관계와 같은 환경적 요소와 경험에 의해 조절된
다(Eisch & Petrik, 2012; Fowler, Liu, Ouimet, & Wang, 2002).

인간은 해마(hippocampus), 편도(amygdala), 줄무늬체(striatum) 및 대뇌겉질(cerebral
cortex)과 같은 새로운 학습에 관여하는 영역에서 새로운 신경세포를 형성하는 능력을

유지하고 있다(Eriksson et al., 1998; Ernst et al., 2014; Gould, 2007; Gross, 2000). 이런 발견의 중요성과 오래된 독단적 믿음을 버리는 것이 쉽지 않겠지만 그 의미가 결코 과소평가되어서는 안 된다. 노벨상을 수상한 신경과학자인 에릭 캔들은 새들의 계절성 신경발생에 대한 노테봄(Nottebohm)의 발견을 현대 생물학에 있어서 가장 위대한 인식체계의 변화 중의 하나라고 말하였다(Specter, 2001).

신경계

> 나는 오직 자연을 이야기할 때만 신의 존재를 믿는다.
> – 프랭크 로이드 라이트(Frank Lloyd Wright)

뇌가 발달하고 성숙하면서, 신경세포는 성공적이고 적응적인 기능을 위해 점점 더 복잡한 신경망을 형성한다. 신경계의 가장 기본적인 두 가지 분류는 **중추신경계**(central nervous system: CNS)와 **말초신경계**(peripheral nervous system: PNS)이다. 중추신경계는 뇌와 척수(spinal cord)를 포함하고 있는 반면, 말초신경계는 **자율신경계**(autonomic nervous system)와 **몸신경계**(somatic nervous system)로 구성되어 있다. 자율신경계와 몸신경계는 중추신경계와 감각기관, 샘(glands) 및 신체(심장, 내장 및 폐를 포함하는) 사이의 의사소통에 관여하고 있다.

자율신경계는 **교감신경계**(sympathetic nervous system)와 **부교감신경계**(parasympathetic nervous system)라고 불리는 두 가지 종류의 신경계를 가지고 있다. 교감신경계는 위협이나 그 외 다른 기본적인 욕구에 반응하여 일어나는 신경계의 활성화를 조절한다. 부교감신경계는 신체 에너지와 면역기능의 보존을 촉진하고 손상된 체계의 회복을 통해 교감신경계와의 균형을 맞추어 준다. **똑똑한 미주**(smart vagus)라고 불리는 제3의 체계는 자율신경계의 부교감 가지와 같이 작동하는데, 특히 사회적 상황에서의 미세한 신체적 반응을 조율하는 데 관여한다고 알려져 있다(Porges, 2007). 이런 세 가지 체계는 우리가 애착의 영향과 스트레스 및 외상의 영향에 대해서 논의하는 다음 장에서 더 많이 다룰 것이다.

비록 맥린의 삼위일체 뇌는 대부분의 신경과학자에게는 너무 단순하게 보일 수 있지만, 많은 사람이 아직도 뇌를 대뇌겉질, 둘레계통 및 뇌줄기의 세 부분으로 나누는 것에 동의하고 있다. 각각의 층은 다른 역할을 하고 있다고 여겨진다. **뇌줄기**(brain stem)—뇌의 내핵(inner core)—는 기본적인 반사, 체온 및 심장박동을 조절함으로써 신체의 내적 환경을 감독한다. 뇌줄기의 구조와 기능은 임신 중에 형성되며, 태어날 때는 완전히 형성되어 온전히 기능을 한다. 엄마를 붙잡고, 젖을 빨며, 물속에 들어갈 때 숨을 참는 것과 같은 신생아에게서 볼 수 있는 반사는 나무 위에서 살던 우리 조상에게서 물려받은 유전적인 기억들이며, 모두가 뇌줄기에 의해 조절된다.

뇌의 바깥층에 있는 **대뇌겉질**(cerebral cortex)은 우리의 경험에 의해 처음으로 조직화되며, 그 이후에 우리의 경험과 우리가 세상과 어떻게 상호작용할지를 조직화한다. 우리가 성장함에 따라 겉질은 우리로 하여금 우리 자신, 다른 사람, 그리고 환경에 대한 정신적 표상(mental representation)과 생각을 만들어 낼 수 있도록 해 준다. 뇌줄기와 뚜렷이 다른 점은 겉질은 경험에 의존적이라는 점인데, 이것은 겉질이 우리를 둘러싼 사회적 환경 및 물리적인 세상과 수없이 많은 상호작용을 통해 형성된다는 것을 의미한다. 우리는 이런 방식으로 우리가 태어난 곳에 적합한 형태로 적응하면서 성장하게 된다.

두 개의 대뇌반구는 영장류가 진화하는 동안 각각의 반구가 특수화(specialization)된 영역으로 발달하게 되는데, 이를 가쪽성(laterality)이라고 부른다. 언어는 가쪽 특수화를 가장 잘 이해할 수 있는 예이다. 두 개의 대뇌반구는 일차적으로 **뇌들보**(corpus callosum)를 통해 서로 의사소통하는데, 뇌들보는 두 대뇌반구를 연결하는 긴 신경섬유들로 구성되어 있다. 비록 뇌들보를 통해 성인의 두 대뇌반구가 가장 방대하면서도 효과적인 방식으로 의사소통하지만, 두 대뇌반구 사이에는 좀 더 작은 겉질 및 겉질밑 상호연결도 존재한다(Myers & Sperry, 1985; Sergent, 1986, 1990).

겉질은 신경해부학자에 의해서 네 개의 엽으로 나뉘어 왔다. 이마엽, 관자엽, 마루엽 및 뒤통수엽이 그것이다([그림 4-1] 참조). 각각의 엽은 뇌의 양쪽에 있으며 특정한 기능을 하도록 특수화되어 있다. **뒤통수엽겉질**(occipital cortex)은 시각적 처리과정을 담당하고, **관자엽겉질**(temporal cortex)은 청각적 처리과정, 수용언어(receptive language) 및 기억을 담당하고, **마루엽겉질**(parietal cortex)은 감각과 운동능력을 연결시키고 공간에 있는 우리 신체의 감각에 대한 경험을 만들어 내며, **이마엽겉질**(frontal cortex)은 동작행동(motor behavior), 표현언어(expressive language), 집행기능(executive functioning), 추상적 사고 및 주의력을 담당한다. **앞이마엽겉질**(prefrontal cortex)이란 용어는 이마엽의 가장 앞쪽 부분을 말할 때 흔히 사용된다. 두 개의 추가적인 겉질로 **띠다발겉질**(cingulate cortex)과 **뇌섬엽겉질**(insula cortex)이 있는데, 이들은 겉질과 겉질밑이 만나는 지점에 확실히 구별되는 중요한 부분으로 점점 더 주목을 받고 있다. 이들

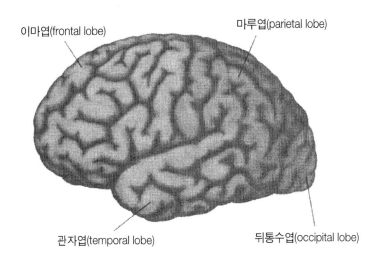

이마엽(frontal lobe)

마루엽(parietal lobe)

관자엽(temporal lobe)

뒤통수엽(occipital lobe)

[그림 4-1] 대뇌겉질의 네 가지 엽

* 뇌의 왼쪽에서 본 대뇌겉질의 네 가지 엽

은 나머지 겉질에서 담당하는 신체적 경험과 감정적 경험을 연결시켜 내적인 경험과 외적인 경험을 통합시키는 데 관여하고 있다.

뇌줄기와 겉질 사이에는 둘레계통(limbic system)이라고 불리는 영역이 있는데, 이 부분은 학습, 동기, 기억 및 감정에 관여한다. 이 책은 발달과 정신치료에 초점을 맞추고 있기 때문에 아마도 당신은 둘레계통의 두 가지 구조물에 대해 이 책에서 반복적으로 이야기하고 있는 것을 발견할 것이다. 두 가지 구조물 중 첫 번째는 편도로서, 평생 동안 감정의 평가와 표현뿐만 아니라 애착에 관여하는 신경망의 중요한 부분이다 (Cheng, Knight, Smith, & Helmstetter, 2006; Phelps, 2006; Strange & Dolan, 2004). 두 번째는 해마로서, 외현기억(explicit memory)을 담당하며 대뇌겉질과 협동하여 감정에 대한 맥락적 조절(contextual modulation)을 맡고 있다(Ji & Maren, 2007).

신경전달물질과 신경조절물질

> 뇌는 생존에 필요한 자원과 생존에 위험을 주는 위험요소가 시간과 공간에 따라 변화
> 하기 때문에 존재한다.
>
> — 존 올먼(John Allman)

신경세포는 신경계 내에서 신경전달물질(neurotransmitters)이라고 불리는 화학적 전달자를 통해 서로 의사소통을 한다는 점을 떠올려 보라. 각각 다른 신경망은 각각 다른 신경전달물질을 사용하는 경향이 있는데, 이것이 바로 특정 향정신(psychotropic) 약물이 각각 다른 증상에 효과가 있는 이유이기도 하다. 신경전달물질로 작용하는 화학물질에는 단가아민, 신경펩티드 및 아미노산이 있다. 신경조절물질(neuromodulators, 예; 테스토스테론, 에스트로겐 및 코르티솔과 같은 호르몬 및 다른 스테로이드)은 수용체 신경세포에 대한 신경전달물질의 효과를 조절한다. **아미노산**(amino acids)은 가장 단순하면서도 가장 흔한 신경조절물질이다. **글루탐산염**(glutamate)은 뇌에 있는 주된 흥분성 아미노산으로 신경형성력과 새로운 학습에 중심적인 역할을 한다(Cowan & Kandel, 2001; Malenka & Siegelbaum, 2001). 글루탐산염의 일차적인 수용체 중의 하나인 N-메틸-D-아스파르트산(N-methyl-D-aspartate: NMDA)과의 상호작용은 장기 강화작용(long-term potentiation)과 장기 하강작용(long-term depression)을 조절하여 학습을 관장한다고 믿어지고 있는 신경세포 간의 관계를 형성한다(Liu et al., 2004; Massey et al., 2004; Zhao et al., 2005).

단가아민(monoamines)—도파민, 노르에피네프린, 세로토닌을 포함하는—은 인지적 처리과정과 감정적 처리과정의 조절에 중요한 역할을 한다(Ansorge, Zhou, Lira, Hen, & Gingrich, 2004). 이 세 가지 모두는 뇌줄기에 있는 각각 다른 영역에서 만들어져서 올라가는 신경망들을 통해 겉질까지 위로 전달된다. 뇌줄기의 흑색질(substantia nigra)과 그 외 영역에서 생산되는 **도파민**(dopamine)은 동작 및 보상강화(reward reinforcement)에 관여하는 주요 신경전달물질이다. 너무 많은 도파민은 기분의 변화, 행동의 증가 및 이마엽 기능의 장애를 유발하여 우울증, 기억력장애 및 무감동(apathy)을 유발할 수 있다. 파킨슨병(Parkinson's disease)은 흑색질의 손상으로 인한 도파민 결핍으로 유발된다. 많은 사람이 조현병은 도파민이 너무 많아서 유발되며, 따라서 감각을 처리하는 능력에 과부하가 걸려 환청과 망상을 유발한다고 믿고 있다.

청색반점(locus coeruleus)과 그 외의 뇌 영역에서 생산되는 **노르에피네프린**(norepi-nephrine)은 뇌의 응급체계에 관여하는 핵심 요소이며 특히 스트레스와 외상에 대한 이해와 연관되어 있다. 높은 농도의 노르에피네프린은 불안, 경계, 공황 증상과 투쟁-도피 반응을 유발한다. 노르에피네프린은 또한 스트레스와 외상 사건에 대한 기억력을 증진시키는 데 작용한다. 솔기핵(raphe nucleus)에서 생산되는 **세로토닌**(serotonin)은 뇌 전반에 걸쳐 광범위하게 퍼져 있으며 각성, 수면-각성 주기, 기분 및 감정을 중재하는 역할을 한다(Fisher et al., 2006). 프로작(Prozac) 및 팍실(Paxil)과 같은 대중적인 항우울제들은 연접에서 사용 가능한 세로토닌의 농도를 높이며 신경발생의 수준을 높여준다(Encinas, Vaahtokari, & Enikolopov, 2006).

신경펩티드(neuropeptides)라고 알려져 있는 신경전달물질군에는 엔도르핀(endorphin), 엔케팔린(enkephalin), 옥시토신(oxytocin), 바소프레신(vasopressin) 및 신경펩티드-Y가 포함된다. 이런 물질은 신경조절물질과 함께 작용하여 고통, 기쁨 및 행동보상 체계를 조절한다. 엔도르핀은 단가아민의 활동을 조절하는 작용이 있기 때문에 정신건강의학 및 질환의 이해와 많은 연관성이 있다. **내인성 엔도르핀**(endogenous endorphins, 몸에서 만들어지는 엔도르핀)은 신체적 고통이 있는 상태에서 진통제 역할을 한다. 이 외에도 우리가 제16장에서 논의할 해리 및 자해행동과도 연관되어 있다. 단가아민과 신경펩티드 사이의 관계는 뇌의 성장과 조직화에 매우 중요하다.

글루코코르티코이드/코르티솔

> 우리는 우리의 정상적인 대처 기전이 효과가 없을 때 그것을 잘 알아차리지 못한다. 이럴 때 우리가 흔히 보이는 반응은 문제에 대해 생각해 보는 대신에 다섯 번 정도 그 것을 더 반복하는 것이다. 아마도 이 다섯 번은 새로운 무언가를 시도해 보는 데 필요한 시간인 것 같다.
>
> — 로버트 새폴스키(Robert Sapolsky)

가장 중요한 글루코코르티코이드(glucocorticoid)인 코르티솔(cortisol)은 흔히 '스트레스 호르몬'으로 알려져 있다. 코르티솔은 위험한 상황뿐만 아니라 다양한 일상생활의 자극에 반응하여 콩팥위샘(adrenal gland)에서 생산된다. 글루코코르티코이드라는 용어는 포도당(glucose) 대사에 관여하는 역할에 대해 처음으로 알려지게 되면서 붙여지게 되었다. 그러나 더 많은 연구를 통해 코르티솔의 다른 기능들이 더 많이 밝혀졌다. 글루코코르티코이드 수용체는 우리 신체에 있는 거의 모든 조직에서 발견된다. 코르티솔은 정상적인 농도에서 짧은 시간 동안 기억을 증진시키고, 에너지를 만들어 내며, 스트레스 상황이 지나간 후에 항상성을 회복하는 데 도움을 준다. 글루코코르티코이드는 응급상황에서 우리에게 필요한 에너지를 만들기 위해 포도당 생성을 자극하며, 지질과 단백질을 분해한다.

코르티솔은 짧은 기간의 스트레스에 유용하도록 진화했는데, 스트레스가 해소되면 글루코코르티코이드 수용체는 콩팥위샘에게 생산을 중단하도록 신호를 보낸다. 반면에, 장기간의 코르티솔 분비는 T-세포의 증식을 방해함으로써 면역체계를 약화시킬 수 있다. 실제로 하이드로코르티손(hydrocortisone)이라고 불리는 합성 코르티솔은 자연적으로 일어나는 면역 반응을 억제함으로써 염증과 알레르기를 치료하는 데 사용된다. 고농도의 코르티솔이 장기간 지속적으로 유지되면 단백질 합성을 차단하고, 신경 성장을 중지시키며, 나트륨-칼륨 균형을 방해하여 신경의 사망에까지 이르게 한다. 어린 시절의 스트레스와 지속적인 스트레스는 기억 결핍, 정동조절의 장애 및 해마와 편도를 포함하는 뇌 영역의 부피 감소와 연관이 있다(Buchanan, Tranel, & Adolphs, 2006).

어린 시절부터 높은 농도의 글루코코르티코이드가 유지되는 것은 뇌의 발달에 부정적인 영향을 미칠 수 있으며, 어린아이가 그 이후의 스트레스에 더 취약하도록 만든다고 알려져 왔다. 쥐의 경우에 어미의 행동이 새끼의 뇌에 있는 글루코코르티코이드 수용체의 발달을 자극하여 결과적으로 코르티솔 생산을 중단하도록 하는 콩팥위샘에 대한 피드백을 증가시킨다. 이것이 바로 모성의 관심이 클수록 자녀가 성장했을 때의 회복력 및 긍정적인 대응이 높아지는 것의 기저에 있는 신경생물학적 기전 중 하나이다. 이런 신경화학물질의 생산과 사용가능성은 결합(bonding)에서부터 인지적 처리과정과 안녕감에 이르기까지 우리의 모든 경험을 형성하는 데 관여한다. 정신건강의학과적 증상을 조절하기 위해 이런 신경화학물질들을 조절하는 것은 정신약물학 분야에 있어서 관심의 대상이다(Gitlin, 2007; Stahl, 2008).

유전학과 후생학

나는 머지않아 전 세계가 나의 연구 결과를 알게 될 것이라고 확신한다.
－ 그레고어 멘델(Gregor Mendel)

유전학의 선두주자는 수도원장이었던 그레고어 멘델이며, 그는 아직까지도 사실로 인정되고 있는 많은 유전의 원칙을 그의 수도원 정원에서 발견하였다. 완두콩을 가지고 했던 그의 발견은 동물과 인간에게도 적용 가능하다고 판명되었는데, 왜냐하면 유전의 기전이 모든 다양한 생명체에게도 비슷하게 나타났기 때문이었다. 아마도 당신이 기억할 수 있겠지만, 그가 발견한 것에는 **우성 유전자**(dominant genes)와 **열성 유전자**(recessive genes), **분리**(segregation)와 **독립 조합**(independent assortment)의 법칙이 있다.

현대적 기술 덕분에 자연현상에 대한 멘델의 관찰은 나중에 틀유전학(template genetics)의 효과 때문이거나, 유전자와 염색체가 결합하여 한 세대에서 다음 세대로 형질이 넘어가는 방식의 효과 때문이라는 것이 알려지게 되었다. 우리는 이제 우리의 유전적 정보가 네 개의 아미노산 염기[아데닌(adenine), 티민(thymine), 구아닌(guanine), 시토신(cytosine)]에 저장되며, 이것은 DNA에서 전달자 RNA(messenger RNA: mRNA)로, 그리고 단백질로 전달된다는 것을 알고 있다. 비록 이런 이해는 유전적 전달과정에 어떤 기전이 내재되어 있는가를 알았다는 측면에서 보면 엄청난 도약이지만, 이것은 유전적 발현의 단지 2% 정도만 설명할 수 있을 뿐이다. 유전적 물질의 나머지 98%에 대한 과학적 용어는 '잡동사니(junk)'였으며, 한때는 이것이 자연적 선택의 결과로 축적된 잔해라고 생각되었다. 그러나 이런 잡동사니 중의 일부는 실제로 인트론(introns)과 엑손(exons)을 안내하는 중요한 역할을 해서 특정한 유전적 암호가 표현될지 아니면 표현되지 않을지를 결정하는 데 도움을 주는 것으로 밝혀졌다.

생물학자인 워딩턴(C. H. Waddington)은 **유전학**(genetics)이라는 단어와 그리스어로 '넘어서는' 또는 '이상의'라는 뜻의 **에피**(epi)를 결합하여 **후생학**(epigenetics)이라는 용어를 만들었다. **후생설**(epigenesis)은 세포가 배아기 동안에 원래의 분화되지 않은 상태에서 특수한 형태의 세포로 변화하는 것을 설명하고 있다. 따라서 후생학은 우리의 유전형(genotype)이 어떻게 표현형(phenotype)으로 바뀌는지에 대한 학문이다. 후생학에 대한 이해는 우리로 하여금 왜 똑같은 유전자를 가지고 있는 일란성 쌍둥이들이 다른 표현형으로 나타날 수 있는지, 즉 왜 한 명은 조현병에 걸리고 다른 한 명은 걸리지 않는지를 이해하는 데 도움을 줄 수 있을 것이다.

후생학은 우리로 하여금 오래된 천성-양육에 대한 논쟁과 질문으로 되돌아가게 한다. 무엇이 유전되며, 경험을 통해 학습되는 것은 무엇인가? 우리의 최상의 추측은 거의 모든 것에 이 둘 사이의 상호작용이 관여한다는 것이다. 우리의 유전적 물질(유전형)의 틀(template)은 유전되는 반면, 어떤 유전자가 표현되는지(표현형)는 경험에 의해 좌우된다. 이런 경험에는 위험한 노출에서 좋은 교육까지, 지속적인 많은 스트레스에서 따뜻하고 애정이 있는 환경까지, 그리고 굶주림에서 포식까지를 모두 포함한다. 따라서 어떤 것이 표현될지에 대한 조절에는 직접적인 단백질의 합성 때보다는 더 많은 유전자가 관여한다. 따라서 틀유전학은 임신 동안의 뇌의 초기 형성에 관여하는 반면, 유전자 표현의 조절은 사회적 세상과 물리적 세상에 대해 반응하여 계속적으로 적응하는 장기간의 발달에 관여한다. 후생학은 DNA 틀에는 변화가 없이 유전자의 표현형 발현에서의 변화를 설명하는 데 사용되는 용어이다.

특히 감정적 발달 및 정신치료와 연관이 있는 이 과정의 한 가지 예는 어린 시절의 스트레스가 성인의 뇌에 미치는 영향이다. 미니(Meaney)와 동료들(1991)은 신경계를 형성하는 데 있어서 어린 시절의 환경적인 요소가 시상하부-뇌하수체-콩팥위 축[hypothalamic-pituitary-adrenal(HPA) axis]에 대해 아주 크고도 지속적인 영향을 미친다고 믿었는데, 이 축은 각 개인의 스트레스에 대한 반응을 조절하는 기능을 가지고 있다. 쥐를 이용한 실험에서 어린 시절에 어미를 격리시키는 스트레스가 성인기 동안에 신경발생의 정도와 스트레스에 대한 반응을 하향 조절한다는 것이 증명되었다(Mirescu, Peters, & Gould, 2004; Karten, Olariu, & Cameron, 2005). 임상가인 우리에게 중요한 것은 이런 과정이 나중에 역전될 수 있다는 것이다. 치료자로서 우리는 지지적인 관계와 치료기법을 통해서 신경계를 다시 개편하는 시도를 한다. 바꿔 말하면, 우리는 내담자의 심리적 안녕을 증진시킬 수 있도록 뇌를 변화시키기 위해 후생학을 활용하고 있다.

뇌에 대한 시각적 관찰

> 뇌가 가진 능력과 복잡성을 고려한다면, 사람들은 회색질과 백색질에 의해 표현되는 믿을 수 없는 효율성과 훌륭함에 감명받을 것이다.
>
> – 줄리언 폴 키넌(Julian Paul Keenan)

신경학의 대부분의 역사 동안, 인간의 뇌는 오직 손상이나 사망 이후에 관찰된 것들이었다. 부검을 하는 동안에 발견된 뇌손상의 위치는 환자가 살아 있는 동안에 있었던 임상적 증상의 양상 및 심한 정도와 연관되어 있었다. 뇌의 발달에 대해서는 각각 다른 연령대의 인간과 동물 뇌의 크기, 신경세포, 연접, 가지돌기의 수, 말이집 형성의 정도 및 신경성숙의 다른 측면들을 비교하고 검사함으로써 연구가 이루어졌다.

새로운 기술은 우리에게 살아 있는 대상의 뇌 구조물을 검사할 수 있게 해 주었다. 우리는 **전산화단층촬영술**(computerized tomography: CT)과 **자기공명영상**(magnetic resonance imaging: MRI)을 사용해서 살아 있는 뇌의 2차원 영상과 3차원 영상을 볼 수 있게 되었다. 이 두 가지 검사기술은 뇌의 많은 층에 대한 연속적인 단면을 제공해 준다. CT는 여러 장의 X-레이를 통해서 이런 과정을 가능하게 한다. MRI는 각각 다른 뇌 구조물에 포함되어 있는 수분에 존재하는 수소분자의 자기공명을 조사하기 위해 전파와 자기장을 사용한다. 뇌-행동의 관계를 결정하는 데 있어서 이런 측정법은 뇌-행동의 관계가 관심이 있는 질환의 원인인지 아니면 단지 연관 요인인지를 평가하는 데 필요한 방법이다(Davidson, 1999). 현재 임상적으로 이런 방법이 적용되어 영상의학과 의사는 외과 의사가 수술하는 데 도움을 주기 위해 종양이나 병변의 존재와 위치에 대한 영상을 판독하는 법을 학습하고 있다. 이런 영상기술은 신경학에 있어서 없어서는 안 될 존재가 되었다.

뇌의 기능 역시 다양한 방식으로 측정될 수 있다. 임상 검사와 정신상태 검사, 운동강도와 반사 검사 및 신경심리학적 평가는 모두 환자로 하여금 이미 알려져 있는 신경생물학적 체계와 연관된 신체적 또는 정신적 행동을 수행하게 함으로써 뇌의 기능을 측정하는 방법들이다. 이런 임상 검사와 함께 뇌 기능의 다른 측면을 측정할 수 있는 실험실 검사가 추가적으로 이루어진다. **뇌파**(electroencephalograph: EEG) 검사는 뇌겉질 전반에 나타나는 전기적 활동 양상을 측정한다. 각성과 수면의 단계에 따라 특징적인 뇌파 양상이 나타난다. 뇌전증이나 종양이 있는 경우에는 정상적인 전기적 기능의 변화된 양상을 보이기 때문에 뇌파가 진단적 도구로 사용된다. 이와 함께 뇌파는 뇌의 발달을 평가하는 데도 사용될 수 있는데, 신경망의 조직화가 일어나면 국소적인 불규칙한 파형이 보다 광범위하고 일관적인 뇌파 형태로 바뀌는 특징이 있기 때문이다 (Barry et al., 2004; Field & Diego, 2008b; Forbes et al., 2008).

　신경과학에서 가장 놀라운 새로운 도구는 우리에게 뇌의 활동을 직접 보여 주는 다양한 뇌영상 기법이다. **양전자방출단층촬영술**(positron emission tomography: PET), **단일광자방출단층촬영술**(single photon emission tomography: SPECT) 및 **기능자기공명영상법**(functional magnetic resonance imaging: fMRI)은 혈류량, 산소의 대사 및 포도당 사용에서의 변화를 측정하며, 이것은 뇌의 각각 다른 영역에서의 상대적인 활성도를 알려 준다. 신경과학자는 이제 이러한 기법을 사용하여 환자가 다양한 인지적·감정적·행동적 과제를 수행할 때 나타나는 뇌의 복합적인 활성-비활성 양상을 측정할 수 있게 되었다(Drevets, 1998). 그러나 이런 새로운 영상기법들의 대부분은 아직 실험적인 단계에 머무르고 있어, 이들의 사용과 해석에 대한 방법론적인 기준이 계속 발전하고 있다. 앞의 방법들과 미래에 개발될 방법들은 뇌에 대한 우리의 이해를 크게 증가시킬 것이다. 이러한 측정방법과 아직 개발되지 않은 방법이 점점 더 정확해지고 구체화될수록, 신경망 기능에 대한 우리의 지식도 점차 정확해지고 구체화될 것이다.

뇌의 발달과 신경형성력

　　뇌는 빠르게 마법의 베틀이 되어 가고 있다. 여기서는 수백만 개의 북이 지속되지 않고 사라지지만, 항상 의미 있는 패턴을 가진 베를 짜고 있다.

　　　　　　　　　　　　　　　　　　　　　　　- 찰스 셰링턴 경(Sir Charles Sherrington)

　경험은 선택적으로 신경세포를 활성화시키고, 그 결과 기능적인 신경망을 형성함으로써 뇌를 만들어 낸다. 역설적으로, 나이가 들면서 신경세포의 수는 줄어들지만 오히려 뇌의 크기는 증가한다. 생존한 신경세포는 현미경상으로 작은 새싹에서 참나무처럼 보일 정도까지 지속적으로 성장한다. 이러한 성장과 연결은 때때로 **나무화**(aborization)라고 불린다.

　신경세포가 생존하고 성장하기 위해서 신경세포는 다른 신경세포와 점점 더 복잡한 상호연결을 해야만 한다. 우리가 생존하고 잘 살기 위해서 다른 사람들과 관계를 맺는 것처럼 신경세포도 어떻게 잘 연결되었는지에 따라 생존하고 성장할 수 있게 된다. **신경다윈설**(neural Darwinism)이라고 불리는 경쟁적인 과정을 통해서 신경세포는 다른 신경세포와 연결하여 신경망을 만들어 내기 위해 노력한다(Edelman, 1987). 신경세포의 연결과 학습은 자극에 반응하여 신경세포 사이에 있는 연접의 강도에 변화를 줌으로써 일어난다. 인접해 있는 두 개의 신경세포 사이에서 발생하는 반복적인 발화는 두 세포 모두에게 대사적 변화를 유발하고, 이것은 이 두 세포 사이의 결합 활성화의 효율성을 증가시켜 준다. 이런 과정을 **장기 강화작용**(long-term potentiation) 또는 헵의 학습(Hebbian learning)이라고 부르는데, 이 경우 두 세포 간에 흥분이 지속되어 발화가 동시에 일어날 수 있도록 해 주고, 결합 효율성(joint effectiveness)도 증가하도록 해 준다(Hebb, 1949). 이런 장기 강화작용은 신경형성력에 의한 학습의 기본적인 원칙으로 믿어지고 있다. 장기 강화작용의 기본은 인접해 있는 신경세포와 연결하기 위해 가지돌기의 작은 부분이 지속적으로 가지를 뻗치는 것에 의해 이루어진다. 이런 연결이 형성되면 신경세포는 이들 사이에 보다 영구적인 연결을 만들기 위해 새로운 단백질을 합성한다.

세포 집단은 장기 강화작용을 통해 기능적인 신경망들을 만들어 내는데, 신경망은 시행착오학습(trial-and-error learning)에 의해 자극을 받는다. 이것은 중추신경계 내에 있는 상호 연결된 수십억 개의 신경세포 자체와 세포 사이에서 발화가 일어나는 데 있어 발화 사이의 연결이나 발화가 일어나는 시간, 그리고 발화를 어떻게 조직화하는가에 관여하는 수많은 복잡한 상호작용 중의 아주 일부분일 뿐이다(Malenka & Siegelbaum, 2001). 발달 초기에 신경세포는 과잉 생산되어 있으며, 점차적으로 세포자멸사(apoptosis)의 과정을 통해 그 수가 감소한다. 이미 형성된 연접도 만약 연접이 비활성화되거나 비효율적이게 되면 제거될 수 있다(Purves & Lichtman, 1980). 실제로, 평생을 걸쳐 새로운 신경회로를 만들기 위해 대뇌겉질의 연접연결이 지속적으로 제거된다(Cozolino, 2008; Huttenlocher, 1994).

뇌줄기와 둘레계통과는 대조적으로, 대뇌겉질은 태어날 때 미성숙하며 성인기 내내 계속적으로 발달한다. 이런 발달적 시기 때문에 뇌줄기 반사는 영아가 하는 초기 행동의 많은 부분을 조직화하며, 신생아의 행동은 겉질밑 활동에 의해 지배를 받는다. 신생아는 엄마의 냄새가 나는 쪽으로 향하고, 젖꼭지를 찾고, 엄마의 눈을 바라보고, 엄마의 머리카락을 잡을 것이다. 뇌줄기 반사의 좋은 예는 모로반사(Moro reflex)로서, 이 반사에서 영아는 손을 벌리고 발을 뻗는데, 이 자세는 붙잡고 껴안는 데 도움이 되는 자세이다(Eliot, 1999). 어린아이의 눈은 반사적으로 엄마의 눈과 얼굴을 향하며, 아이의 첫 번째 미소는 양육자의 관심을 끌기 위한 뇌줄기의 반사에 의해 이루어진다. 실제로, 뇌줄기만을 가지고 태어나는 유전적 기형인 아이도 미소를 지을 수 있다(Herschkowitz, Kegan, & Zilles, 1997). 이런 반사는 부모와 아이를 연결시키고, 이들의 결합을 강화시킴으로써 신체적 생존을 증가시키며, 애착과정이 빠르게 시작될 수 있도록 해 준다.

임신을 해 본 사람이라면 아기가 태어나기 전에 자발적으로 팔과 손을 움직이기 시작한다는 것을 알 것이다. 아기들이 자신의 팔과 다리를 사용하는 연습을 하는 동안, 앞으로 부모가 될 이들은 아이의 활동 빈도와 강도가 증가하는 이런 징후에 대해서 점점 더 흥분하게 된다. 출생 이후에도 신생아는 자기 신체의 모든 부분을 계속적으로 움직이며, 따라서 자신의 손발이 자신의 얼굴 앞에서 움직이는 것을 볼 수 있게 한다. 비록 이런 움직임이 마구잡이로 하는 것같이 보일 수 있지만, 뇌가 앞으로 이런 움직임이 궁극적으로는 필요한 것임을 알게 해 주는 것들이다. 이런 반사적인 움직임을 통해 어린아이는 나중에 필요한 기술을 만들기 위한 운동 신경망의 조직화를 시작하고 있는 것이다(Katz & Shatz, 1996).

수개월간 혹은 수년간의 시행착오학습을 거치면서 뇌가 인지한 이런 움직임은 목적적이고 의도적인 행동의 양상을 갖추게 되는데, 이것은 이와 관련된 신경망이 조직화되었음을 반영해 주는 것이다(Shatz, 1990). 감각체계들이 발달하면서 이들은 더욱 복잡한 양상의 행동을 위한 신경망 형성을 만들기 위해 점차적으로 더 정확한 감각적 입력을 제공한다. 긍정적인 평가와 부정적인 평가가 특정 지각이나 움직임과 관련 되어 있기 때문에—엄마가 나타나면 그쪽으로 가려고 하는 것과 같은—감정적 신경망이 앞으로 감각과 운동 체계와 통합될 것이다. 우리는 이런 체계나 그 외의 체계가 발달하는 데 있어 반사적 과정과 자발적 과정의 순차적인 활성화가 신경발달을 시작시키는 것을 발견하였는데, 이런 과정은 현재 진행 중인 경험에 영향을 받는다.

겉질 억제와 의식적 조절

> 다른 사람을 정복한 사람은 강한 사람이다. 자기 스스로를 정복한 사람은 더 강한 사람이다.
>
> — 노자(Lao-Tzu)

신생아의 반사와 즉흥적 행동이 점차적으로 감소하는 것은 겉질 활동의 증가와 겉질의 행동에 대한 관여가 증가하는 것과 일치한다. 대뇌겉질이 발달함에 따라 많은 수의 하향식 신경망이 겉질밑 영역들과 연결된다. 이런 하향식 신경망 안에 있는 여러 경로를 통해 반사들이 억제되고, 신체와 감정이 점점 더 겉질의 조절하에 있게 된다. 이에 대한 한 가지 예는 숟가락을 잡는 데 필요한 엄지손가락과 집게손가락 사이의 미세한 운동이 발달하는 것을 들 수 있다. 초기의 잡기반사는 숟가락을 손바닥 전체로만 잡을 수 있게 하는데, 이러면 숟가락을 도구로 사용하지는 못한다. 발달하는 겉질은 잡기반사를 억제하는 반면, 겉질 신경망은 손가락의 감각과 손-눈 협응을 더 발달하게 만든다. 따라서 겉질 발달이 가지는 가장 중요한 기능은 억제기능—처음에는 반사, 그 이후에는 즉흥적인 행동, 그리고 더 이후에는 부적절한 감정과 사회적 행동—이다.

오직 반복적인 시행착오학습을 통해서만 초기의 서투른 행동이 서서히 실용적인 기술로 바뀌게 된다. 어린아이들과 그들의 뇌는 이것을 직관적으로 알기 때문에 자신들이 그렇게 하는 것을 방해하거나 지나치게 도우려고 하는 것에 가만히 있지 않을 것이다. 우리가 도와주려고 할 때, 아이들이 "내가 할 거야!"라고 저항하는 것은 그들이 신경망의 성장에 있어 시행착오학습이 중요하다는 것을 본능적으로 알고 있음을 보여주는 것이다. 이런 현상은 수년 동안 바보 같은 실수를 하도록 만든다. 뇌의 성숙과정에 대한 또 다른 좋은 예는 수영능력이다. 신생아가 물에 빠졌을 때, 숨을 참고 헤엄치게 만드는 뇌줄기 반사는 출생하고 수 주 후에 없어진다(발달한 뇌회로에 의해 억제가 된다). 수영과 관련된 기술은 수년 동안 겉질에 의해 통제되는 기술로 다시 학습을 할 필요가 있다. 이런 학습을 통해 운동 신경망은 호흡이 적절하게 이루어지고, 손발젓기와도 조화가 되는 것과 같은 몸동작들을 다시 배울 필요가 있다.

겉질 억제와 하향식 조정은 감정조절에도 역시 중요하다. 아주 어린 아이들에게서 볼 수 있는 감정의 급격한 변화와 압도됨은 이런 조절이 부족하다는 것을 반영해 주는 것이다. 이마엽겉질의 중간부분 섬유들이 둘레계통과 뇌줄기로 확장되면서 어린아이들은 점차적으로 자신의 감정을 조절하는 능력을 키울 수 있게 되며, 스스로 자신을 달래는 방법을 발견하게 된다. 이러한 체계가 손상을 입거나 발달이 지연되었을 때, 우리는 집중, 감정조절 및 충동조절 결핍과 연관된 증상을 볼 수 있게 된다.

우리는 아이들이 6개월경에 도움 없이 똑바로 앉고, 9개월경에 기어다니며, 1년 정도 되면 도움 없이 걸을 수 있는 것과 같은 운동과 자세에 대한 조절 능력의 변화를 관찰할 수 있다. 두 살이 되었을 때, 아이들은 계단을 오르내릴 수 있으며, 세 살까지는 세발자전거를 탈 수 있다. 이런 기술이 형성되었다는 것은 균형, 운동조절, 시공간 조절 및 학습과 동기 조절을 하는 뇌의 체계도 형성되었음을 의미한다. 신경망의 성장, 발달 및 통합은 환경적인 요구에 따라 계속적으로 이루어진다. 그렇게 되면 이번에는 반대로 신경망의 형성이 점차적으로 복잡해지는 행동 양상과 내적 경험에 반영되어 나타나게 된다.

민감기

> 뇌의 주된 활동은 스스로가 변화하도록 만드는 것이다.
> – 마빈 L. 민스키(Marvin L. Minsky)

우리가 죽기 전까지 계속적으로 학습을 하는 한, 뇌는 계속 성장한다. 초기의 뇌 발달은 유전자와 경험의 상호작용에 의해 촉발되는, **민감기**(sensitive periods)라고 불리는 신경성장과 연결성이 왕성한 시기에 이루어진다. 이러한 민감기는 1초 안에 수천 개의 연접연결이 이루어지면서 빠른 학습이 일어나는 시기이기도 하다(Greenough, 1987; ten Cate, 1989). 민감기가 나타나는 때는 개인에 따라 다른데, 이것이 바로 각각 다른 나이에 각각 다른 능력들이 나타나는 이유이기도 하다.

가장 널리 알려져 있는 민감기는 언어 발달의 경우이다. 평균적인 아이들은 24개월째에 대략 50단어를 이해하고 사용한다. 그러다 36개월에 1,000단어까지 증가한다(Dunbar, 1996). 민감기 동안에 발생하는 신경성장과 학습의 정도에 따라 초기의 경험이 우리의 뇌, 마음 및 경험에 균형이 맞지 않는 영향을 주는 결과를 초래할 수 있다. 우리는 뇌가 일생 동안 새로운 신경세포를 만들어 내고 형성력을 유지하는 능력이 있다는 것을 배웠기 때문에 민감기의 중요성이 새로운 의미로 다가온다. 치료자들을 위한 질문은 다음과 같다. 이렇게 형성된 구조물을 어떻게 수정할 수 있을까? 이것은 앞으로 나오는 장들에서 계속적으로 이야기하게 될 주제이다.

신경성장과 복잡한 신경망의 발달에는 많은 양의 에너지가 필요하다. 출생 첫해에 증가하는 포도당 대사의 양상은 계통발생적(phylogenic) 순서에 따라 진행되는데, 이것은 더 원초적인 뇌 구조물의 발달이 나중에 진화한 뇌 구조물의 발달보다 선행한다는 의미이다(Chugani, 1998; Chugani & Phelps, 1991). 초기의 민감기는 성인에 비해 유아의 뇌에서 더 많은 대사가 일어나는 이유를 설명해 준다. 아기의 머리가 얼마나 따뜻한지 느껴 본 적이 있는가? 쥐의 뇌는 출생 후 1개월 동안 매 초 25만 개의 연접연결이 형성된다(Schuz, 1978). 그러니 사람의 경우에는 그 수가 얼마나 될지 상상해 보라.

개별적인 감각과 연관된 신경망은 이들을 서로 연결시키는 연관영역이 발달하기 전에 발달한다(Chugani, Phelps, & Mazziotta, 1987). 각각의 감각의 발달과 협응은 손-눈협응과 같은 행동 변화나 틀린 동작을 억제할 수 있는 능력의 발달과 함께 이루어진다(Bell & Fox, 1992; Fischer, 1987). 대뇌겉질이 발달함에 따라 8개월이 된 아이는 얼굴을 구별할 수 있게 됨으로써 자신의 기억 속에 있는 다른 사람의 얼굴들을 비교할 수 있게 된다. 낯가림(stranger anxiety)과 분리불안(separation anxiety)도 이 시기에 나타난다. 우리의 뇌가 성숙함에 따라 대뇌겉질의 활성도가 증가하고, 신경회로들이 동시에 점점 발화하게 되어 효율성이 높아지는 것을 관찰할 수 있다.

비록 생후 몇 년 사이에 왼쪽과 오른쪽의 대뇌반구 모두가 매우 빠른 속도로 발달하지만, 오른쪽 대뇌반구가 상대적으로 더 빠른 활동과 성장을 보인다(Chiron et al., 1997). 이 시기에 애착, 감정조절 및 자존감과 연관된 영역에서의 중요한 학습은 주로 오른쪽 대뇌반구에 편향되어 있는 신경망에서 조직화된다. 18개월 즈음에, 이러한 비대칭적인 발달 양상은 왼쪽 대뇌반구로 이동하게 된다.

요약

출생 이후의 대뇌겉질의 형성과 성숙은 매우 특수한 환경에 대한 적응을 가능하게 한다. 양육자와의 관계는 유아들에게 물리적 환경과 문화적 환경을 전달해 주는 중요한 수단이다. 안전, 위험, 애착 및 자기감에 대한 느낌과 연관된 신경망들이 형성되는 것은 이러한 밀접한 관계를 바탕으로 일어난다. 출생 후의 첫 몇 년은 이러한 신경망들이 형성되기 위해 필요한 매우 민감한 시기이기도 하다. 민감기에는 너무나 많은 신경성장과 조직화가 이루어지기 때문에 초기의 대인관계 경험은 나중에 겪게 되는 경험보다 더 많은 영향을 미칠 수 있다. 이런 것은 전의식적이고 비언어적이기 때문에 발견하기가 어렵고 변화에 더 저항할 수도 있다. 이런 신경망이 초기 대인관계 동안에 형성되기 때문에 우리는 숨겨진 층에 무의식적으로 형성되어 있는 이런 신경적 처리과정에 대해 자각할 수 있도록 노력해야 한다. 이런 신경망의 구조가 우리의 자기에 대한 경험의 핵심 구조물을 조직화한다.

제5장

정신치료에서의 복합 기억체계

'기억을 한다는 것'은 문화적 행동에 참여한다는 것이다.

– 케네스 거겐(Kenneth Gergen)

정신치료의 과정은 전적으로 기억에 달려 있다. 우리가 알고 있는 환자의 과거 및 현재의 삶에서부터 치료를 통해 얻은 것을 실천에 옮기는 환자의 능력까지 모든 것이 배우고 기억하는 환자의 능력에 달려 있다(Kandel, Dudai, & Mayford, 2014). 하지만 기억이 중요한 역할을 함에도 불구하고, 대부분의 정신치료자들은 기억을 왜 그리고 어떻게 다루어야 하는지에 대해 수련을 거의 받지 않고 있는 실정이다. 우리는 이 장에서 기억의 다양한 측면 및 정신질환과 정신치료 모두에 있어서 기억의 역할에 대해 다룰 것이다.

정신치료자는 전통적으로 기억을 의식적 · 전의식적 · 무의식적인 것으로 다소 광범위하게 분류해 왔다. 의식적(conscious) 기억은 과거에 대한 회상, 이전 치료시간에 이야기했던 내용 및 현재의 삶에 대한 이야기 등으로 표현된다. 전의식적(preconscious) 기억은 현재는 관심을 기울이고 있지 않지만, 약간의 노력을 통해 쉽게 의식적으로 알 수 있게 되는 기억을 말한다. 무의식적(unconscious) 기억은 의식적으로는 알 수 없지만 행동, 태도 및 감정뿐만 아니라 방어, 자존감 및 전이와 같은 보다 복잡한 형태로 나타날 수 있다. 정신역동 치료자 수련의 대부분은 환자가 접근할 수 있는 형태로 무의식적인 기억을 확인하고 해석해 주는 데 있다.

프로이트는 정신치료의 기본적인 목표가 무의식을 의식으로 바꾸는 데 있다고 믿었다. 뇌의 재형성 관점에서 보면 이 목표는 무의식적 기억 및 의식적 기억과 연관된 신경망의 상호연결과 통합을 증가시키는 것으로 설명할 수 있다. 이 과정은 우리로 하여금 심리적 스트레스와 정신질환의 개념화 및 치료에 필요한 매우 다양한 기억체계의 진화, 발달 및 기능에 대해 이해할 수 있도록 도와준다. 또한 이 과정은 환자의 뇌가 다양한 방식으로 정보를 처리한 결과로 환자가 경험했던 혼란과 역설에 대해 설명해 주는 데 도움이 된다.

치료에 대한 저항인가 아니면 기억력 결핍인가

> 우리가 가치 있다는 느낌, 행복한 느낌, 그리고 온전한 정신 상태마저 우리의 기억에 달려 있다. 그러나 슬프게도 우리가 가치 있다는 느낌, 행복한 느낌 그리고 온전한 정신 상태는 우리의 망각에도 달려 있다.
>
> – 조이스 애플비(Joyce Appleby)

나는 거의 1년 동안 어린 시절부터 시작된 반복된 외상과 만성적인 스트레스를 경험했던 소피아라는 한 여성을 치료하였다. 그녀가 치료시간에 가지고 왔던 많은 문제는 가족 갈등, 어린 시절의 성적 학대 및 현재의 대인관계 문제였다. 소피아가 오랫동안 힘들어했던 문제들 중의 하나는 심한 기억력장애 문제였다. 특히 그녀는 이름, 날짜 및 약속을 기억하는 데 어려움이 있었다. 고등학교 때 그녀의 선생님은 그녀를 바보라고 불렀는데, 그날 수업시간에 한 이야기를 다음 날 기억하지 못했기 때문이었다. 소피아는 이름을 기억하지 못하는 자신이 부끄러워 필수적인 모임 외에는 모든 모임을 회피하였다. 반면에, 감정이 얽힌 경험에 대한 기억은 마치 쇠 덫에 걸린 것처럼 계속적으로 두려움과 슬픔을 유발하였다. 소피아는 자신의 뇌에서 수치심과 연관된 기억을 담당하는 부분과 이름을 기억하는 부분이 매우 다르다고 확신하였다.

소피아는 성인이 된 이후에 많은 치료자를 찾아갔지만, 반복적으로 약속시간을 잊었고, 치료자들은 그녀에게 치료에 저항하고 있다고 말해 주었다. 이는 소피아에게 매우 좌절감을 주었지만 구체적인 설명을 들을 수는 없었다. 이런 치료자들은 그녀의 과거력에 기초를 두고, 그녀의 문제가 부정(denial), 회피(avoidance) 또는 억압

(repression)에 의해 유발된다는 가정하에 두려움에 직면하도록 격려하였다. 치료자들은 치료에 대한 그녀의 방어를 해석해 주었지만, 그녀는 받아들이지 않았고 항상 몇 번의 치료 후에 치료를 중단하게 되었다. 소피아는 치료에 실패하는 이유가 자신의 잘못 때문이라고 확신하게 되었고, 점점 더 희망을 잃어 가고 있었다. 그녀가 치료자들로부터 받았던 비판과 짜증 또한 그녀의 수치심을 더 증가시켰다. 그녀는 나와 함께하는 치료 또한 같은 결과를 낳을 것이라는 두려움이 있었지만, 한 번만 더 치료해 보기로 하였다.

나는 그녀의 과거에 대해서 들은 이후에 그녀가 기억과 관련된 그녀의 문제를 보다 잘 이해할 수 있도록 약간의 신경과학적 이야기를 해 주었다. 나는 어린 시절의 스트레스와 그 이후에 지속된 스트레스가 외현기억과 관련이 있는 그녀의 해마와 이에 연관된 신경망의 발달에 미친 파괴적인 영향에 초점을 맞추어 설명을 해 주었다. 나는 기억에 대해 함께 공부하고, 기억을 향상시키는 실제적인 방법을 찾는 방식으로 치료를 시작할 것이라고 제안하였다. 우리는 인지적 재활 영역에서 사용하는 기억력 회복 도구를 사용하였다. 일과표, 알람이 되는 시계 및 개인휴대정보단말기(PDA) 모두가 도움이 되었다. 스마트폰의 발달은 이제 우리로 하여금 이 모든 기능을 하나의 도구로 사용할 수 있게 해 주었는데, 실제로 이것은 많은 환자에게 요긴한 물품이다.

소피아와 나는 첫 2개월 동안 이틀에 한 번 아주 짧게 전화로 통화하는 계획을 세웠다. 전화 통화를 하는 동안에 우리는 그녀의 기억력을 검토하였고, 지난 치료시간에 세웠던 다양한 전략을 검토하였으며, 그녀가 성공한 부분에 대해서는 강화를 해 주었다. 처음에 소피아는 자신의 기억력을 도와주는 전략들을 사용하는 것을 기억해 내는 데 도움이 필요했다. 그러나 그녀의 기억력 보조 도구들을 사용하고 그것을 규칙적으로 확인하는 일은 점점 더 자동적으로 이루어지게 되었으며, 심지어 그녀가 왜 나에게 전화를 했는지 잊어버린 순간에도 이것은 도움이 되었다.

6주 후부터 소피아는 지속적으로 약속시간을 기억할 수 있게 되었다. 이러한 성공은 그녀 스스로에 대한 자신감과 치료에 대한 자신감을 자극하였다. 그녀는 자신의 기억력 문제가 그녀가 바보임을 의미하거나 또는 심각한 심리적 문제를 가지고 있다는 것과 연관이 없다는 것을 깨닫기 시작하였다. 반면에, 그녀가 많은 외상을 경험했고, 또 기억과 연관된 문제가 있었음에도 불구하고 얼마나 많은 성공을 거두었는지를 깨닫도록 도와주는 이야기를 하면서 그녀의 자기존중감은 점점 증가하였다. 일단 기억과 연관된 문제들이 지속적인 치료를 유지하는 데 더 이상 방해가 되지 않게 되자, 우리는 치료의 초점을 그녀의 삶의 경험들이 그녀의 대인관계와 경력에 어떤 영향을 미쳤는지로 옮겼다. 신경과학과 인지적 재활을 이용한 초기의 치료적 접근이 지속적이고 성공적인 치료적 관계를 유지하는 데 필요한 첫 번째 단계임이 밝혀졌다. 이때부터 치료는 규칙적으로 기억력을 검토하고, 그녀의 전략을 수정하는 것과 함께 보다 전통적인 정신역동적 접근법으로 진행하게 되었다.

많은 심리적 장애는 다양한 기억력 결핍을 나타낸다. 상당한 각성을 유발하고, 스트레스 호르몬인 코르티솔의 분비를 자극하는 어떠한 장애도 외현기억에 관여하는 신경망에 손상을 줄 수 있다. 실제로, 대부분의 정신장애에서 높은 농도의 코르티솔과 더 작아지는 해마의 크기를 볼 수 있는데, 이것은 기억장애와 연관되어 있다. 기억과 관련된 문제에 더해서, 일부 질환은 기억과 학습 모두의 장애를 유발한다. 예를 들면, 우울증의 경우 과거, 현재 및 미래의 사건을 부정적으로 회상하고 해석하는 경향을 보인다(Beck, 1976). 우울증은 의식적인 기억의 조직화에 감정적인 상태가 영향을 미친다는 것을 분명히 증명해 주는데, 이것은 때때로 **상태의존기억**(state-dependent memory)이라고 불린다. 환자들은 아침에 우울한 기분으로 일어나면 모든 것이 이전과 다르지 않다는 것을 머리로는 알지만 그 전날과는 다르게 모든 것이 나쁘게 보인다는 이야기를 한다.

감정에 대한 빠르고도 무의식적인 신경망은 우리가 우리의 지각을 인식하기도 전에 우리가 감정에 따라 세상을 이해하게 만든다. 비슷한 기전을 통해 우리는 과거의 경험을 통해 미래를 예상한다. 수년 전에 역기능적인 상황에서 만들어진 무의식적인 암묵기억은 우리로 하여금 또다시 성공적이지 않지만 익숙한 양상의 생각, 감정 및 행동을 반복적으로 만들어 낸다. 따라서 세상에 대한 우리의 지각은 과거의 경험에 바탕을 두고 만들어진다.

복합 기억체계

> 기억……은 우리 모두가 가지고 다니는 일기장이다.
>
> – 오스카 와일드(Oscar Wilde)

많은 연구와 임상 경험은 복합 기억체계가 존재하고 있음을 보여 주고 있고, 각각의 기억체계들은 그들만의 학습 영역, 신경구조 및 발달 시간표를 가지고 있다(Tulving, 1985). 모든 기억체계 내에서 이루어지는 학습은 우리가 이미 논의했던 헵의 연접

(Hebbian synapses)에 있는 장기 강화작용(long-term potentiation)의 과정에 의해 이루어질 뿐만 아니라 신경세포들 사이의 관계 변화와 가지돌기의 재형성에 의해서도 이루어진다(Hebb, 1949; Kandel, 1998). 기억은 크게 보면 외현기억과 암묵기억으로 분류된다. 외현기억과 암묵기억의 개념은 프로이트의 의식 및 무의식의 개념과 유사하지만, 같은 개념은 아니다.

외현기억(explicit memory)은 의식적인 학습 및 기억을 말하며, 말뜻(semantic), 감각 및 운동 형태의 기억을 포함한다. 이런 기억체계는 우리로 하여금 알파벳을 읽고, 코코넛 냄새를 인식하게 하거나, 테니스를 칠 수 있게 해 준다. 이런 기억의 일부는 우리가 관심을 기울이기 전에는 알 수 없는 의식 수준의 바로 밑에 남아 있기도 하다. **암묵기억**(Implicit memory)은 대부분 의식적으로는 접근할 수 없는 신경처리 과정의 숨겨진 층들에 저장되어 있는 무의식적인 학습 양상을 말한다. 이것에는 자전거를 타는 것에 대한 억압된 외상에서부터 과거에 우리를 아프게 만들었던 음식의 냄새를 맡았을 때 불편한 느낌을 받는 것까지 포함된다. 따라서 외현기억은 우리가 경험하는 빙산의 일각이며, 암묵기억은 수면 아래에 있는 빙산의 대부분인 셈이다(Kandel et al., 2014).

우리 일상의 많은 경험이 우리가 외현기억과 암묵기억을 가지고 있음을 명확하게 해 준다. 예를 들면, 때때로 휴대폰 자판을 상상하며 손가락을 움직이는 것은 실제로 전화번호를 기억해 내는 데 도움을 준다. 이런 현상은 운동과 시각적 암묵기억 체계가 숫자를 외현적으로 회상하는 데 도움을 줄 수 있음을 보여 주는 것이다. 또 다른 예로는 노인에게서 흔히 나타나는 현상으로, 노인은 새로운 정보를 학습하는 데는 어려움이 있지만 젊었을 때 저장된 기억은 쉽게 회상한다. 이것은 단기 기억이나 중간 정도로 오래된 기억보다 아주 오래된 외현기억의 저장에 관여하는 신경망이 대뇌겉질 전반에 분포되어 있으며, 노화에 덜 영향을 받기 때문이다(Schacter, 1996).

삼위일체의 뇌로 거슬러 가 보면, 각각의 층은 각각 기억기능의 서로 다른 면에 관여하고 있다. 파충류 뇌는 본능적인 기억, 반사조절에 관여하는 과거 세대로부터의 교훈(유전적 기억) 및 내적 신체기능을 담당한다. 옛포유류 뇌(둘레계통)는 감정적 기억, 조건적 학습(conditioned learning)—원초적인 충동과 경험에 의해 형성된 생존을 위한 프로그램이 혼합된 것—에 관여한다. 이런 두 가지 체계는 비언어적이며, 프로이트의 무의식에 해당된다. 새포유류 뇌는 비록 대부분이 무의식적인 과정으로 나타나기는 하지만, 언어적 외현기억과 연관된 신경망을 포함하고 있고 이는 왼쪽 대뇌반구 쪽으로 편향되어 있다.

| 표 5-1 | 복합 기억체계
암묵기억체계와 외현기억체계의 기본적인 차이점

암묵기억	외현기억
초기에 발달	후기에 발달
출생 시에 기능하고 있음	해마, 겉질과 함께 나중에 성숙함
겉질밑/편도가 담당	겉질/해마가 담당
비서술적(nondeclarative)	서술적(declarative)
감정적	언어에 의해 체계화됨
본능적/감각-운동	시각적 영상
전후관계와 무관	사건과 이야기 내에서 체계화됨
절차적 학습(procedural learning)	경험의 의식적 체계화
행동양상과 손으로 하는	이야기적인 자기(narrative self)의 형성

이들이 발달하는 순서 때문에 암묵기억과 외현기억(〈표 5-1〉 참조)은 초기 기억과 후기 기억이라고도 불린다. 엄마의 목소리에 반응하는 신생아의 본능에서 볼 수 있듯이, 암묵기억체계는 출생 전부터 활성화되어 있다(de Casper & Fifer, 1980). 출생 후 첫 몇 개월 동안, 기본적인 감각기억은 신체적 연상기억 및 감정적 연상기억과 결합하게 된다(Stern, 1985). 이런 신경망은 아버지를 보는 것과 팔을 들어 올려서 미소를 지으며 좋은 느낌을 주는 것이 함께 결합될 수 있도록 해 준다. 신체적·감각적·운동적 및 감정적 경험은 출생 후 몇 년 동안 신경망 형성을 도와 신체적 자기감(sense of physical self)이 생길 수 있도록 해 준다.

의식적 기억의 발달은 출생 후 1년에 걸친 해마와 고위 겉질구조의 성숙과 함께 일어난다(Fuster, 1996; Jacobs, van Praag, & Gage, 2000; LeDoux, 1996; McCarthy, 1995). **아동기기억상실**(childhood amnesia) 또는 어린 시절에 대한 외현기억이 없는 것은 이러한 성숙 지연과 우리 뇌의 정보처리 과정에 있어 여러 발달적 변화 때문에 발생한다(Bauer, 2015). 그러나 우리는 이렇게 외현기억이 없을 때에도 어떻게 걷고 말하는지, 주변이 안전한지 또는 위험한지, 그리고 다른 사람들에게 어떻게 애착을 하는지에 대해서 배운다. 이런 중요한 초기 교육들은 우리 뇌의 전반에 걸쳐 저장되는데, 이들의 **근원적 출처**(source attribution)는 결핍되어 있다. 즉, 우리는 이러한 것들을 어떻게 배웠는지를 기억하지 못한다. 비록 우리 중의 많은 사람은 출생 첫해부터의 외현기억을 가지고 있다고 생각하지만, 이러한 기억은 대부분 다른 사람에게서 들은 이야기와 어린 시절의 개인적인 기억을 합쳐서 나중에 형성된 것일 가능성이 많다.

외현기억은 우리가 장면, 소리 및 냄새 등을 단어와 함께 연상하고 기억해서 의식적 기억으로 만들어 내는 것처럼 감각적이고 언어적인 것으로 될 수 있다. 우리 대부분에게 단어와 시각적 영상은 의식적 기억의 핵심이다. 삽화기억(episodic memory), 이야기기억(narrative memory) 및 자서전적 기억(autobiographical memory)을 포함하는 여러 유형의 말뜻기억(semantic memory)은 모두 순차적으로 일어날 수 있다. 자서전적 기억은 말하는 사람의 견해가 그 이야기의 중심에 지속적으로 유지된다. 자기에 대한 이야기는 삽화기억, 말뜻기억 그리고 감정적 기억을 최고의 신경망 통합에 필요한 자기인식과 결합시킨다(Cabeza & St. Jacques, 2007). 이러한 형태의 기억은 감정조절과 자기 정체성의 형성과 유지 그리고 문화의 전달에 특히 중요하다.

전체적으로 볼 때, 여러 기억체계가 발달했다는 사실은 감각, 운동 및 감정 신경망의 학습에 있어서 암묵기억이 초기에 주요한 역할을 한다는 것을 보여 주는 것이다. 이렇게 초기에 형성되는 신경망은 편도, 시상(thalamus) 및 이마엽겉질의 중간부분과 같은 보다 초기의 뇌 구조물에 의해 이루어진다([그림 5-1]). 출생 후 첫 몇 년 동안 대뇌겉질과 해마가 계속적으로 발달함에 따라 외현기억의 신경망도 점차적으로 성숙하게 된다. 이런 체계는 시간이 지나면서 점차 지속적이고 안정적으로 유지되는 의식적이고 상황적인 학습과 기억을 만들어 낸다. 복합 기억체계는 뇌 전반에 걸쳐 분포되어 있으

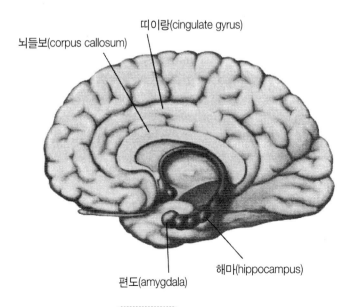

그림 5-1   편도와 해마

뇌의 오른쪽 절반을 왼쪽에서 본 그림. 해마와 편도는 관자엽의 아래쪽 및 안쪽 측면에 위치하고 있다.

며, 특정 기억이 어디에 저장되는지의 여부는 기억의 종류와 그 기억이 어떻게 입력되었는지에 따라 결정된다(McCarthy, 1995; Alberini & Ledoux, 2013).

기억의 분포에 대한 좋은 예는 피실험자에게 동물이나 도구의 그림을 보여 주고 이름을 말하라고 한 후에 대뇌혈류량을 측정하는 실험을 통해 알아보는 것이다(Martin, Wiggs, Ungerleider, & Haxby, 1996). 동물과 도구의 이름을 말할 때 관자엽과 브로카 영역(Broca's area)의 활성도가 증가하였다. 이것은 의미가 있는데, 왜냐하면 관자엽은 기억의 조직화에 중요한 반면, 브로카 영역은 언어적 표현에 관여한다고 알려져 있기 때문이다. 더 구체적으로, 도구의 이름을 말하면 도구를 사용하는 데 필요한 손의 움직임에 관여하는 왼쪽 운동겉질 영역이 활성화되었다(Martin et al., 1996). 이것은 우리의 도구에 대한 기억이 그 도구를 사용하는 신경망에 저장되어 있다는 것을 의미한다. 그림에 대한 이름을 말하는 동안에는 활성화가 중복되어 나타나는데, 시각적 영상의 양상은 그것과 연관되어 있는 뇌 영역을 자극한다. 따라서 기억은 어떤 것이 회상되든 간에 그것과 연관된 것이 내적으로 재연(internal enactment)되게 만든다.

동물 그림에 의해 활성화되는 시각적 체계 부분은 시각적 처리과정의 발달과정 중 아주 초기 단계에 관여하는 영역이다. 이것은 포식자의 위험을 인식하고 빠르게 대처하기 위해 우리의 시각적 뇌의 원초적 부분이 진화하면서 어떻게 형성되어 왔는지를 반영해 준다(이 연구를 위해 선택된 동물들은 곰과 유인원이었는데, 이 둘 모두는 우리에게 위험할 수 있다는 점에서 진화론적으로 선택이 적절했다고 볼 수 있었다). 뒤통수엽은 뭔가를 볼 때와 상상할 때 활성화된다는 것이 연구를 통해 꾸준히 증명되고 있다. 상상을 하는 기억일 경우에는 앞이마엽 역시 활성화되는데, 이것은 앞이마엽이 명령을 처리하고 과제를 지속적으로 하며 상상할 수 있도록 해 주는 역할을 가지고 있다는 것을 보여 주는 것이다. 앞이마엽겉질에 있는 신경망들이 어떻게 이런 일을 하는지에 대해서는 아직 정확하게 알려져 있지는 않다(Ungerleider, 1995).

비록 이러한 연구들은 일차적으로 겉질의 활동에 초점을 둔 것이지만, 정신치료는 흔히 겉질밑 감정기억의 회상과 연관이 있다. 감정기억은 해마와 편도 같은 겉질밑 구조물에 의존하고 있다. 이 둘 모두는 정신병리에 대한 논의와 어린 시절의 경험, 스트레스 및 외상이 성인기의 기능에 어떤 영향을 미치는지에 대해 다음에 논의할 때 중심이 되는 부분이다.

편도 기억망

어떤 일을 잊고자 할수록 더 강하게 기억에 남는다.

– 미셸 드 몽테뉴(Michel de Montaigne)

두려움을 처리하는 중심지인 편도는 둘레계통 내에 있으며 뇌의 양쪽 관자엽 밑에 위치하고 있다. 편도는 임신 8개월에 완전히 발달하기 때문에 심지어 출생 전에도 우리는 강렬한 두려움의 생리적 상태를 경험할 수 있다. 우리는 편도를 스스로 조절할 수 있기 전까지 출생 초기 몇 년 동안은 편도에 대한 외적 조절을 해 주는 양육자에게 의존한다. 어떤 의미에서 보면 편도는 우리의 첫 겉질이며, 감정적 학습에 관여하는 신경망에서 중요한 역할을 한다(Brodal, 1992). 사람의 경우 대뇌겉질이 발달하면서 환경에 대해 평가하는 능력이 증가하는데, 이와 함께 편도(바닥가쪽 영역)도 발달한다(Stephan & Andy, 1977; Roozendaal & McGaugh, 2011).

편도의 신경연결은 편도가 사람의 내부에서 다양한 감각(특히 시각)의 통합에 관여한다는 점을 알려 준다(van Hoesen, 1981). 편도는 접근–회피 상황에서 위험, 안전 및 친근함을 판단하는 기관으로서의 기능을 한다(Berntson et al., 2007; Elliott, Agnew, & Deakin, 2008; Sarter & Markowitsch, 1985). 편도는 이마엽의 안쪽 영역과 함께 본능 및 지금까지 학습한 것을 바탕으로 하여 지각하는 대상에 대한 감정적 가치를 평가하며, 이런 판단을 신체로 전달한다(Davis, 1992; LeDoux, 1986). 편도는 위험에 대한 의식적 신호와 무의식적 신호를 알아차려 그것을 생존 반응과 연결시키는 데 중심적인 역할을 한다(Ohman, Carlsson, Lundqvist, & Ingvar, 2007). 정신치료에 있어서 가장 중요한 점은 편도가 우리의 경험을 왜곡함으로써 의식적인 처리과정에 감정적인 편견을 만들어 내는(예: 같은 양의 물이라도 물컵에 물이 반밖에 없는 것으로 보는지, 아니면 물이 반이나 차 있는 것으로 보는지) '막후(behind the screen)' 역할을 한다는 점이다(Kukolja et al., 2008).

성인 뇌에서는 두 개의 감각회로가 편도에 정보를 입력한다. 첫 번째는 시상에서 직접 편도로 들어오며, 두 번째는 편도에 도달하기 전에 대뇌겉질과 해마를 거쳐서 들어온다(LeDoux, 1994). 첫 번째 체계는 빠른 반응과 연관이 있는데, 이 반응은 최소한의 정보를 가지고 생존을 위해 결정을 해야 할 때 작동하는 반응이다. 보다 느린 두 번째 체계는, 계속 진행 중인 지각과 행동이 적절한지 여부를 평가하기 위해 겉질의 처리

과정(전후 사정의 파악 및 억제)이 추가된다. 시상하부(hypothalamus), 둘레-운동 회로 (limbic-motor circuits) 및 뇌줄기 핵들과 편도가 직접적으로 이어진 신경연결은 빠른 생존 반응을 유발할 수 있도록 해 준다. 공포증과 플래시백에서 볼 수 있는 감정 상태는 이러한 직접적인 연결을 통해 이루어지는 강력한 신체적 각성의 활성화에 의해 더 증가된다.

따라서 편도는 유아기뿐만 아니라 일생 동안의 정동기억에 대한 중요한 요소 중의 하나이다(Chavez, McGaugh, & Weinberger, 2009; Ross, Homan, & Buck, 1994). 완전히 발달한 뇌에서 편도는 또한 노르에피네프린과 글루코코르티코이드의 분비를 자극함으로써 감정적 기억에 대한 해마에서의 처리과정을 증진시킨다(McGaugh, 2004; McGaugh et al., 1993). 해마는 이런 화학적 전달자들을 통해 현재 경험하고 있는 것을 기억하는 것이 중요하다는 것을 알게 된다. 이것이 새로운 학습의 핵심적 요소인 것이다. 교감신경계의 활성화는 신경세포 내와 신경세포 간의 화학적 환경을 변화시켜 장기 강화작용과 신경형성력을 증진시킨다. 우리는 나중에 스트레스와 외상이 뇌에 미치는 영향에 대해 논의할 때 이 주제에 대해서 더 자세하게 알아볼 것이다.

편도와 특이한 경험

우리가 '기이하다고' 경험하는 것은 억압되어 있던 어린 시절 콤플렉스가 어떤 영향에 의해 되살아나거나 혹은 '살짝 감추어져 있던' 원초적 믿음이 다시 한 번 확인되었을 때 나타난다.

– 지그문트 프로이트(Sigmund Freud)

편도의 빠른 발달과 학습과 기억에 대한 특별한 역할을 고려해 볼 때, 편도기능의 이상은 인간이 경험하는 일부 특이한 경험과 연관되어 있을 수 있다(Brázdil et al., 2012). 편도에 전기적 자극을 주면 다양한 신체감각, 불안감, 이미 본 느낌인 기시감 (déjàvu) 및 마치 기억 같은 환각을 유발한다는 것이 밝혀져 있다(Chapman, Walter, Markham, Rand, & Crandall, 1967; Halgren, Walter, Cherlow, & Crandall, 1978; Penfield & Perot, 1963; Weingarten, Cherlow, & Holmgren, 1977). 편도는 발작에 대한 문턱값 (seizure threshold)이 낮기 때문에 미세한 발작 활동도 정상적으로는 억제되어 있는 감각이나 감정적 기억을 활성화시켜 나중에는 의식적으로도 인식할 수 있게 된다(Sarter

& Markowitsch, 1985). 또한 이런 원초적인 기억은 과거에 경험했던 두려움과 연관된 감각적인 단서에 의해서도 촉발될 수 있으며, 이런 현상은 외상 후에 떠오르는 침습적인 사고를 설명하는 근거가 될 수도 있다(van der Kolk & Greenberg, 1987). 스트레스 상황에 있는 사람은 심지어 매우 어린 시절의 기억이라도 강력하면서도 의식적인 기억의 침입에 특히 취약할 수 있다(Cozolino, 1997).

일차처리 사고(primary process thinking)와 꿈 같은 경험은 가수면 상태나 감각박탈 상황과 같이 상황적인 자극이 감소되어 있는 상태에서 의식적인 인식과 더 잘 합쳐질 수 있다(Schacter, 1976). 상황적인 자극이 감소하면 현재의 경험을 이해하기 위해 과거에 학습된 것을 사용하고, 편도에 입력된 것이 의식적으로 인식되는 것을 억제하는 겉질해마체계의 능력도 감소하게 된다. 이런 사실은 무의식적인 처리과정을 알아내기 위해 고안된 투사적 검사가 효과가 있다는 것을 설명해 줄 수 있다. 애매모호한 상황을 이해하려고 노력할 때 겉질밑 회로가 의식적인 인식을 안내할 가능성이 더 높다.

관자엽 뇌전증이 있는 환자는 흔히 지나치게 종교적으로 독실해지는 경험을 하는데, 이것은 편도를 자극하는 것이 일상생활의 경험에 심오한 의미를 부여해 줄 수 있다는 것을 말한다. 바꿔 말하면, 우리가 상당히 중요한 경험을 하고 있다고 뇌의 나머지 부분에게 알려 주는 편도의 능력으로 인해 만약 그것이 부적절한 방식으로 작용한다면 이상하고 망상적인 생각을 유발할 수 있다. 편도의 중심핵에는 **아편유사제 수용체**(opioid receptors)가 높은 밀도로 존재하는데, 그것이 결합과 애착행동의 생화학적 기전이기도 하고, 의식의 변화와도 연관되어 있다(Goodman, Snyder, Kuhar, & Young, 1980; Herman & Panksepp, 1978; Kalin, Shelton, & Lynn, 1995; Kalin, Shelton, & Snowdon, 1993). 이것은 편도의 부적절한 활성화가 관자엽 뇌전증이 있는 일부 환자에게서 보이는 종교적인 집착 증상을 신경생화학적으로 촉발할 수 있음을 보여 주는 것이다. 과다쓰기증(hypergraphia, 많이 쓰는 증상) 역시 관자엽 뇌전증의 한 증상일 수 있다는 사실은 많은 사람으로 하여금 일부 종교적인 책이 발작으로 유발된 비정상적인 편도 활성화에 의해 쓰인 것이라는 추측을 하도록 만들었다.

해마 기억망

> 기억은 어떤 일이 일어났을 때 남겨지지, 아무 일도 일어나지 않았는데 남겨지지는
> 않는다.
>
> — 에드워드 드 보노(Edward de Bono)

바다 생물인 해마와 모양이 닮은 인간 뇌의 양쪽에 있는 해마는 외현기억의 부호화 (encoding)와 저장 그리고 학습에 중요한 구조물이며(Zola-Morgan & Squire, 1990) 시공간 정보의 조직화에 중요한 역할을 한다(Edelman, 1989; Kalisch et al., 2006; O'Keefe & Nadel, 1978; Selden, Everitt, Jarrard, & Robbins, 1991; Sherry, Jacob, & Gaulin, 1992). 이와 함께 해마는 여러 다른 기억을 비교하는 데에도 관여하며, 새로운 상황을 기존에 학습한 내용을 가지고 추론하는 역할도 한다(Eichenbaum, 1992). 만약 해마가 손상된다면 경험한 것을 수 초 내에 잊어버려서 새로운 학습을 할 수 없게 된다(Squire, 1987).

해마는 늦게 성숙되는 것으로 알려져 있는데, 겉질-해마 회로의 말이집 형성은 초기 성인기까지 계속된다(Benes, 1989; Geuze, Vermetten, & Bramner, 2005). 해마의 늦은 발달과 겉질과의 연결성은 해마의 기능적 유용성이 늦게 나타나며, 해마가 발달과정에서의 문제나 외상적 손상에 대해 오랜 기간 민감할 수 있음을 보여 주는 것이다. 해마는 일생 동안 특히 저산소증(hypoxia)에 취약하다. 산소의 부족을 경험한 산악 등반가와 심해 잠수부는 해마의 손상과 단기 기억력 결핍을 보여 주었다. 해마의 지속적인 위축(atrophy)은 자연적인 노화과정의 하나로 나타나며, 외현기억의 감소가 동반된다 (Gartside, Leitch, McQuade, & Swarbrick, 2003; Golomb et al., 1993).

연구들은 지속적인 스트레스에 노출되는 경우, 해마는 급성 스트레스에 반응하여 분비되는 글루코코르티코이드(코르티솔)에 지나치게 노출된다는 것을 보여 주었다 (Sapolsky, 1987). 높은 농도의 글루코코르티코이드에 오랫동안 노출되면 가지돌기의 변성이나 세포의 사망, 앞으로 있을 신경 손상에 대한 취약성의 증가 및 해마기능의 억제 등이 일어날 수 있다(Kim & Diamond, 2002; Watanabe, Gould, & McEwen, 1992). 어린 시절의 외상 혹은 전쟁으로 인한 외상후스트레스장애, 오래된 우울증, 관자엽 뇌전증(de Lanerolle, Kim, Robbins, & Spencer, 1989) 및 조현병(Falkai & Bogerts, 1986; Nelson, Saykin, Flashman, & Riordan, 1998)으로 고통받는 환자에게서도 해마의 세포가 감소되어 있음이 밝혀졌다. 해마 부피의 감소는 단기 기억을 장기 기억으로 바꾸는 과

정의 결핍과 심리적 외상에 대한 취약성이 증가하는 것과 연관되어 있음이 밝혀진 바 있다(Bremner, Scott, et al., 1993; Gilbertson et al., 2002). 만성적인 스트레스가 해마 부피의 감소와 연관되어 있고, 정신치료를 받는 많은 환자가 만성적인 스트레스를 경험했다는 점을 고려해 볼 때, 많은 환자(소피아와 같은)가 해마와 관련된 기능에 어려움을 보일 수 있다고 가정하는 것은 논리적인 것이다.

편도-해마의 상호작용

> 권력에 대한 인간의 투쟁은 망각에 대한 기억의 투쟁과 같다.
> – 밀란 쿤데라(Milan Kundera)

편도와 해마의 관계는 인간의 경험에 매우 중요하며, 하향식 통합과 왼쪽-오른쪽 통합에 중요한 역할을 한다. 편도는 오른쪽과 아래 체계에 편향되어 있는 반면에, 해마는 왼쪽과 위쪽의 처리과정에 큰 역할을 한다. 바꿔 말하면, 편도는 경험의 감정적 조직화와 신체적 조직화에 중심적인 역할을 하는 반면, 해마는 의식적·논리적 및 협동적인 사회적 기능에 핵심적인 역할을 한다(Tsoory et al., 2008). 이들의 관계는 정동 조절, 현실 검증 및 각성과 불안이 가라앉은 상태 등에 영향을 주고, 감정적인 정보와 보다 중립적인 정보를 학습하는 우리의 능력에도 영향을 미친다. 편도와 해마의 기능적인 연결의 정도와 질은 기질, 삶의 스트레스 그리고 후천적인 요소들에도 영향을 받는다(Canli et al., 2006).

더글러스와 프리브럼(Douglas & Pribram, 1966)은 편도와 해마가 주의력을 끌어내는 과정에서 서로 반대되는 역할을 한다고 제안하였다. 편도는 입력 정보의 작은 차이점을 강조함으로써 환경의 특수한 측면에 대한 인식을 높이는 반면(주의력), 해마는 반응, 주의력 및 자극의 입력을 억제시킨다(습관화, habituation)(Douglas, 1967; Kimble, 1968; Marr, 1971). 편도는 일반화(generalization)에 관여하는 반면, 해마는 식별(discrimination)에 관여한다(Sherry & Schacter, 1987). 바꿔 말하면, 편도는 우리가 거미를 봤을 때 놀라게 만드는 반면, 해마는 이 거미가 독이 없다는 사실을 우리가 기억하도록 도와줌으로써 걱정을 하지 않게 해 준다. 그래서 이들의 적절한 균형은 다른 사람이 우리를 놀라게 하더라도 그들과 가깝게 지낼 수 있도록 해 준다.

우리는 이 두 체계와 정신치료의 연관성에 대해서도 쉽게 알 수 있다. 어린 시절에 수치심의 경험을 조직화하는 편도 기억체계는 경계성 인격장애 환자로 하여금 실제 현실에는 존재하지 않거나 혹은 존재하더라도 가능성이 아주 낮은 버림받는다는 느낌에 대해 즉각적으로 반응하게 만든다. 이런 환자에 대한 치료에서는 편도에 의해 촉발된 버림받는 느낌을 유발한 단서에 대해 현실적으로 검증하고, 이에 대한 부적절한 반응을 억제하기 위해서 해마-겉질 체계를 사용한다. 이렇게 현실 검증이 이루어지면 우리는 누군가가 약속시간에 몇 분 늦게 나타나는 것과 같은 의도적이지 않은 촉발요인과 실제 버림받는 것을 구별할 수 있게 되어 부적절한 감정적 반응을 억제할 수 있게 된다. 어린 영장류 동물의 경우 버림받는 것은 죽음을 의미한다는 점을 상기한다면, 버림받는 것에 대한 경계성 환자들의 파국 반응(catastrophic reaction)은 그들에게 있어서 버림받는 것이 생명을 위협받는 것처럼 경험된다는 사실에 기인한다는 것을 이해할 수 있을 것이다.

외상 경험에서 나오는 플래시백은 편도 기억망에 존재하고 있다. 외상후스트레스장애 환자는 플래시백이 흔히 강력하고도 다중 감각적이며, 스트레스에 의해 촉발되고, 마치 현재에 일어나고 있는 것처럼 경험된다고 이야기한다(Gloor, 1978; LeDoux, Romanski, & Xagoraris, 1989; van der Kolk & Greenberg, 1987; Brewin, 2015). 이러한 플래시백은 자동적으로 반복되는 특징을 가지고 있는데(van der Kolk, Blitz, Burr, Sherry, & Hartmann, 1984), 이것은 플래시백이 겉질과 해마가 가지고 있는 상황을 이해하고 전후 맥락을 연결시키는 기능과는 무관함을 보여 주는 것이다. 기억을 편도체계와 해마체계로 구분하는 이중기억처리과정 모델(model of dual memory processing)은 예전부터 외상후스트레스장애(Brewin, Dalgleish, & Joseph, 1996)와 과거의 공포나 공포증이 다시 나타나는 것(Jacobs & Nadel, 1985) 모두의 기저에 깔려 있는 기전으로 제안되어 왔다.

편도와 해마 회로 간의 상호 보완적인 양상을 고려해 볼 때, 해마에 장애가 일어나면 기억, 감정 및 행동에 대한 편도의 영향력은 증가하게 된다. 이러한 편도 위주의 불균형은 정동조절장애를 유발할 수 있다. 우울증 환자는 자신의 부정적인 감정에 압도당해 적절한 현실 검증력을 사용할 수 없게 된다. 실제로, 셸린(Sheline)과 동료들은 우울증 환자들의 경우 해마와 편도의 크기가 감소되었음을 보고한 바 있다(Sheline, Wang, Gado, Csernansky, & Vannier, 1996; Sheline, Gado, & Price, 1998). 해마-편도 회로의 조절장애는 우울증 증상과 현실 검증력의 장애에도 관여할 가능성이 높다(Pittenger & Duman, 2008). 쥐를 가지고 한 연구에서 세로토닌 농도의 증가는 해마에서의 신경발생을 증진시킨다는 것을 발견하였다(Jacobs et al., 2000). 이것은 프로작(Prozac)과 팍실

(Paxil)이 우울증 치료에 효과가 있다는 것을 암시하는데, 왜냐하면 이런 약들은 해마의 부피를 증가시키고 편도의 활성을 조절하는 해마의 능력을 증가시키기 때문이다.

초기 암묵기억의 성인 의식으로의 침입

우리의 모든 지식은 우리의 지각에 그 기원을 두고 있다.
– 레오나르도 다 빈치(Leonardo da Vinci)

편도와 오른쪽 대뇌반구의 회로에 저장되어 있는 어린 시절의 기억은 다양한 방식으로 성인의 의식으로 들어올 수 있다. 이런 어린 시절의 기억이 외상의 결과이면서 일하고 사랑하는 우리의 능력에 영향을 줄 때 특히 정신치료의 대상이 된다. 어린 시절에 학대를 받았던 어린아이들은 학동기 때 초조해하거나, 공격적이며, 파괴적이 될 수 있다. 이들은 싸움에 가담하고, 재산에 손실을 입히며, 불을 지르거나 동물들을 괴롭힐 수 있는데, 이런 행동은 결국 비난, 처벌 및 사회적 격리라는 결과를 초래하게 된다. 비록 이런 행동은 학대에 대한 그들의 기억을 표현하는 것이지만, 다른 사람들은 비난과 보복으로 반응하게 된다. 이러한 반응은 학대로 인한 감정적 손상과 함께 이들의 부정적인 자기상을 더 깊게 만든다.

초기의 외상에 대한 외현기억이 없기 때문에 아이들의 이런 행동은 아이들 자신에게 부정적인 과거의 사건에 대한 반응으로 경험되지 않으므로 자신이 근본적으로 나쁜 사람이라는 내적인 느낌을 더 확고하게 한다. 이런 경험은 말을 배우기 이전의 감각기억, 운동기억 및 정동기억 체계가 형성되는 시기까지 거슬러 올라가기 때문에 이런 아이들은 흔히 자신이 '뼛속까지 사악하다'는 느낌을 받는다고 보고한다. 이런 현상은 광신적 종교 집단에서 자라거나, 매우 권위적이거나 학대하는 부모 밑에서 자란 아이들에게 흔하게 나타난다. 군인, 경찰관 및 성직자의 아이들은 특히 부정적인 자기상이 내재화될 가능성이 매우 높다. 강박장애 부모의 아이들 역시 극단적으로 자기를 부정적인 시각으로 볼 수 있다. 강박증이 있는 사람은 질서정연함, 깨끗함 및 통제를 요구하지만, 신생아는 그렇게 할 수가 없다. 아이들의 초기 암묵기억은 자신들이 짜증과 불안의 원인이 되거나 부모에 대한 혐오감을 중심으로 형성되었을 가능성이 많다.

애착도식(attachment schema, 암묵기억의 핵심적인 형태)의 형성은 일생 동안 지속되는 대인관계의 틀을 형성한다. 대인관계의 어려움 때문에 치료를 받으러 오는 환자가 많다는 점을 고려해 볼 때, 이런 암묵기억체계는 정신치료에서 탐구해야 할 가장 중요한 것들 중 하나일 것이다. 이와 같은 사회적 기억이 전이현상을 유발하는데, 전이현상이란 환자와 치료자 사이에 나타나며, 초기의 무의식적 기억을 진료실로 가져오는 과정을 말한다. 환자와 치료자 안에 있는 무의식적 요소들 사이에 상호작용이 일어나는 정신치료에서의 재연(enactment) 역시 이러한 암묵기억을 활성화시킨다.

우리 모두는 누군가에 의해 자극을 받아 본 경험이 있는데, 이러한 자극의 많은 경우는 암묵기억체계에 저장되어 있던 개인적 경험의 감정적 잔재들에 기인한다. 어떤 것에 지나치게 반응한다는 것은 적절하게 반응하는 것과 우리가 실제로 반응하는 것 사이의 차이가 우리가 이전에 학습한 것에서 유래된 민감도의 차이 때문이라는 점을 보여 주는 것이다. 어린 시절의 기억에 바탕을 둔 가장 흔한 왜곡은 12개월 정도에 시작하는 일차적인 사회적 정동인 수치심(shame)이다(Schore, 1994). 수치심을 많이 느끼는 사람(Bradshaw, 1990)은 거의 모든 대인관계에서 비난, 거절 및 버림받는 느낌을 발견할 수 있고, 결과적으로 만성적인 불안, 완벽함에 대한 추구, 탈진 및 우울증을 초래한다.

침묵은 암묵기억체계를 활성화시키는 애매한 자극이다. 침묵은 금일 수 있지만, 정신치료에 있어서 침묵은 다양한 암묵기억을 불러일으킨다. 침묵에 대한 환자의 반응은 우리에게 환자의 감정 상태를 알게 해 준다. 침묵하는 동안, 많은 환자는 치료자가 비판적인 생각을 하고 있다고 가정한다. 그들은 치료자가 자신을 지루하고, 멍청하며, 시간 낭비를 하고 있거나 좋지 않은 환자로 생각한다고 상상한다. 이런 느낌은 대개 한쪽 혹은 양쪽 부모와의 관계에 문제가 있었다는 것을 반영하는 것이다. 더욱이 이런 느낌은 마음속 깊이 자리 잡고 있고 완고하기 때문에, 그것을 의식화시켜 검증하고 수정하는 데에는 많이 시간이 걸릴 수 있다. 반면에, 일부 환자는 침묵을 수용의 한 형태라고 생각해서 말을 해야 하고 의사소통을 해야 하는 압박으로부터 해방되는 것으로 받아들이기도 한다. 똑같은 상황에 대해서 환자들의 반응이 이렇게 뚜렷하게 차이가 나는 것은 암묵기억이 어떤 역할을 하고 있는지와 암묵기억이 의식적 경험에 어떤 영향을 미치는지를 보여 주는 확실한 증거이다.

이와 비슷한 현상이 어떠한 방해도 받지 않고 쉬려고 할 때 불편함을 느끼는 사람에게서도 발생한다. 이렇게 자극이 적은(또는 다른 데에 신경 쓰이게 하는 것이 없는) 상황에서 떠오르는 감정, 심상 및 생각은 우리의 뇌가 작동해서 나타나는 결과와 어린 시절 학습의 흔적에 대한 단서를 제공해 준다. 부정적인 느낌에서 벗어나기 위한 방어기제는 우리를 놀라게 하거나 당황하게 하는 것으로부터 우리를 지키기 위해 지속적으로 행동을 하거나 관심을 다른 곳으로 돌리게 만든다.

기억의 변형

유일한 천국은 천국이 없는 것이다.

― 마르셀 프루스트(Marcel Proust)

과거 수년 동안의 거짓기억에 대한 논란은 외현기억에 대해 우리가 알고 있는 지식의 한계를 드러내었다. 치료자들이 거짓기억을 환자와 함께 만드는 데 관여한 것과 연관되어 널리 알려진 증례는 기억의 처리과정에 초점을 둔 수련을 강화하게 되는 결과를 초래하였다. 대부분의 치료자는 이제 의식적 기억이 환자와 치료자 모두의 암시, 왜곡 및 꾸며내기에 취약하다는 사실을 잘 알고 있다(Loftus, 1988; Paz-Alonso & Goodman, 2008). 자신의 삶에 대해 훌륭한 기억력을 가지고 있는 사람들 역시 거짓기억을 만들어 내는 데 취약하다(Patihis et al., 2013). 실제로 거짓기억은 쥐의 해마에 있는 신경세포를 조작하여 만들어 낼 수도 있었다(Ramirez et al., 2013).

연구를 통해 기억이 실험실 상황에서 심어질 수 있다는 것이 증명되었는데, 실험실에서 피실험자는 금방 거짓기억이 진짜로 일어난 것처럼 확신하게 되었다(Ceci & Bruch, 1993; Loftus, Milo, & Paddock, 1995). 자신의 환자가 학대를 받아 왔다고 믿는 치료자의 신념은 환자로 하여금 무의식적으로 기억을 꾸며내는 데 영향을 줄 수 있으며, 그렇게 되면 환자와 치료자 모두 자신들의 믿음이 사실이라고 믿게 될 수 있다. 기억은 또한 우리가 기억하려고 하는 것에 대해 일관된 설명을 하려는 의도에 의해서도 왜곡될 수 있다(Chrobak & Zaragoza, 2013). 이러한 과정은 기억이 변형된다는 사실과 경험에 대한 기억을 만드는 데 있어서 과거를 회상하면서 이야기를 함께 만들어 나가는 것의 힘 모두를 명확하게 증명해 준다(Alberini, 2005; Anderson, Wais, & Gabrieli, 2006; Dudai, 2006; Nielson, Yee, & Erickson, 2005).

기억이 신경세포 사이에서 그리고 신경망 내에서 형성된다는 것을 고려해 볼 때, 기억의 변형은 이러한 신경계가 가진 형성력에 대한 관찰 가능한 증거인 셈이다. 이러한 기억의 변형은 목격자의 증언에 많이 의존하고 있는 우리의 사법체계에 있어서 분명한 걸림돌이다(Peterson, 2012). 새로운 DNA 증거에 의해 번복된 수백 건의 유죄판결은 현재 목격자의 증언을 기준으로 삼고 있는 현행 사법제도의 부적절성을 증명해 준다. 그러나 정신치료의 측면에서 본다면, 기억이 바뀔 수 있다는 점은 파괴적인 기억을 변화시킬 수 있는 지름길을 제공해 준다. 성인의 관점에서 어린 시절의 경험을 다시 살펴보고 재평가하는 것은 종종 과거의 이야기를 창조적이고 긍정적인 방식으로 다시 고쳐 쓸 수 있도록 해 준다. 과거의 경험에 대해 새로운 정보나 새로운 각본을 제공해 주며 기억의 양상을 바꾸고 정동 반응을 수정할 수 있게 된다.

마법의 세발자전거

> 스트레스에 대항하는 가장 강력한 무기는 여러 생각 중에서 한 가지를 선택하는 우리의 능력이다.
>
> – 윌리엄 제임스

셸던은 60대 후반의 남자로 많은 불안과 두려움으로 도움을 받고자 치료를 받으러 왔다. 어렸을 때, 그의 부모님은 나치로부터 셸던을 보호하기 위해 친구의 집 뒤쪽에 있는 창고에 그를 숨겼다. 어느 날, 셸던의 어머니는 자신과 자신의 남편이 곧 강제수용소로 가게 될 것이라는 것을 알고는 셸던에게 착한 아이가 되라는 말을 하고는 작별인사를 하고 떠나갔다. 부모님의 친구는 그에게 친절했지만, 그는 몇 개의 장난감, 작은 세발자전거 그리고 약간의 음식만을 가지고 혼자서 외롭게 하루를 보내야 했다. 셸던은 이때 앉아서 몸을 흔들거나 아니면 작은 원을 그리면서 세발자전거를 타거나 했는데, 이렇게 하면서 두려움과 지루함이 반복되는 상태였다고 회상하였다. 작은 소리도 그를 놀라게 했으며, 매번 지나가는 사이렌 소리에도 그는 경찰이 자신을 잡으러 오는 것이 아닌가 하고 두려워했다고 하였다. 그는 매일 두려움에 지쳐서 잠이 들었다.

그 이후 수십 년 동안에도 전쟁 중에 겪었던 그의 경험의 영향은 줄어들지 않았다. 그는 60년이 지난 지금에도 두려움을 느낄 때면 반복적으로 몸을 흔들거나 작은 원을 따라 돌고 있는 자신을 발견하였다. 그의 삶은 두려움으로 가득 찬 긴 하루처럼 느껴졌다. 그는 치료를 받는 동안 반복적으로 이런 경험을 회상하면서 때때로 자신이 숨어 있던 집을 떠나서 좁은 길을 따라 내려가 할머니가 있는 집으로 갈 수 있게 되기를 바랐다는 이야기를 하였다. 셸던은 전쟁 전에 할머니 집에서 할머니의 어린 시절에 대한 이야기를 들으면서 보냈던 날들을 기억하였다. 그의 할머니와 부모님은 전쟁 중에 사망하여 그 뒤로 볼 수 없었다.

어느 날, 나는 그의 기억을 조금만 바꾸어도 되겠냐고 그에게 물어보았다. 그는 약간 놀란 듯한 표정으로 나를 바라보더니 곧 동의했고, 눈을 감고 전체 이야기를 다시 했는데, 나는 간간이 그의 이야기를 중단시키고 약간의 제안을 해 주었다. 그가 세발자전거를 탄 이야기를 할 때, 나는 "그 자전거가 벽을 통과할 수 있는 마법의 자전거라면 어떻게 하시겠습니까?"라고 물어보았다. 나는 셸던이 현재에 대한 현실 검증력이 있으면서 역할연기에 참여할 수 있을 정도로 충분한 자아 강도를 가지고 있다고 느꼈다.

셸던은 잠시 망설인 이후에 "나는 집을 통과해서 도로로 나갈 겁니다."라고 말하였다.

나는 "좋습니다. 가시죠!"라고 말했다. 셸던은 우리의 상상치료 놀이에 대해 이미 준비가 되어 있었는데, 왜냐하면 그는 그의 손자들과 많은 시간을 이야기하고, 껴안고, 웃으면서 즐거운 시간을 보내왔기 때문이다. 나는 이러한 상상 작업이 그에게 접근하기 쉬운 방법이라고 느꼈을 뿐만 아니라 손자들과 보낸 긍정적인 정서와 그가 어렸을 때 겪었던 외롭고 두려웠던 경험을 연결시켜 줄 수 있다고 느꼈다. 자신의 손자들을 위해 이야기를 지어내던 경험은 이와 같은 작업을 다른 어른과 함께해야 하는 당황스러운 상황에 적절하게 대처하는 데 도움을 주었을 것이다.

그는 약간의 망설임 이후에 자전거를 타고 집을 통과하려고 하였다. 그러나 그가 문에 다가갔을 때, 그는 "그들이 나를 발견하고 죽이려고 해요."라고 말했다.

나는 "만약 그 마법의 자전거가 당신을 보이지 않게 하는 힘이 있다면 어떻게 하실래요?"라고 물었다.

그는 "그럴 수 있다고 생각해요."라고 말하고는 집을 통과하여 밖으로 나갔다. 그는 일단 집을 나오자 무엇을 해야 하는지 알고 있었다. 그는 할머니 집으로 가는 거리에 대해 설명하였다. 가게 주인, 이웃들, 공원, 그의 선생님, 심지어 그의 어릴 적 친구들이 모두 그의 기억 속에서 살아 있었다. 그가 할머니 집에 도착했을 때, 할머니는 항상 그랬듯이 그를 반겨 주었다. 그는 할머니에게 자신의 보이지 않는 세발자전거에 대해서 그리고 숨어 있었던 집에서 얼마나 무서웠는지에 대해서 이야기하였다. 그는 그녀에게 전쟁의 끝과 자신의 여행, 가족을 이룬 이야기를 계속해서 하였다. 그는 마지막으로 할머니에게 지금으로부터 많은 시간이 지난 후에 그녀의 고통을 보상해 줄 만큼 너무 아름답고 자유롭게 살고 있는 현손자를 가지게 될 것이라고 말해 주었다.

그 이후 몇 달 동안, 셸던은 어린 시절의 두려움과 불안을 경험할 때마다 자신의 이야기를 생각해 내고 조금씩 수정하였다. 이러한 수정은 점점 세부적으로 이루어졌고 그의 마음에 생생하게 살아났다. 그의 상상은 과거의 두려움을 극복하는 힘을 주었다. 그의 기억이 회상할 때마다 조금씩 수정되었기 때문에, 셸던의 뇌는 점차적으로 그의 고통스러웠던 어린 시절을 현재의 안전하고 즐거운 상태로 변화시킬 수 있었다. 그는 심지어 그의 손자에게 마법의 자전거를 가진 한 어린 소년이 용기와 지혜를 가지고 큰 일을 해내는 이야기를 해 주기도 하였다. 셸던은 자신의 내적 세계를 안전한 장소로 만드는 데 기억의 변형이 가지는 장점을 이용할 수 있었던 매우 특별한 사람이었다. 그의 어린 시절은 아무것도 변하지 않았지만, 지금 그는 자신이 숨어 있었던 장소를 기억할 때 그의 마법의 자전거를 함께 기억할 수 있게 되었다.

기억의 재구성에서 중요한 부분은 프로이트가 **사후성**(Nachtraglichkeit)이라고 불렀던 부분인데, 이것은 점차적으로 커져 가는 성숙함에 기초를 두고 기억을 재개념화하는 능력을 의미한다. 이러한 과정이 이루어지려면 감정적으로 압도당하지 않으면서 기억을 유지할 수 있어야 하고, 동시에 현재 우리가 누구이고 우리가 알고 있는 것이 무엇인지를 알고 있는 관점에서 기억을 볼 수 있으면서 그 기억을 현재로 가져오는 능력이 필요하다. 프로이트의 생각과 셸던의 경험 모두는 기억이 긍정적인 영향하에서 진화할 수 있는 과정임을 보여 주는 것이다.

자서전적인 이야기의 형성과 재형성에는 왼쪽 대뇌반구의 말뜻 처리과정(semantic processing)과 오른쪽 대뇌반구의 감정적 신경망의 통합이 필요하다. 우리가 어떤 사건을 이야기할 때 몸동작을 취하는 것처럼, 이야기 자체는 신체적인 참여를 유발하기도 한다. 이처럼 이야기는 분리되기 쉬운 신경망들의 조직화와 통합에 매우 가치 있는 도구이다. 우리는 우리 자신의 이야기를 쓰고 또다시 쓸 수 있기 때문에 새로운 이야기는 새로운 경험을 하는 힘을 가지고 있다. 우리의 이야기를 편집하게 되면 우리는 우리 기억의 양상과 구조를 변화시키고 따라서 우리의 뇌도 재조직화시킨다. 이것은 많은 형태의 정신치료들에서 이루어지고 있는 핵심적인 시도인 것이다.

요약

1960년대 초반에 소년이었던 나는 남태평양의 작은 섬에서 일본 병사들이 여행자들을 공격했다는 뉴스를 접하고 매우 관심을 가졌던 기억이 난다. 제2차 세계대전 동안 일본 해군은 태평양의 많은 섬에 병사들을 남겨 뒀지만 1945년에 전쟁이 끝난 이후에도 그들을 복귀시키지 않았다. 수십 년 후에 유람선이 이들 섬에 도착했는데, 전쟁이 아직 끝나지 않았다고 생각했던 병사들에 의해 공격을 받은 것이다. 그들은 미국이 공격해 올 것이라는 예상을 하면서 수십 년 동안 총을 가지고 경계하고 있었던 것이다. 나는 그들의 충성심에 감탄하였으며, 그들의 가족과 친구들이 그들 없이 지내는 동안 끝난 전쟁을 위해 싸울 준비를 하고 있었던 그들을 생각하며 슬픈 마음이 들었다.

이러한 병사들처럼 초기의 편도에 기초를 둔 기억체계는 의식적인 기억이 생기기 이전의 투쟁, 스트레스 및 외상의 기억을 간직하고 있다. 우리는 성장하고 새로운 삶을 살아가지만, 우리의 암묵기억체계는 과거의 두려움을 간직하고 있다. 초기 애착과정에서의 고통으로 인해 생긴 공격 징후에 대해 경계심을 가지고 있더라도, 친밀함을 가지고 접근하게 되면 이 모든 위험 신호를 제거할 수 있다. 편도에 속삭이는 말을 할 수 있도록 훈련받은 치료자는 이들 해변에 상륙하여 암묵기억 속에 빠져 있는 충성스러운 병사들에게 전쟁은 이미 끝났음을 확신시키는 시도를 한다.

제6장

가쪽성: 뇌는 하나인가, 둘인가

> 뇌는 비록 하나의 머리뼈 내에 있지만, 실제로는 두 개의 분리된 덩어리로 이루어져 있는데…… 이들은 서로 의견이 다르도록 고안되어 있다.
>
> – 조나 레러(Jonah Lehrer)

우리는 이제 기억의 복합적이고 다양한 체계에서 또 다른 신경적 복합성의 영역인 대뇌반구의 가쪽성으로 초점을 옮길 예정이다. 당신도 알다시피, 인간의 대뇌겉질은 오른쪽 대뇌반구와 왼쪽 대뇌반구로 나뉘어 있으며, 각각은 신체의 반대쪽을 조절한다. **가쪽성**(laterality)이라는 용어는 특정한 작업을 하는 데 있어서 한쪽 뇌가 특수화되어 있음을 말한다. 가쪽성은 또한 대뇌반구 각각이 조직화, 처리 전략 및 신경연결성에 있어서 서로 어떻게 다른지를 나타내 준다. 가쪽성은 각 개인들, 오른손잡이 및 왼손잡이, 남자와 여자 그리고 노인과 젊은이 사이에서 다르다는 점을 명심하여야 한다.

비록 대부분의 신경처리 과정에는 양쪽 대뇌반구 모두가 관여하지만(Calvo & Bettran, 2014; Shobe, 2014), 두 대뇌반구가 다르게 생각할 뿐만 아니라 서로 경쟁하는 상황도 있다. 이것은 왜 우리가 '두 개의 마음을 가질 수 있는지'에 대한 이유가 될 수 있다. 19세기의 저명한 신경학자였던 존 휴링스 잭슨(John Hughlings Jackson)은 사람들 대부분이 왼쪽 뇌가 우세하다고 믿었다. 이것은 브로카가 말뜻언어(semantic language)를 사용하는 능력이 왼쪽 대뇌반구에 있다는 발견에 의해 더 논리적인 것처럼 여겨졌다. 잭슨은 나중에 오른쪽 대뇌반구는 시공간 능력에서 우세하다고 제안하였다.

그러나 시간이 지나면서 뇌를 다른 종류의 두 개로 나누는 것이 최선의 접근법은 아니라는 것이 명확해졌다. 대부분의 신경계는 뇌의 양측에 있는 회로들을 통합한다는 점을 고려해 볼 때, 한쪽 대뇌반구에 국한된 기능을 알아보려는 연구들은 많은 경우 '일관되지 않은' 결과들만 얻게 되었다(Christman, 1994). 우리가 오른쪽 혹은 왼쪽 뇌의 기능에 대해서 이야기할 때, 우리는 한쪽 대뇌반구가 다른 쪽 대뇌반구보다 더 특별한 기능을 하거나 혹은 더 효과적으로 작동한다고 보다 정확하게 언급할 수 있다. 지난 40년 동안, 예술적인 오른쪽 뇌와 논리적인 왼쪽 뇌에 대한 기술이 많았다. 비록 이런 관점은 주목을 받을 만하지만, 너무 단순화된 것이다. 특정한 기능을 뇌의 특정한 영역에 할당하는 데는 우리의 지식이 여전히 진화하고 있다는 인식과 주의 모두가 필요하다.

진화와 발달

> 과학적 진리는 반대하는 자들을 설득하고 이해시킴으로써 얻어진다기보다는 반대하는
> 자들이 죽고 과학적 진리에 친숙한 새로운 세대가 성장하기 때문에 얻어진다.
> – 막스 플랑크(Max Planck)

가쪽으로 특수화되는 것은 진화적인 선택이며 모든 동물에 존재하는 것은 아니다. 예를 들면, 많은 새와 물고기는 똑같은 반구를 가지고 있다. 이런 동물은 한번에 한쪽 대뇌반구만 잠을 잘 수 있기 때문에 수영을 계속하거나, 침입자를 피해 날아갈 수 있고, 계속 음식을 먹거나, 오랜 이동 중에 휴식을 취할 수 있다. 비록 여분의 대뇌반구가 손상을 입었을 때 대체할 수 있는 것과 같은 장점이 있기는 하지만, 대뇌반구의 특수화는 다른 일을 할 수 있는 신경적 공간과 복합성을 제공해 준다. 인간의 진화를 통해 오른쪽과 왼쪽 대뇌반구는 점점 더 달라지게 되었다(Geschwind & Galaburda, 1985). 가쪽 우세는 해당 문제의 기능적 영역에 따라 선택되었던 것으로 보인다(Cutting, 1992; Goldberg & Costa, 1981; Semmes, 1968). 예를 들면, 왼쪽과 오른쪽 겉질영역을 보면 왼쪽은 의식적 언어적 자기(conscious linguistic self)의 조직화로, 오른쪽은 신체적 감정적 자기(physical emotional self)의 조직화로 특수화되어 있다.

생후 첫 2년 동안 오른쪽 대뇌반구에는 급속 성장(growth spurt)이 일어나는데, 이는 감각운동, 감정적 능력 및 대인관계 능력의 빠른 발달과 병행되어 나타난다(Casey, Galvan, & Hare, 2005; Chiron et al., 1997; Thatcher, Walker, & Giudice, 1987). 어린아이는 양육자에게 애착을 형성하는 동안 손-눈 협응, 기어다니기 및 걷기를 배운다. 공간 속에 있는 신체에 대한 감각과 체화된 자기(embodied self)가 시상, 소뇌 및 마루엽이 관여하는 겉질밑과 겉질 신경망 안에서 형성된다. 동시에 앞이마엽겉질의 중간부분들이 성숙되며 감정조절 및 애착과 관련된 기본적인 구조물을 형성하기 위해 겉질밑 구조물들과 통합된다. 이 기간에 왼쪽 대뇌반구의 발달은 다소 지연되고, 나중에 발달하는 기능을 위해 보류된다(Gould, 1977).

2세 중반에는 왼쪽 대뇌반구에서 급속 성장이 발생하며, 언어와 보행이 급격히 발달해 아이가 더 많은 신체적 활동을 할 수 있게 해 주고, 더 넓은 사회적 세상으로 나갈 수 있게 해 준다. 이마엽에서는 뒤가쪽 영역으로 발달이 옮아 가 뒤쪽으로 다른 겉질영역과 연결되어 언어신경망을 형성하게 되고(Tucker, 1992), 시각적 자극과 단어에 대해 손과 눈이 움직일 수 있도록 연결이 이루어진다. 뇌들보(corpus callosum)는 생후 첫해 말에 시작되어 4세까지 가장 많이 발달하며, 10세가 지날 때까지 계속해서 성숙된다. 이러한 느린 성숙 때문에 두 개의 대뇌반구는 처음에는 비교적 독자적으로 기능하다가 아동기 동안에 점점 더 서로 연결되어 조화를 이루게 된다(Galin, Johnstone, Nakell, & Herron, 1979).

각각의 대뇌반구 기능에 대해 알려져 있는 지식의 대부분은 스페리(Sperry)와 동료들이 진행한 분리된 뇌(split-brain) 연구의 결과들이다(Sperry, Gazzaniga, & Bogen, 1969). 분리된 뇌를 가지고 있는 환자들은 약물치료에 반응하지 않는 뇌전증 때문에 외과적 수술을 통해 뇌들보를 절단하여 발작이 뇌의 한쪽에만 국한되어 나타나도록 하는 시술을 받은 환자들이었다. 이들을 대상으로 각각의 대뇌반구에 따로 정보를 제공하였을 때 다양한 인지적인 과제와 감정적인 과제에 대해 인식하는 것과 특수화되어 있는 것이 나누어져 있다는 것을 밝혀내었다(LeDoux, Wilson, & Gazzaniga, 1977; Ross et al., 1994: Sperry, 1968).

가쪽 비대칭

> 한 동물 안에서 존재하는 모든 기관은 하나의 체계로 귀속된다.…… 그래서 연관된
> 나머지 모든 부분에서의 변화가 없는 한, 어떤 부분에서의 변화는 발생하지 않는다.
>
> – 조르주 퀴비에(George Cuvier)

언어의 가장 빠른 형태는 거의 대부분 손짓일 가능성이 많은데, 이것은 오른손잡이인지 왼손잡이인지(handedness)와 언어기능이 뇌에서 왜 그렇게 밀접하게 연결되어 있는지를 설명해 준다(Corbalus, 2003; Hopkins & Cantero, 2003). 우리 대부분은 오른손잡이(왼쪽 뇌에 의해 통제되는)이며 왼쪽 대뇌반구에 가쪽화되어 있는 말뜻언어를 사용한다. 대부분의 성인은 구어(spoken language)와 신호언어(sign language)를 위한 신경망이 왼쪽 대뇌반구에 위치하고 있으며, 따라서 왼쪽 대뇌반구의 손상은 대개 언어상실증(aphasia)과 같은 언어장애를 유발한다(Corina, Vaid, & Bellugi, 1992). 왼손잡이나 양손잡이의 경우, 언어의 가쪽화는 다소 불분명하다. 발달이 진행되는 동안 대뇌겉질의 말뜻기능(semantic functions)이 확장되고, 언어는 더욱더 묘사적이 되어 유용해지며, 가장 중요한 것은 단어가 점차 몸짓을 대체하게 된다는 점이다. 우리가 현재 말하는 언어를 강조하기 위해 사용하는 손짓은 이런 발달과정에 반대되는 것일 수 있다. 심지어 우리가 전화 통화를 하는 동안에도 손짓을 사용하는 경향은 이런 손짓이 의사소통의 역할을 할 뿐만 아니라 우리의 생각을 조직화하고 지지해 주는 역할을 하고 있다는 것을 암시해 준다.

왼쪽 대뇌반구는 오른쪽 대뇌반구보다 의식적인 대처와 문제 해결에 더 관여하고 있다. 이것은 왼쪽 대뇌반구의 언어기술과 친사회적인 기능 때문일 가능성이 높다. 왼쪽 대뇌반구는 중간 정도의 정동 상태에서 가장 좋은 기능을 하며, 긍정적인 감정과 접근하는 행동 쪽으로 편향되어 있다(Grimshaw & Carmel, 2014; Silberman & Weingartner, 1986). 특히 불안과 공포와 같은 강렬한 정동은 오른쪽 대뇌반구의 활성도를 높여 왼쪽 대뇌반구와 언어를 억제한다. 따라서 이런 경우에 무대공포증처럼 불안한 상황에서 말문이 막히는 경험을 유발하게 되는 것이다.

언어의 이해에 중심적인 역할을 하는 것으로 알려져 있는 왼쪽 관자엽의 베르니케영역(Wernicke's area)은 언어뿐만 아니라 다른 형태의 행동에 대한 확률 계산기와 같은 역할을 한다고 알려져 왔다(Bischoff-Grethe, Proper, Mao, Daniels, & Berns, 2000). 우

리가 말하는 과정이 얼마나 빠른지 그 속도를 고려해 볼 때, 베르니케 영역은 실제로 말하는 것만큼 듣게 될 것이라고 예상함으로써 정보를 처리한다고 볼 수 있다. 이것은 사람들 간의 의사사통에 왜 그렇게 많은 문제가 생기고 오해가 발생하는지를 설명하는 데 분명히 도움이 된다. 브로카 영역 또한 이와 유사한 예상기능이 있는데, 이것은 우리가 생각하는 것보다 더 빨리 말할 수 있게 해 주며, 심지어는 때때로 우리가 말하는 것을 들으면서도 스스로가 놀라게 만들기도 한다(Nishitani, Schürmann, Amunts, & Hari, 2004). 실제로, 미국 심리학의 아버지 중의 한 사람인 윌리엄 제임스(William James)는 자신의 마음속에 있는 것을 알기 위해 자신이 말하는 것을 스스로 듣는 것이 필요했다고 말했다.

대부분의 사람은 오른쪽 대뇌반구가 전체적인 방식으로 정보를 처리하며 둘레계통 및 내장기관과 밀접하게 연관되어 있다(Nebes, 1971). 반면에, 왼쪽 대뇌반구는 연속되면서 순서적인 방식의 정보를 처리하며 신체와는 덜 연결되어 있다. 오른쪽 대뇌반구는 둘레계통과 밀접하게 연결되어 있기 때문에 왼쪽 대뇌반구보다 내분비계와 자율신경계의 조절에 더 직접적으로 관여한다(Wittling & Pfluger, 1990). 오른쪽 대뇌반구는 마루엽 내에 신체 전체에 대한 표상을 가지고 있는 센터를 가지고 있다.

오른쪽 대뇌반구는 일반적으로 다른 사람의 안전과 위험을 판단하는 역할을 하고 있으며, 신체적 자기감각과 감정적 자기감각을 조직화한다(Devinsky, 2000). 이런 판단은 어떤 자극에 긍정적 연상이나 부정적 연상을 단순히 부여하는 것을 의미하는 반면, 감정은 이런 판단과정이 의식적으로 표현되는 것을 의미한다(Fischer, Shaver, & Carnochan, 1990; Fox, 1991). 대부분의 판단은 무의식적인 수준에서 일어난다. 이것이 왜 오른쪽 대뇌반구가 의식 밖에 있는 생각과 행동을 이끌어 내는 무의식적인 마음과 더 자주 연관되어 있는지를 설명해 준다.

많은 문화권에서 왼손잡이에 대해 좋지 않은 편견을 가지고 있는 것은 왼손잡이(오른쪽 뇌)와 우리가 가지고 있는 성향 중 어둡고 원초적인 측면을 연결시키는 직관적인 이해 때문일 수 있다. 이런 편견의 시작은 왼쪽 대뇌반구가 오른쪽에 대해 억제하려는 노력을 조금 덜 했던 선사시대로까지 거슬러 올라갈 수 있다. 왼쪽을 뜻하는 프랑스어 고슈(gauche) 및 이탈리아어 시네스트레(sinestre)가 모두 천박하고 나쁜 뜻으로 인용되는 것에 대해서 생각해 보라. 인사를 할 때 오른쪽 손을 내미는 것이 초기의 인간들에게는 이기적이거나 폭력적인 충동을 덜 행동화시키고 보다 문화적인 방식으로 행동하게 만들었을 것이다. 남유럽에 있는 동굴벽화들을 보면 오른손잡이 위주의 문화가 적어도 5천 년 이상 지속되어 왔음을 짐작할 수 있다(Cashmore et al., 2008; Coren &

Porac, 1977).

비록 왼쪽 대뇌반구가 일반적으로 말뜻언어를 만들어 내지만, 이것이 언어의 이해에 어떤 이점이 있는지에 대해서는 아직 분명하지 않다. 실제로, 오른쪽 대뇌반구가 목소리의 음색이나 말하는 태도 같은 언어의 감정적인 측면들을 이해하는 데 더 나을 수 있다(Searleman, 1977). 사회적-감정적 처리과정, 감정적 얼굴 표정을 평가하는 능력 및 시공간 능력과 음악적 능력은 일차적으로 오른쪽 대뇌반구에서 처리한다(Ahern et al., 1991; De Pisapia et al., 2014). 따라서 오른쪽 대뇌반구의 손상은 얼굴 표정을 평가하는 능력의 장애뿐만 아니라 손동작이나 목소리의 음색과 같은 의사소통의 비언어적 측면을 이해하는 데도 장애를 유발한다(Blonder, Bowers, & Heilman, 1991).

가쪽성과 감정

> 화가 났을 때는 숫자를 4까지 세라. 매우 화가 났을 때는 욕을 하라.
> ― 마크 트웨인(Mark Twain)

가쪽성과 감정이 관계 있을 것을 추측하게 하는 증거는 앞이마엽겉질이 손상된 증례에서 처음 관찰되었다. 왼쪽 대뇌반구가 손상된 환자의 경우, 오른쪽 대뇌반구가 손상된 환자보다 우울한 반응을 보일 가능성이 더 높다(Gainotti, 1972; Goldstein, 1939; Sackheim et al., 1982). 이런 병변이 앞이마엽 영역과 가까우면 가까울수록 더 심한 우울 증상이 나타난다는 것이 나중에 밝혀졌다(Robinson et al., 1984). 오른쪽 뇌가 손상된 환자는 왼쪽 뇌가 손상되거나 정상 대조군과 비교해 봤을 때 감정적인 변화를 덜 경험한다는 것 또한 밝혀졌다(Borod et al., 1998).

영상 연구를 통해 뇌손상이 없으면서 우울증을 앓고 있는 사람의 경우, 왼쪽 앞이마엽겉질에서의 포도당 대사와 혈류량의 감소가 있음이 밝혀졌다(Galynker et al., 1998; Kalia, 2005; Mathew et al., 1980). 이러한 결과는 주로 왼쪽 대뇌반구가 우세한 오른손잡이의 경우에 나타났다(Costanzo et al., 2015). 게다가 뇌손상이 없으면서 조증(mania)이 있는 사람의 경우 오른쪽 앞이마엽의 활동이 감소되어 있음이 밝혀졌다(Al-Mousawi et al., 1996). 이러한 연구들은 일반인들의 가쪽성과 감정 사이의 관계에까지 범위를 확대하였다. 〈표 6-1〉을 보면 왼쪽 대뇌반구는 긍정적인 정서, 안전함 및 긍정적인 사회적 접근뿐만 아니라 다른 사람을 향한 분노와 공격성에 편향되어 있음을 알 수 있다.

| 표 6-1 | 가쪽성과 감정

왼쪽 대뇌반구가 활성화되는 경우
- 행복한 자극[1]
- 긍정적인 그림[2]
- 긍정적인 영화에 반응하여 나타나는 긍정적인 정동[3]
- 다른 대상에 대한 접근과 연관된 기질적인 성향[4]
- 보다 긍정적인 성향[5]
- 미소 짓기와 즐거운 얼굴 표정[6]
- 잘 지낸다는 보고[7]
- 엄마의 접근에 반응하는 아이의 미소[8]
- 기질적 분노[9]
- 상황적 분노[10]
- 상황적 공격성[11]
- 부정적인 생활 사건에 대한 회복력[12]

오른쪽 대뇌반구가 활성화되는 경우
- 불쾌한 얼굴 표정[13]
- 불쾌한 음식 맛[14]
- 부정적인 그림[15]
- 회피행동[16]
- 부정적인 정동[17]
- 위협과 연관된 경계[18]
- 낯선 사람의 접근[19]
- 엄마와의 분리
- 우울증

전반적으로 보면, 뇌의 왼쪽은 사회적 세계에 대한 성공적인 대처에 관여하고 있는 것으로 보인다.

　감정과 인지 사이의 밀접한 관계는 많은 가쪽성 연구에서 증명되어 왔다. 예를 들면, 슬픈 얼굴을 왼쪽 시야에 보여 주었을 때 오른쪽 시야에 보여 주었을 때보다 비교적 더 슬픈 것으로 평가되었다(Sackheim et al., 1988). 부정적인 자극은 오른쪽 대뇌반구에 노출되었을 때 가장 많이 지각되었다(Smith & Bulman-Fleming, 2004). 연구에 의하면, 왼쪽 대뇌반구를 마취시켰을 때 부정적인 감정을 가장 많이 표현하였으며, 경험에 대해 친사회적으로 설명하는 경향이 감소하는 것으로 나타났다(Dimond & Farrington, 1977; Ross et al., 1994). 왼쪽으로 바라보게 하였을 때(오른쪽 대뇌반구를 자극) 낙천주의가 감소하였으며, 오른쪽으로 바라보게 하였을 때는 그 반대 현상이 나타났다(Drake, 1984; Thayer & Cohen, 1985). 더욱이, 오른쪽 대뇌반구에 편향된 신경처리 과정은 낮은 자존감과 연관되어 있다(Persinger & Makarec, 1991).

왼쪽 앞이마엽의 활성도가 좀 더 높은 것은 회복력이 높은 정서 유형, 부정적인 사건을 겪은 후의 빠른 회복 및 스트레스 호르몬인 코르티솔 농도가 낮은 것과 연관되어 있다(Davidson, 2004; Jackson et al., 2003; Kalin, Larson, Shelton, & Davidson, 1998). 전반적으로 긍정적 왼쪽/부정적 오른쪽의 편향이 나타났지만, 그림으로 자극을 줄 경우에는 더 복잡하게 나타났다. 대뇌반구들은 또한 왼쪽은 사회적인 반면, 오른쪽은 개인적으로 편향되어 있고, 접근/회피 행동도 같은 방식으로 편향되어 있다. 이런 왼쪽/오른쪽 활성화 양상은 공격적인 것과 분노를 표현하는 것이 왼쪽에 편향되어 있고, 슬픔과 수치심이 오른쪽에 편향되어 있을 뿐만 아니라 건강과 행복이 이러한 가쪽화의 균형과 연관되어 있음을 암시한다.

오른쪽 대뇌반구에서의 신체적 통합

몸은 결코 거짓말을 하지 않는다.

– 마사 그레이엄(Martha Graham)

우리의 귀 위쪽에서 머리 꼭대기 사이에 있는 마루엽은 시각, 청각 및 감각을 담당하는 신경망들의 교차로에 위치하고 있다. 마루엽은 이러한 기능들의 조율과 통합을 위한 연관영역 역할을 하고 있다. 마루엽의 앞쪽 부분은 촉각을 통합하는 반면, 뒤쪽 부분은 감각-운동을 개념적 사건(conceptual events)과 함께 조직화하기 위해 감각을 서로 연결한다(Joseph, 1996). 따라서 마루엽에 있는 세포들은 손의 위치, 눈의 움직임, 단어, 동기와 연관된 문제, 신체의 위치 및 경험의 통합과 연관된 다른 요소들에 대해 반응한다.

이러한 고차원적인 정보처리 과정 신경망들을 모두 연결시키는 목적은 자신의 신체에 대한 조율되고 통합된 인식 및 신체와 외적 환경의 관계에 대한 조율되고 통합된 인식을 제공하는 데 있다(Ropper & Brown, 2005). 이런 사실은 해마로부터 진화되었다는 점과 의미 있게 연결되는데, 해마는 하위 동물의 경우에 외부 공간에 대해 인지적 지도 역할을 한다고 알려져 있다(O'Keefe & Nadal, 1978). 마루엽이 하는 일 중 하나가 공간에 있는 우리 신체에 대해 통합적인 지도를 만들어 내는 것인데, 이렇게 하는 것은 자기 모습에 대해 의식적인 인식을 가능케 해 준다. 따라서 마루엽에 손상이 있는 경우(특히 오른쪽)에는 자기(self)에 대한 우리의 경험과 우리를 둘러싸고 있는 세상에 대한 경험에 다양한 장애를 유발하게 된다.

비록 왼쪽 대뇌반구는 신체의 오른쪽에 대해 관찰하고 감시하는 신경망을 가지고 있지만, 오른손잡이의 오른쪽 대뇌반구는 '개인외적 공간(extrapersonal space)'의 오른쪽과 왼쪽 측면 모두에 대해 양쪽으로 주의를 기울이는 특수화된 능력을 가지고 있다(Mesulam, 1981). **반쪽무시**(hemineglect), 또는 신체 왼쪽의 존재를 부정하는 증상은 오른쪽 마루엽의 병변에 의해 유발된다. 이런 무시가 심할 경우에 환자는 세상의 왼쪽 절반이 존재하지 않는 것처럼 행동한다. 반쪽무시가 있는 환자는 자신의 왼쪽 팔이나 왼쪽 다리의 존재를 무시하면서 신체의 오른쪽에만 옷을 입고 화장을 한다. 그들에게 시계를 그려 보라고 요구하면, 12개의 숫자를 오른쪽에만 그리거나 또는 6시에서 그리기를 멈추기도 한다.

반쪽무시 현상은 또한 상상하는 공간에 대해서도 나타난다는 것이 밝혀졌다. 비시아치와 루자티(Bisiach & Luzzatti, 1978)는 오른쪽 마루엽 손상으로 왼쪽 무시가 있는 두 명의 환자에게 밀라노에 있는 대성당 광장에 대해 설명해 보도록 하는 검사를 하였다. 이 광장은 두 환자 모두에게 매우 익숙한 곳이었다. 그러나 한쪽 끝에서 본 광장을 상상해 보도록 요구했을 때, 그들은 자신이 상상한 오른쪽 부분에 대해서는 회상하고 상세한 부분까지 설명할 수 있었지만 왼쪽 부분에 대해서는 설명하지 못했다. 나중에 그들에게 반대쪽에서 본 광장을 다시 상상해 보라는 요구를 하였다. 그들은 자신이 과거에 봤던 장면들을 회상하면서 오른쪽에 있는 부분은 정확하게 설명할 수 있었지만, 왼쪽에 대해서는 설명하지 못했다. 바꿔 말하면, 그들은 180도 돌려진 장면을 상상하면 조금 전에는 기억하지 못했던 기억에 접근할 수 있었다. 그러나 조금 전에 말했던 정보에 대해서는 더 이상 접근할 수가 없었다. 주목할 만한 현상은 공간의 조직화에 관여하는 신경망이 상상하는 동안에도 사용된다는 것이다.

나중의 연구에서 비시아치와 동료들(Bisiach, Rusconi, & Vallar, 1991; Cappa, Sterzi, Vallar, & Bisiach, 1987; Vallar, Sterzi, Bottini, Cappa, & Rusconi, 1990)은 오른쪽 마루엽에 병변이 있는 환자의 왼쪽 귀를 차가운 물로 세척하는 방법(온도눈떨림 검사, caloric test)을 통해 안뜰자극(vestibular stimulation)을 하였을 때, 일시적으로 왼쪽 반쪽무시가 회복되는 것을 발견하였다. 이것은 차가운 물을 왼쪽 귀에 넣는 것이 오른쪽 관자엽에 있는 영역을 자극하여 환자로 하여금 왼쪽에 대해 집중할 수 있도록 한 결과였다(Friberg, Olsen, Roland, Paulsen, & Lassen, 1985). 비록 그 기전은 명확하지 않지만, 한 가지 설명 가능한 가설은 오른쪽 관자엽의 활성화는 오른쪽과 왼쪽 대뇌반구의 주의 집중 과정에 대한 재통합을 유발하여, 이것이 일시적으로 세상을 조직화된 전체로 느낄 수 있도록 해 준다는 것이다(Rubens, 1985). 이 가설은 두려움에 떨고 있는 얼굴을 보여 주었을 때 또한 이들 환자의 무시가 극복된다는 사실에 의해서도 지지를 받는다(Tamietto et al., 2007). 이런 얼굴의 생존 가치, 즉 두려움에서 살아남아야 하는 본능적인 반응을 위해 이를 인식해야 하는 것의 필요성은 반쪽마비 현상에서 설정된 높은 문턱값(threshold)을 능가하기 때문이다.

언어신경망과 왼쪽 대뇌반구 통역사

> 모든 인간은 사기꾼이다. 이들 사이의 유일한 차이점은 일부는 그것을 받아들인다는 것이다. 나 스스로는 그것을 부인한다.
>
> – 헨리 루이스 멩켄(H. L. Mencken)

왼쪽 대뇌반구 언어신경망은 관자엽, 뒤통수엽 및 마루엽에서 나오는 청각, 시각 및 감각 정보들이 모임으로써 작동한다. 관자엽에 있는 베르니케 영역은 1차 청각영역에서 나오는 입력 정보를 받아들여 의미 있는 정보로 조직화한다. 이러한 정보들이 모이는 영역에서는 소리, 장면 및 만지는 느낌을 연결시킴으로써 교차감각연결(cross-modal connection)이 이루어지고, 우리가 시각적인 단서 없이도 만지거나 듣는 것을 통해서 물건의 이름을 이야기할 수 있도록 해 준다. 교차감각연결은 또한 단어가 몸짓의 형태를 갖게 되는 신호언어의 발달에도 필요하다. 이렇게 매우 정교하게 처리된 정보는 표현언어가 조직화되는 브로카 영역으로 전달되게 된다.

언어영역과 이마엽의 나머지 영역을 연결시키는 신경망은 구어와 내적 언어(internal language) 모두가 행동을 유도하고 정동을 조절할 수 있게 해 준다. 비록 언어의 말뜻 측면은 흔히 왼쪽 대뇌반구에 편향되어 있지만, 오른쪽은 언어의 감정적 요소와 운율적 요소에 관여한다. 언어의 통합적인 성향은 뇌의 다른 어떤 기능도 이와 필적할 만한 것이 없을 수 있다. 이야기를 만들어 내고 회상하는 데는 다른 감정적 능력, 시간적 능력 및 기억능력이 모여야 가능한데, 이를 통해 신경망들이 모든 방향으로 연결된다. 이런 방식으로 언어는 뇌를 통합하고 조직화하면서 조절하기 때문에 정신치료뿐만 아니라 일상생활 이야기에서도 많은 도움을 준다.

다양한 조건에서도 일관된 소견을 보여 주었기 때문에 언어를 담당하는 새겉질이 의식적인 경험을 조직화하고 규칙과 예상 그리고 사회적 표현을 결정하는 사회적 자기(social self)를 포함하고 있다는 데 의견을 함께하게 되었다(Nasrallah, 1985; Ross et al., 1994). 가자니가(Gazzaniga)와 동료들은 분리된 뇌 환자에 대한 연구를 통해 오른쪽 대뇌반구의 정보를 이용할 수 없을 때 왼쪽 대뇌반구가 경험에 대한 설명을 할 수 있다는 것을 발견하였다(Gazzaniga, LeDoux, & Wilson, 1977). 가자니가는 나중에 **왼쪽 대뇌반구 통역사**(left hemisphere interpreter)라는 개념을 발달시켰는데, 이것은 왼쪽 대뇌반구가 유용한 정보들을 통합하고 의식적인 사회적 자기에 대한 일관된 이야기를 만들어 낼 수 있다는 개념이다.

경험과 기억 사이의 빈 공간을 메우는 전략과 설명을 하기 위해 추측하는 것은 정신병, 치매 및 다른 형태의 뇌손상이 있는 환자에게서 보이는 말짓기 과정과 유사하다. **말짓기증**(confabulation)은 의미가 없는 것을 의미 있게 만들고, 경험을 정리하며, 자기를 가장 좋게 보이게 만들려고 하는 왼쪽 대뇌반구 통역사의 반사적인 기능으로 보인다. 이런 현상은 불안을 감소시키기 위해 현실을 왜곡하는 프로이트의 방어기제와 연관되어 있다.

이런 종류의 말짓기 행동에 대한 좋은 예는 오른쪽 대뇌반구의 마루엽과 관자엽에 위축이 있었던 77세의 S.M.에게서 증명되었다. 어느 날, 그녀의 아들은 그녀가 침실에 있는 거울 앞에서 수화를 하는 것을 보았다(Feinberg & Shapiro, 1989). 뭘 하고 있냐고 물었을 때, 그녀는 '또 다른 S.M.'과 이야기하고 있다고 말했다. 그녀는 자신과 외모, 나이 그리고 살아온 배경이 똑같은 또 다른 S.M.이 항상 거울 속에 있다고 말했다. 그녀와 또 다른 S.M.은 같은 학교를 다녔지만 그 당시에는 서로에 대해서 몰랐다고 말했다. 또 다른 S.M. 역시 그녀의 아들과 생긴 것과 이름이 똑같은 아들이 한 명 있었다.

또 다른 S.M.은 말을 너무 많이 하는 경향이 있고, 그녀처럼 수화를 잘하지 못하는 것을 제외하고는 모든 면에서 그녀와 똑같았다. 그녀의 아들이나 검사자가 거울 앞에 있는 그녀의 뒤에 나타났을 때, 그녀는 거울에 비친 아들이나 검사자의 모습을 정확하게 알아봤다. 따라서 거울에 비친 또 다른 S.M.은 자신의 모습임이 분명했다. 또 다른 S.M.이 그녀 자신의 모습이라는 것을 지적했을 때, 그녀는 "물론, 당신이 생각하는 것이 맞아요."라고 대답했다(Feinberg & Shapiro, 1989, p. 41). 자신과 세상에 대한 S.M.의 이해와 인식은 오른쪽 대뇌반구 병변에 의해 파괴되었지만, 그녀의 왼쪽 대뇌반구 통역사는 정상적으로 남아 있었다. 그녀가 거울에 비친 자신이 말을 너무 많이 하지만 자신만큼 수화를 잘하지는 못하는 것을 경험했다고 생각하는 것은 조금은 우습고 재미있는 일이다. 아마도 왼쪽 대뇌반구 통역사는 왜 우리 모두는 마음속으로 자신을 평균 이상이라고 생각하는지에 대해서 설명해 주는 것일 수도 있다.

이러한 S.M.의 말짓기와 긍정적인 자기편향 및 그녀의 또 다른 S.M.은 왼쪽 대뇌반구 통역사가 작동하고 있는 것에 대한 완벽한 예이다. 이것은 또한 이해하지 못하는 것을 설명하려는 근본적인 뇌의 본능을 반영해 주는 것이기도 하다. 또 다른 형태의 통역사 개념은 초자연적 신념(Cozolino, 1997), 조현병의 망상(Maher, 1974) 및 종교적 신념(Gazzaniga, 1995)을 설명하기 위해 과거에 사용되어 왔다. 이런 개념은 특히 정신치료와 연관이 있는데, 왜냐하면 성격장애 환자가 세상을 보는 시각, 신경증 환자의 방어기제 및 건강한 사람의 일상적인 현실 모두에서 현실을 그럴듯하게 만드는 작업이 작용하고 있기 때문이다. 왼쪽 대뇌반구 통역사는 자기에 대한 내적 대변인이며, 자신이 경험한 것과 그것이 다른 사람들에게 어떻게 보이는지에 대해서 긍정적인 전환을 하는 역할을 한다. 만약 왼쪽 대뇌반구 손상이나 왼쪽 이마엽겉질의 활성도 감소의 경우와 같이 통역사가 자신의 역할을 적절히 하지 못하게 되면 우리는 너무 현실적이고 비관적이며 우울하게 될 수 있다.

대뇌반구 사이의 의사소통과 조율

> 구조적으로는 뚜렷하게 두 부분인 뇌는 두 개의 기관인가, '분리되어 있는 것처럼 보이지만 결합되어 있는 하나의 기관인가'?
>
> – 헨리 모즐리(H. Maudsley)

우리의 오른쪽과 왼쪽 대뇌반구는 진화하는 동안에 분화하면서 양쪽 겉질이 동일하게 발달하지 않게 되어 각각의 대뇌반구는 특정한 기능에 대한 우세성을 가지게 되었다(Levy, Trevarthen, & Sperry, 1972). 그렇기 때문에 각각의 대뇌반구가 가지고 있는 힘이 혼합되었을 경우에 우리의 인지적 기능과 감정적 기능의 통합이 최대로 이루어진다. 우리가 깨어 있을 때, 오른쪽 대뇌반구는 왼쪽 대뇌반구에게 우리가 직관, 느낌, 공상 및 시각적 영상으로 경험되는 정보를 조용하게 제공한다(Nasrallah, 1985). 일시적으로 갑자기 솟아올랐다가 빠르게 사라지는 느낌이나 영상은 오른쪽 대뇌반구의 정보처리 과정이 왼쪽 대뇌반구의 통제 속으로 들어가는 과정에서 나타나는 현상 때문일 수 있다(Gainotti, 2011). 오른쪽 대뇌반구가 보내는 정보를 걸러 내는 작업은 비록 그 정보가 반드시 인식되고 이해되거나 아니면 의식적으로 알게 될 필요가 있는 것은 아니더라도 우리가 하고 있는 작업에 초점을 계속 맞추도록 하기 위해서 필요한 것일 수 있다.

대뇌반구가 서로 분리되어 있다는 것을 알게 되면 어떤 일이 일어날까? 제이슨과 파주르코바(Jason & Pajurkova, 1992)는 뇌들보의 앞쪽 부분과 이마엽의 안쪽 부분에 손상이 있었던 41세의 오른손잡이 남자의 증례를 보고하였다. 손상을 받은 이후에 가장 뚜렷하게 나타난 행동은 신체 양쪽이 서로 갈등을 겪고 있는 듯한 모습이었다. 신경심리 검사를 하는 동안, 환자의 오른손은 검사를 하려고 하지만 왼손은 방해를 하려고 하였다. 그가 계단을 내려가려고 할 때, 그의 오른발은 아래로 내려가려고 하지만 그의 왼손은 계단 손잡이를 잡고는 그가 아래로 내려가는 것을 거부하였다. 그는 양쪽 손의 협동을 요구하는 일을 할 수 없다는 것을 스스로 발견하였다.

환자는 "내 왼발과 왼손은 내 오른손과 오른발이 하려는 행동에 대해 항상 반대되는 행동을 하기 원하는 것 같아요."라고 말했다(Jason & Pajurkova, 1992, p. 252). 또 다른 경우에 그는 "내 왼손은 내가 원하는 방향으로 움직이지 않아요."(p. 249)라고 말했다. 각각의 경우에 오른손과 오른쪽(왼쪽 대뇌반구에 의해 통제되는)은 환자가 의도하는 대로 움직였다. 그러나 왼쪽(오른쪽 대뇌반구에 의해 통제되는)은 그러지 않았다. 저자들은 오른쪽 대뇌반구가 관심과 통제를 얻기 위해 경쟁하는 악의를 품은 형제자매처럼 행동하는 것 같아 보였다고 보고하였다(Jason & Pajurkova, 1992). 비록 서로 반대되는 이런 행동은 시간이 지나면서 감소했지만, 손상 6개월이 지날 때까지는 여전히 뚜렷하게 나타나고 있었다. 대개는 수술 몇 주 후에 없어지기는 하지만, 이와 유사한 오른쪽-왼쪽 갈등현상이 분리된 뇌 환자에게서 보고되었다.

이런 증례를 통해 왼쪽 대뇌반구는 의식적인 자기(자아, ego)로 경험되는 반면, 오른쪽 대뇌반구의 행동은 자기의 밖에 있는(자아이질적인, ego-alien) 힘으로 경험되는 것이 명확하다. 이런 환자의 경험과 행동은 각각의 대뇌반구에서 정보를 처리하는 방법이 서로 다르다는 것뿐만 아니라 서로 다른 의지에 의해 움직인다는 것을 보여 주는 것이다. 이런 환자의 오른쪽 대뇌반구에 의해 일어난 무의식적이고 반대되는 양상의 행동에 따라 왼손이 무의식적인 감정적 반응을 행동화(acting out)하게 된 것일 수도 있다.

오른쪽-왼쪽 통합과 정신병리

> 우리는 뇌를 너무 적게 사용하며, 우리가 뇌를 사용할 때는 단지 우리의 반사와 본능
> 에 대해 뇌를 사용하기는 한다고 변명하는 것일 뿐이다.
>
> — 마틴 피셔(Martin Fischer)

나는 초기에 신경망의 통합은 정신건강과 연관되어 있는 반면, 신경망의 분열이나 불균형은 정신질환과 연관되어야 한다는 가설을 세웠다. 만약 이것이 사실이라면, 우리는 오른쪽과 왼쪽 대뇌반구의 통합이 최적의 뇌기능을 하기 위한 한 가지 요소라고 추정할 수 있다. 불안, 정서장애, 정신병, 감정표현상실증(alexithymia) 및 정신신체질환은 모두 대뇌반구 사이의 통합과 균형의 장애와 연관되어 있음이 드러나고 있다.

불안과 우울

> 불안은 사랑을 죽이는 가장 거대한 살인마이다.
>
> — 아나이스 닌(Anaïs Nin)

앞에서 말했듯이, 각각의 대뇌반구는 감정적인 편향성을 가지고 있기 때문에, 오른쪽-왼쪽 활성화가 적절하게 이루어지면 우리가 긍정적 경험과 부정적 경험을 건강하게 섞어서 경험할 수 있을 뿐만 아니라 불안을 조절하고 다룰 수 있게 된다(Silberman & Weingartner, 1986). 왼쪽 대뇌반구는 긍정적인 정동, 친사회적인 행동 및 자기주장에 편향되어 있는데, 이 모두는 다른 사람과 친해지고 집단 내에서 안정감을 느끼게 해 주는 반면, 오른쪽 대뇌반구는 의심과 부정적인 쪽으로 편향되어 있어서 위험에 대해 경계하고 주의를 하게 만든다(Harmon-Jones et al., 2010).

오른쪽 대뇌반구에 편향된 이마엽과 편도의 활성화는 우울증과 불안증의 징후 및 증상들과 연관되어 있다(Nikolaenko, Egorov, & Freiman, 1997; Perman et al., 2012). 오른쪽 이마엽 활성도를 극단적으로 가지고 있는 영장류는 왼쪽 대뇌반구에 편향된 활성도를 가지고 있는 영장류보다 두려움이 더 많고 방어적이며, 높은 농도의 스트레스 호르몬을 가지고 있다(Kalin et al., 1998). 어린 시절에 외상의 과거력이 있는 성인들에게 불쾌했던 기억에 대해 생각해 보라고 요청했을 때, 그들에게서 오른쪽 대뇌반구

로의 정보처리 이동이 의미 있을 정도로 많이 나타남이 밝혀졌다(Schiffer, Teicher, & Papanicolaou, 1995). 오른쪽 대뇌반구에 있는 많은 구조물의 활성화 역시 외상후스트레스장애에서 명백하게 일어난다(Engdahl et al., 2010; Rauch et al., 1996).

만약 불안과 우울이 부분적으로라도 오른쪽 대뇌반구에 대한 편향의 결과라면, 어떤 형태이든 성공적인 치료는 이러한 체계 사이의 균형을 다시 맞출 수 있도록 해 줄 것이다. 불안과 우울증에 대한 인지치료에서는 이런 균형을 다시 얻기 위해 왼쪽 대뇌반구의 활성도를 높이는 합리적인 생각을 사용한다. 이완훈련을 통한 오른쪽 대뇌반구의 하향조절(down regulation)도 증상을 완화시킬 수 있다.

가쪽성이 가지고 있는 문제점은 불행히도 오른쪽 대뇌반구가 부정적인 감정에 편향되어 있으면서 감정적인 자기인식에 대해서도 일차적인 통제를 한다는 점이다(Keenan et al., 1999). 게다가, 너무나도 일찍 오른쪽 대뇌반구의 무의식적인 감정적 학습이 일어나기 때문에 어린 시절의 부정적인 경험은 우리의 자존감과 태도 그리고 성격에 오랫동안 지속되는, 그러면서도 우리가 알지 못하는 채로 영향을 미치게 된다. 이런 가쪽성이 가지는 특징은 수치심, 죄책감 및 회의주의로 편향되는 상태를 유발할 수 있으며, 이것이 "인간은 살기 위해 격려를 받아야 하는 유일한 동물이다."라는 니체의 말에 깔려 있는 신경생물학적 기전을 설명이 가능하도록 해 준다. 나중에 나오는 장에서 설명하겠지만, 이것은 우연히 발생한 것이 아니다. 진화는 집단의 조직화를 위해 우리가 다른 사람에 의해 보다 쉽게 통제되도록 우리가 의식적으로 수치심이라고 경험하는 것을 사용하였다.

감정표현상실증과 정신신체질환

> 아이들의 감정은 너무나도 강렬하기 때문에 심각한 결과가 없이는 억압될 수 없다.
> – 앨리스 밀러(Alice Miller)

감정표현상실증(alexithymia)―느낌을 의식적으로 경험하고 설명하지 못하는 것―은 오른쪽 대뇌반구 기능의 통합 및 인식장애로 발생한다. 이런 환자들은 우울증이나 조증으로 진행되지는 않지만 대신에 감정적 표현이나 감정적 경험이 빈곤해진다. 이들은 다른 사람이 감정을 가지고 있다는 것은 인식할 수 있지만 자신들이 가지고 있는 감정은 알지 못한다.

정신역동적 측면에서 볼 때, 이런 환자는 자신의 신체 및 감정적 내적 세계와는 단절된 채 이차과정 사고(secondary process thinking)에 갇혀 있는 것처럼 여겨진다. 감정표현상실증이 있는 환자들은 경직된 인지 양상 혹은 자극에 의존적인(stimulus-bound) 인지 양상을 가졌거나 제한된 상상력을 가진 것으로, 혹은 꿈에 대한 기억이 없는 것으로 묘사된다(Bagby & Taylor, 1997). 이들은 전통적인 말을 하는 치료로는 도움을 받지 못하는데, 왜냐하면 치료시간에 감정을 불러일으키지 못하거나, 상상을 사용하지 못하거나, 자신에 대한 생각을 확장시키는 역할연기를 하지 못하기 때문이다. 비록 이 장애에 대한 신경학적 원인은 알려져 있지 않지만, 감정표현상실증은 '대뇌반구 사이의 양방향성 전달 결함(bidirectional interhemispheric transfer deficit)'이라고 알려져 왔다(Taylor, 2000). 정동과 인지의 통합 실패는 결과적으로 왼쪽 대뇌반구의 의식적인 자기가 오른쪽의 감정적 · 직관적 그리고 상상적 정보들을 받지 못하는 결과를 유발한다.

다른 정신건강의학과적 장애가 있는 환자도 감정표현상실증이 있는 환자와 유사한 양상을 보인다. 호피(Hoppe, 1977)는 정신신체장애가 있는 환자는 꿈이 빈곤하고 상징적 생각을 못하며 느낌을 말로 표현하지 못하는 것과 같은, 감정표현상실증이 있는 사람과 유사한 특징이 있음을 발견하였다. 유사한 증상이 유대인 대학살 생존자, 분리된 뇌 환자 그리고 외상성 뇌손상을 입은 환자에게서도 발견되었다. 호피와 보겐(Hoppe & Bogen, 1977)은 발달과정상의 문제나 기저에 있는 유전적 문제가 대뇌반구가 각각 독자적으로 조직화되고 기능하도록 만들 수 있다는 가설을 세웠다. '대뇌반구 간 전달 결함'과 같은 이론은 대뇌반구 사이에서 감각운동 정보를 전달하는 데 결함이 발견된 외상후스트레스장애와 감정표현상실증으로 고통받는 환자에 대한 연구에 의해 지지되고 있다(Zeitlin, Lane, O'Leary, & Schrift, 1989).

정신병

> 현실은 매우 지속적인 것이기는 하지만, 단지 하나의 착각일 뿐이다.
> – 알베르트 아인슈타인(Albert Einstein)

의식의 정상적인 상태는 오른쪽과 왼쪽 대뇌반구 처리과정의 통합과 균형에 의해 이루어지는 반면, 정신병(psychosis)은 오른쪽 대뇌반구 기능이 의식으로 침입한 결과 발생하는 것으로 보인다. 오른쪽 대뇌반구의 과다활성화 또는 왼쪽 대뇌반구의 억제

능력 감소는 오른쪽 대뇌반구로부터 오는 일차적 과정의 정보 입력을 걸러 내는 능력을 감소시킨다. 이런 오른쪽-왼쪽 편향의 이동은 도파민과 같은 중요한 신경화학물질의 농도 변화, 신경해부학적 이상, 또는 시상과 같은 겉질밑 뇌 영역에서의 활성도 변화를 포함하는 다양한 이유로 인해 발생할 수 있다. 조현병 환자들과 그들의 친척에게서 왼쪽 해마와 편도 부피의 감소가 있음이 밝혀졌는데, 이는 사고의 장애와 연관된 것으로 알려져 있다(Seidman et al., 1999; Shenton et al., 1992).

환청 또는 하나 이상의 목소리가 이야기하는 것을 듣는 것은 조현병의 핵심 증상이다. 실제로, 조현병의 다른 이름인 정신분열병이라는 용어는 마음이 분리된 것을 의미한다. 이런 이상하고, 침습적이며, 자아이질적인 경험은 오른쪽 대뇌반구 언어(일차처리 사고 그리고/혹은 암묵기억)가 왼쪽 대뇌반구로 침입했음을 반영해 준다(Mitchell & Crow, 2005). 흔히 강렬한 감정적 의미를 지닌 하나의 단어로 들리는 이러한 목소리는 자기 밖에서 들리는 것으로 경험된다. 예를 들면, 환자는 거리에서 사람 옆을 지나갈 때 비속하거나 비판적인 단어(예, 바보, 멍청이)가 들린다고 이야기한다. 자신이나 다른 사람을 해치거나 위험한 행동을 하라고 하는 명령환각(command hallucinations)도 같은 양상을 보인다. 조현병 환자는 정상적인 사람의 경우에는 억제하고, 억압하며, 부정할 수 있는 자신들의 내적 세계의 수치스러운 측면(오른쪽 대뇌반구에 저장되어 있는)과 싸우는 것처럼 보인다.

정신병의 경우에 일차과정 사고가 정상적인 의식 상태로 침입하여 현실 검증력 결함과 사고장애로 진단될 수 있는 상태를 유발한다. 환자는 이것을 깨어 있으면서 꿈을 꾸는 것처럼 느껴진다고 설명하며, 일차처리 경험과 이차처리 경험이 동시에 겹쳐진 이 상태를 이해하려고 발버둥치게 된다. 터무니없는 생각을 이해하려는 이러한 시도는 왼쪽 대뇌반구 통역사를 작동시켜 기이한 망상(bizarre delusion)을 만들어 낸다(Maher, 1974). 비록 정신병에 대한 대뇌반구 모델은 아직 추측에 근거한 것이지만, 가쪽 우세성에 대한 검사(듣기 작업에 의해 평가되는)에 의해 정신병 환자에게서는 가쪽 우세성이 감소한 정도와 정신병적 증상의 심한 정도가 연관되어 있다는 것이 밝혀졌다(Wexler & Heninger, 1979).

신경심리학자인 줄리언 제인스(Julian Jaynes, 1976)는 현대 과학과 고대 문헌에 영감을 받아 오른쪽 대뇌반구에서 오는 입력 정보를 억제하는 왼쪽 대뇌반구의 능력이 증가되는 것에 기초를 두고 인간 의식의 진화 이론을 개발하였다. 제인스는 기원전 1천 년에 두 개의 대뇌반구가 각각 독립적으로 활동하였다고 주장하였다. 오른쪽 대뇌반구는 무의식적으로 신체를 통제하는 반면, 왼쪽 대뇌반구는 사회적 환경과 신체의 활동을 관찰하고 묘사한다고 보았다. 이런 가쪽성 모델은 진화론적으로 두 개의 의식적 지각을 가지고 있는 단계와 현재 오른쪽 대뇌반구를 억제하는 쪽으로 되어 있는 단계 사이의 중간적인 발달 단계를 보여 주고 있다.

제인스는 우리의 선조들이 전쟁과 같은 극한의 스트레스 상황에 있었을 때, 오른쪽 대뇌반구는 자기 밖에서 나오는 것으로 경험되는 청각적 명령을 왼쪽 대뇌반구에 제공하였다고 제안하였다. 이것은 부족장과 전사들이 내렸던 명령을 내재화한 청각적인 기억을 보여 주는 것일 수 있는데, 현대의 조현병에서 보고되는 명령환각과 유사한 것이다. 뇌들보의 확장과 왼쪽 대뇌반구의 우세성이 증가하면서 왼쪽 대뇌반구에 기반을 두고 있는 보다 통일된 자기감이 점점 더 우세해졌고, 그럼으로써 이런 내적인 목소리들을 억제할 수 있게 되었다. 제인스는 현대 환자에게서 보이는 정신병적 증상은 오른쪽 대뇌반구에서 나오는 이런 정보를 억제하는 왼쪽 대뇌반구의 능력이 파괴된 결과로 볼 수 있다고 생각하였다.

가쪽성과 정신치료

> 행복은 강도의 문제가 아닌 균형, 질서, 리듬 및 조화의 문제이다.
> – 토머스 머튼(Thomas Merton)

오른쪽과 왼쪽 대뇌반구의 적절한 균형 및 통합은 발달과정에서 저절로 주어지는 것이 아니다. 나는 오른쪽-왼쪽 대뇌반구의 통합이 안정적 애착을 통한 적절한 정동 조절에 기반을 둔 경험이 필요하다고 강력히 믿고 있다. 이 외에도 오른쪽-왼쪽 대뇌 반구의 통합은 감정을 인식하고, 이름을 붙이고, 여기에 더해 이러한 감정을 경험으로 통합시켜 자신의 이야기를 만들어 가는 것에도 달려 있다고 본다. 정신치료는 보살펴 주는 관계 속에서 현실 검증과 감정을 말로 표현하는 방법을 통해 환자의 단절된 대뇌 반구들을 재통합시키는 하나의 수단으로 작용할 수 있다(Schore, 2011, 2014).

정신건강의학과와 신경과에서 볼 수 있는 여러 예에서는 심리적인 건강이 오른쪽과 왼쪽 대뇌반구의 활성도, 억제와 통합이 적절하게 균형을 이룬 상태와 연관되어 있다는 점을 강력하게 지지하고 있다. 유전적 요소와 신경해부학적 요소는 어린 시절의 방치나 외상과 결합되어 적절한 신경망 통합과 조절의 발달을 방해할 수 있다. 정신치료 자들은 대뇌반구의 특수화와 프로이트가 말한 의식과 무의식적 마음 사이의 유사성을 잊어버리지 않고 있다. 오른쪽 대뇌반구의 기능은 발달 초기에 발달하고 감정적이고, 비언어적이며, 감각운동적이라는 측면에서 프로이트의 무의식 개념과 유사하다(Galin, 1974). 이렇게 순차적이지 않은 처리방식은 오른쪽 대뇌반구가 이차과정 사고와는 달리 다양하면서 서로 겹칠 수 있는 복수의 현실감을 가질 수 있도록 해 주는데, 이는 대부분 꿈에서 명확하게 드러나는 프로이트의 일차과정 사고와 유사하다. 왼쪽 대뇌반구에 있는 의식적 생각의 순차적인 처리과정은 프로이트의 이차과정 사고 개념과 유사한데, 이는 시간, 현실감 및 사회적 요인에 지배를 받는다.

환자들이 치료를 받으러 왔을 때, 왼쪽 대뇌반구 통역사가 자신의 이야기를 하게 한다. 그러나 흔히는 무언가가 잘못되어 있다. 환자가 하는 이야기가 자신의 삶에서 무슨 일이 일어나고 있는지에 대한 완전한 설명을 해 주지 못한다. 자신의 정체성을 알려 주는 환자의 이야기는 그들의 경험, 감정 및 행동에 대해 적절한 설명을 해 주지 못한다. 오른쪽 대뇌반구 또한 얼굴 표정, 신체언어, 감정 및 태도를 통해 말을 한다. 따라서 우리는 언어적 이야기, 비언어적 의사소통 및 감정적 의사소통 사이에 일치된 점이 있는지에 주의하면서 양쪽의 이야기를 모두 들어야 한다. 우리는 이러한 과정을 통해 오른쪽-왼쪽 및 하향식 신경망의 통합성과 일관성을 분석하게 된다. 모든 치료방식 중에서 가장 기본은 오른쪽 대뇌반구의 조용한 지혜를 받아들일 수 있도록 왼쪽 대뇌반구의 자기 이야기를 편집하고 확장하는 능력을 증가시켜 주는 것이다.

희망 사항이긴 하지만, 치료자는 치료적인 관계 속에서 내담자보다 통합을 더 잘할 수 있을 것이다. 이런 통합이 가능한 것은 치료자로 하여금 감정이 담겨 있는 이야기에 반응하고, 내담자의 감정에 공감해 주며, 그 결과 이러한 감정에 대한 생각을 내담자와 공유하도록 해 준다. 따라서 자신의 오른쪽과 왼쪽 대뇌반구 사이에 있는 다리를 자유롭게 횡단할 수 있는 능력이 내담자를 올바르게 안내하게 해 주며, 하나의 모델로서의 역할을 하게 된다.

가쪽성의 측면에서 또 다르게 치료에 대해 설명하자면, 치료를 통해 우리는 내담자들이 오른쪽 대뇌반구 처리과정에 주의를 기울여서 왼쪽 대뇌반구 언어로 번역할 수 있도록 가르칠 수 있다는 것이다. 우리는 그들의 왼쪽 대뇌반구 통역사에 의해 만들어진 자신의 믿음이 가지는 제한점과 왜곡된 점이 무엇인지를 가르쳐 줄 수 있다. 많은 내담자는 자신의 왼쪽 대뇌반구가 제공하는 생각에 대해 의심해 볼 필요가 있다. 이것이 바로 현실 검증이 치료의 성공에 왜 그렇게 중요한지에 대한 이유가 된다. 치료자의 역할은 내담자가 말하지 않은 것을 듣고, 내담자가 의식적으로 경험하지 못하는 것에 공감해 주며, 이것을 통합될 수 있는 방식으로 내담자에게 다시 돌려주는 것이다.

이런 과정은 대뇌반구의 통합을 가능하게 해 준다.

요약

단절된 처리과정 체계를 통합하는 것이 치료의 중요한 초점이다. 일반적으로, 내담자들은 자신들이 제공한 정보를 치료자가 어떻게 수집하고 해석하는지를 배우기 위해 치료를 받으러 온다(Gedo, 1991). 이런 과정은 어린 시절에 부모와 함께 한 긍정적인 상호관계를 통해 이루어진 것과 밀접하게 연관되어 있다. 만약 어린 시절 동안에 배웠던 방법이 비적응적이었다면, 그 결과 어린아이(그리고 나중에는 성인)는 제한된 자기인식과 신경망 단절의 상태에 놓이게 된다. 치료를 받는 동안에 이루어지는 이러한 기술에 대한 학습은 감정적 통합과 인지적 통합의 측면에서 일어나며, 이런 작업에는 양쪽 대뇌반구, 자기성찰적 언어(reflective language), 느낌, 감각 및 행동의 참여가 필요하다. 신경과학적 측면에서 볼 때, 치료자는 이성적 정보와 감정적 정보를 함께 통합시킬 수 있는 새로운 전략을 가르쳐 줌으로써 단절된 기억체계와 정보처리 체계들을 통합할 수 있도록 돕는다. 이런 과정을 통해 내담자는 보다 폭넓은 자기에 대한 이야기를 형성할 수 있게 되며, 그렇게 되면 반대로 이러한 이야기가 앞으로 계속 진행되는 신경적 통합에 대한 청사진으로서의 역할을 담당하게 된다.

집행기능과 신경통합 제3부

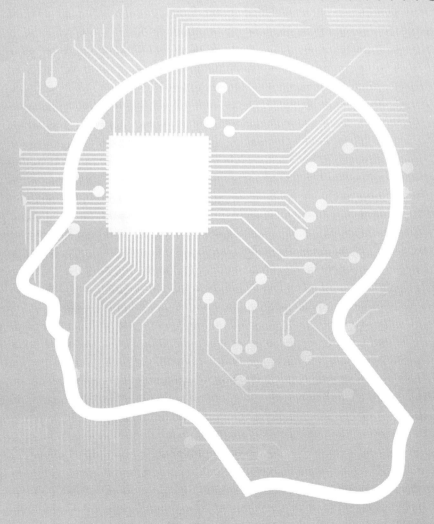

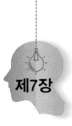

제7장

집행하는 뇌: 규제된 행동과 억제

> 나의 뇌는 나에게 있어서 가장 이해하기 어려운 기계이다. 항상 웅웅거리고, 윙윙거리
> 며, 높이 치솟았다가 가라앉으며, 마지막에는 진흙 속에 묻혀 버린다. 왜 그럴까? 이러한
> 열정은 무엇을 위한 것일까?
>
> – 버지니아 울프(Virginia Woolf)

우리는 셀 수 없이 많은 적응을 위한 도전과 자연적 선택의 과정을 통해 믿을 수 없을 정도로 복잡하고 정교한 뇌를 가지게 되었다. 원시적 신경망은 보존되고 확장되며 재조직화되는 반면에, 새로운 신경망이 나타나서 점점 더 복합적인 기능을 수행하게 되었다. 이러한 과정에서 일부 집행기능은 뇌줄기와 둘레계통에 남아 있는 반면, 새로운 집행기능이 겉질에서 발달되었다. 집행기능 중의 일부는 언어, 대인관계 및 문화가 맡고 있다. 따라서 우리는 여전히 뇌줄기에 의해 조절되는 원초적인 반사를 가지고 있으며 둘레계통에 있는 편도는 위험 상황에 대한 자신의 역할을 계속 담당하고 있는 반면, 우리는 또한 우리의 생각과 행동을 안내하는 데 도움을 주는 다른 집행기능에도 의존하고 있다.

신경학은 원래 성격을 진단하기 위해 우리의 머리뼈에서 솟아나 있는 부분을 연구하는 골상학에서 유래되었다. 이러한 시작은 과학자들로 하여금 본능적으로 인간의 모든 행동을 각각 담당하는 뇌의 장소를 알아내려는 시도를 유발하였다. 폴 브로카

(Paul Broca)가 왼쪽 이마엽겉질의 한 부분을 '언어중추'로 지정한 이후로, 한때 지혜 및 용기와 같은 성격적인 특징을 나타내는 것으로 알려졌던 뇌의 영역은 이제 시각, 기억 및 수용언어의 기능을 하는 부분임이 입증되었다. 분명히 이러한 발전은 바람직한 방향으로 가는 단계이기는 하지만, 너무 단순해 보인다. 왜냐하면 뇌의 각각의 영역은 결코 분리될 수 없는 복합적인 체계라는 것이 밝혀졌기 때문이다.

우리의 신체와 정신 기능의 대부분에 대한 통제는 자동적으로 이루어진다. 정상적인 상황에서 우리는 숨 쉬는 것, 걷는 것 및 이야기하는 것 외에도 수천 개의 다른 복잡한 것에 실제로 신경을 쓰지 않는다. 우리는 이야기하고 음악을 들으면서도 수 시간 동안 안전하게(아무 생각 없이) 차를 운전할 수 있다. 이런 모든 자동성으로 인해 우리는 주어진 순간에 발생한 작은 부분에 대해서 의식적인 관심을 기울이는 것이 가능할 수 있다.

집행기능에 대한 기존의 독단적인 믿음

> 신체의 주된 기능은 뇌를 이동시키는 것이다.
>
> – 토머스 에디슨(Thomas Edison)

'집행기능(executive functioning)을 담당하는 뇌의 영역'을 나타내는 세 음절로 된 단어를 묻는 질문의 정답은 분명히 **이-마-엽**일 것이다. 그러나 최근의 신경과학은 이 질문에 대한 대답을 찾기 위해 더 광범위하고 깊이 있는 연구를 하였다. 우선, 우리는 집행기능이 신체적 기능, 인지적 기능, 감정적 기능 및 사회적 기능을 포함하는 수많은 기술과 능력이 서로 얽혀서 나타나게 된다는 것을 깨닫게 되었다(Koziol et al., 2011). 예를 들면, 지능의 개념이 인지적인 기능(문제해결 기술과 기억력)에서 마음을 읽는 것, 조율을 하는 것, 공감 및 정동조절과 같은 대인관계 능력과 감정적인 능력을 포함하는 것으로 확대되었다.

뇌의 한 부분에 대한 특정한 기능을 지정하려고 했던 노력이 뇌와 신경계 전반에 분포되어 있는 상호작용적인 신경망을 탐색하려는 보다 정교한 전략으로 발전하였다(Takeuchi et al., 2012). 우리가 집행기능의 복합성에 대해 이해하게 되면서, 집행기능이 뭔가 다차원적인 것이라면 반드시 많은 신경망의 참여를 필요로 한다는 것이 명확해졌다. 운동경기로 비유하자면, 집행기능에 있어서 이마엽이 핵심 선수이기는 하지만, 경기를 하려면 팀 전체의 노력이 필요한 것이다.

최고경영자를 찾아서

효과적인 지도력은 중요한 일을 먼저 하는 것이다.

– 스티븐 코비(Stephen Covey)

잠깐 동안 큰 회사에 있는 최고경영자를 한번 생각해 보라. 특정한 영역의 작업만을 수행하는 낮은 단계에 있는 관리자는 수천 개의 다양한 기능을 조절하기 위해 회사에 고용된다. 다양한 수준의 낮은 단계 관리자를 이용함으로써 최고경영자는 시장이 돌아가는 상황을 관찰하고, 경쟁회사의 상태를 주시하며, 미래에 대한 계획을 세울 시간을 가질 수 있다. 최고경영자가 생산, 건물 관리 및 고지서 처리와 같은 일상적인 걱정으로부터 자유로워지는 것처럼, 대뇌겉질의 집행영역은 기본적인 신체기능이나 잘 학습된 운동적 행동과 같은 문제에서 자유로울 수 있다. 집행하는 뇌는 새롭고 문제가 되는 상황에서만 보다 기본적인 기능에 관여한다(Bermpohl et al., 2008).

비록 뇌의 집행영역은 전통적으로 우리의 합리적인 능력만을 담당한다고 알려져 왔지만, 이들은 실제적으로 생각, 계획 및 행동을 결정하기 위해서 감각적 정보, 운동적 정보, 기억 및 감정적 정보를 결합하는 일을 한다. 이와 같은 집행기능에 대한 관점이 보다 넓어지는 데는, 결정을 내리는 데 있어 감정과 직관이 기여하고 있다는 인식이 점차 커지고 있는 것이 일부분 작용하고 있다. 많은 뇌기능이 무의식적이고, 비언어적이며, 의식적인 관찰에서 벗어나 있기 때문에 집행하는 뇌 또한 무의식적 처리과정에 의해 강력하게 영향을 받는다. 정신치료는 집행하는 뇌로 하여금 의식적 신경망과 무의식적 신경망 사이의 관계를 새롭게 하고 재조직화하여 이러한 새롭고 재조직화된 신경망이 정신적 건강과 신체적 건강을 감시하는 역할을 하도록 돕는다.

집행하는 뇌는 우리가 특정한 활동에 집중을 하고, 산만하게 만드는 것을 걸러 내며, 결정을 내리고, 조직화되고 목적의식적인 방식으로 행동할 수 있게 해 주는 통제체계를 가지고 있다. 만약 이러한 기능이 성공적으로 실행된다면, 우리는 충분히 안전함을 느껴서 사색, 상상 및 자기인식과 같은 집행기능의 다른 측면을 위해 내적으로 우리의 주의를 돌릴 수 있게 된다. 이러한 능력은 그 이후에 예술, 종교, 철학 및 유일하게 인간만이 시도할 수 있는 다른 영역에 대해 도전할 수 있는 가능성을 만들어 낸다. 집행체계는 또한 우리에게 새로운 역할과 보다 복잡한 도전을 요구하는 성인기와 부모 역할과 조부모 역할을 하는 일생을 통해 변화한다. 뇌의 기능과 조직화는 전체적으로 보는 관점, 연민, 지혜의 증가를 가능하게 하면서 일생을 통해 계속적으로 발달한다.

이마엽

> 도덕적인 문화에서 달성 가능한 가장 높은 단계는 우리가 우리의 생각을 조절해야겠다는 인식을 하는 때이다.
>
> – 찰스 다윈(Charles Darwin)

이마엽과 앞이마엽겉질이 영장류와 인간에게 있어서 행동적 집행기능과 감정적 집행기능을 담당한다고 생각되는 가장 가능성이 높은 영역이다. 이들이 조직화되고 연결이 이루어짐으로써 인지적 처리과정과 감정적 처리과정의 통합이 이루어진다(Fuster, 1997). 이마엽겉질에는 일차적인 감각영역이 없기 때문에 뇌 전반에 걸쳐 있는 다른 신경체계에서 오는 이미 고도로 처리가 된 정보에 전적으로 의존하고 있다(Nauta, 1971). 예를 들면, 마루엽 영역에서 오는 정보에는 통합된 시각, 운동 및 안뜰(vestibular) 정보가 포함되어 있는 반면, 관자엽에서 오는 정보는 이미 감각적 정보와 사회감정적 평가가 결합된 상태로 들어온다.

비록 인간의 이마엽은 처음에는 복합적인 운동행동(motor behavior)을 조직화하기 위해 진화되었지만, 앞이마엽의 확장과 함께 계획 세우기, 전략 짜기 및 작업기억(working memory)을 위한 능력이 추가되었다. 양쪽 대뇌반구에 있는 신경망은 정보를 이마엽겉질과 마루엽겉질로 보낸다. 겉질, 둘레계통 및 뇌줄기에 걸쳐 위아래로 회로를 형성하고 있는 신경망이 신체적 정보와 감정적 정보를 이마엽겉질에 제공하는 동안, 이러한 신경망이 모두 모이는 이마엽과 앞이마엽 내에서는 우리의 주의, 감정 및 행동과 연관된 인지를 통합시키기 위해 다양한 정보를 합성한다(Alexander et al., 1986; Marien, Custers, Hassin, & Aarts, 2012). 이마엽겉질 내에 있는 신경세포와 신경망은 행동이 수행되었을 때 앞으로 발생할 수 있는 결과를 위해 기억을 유지함으로써 우리의 시간에 대한 의식적 감각을 조직화한다(Dolan, 1999; Fuster, Bonder, & Kroger, 2000; Grinband et al., 2011; Ingvar, 1985; Watanabe, 1996). 그리고 집행 신경망이 다른 일을 하고 있으면, 새로운 특정 과제를 하기 위해서는 배열이 달라지면서 재조직화된다

(Braun et al., 2015).

운동적 행동과 인지 사이의 진화적인 상호성 때문에 일부 이론가는 인지를 운동적 행동의 파생물로 간주하기도 한다(Wilson, 1998). 이런 이론을 지지하는 증거로 많은 상징적 생각과 추상적 생각이 우리의 언어에 스며들어 있는 내장(visceral)과 연관된 비유, 감각적 비유 및 운동적 비유에 의해 이루어져 있는 사실을 들 수 있다(Goldman & de Vignemont, 2009; Johnson, 1987). 무언가를 이해한다는 것이 '생각을 파악하다 (grasping an idea)'(역주: 생각을 손으로 잡다) 혹은 '개념을 이해하다(understanding a concept)'(역주: 지도자 아래에 서 있으면서 지도자의 마음을 이해하다)라고 표현된다. 왼쪽 이마엽겉질에 있으면서 표현언어를 통제하는 브로카 영역은 입술과 혀를 움직이는 운동겉질 영역 옆에 위치하고 있다. 이런 근접성은 구어와 미세한 운동조절이 공동 진화가 되었을 가능성 및 서로 간의 상호의존성을 반영해 주는 것이다.

앞이마엽겉질은 또한 마음이론(theory of mind)이라고 불리는 과정에 관여하는데, 마음이론은 다른 사람의 신념, 의도 및 관점을 매우 다양한 과정을 통해 알게 되는 것을 말한다(Goel, Grafman, Sadato, & Hallett, 1995; Herrick, Brown, & Concepcion, 2014; Schaafsma, Pfaff, Spunt, & Adolphs, 2015; Stuss, Gallup, & Alexander, 2001). 어린 시절에 앞이마엽겉질에 손상을 입게 되면 사회적 역할, 관점의 수용 및 공감적 능력을 학습하는 것과 같은 마음이론의 발달에 결함이 생기게 된다(Balconi, Bortolotti, & Gonzaga, 2011; Dolan, 1999; Koenigs, 2012). 성인이 된 이후에 앞이마엽겉질에 손상을 받게 되었을 때도 이런 능력에 있어서 결함이 유발되는데, 이러한 상태는 거짓정신병 (pseudopsychopathy)이라고 불린다(Meyers, Berman, Scheibel, & Hayman, 1992).

겉질과 억제

> 사람의 마음을 발명할 수 있다면 사람의 성격도 조절할 수 있다.
> - 토머스 에디슨

우리가 인간 대뇌겉질의 진화를 생각할 때, 우리는 음악, 예술 및 문화적 업적에 대해 생각하는 경향이 있다. 비록 우리는 눈에 보이고 인상적인 이러한 인간 뇌의 산물에 초점을 맞추고 있지만, 겉질 스스로와 뇌의 다른 구조물을 억제하는 겉질의 숨겨진 역할이 뇌가 가지고 있는 능력들 중에 가장 중요한 부분이다. 이러한 예를 한번 생각해 보자. 우리는 우리의 선조들 때부터 간직하고 있는 원초적이고 다양한 뇌줄기 반사들을 가지고 태어난다. 이러한 반사들 중의 하나는 잡기반사인데, 이 반사는 신생아의 손바닥에 우리의 집게손가락을 놓으면 신생아가 손가락을 잡아서 우리가 신생아를 들어올릴 수 있게 해 준다. 출생 후 첫 몇 달 동안에 신생아는 손가락을 잡음으로써 자신의 몸무게를 지탱할 수 있으나, 그 이후에는 더 이상 잡지 못하게 된다.

이러한 잡기반사는 새끼 원숭이가 자신의 어미 털을 잡음으로써 어미의 손이 자유롭게 되어 어미가 나무 사이를 다니면서 음식을 구하고 새끼를 보호했던 시기부터 유래되었다고 믿어지고 있다. 따라서 비록 이러한 행동이 인간의 생존에는 더 이상 필요하지 않게 되기는 하였지만, 우리의 유전적 설계도 속에는 계속 보존되어 왔던 것이다 (Jeannerod et al., 2005). 잡기반사는 아이가 반사적으로 잡으면 부모가 이로 인해 신체적·감정적으로 매혹되게 함으로써 신생아와 부모가 결합되는 경험을 증가시키는 역할을 계속하고 있는 것으로 보인다.

출생 후 몇 개월이 지나게 되면, 이런 반사는 대뇌겉질에서 나온 내림섬유(descending fibers)가 이런 반사를 자극하는 뇌줄기와 연결되면서 점점 감소하게 된다. 그러나 대뇌겉질은 왜 이러한 억제과정을 만들어 내는 것일까? 결국은 배울 것이 너무 많다는 이유에서이다. 가장 가능성이 높은 이유는 겉질의 운동영역이 손과 손가락에 대한 재주를 익히기 전에 이러한 원초적인 반사에 대한 통제를 할 필요가 있기 때문이다. 바꿔 말하면, 우리가 손가락을 독립적으로 움직이고 각각의 손가락을 조화롭게 움직일 수 있게 되기 전에 잡기라는 하나의 목적을 위해 같이 움직이는 경향으로부터 자유로워질 필요가 있다.

이제 이 신생아가 70세 또는 80세가 되는 시점으로 시간을 앞당겨 보자. 그녀의 자녀들은 그녀가 시간이 지날수록 자꾸 잊어버리고 점점 이상해진다는 것을 느끼고는 무언가 잘못되지 않았나 하는 걱정을 한다. 가족 주치의는 그녀를 신경과 의사에게 의뢰하고, 그녀는 여러 가지 임상 검사를 받게 된다. 이러한 검사를 하는 중에 의사는 그녀에게 손바닥을 아래로 한 채 손을 앞으로 뻗어 보라고 한다. 의사는 자신의 손바닥은 위를 향하게 하고 팔을 뻗어 그녀의 팔꿈치에서 손바닥 쪽으로 조금씩 움직인다.

의사의 손가락이 그녀의 손목에 가까이 왔을 때, 그는 자신의 손가락을 살짝 구부린다. 의사의 손가락이 그녀의 손바닥 아래를 지나갈 때, 그는 자신의 손가락이 그녀의 손가락을 자극하여 그녀가 손가락을 구부려 자신의 손가락을 잡는지를 관찰한다. 만약 그런 현상이 발생한다면, 그는 그녀에게 자신의 손가락을 잡지 말라고 이야기한 후 다시 검사를 시도한다. 만약 이러한 현상이 다시 발생한다면, 그의 손가락이 그녀가 신생아 때 보였던 것과 같은 뇌줄기의 잡기반사를 자극한 것이다. 왜 이것이 임상적으로 중요할까?

신생아에서 보이는 반사들은 사라지지 않고 일생을 통해 뇌줄기 내에 남아 있으며, 겉질에서 나오는 내림섬유에 의해 지속적으로 억제되고 있다는 것이 밝혀졌다. 치매와 같은 질병이 있는 경우에 겉질에 있는 신경세포는 점점 죽게 되고, 겉질은 점점 제 기능을 하지 못하게 된다. 따라서 의사는 뇌줄중, 종양, 또는 치매의 시작을 암시하는 겉질의 억제기능이 약화된 징후를 살펴본다. 성인에게서 뇌손상 이후에 다시 나타나는 초기 반사를 **겉질해제 징후**(cortical release signs)라고 부른다(Chugani et al., 1987; Walterfang & Velakoulis, 2005).

억제적인 이러한 겉질의 기능은 원초적인 반사에만 국한된 것이 아니다. 안정적 애착을 형성하는 주요한 신경생물학적 요소는 앞이마엽겉질에서 편도 및 다른 둘레계통 구조물로 가는 내림섬유의 형성인데, 이것이 형성됨으로써 어린아이는 처음에는 두려움을 조절하는 데 부모를 감정적인 발판으로 사용하다가 나중에는 혼잣말이나 긍정적인 결과를 얻었던 기억 그리고 주도적인 문제 해결을 통해 스스로 두려움을 해결할 수 있게 된다(Ghashghaei, Hilgetag, & Barbas, 2007). 공감은 개념적 이해, 감정적 조율 및 정서조절 능력을 필요로 하기 때문에 앞이마엽겉질의 어떤 영역이라도 손상이 있으면 공감적 행동의 다른 측면에 대해서도 장애를 유발할 수 있다(Eslinger, 1998).

공감적인 생각은 환경으로부터 한 발짝 물러서고, 특정 순간을 위해 현재의 욕구를 한쪽으로 제쳐 두며, 다른 사람의 느낌을 예상하기 위한 인지적 융통성과 정서적 조절을 필요로 한다. 살인을 하는 행동은 공감의 부족으로 나타나는 극단적인 표현이다. 살인을 저지른 사람의 경우, 이마엽의 뒤쪽과 눈확 부분(dorsal and orbital portions of the frontal area) 모두에서 포도당의 대사가 뚜렷하게 감소되어 있는 것이 증명되었다. 이런 소견은 뇌의 손상이 없고 뇌의 다른 부분에서의 대사 감소가 없는 상태에서 나타났다(Raine et al., 1994). 비록 반사회적 행동이 복합적인 현상이기는 하지만, 정동조절과 충동조절의 결함 그리고 다른 사람의 경험과 연관시키는 능력의 부족이 살인을 저지른 사람들에게서 공통적으로 보인 소견이었다.

눈확안쪽 앞이마엽겉질(orbitomedial prefrontal cortex: ompfc)의 손상에 대한 전통적인 예로 피니어스 게이지(Phineas Gage; Harlow, 1868; Damasio, 1994)의 증례가 있다. 젊었을 때 게이지는 뉴햄프셔 철도회사의 감독관이었는데, 사람들에게 존경을 받았으며 성숙되고 '균형이 잘 잡힌' 마음씨를 가진 것으로 유명했다. 그는 일하는 도중에 발생한 폭발로 인해 지름이 3cm 정도 되는 쇠막대가 그의 뺨과 머리를 관통하게 되어 눈확안쪽 앞이마엽겉질의 많은 부분에 손상을 입게 되었다. 비록 그 사고로 인해 '신경행동적' 결함(언어상실증, 마비 또는 감각 소실과 같은)은 나타나지 않았지만, 그의 동료들은 "게이지가 예전의 게이지가 아니야."라고 이야기하였다. 그는 사고가 발생한 이후에 자신의 감정을 통제하지 못했으며, 목표 지향적인 행동을 하지 못하거나 사회적인 관습을 지키지 못했다. 그는 미래가 촉망되는 젊은 남자에서 목적이 없고 성공가능성이 없는 방랑자로 전락하고 말았다.

앞이마엽겉질

> 동물의 행동에서 가장 놀랄 만한 측면은 학습을 통해 행동을 변화시키는 능력이며,
> 사람의 경우에 이러한 능력이 최고조로 나타난다.
>
> – 에릭 캔들(Eric Kandel)

앞이마엽겉질은 일반적으로 두 부분으로 나뉘어 있다. 첫 번째 부분은 눈확과 안쪽(orbital and medial prefrontal cortex: ompfc) 부분이며, 두 번째 부분은 뒤쪽과 가쪽(dorsolateral prefrontal cortex: dlpfc) 부분이다. 비록 위치적으로는 서로 연결되어 있지만, 눈확안쪽과 뒤가쪽 앞이마엽 부분들은 연결성이나 신경구조, 생화학 및 기능에서 서로 다르다(Wilson, O'Scalaidhe, & Goldman-Rakic, 1993). 두 부분 모두 억제와 통제 역할을 하지만, 뒤가쪽 부분은 집중하는 역할을 하고 눈확안쪽 부분은 사회적-감정적 작업의 역할을 하는 것으로 각각 특화되어 있다.

어린 시절에 처음으로 진화하고 발달하는 눈확안쪽 부분은 둘레계통의 가장 꼭대기에 위치하고 있으며 학습, 기억 및 감정과 연관된 편도와 겉질밑 신경망의 다른 영역들과 풍부하게 연결되어 있다(Barbas, 1995; Murray, O'Dougherty, & Schoenbaum, 2007). 이런 연결성과 오른쪽 대뇌반구로의 편향은 사회적 정보와 감정적 경험을 처리하는 것과 연관되어 있다(Bertouz et al., 2012). 오른쪽과 왼쪽 대뇌반구가 연결되어 있는 방식처럼, 눈확안쪽 부분과 뒤가쪽 부분 역시 다양한 정도의 통합과 단절이 이루어지고 있다. 〈표 7-1〉에 앞이마엽 영역의 중요한 기능들이 열거되어 있다.

| 표 7-1 | 앞이마엽의 기능

눈확과 안쪽 부분(orbital and medial regions)

- 애착[1]
- 사회적 인지[2]
- 유사한 것에 대해 생각하기[3]
- 자기중심적인 정신활동[4]
- 유머를 인식하기[5]
- 새로운 정보를 부호화하기[6]
- 감각-내장-운동을 연결하기[7]

- 보상가치와 정도를 평가하기[8]
- 미래의 결과에 대한 민감성[9]
- 목표 달성하기[10]
- 자극에 의존하지 않는 생각[11]
- 감정적 과정에서 억제적 통제[12]
- 정동적 정보에 기초를 둔 결정[13]

뒤쪽과 가쪽 부분(dorsal and lateral regions)

- 인지적 통제[14]
- 집중하기[15]
- 일시적 경험을 조직화하기[16]
- 작업기억을 조직화하기[17]
- 삽화기억을 조직화하기(오른쪽)[18]

- 슬픔에 대한 자발적인 억제[19]
- 운동순서를 학습하기[20]
- 복합적 정보에 기초를 둔 결정[21]
- 유사하지 않은 것에 대해 생각하기[22]
- 감정과 인지의 통합[23]

　　뒤가쪽과 눈확안쪽의 앞이마엽겉질에서 특수화되는 인지적 지능과 감정적 지능은 서로 다른 발달적 민감기(sensitive periods)와 다른 학습적 내용을 가진다. 눈확안쪽 앞이마엽 부분은 심지어 태어나기 전부터 대인관계적 측면을 조직화하기 시작한다. 출생 첫 18개월 동안에 눈확안쪽 앞이마엽겉질은 오른쪽 대뇌반구와 발달의 민감기를 공유한다. 뒤가쪽 부분은 5세까지 언어의 발달과 신체적 세상 및 사회적 세상에 대한 탐구와 함께 왼쪽 대뇌반구와 더불어 급성장을 하게 된다.

　　우리의 앞이마엽겉질은 두 개의 매우 중요하면서도 서로 혼합된 기능을 가지고 있는데, 하나는 정동조절과 애착이며, 다른 하나는 인지적 처리과정과 운동적 처리과정의 형성과 조화이다. 비록 이러한 두 가지 작업은 매우 다른 것처럼 보이지만, 각각은 서로에게 의존하고 있다. 추상적 사고와 문제 해결 능력은 특히 적절한 감정조절에 의존하고 있는데, 적절한 감정조절이 되어야 합리적인 사고를 하고 문제 해결을 할 수 있다. 앞이마엽겉질은 또한 생각에 대한 생각(**메타인지**, metacognition)을 위해서도 필요한데, 여기에는 우리의 생각을 관찰하고, 기억을 상기시키며, 우리의 마음을 바꾸는 것이 포함된다(Jenkins & Mitchell, 2011).

| 표 7-2 | 이마엽 손상으로 나타나는 증상

눈확과 안쪽 부분	뒤쪽과 가쪽 부분
사회적 및 감정적 탈억제 • 서툴거나 바보 같은 태도 • 사회적 관심의 감소 • 성적 노출증과 음란한 대화 • 과대한 사고 • 갑자기 화를 내거나 과민성 • 안절부절못함	**집행기능의 상실** • 자주 잊어버림 • 주의산만 • 결과에 대한 관심의 감소 • 예상하는 능력의 감소 • 계획을 세우는 능력의 감소 • 작업능률의 저하
무감동 • 집중력 저하 • 진취성의 상실 • 자발성 결핍 • 무관심 • 우울감	**추상적인 태도의 상실** • 경직된 사고 • 한 자극에만 집착함 • 미적 감각의 상실 • 고집증 • 앞뒤가 꽉 막힘

우리는 앞이마엽이 손상되었을 때 나타나는 문제들이 어떤 문제인지를 검사해 봄으로써 앞이마엽의 기능을 관찰할 수 있다(〈표 7-2〉 참조). 곧 보게 될 루이스의 사례에서처럼, 대부분의 외상성 뇌손상의 경우 이러한 모든 영역이 부정적인 영향을 받게 된다. 반면에, 피니어스 게이지의 경우처럼 보다 국소화되어 있는 병변은 이러한 증상들 중의 일부만 나타나고 다른 증상들은 나타나지 않을 수 있다. 각각의 정신건강의학과적 질환들 역시 각각 인지적 왜곡, 감정조절의 어려움 및 자기인식의 결함과 같은 특징적인 양상의 증상을 보이는데, 이는 각각의 정신건강의학과적 질환에 있어서 이마엽이 다른 양상으로 개입하고 있다는 것을 보여 준다.

감정조절, 지속적인 주의집중 및 인지적 융통성을 필요로 하는 문제 해결 능력은 이마엽의 중심적인 집행기능으로, 이마엽 손상은 이의 장애를 유발한다. 일부 환자는 특정한 방식으로 생각을 하는 데 고착되는 증상(고집증, perseveration)을 나타내는 반면, 다른 환자들은 추상적인 개념을 사용하는 데 어려움을 겪는다(경직된 사고, concrete thinking). 이들은 과거의 행동으로 인해 유발된 결과를 기억하는 데 어려움을 겪으며, 새로운 문제에 대해서도 반복적으로 과거에 성공하지 못했던 해결책을 적용한다. 이마엽 결함이 있는 환자는 흔히 사회적 규칙을 지키거나 이야기를 듣는 사람의 관점을 마음속으로 유지하는 것과 같은 사회적 상호관계에 어려움을 겪는다.

루이스

본능의 핵심은 이성적인 것과는 완전히 별개로 나타난다는 것이다.

- 찰스 다윈

루이스는 그의 스무 번째 생일 다음 날 심각한 교통사고를 당했다. 그의 신경과 주치의는 그의 가족 모두가 가족치료를 받을 필요가 있다고 제안하여 그와 그의 부모님이 나를 찾아왔다. 첫 번째 약속시간에 여덟 명의 가족이 나의 작은 대기실로 들어왔다. 루이스, 그의 부모님, 다섯 명의 동생들이 나의 치료실에 들어왔을 때, 나는 루이스의 이마에 있는 흉터를 보았고 그 밑에 있을 손상에 대해 생각하였다. 나는 루이스가 앞이마옆곁질에 심한 손상이 있어서 충동적이고, 짜증을 잘 내며, 가끔은 폭력적으로 변한다는 내용을 그의 신경과 주치의로부터 들어서 알고 있었다. 루이스는 억제능력, 추론능력 및 사회적인 예상을 하면서 행동을 하는 능력에 제한을 보이고 있었다.

우리 모두가 진료실에 자리를 잡은 후, 나는 그의 아버지에게 어떻게 도와드리면 좋겠냐고 물어보았다. 그는 금방 울음을 터뜨리더니 천천히 고개를 흔들면 손을 비볐다. 그는 "아들이 차를 너무 빨리 몰아요."라고 조용히 말했다. 그러자 루이스는 "나는 그렇지 않아!"라고 소리쳤다. "그때 한 번 빼고는!" 가족 모두는 눈길을 돌렸고, 당황스러워하는 것처럼 보였다. 이렇게 아버지에게 말대답하는 것이 문제들 중의 하나라는 것이 명확해졌다. 그의 부모는 그가 비록 사고 전에도 간간이 충동적이기는 했지만, 사고 이후에 더 심해졌다고 이야기했다. 나는 루이스가 사고 전에 아무리 충동적이었다고 하더라도 지금과 같은 무례한 행동은 이전과 다른 새로운 것이라고 생각했다.

나는 가족과 그들의 상황에 대해서 이야기하면서 루이스의 부모는 루이스가 태어난 직후에 멕시코에서 미국으로 이사를 했고, 새로운 집에 잘 적응을 하면서 지냈다는 사실을 알게 되었다. 그들이 성공적으로 문화에 적응했음에도 불구하고, 그들은 여전히 가족에 충실하고 어른을 공경하는 전통적인 멕시코 가치관에 따른 삶을 살고 있었다. 이런 측면에서 볼 때, 아버지에 대한 루이스의 반사적이고 큰 소리로 반박하는 행동은 나머지 가족에게는 수치스러운 일이었다. 교통사고는 루이스가 자신의 행동을 관찰하고 통제하면서 가족의 기대를 고려하도록 해 주는 신경망을 손상시켰다. 자동차 사고가 난 지 1년 후에 루이스는 자동차를 수리하는 원래의 직업으로 복귀하였지만, 자신의 일에 집중할 수가 없었고 동료나 손님들과 잘 지내지 못하였다. 곁질의 억제를 위해 아래로 내려오는 신경망에 너무도 많은 앞이마엽 신경세포의 손실로 인해 장애가 발생한 것이다.

루이스는 그의 사고에 대해서 전혀 기억하지 못했고, 실제로 사고가 나기 전후의 수 주 동안의 기억이 전혀 없었다. 그는 거리에서 자동차 경주를 하는 동안 통제력을 상실했고 그 이후에 기둥과 충돌했다는 사실을 경찰 보고서를 읽고 알았다. 그의 손상은 그가 안전띠를 착용하지 않았고 에어백이 없는 강철 운전대를 장착했기 때문에 더 심각해졌다. 이것은 사춘기의 어리석음 때문일까, 아니면 사고가 나기 전의 판단력 결핍을 반영하는 증거일까?

그의 어머니는 그가 대부분의 시간을 집에서 자신과 보냈고, 그의 행동은 변덕스럽고 때로는 무섭기까지 했다고 말했다. 그는 때때로 아무 이유 없이 울고, 어머니나 다른 사람들에게 소리를 질렀으며, 어머니의 차를 집어타고 질주를 하곤 했다. 그는 가끔 분노를 폭발하여 집에 있는 가구를 던지기도 하였다. 또한 성적인 말을 하고, 하느님에게 저주를 내려 가족을 속상하게 하기도 하였다. 가족은 혼란스러웠고, 그의 행동에 대해 넌더리가 났다.

지역사회 폭력과 가족 폭력뿐만 아니라 자동차 사고, 산업 사고 그리고 여가활동 시에 일어나는 사고 모두는 뇌손상 환자의 증가에 기여하고 있다. 이마엽은 이마 바로 뒤에 있기 때문에, 싸움이나 사고로 인해 가장 손상받기 쉽다. 비록 뇌손상은 사회 각 계각층에서 발생하지만, 젊은 남자에게서 가장 대표적으로 발생한다. 이들이 젊기 때문에 보이는 충동성, 위험 감수 및 판단력 결핍은 결과를 이해하고 충동을 억제하는 데 필요한 바로 이 부분에 손상을 줄 가능성을 높인다.

청소년기 동안의 생화학적 변화 및 호르몬 변화와 함께 발생하는 앞이마엽 영역의 왕성한 재조직화는 이런 위험한 행동을 일으키기 쉽게 하는 데 기여할 가능성을 높인다(Spear, 2000). 이렇게 사고가 난 젊은 남자들 중의 많은 수는 사고가 나기 전에 이미 이마엽 결핍이나 늦은 이마엽 발달 소견을 가지고 있었을 가능성이 많으며, 이것은 사춘기의 전형적인 위험감수 행동을 증폭시킨다. 이마엽 손상은 이런 기존의 충동조절 결핍 및 판단력 결핍과 혼재되어 치료와 회복을 복잡하게 만든다.

루이스와 그의 가족에 대한 치료는 다방면으로 진행되었다. 나는 뇌에 대한 교육과 루이스의 특정한 손상에 대해 가족 전체에게 교육시키는 것으로 치료를 시작하였다. 특별한 정보보다는 그의 행동이 손상으로 인해 나타나는 증상이지 도덕적인 결함 때문이 아니라는 것을 설명해 주는 것이 더 중요했다. 나는 특히 그의 저주하는 말과 성적인 말에 초점을 두었는데, 가족이 이것을 루이스의 성격이나 영적인 건강과 연관해서 생각하기 때문이었다. 나는 다른 환자에 대한 증례를 설명해 줌으로써 루이스의 증상이 그의 뇌손상과 연관된 병적인 탈억제의 양상이지, 도덕적 탈선이나 나쁜 양육 때문이 아니라는 것을 보여 줄 수 있었다.

루이스가 자신의 직업을 유지할 수 있도록 기구를 다루는 것과 대인관계적인 기술의 발달에 도움이 되는 직업치료 프로그램과 같은 보다 구체적인 중재가 시작되었다. 그가 장남으로서 생산적인 일을 하고, 자기가치감을 회복하는 것은 자신과 나머지 가족에게도 중요한 문제였다. 나의 치료 목표 중의 하나는 바뀐 환경 때문에 발생한 불안과 우울을 극복하게 하기 위해 처방된 약을 먹는 것을 그가 거부하는 것을 줄이는 것이었다. 나는 또한 루이스와 그의 가족에게 스트레스 감소 및 분노조절과 연관된 기술을 발달시켜 주기 위한 치료를 시도하였다. 우리는 가족과 역할연기 게임을 하였는데, 이것이 긴장을 완화시켜 주는 데 도움을 주었을 뿐만 아니라 루이스를 돕는 데 모든 사람이 참여할 수 있도록 해 주었다.

루이스는 시간이 지나면서 자신의 차에 대한 지식을 자동차 부품 가게에서 시간제 일을 하면서 적용할 수 있게 되었다. 그의 작업치료자는 그가 컴퓨터를 성공적으로 사용할 수 있도록 해 주는 작업 순서표 작성에 도움을 주었다. 항우울제는 그의 기분과 과민성의 조절에 도움이 되었으며, 역할연기 게임은 가족의 일상적인 상호작용에 스며들게 되었다. 이 모든 향상은 가끔 나타나는 분노를 더 잘 받아들이게 해 주었고, 분노를 그의 질환의 한 부분으로 볼 수 있게 해 주었다. 루이스는 무조건적인 사랑과 강력한 지지를 해 주는 가족을 가진 행운아였다. 환자가 가진 지지체계의 질은 환자의 회복에 매우 큰 역할을 한다.

눈확안쪽 앞이마엽겉질   •

의견은 궁극적으로 느낌에 의해서 결정되는 것이지, 지적으로 결정되는 것이 아니다.
– 허버트 스펜서(Herbert Spencer)

이마엽겉질 사이 및 아래 그리고 눈 바로 위에 위치하고 있는 눈확안쪽 앞이마엽겉질(ompfc)은 앞쪽 띠다발(anterior cingulate), 편도 및 바닥앞뇌(basal forebrain)의 다른 구조물들과 빽빽하게 연결되어 있다(Heimer, Van Hoesen, Trimble, & Zahm, 2008; Zahm, 2006). 이런 신경망은 정신치료자에게 특별히 관심이 있는데, 왜냐하면 이들 모두는 감정, 애착 및 선호도(preference)를 형성하고 조절하기 때문이다(Chaudhry et al., 2009; Kern et al., 2008; Lévesque et al., 2004; Rogers et al., 2004; Wager et al., 2008; Walton Bannerman, Alterescu, & Rushworth, 2003).

집중, 보상에 기초한 학습 및 자율적인 각성에 관여하는 앞쪽 띠다발은 모성적 행동과 젖 먹이기 그리고 놀이를 할 수 있었던 동물의 진화과정에서 처음으로 등장하였다(Devinsky, Morrell, & Vogt, 1995; MacLean, 1985; Nair et al., 2001; Shima & Tanji, 1998). 결과적으로 ompfc나 앞쪽 띠다발에 대한 손상은 모성적 행동과 감정적 기능 및 공감의 결핍을 초래한다(Etkin, Egner, & Kalisch, 2011). 앞에서 설명했듯이, 이러한 부분의 손상이 있을 때는 부적절한 사회적 행동, 충동성, 성적 탈억제 및 운동 활동의 증가를 포함하는 감정조절의 장애가 나타난다(Lewis et al., 2011; Price, Daffner, Stowe, & Mesulam, 1990). 앞쪽 띠다발과 앞쪽 뇌섬엽(insula)은 함께 새롭고 생존과 연관된 자극에 우리의 관심을 돌리게 하는 돌출망(salience network)의 역할을 한다.

ompfc는 판단에도 중요한데, 복잡한 사회적 사건을 해석하고 편도 및 다른 겉질밑 구조와의 연결을 통해 이들을 자신의 감정적인 가치와 연결시킨다. 이에 대한 좋은 예는 얼굴을 볼 때 전후관계에 기초하여 두려운 얼굴에 대한 편도의 반응을 조절하는 ompfc의 능력이다(Hariri, Bookheimer, & Mazziotta, 2000). 따라서 편도는 화난 얼굴을 보았을 때 우리로 하여금 경계를 하게 만드는 반면에, ompfc는 부가적인 환경적 변수들에 대한 정보와 과거에 학습한 정보를 포함하여 판단하게 해 준다.

만약 ompfc가 그 얼굴을 두려운 포식자의 얼굴로 인식한다면, 이미 편도에 의해 활성화되어 있는 투쟁-도피 반응이 그대로 유지될 것이다. 만약 ompfc가 그 얼굴을 스트레스를 받은 아기의 얼굴로 인식한다면, ompfc는 투쟁-도피 반응을 억제할 것이며, 우리는 아이에게 다가가서 무엇이 문제인지를 확인하고 우리가 해 줄 수 있는 것이 무엇인지를 찾아볼 것이다. 인생의 어떤 시점에서든지 편도와 ompfc의 손상은 중요한 사회적 정보를 유용한 방식으로 조직화하는 능력에 문제를 유발하여 의사소통, 조율 및 사회적 상태의 결함을 초래한다(Adolphs, 2010; Cristinzio et al., 2010).

이와 함께 연구들은 ompfc가 편도와 함께 타인에게 도움을 주기 위해 접근하는 것이나 도박을 하는 동안 돈을 따거나 잃는 것과 같은 우리 행동의 보상이나 처벌의 가치가 어느 정도인지를 계산하는 역할을 한다는 것을 증명하였다. 이러한 분석의 대부분은 의식 밖에서 이루어지며 흔히 직관(intuition)이라고 불린다. 사람의 마음을 잘 읽는 사람은 자신이 어떤 것에 대한 직관이나 본능을 가지고 있다는 것을 알고 있을 것이다. 실제로, 바닥앞뇌와 신체감각 영역은 때때로 우리의 의식적인 논리에 반대되는 경우라도 무엇인가를 해야 하는 느낌을 가지게 되는 경우에 이에 대한 방대한 정보를 평가하는 데 함께 작용한다(Damasio, 1994).

뒤가쪽 앞이마엽겉질

본능과 경험, 이 두 가지가 인간의 성향을 통제한다.

– 블레즈 파스칼(Blaise Pascal)

앞이마엽겉질의 뒤가쪽 부분은 감각, 신체 및 기억 정보를 통합하여 행동을 조직화하고 안내한다. 뒤가쪽 앞이마엽겉질(dlpfc)은 집중하게 하기, 작업기억을 조직화하기, 운동의 순서를 학습하기 및 시간적 경험을 조직화하기를 포함하는 다양한 기능을 한다(Fuster, 2004). dlpfc는 겉질에서 가장 늦게 발달하는 부분이며 30대까지 계속 성숙한다. 이렇게 신경망이 점차적으로 성숙하는 것은 집중과 판단에 매우 중요하다. 이것은 학교 교육과정이 나이가 들수록 점차 복잡해지고, 10대에서 30대로 갈수록 자동차보험료가 감소하는 것을 보면 알 수 있다. 환경과 상호작용하고 대처하는 dlpfc의 역할은 그들이 손상되었을 때 자발성이 감소하고 정동이 메말라지는 것으로 나타난다.

하향식 처리과정, 겉질 처리과정 및 둘레계통 처리과정의 통합은 ompfc와 dlpfc 사이의 의사소통을 통해 일어난다. 이들 영역이 각각 오른쪽과 왼쪽 대뇌반구에 대해 편향되는 것 역시 오른쪽 대뇌반구와 왼쪽 대뇌반구 겉질의 통합을 지원해 준다. 게다가, 앞이마엽겉질의 안쪽 부분이 편도와 밀도 높게 연결되는 반면에, 앞이마엽겉질의 뒤가쪽 영역은 해마와 신경망을 형성한다. 따라서 앞이마엽 영역들 사이에서 이루어지는 의사소통은 앞에서 언급한 해마와 편도 기억체계가 통합되는 데 필요한 경로로 작용한다(Gray, Braver, & Raichle, 2002).

복식 테니스에서처럼, ompfc와 dlpfc는 적절한 기능을 하기 위해 서로에게 의존한다. 만약 ompfc가 편도의 활성화를 조절하는 역할을 적절하게 하지 못한다면, 높아진 자율신경계 각성이 dlpfc의 인지적 처리과정을 방해할 것이다(Dolcos & McCarthy, 2006). 이것은 우리가 겁을 먹거나 심란할 때 왜 가장 기초적인 문제를 이해하고 푸는 것에도 문제가 생기는지를 설명해 준다. 반면에, 만약 dlpfc가 환경적인 요구를 적절하게 처리하고 다루지 못한다면, 결과적으로 불안이 증가하여 결국 감정조절을 하지 못하게 된다. 본질적으로, 적절한 기능을 하기 위해서는 내적 세계와 외적 세계 모두가 균형이 잡히고 적절하게 조절되어야만 한다.

돌출망과 주의집중

> 집중하라. 이것은 끝이 없지만 우리가 해야만 하는 일이다.
>
> – 메리 올리버(Mary Oliver)

우리가 집중할 것을 선택하고 집중을 유지해야 할 때, 앞이마엽겉질은 앞쪽 띠다발과 앞쪽 뇌섬엽겉질 두 부분의 연합된 작용에 도움을 받는데, 이것을 돌출망(salience network)이라고 부른다. 띠다발겉질은 우리의 주변 환경에서 새로운 것을 발견하는 역할을 하며 우리가 뭔가 새로운 것을 발견했을 때 활성화된다. 띠다발과 뇌섬엽은 ① 신체적 처리과정과 인지적 처리과정의 통합, ② 주관적인 느낌에 대한 의식적인 경험, ③ 외부 세상에 대한 적절한 행동적 반응의 선택, ④ 다른 사람의 내적인 상태에 대한 파악과 같은 일에 함께 작용한다(Medford & Critchley, 2010). 다른 말로 설명하자면, 돌출망은 우리의 관심을 내적 세계나 외적 세계 및 우리 자신의 경험이나 다른 사람의 경험 쪽으로 돌리는 역할을 한다. 이런 체계에 의해 조절되는 활동의 목록은 〈표 7-3〉을 참조하라.

앞쪽 띠다발겉질과 앞쪽 뇌섬엽은 이러한 기능을 결합함으로써 정보를 구별하고, 다른 사람에 대해 우리의 감정적인 반응과 대인관계 반응을 이끄는 가장 적절한 내적 자극과 외적 자극에 집중할 수 있는 방향으로 안내하는 것으로 보인다(Allman et al., 2006; Menon & Uddin, 2010; Wiech et al., 2010). 이 두 부분은 또한 주관적인 선호도에 바탕을 둔 판단을 할 수 있도록 자기성찰적인 정보를 조직화하는 데 같이 작용한다(Chaudhry et al., 2009). 이와는 대조적으로, 성인에게 있어서의 자폐증적인 성향은 앞쪽 띠다발과 앞쪽 뇌섬엽 사이의 연결성이 떨어지는 것과 연관 있는 것으로 밝혀졌다(Di Martino et al., 2009b).

우리의 뇌는 성숙하면서 인지적 지능과 감정적 지능 회로 사이의 통합이 증가한다. 앞쪽 띠다발과 앞쪽 뇌섬엽에서의 활성도는 인지적인 지시나 예상 또는 결과의 영향에 의해 조절되는데, 이것은 이러한 구조물에 대해서 앞이마엽겉질이 미치는 영향을 증명하는 것이다(Lamm et al., 2007; Lutz et al., 2009; Newman-Norlund et al., 2009; Sawamoto et al., 2000). 어린아이들은 집행기능을 하는 동안 주로 이마엽과 마루엽에서 활성화를 보이는 반면, 청소년들은 앞쪽 띠다발과 앞쪽 뇌섬엽의 참여가 증가하는 것을 관찰할 수 있다(Houde et al., 2010). 돌출망의 기능과 발달하는 과정을 고려해 볼 때, 돌출망의 건강한 성숙은 앞에서 논의한 앞이마엽겉질과 함께 자기조절과 주의집중 능력의 발달에 기여하는 것으로 보는 것이 타당할 것 같다.

| 표 7-3 | 앞쪽 띠다발과 앞쪽 뇌섬엽의 공동 활성화

신체 인식과 조절
- 자신의 심장박동을 인식함[1]
- 숨이 차거나 호흡곤란[2]
- 행동을 주시함[3]
- 천식 증상에 대한 감정적인 반응[4]
- 자연적인 욕구(눈 깜박임)를 억압함[5]
- 자기와 다른 사람에 대한 혐오감[6]

사회적 감정
- 분개[7]
- 당황[8]
- 유머[9]
- 슬픔[10]
- 지각된 불쾌감[11]
- 두려운 얼굴에 대한 반응[12]
- 고통에 대한 공감[13]
- 속임[14]
- 죄책감[15]
- 사랑에 빠져 행복해짐[16]
- 여성의 경우 애인과의 이별 이후의 애도[17]
- 지각된 부당함[18]
- 다른 사람의 고통을 지각함[19]

인지적 처리과정
- 문제 해결에 대한 통찰[20]
- 감정에 기초한 결정[21]
- 시간이 지나도 과제에 집중함[22]
- 위험을 평가하여 결정을 내림[23]

주의력결핍 과잉행동장애

> 생각한다는 것은 관계없는 것을 일시적으로 묵살하는 것이다.
> – 벅민스터 풀러(Buckminster Fuller)

8세인 지미는 주의력결핍 과잉행동장애(attention-deficit/hyperactivity disorder: ADHD)가 있는지를 평가받기 위해 나에게 의뢰되었다. 나는 그를 만나기 전에 그의 부모, 선생님 및 축구부 코치가 그의 행동에 대해 적어 놓은 것을 읽었다. 모든 사람이 그가 같은 나이의 다른 아이에 비해 주의가 산만하고 에너지가 넘친다는 점에 동의하고 있었다. 그의 코치는 지미가 게임에 집중하지 못한다고 적어 놓았다. 한 선생님은 그에 대해 에너지 덩어리라고 표현해 놓았다. 그의 아버지는 큰 글씨로 "진을 빼 놓는다!"라고 써 놓았다. 가만히 있지 못하고 충동적인 지미의 행동은 다른 친구들과 어울리지 못하게 했으며, 그의 어머니는 지미의 친구들이 보다 조용한 친구와 어울리려고 하기 때문에 결국 지미가 완전히 고립될 것이라고 느꼈다.

내가 검사실에 들어갔을 때, 지미의 어머니가 얼굴로 손을 가리고는 의자에 앉아 있는 것을 발견하였다. 내가 들어가도 그녀는 아무런 반응을 하지 않았기 때문에 나는 혹시 울고 있는 것이 아닌가 하는 걱정이 되었다. 나는 방을 둘러보고 의자와 작은 소파 뒤도 살펴보았지만 지미는 어디에도 보이지 않았다. 잠시 후 지미는 "여기 있지롱!"하고 소리쳤고, 1.8m 정도 되는 옷장 위에 앉아 있었다. 나는 그의 어머니가 잠시 고개를 들었다가 다시 손으로 얼굴을 가리는 모습을 보았다. 그녀는 울고 있었던 것이 아니라, 단지 어쩔 줄 모르고 있었던 것이었다. 검사를 하는 동안 체력과 인내심이 필요할 뿐 진단을 내리기는 쉬웠다.

지미는 ADHD가 있었으며, 그의 아버지도 어렸을 때 같은 증상을 가지고 있었다고 하였다. ADHD는 때때로 집안 내력으로 나타난다. 분명히, 그의 아버지는 여전히 주의가 산만하고 가만히 있지 못하는 많은 증상을 가지고 있었고, 이러한 증상은 그의 일이나 대인관계에 문제를 일으키고 있었다. 많은 사업적 시도가 실패한 이후에 그는 부동산 시장에서 상당한 성공을 거두었다. 그는 이 일에 계속 움직이고 일시적인 대인관계만 가능한 자신의 에너지와 성격을 이용하였고, 그의 사업 동업자—부동산에 대한 세세한 부분을 다루는 데 탁월했던—는 그의 결함을 보완해 주었다. 그러나 그는 안정적인 남편과 아버지가 되는 데에는 여전히 문제가 많았다.

지미의 치료에는 그의 집중력을 올려 주고 사회적 기술을 돕기 위한 행동치료, 무술수업 및 자극제 투여가 포함되었다. 이러한 치료들은 생화학적 중재와 행동적 중재를 통해 이마엽 기능을 증가시키고, 그의 넘치는 에너지를 생산적으로 발산할 수 있도록 고안된 것이었다. 지미와 같은 ADHD 환자는 주의를 집중하지 못하고 관련 없는 자극, 생각 및 행동을 억제하지 못하는 특징이 있다. 이러한 환자들은 백일몽(daydream)이나 지속적인 움직임에 쉽게 빠진다. 이들은 또한 보지도 않고 뛰어다녀서 위험에 빠지기도 한다. 실제로, 지미는 1년 전에 이웃집의 뒤뜰로 뛰어가다가 수리를 위해 물을 빼놓은 것을 알아차리기도 전에 수영장으로 뛰어들어 다치기도 하였다.

새터필드와 도슨(Satterfield & Dawson, 1971)이 처음으로 ADHD를 이마-둘레 회로(frontal-limbic circuitry)의 기능장애라고 지적한 이후로, ADHD 내림성 억제(descending inhibition)와 집행기능 조절(executive control)의 장애로 이해되어 왔다. 정

신건강의학과 의사가 부모에게 공통적으로 하는 설명은 그들의 아이는 이마엽 발달에 지연이 있어 충동을 억제하지 못하고 집중을 하지 못한다는 것이다. 의사는 또한 이마엽이 성숙하면서 아이에게 '성장을 통해 그 증상이 없어지는' 시기가 올 것이라고 말을 해 준다. 그동안에 자극제가 지연된 이마엽에 강화작용을 하여 보다 기능적인 행동을 할 수 있도록 해 준다는 것이다. 비록 이것이 괜찮은 설명이기는 하지만, 기저에 있는 ADHD의 기전과 원인은 보다 더 복잡한 것이다.

ADHD와 ADHD가 아닌 대상을 비교한 기능적 영상 연구들은 뇌 전반에 걸친 고활성화와 저활성화의 다양한 양상을 보여 주고 있다. 대부분의 다른 정신건강의학과적 장애와 마찬가지로, ADHD 역시 유전적 · 생물학적 및 대인관계적 요인을 포함하는 광범위하고 이질적인 요인에 의해 발생한다(Sun et al., 2005). 이 장애의 원인과 치료에 대한 해답은 이마엽과 마루엽겉질 사이에 있는 집중회로와 억제회로에 관여하는 계층별 신경망과 행동을 자극하고 조직화하는 줄무늬체(striatum) 및 소뇌에 있는 겉질 밑 신경망에 있을 가능성이 높다. 그러나 이런 결함의 원인이 전적으로 이마엽에 있다고 간주하는 것은 현명하지 않은 생각인데, 왜냐하면 복합적인 행동은 문제가 존재하는 신경망이 어디에 있든 상관없이 비슷한 증상을 유발할 수 있는 광범위한 회로에 의존하고 있기 때문이다(Rubia et al., 2005; Seidman, Valera, & Makris, 2005; Willcutt et al., 2005).

자극제[리탈린(Ritalin)과 같은]는 이마엽, 줄무늬체(Vaidya et al., 1998) 및 소뇌(Anderson et al., 2002)에 작용하거나, 또는 도파민과 노르에피네프린의 전반적인 농도를 높임으로써 더 체계적으로 작용한다(Arnsten, 2000; Arnsten & Li, 2005). 우리가 확신할 수 있는 것은 자극제가 운동초조(motor agitation)는 감소시키고 집중력은 증가시키는 방식으로 계층적인 회로의 균형을 재조정해 준다는 것이다. 뇌는 상호작용적인 신경망을 통해 작동하기 때문에 현 시점에서 가장 믿을 수 있는 이론은 행동과 주의력을 활성화하고 조절하는 계층적인 신경망에 문제가 있다고 보는 것이다(Durston et al., 2003; Lee et al., 2005; Rubia et al., 1999).

사이먼 가라사대 게임을 생각해 보라. 사이먼 가라사대는 사이먼 가라사대라고 말했는지 안 했는지에 따라 우리의 행동을 감시하고 억제하면서 명령에 대해 반응하는 우리의 능력을 검사한다. 승자는 운동 반응을 하는 상향식 신경망과 억제적 통제를 하는 하향식 신경망이 잘 발달되고 균형 잡혀 있으며 통합된 사람일 것이다. '사이먼 가라사대'라는 말이 없는 명령을 듣게 되면, 우리는 몸이 반응하는 것을 느끼고 자신의 동작을 중지시키기 위해 억제하려는 긴장된 느낌을 받는다. 어린아이에게 이런 게임이 보편화되어 있는 사실은 이런 게임이 이런 체계의 발달뿐만 아니라 충동을 자발적으로 조절하는 것을 연습하는 방식이라는 것을 보여 주는 것이다. ADHD 환자들에게 사이먼 가라사대와 유사한 과제가 주어지면, 이들의 억제와 관련된 뇌 영역에서의 활성도는 떨어져 있는 반면에, 이를 보상하기 위해 보다 광범위하면서 덜 효율적인 신경 구조물에 의존하는 양상을 보인다(Durston et al., 2003; Schulz et al., 2004; Zang et al., 2005).

ADHD가 있는 아이들은 복잡한 일을 위해 주의를 집중하고 운동 반응을 억제해야 되는 상황에 직면했을 때 자신들의 행동을 조직화하는 데 어려움을 가지고 있다. 따라서 이들은 학습에 어려움을 겪을 수밖에 없는데, 학습은 집중력을 필요로 하고, 언어적 내용을 회상하며, 복합적인 문제를 해결하고, 계획을 세우는 것과 같은 능력을 필요로 하기 때문이다. 이들은 주의를 집중하기 위해 보다 많은 동기부여가 필요하기 때문에 종종 주의를 사로잡고 빠른 주의전환이 필요한 비디오게임을 잘하는 경우가 많다. 비록 ADHD 환자들의 뇌에 대한 우리의 이해는 아직 제한적이지만, 다양한 영상기법을 이용한 다양한 연구 결과가 나오고 있다(Bush, Valera, & Seidman, 2005). 〈표 7-4〉는 여러 측정방법을 사용하여 ADHD와 ADHD가 아닌 사람 사이의 다른 점을 보여 주고 있다.

이 시점에서 가장 최선의 추측은 ADHD 진단을 받은 환자들은 그들 뇌의 크기, 형태 및 기능에 영향을 미치는 다른 유형의 신경발달 수준을 가진 몇몇의 하부집단으로 이루어졌을 가능성이 높다는 것이다(Vaidya et al., 2005). 이들의 주의를 조절하고 억제를

| 표 7-4 | 주의력결핍 과잉행동장애

기능자기공명영상법(Functional Magnetic Resonance Imaging: fMRI)

활성도 감소
- 마루엽 주의력 체계(parietal attentional systems)[1]
- 앞쪽-중간 띠다발겉질(anterior-mid cingulate cortex)[2]
- 보조운동영역(supplemantal motor area)[3]
- 오른쪽 중간 앞이마엽겉질(right middle prefrontal cortex)[4]
- 오른쪽 아래 이마엽겉질, 왼쪽 감각운동겉질 및 양쪽 소뇌엽과 벌레(vermis)[5]

활성도 증가
- 왼쪽 관자이랑(left temporal gyrus)[6]
- 바닥핵, 뇌섬엽, 소뇌(basal ganglia, insula, cerebellum)[7]
- 오른쪽 앞쪽 띠다발겉질(right anterior cingulate cortex)[8]

지역대뇌혈류(Regional Cerebral Blood Folw: rCBF)

관류저하(hypoperfusion) 또는 활성도 감소
- 이마엽과 꼬리핵(caudate nuclei)의 백색질(white matter) 영역[9]

관류과다(hyperperfusion) 또는 활성도 증가
- 오른쪽 줄무늬체와 신체감각 영역(Right striatum & somatosensory area)[10]

뇌의 형태

- 대뇌와 소뇌 부피의 감소[11]
- 오른쪽 앞이마엽과 꼬리핵 부피의 감소[12]
- 소년의 경우 왼쪽 겉질이랑의 복잡성(cortical convolutional complexity) 감소[13]
- 성인에게서 오른쪽 마루엽, 뒤가쪽 및 앞쪽 띠다발 영역의 겉질두께의 감소
  - 이 모두는 주의력 통제와 연관되어 있음[14]
- 소뇌 부피의 소실[15]
- 이마엽과 소뇌 백색질 밀도의 감소[16]

하는 일반적인 겉질체계는 손상된 반면, 다른 신경체계들은 이를 보상하려는 시도를 한다. 운동에 관여하는 겉질밑 구조물들 역시 영향을 받고, 그 결과 경험과 행동에 큰 영향을 미치게 되지만 조직화는 제대로 되지 않게 만든다.

마지막으로, 나는 수년 동안 반복적으로 경험한 한 가지 현상에 대해 언급하고 싶다. ADHD 진단을 받고 약물치료를 받고 있지만 실제로는 엄청난 불안에 대한 조증방어 (manic defense)를 사용하고 있는 것으로 더 잘 설명되었던 한 아이에 대한 이야기이다 (Cozolino, 2014). 부모관계, 부모의 정신병리, 형제 및 대가족에서의 상호관계, 외부적 스트레스 등을 포함하는 가정의 심리학적 상태에 대한 평가 모두는 우리로 하여금 적절한 진단을 찾아내는 데 너무나도 오랜 시간이 걸리게 할 수 있다. 만성적인 스트레스와 우울증은 기억력, 충동조절 및 주의력 결핍에 부정적인 영향을 줄 수 있으며, 이것은 ADHD로 잘못된 진단을 내리게 만들 수 있다(Birnbaum et al., 1999).

요약

집행기능은 우리가 아직도 이해하는 과정 중에 있는 복합적이고 진화적인 성과물이다. 앞이마엽의 많은 부분과 겉질 전반은 집중하고, 우리의 생각을 조직화하며, 우리의 감정을 조절하고, 자기의 경험을 만들어 내는 우리의 능력과 연관이 있다. 뇌손상,

ADHD 및 다른 정신건강의학과 질환들은 집행과정을 관장하는 신경망의 부적절한 조절의 결과가 어떻게 나타나는지에 대한 선별적인 통찰을 제공하고 있다.

제8장

집행하는 뇌: 시공간 다루기

영혼은 마음에 그려 보는 그림 없이는 생각하지 않는다.

– 아리스토텔레스(Aristotle)

집행기능의 문제는 흔히 이마엽 영역에 대한 손상으로 발생하고 이러한 영역은 특히 손상에 취약하기 때문에 우리의 내적인 집행기능을 담당하는 부분이 일반적으로 눈 위와 눈 뒤쪽에 있다고 간주되었다. 우리는 의식이 뇌 전반에 걸쳐서 있는 많은 신경망의 협력과 조화에 의해 생기고 여기에는 이마엽이 중요하게 관여한다고 믿고 있다. 그러나 우리가 제7장에서 봤듯이, 띠다발겉질과 뇌섬엽겉질 또한 주의집중에 관여하며 집행기능의 중요한 요소이다. 나는 여기서 마루엽 또한 집행기능에 관여하는 또 다른 중요한 요소라는 것을 제안한다.

이런 생각은 오래전에 내가 영장류의 뇌 진화에 대한 연구를 발견했을 때 처음으로 떠올랐는데, 이 연구에서는 인간의 뇌로 진화하는 데 있어서 가장 특징적인 부분이 이마엽의 확장이 아닌 마루엽의 확장이라고 제안하고 있었다(von Bonin, 1963). 우리가 마루엽을 뇌의 집행기능을 담당하는 부분이라고 생각하지 않는 것은 한 개인을 그의 내적인 경험의 양상과 질보다는 외적인 행동으로 평가하는 문화적인 편견을 반영하는 것은 아닐까? 만약 신경학이 불교 문화권에서 발생했다면, 집행기능에 대한 우리의 시각이 달라지지 않았을까?

마루엽

> 논리는 당신을 A 지점에서 B 지점으로 데려다줄 것이다. 그러나 상상은 당신을 어디
> 든 데려다줄 것이다.
>
> – 알베르트 아인슈타인(Albert Einstein)

당신은 하위 포유류와 인간에게 있어서 마루엽(parietal lobe)이 해마로부터 진화
되었으며, 외부 환경에 대한 내적인 3차원 지도를 형성한다는 사실을 기억할 것이다
(Joseph, 1996; O'Keefe & Nadel, 1978). 이것은 동물들이 먹이를 찾고, 저장하며, 음식을
다시 발견하기 위해 거주지를 탐색하는 데 특히 유용할 뿐만 아니라 새끼를 살피는 데
도 유용하다. 실제로, 어미 쥐의 해마는 새끼가 있을 때 더 많은 음식을 준비하기 위해
크기가 커진다. 택시 운전사의 해마가 더 크다는 사실로 증명되었듯이 인간의 해마 역
시 이런 기능을 계속하고 있다(Maguire, Woollett, & Spiers, 2006). 마루엽은 내적 공간에
대한 지도, 우리의 신체에 대한 지도 및 외적 공간에 있는 우리의 신체에 대한 지도를
추가함으로써 이런 기능을 확장시켰다(Husain & Nachev, 2007). 오른쪽 해마와 아래쪽
마루엽 이외에 뇌의 양쪽에 있는 마루엽의 안쪽 부분도 공간을 다루는 데 관여한다.

우리는 감각-운동의 발달을 과자 상자를 열고 우유를 한 잔 따르는 것과 같이 점
점 더 정확해지고 유용해지는 행동을 통해 평가한다. 우리의 뇌는 4차원적인(3차원적
인 공간에 시간을 추가한) 환경에 적응하도록 진화되었기 때문에, 집행기능은 공간을 다
루기 위한 일종의 체계로 나타났다. 우리의 애착체계의 감각, 운동 및 공간적 요소들
은 이러한 4차원적인 맥락 내에서 형성된다. 우리가 우리의 내적인 감정—우리가 사랑
에 **빠지고**(fall), **갑자기**(fly into) 분노하게 되거나 혹은 친구에 대한 안 좋은 소식을 듣고
이를 **다루느라**(handling) 힘든 시간을 보내는 것과 같은—을 어떻게 설명하는지에 대해
한번 생각해 보자. 우리의 말은 우리의 경험이 공간을 이동하면서 형성된다는 사실을
증명한다.

마루엽은 겉질의 다른 부분들과 연결되어 시각적 기억, 집중력 그리고 이러한 상상
력에 필요한 신체에 대한 인식을 통합하도록 해 준다. 운동선수는 어려운 공을 잡거나
테니스에서 서브를 넣는 것을 상상할 때 이러한 신경망을 이용한다. 이것은 우리의 자
기인식이 진화를 하는 동안 신체적 환경, 환경 속에 있는 자기 그리고 나중에는 환경으
로서의 자기와 같이 겹치는 일련의 지도를 통해 단계적인 방식으로 형성될 가능성이

높다는 점을 암시한다. 따라서 상상력이 커지는 것은 우리로 하여금 자기성찰과 인식의 확대를 위해 점차적으로 정교화된 내적인 지형을 만들도록 해 준다.

마루엽의 아래쪽 부분은 출생 후 10년 동안 우리의 읽기, 계산하기, 작업기억 및 3차원적 조작과 관련된 능력의 증가와 함께 발달한다(Joseph, 1996; Klingberg, Forssberg, & Westerberg, 2002; Luna, 2004). 이러한 마루엽의 아래쪽 부분에 있는 거울신경세포(mirror neurons)는 다른 사람 손의 위치, 눈의 움직임, 단어, 동기적인 연관성 및 신체 위치에 따라 반응하는데, 우리는 다른 사람을 4차원적 공간을 어떻게 다루는지에 대한 하나의 모델로 사용하게 된다.

왼쪽 마루엽의 손상은 수학적 능력에 지장을 주는 반면, 오른쪽 마루엽의 손상은 신체상에 대한 장애와 신체의 왼쪽을 무시하는 결과를 초래한다. 이런 확실하면서도 힘들게 만드는 증상에도 불구하고, 내담자는 이런 결함의 중요성을 인식하지 못하거나 부정하는데, 이것은 마루엽이 자기인식을 조직화하는 데 있어서 집행하는 역할을 하고 있음을 암시해 주는 것이다. 마루엽 손상은 위치에 대한 경험, 자기조직화 및 정체성의 장애를 유발한다. 다르게 말하면, 우리가 누구이고 어디에 있는지에 대한 장애를 유발한다는 것이다(〈표 8-1〉 참조).

마루엽의 뒤쪽 부분은 우리의 신체적 환경에 대한 감각 정보를 조직화된 활동 및

| **표 8-1 | 마루엽 손상으로 나타나는 증상**

왼쪽 마루엽 손상의 결과
- 다음과 같은 증상들을 나타내는 거스트만증후군(Gerstmann syndrome)
  - 오른쪽-왼쪽 혼란(right-left confusion)
  - 손가락 인식불능증(digital agnosia, 양쪽 손의 손가락 이름을 부르지 못함)
  - 쓰기언어불능증(agraphia, 쓰지 못함)
  - 계산못함증(acalculia, 계산하지 못함)[1]
- 거스트만증후군의 증상은 신체의 공간지남력에서의 통합된 결함과 연관되어 있다.
  - 측면, 손가락 및 숫자[2]

오른쪽 마루엽 손상으로 나타나는 결함(다음과 같은 기능의 결함이 나타난다)

• 정신적 상상과 운동표현[3]	• 분명한 동작 알아차리기[9]
• 시공간 인식[4]	• 소리의 움직임 분석[10]
• 시공간 문제 해결[5]	• 시공간 이상[11]
• 시간적 인식과 시간적 순서[6]	• 반대쪽 신체와 외부공간의 무시[12]
• 공간적 지각[7]	• 반신마비의 부정과 무시[13]
• 신체감각 경험[8]	

의도와 연관된 신경망에 함께 통합시켜 주는데, 이는 목적 지향적인 행동계획을 세우는 데 필요하다(Anderson, Snyder, Bradley, & Xing, 1997; Colby & Goldberg, 1999; Medendorp, Goltz, Crawford, & Vilis, 2005). 이 영역은 삽화기억과 작업기억의 배합을 통해 행동을 할지 말지에 대한 결정을 내리기 위한 내적 작업 공간을 제공해 준다. 이런 능력을 사용함으로써 이마-마루 신경망은 지속적으로 지각과 행동의 통합이 이루어질 수 있도록 해 준다(Quintana & Fuster, 1999; Shomstein, 2012).

마루엽은 시각적 경험을 의식적으로 인식하는 것, 자발적인 행동 및 행동을 하는 동안의 행위자 감각(sense of agency, 역주: 자신의 의식적인 행동의 시작, 집행 및 조절에 대한 주관적인 인식)에 관여한다(Chaminade & Decety, 2002; Decety et al., 2002; Rees, Kreiman, & Koch, 2002; Sirigu et al., 2003). 뒤쪽 마루엽 영역에서 나타나는 4차원적 공간에 대한 다중양식적 표상(multimodal representaion)은 우리로 하여금 높은 인지적 기능이 동반된 목표 지향적 행동과 집중력을 통합할 수 있도록 도와준다(Andersen et al., 1997; Bonda, Petrides, Ostry, & Evans, 1996; Corbetta & Shulman, 2002; Culham & Kanwisher, 2001). 만약 우리가 행동을 한다면, 우리는 목적을 달성하기 위해서 행동을 하는 것이다. 목표 지향적인 행동은 시간과 공간의 4차원에서 우리가 하는 움직임을 보여 주는 것이다.

이마엽겉질, 띠다발겉질 및 뇌섬엽겉질과 함께 마루엽의 영역은 새로운 것에 의해 활성화되며 의도를 인식하고 성공의 가능성을 계산하는 데 관여한다(Platt & Glimcher, 1999; Snyder, Batista, & Andersen, 1997; Walsh, Ashbridge, & Cowey, 1998). 이런 소견은 마루엽이 집중력의 배치, 환경에 대한 이해 및 자기로서의 경험을 형성하는 데 관여한다는 사실을 보여 주는 것이다(Brozzoli, Gentile, & Ehrsson, 2012; 〈표 8-2〉 참조).

마루엽의 안쪽 부분은 자기표현, 자기감시 및 휴식하고 있는 의식 상태를 담당하는 중심 구조물로 생각할 수 있다(Lou et al., 2004). 마루엽과 관자엽이 만나는 부분에 대한 손상은 유체이탈 경험, 정체성 및 자기에 관한 다양한 장애들과 연관되어 있다(Blanke & Arzy, 2005). 마루엽은 우리들 내부에 다른 사람의 동작에 대한 내적 표상(internal representations)을 만들어 내는 데 관여한다는 증거도 있다(Cabeza, 2012; Shmuelof & Zohary, 2006). 바꿔 말하면, 우리는 우리의 상상 속에서 다른 사람의 4차원 표상을 만들어 냄으로써 그것을 내재화하며, 이것은 우리로 하여금 다른 사람으로부터 배우고 우리 내부에 다른 사람을 담아 둘 수 있도록 해 준다. 정신분석에서 이야기하고 있듯이, 이런 내적 대상(inner objects)은 감정을 조절하는 법을 배우고, 자기에 대한 감각과 다른 사람에 대한 감각을 만들어 내고 유지하는 데 기본적인 틀로서의 역할을 할 가능

| 표 8-2 | 마루엽의 기능

반구	기능
오른쪽	소리 움직임의 분석(analysis of sound movement)[1] 양(amounts)에 대한 일반적인 비교[2] 집중(attention)[3] 자기얼굴 인식(self-face recognition)[4]
왼쪽	숫자에 대한 언어적 조작(verbal manipulation)[5] 수학(mathematics)[6] 곱셈(multiplication)[7] 운동 집중(motor attention)[8]

양쪽 기능	
• 시공간적 작업 공간[9] • 시공간적 문제 해결[10] • 시각적 동작[11] • 신체와 연관된 내적 세계의 감각-운동 표상의 형성[12] • 신체 상태에 대한 내적 표상[13] • 언어적 작업기억[14] • 삽화기억의 검색[15] • 작업기억 정보의 순서와 배치[16]	• 중요한 사건에 대한 집중력 조절하기와 계속적으로 집중력 유지하기[17] • 대상에 집중할 준비하기[18] • 잡기(grasping)[19] • 3차원적 대상의 움직임[20] • 양에 대한 대략의 어림짐작으로 정의되는 '매우 많음(numerosity)'의 감각(l)[21] • 추상적 지식의 처리[22] • 지각 수용(r)[23] • 사회적 정보의 처리(r)[24] • 제3자 지각의 수용(r)[25]

* (l) 왼쪽 대뇌반구, (r) 오른쪽 대뇌반구

성이 높다(Macrae et al., 2004; Tanji & Hoshi, 2001).

다양한 인지적 과제를 하는 동안에 발생하는 마루엽의 활성화는 감각적 처리과정과 운동적 처리과정의 조화가 우리가 하는 추상적인 생각의 핵심이라는 것을 강력하게 말해 준다(Culham & Kanwisher, 2001; Jonides et al., 1998). 진화는 언어와 보다 높은 인지적 처리과정을 위한 기초 구조로, 이런 핵심적인 시공간 신경망을 사용해 왔을 가능성이 높다(Klingberg et al., 2002; Piazza et al., 2004; Simon et al., 2002). 이것은 운동조절이 잘 안 되는 아이에 대한 직업치료가 왜 인지적·언어적 및 사회적 관계의 호전을 흔히 유발하는지에 대한 설명이 될 수도 있다.

존슨(Johnson, 1987)은 우리 신체에 대한 경험이 숫자, 양 및 공간에 대한 의미와 추론을 위한 내적인 기초를 제공한다고 주장하였다. 우리의 신체적 경험을 받아들여서 추상적 생각을 위해 이것을 비유적으로 사용하는 뇌의 능력은 우리가 하는 상상의 기초가 된다. 예를 들면, 수영장의 슬라이드에 점프해서 내려간다는 표현은 사랑에 빠지는 것에 대한 감각-운동적 비유가 된다. 어두운 방에서 문을 열고 나와 햇빛을 본다는 것은 종교적인 깨달음에 대한 비유다. 안뜰체계(vestibular system)에 의해 유지되는 균형은 감정적인 안정성과 보다 균형 잡힌 삶에 대한 내적인 작업 모델일 수 있다(Frick, 1982). 신체적 비유들은 시간과 공간에 대한 전후관계적인 기초를 제공해 주며, 우리가 우리의 경험을 이해하는 데 도움을 주고, 고차원의 인지적 처리과정을 위한 기반으로서의 역할을 해 줄 수 있다(Koziol, Budding, & Chidekel, 2011).

정규교육과정 동안에는 수학을 제대로 하지 못했던 알베르트 아인슈타인은 물리학에서의 가장 어려운 문제들에 대한 답을 찾기 위해 계속 노력하였다. 그는 시간, 물질 및 에너지 사이의 관계를 직관으로 알아내었고, 이것은 우주의 작동원리를 이해하는 데 우리가 한 발짝 더 다가설 수 있도록 해 주었다. 당신이 상상할 수 있듯이, 많은 신경과학자는 아인슈타인의 뇌가 일반인의 뇌와 다른지, 다르다면 어떻게 다른지 알고 싶어서 그의 뇌를 관찰하는 데 관심을 기울였다. 91개의 다른 뇌와 비교했을 때, 아인슈타인의 뇌는 단지 아래쪽 마루엽의 크기만 달랐다(Witelson, Kigar, & Harvey, 1999). 같은 부분에 대한 그 이후의 검사에서는 다른 사람의 뇌뿐만 아니라 아인슈타인 뇌의 다른 부분들과 비교해 봤을 때 이 부분에서 신경세포 대 아교세포(glial cells)의 비율이 낮은 것으로 밝혀졌다(Diamond et al., 1966; Diamond, Scheibel, Murphy, & Harvey, 1985). 이렇게 마루엽 부분이 더 큰 것과 증가된 신경-아교 관계가 아인슈타인의 우수한 시공간 능력을 가져오게 했을 가능성이 높다(Nedergaard et al., 2003; Oberheim et al., 2006; Taber & Hurley, 2008).

이런 신경해부학적 소견은 아인슈타인이 복잡한 수학적 문제를 해결하기 위해 자신의 정신적 심상을 이용했다고 말한 것을 고려한다면 특히 흥미롭다. 아인슈타인은 수학적 방정식을 심상으로 바꾼 이후에 이러한 심상 안에서 그 문제를 다루어서 해결책을 찾았고, 그 해결책을 다시 방정식으로 바꾸었다고 설명하였다. 이렇게 발견한 그의 중요한 발견 중의 하나가 $E=mc^2$인데, 그는 이 공식을 통해 공간, 물질 및 시간이 떼려야 뗄 수 없는 관계에 있다는 것을 발견하였다. 심상 안에서 3차원적인 대상을 개념화하고 다루는 이런 능력은 우리를 다른 영장류와 구별하게 해 주는 것이며, 유일하게 인간 진화의 산물이라고 볼 수 있을 것이다(Orban et al., 2006; Vanduffel et al., 2002). 아인슈타인의 문제를 해결하는 전략과 그의 뇌와 관련된 소견을 고려하면, 아인슈타인의 평범하지 않은 마루엽이 그의 천재성의 중심이었을 가능성이 크다.

아인슈타인은 결점이 없는 사람이 아니었는데, 일상생활에서 요구되는 간단한 일을 다루는 데 있어서는 어려움이 많았다는 사실로 유명했으며, 이것은 그를 전형적으로 건망증이 심한 교수로 만들었다. 외부세계는 이마엽겉질의 기능과 좀 더 연관이 있다. 흥미롭게도, 한 연구에서 이마엽과 마루엽의 부피는 의미 있는 역상관관계를 보인다는 것이 증명되었다(Allen, Damasio, & Grabowski, 2002). 바꿔 말하면, 우리는 어느 한쪽으로 발달이 편향되어 있을 수 있다는 것이다. 건망증이 있었던 것은 지나치게 발달한 마루엽을 위해 그가 치른 대가였을 것이다. 연구 결과는 내적인 상상 공간이 아인슈타인에게 창조적인 문제 해결, 공감 및 열정의 가능성을 증가시켜 주었을 것임을 보여 준다. 아마도 이것은 아인슈타인이 삶의 후반기에 세계 평화 및 다른 인도주의적 분야에 관심을 돌렸던 이유들 중의 하나일 것이다.

이마-마루 집행망

> 내가 발견한 것들 중에 합리적인 사고를 통해 이루어진 것은 아무것도 없다.
> – 알베르트 아인슈타인

인간의 지능에 대한 기능적인 신경해부학적 탐색을 해 본 결과, 지능과 관련 있는 부분이 이마엽에서 먼 영역까지 분포되어 있다는 것을 발견하였다(Nachev, Mah, & Husain, 2009; van den Heuvel, Mandl, Kahn, & Pol, 2009). 뇌의 가깝고 먼 영역들 간의 복합적인 기능적 연결은 100억 년 이상의 자연적 선택에 의해 형성되었다. 우리는 단지 뇌의 각 영역이 집행기능에 어떻게 기여하고 있는지에 대해 이제 막 알기 시작한 것뿐이다(Bartolomeo, 2006).

대부분의 신경심리학자는 여전히 우리의 일반적인 지능을 담당하는 부분이 이마엽이라고 간주하고 있지만, 새로운 발견들은 표준화된 검사에 의해 측정되는 지능이 이마-마루망(frontal-parietal networks)과 이 둘을 연결시키는 신경섬유에 의해 중재되고 있다고 제안한다. 조금 다른 방식으로 말하자면, 지능은 우리의 뇌가 얼마나 효율적으로 이마-마루엽의 협동을 통해 정보를 합성하고 통합하는지와 연관되어 있다. 이 문제에 관심이 많았던 융과 하이어(Jung & Haier, 2007)는 국소적인 뇌의 손상과 웩슬러 성인지능검사(Wechsler Adult Intelligence Scal: WAIS) 결과 사이의 관계를 조사했던 연구들을 살펴보았다. 자료에 대한 분석은 웩슬러 성인지능검사에서 시행하는 네 가지의 요소(언어 이해, 지각추론, 작업기억 및 처리속도)을 기준으로 하였다.

뇌의 손상과 수행능력의 결함 사이의 관계에 대해 통계적으로 의미가 있었던 요소는 네 가지 요소 중 세 가지였는데, 언어 이해(왼쪽 아래 이마엽겉질), 작업기억(왼쪽 이마엽겉질과 왼쪽 마루엽겉질) 그리고 지각추론(오른쪽 마루엽겉질)이 연관이 있었다. 융과 하이어는 이 연구를 바탕으로 우리의 지능에 관여한다고 간주될 수 있는 부분에는 이마엽과 마루엽이 포함된다는 결론을 내렸다. 융과 하이어는 자신들의 연구를 통해 뒤가쪽 앞이마엽겉질, 위아래 마루엽, 앞쪽 띠다발, 관자엽과 뒤통수엽에 있는 일부 영역 그리고 이들을 연결하는 백색질 경로(white matter tracts)를 포함하는 신경망의 마루-이마 지능 이론(the parieto-frontal intelligence theory of a network)을 제안하였다(Colom et al., 2009; Costa & Averbeck, 2013; Jung & Haier, 2007; Langer et al., 2012; Smith et al., 2011).

이 신경망은 또한 현재 진행 중인 활동을 차단하고 재설정하는 오른쪽 이마 배쪽망(right frontal ventral network) 및 자극과 반응을 연결시키는 등쪽 이마망(dorsal frontal network)과 함께 방향결정 체계(orienting system)을 포함하고 있을 수 있다(Corbetta, Patel, & Shulman, 2008; Hu et al., 2013). 이마엽과 마루엽은 환경의 특정한 측면이 가지는 전후 맥락과 위치를 분석하고, 새로운 목표에 집중하기 위해 현재 하고 있는 행동을 차단하는 돌출망(salience network)과 함께 작용한다(Bush, 2012; Corbetta & Shulman, 2002; Peers et al., 2005).

같은 시기에 앤더슨(Anderson)과 동료들(2008)은 자신들이 합리적인 생각을 담당한다고 믿었던 구조물에 관심을 두었는데, 이러한 구조물은 융과 하이어가 관심을 두었던 구조물과 같은 것이었다. 그들은 지능과 집행기능을 담당하는 핵심적인 처리중추를 가쪽아래 앞이마엽 부분(정보 검색), 뒤쪽 마루엽 부분(상상할 때 나타나는 표상), 앞쪽 띠다발(목표와 연관된 정보의 갱신)과 꼬리핵(행동의 집행)이라고 보았다. 이러한 두 가지 모델은 다른 연구들에 의해 지지되었는데, 이것은 마루-이마 회로(parietal-frontal circuit)가 집행적 말뜻 처리과정(executive semantic processing)뿐만 아니라 목표 지향적인 행동을 결정하고 계획을 세우는 데 관여한다는 것을 확인시켜 주는 것이었다(Andersen & Cui, 2009; Buneo & Andersen, 2006; Crowe et al., 2013; Goodwin, Blackman, Sakellaridi, & Chafee, 2012; Whitney, Kirk, O'Sullivan, Ralph, & Jefferies, 2012). 주의를 기울이고, 무언가를 찾고, 방향을 잡는 목적에 사용되는 비슷한 구조물이 마카크 원숭이에게서도 발견되었다(Astafiev et al., 2003).

이마엽 회색질(gray matter)과 마루엽 회색질의 부피 그리고 이들을 연결하는 백색질 경로의 부피는 지능과 매우 높은 상관관계가 있음이 증명되었다(Glascher, Hampton, & O'Doherty, 2009; Gray et al., 2002; Haier et al., 2004; Langeslag et al., 2012; Lee, Josephs, Dolan, & Critchley, 2006). 다른 대부분의 중심적인 처리과정망과 마찬가지로, 이들의 백색질 연결성은 성인이 될 때까지 계속해서 성장한다(Klingberg et al., 2002; Klingberg, 2006; Olesen, Nagy, Westerberg, & Klingberg, 2003). 이렇게 왼쪽 대뇌반구에 분포되어 있는 영역은 언어적 지식, 언어적 추론, 작업기억, 인지적 유연성과 집행적 통제를 포함하는 웩슬러 성인지능검사에서 측정되는 기술들을 담당한다(Barbey et al., 2012).

이마-마루 회로는 또한 지속적인 집중 및 작업기억에서의 정보의 갱신에도 관여한다(Edin et al., 2007; Salazar, Dotson, Bressler, & Gray, 2012; Sauseng et al., 2005). 이마-마루망은 특정한 변수의 전후 맥락과 위치를 분석하고, 진행 중인 행동을 차단하며, 새로운 목표에 대해 관심을 돌리기 위해 함께 작용한다(Coull, Cotti, & Vidal, 2014; Corbetta & Shulman, 2002; Genovesio, Wise, & Passingham, 2014; Peers et al., 2005). 이마엽과 마루엽의 중간 부분을 연결하는 신경섬유는 오른쪽 대뇌반구와 왼쪽 대뇌반구, 둘레계통 구조물과 겉질 구조물 그리고 겉질의 앞쪽 부분과 뒤쪽 부분 사이의 연결을 통합하는 역할을 하는데, 이것은 의식적인 작업기억과 자기성찰을 가능하게 하는 광역 작업 공간(global work space), 혹은 핵심 표상(central representation)을 제공할 가능성이 많다(Baars, 2002; Cornette et al., 2001; Fedorenko, Duncan, & Kanwisher, 2013; Lou et al., 2004; Taylor, 2001). 이러한 신경학적 실제는 시간과 공간에 대한 우리의 경험이 떼려야 뗄 수 없이 얽혀 있다는 것을 반영한다. 그래서 이마-마루망은 자기에 대한 경험을 형성하는 데 반드시 필요한 요소일 것이다(Caspers et al., 2012; Lou, Nowak, & Kajer, 2005).

적절하게 기능을 하고 있는 이마-마루망은 우리가 순간순간의 생존을 위해 필요한 성공적인 협상을 가능하게 해 주며 우리의 관심을 내적인 경험에 기울이는 능력을 가지게 해 준다. 잘 발달되지 못한 앞이마엽겉질은 우리를 "시끄러운 현재 순간에 구속된 상태"에 빠지게 만들 수 있고, "환자를 탈출할 능력없이 현재의 시간과 공간에 갇힌 상태"에 빠지게 만들 수 있다(Knight & Grabowecky, 1995, p. 1368). 자신을 돌아볼 수 있고 때때로 반사적으로 나오는 행동과 감정적인 반응을 통제하지 못한다면 우리에게는 자유로움이 없을 것이다(Schall, 2001). 이와 비슷한 현상이 만성적인 불안 상태에서 발생할 수 있는데, 이런 사람은 두려워하는 환경에 '갇히게 되거나' 두려움을 유발하는 '자극으로부터 벗어나지 못하며' 반사적으로 나타나는 두려운 반응을 중단시키지 못한다(Brown et al., 1994).

집행기능에서의 거울신경세포의 역할

사람은 다른 사람을 따라 하는 것을 통해서 사람이 된다.
– 테오도르 아도르노(Theodor Adorno)

연구자들은 1990년대에 영장류(또는 실험자)가 물건을 손으로 잡는 것과 같은 특정한 행동을 하는 것을 다른 영장류가 관찰할 때 관찰하는 영장류의 이마엽에서 발화하는 신경세포를 발견하였다. 관찰했던 영장류가 똑같은 행동을 할 때에도 이 신경세포는 발화하였다. 이러한 신경세포는 특정한 행동을 관찰할 때와 실행할 때 모두 발화되었기 때문에, **거울신경세포**(mirror neurons)라고 이름이 붙여졌다(di Pelligrino et al., 1992; Gallese, 2001; Gallese et al., 1996; Gallese & Goldman, 1998; Jeannerod et al., 1995; Rizzolatti et al., 1999). 일부 거울신경세포는 너무나도 특수화되어 있어서, 바나나를 오른손을 가지고 특정한 각도로 집어 들거나 엄지와 검지로 껍질을 벗기는 것과 같이 특정한 물건을 특정한 손가락으로 특정한 방식을 통해 잡을 때에만 발화된다는 것이 발견되었다(Rizzolatti & Arbib, 1998).

이런 신경세포가 더 흥미로운 것은 이들이 감각적 정보와 목표 지향적인 행동 모두에 민감하다는 사실 때문이다. 이들은 손이나 바나나 또는 심지어 손과 바나나가 함께 제시되어도 반응하지 않으며, 손이 바나나를 향해 특별한 목적을 가지고 특정한 방식으로 작용할 때에만 반응하는데, 이것은 우리가 앞에서 논의했듯이 시간과 공간의 거울에서 반사되는 신경적 반사이다. 거울신경세포는 지금까지 원숭이가 입과 손의 움직임에 주의를 기울일 때 발견되었는데, 이것은 거울신경세포의 원래 역할이 음식을 입으로 가져가서 먹는 것과 연관되어 있다는 것을 암시해 준다(〈표 8-3〉 참조). 진화의 과정 동안, 거울신경세포의 역할은 몸짓과 입을 통한 의사소통 및 언어를 포함하는 것으로 확대되었다. 이것은 다른 사람이 하품을 하는 것을 본 이후에 우리도 하품을 하거나, 다른 사람이 음식을 먹는 것을 보고 우리의 입술이 움직일 때 드러난다.

거울신경세포는 마루엽겉질에서도 발견되었다(Kilner et al., 2004, 2009). 거울신경세포는 우리의 집행체계 내에서 시각신경망, 운동신경망 및 감정신경망 등 다양한 신경망이 모이는 내적 경험과 외적 경험이 교차하는 곳에 있다(Iacoboni et al., 2001). 거울신경세포는 이러한 유리한 위치 때문에 관찰과 행동을 연결시킬 수 있으며 다른 사람들의 지도와 우리 주변의 공간을 이용할 수 있을 뿐만 아니라 우리 자신의 근육, 생존

| 표 8-3 | 거울신경세포가 있는 뇌 영역

이마엽, 구체적으로 아래쪽 이마이랑(inferior frontal gyrus)		
• 등쪽(dorsal)		• 손의 움직임[1]
• 배쪽(ventral)	• 음식섭취(85%)	• 씹기/빨기
	• 의사소통(15%)	• 입술의 움직임/핥기
• 뒤쪽(posterior)		• 입-얼굴과 입-후두 움직임

기능
- 따라 하기,[2] 몸짓[3]
- 계획과 동기가 있는 신체적 · 감각적 · 운동적 체계의 통합
- 목표를 향한 움직임의 순서를 정하고 행동의 결과를 예상하기[4]
- 행동을 이해하고 행동을 관찰하기
- 행동의 의미를 표상으로 나타내는 것
- 말뜻의 표상

마루엽, 구체적으로 아래쪽 마루엽

기능
- 시각적-공간적 조직화와 신체감각 정보의 합성
- 대상에 대한 실용적인 분석[5]
- 대상, 행동 및 목표의 연결[6]
- 움직이는 행동과 팔다리 위치의 행동 양상에 대한 전체적인 표상[7]

욕구 및 목적을 달성하기 위한 전략을 활용할 수 있다.

지난 20년간 거울체계는 사냥하기, 춤추기 및 감정적인 조율과 같은 집단행동에서 우리의 뇌가 어떻게 서로 연결되는지를 이해할 수 있도록 도와주었다(Jeannerod, 2001). 게다가, 거울체계는 손으로 하는 기술의 학습, 몸짓을 이용한 의사소통의 발달, 말하는 언어, 집단의 응집력 및 공감에도 관여할 가능성이 높다.

주변 탐색과 애착

당신의 깊은 철학보다 당신의 신체에 더 많은 지혜가 들어 있다.
– 프리드리히 니체(Frederich Nietzsche)

우리는 비록 애착도식(attachment schemas)의 감정적 측면과 인지적 측면에 주로 초점을 맞추지만, 애착은 돌보는 사람에 가까워짐으로써 긍정적인 신체 상태와 부정적인 신체 상태를 조절하는 것이다. 우리의 뇌는 좋은 애착 대상에 대해 접근을 하면 옥시토신(oxytocin), 도파민(dopamine) 및 세로토닌(serotonin)의 영양하에 좋은 느낌과 연결시키고, 좋은 애착 대상과의 이별은 나쁜 느낌을 연결시킴으로써 애착도식을 만들어 낸다(Feldman, 2012). 우리는 아이가 낯선 사람과 있다가 엄마가 돌아왔을 때 어떻게 반응하는지를 관찰함으로써 애착을 평가한다. 엄마가 돌아왔을 때 아이가 다가가는지, 피하는지, 무시하는지, 또는 문제 있는 방식으로 반응하는지를 관찰한다. 애착은 최소한 두 가지 수준으로 분석할 수 있는데, 첫 번째는 관계를 맺는지이며, 두 번째는 어떻게 관계를 맺는지이다.

이것은 애착도식이 감각체계와 운동체계에 저장되어 있으며 단지 인지적-감정적인 측면뿐만 아니라 우리의 근육, 자세, 걸음걸이 및 다른 사람과의 거리에서도 드러난다. 우리는 일반적으로 애착도식을 정신적인 상태(생각, 감정 및 신념)의 측면에서 생각해 왔다. 그러나 애착도식이 동물과 어린 아기에게도 존재한다는 점을 고려하면, 애착 양상을 가까운 관계에서 활성화되는 접근-회피 학습과 연관된 절차기억(procedural memory)으로 생각하는 것이 더 도움이 될(아마도 더 적절할) 것이다. 이것을 설명하는 또 다른 방법은 '운동인지(motor cognition)'인데, 이것은 우리가 진화 및 발달적으로 어떻게 관찰과 내적 자극을 통해 다른 사람으로부터 배우고 또 다른 사람에 대해서 배우는지를 이해할 수 있는 한 가지 방식이다(Gallese, Rochat, Cossu, & Sinigaglia, 2009).

행동 유도성

　수학과 물리학을 이용하여 세상을 추상적으로 분석하는 것은 시간과 공간의 개념에
기초를 두고 있다.

　　　　　　　　　　　　　　　　　　　　　　　- 제임스 J. 깁슨(James J. Gibson)

　움직임이 목표 지향적이라는 점을 고려해 볼 때, 신경망이 움직임을 조절하며 이렇
게 조직화되고 있는 목표를 향한 행동은 우리의 뇌 속에서 서로 얽혀 있다고 보는 것이
타당할 것이다(Rizzolatti & Sinigaglia, 2008). 우리가 세상을 탐색할 때, 우리의 뇌는 자
동적으로 수많은 선택 사항, 경로 및 우리의 현재 주변 환경과 우리가 학습했던 것 사
이의 상호작용에 기초를 둔 가능한 전략을 만들어 낸다. 바꿔 말하면, 우리가 주변 환
경에서 어떤 것 또는 누군가를 만났을 때 우리의 뇌는 이미 존재하고 있던 암묵기억을
활성화시키고, 이 암묵기억은 우리에게 어떻게 행동할 것인지에 대한 여러 가지 선택
사항을 제공해 준다. 이런 체계는 **행동 유도성**(affordance)을 만들어 내는데, 이것은 우
리 주변에 있는 물체 및 사람들과 의미 있게 관계를 맺을 수 있도록 해 주는 우리의 능
력이다. 행동 유도성은 객관적이지도 주관적이지도 않지만, 사람과 사회적 환경 그리
고 신체적 환경의 접점(interface) 내에서 활성화된다. 따라서 만약 애착 대상을 찾는 우
리의 능력이 우리로 하여금 애착 대상에게 접근하게 만든다면, 우리는 어떻게 애착 대
상과 관계를 맺는 것일까?

　우리의 탐색체계는 우리가 원하는 곳으로 갈 수 있게 해 주는 반면, 신경계는 우리
가 행동 유도성, 도구, 또는 다른 사람을 이용할 수 있게 해 준다. 행동 유도성은 인체
공학의 다른 면이기도 한데, 작업 공간, 비행기 조종석, 또는 가위와 같은 유용한 도구
를 만드는 데 관여한다. 인체공학의 초점은 물건이 우리에게 맞도록 조절하는 것이다.
그러나 행동 유도성은 우리가 세상에 적응하는 것과 같이 반대방향으로 작용하기도
한다. 행동 유도성은 감각, 인지, 행동 및 감정적 반응을 유용한 방식으로 사용해서 반
응하는 우리의 능력을 반영한다. 우리가 도구를 어떻게 사용하는지 또는 누군가와 어
떻게 상호작용하는지를 알고 있을 때, 그 도구나 사람은 우리 신체가 확장된 것처럼 우
리 신체에 포함되게 된다(Calvo-Merino et al., 2005; Cattaneo et al., 2009). 행동 유도성
은 우리 앞에 있는 것을 파악해서 사용할 수 있게 해 주는 우리의 능력을 결정한다.

　행동 유도성 전략은 우리가 일상적인 삶에서 만나는 상황에 의해 자동적으로 활성

화되는 무의식적이고 다양한 방식의 기억이다. 직접적인 예로, 우리가 카페에 앉아서 친구와 이야기를 하고 있고 종업원이 와서 우리 앞에 커피와 설탕, 크림 그리고 숟가락을 가져다줄 때 일어날 수 있다. 우리의 암묵적 절차기억은 우리가 대화를 계속하면서 손을 자동적으로 사용하여 우리의 취향에 따라 앞에 있는 것들을 섞어서 마실 수 있도록 해 준다.

어린아이가 자연적인 환경과 어떻게 상호작용하는지에 대한 무어(Moore, 1986)의 연구에서, 그는 어린아이가 상호작용하는 대상의 특정한 양상에 초점을 맞춘다는 것을 발견하였다. 이에 해당하는 예에는 달리기를 위한 부드러운 바닥, 올라갈 물체(나무), 숨을 장소(풀숲), 미끄러지기 위한 경사, 뛰어넘을 장애물과 던지기 위한 물건 등이 있다. 어린아이가 영국의 시골에서 이러한 것들과 관계를 맺는 능력과 방식을 행동 유도성이라고 말할 수 있다. 어린아이의 놀이와 연관된 중요한 환경적 특징이 역사적으로 볼 때 생존과 연관된다는 것은 우연의 일치가 아니다(아프리카에 있는 어린아이는 나무를 그늘을 제공해 주는 대상으로 더 이용할 것이다). 이런 양상은 어린아이가 나중에 식량을 위해 사냥하고 위험으로부터 도망가기 위해 어린 시절에 배울 필요가 있는 특징들과 같은 것이다. 일단 기본적인 생존을 위해 필요했던 기술은 이제 물건을 던지고, 뛰어오르고, 발로 차는 기술을 요구하는 스포츠나 게임에 적용된다.

행동 유도성의 개념은 생태학과 환경에 대한 연구 부분에서 나온 것이기 때문에, 대개 우리가 우리의 신체적 환경과 어떻게 상호작용하는지를 배우는 측면에서 개념화되었지 다른 사람들과 어떻게 상호작용하는지의 측면에 대해서는 개념화되지 않았다(Heft, 1989; Kytta, 2002). 우리는 두 사람 사이의 연결을 상대방을 이용하는 것으로 생각하기보다 마음과 마음이 연결되어 있는 것으로 생각하기를 좋아한다. 비록 나중에 보다 정교한 방식의 대인관계가 발생하겠지만, 어린 시절의 애착은 주로 신체적 접근과 상호작용에 의해 형성되며 어린아이는 생존을 위해 자신의 부모를 이용한다. 성인으로서의 우리는 친구와의 관계를 유지하기 위해 언어, 얼굴 표정, 시선 접촉과 다양한 범위의 의사소통을 사용한다.

우리는 행동 유도성의 개념을 애착관계에 확대시켜 볼 수 있을까? 당신 앞에 앉아 있는 친구와 네 살 된 친구의 아들이 자신들의 많은 상호작용에 특별한 주의를 기울이고 있는 장면을 상상해 보라. 우리가 처음에 집에 들어갔을 때, 그 아이는 아버지의 다리를 잡고, 다리에 기대며, 등 뒤의 안전한 지점에서 우리를 지켜본다. 잠시 후에 아이는 아버지에게 장난감 자동차의 문에 끼어서 아팠던 손가락을 내밀며 뽀뽀해 달라고 한다. 또 다른 때에 아이는 베개를 들고 아버지의 뒤로 몰래 다가가서 베개로 아버지의 머리를 치면서 약간은 소란스러운 놀이에 초대를 한다. 나중에 아이는 자신의 주스 통을 다 비우고는 그것을 아버지에게 건네면서 "다 마셨어요."라고 말한다. 이러한 상호작용은 이 아이가 안전함, 위로, 자극 및 봉사를 위해 자신의 아버지를 성공적으로 이용하는 능력을 나타낸다. 이런 행동 유도성은 서로의 본능에 의해 유발되며, 결합 및 애착과 연관된 긍정적인 느낌을 통해 강화된다.

부모-아이 상호작용이 결국은 다른 사람에 대한 우리의 행동 유도성을 형성하기 때문에, 앞에서 언급한 아이와 같은 소년은 학교에 입학하여 자신의 선생님과 갖는 종류의 긍정적인 관계를 할 것으로 예상할 수 있다. 그는 선생님이 안전함의 근원이 되고, 자신이 배웠던 행동 유도성을 더 발전시킬 수 있으며, 교실에 더 적합한 새로운 행동 유도성 양상을 형성할 수 있을 것이라고 생각할 것이다. 여기에는 조용하고 이완된 신체, 뭔가가 그들의 관심을 끌었을 때 선생님에게 기대는 것, 현재 이야기되고 있는 것에 대한 호기심 및 어떤 것을 숙달되게 할 수 있을 것이라는 낙관 등이 포함된다. 교실에서 일어나는 이러한 양상의 행동 유도성은 소년으로 하여금 조용히 앉아 있고, 수업에 집중하며, 교육받는 내용을 학습하고, 신경형성력을 최대화하며, 학생들에게 배우고 선생님의 열정을 배울 수 있게 해 준다. 함께 있어 주고 조율해 주는 돌보는 사람이 없었던 많은 아이가 학교에 들어가기 전까지 어떻게 긍정적인 관계를 유지하는지에 대해 결코 배우지 못한다는 사실은 당신이 이 문제에 대해 생각하기 전에는 결코 드러나지 않는다.

내적 세계 만들기

> 지혜로운 사람은 자신의 삶을 어떻게 살아야 하는지 알기 때문에 사색이 가능하다.
> – 가브리엘 마르셀(Gabriel Marcel)

진화의 위대한 업적들 중의 하나는 우리가 개인적인 생각, 자기성찰 및 상상을 할 수 있도록 해 주는 내적 세계를 만들어 내는 우리의 능력이다. 우리의 내적 세계는 정신화(mentalization), 창조성 및 우리의 자기감 강화에 대한 기초로서의 역할을 한다(Winnicott, 1965a). 이마엽과 마루엽에 심한 손상이 있는 사람은 감각적 경험과 감정적 경험에 의해 계속적으로 주의가 분산되어 집중을 유지하고 상상을 이용하는 것이 불가능하게 된다. 이런 사람은 지금 현재의 순간에 갇히게 되어 감각과 감정의 계속되는 흐름 및 외부 세계의 요구에서 벗어나지 못한다. 뇌손상이 있는 많은 사람은 비록 의식은 유지하지만 주의집중, 정동조절과 동기를 갖는 것에 어려움을 겪는다.

내향적인 나는 나의 내적 세계와 많이 친숙하다. 아이였을 때, 나는 상상적 도피처가 있었다. 나는 눈을 감고는 구두상자들이 높이 쌓여 있었던 할머니 옷장 뒤에 있는 벽을 떠올리곤 했다. 그 상자들 뒤에는 내가 겨우 통과할 수 있는 크기의 숨겨진 문이 있었다. 일단 문을 통과하면, 마법사가 상주할 것 같은 중세시대 풍의 큰 방으로 향하는 계단이 있었다. 그곳은 나만의 안전한 장소—조용하고 개인적인—였으며, 거기서 나는 다른 세상을 상상하고, 삶을 되돌아보며, 미래에 대한 공상을 할 수 있었다. 이곳이 바로 나의 실험실에 대한 각자의 생각을 가지고 있었던 나 이전의 많은 사람을 발견하기 위해 과학소설책들을 가지고 가곤 했던 곳이다.

위니컷(Winnicott, 1965b)은 한 개인의 자기감은 부모의 존재와 함께 안전하고 편안함을 느끼는 시기인 무활동기(periods of quiescence) 동안에 강화된다고 제안하였다. 충분히 좋은 양육(good-enough parenting)은 아이에게 발판을 제공해 주어 아이가 부모의 내면으로 들어가 상상을 하고 자기의 경험을 하면서 쉴 수 있도록 해 준다(Stern, 1985). 혼란스러운 부모 밑에서 자란 아이가 조용하고 마음의 중심을 잃지 않으며 안전함을 느낄 수 있게 되는 경우는 매우 드물다. 우리는 초기의 양육이 겉질 그리고 겉질과 둘레계통의 관계를 형성하며, 이것이 우리의 감정조절, 상상 및 대응 기술을 담당하게 된다고 생각한다. 이에 더해 이제 우리는 내적인 공간을 만드는 데 관여하는 신경망의 발달에 대한 설명을 첨가해야 할 것 같다.

한 연구에서 숙련된 명상가가 명상을 하고 있는 경우에 이마엽은 점점 활성도가 떨어지는 반면, 마루엽은 점점 활성도가 높아지는 것을 밝혀내었는데, 이것은 아마도 외적인 집중이 내적인 집중으로, 그리고 오른쪽 대뇌반구에서 왼쪽 대뇌반구 활성화로 이동하는 것을 반영하는 것이다(Davidson, Kabat-Zinn, et al., 2003; Newberg et al., 2001). 흥미롭게도, 우리가 다른 사람들이 조용히 있는 것을 볼 때 오른쪽 마루엽의 아랫부분은 점점 활성화된다. 이것은 어떻게 무생물을 대상으로 혹은 평온한 부처님 상을 보고 명상을 하는 것이 우리 내부에 집중할 수 있도록 도와주는지를 설명해 주는 것이다(Federspiel et al., 2005). 우리는 또한 정동조절과 자기성찰에 대한 모델로 차분한 부모와 치료자를 내재화할 수 있다. 아마도 집중하면서 차분한 상태를 유지하는 것을 따라 하기 위해서 거울신경세포가 작동하고 있을 것이다.

요약

이마엽과 마루엽 그리고 그 안에 있는 거울신경세포는 함께 작동하여 우리의 생존을 도와주는 방식으로 우리의 행동 방향을 결정하도록 해 준다. 집행기능을 위해서는 세상에 대한 4차원적인 모델을 만들어 내는 것이 필요하다. 또한 우리가 세상을 탐색하고 생존하는 데 필요한 것들을 사용하도록 해 주는 일련의 기술도 필요하다. 우리는 앞쪽 띠다발과 뇌섬엽의 도움을 통해 우리를 도와줄 수 있는 것에는 다가가고 우리를 해칠 수 있는 것으로부터는 멀어질 수 있다. 이러한 신경망은 또한 외부 세계로부터 멀어져 원초적인 내적 공간으로 들어갈 수 있도록 안전함과 내적 공간 모두를 만들어 준다. 우리가 성장하면서 우리는 이런 내적 세계를 만들고 그리고 이 내적 세계에 무엇이 있는지를 배울 필요가 있다. 즉, 우리는 처음에 다른 사람에 대한 경험을 만들어 내며 그러고 난 다음에 스스로를 발견하게 된다.

제9장

집행하는 뇌: 다른 사람을 발견하고 자기를 찾기

사람들은 천국을 바라보면서 거기에서 무슨 일이 일어나고 있는지에 대해 궁금해하곤
한다. 그러나 만약 그들이 자기 마음속을 볼 수 있다면 더 좋을 것이다.

– 코츠커 레베(Kotzker Rebbe)

내적 세계를 만드는 데에는 4차원적인 내적 공간과 외적 현실로부터 철수하는 것 이
상이 필요하다. 여기에는 우리가 우리의 신체 및 상상에 초점을 유지할 수 있는 능력
이 요구된다. 동양에서는 소중한 것으로 간주되는 이러한 능력이 서양에서는 최근까
지 거의 무시되어 왔다. 뇌와 행동의 관계에 대한 연구에서 연구 주제들은 항상 어떤
과제를 수행하는 행동에 대한 것이었다. 우리가 외부 세계에 관여하고 있지 않을 때
우리의 뇌에서 어떤 일이 일어나고 있는지에 대한 연구는 거의 없었다.

1929년에 한스 베르거(Hans Berger, 뇌파기를 처음 발명한 사람)는 사람이 휴식을 취
하고 있을 때에도 뇌가 활성화되어 있다는 것을 발견하였다. 이러한 발견은 연구자들
이 어떤 작업을 할 때 활성도가 떨어지지만 똑같은 작업에 대해 집중하지 않을 때에는
활성화가 되는 특정한 뇌 영역을 발견하기 전까지 70년 동안 무시되었다(Raichle et al.,
2001; Shulman et al., 1997a, 1997b). 이러한 영역에는 뒤쪽 띠다발겉질의 중간 부분, 안
쪽 앞이마엽겉질, 마루엽겉질의 쐐기앞부분(precuneus region)이 포함되었다. 이런 새
로운 체계에 대해 가장 흔하게 사용되는 이름은 불이행방식망(default-mode network:

DMN)이다(Northoff & Bermpohl, 2004; Northoff et al., 2006). 그 이후의 연구는 불이행 방식망이 시각처리 과정과 운동처리 과정에 해당하는 신경망과 똑같이 지속적이고 일 관된 기능을 하는 신경망임을 밝혀내었고(Beckmann et al., 2009; Beason-Held et al., 2009; Greicius et al., 2009; Smith et al., 2009; Weissman et al., 2010), 이는 우리의 뇌가 항 상 활동하고 있다는 베르거의 원래 관찰을 지지하는 것이다.

불이행방식망

> 가장 힘든 승리는 자기에 대한 승리이다.
>
> – 아리스토텔레스(Aristotle)

우리가 가지고 있었던 집행기능의 개념에 불이행방식망이 추가됨으로써 흔히 집행 기능의 한 측면으로 간과되었던 내적인 생각과 개인적인 성찰의 능력에 대한 잠재적 인 신경학적 장소가 제공되었다. 불이행방식망은 우리의 과거를 강화하고 우리가 미 래를 위해 준비하는 것을 도와주는 것으로 보인다(Buckner & Vincent, 2007). 쉬고 있는 동안에 띠다발겉질의 뒤쪽과 앞쪽 사이의 연결성과 활성도가 증가하는 것은 또한 인 지와 감정의 통합을 지지해 주는 것으로 생각된다(Greicius et al., 2003). 이것은 주관적 인 경험을 위한 심리적 기초를 제공해 줄 뿐만 아니라 사회적 인지를 위한 기반이 되어 주기도 한다(Mars et al., 2012; Schilbach et al., 2008). 더욱이, 휴식하는 상태는 우리에게 대인관계에 대한 집중을 유지하는 능력, 다른 사람의 관점으로 바라보는 능력 및 대인 관계 행동에 따른 미래의 결과를 상상하는 능력을 제공한다.

불이행방식망의 각각의 영역은 소구역으로 형성되어 있는데, 이러한 소구역은 뇌 의 다른 영역과의 협조를 통해 다양한 처리과정을 수행한다(Leech et al., 2011; Salomon et al., 2013). 눈확안쪽 앞이마엽겉질의 배쪽과 등쪽 영역은 목표 지향적인 활동을 하 는 동안에 활성도가 감소했지만 자기 스스로가 만들어 내어 생각을 할 동안이나 자기 참조(self-reference)가 이루어질 때, 감정을 경험하는 동안 및 자신의 정신상태 등 다 른 사람들로 인한 것이라 생각할 때는 (앞쪽 띠다발과 함께) 활성화되었다(Frith & Frith, 1999, 2010; Gusnard et al., 2001; Gusnard & Raichle, 2001; Lane et al., 1997; Reiman et al., 1997). 앞이마엽겉질의 안쪽 부분은 자기의 사회적 경험과 감정적 경험에서 중심적인 역할을 하며 외적인 요구가 없을 때 다른 대부분의 뇌 영역에서 보다 높은 대사율을 보였다(Beer, 2007). 이러한 활성화 양상은 우리가 다른 사람의 마음뿐만 아니라 우리 자신의 마음에 매우 집중하고 있을 때 외적인 일에 대한 관심이 줄어드는 우리의 주관적인 경험과 일치한다. 불이행방식망의 영역과 이 영역들이 인간의 경험에 기여하는 부분에 대해서는 〈표 9-1〉을 참조하라.

불이행방식망의 영역들은 함께 신체의 감각 경험과 내적 세계를 합성하여 우리가 시간의 흐름 속에서 상상의 공간에 있는 우리 자신에 대한 의식적인 경험을 할 수 있도록 해 준다. 자기에 대한 경험과 문화의 발달에 매우 중요한 이러한 기능은 불이행방식망의 적응적 기능이 신경적 진화와 사회문화적 진화 모두를 위해 강하게 선택되었음을 암시해 준다(Morcom & Fletcher, 2007).

| 표 9-1 | 불이행방식망 영역과 이들이 기여하는 부분

안쪽 앞이마엽겉질	• 자기관련 정신상태, 마음이론[1]
안쪽 관자엽	• 자서전적 기억
해마	• 과거 경험과의 연합[2]
뒤쪽 띠다발겉질	• 감각 통합
마루엽겉질	• 자기인식, 자기-다른 사람 비교
쐐기앞부분	• 기억의 근원적 출처(memory source attribution), 내적 정신상태 • 시공간 조직화와 조율[3]

불이행방식망의 기능

> 말하자면, 친구는 제2의 자기이다.
>
> – 키케로(Cicero)

불이행방식망은 삽화기억(episodic memory)을 부호화(encoding)하는 동안에는 억제되고 삽화기억을 찾고 회상하는 동안에는 활성화된다(Chai et al., 2014). 불이행방식망이 관자엽 및 해마와의 신경적 연결이 되어 있는 점을 고려해 볼 때, 불이행방식망은 삽화기억의 검색에 관여할 가능성이 높다(Maddock et al., 2001; Fujii et al., 2002; Cabeza et al., 2002). 반면에, 만약 불이행방식망이 기억을 부호화하는 동안에 활성화된다면,

새로운 기억의 생성을 방해하는 오래된 기억을 자극할 것이다. 외상후스트레스장애에서는 이러한 불이행방식망이 손상되어 외상기억의 갱신과 재조직화를 방해한다고 볼 수 있다.

불이행방식망과 외적 집행기능을 관장하는 이마-마루망은 일반적으로 서로 역상관 관계를 보이는데, 이것은 하나가 활성화되면 다른 하나는 억제된다는 것을 의미한다(Anticevic et al., 2012; Elton & Gao, 2014). 우리가 휴식 상태에 있을 때 불이행방식망의 활성화는 계속될 것이며, 외적 집행기능은 자신들의 역할이 자극될 때까지 억제된 채로 있게 될 것이다(Chen et al., 2013). 이러한 변화를 알려 주는 신호는 새로운 자극이나 발생 가능한 위협을 발견했을 때 나타나는 돌출망(salience network)에 의해 유도된다(Fransson, 2005; Sridharan, Levitin, & Menon, 2008). 연구들에 의하면 이러한 역상관 관계가 항상 완벽한 것은 아닌데, 왜냐하면 외적 작업들 중에 일부 불이행방식망의 참여를 필요로 하는 것이 있기 때문이다(Greicius & Menon, 2004; Laird et al., 2009; Singh & Fawcett, 2008).

우리가 외부에 초점을 두는 활동을 할 때, 불이행방식망의 억제 정도는 그 활동이 요구하는 정도와 그 활동에 우리가 관여하는 정도에 따라 다르다(Greicius & Menon, 2004; McKiernan et al., 2003; Pfefferbaum et al., 2011; Uddin et al., 2009). 정신치료와 같은 활동은 인지적인 면을 관찰하고, 촉진시키거나 혹은 영향을 주기 위해 내적인 초점과 외적인 초점 사이에 보다 미세한 균형이 요구될 수 있다(Hampson et al., 2006). 한 연구에서 관찰하고 내적인 생각에 집중을 유지할 때 이마-관자망과 불이행방식망 사이에 협력이 있음을 보여 주었다(Smallwood et al., 2011). 내적 처리과정과 외적 처리과정 사이의 이런 상호관계 방식은 현재의 경험에 자서전적 기억이 영향을 미치는 방법일 수 있으며, 투사적 처리과정의 중심적인 신경기전일 수 있다. 외적 상호작용을 하는 동안에 불이행방식망이 관여하는 것은 또한 내담자가 전이적 상호작용에 관여하는 동시에 자신이 치료자에게 적극적으로 투사하고 있다는 사실을 깨닫는 통찰을 얻게 되는 능력과 연관되어 있을 수 있다(〈표 9-2〉 참조).

자극에 영향을 받지 않고 생각하는 것과 외부 환경으로부터 분리되는 것은 상상을 위한 필수 조건일 것이다. 안쪽 앞이마엽 영역은 뒤쪽 띠다발겉질과 마루엽이 우리에게 내적인 정신작용과 3차원적인 작업 공간을 위한 기반을 제공하도록 해 주는 작업 지향적 신경망과 함께 편도를 억제하는 능력을 가지고 있다. 이것은 우리로 하여금 이미지를 다루고, 대인관계에 대한 각본에 따라 할 수 있게 해 주며, 외적인 간섭 없이 감정을 처리할 수 있도록 해 준다. 이것은 또한 우리에게 과거, 현재 및 미래의 작업기억

| 표 9-2 | 불이행방식망의 가설적 기능

자기인식(self-awareness)

- 의식적 인식[1]
- 자기 연관성[2]
- 자기성찰[3]
- 자기에 대한 언급[4]
- 자기와 다른 사람 구별[5]
- 인식 상태의 변화[6]
- 자기인식[7]
- 자서전적 기억[8]
- 자기감(sense of self)[9]

사회적 인식(social awareness)

- 사회적 관계의 처리[10]
- 마음이론 처리[11]
- 다른 사람의 얼굴 인식[12]
- 도덕적 갈등 처리[13]

지각과 인지(perception and cognition)

- 시선 고정[14]
- 수동적 지각[15]
- 기억을 돕는 연상기호 처리[16]
- 암묵적 처리[17]
- 기억장면 형성[18]
- 말뜻기억 형성[19]
- 눈을 감은 채 휴식[20]
- 자발적으로 마음에서 우러나는 의미[21]
- 자극에 영향을 받지 않는 생각[22]
- 정신적 시간여행[23]
- 탐색[24]
- 예상[25]

을 나란히 놓아 시간여행을 경험할 수 있는 가능성도 제공해 준다. 우리가 몽상과 백일몽이라고 부르는 것은 창조성의 바탕인 동시에 우리가 세상에서 기능을 하도록 도와주는 배경에 있는 처리과정일 수 있다(Baird et al., 2012).

불이행방식망이 느리게 발달하고 기능에 있어서 개인적인 차이가 있다는 점을 고려할 때, 불이행방식망의 성장과 발달은 경험에 의해 형성된다고 볼 수 있다(Pluta et al., 2014; Sambataro et al., 2010; Supekar et al., 2010). 초기의 연구는 불이행방식망의 신경적 구조와 기능적 연결성이 개인마다 다르고 신생아기에서 후기 성인기까지의 발달과정 동안에도 다르다고 제안하였다.

발생 초기의 불이행방식망은 빠르게는 출생 2주 후에 발견되지만 7세까지 일관된 신경망으로 형성되어 간다(Fair et al., 2008; Gao et al., 2009). 이것은 아이가 주변에 있는 사람과 분리되어 있다는 느낌이 발달하는 시기이다. 불이행방식망은 아동기 동안에 아직 미성숙한 상태이지만, 초기 성인기 동안에 기능적으로 일관된 형태가 되기 시작한다. 동시에 이마엽의 안쪽과 등쪽 영역 또한 우리가 내적 경험과 외적 경험을 분리시키는 것을 배우게 되면서 상관관계에서 역상관관계로 전환된다(Anderson et al.,

2011; Chai et al., 2014; Thomason et al., 2008). 어린 시절에 외상을 경험한 여성에서 불이행방식망 내의 기능적인 연결성이 감소되어 있는 것이 발견되었다(Bluhm et al., 2009). 사실, 어린 시절에 학대를 받았던 성인의 불이행방식망의 연결성은 건강한 7~9세 아이의 양상과 비슷했는데, 이것은 외상이 불이행방식망 발달을 지연시키거나 장애를 유발할 수 있다는 것을 의미한다.

불이행방식망과 자기

진정한 고귀함은 과거의 자기보다 더 나은 상태에 있는 것이다.
– 어니스트 헤밍웨이(Ernest Hemingway)

우리는 불이행방식망에 대한 논의를 하면서 자기에 대한 중요한 신경학적 측면을 계속 설명하였다. 자서전적 기억에 대한 과제, 자기성찰 및 자기에 대한 기억을 하는 동안 활성화되는 영역은 불이행방식망이 일반적인 자기에 대한 경험에 핵심적인 역할을 한다는 것을 암시한다. 게다가, 불이행방식망은 얼굴 인식, 마음이론 및 도덕적 갈등 상황에 대한 처리와 같은 다른 사람에 대한 인식에서도 중요한 역할을 한다. 이렇게 중복되는 부분을 고려할 때 다음과 같은 질문을 해 보는 것이 맞을 것이다. 자기에 대한 인식이 먼저인가, 아니면 다른 사람에 대한 인식이 먼저인가?

성인으로서 우리는 일반적으로 자신에 대한 인식을 먼저 하고 그 이후에 다른 사람에 대한 인식을 한다고 생각한다. 그러나 다른 많은 영장류는 우리가 자기인식이라고 간주하는 것이 없는데도 불이행방식망의 기능과 훌륭한 마음의 이론 기술들을 보여 준다(Mantini et al., 2011). 우리는 또한 아이에게서 발달하고 있는 자기감이 어머니나 가족과의 공생적 연결에서 나온다는 것을 관찰할 수 있다. 따라서 진실은 상식과 반대일 수 있다. 다른 사람에 대한 인식이 생존에 더 중요하기 때문에 먼저 진화되고, 나중에 자기에 대한 경험을 위한 기반이 형성되었을 수 있다. 이것은 내적 대상, 전이 및 투사적 동일시와 같은 정신역동적 생각과 분명히 연관이 있다.

시공간에 대한 우리의 경험을 만들어 내기 위해 이마엽과 마루엽 영역이 함께 작동하는 것처럼, 눈확안쪽 앞이마엽겉질과 마루엽의 쐐기앞부분은 자기와 다른 사람에 대해 통합된 경험을 하도록 작동할 수 있다. 바꿔 말하면, 뇌에는 다른 사람에 대한 우리의 경험과 완전히 분리된 자기는 없다는 것이다. 이것은 대인 간의 경계를 잘 구분하지 못하는 사람, 경계성 인격장애와 의존성 인격장애가 있는 사람에게서 특히 뚜렷하게 나타난다. 이 모든 것은 자기에 대한 경험이 시간이 지나도 존재하는 신체의 연속성에서부터 정교하게 형성된 이야기—이야기는 우리의 사회적 정체성과 방어기제에서부터 우리의 정신적인 염원에 이르기까지의 모든 것을 조직화한다—에 이르는 모든 것의 복합적인 조합에서 나오는 기능이라는 것을 말해 준다.

불이행방식망과 정신병리

> 나는 망명자가 어떻게 희망의 꿈을 먹고 사는지 안다.
> – 아이스킬로스(Aeschylus)

우리가 치료에서 보는 많은 내담자는 위로와 자기성찰을 위해 들어갈 수 있는 내적 세계를 가지고 있지 않는 것처럼 보인다. 불이행방식망의 기능은 우리에게 이런 내담자의 뇌에서 무엇이 진행되고 있고 무엇이 진행되고 있지 않는지에 대해 생각할 수 있는 방식을 제공해 준다. 불이행방식망 기능의 장애는 자폐증, 치매, 우울증, 조현병, 뇌졸중 및 만성 통증이 있는 사람에게서 발견된다(Balthazar et al., 2014; Lynch et al., 2013; Park et al., 2014; Whitfield-Gabrieli et al., 2011; Zhu et al., 2012). 이런 장애들 각각은 자기감, 현실 검증력 및 자서전적 기억과 연관된 문제를 포함하고 있다. 너무나도 많은 정신장애에서 나타나는 이러한 자기의 중요한 기능에 대한 취약성은 불이행방식망의 중요성과 함께 불이행방식망이 붕괴되는 데 민감하다는 것을 반영해 준다.

조현병

조현병이 자기의 일관성에서의 장애라는 점을 고려할 때, 만약 조현병 환자에게 불이행방식망이 심각하게 손상되어 있지 않다면 놀랄 만한 일일 것이다(Bluhm et al., 2007; Garrity 2007; Jang et al., 2011b). 조현병 환자가 기억 과제를 하는 동안에 불이행방식망의 활성화 및 불활성화의 장애가 발견되었다(Pomarol-Clotet et al., 2008). 이것은 조현병 환자가 의식적 인식과 무의식적 처리과정을 구별하는 데 어려움이 있고 의식적 인식이 꿈 같은 상태와 혼합되어 있다는 것을 반영해 준다. 흥미로운 가설로는 조현병에서 발견되는 이마엽 기능/도파민 결핍이 불이행방식망과의 역상관적 관계에 문제를 일으키며, 이것이 환각, 사고위축(thought withdrawal) 및 사고주입(thought insertion)과 같은 증상을 유발한다는 것이다(Manoliu et al., 2014).

우울증

불이행방식망의 기능이상은 절망, 부정적 자기감정, 수면장애 및 자기에 대한 관점이 부정적으로 되는 것 같은 증상들과 정상관계를 보인다는 것이 발견되었다(Grimm et al., 2008, 2009, 2011; Gujar et al., 2010; Guo et al., 2014). 일부 학자는 외적인 일을 하는 동안에 불이행방식망 억제의 실패가 우울증 환자들이 자신의 경험을 지나치게 개인화하는 결과를 유발한다는 가설을 발표했는데(Li et al., 2014; Sheline et al., 2009), 이것은 우울증에서 보이는 죄책감과 낮은 자존감을 설명해 줄 수 있다. 일부 학자는 불이행방식망의 기능장애가 우울증과 기분저하증(dysthymia)에 대한 생물표지자(biomarker)가 될 수 있다는 가설까지 세웠다. 이 가설은 불이행방식망의 기능이 선택적 세로토닌 재흡수억제제를 이용한 성공적인 치료로 정상화되었다는 사실에 의해 지지를 받았다(Posner et al., 2013; Silbersweig, 2013).

불안장애와 외상후스트레스장애

전반적으로 불안장애의 핵심적 요소인 과각성과 지나친 경계가 지속되는 것은 불이행방식망을 활성화시키는 능력을 차단하여 환자로부터 자신의 내적 세계, 일관된 자기감 및 다른 사람과 연결하는 능력을 빼앗아 버린다. 일반적으로, 모든 불안장애는 두려움 억제의 결함과 위험 신호에 대한 과각성을 반영한다. 이런 뇌와 마음의 상태는 불이행방식망이 자신의 기능을 자유롭게 할 수 있는 것을 어렵게 만든다(Gentili et al., 2009). 예를 들면, 강박장애 환자는 작업에 집중하는 동안 불이행방식망에 대한 억제를 덜 하는 것이 밝혀졌는데, 이것은 불안에 의해 유발되는 생각과 행동을 억제하지 못하는 생물학적 신호일 수 있다(Stern et al., 2012).

외상후스트레스장애에서는 편도의 과활성화, 안쪽 앞이마엽겉질의 저활성화 및 편도와 뇌섬엽 연결성의 증가가 특징적으로 나타나는데, 이 모든 것은 불이행방식망을 억제한다(Palaniyappan et al., 2012; Patel, Spreng, Shin, Girard, et al., 2012; Rabinak et al., 2011; Seeley et al., 2007; Sridharan et al., 2008). 게다가, 휴식 상태에서 보이는 불이행방식망과 오른쪽 편도 사이의 연결성은 외상후스트레스장애의 증상과 상관관계가 있으며 앞으로 증상이 발생할 가능성 및 증상의 심한 정도를 예측하게 해 준다(Lanius et al., 2009). 외상후스트레스장애는 또한 자기에 대해서 언급하는 과정, 자서전적 기억 및 마음의 이론에 결함을 유발하는데, 이 모든 것은 불이행방식망 내에 있는 적절한 일관성에 달려 있는 기능들이다. 이것은 자기에 대한 관심을 차단하기 위해 불이행방식망을 억제할 수 없는 우울증 환자와는 매우 대조되는 것이다.

　휴식하고 있을 때, 외상후스트레스장애 환자의 불이행방식망 내의 결합(coupling)은 감소하는 반면, 불이행방식망과 돌출망 사이의 일관성(coherence)이 커지는 것이 증명되었다(Sripada et al., 2012). 만성적이고 심한 외상후스트레스장애 환자는 불이행방식망 사이의 전환을 시도할 때 조현병 환자에게서 보이는 것과 유사한 결합을 보였다(Daniels et al., 2010). 어린 시절의 외상은 불이행방식망의 발달, 일관성 및 기능을 방해하는 것으로 보인다(Daniels et al., 2011). 쌍둥이 연구에서 어린 시절에 외상이 있었던 환자와 외상이 없었던 다른 쌍둥이 모두에서 띠다발의 앞쪽과 안쪽에서 대사량이 증가되어 있는 것은 외상후스트레스장애가 유전적 취약성을 가질 수 있음을 나타내고 있다(Shin et al., 2009).

　지금까지 100개가 넘는 연구가 불이행방식망을 조사하였으며, 우리는 집행기능에 대한 보다 정교한 모델을 개발하기 위해 이러한 자료들을 사용할 수 있게 되었다. 불이행방식망이 아직 논란의 여지가 많다는 점을 명심하는 것이 중요하다. 일부 학자는 불이행방식망이 원인이라고 간주되던 것이 어떤 종류의 생각과도 연관이 없는 단순한 배경 활동이라고 믿고 있다(Qin & Northoff, 2011). 비록 지금 우리가 불이행방식망과 연관시키고 있는 생각이 잘못되었다고 밝혀지더라도, 불이행방식망이 관여하고 있는 기능은 결국 뇌 속에서 발견될 것이다(Northoff et al., 2006).

외상후스트레스 사례

　　우리는 우리가 생각하는 대로 살아가게 된다.

　　　　　　　　　　　　　　　　　　　　　　　　- 부처(The Buddha)

　이것은 언젠가는 강력한 왕이 되도록 아버지가 준비시킨 한 젊은 왕자에 대한 사례이다. 왕자는 원하는 것은 모두 얻을 수 있었지만 궁전의 정원 벽 너머로 가는 것은 결코 허락되지 않았다. 그가 원하는 것이 무엇이든 즉각 그에게 제공되었지만 나쁜 소식이 그에게 전달되는 것은 허락되지 않았다. 어느 날 그의 아버지가 없을 때, 그는 마부에게 자신의 미래의 왕국을 보기 위해 짧은 여행을 할 예정이니 성 밖으로 데려다 달라고 명령했다. 3일간의 여행을 하는 동안 그는 나이가 드는 것, 질병 및 죽음을 볼 수 있었다. 그가 길 옆에 있는 시체를 보았을 때, 그는 마부에게 저것이 무엇이냐고 물어보았다. 마부가 "그건 시체입니다."라고 대답하자, 왕자는 "아아, 죽음은 우리 모두에게 오는구나."라고 탄식하였다.

너무 보호받고 살았던 왕자에게 이 소식은 머리에 번개를 맞은 것 같았다. 이렇게 삶이 일시적이라는 사실을 갑작스럽고도 예상치 못하게 알게 된 왕자는 위기감을 느꼈다. 그가 영원하다고 생각했던 모든 것이 없어질 수 있고 일시적인 것이었다. 왕자가 받은 충격은 그로 하여금 현실과 삶의 의미에 대한 의문을 갖도록 만들었다. 그는 이 세상에서 영원한 연관성이 있는 것은 무엇인지에 대해 궁금해하기 시작했다. 당신은 이미 이 이야기가 싯다르타, 즉 부처의 이야기라는 것을 인지했을 것이다. 의미에 대한 위기를 직면한 싯다르타는 자신의 왕위를 버리고 가족을 떠나 진리와 깨달음을 찾아 길을 나섰다. 그는 수십 년 동안 많은 스승을 따라다니고 많은 기법을 적용하면서 금욕적인 생활을 한 이후에 인간에 대한 새로운 이해와 자유를 얻는 전략을 깨닫게 되었다.

그가 죽은 지 2,500년 동안 불교도들은 인간의 마음에 대해 적극적으로 탐색하였다. 불교는 치료자들이 직면했던 것과 똑같은 많은 문제에 대해 철학적 · 심리학적으로 언급해 왔다. 불교도들은 자기성찰, 자기반성 및 명상을 통해 인간의 경험에 대한 자세한 해석과 그들이 번민이라고 부르는 것을 해결하기 위한 정교한 전략들을 개발하였다.

불교와 정신치료는 모두 우리 마음이 확장되면서 일어나는 복잡성과 이로 인해 발생하는 고통의 결과로 출현하게 되었다. 우리의 뇌는 우리의 관심이 과거의 부정적인 사건과 미래에 대한 불안에 완전히 몰입될 수 있는 방식으로 진화되었다. 한때는 우리의 생존을 위해 필요했던 기능이 이제는 우리의 삶의 질을 떨어뜨리고 있다. 나는 불교 심리학을 우리의 내담자와의 치료에 통합시키는 것이 치료에 대한 부가적이고 지지적인 개념적 틀을 제공할 수 있다고 믿게 되었다.

삶의 고통

나는 오직 한 가지만을 가르쳤고 그 한 가지는 둑카와 둑카의 중단이다.
- 부처(The Buddha)

산스크리트 단어인 **둑카**(dukkha)는 가장 흔히 슬픔, 고통 또는 괴로움으로 해석된다. 둑카와 반대되는 **수카**(sukha)는 행동, 편안함 또는 안락함을 의미한다. 이 고대 단어는 역사가 기록되기 이전에 산스크리트어를 인도로 가지고 온 유목민족인 아리아인에 의해서 유래되었다. **카**(kha)는 '하늘, 공간 또는 바퀴의 중심에 있는 구멍'을 의미한다. 둑카는 '둥근 모양이 망가진 또는 바퀴의 구멍이 잘못 만들어진 것'을 설명하기 위해 사용되었는데, 이렇게 되면 마차에 타는 것이 고통스러워진다. 이러한 고통이 **둑카**에 대한 최상의 해석이다.

이러한 고통은 현실적으로 존재하는 신체적 고통과 우리의 마음에 의해 만들어지는 고통이 혼합되어 발생한다. 우리의 젊은 왕자에게 충격을 주었던 삶의 고통스러운 측면은 피할 수 없는 반면, 우리는 우리의 마음이 만들어 내는 고통으로부터는 자유로워질 수 있다. 불교도는 고통을 다음의 세 가지 범주로 나눈다.

① 비영원성의 고통: 미래의 상실에 대한 불안과 변화 또는 소멸에 대한 두려움('생겨난 모든 것은 사라질 것이다.')
② 자아에 대한 애착의 고통: 죄책감, 수치심, 실패, 취약성, 다른 사람에게 지는 것과 다른 사람을 실망시키는 것
③ 존재와 관련된 고통: 공허함, 무의미함, 고뇌, 불만족, 불평, 충분하지 못함, 사기 저하, 무감동과 절망

우리의 마음이 우리 주변의 세상을 예상하고 조절하려고 노력하기에 우리는 항상 불안한 상태로 있게 되는데, 왜냐하면 세상은 원래 변화하기 때문이다. 우리의 머리에서 들리는 목소리는 항상 우리로 하여금 과거에 있었던 부정적인 일과 미래에 발생할 위험을 떠올리게 한다. 예측하고 통제하려는 목적으로 형성된 겉질의 자연적인 기능의 결과는 현재가 고통으로 가득 찬 곳이라고 느낄 정도까지 미래에 대해 걱정하게 만든다. 만성적인 외상후스트레스장애는 삶의 고통이 확대되어 잠재적으로 정신질환에

까지 이르게 된 극단적인 예이다.

사례 개념화와 치료

> 통증은 피할 수 없지만, 고통은 선택이다.
>
> – 부처(The Buddha)

불교 심리학의 핵심은 둑카의 양상에 대한 통찰을 발달시키는 것의 중요성을 강조하는데, 둑카를 유발하는 조건과 둑카를 어떻게 해소시키는가를 강조한다. 불교 심리학자는 내담자가 힘들어하는 고통의 양상을 결정함으로써 사례 개념화를 시작한다. 치료는 네 가지의 고귀한 진리(Four Noble Truths)를 소개하면서 시작한다. ① 세속적인 존재는 고통을 유발하는데, ② 왜냐하면 우리는 환상에 불과한 생각, 믿음 및 느낌에 집착하기 때문이다. ③ 치료계획은 팔정도(Eightfold Path)를 따름으로써 ④ 이러한 환상에 대한 우리의 집착을 끊는 것이다.

팔정도는 신체, 마음, 뇌 그리고 사회적 관계를 위한 일련의 상호 의존적인 연습을 포함하는 특별한 중재법이다. 팔정도는 우리의 시각, 의도, 말, 행동, 생계, 노력, 마음챙김 및 집중에 주의를 기울이는 것이다. 각각은 둑카의 인식과 중단에 목적을 두고 있다. 단정하게 행동하고, 절제력을 기르며, 마음챙김과 명상을 수련함으로써, 개인은 현실을 보다 명확하게 볼 수 있게 되어 고통으로부터 해방될 수 있다. 당신이 이미 알아차렸겠지만, 불교 심리학은 인지행동치료와 비슷하다. 내 생각에 둘의 주된 차이는 분석의 깊이와 치료의 강도이다. 서양 치료자들이 증상에 초점을 두는 반면, 불교 치료자들은 삶 전체에 초점을 둔다.

어떤 사람은 우리의 마음이 감옥이며 명상이 밖으로 나갈 수 있는 출구라고 말했는데, 이것은 플라톤의 동굴에 대한 비유와 비슷한 시각이다. 불교의 관점에서 볼 때, 우리 자신과 세상에 대한 우리의 지식은 명상을 통해서만 파악될 수 있다. 부처는 동정심에 대해 가르치지 않았지만, 동정심이 명상을 하는 동안에 드러나는 통찰의 자연스러운 결과물임을 발견하였다. 우리가 모든 사람이 고통을 겪고 있고 우리 모두는 한 배를 타고 있다는 사실을 보다 명확하게 이해하게 되면서 경쟁심과 두려움은 공감과 동정심으로 대체된다. 당신이 명상의 과정에서 다른 사람의 고통을 느낄 때, 당신은 자연스럽게 그 고통을 해결해 주고 싶어 한다. 당신이 진정한 깨달음을 얻었을 때, 고통은 여전히 존재하지만 그것이 가지는 불길한 예감과 수치심은 없어진다.

의식의 착각에 주의하라

> 우리는 물체를 있는 그대로 보지 않는다. 우리는 우리가 보는 방식으로 물체를 본다.
> - 아나이스 닌(Anaïs Nin)

비록 모든 정신건강의학과적 장애가 지나친 감정과 왜곡된 생각을 유발하지만, 당신은 '현실 왜곡'이라는 진단을 할 필요는 없다. 사실, 우리의 마음은 모두 생존가능성을 높이고 불안을 감소시키기 위해서 현실을 왜곡한다. 서양에서 살고 있는 우리는 이러한 왜곡에 대해서 대부분 사회심리학, 임상심리학 및 신경과학을 통해 배웠다. 정신역동적 무의식의 왜곡—반동형성, 부정, 유머 및 지식화와 같은 방어기제에서 나타나는—은 우리가 부정적인 감정을 피하고 조절할 수 있도록 돕기 위해 생각과 느낌을 의식적인 인식 밖에 있도록 한다. 방어기제는 수치심을 감소시키고, 불안을 최소화하며, 우울하게 만들고, 사기를 저하시키는 현실에 대한 인식을 감소시킴으로써 생존을 증가시킨다. 일부 방어는 또한 사회적인 협조를 도와주어 우리로 하여금 가족과 친구의 나쁜 행동을 간과하거나 긍정적으로 해석하게 해 준다.

우선, 일부 의식의 착각을 살펴봄으로써 시작해 보자. 첫 번째 착각은 우리의 의식적인 인식이 우리 머리의 특정 영역에서 함께 만들어져서 하나의 화면에 나타난다는 것이다. 이런 데카르트식의 극장—데카르트가 마음-신체 이원론을 발표한 것에 대한 존중의 의미로—에서 마음은 신체 내에 존재하고 있지만 신체적인 것과는 다른 비신체적인 영혼이라는 자기에 대한 주관적인 착각을 만들어 낸다(Dennett, 1991).

두 번째 착각은 우리의 경험은 현재의 순간에 발생하며, 의식적인 생각과 결정이 감정과 행동에 선행한다는 착각이다. 실제로, 우리의 뇌는 내적 자극과 외적 자극에 대해 0.05초 안에 반응하지만, 의식적인 인식이 일어나는 데에는 0.5초 이상이 걸린다. 이 0.5초 동안에 신경적 처리과정의 숨겨진 층들은 자극들을 형성하고, 조직화하며, 관련된 신경망들을 자극하고, 의식적인 인식을 위해 적절한 표상을 선택한다(Gibson, 1966; Panksepp, 1998; Libet, 1983).

말 그대로, 신경적 처리과정의 숨겨진 층들은 직접적으로 관찰될 수 없다. 블랙홀처럼, 우리는 블랙홀의 존재를 우리가 볼 수 있는 세상에 미치는 그것의 영향을 통해서만 알 수 있다. 이런 무의식적 처리과정은 경험의 일부 측면은 강조하는 반면, 다른 측면은 감소시키고, 우리를 환경의 특정 측면에만 관심을 가지게 하고 다른 측면은 아예 알아차리지 못하게 만든다. 우리의 숨겨진 층들은 과거의 경험을 우리가 바라 왔던 미래인 것처럼 해석하기도 하는데, 흔히 과거의 외상이 미래에도 고통을 줄 것이라는 자기충족적인 예언으로 바꾸는 것이 그것이다(Brothers, 1997; Freyd, 1987; Ingvar, 1985). 과거의 학습을 과거의 학습과는 관계가 없거나 혹은 과거의 학습이 파괴적인 것이 될 수 있는 현재로 넘기는 것은 분명히 현대 인간의 뇌가 가지고 있는 결점들 중의 하나이며 수많은 치료시간에서 이야기의 주제가 되는 부분이다.

우리의 데카르트식 극장에 있는 화면에 투사되는 영상은 실제로는 의식적으로 인식되기 전에 우리의 신경적 구조물의 숨겨진 층들 내에서 만들어진 것이다. 이것은 우리로 하여금 우리가 경험한 세계와 객관적인 세계가 하나이며 같은 것이라고 간주하게 만든다. 우리는 또한 우리가 결정을 내리는 데 필요한 정보를 모두 가지고 있다고 믿는 경향이 있다. 사실, 우리는 우리가 결정을 내리는 데 필요한 정보나 논리에 접근하지도 못하거나, 하더라도 아주 조금밖에 하지 못한다. 게다가, 우리는 지식이 없는 상태에서도 말을 지어내는 강력한 반사능력을 가지고 있다(Bechara, Damasio, Tranel, & Damasio, 1997; Lewicki, Hill, & Czyzewska, 1992).

첫 번째 착각과 두 번째 착각에 의해 생기는 세 번째 착각은 우리의 생각과 행동이 우리의 의식적인 통제하에 있다는 착각이다(Bargh & Chartrand, 1999; Langer, 1978). 이런 착각은 우리로 하여금 우리가 결과를 통제한다는 생각을 지속적으로 과대평가하게 만드는 반면, 기회, 무의식적인 영향 및 외적 요소의 역할은 과소평가하게 만든다(Taylor & Brown, 1988). 비록 우리는 마치 우리가 우리의 삶을 운전하고 있다고 느낄수 있지만, 우리는 많은 경우 단지 승객석에 앉아 있을 뿐이다.

데카르트식 극장의 착각과 현재의 순간에 살고 있다는 착각 그리고 우리의 행동을 모두 통제하고 있다는 착각은 모두 연구와 임상적 경험 및 상식에 의해 문제가 있음이 밝혀졌지만, 이러한 착각들은 보이지 않게 우리의 지각, 기억 및 성격에 들어와 있다(Levy, 1997; Reich, 1945). 나는 만약 부처가 오늘날 살아 있다면 자신의 통찰이 확인된 여러 가지 방식을 보고 기뻐할 것이라 생각한다.

사회심리학자는 인간의 판단력에서 나타나는, 특히 개인, 집단 및 국가 사이의 관계에 피해를 줄 수 있는 일련의 지속적인 오류를 확인했다. 다른 사람들의 행동은 그들의 성격 때문이라고 이야기하는 반면, 자신의 행동은 외적인 요소에 따른 것이라고 설명하는 우리의 경향을 **기본적 귀인 오류**(fundamental attribution error)라고 부른다

(Heider, 1958). 바꿔 말하면, 다른 사람이 시험에 떨어지는 것은 그들이 똑똑하지 못하거나 게을러서 공부를 많이 하지 않았기 때문이지만, 내가 시험에 떨어지는 것은 그 시험이 공정하지 못했거나 교수가 훌륭하지 못했기 때문이라는 것이다. 이런 귀인 오류와 같은 편향이 확대되면 희생자에게 책임 돌리기(blaming the victim)라고 불리는 현상이 유발될 수 있는데, 이것은 범죄의 희생자나 빈곤한 사람이 그런 일이 일어날 수밖에 없는 뭔가를 했기 때문이라고 믿는 현상을 말한다(Ryan, 1971).

개인적인 지각이 제한적이고 불완전함에도 불구하고 우리는 세상에 대한 올바른 시각을 가지고 있다고 믿는다. 이러한 **자아중심적 편향**(egocentric bias)은 우리로 하여금 세상을 우리와 다르게 보는 사람은 판단력이 부족하거나 둔한 사람이라고 반사적으로 믿어 버리게 만든다. 또 다른 편향으로는 **신념 고집**(belief perseverance) 또는 **확증 편향** (confirmation bias)—기존에 존재하던 믿음을 지지하는 사실에만 집중하는 경향—이라고 불리는 편향이 있다(Janoff-Bulman, 1992; Lord, Ross, & Lepper, 1979). 이런 경향은 편도 내에 저장되어 있는 두려운 기억의 끈질김과 알지 못하는 불안을 피하려고 하는 우리의 욕구에 의해 유발된다. 이것은 그것이 틀렸다는 증거에도 불구하고 우리가 왜 계속 편향을 유지하는지를 설명해 준다.

자기기만이 진화를 통해 선택된 한 가지 이유는 그것이 다른 사람을 속이는 데 도움이 되기 때문이다. 우리가 우리의 자기기만을 더 많이 믿으면 믿을수록, 비언어적인 신호를 통해 우리의 진짜 생각과 의도가 적게 드러날 가능성이 높아진다. 실제로, 진실을 말하는 것보다 거짓말을 하는 데 더 많은 뇌 에너지가 필요하며, 심지어 우리가 거짓말을 하는 동안에 우리가 정직하다고 다른 사람을 확신시키는 데에 더 많은 에너지가 필요하다(Ganis et al., 2003). 우리의 실제 욕구와 반대되는 행동과 신념은 다른 사람을 속이는 데 매우 효과적이다. 유명한 도덕운동가가 반복적으로 문제가 있었음에도 불구하고 "사람들은 목소리가 큰 도덕주의자에게 불순한 의도가 있다는 것을 알려고 하지 않는다."(Nesse & Lloyd, 1992, p. 611) 실제로, 최고의 사기꾼의 경우 너무나도 확신에 차 있기 때문에 피해자는 자신이 속았음에도 불구하고 속았다는 것을 전혀 받아들이려고 하지 않는다.

인지행동치료는 신념 고집과 귀인 오류를 의식적으로 인식하게 하고 우리의 무의식적인 처리과정의 보존적인 성질을 약화시키는 시도를 한다. 정신역동 치료자는 무의식적 방어와 원초적인 감정 상태에 대한 심도 있는 탐색을 한다. 우리는 내담자가 새로운 생각에 마음을 열고 긍정적인 변화에 대한 책임을 느끼게 함으로써 자신의 숨겨진 층들에 있는 신경망을 재조직화하도록 격려한다.

신체, 뇌 및 경험

인간은 상황의 방해를 받는 것이 아니라 그 상황을 보는 시각의 방해를 받는다.
– 에픽테토스(Epictetus)

샌디는 대인관계, 가족 및 경력과 관련된 일반적인 걱정 때문에 치료를 받으러 온 40대 중반의 여성이었다. 비록 그녀의 기분은 전반적으로 낙관적이고 긍정적이었지만, 때때로 예민한 기분과 저조한 기분 또는 절망적인 기분을 치료시간에 보였다. 내가 변화가 심한 기분에 대해 이야기했을 때, 그녀는 이러한 기분이 다른 사람들에게 드러날 정도라는 사실에 스트레스를 받았다. 샌디가 이러한 기분 변화에 관심을 가지기 시작한 이후에, 그녀는 이러한 기분이 장소에 관계없이 나타나며, 그냥 신기하게 사라져 버린다는 것을 재차 확인하였다. 그녀는 이러한 기분 상태가 자신이 초등학교에 다녔을 때부터 삶의 일부였다는 것을 깨달았다. 기분이 우울해지면 그녀는 자신이 엉터리처럼 느껴져 직장을 그만두고 남편을 떠날 계획을 세웠다. 그녀는 "이런 식으로 느낄 때면 살고 싶은 의지가 없어져요."라고 말했다.

우리는 그녀가 경험한 일련의 기분주기를 관찰하고 논의하여 그것의 기원에 대한 추측을 하였다. 그녀의 아버지는 기분의 변화가 심한 경향이 있었고, 수십 년 전 '신경쇠약'에 걸렸던 이모가 한 명 있었는데, 이러한 사실은 우리로 하여금 유전적 소인의 가능성과 샌디가 어린아이였을 때 본 것을 따라 하는 행동은 아닌지를 고려하게 하였다. 샌디는 자신의 삶에서 원인이 되었을 만한 생각, 운동 또는 식습관과 연관된 어떠한 것도 발견하지 못했다. 어떠한 심각한 내과적인 질병도 없었으며, 그녀가 가진 유일한 신체적 불편은 알레르기와 잦은 코곁굴(sinus) 감염뿐이었다. 그녀의 항히스타민제 사용과 기분 변화 사이에 어떤 관계가 있었을 가능성이 있었기 때문에 우리는 그녀의 약물 사용과 연관된 기분 도표를 만들었다.

비록 우리는 기분과 약물 사이에서 연관성을 발견하지는 못했지만, 그녀는 반복해서 코곁굴 감염으로 고통받기 하루이틀 전이면 살고 싶은 의지를 상실하는 현상을 보였다. 그녀의 기분은 호흡기 증상과 두통이 시작되고 나면 곧바로 좋아졌다. 일단 우리가 이런 연관성을 발견한 이후, 우리는 다음 번 기분의 변화가 코곁굴 감염과 연관되어 나타나는지 여부를 관찰하기 위해 기다렸다. 아니나 다를까 똑같은 양상이 나타났다. 비록 우리는 여전히 무엇이 그녀의 기분에 영향을 미쳤는지 알지 못했지만, 이렇게 증상이 반복되는 사실은 그녀의 기분 변화와 알레르기 및 코곁굴 감염주기가 연관되어 있다는 사실을 보여 주는 것이었다.

우리는 새로운 계획을 가지고 그녀의 다음 번 기분 저하를 준비하기로 결정하였다. 우리는 그녀가 살고 싶은 의지가 없어지는 날 자신의 삶에 대해 평가하는 것을 하지 않기로 합의하였다. 따라서 그녀는 자신의 남편을 떠나거나 직장을 그만두려는 생각이나, 한 사람으로서의 자신의 가치를 평가하는 것과 같은 것이 금지되었다. 대신에, 기분 저하를 건강식품 가게에 가서 비타민 C와 아연 알약을 사고 스트레스를 줄이기 위해 자신의 일정을 다시 조절해야 하는 하나의 단서로만 여기도록 이야기하였다. 샌디는 그녀가 부정적인 감정으로 경험했던 것이 실제로는 신체적인 질병과 연관된 생물학적 변화의 결과이지, 성격이 망가진 것이나 전반적인 재앙이 닥치는 신호가 아니라는 사실을 명심하고 있어야 했다. 우리는 그녀로 하여금 이런 문제들에서 떠나 자신을 진정시킬 수 있고, 편안하게 만들며, 치료에 전념할 수 있도록 해 주는 안전한 내적인 장소를 만드는 작업을 한 것이었다.

시간이 지나면서, 코곁굴 감염과 기분 변화 사이의 연관성은 뚜렷해졌다. 알려지지 않은 이유로 인해 감염에 대한 샌디의 생화학적 반응은 그녀의 기분을 급격히 떨어뜨렸는데, 이것은 그녀로 하여금 자신의 존재에 대한 모든 측면의 가치를 재해석하게 만들었다. 그녀는 이러한 과정에 대해 알게 되었고 그 뒤에 자신의 집행기능과 자기인식을 이용함으로써 다른 행동에 참여하고 보다 나은 결과를 유발할 수 있었다. 우리는 예전에는 존재와 관련된 위기였던 것을 자기인식과 자가치료를 증진시키는 계기로 변환시켰다.

정신치료의 핵심은 두 가지의 서로 얽혀 있는 과정에 있다. 첫 번째는 우리의 뇌와 마음이 현실을 만들어 내는 방식이며, 두 번째는 이렇게 만들어진 것을 정신적 건강과 안녕에 기여할 수 있도록 조절하는 우리의 능력이다. 사람들은 자신들이 원하던 삶의 한 가지 또는 여러 가지 측면이 원하는 대로 되지 않기 때문에 치료를 받으러 온다. 대부분의 내담자는 흔히 자신이 무엇을 다르게 해야 하는지에 대해서 알고 있지만 스스로 변화하지 못한다. 그들은 자신들의 내부에 있는 무언가가 변화하지 못하도록 만들고 있다고 느낀다. 이들의 궁금함에 대한 대답은 우리의 현실을 만들어 내고, 경험을 안내하며, 정체성을 형성하는 신경처리 과정의 숨겨진 층들의 구조에서 대개는 발견할 수가 있다. 우리가 정신분석, 불교 및 신경과학에서 얻을 수 있는 교훈은 당신의 마음이 제공하는 것들에 대해 의심 많은 소비자가 되라는 것이다.

요약

의미를 만들어 내는 존재로서의 우리는 항상 개인적이거나 우주적인 질문 및 단순하거나 복잡한 질문에 대한 답을 찾으려고 한다. 불확실성은 우리를 불안하게 만들기 때문에, 우리는 흔히 우리가 모른다는 사실을 받아들이기보다 불완전한, 심지어는 잘못된 대답들을 받아들인다. 우리가 문제에 대해 보다 깊이 들여다볼 때, 우리는 상식으로도 알 수 있는 관찰 속에서 무의식적이고도 보이지 않는 편향이 있음을 발견하기 시작한다. 이것이 바로 어떻게 지구가 편평한 것에서 둥근 것으로 바뀌고, 어떻게 마음이 심장에 있는 것에서 뇌에 있는 것으로 변했는지를 보여 주는 것이다. 나중에 보다 많은 관찰을 한 이후에, 우리는 지구가 그렇게 둥글지 않으며 심장이 우리의 생각과 감정에 영향을 미친다는 것을 발견하였다. 따라서 우리의 지식은 과학의 진보와 함께 가는 것이다.

개인과 문화에 대한 인지적 편향과 감정적 편향이 일관되게 나타난다는 것은 우리가 신경의 진화를 공유하고 있다는 것을 반영해 준다. 이러한 편향들 중의 일부는 우리의 인식과 판단에 대한 자연적인 한계의 결과인 반면에, 다른 편향들은 불확실하고 위험한 세상에 적응하고 사는 것을 돕기 위해 진화된 것이다. 비록 우리가 가지고 있는 인식적 편향의 많은 부분이 우리에게 도움을 주지만, 이들은 흔히 정신치료의 초점이 되는 문제들을 유발할 수도 있다.

제10장

신경망에서 이야기까지: 통합에 대한 탐색

말하지 않은 이야기를 마음속에 담고 있는 것처럼 큰 고통은 없다.

– 마야 안젤루(Maya Angelou)

생물학은 물리적인 우주가 가지고 있는 기본적인 전략을 알 수 있게 해 주는데, 그 전략은 서로를 연결시키는 것이다. 신경세포, 신경망, 개인, 종족 및 나라는 보다 복잡한 조직 속에 포함되어 있는 더 작은 조직을 나타낸다. 우리가 범위를 축소하여 신경세포 집단을 보거나 확대하여 인간 집단을 보더라도, 연결성과 항상성적 균형(homeostatic balance)이라는 기본적인 원칙은 어디든 똑같다. 우리는 필수적이고 상호 협력적인 신경망의 연결성에 대한 공부를 통해 신경망 불균형과 정신적 스트레스 사이의 관계에 대해서도 이해할 수 있게 되었다. 극도의 외상후스트레스장애에서 일상적인 신경증에 이르기까지, 이 모든 것은 우리가 가지고 있는 적응의 과거력 및 뇌의 건강을 나타내 주는 통합과 단절의 양상을 보여 주는 것이다. 자기 경험 수준에서는 감각, 지각 및 감정과 연관된 신경망은 의식적 경험이 나타나는 쪽으로 끊임없이 통합된다(Damasio, 2010; Pessoa, 2008; Fox et al., 2005). 신경망 통합의 단순한 파괴가 자기의 경험에 미치는 영향에 대해 한번 살펴보자.

몇 년 전에, 10대 후반인 한 소년이 치료를 받으러 왔다. 크레이그는 작년 9월에 대학에 입학하기 위해 집을 떠났는데, 12월 중반경에 뭔가가 잘못되었다. 학과장이 그의 부모에게 전화하여 크레이그가 몇 주째 수업에 들어오지 않고 있다고 말해 주었다. 그들은 5일 전에 이미 기숙사 사감으로부터 크레이그가 자신의 방에서 나오지 않고, 자신의 물건과 방 동료의 모든 물건을 창문 밖으로 던졌으며, 하루 종일 똑같은 노래를 듣고 있다는 연락을 받았다. 그의 부모는 학교로 달려갔고, 그에게 급성 정신병 삽화 (acute psychotic episode)가 있는 것을 알게 되었다.

크레이그는 내가 일했던 병원에서 몇 주 전에 퇴원하였고, 독립적이고 활동적인 모습으로 다시 볼 수 있어서 반가웠다. 그가 나의 진료실로 걸어 들어올 때, 나는 환각을 없애 주는 약물 때문에 그의 동작이 느려져 있는 것을 볼 수 있었다. 나는 대략 한 달 동안 개인치료와 집단치료에서 그를 봐 왔다. 그의 증상은 서서히 좋아졌으며, 일주일 전부터는 부모님의 돌봄에서도 자유로워졌다. 이번 시간은 그가 퇴원한 이후에 처음 갖는 치료시간이었다. 그가 의자에 앉은 이후에 나는 퇴원한 후로 어떻게 지냈냐고 물어보았다. 그는 느리면서 부드러운 목소리로 생활하기에 좋으며, 기타 치는 것을 즐기고 있고, 새로운 노래 연습을 하고 있다고 말했다. 그는 몇 주 전처럼 피해의식을 느끼거나 환청이 들리지 않았으며, 잠자는 것과 식욕도 정상이었고, 이제 학교로 돌아갈 준비가 다 된 것처럼 느껴졌다. 하지만 그는 "선생님, 그런데 딱 한 가지 문제가 남아 있어요. 집에서 편하지가 않은데 부모님과 형이 닮은 사람들로 바뀌어 있기 때문이에요."라고 말했다.

나는 그에게 "닮은 사람들이라니? 그게 무슨 의미죠?"라고 물었다.

크레이그는 그의 부모님과 형이 입원해 있는 그를 면회 왔을 때 이상한 느낌을 받았지만, 자신이 먹는 약 때문이라고 이해했다. 하지만 집에 돌아왔을 때, 자신이 느꼈던 이상한 느낌의 이유를 알게 되었다. "나는 잠시 후에 그들이 닮은 사람들로 바뀌어 있다는 것을 깨닫게 되었어요!" 나는 그들이 닮은 사람들로 바뀌었다고 생각하게 만든 것이 무엇인지 물어보았다. 크레이그는 얼마나 그들이 닮았는지, 자신을 속이기 위해 얼마나 잘 준비했는지에 대해 설명하였다. 그는 오직 자신의 부모님과 형만이 알 수 있는 질문을 했고, 물론 말할 것도 없이 그들은 정답을 말했다. 그는 "누가 그랬든 나에게 이런 짓을 한 사람은 정말 대단해요!"라고 감탄하며 말했다. 내가 그들이 어떻게 바뀐 사람들이라고 확신하는지에 대해 다시 물었을 때, 그는 "그럼 내가 내 부모님도 몰라볼 거라고 생각하시는 거예요?"라고 짜증내며 말하였다.

남의 이름을 사칭하는 사람으로 의심하는 이러한 카프그라증후군(Capgras syndrome)은 단독으로 발생할 수도 있지만 대개 조현병, 관자엽 뇌전증, 또는 머리 손상과 같은 일부 다른 뇌기능장애와 함께 발생한다(Serieux & Capgras, 1909). 비록 카프그라증후군의 신경생물학은 명확하게 이해되지 않았지만, 지각, 감정 및 의식적 분석을 담당하는 신경망이 분리된 결과로 발생하는 것일 가능성이 많다(Alexander, Stuss, & Benson, 1979; Merrin & Silberfarb, 1979). 뇌파를 이용한 한 연구에서 관자엽 부분에 '심한 뇌파 이상 소견들이 많이' 발견되었는데, 이것은 전문가들로 하여금 다른 사람을 남의 이름을 사칭하는 사람으로 생각하는 망상은 얼굴과 감정적 친밀성을 연결하는 역할을 하는 신경망에서의 뇌파의 '리듬장애(dysrhythmia)'로 인해 유발된다고 제안하게 하였다(Christodoulou & Malliara-Loulakaki, 1981).

카프그라증후군은 익숙한 얼굴을 인식하는 신경망에는 영향을 미치지 않는다. 크레이그는 가족들을 사칭하고 있다고 생각하는 이 사람들이 신체적으로는 그의 부모님이나 형과 똑같다는 것은 인식할 수 있었다. 하지만 크레이그의 경험은 그들이 더 이상 그의 가족처럼 느껴지지 않는다는 것이었다. 즉, 친숙하고 사랑하는 사람들에 대한 감정적인 인식이 사라진 것이었다(Hirsten & Ramachandran, 1997). 우리는 얼굴 인식을 담당하는 관자엽 회로와 사랑하는 사람을 봤을 때 감정적인 반응을 추가해 주는 눈확안쪽 앞이마엽겉질-편도 축 사이에 단절이나 결합에서의 문제가 일어났다는 가설을 세울 수 있다. 이러한 연결이 단절되었지만, 크레이크의 온전했던 왼쪽 대뇌반구는 사기꾼망상(delusion of imposter)을 만들어 내었다. 이런 사기꾼망상이란 당신이 받아들인 경험적 근거를 논리적으로 설명하기 위한 것이다. 크레이그의 집에 있는 사람들은 그의 가족처럼 보였고 그의 가족처럼 행동했지만, 친숙함에 대한 느낌을 담당하는 감정적 회로에 대한 일상적인 정보 입력이 없었기 때문에, 그의 왼쪽 대뇌반구 통역사는 그들이 남의 이름을 사칭하는 사람들이라고 결론을 내리게 된 것이다.

카프그라증후군은 실제로는 새로운 것이지만 친숙한 느낌과 함께 나타나는 이미 본 느낌(déjà vu)과 반대되는 것일 수 있다. 이미 본 느낌은 익숙하지 않은 상황에서 친숙함 회로가 임의적으로 활성화되는 것이다. 관자엽 뇌전증이 있는 환자에게서 강력한 이미 본 느낌이 자주 나타난다는 보고는 이들 환자에게 병적인 전기 자극이 주어지면 관자엽 깊이 자리 잡고 있는 편도가 활성화됨을 암시한다. 이미 본 느낌을 경험하는 빈도는 해마의 회색질 감소와 연관이 있는 것으로 발견되었다(Brázdil et al., 2012; Takeda et al., 2011). 크레이그는 이러한 경험과 반대되는 경험을 하였다. 그는 가족을 알아보는 느낌을 받을 것으로 예상했지만 그렇지 않았다. 이것은 그가 "그럼 내가 내 부모님도 몰라볼 거라고 생각하시는 거예요?"라고 말했을 때 명확하게 드러났다.

왼쪽 대뇌반구 통역사에 의해 발생하는 사기꾼망상은 전생, 예지력 및 다른 초자연적인 믿음과 같은 이미 본 느낌 경험을 만들어 내는 속성과 비슷할 수 있다. 이렇게 의미 없는 것을 의미 있게 만들고 싶어 하는 매우 정상적인 자극은 자신의 기이한 감각적 경험을 논리적으로 설명하려고 시도하는 조현병 환자에게서도 관찰할 수 있다(Maher, 1974). 자신의 머리에 누군가가 생각을 주입한다는 경험을 했을 때, 환자는 스스로에게 "누가 이런 일을 할 수 있는 기술을 가지고 있을까?"라고 물어본다. 내가 보스턴에서 일했을 때, 환자는 매사추세츠 공과대학(MIT)을 비난했고, 로스앤젤레스에서 치료했던 환자는 캘리포니아 공과대학(Cal Tech)을 의심했다. 망상적인 믿음은 완강하여 제거하기가 힘들 뿐만 아니라 환자들 삶의 중심이 된다. 예를 들면, 각각 자기가 예수라고 믿었던 세 명의 환자가 미시간 주 입실랜티에 있는 한 병원에 함께 입원했을 때, 각자는 나머지 두 사람이 망상을 가지고 있다고 믿었다(Rokeach, 1964).

통합의 경로

> 동물의 모든 기관은 하나의 체계를 형성한다.…… 따라서 나머지 모든 기관에 비슷한 변화가 발생하지 않는 한, 한 부분의 변화는 발생할 수 없다.
>
> – 조지 퀴비에(George Cuvier)

뇌는 장기간에 걸쳐 직접적이지 않은 우회하는 경로를 통해 진화했기 때문에 그 설계가 간단하지가 않다. 우리는 이미 뇌가 어떻게 다른 기억체계로 구성되어 있고, 각각 다른 처리능력을 가진 두 개의 대뇌반구를 가지고 있으며, 여러 기술과 능력을 통제하는 다양한 집행체계를 가지고 있는지에 대해서 살펴보았다. 우리는 또한 이러한 체계들이 조화되지 않을 때 어떻게 심리적인 고통이 발생하는지에 대해서도 알아보았다.

우리는 비록 우리의 신경경로의 기능과 복잡성에 대해 이제 막 이해하기 시작했지만, 그럼에도 일부 일관된 소견이 나타나고 있다. 제2장에서 논의했듯이, 고려해야 할 두 개의 주요한 통합 경로는 하향식(top-down) 경로와 왼쪽-오른쪽 경로이다. 이들이 서로 독립적이지 않다는 것을 명심하는 것 또한 중요하다. 위와 왼쪽 겉질 부분(위-왼쪽)은 특별한 연결망을 가지고 있고, 겉질밑과 오른쪽 대뇌반구 영역(오른쪽-아래)도 마찬가지로 그런 연결망을 가지고 있다. 이마엽 내(눈확안쪽 앞이마엽겉질과 뒤가쪽 앞이마엽겉질)의 연결, 해마와 편도 사이의 연결, 그리고 내적 집행체계와 외적 집행체계 사이(불이행방식망과 이마-관자 집행회로)의 연결과 같은, 세 가지의 보다 특수한 연결

모두는 서로가 역동적인 관계를 유지하고 있다. 이러한 체계들은 또한 하향식 통합 및 왼쪽-오른쪽 통합 모두와도 특별한 연관성을 가지고 있다.

뇌의 통합 경로에 대한 전체적인 지도를 살펴보자. 〈표 10-1〉에 제시되어 있는 이 네 개의 경로의 배열에 주목하기 바란다. 하향식, 왼쪽 대뇌반구, 뒤가쪽 앞이마엽겉질, 해마 및 과제양성망(task-positive network)은 왼쪽에 정렬해 놓았는데, 왜냐하면 이들은 오른쪽 열에 있는 부분들보다 왼쪽에 있는 부분들끼리 서로 더 많이 연결되는 경향이 있기 때문이다. 이들은 또한 의식적 기능, 합리적 기능 및 언어에 바탕을 둔 기능에 관여하는 경향이 있다. 상향식(bottom-up), 오른쪽 대뇌반구, 눈확안쪽 앞이마엽겉질, 편도 및 불이행방식망 역시 서로 밀접하게 연결되어 있으며, 무의식적 기능, 신체적 기능 및 감정적 기능에 더 관여하는 경향이 있다. 예를 들면, 카프그라증후군은 편도가 관여하는 상향식 감정적 처리과정이 얼굴을 인식하는 데 관여하는 겉질의 분석과 단절이 되었음을 반영해 주는 것이다.

현재 이러한 신경망들의 이해에 초점을 맞추고 이들 사이에 존재하는 보다 정확한 해부학적 구별과 기능적 구별을 시도한 상당히 많은 연구가 있다. 각 대뇌반구의 여러 영역이 가지고 있는 유사한 역할과 다른 역할을 분리하려는 연구들도 함께 진행되고 있는데, 이는 서로 다른 증상을 보이는 집단과 진단이 다른 집단에서 활성화 양상이 어떤지에 대한 지도를 작성하려는 시도를 통해 이루어지고 있다(Dougherty et al., 2004). 이 모든 연구와 함께 우리가 명심해야 할 것은 나이, 성별 및 삶의 경험 모두가 각각의 개인에게 있어서 이런 신경망들이 어떻게 조직화되고 기능하는지에 영향을 미친다는 것이다. 우리의 현재 목적을 위해서 나는 이렇게 전체적으로 범주화하는 방법을 선택하였는데, 왜냐하면 이 방법이 정신치료와 정신건강에 적용하기가 좋기 때문이다.

| 표 10-1 | 통합 경로

하향식[겉질(cortical)]	상향식[겉질밑(subcortical)]
왼쪽 대뇌반구	오른쪽 대뇌반구
뒤가쪽 앞이마엽겉질	눈확안쪽 앞이마엽겉질
해마	편도
과제양성망	불이행방식망

하향식-상향식

> 신경계는 너무도 복잡하고 이들의 다양한 연결체계와 세포 집단은 수가 많고 복합적
> 이기 때문에, 우리가 최고의 노력을 하더라도 신경계를 이해하는 데는 영원한 시간이 걸
> 릴 것이다.
>
> — 산티아고 라몬 이 카할(Santiago Ramón y Cajal)

비록 뇌의 수평단층을 가로지르는 수직적 회로들이 많이 있지만, 정신치료자에게
중요한 하향식 신경망은 눈확안쪽 앞이마엽겉질(orbitomedial prefrontal cortex: ompfc)
과 편도를 연결시키는 신경망이다. ompfc와 편도는 밀집되어 있는 양방향적인 신경
망에 의해 연결되어 있는데, 이 신경망은 ompfc가 자율신경계로 향하는 편도의 출력
을 조절하게 하면서 생리적 정보와 감정적 정보가 위쪽의 겉질에 도달할 수 있게 해
주는 역할을 한다(Ghashghaei & Barbas, 2002; Ghashghaei et al., 2007; Hariri et al., 2000,
2003). 편도를 급박한 위협에 반응해서 빠른 생존 반응이 이루어질 수 있도록 만들어
진 원초적인 구조물이라고 생각해 보라. 그리고 ompfc는 정보를 모으고 갱신하는 능
력을 가지고 있으며, 이런 능력을 이용하여 가능성 있는 결과를 예측해서 이에 적절
한 행동을 하게 만드는 구조물이라고 생각해 보라(Dolan, 2007; Rosenkranz, Moore, &
Grace, 2003). 이를 싸우고 생존하기 위해 훈련된 분대(편도와 자율신경계)와 전체 전장
을 계속적으로 주시하면서 전략을 새로 세우고 장기적인 목표를 적용하는 훌륭한 전
략가인 장군(ompfc)으로 비유한다면 이해가 빠를 것이다.

정상적으로 기능하는 뇌에서 ompfc와 편도의 활성화는 집중과 감정적인 흥분 사이
의 역동적인 순간순간의 균형을 반영한다(Simpson et al., 2001). 정신사회적 스트레스
에 직면했을 때, 우리는 편도의 활성도 증가와 함께 코르티솔이 상승하는 반면, ompfc
의 활성도는 저하되는 것을 관찰할 수 있다(Kern et al., 2008). ompfc의 활성도가 증가
하는 것은 정서적 처리과정은 억제되고 외부 세계에 대한 관심은 증가하는 것을 반영
해 주는 반면, 활성도가 감소하는 것은 불이행방식망의 활성화와 내적 처리과정으로
주의가 전환되고 있음을 보여 주는 것이다. 편도의 활성도가 감소하면서 부정적인 정
동이 감소하는 동안 ompfc의 활성도는 증가한다(Urry et al., 2006). 이제 우리 각자는
감정조절과 정동방식을 형성하는 이러한 회로의 항상성을 유지하기 위해서 저마다 독
특한 균형을 가지고 있다고 생각하고 있다(Davidson, 2002).

대중적인 발표를 하는 동안 인간의 뇌에서는 어떤 일이 일어나는지에 대해서 한번 생각해 보자. 대부분의 사람의 경우, 많은 사람 앞에서 발표하는 것은 겉질의 활성도를 증가시킨다. 이것은 의미가 있는데, 왜냐하면 우리는 말하는 데 필요한 인지적 처리과정에 겉질이 필요하기 때문이다. 그러나 사회공포증이 있거나 발표불안이 있는 사람이 단상에 올라갈 때, 그들의 겉질 활성도는 감소하고 편도 활성도는 증가하면서 불안과 공황의 신체 증상이 발생하게 된다(Tillfors et al., 2001). 이것은 대중 앞에 섰을 때 말을 할 수가 없거나 읽던 줄을 잊어버리는 사람에게서 보이는 무대공포증(stage fright) 현상을 이해하는 데 도움이 된다. 고농도의 코르티솔, 도파민 그리고 편도에서의 상향식 억제 모두는 스트레스를 받는 동안에 앞이마엽겉질의 작동을 멈추게 할 수 있다(Arnsten & Goldman-Rakic, 1998; Bishop, Duncan, & Lawrence, 2004). 자가치료서에서 '편도납치(amygdala hijack)'라고 불렀던 이런 현상은 편도와 다른 겉질밑 체계에 의해 집행기능이 빼앗긴 것이다(Goleman, 2006).

ompfc와 편도의 균형 및 통합은 애착도식, 과거의 충격, 현재의 스트레스 및 다양한 신경화학물질에 영향을 받는다(Hariri, Drabant, & Weinberger, 2006; Heinz et al., 2005). 사람들이 우울증이나 불안 증상으로 힘들어할 때, 겉질의 활성도는 전반적으로 감소되어 있으며 띠다발(cingulate)과 뇌섬엽(insula)의 돌출체계(salience system) 활성도는 증가되어 있다(Kennedy et al., 2007; Mayberg et al., 1999). 이런 균형은 약물치료 여부에 관계없이 기분이 좋아지면 역전된다(Kennedy et al., 2001). 이 영역과 그 외 영역에서의 치료 전 대사 상태는 항우울제에 대한 반응을 예측하게 해 준다는 사실 또한 발견되었다(Davidson, Irwin, et al., 2003; Pizzagalli et al., 2001; Saxena et al., 2003; Whalen et al., 2008; Wu et al., 1999).

이런 광범위한 하향식 체계 내에는 감정조절에 관여하는 수많은 하부체계가 있을 가능성이 많다. 다양한 연구는 정동을 조절하고 감정을 자발적으로 억제하는 과제를 할 때 하향식 신경망에서 다양한 활성화 양상이 나타나는 것을 증명하였다(Anderson & Green, 2001; Beauregard, Lévesque, & Bourgouin, 2001; Phan et al., 2005). 예를 들면, 편도와 앞쪽 띠다발 사이의 활성화 협동은 불안 성향 및 우울 민감성과 상관관계가 있음이 밝혀졌다(Pezawas et al., 2005). 흡연갈망에 대한 억제는 실험 대상이 흡연과 연관된 자극에 반응할 때 띠다발겉질의 활성도 증가와 상관관계를 보였고, 이외에 감각영역과 운동영역의 억제와도 상관관계를 보였다(Brody et al., 2007).

앞쪽 띠다발, 편도 및 뇌섬엽은 생체되먹임 훈련(biofeedback training)을 하는 동안 내적인 신체적 경험의 처리과정에 의해 조절되는데, 이것은 치료를 받는 동안에 우리가 신체적 처리과정, 감정적 처리과정 및 기억처리 과정들과 의식적인 인식을 통합하게 되면서 활성화되는 회로와 같은 것이다(Critchley et al., 2002). 하향식 억제와 왼쪽-오른쪽 억제가 동시에 발생하는 것은 프로이트가 말한 억압(repression)과 연관되어 있을 가능성이 높다. 앞이마엽 영역과 앞쪽 띠다발 영역은 외현기억의 의식적 회상을 억제시키고, 동시에 왼쪽 이마엽 신경망은 오른쪽에 치우친 체계에 저장되어 있는 부정적인 신체적 기억과 감정적 기억을 억제시킨다(Anderson & Green, 2001). 그 결과, 위협적인 경험에 대한 의식적인 회상이 없어지고 경험과 의식적인 인식 사이에 분리가 발생하게 된다.

왼쪽 대뇌반구-오른쪽 대뇌반구

> 왼쪽 대뇌반구가 가진 해석하는 기능은…… 심지어 아무런 규칙과 이유가 없을 때에도 지속적으로 그 규칙과 이유를 찾는 것이다. 이렇게 되면 결국은 지속적으로 더 실수를 하게 된다.
>
> - 마이클 가자니가(Michael Gazzaniga)

제3장에서 보았듯이, 왼쪽-오른쪽 통합을 위해서는 적절한 언어기능, 신체에 대한 인식, 감정조절 및 다른 많은 필수적인 처리과정이 필요하다. 우리가 곧 논의하겠지만, 이야기하기와 이야기(narrative) 구성은 인간 문화의 보편적인 현상인데, 이것은 부분적으로는 두 개의 매우 다른 뇌의 통합과 조율을 도와주기 위해 나타난 것일지도 모른다.

왼쪽 대뇌반구의 언어적 처리과정이 더 발달한 것이 인지행동치료에서 더 좋은 결과를 가져오는 예측인자가 된다는 것이 밝혀졌다(Bruder et al., 1997). 이것은 더 많이 왼쪽으로 가쪽화된 언어능력을 가지고 있는 사람이 오른쪽에 저장되어 있는 감정적인 경험을 억제하는 능력이 더 크다는 것을 보여 주는 것이다. 책을 잘 읽는 사람은 대뇌반구 간의 연결성이 덜하고, 빠르게 변화하는 감각적 입력을 더 잘 처리한다고 알려져 있다(Dougherty et al., 2007). 일부 과제의 경우에는 통합과 협동이 덜 되는 것이 나을 때가 있는데, 특히 속도나 집중의 초점이 요구될 때 그렇다. 그러나 우리가 복잡한 사회적 문제와 감정적 문제를 해결할 때는 양쪽 대뇌반구에서 입력 정보를 받는 것이 더 적응적인 것일 수 있다(Cozolino, 2008).

오른쪽-왼쪽 균형을 다시 맞추는 것을 치료적으로 사용하는 것이 머리뼈경유자기자극(transcranial magnetic stimulation: TMS)이다. TMS는 신경발화를 자극하거나 혹은 억제시켜서 치료효과를 나타내는 비침습적이고 고통이 없는 기법이다. 머리뼈를 통과할 정도로 강한 자기장을 만들어내는 전선다발을 머리덮개(scalp) 위에 놓으면 이 자기장은 뇌 속에서 전류로 바뀌어 선택된 영역을 일시적으로 흥분시키거나 억제시키는데, 이런 과정을 한 번 하거나 또는 반복적으로 시행할 수 있다(rTMS). 주파수에 따라 겉질의 흥분도를 증가시키거나 감소시킬 수 있는데, 빠른 rTMS는 활성도를 높이는 반면, 느린 rTMS는 활성도를 낮춘다(Daskalakis, Christensen, Fitzgerald, & Chen, 2002).

왼쪽에 치우친 앞이마엽의 활성화는 우울증이 없는 사람의 경우 부정적인 정동을 감소시키는 반면, 우울증이 있는 환자의 경우 양쪽 이마엽을 활성화하는 것이 관찰되었다(Johnstone et al., 2007). 몇몇의 연구에서 다른 치료에 반응하지 않았던 우울증 환자에게 왼쪽 앞이마엽겉질에 대한 일련의 빠른 rTMS 치료 후에 증상이 호전되었다는 것이 밝혀졌다(Pascual-Leone et al., 1999; George et al., 1997; Figiel et al., 1998; Teneback et al., 1999; Triggs et al., 1999). 왼쪽 대뇌반구에 대한 이러한 반복적인 자기파는 왼쪽 대뇌반구의 활성도를 높이며, 기분의 균형을 보다 긍정적인 방향으로 변화시킨다. 오른쪽 앞이마엽겉질에 적용된 느린 rTMS 역시 우울 증상의 호전을 가져왔다(Klein et al., 1999; Menkes et al., 1999). 오른쪽 앞이마엽 겉질에 대한 좀 더 느린 주파수의 rTMS는 오른쪽 이마엽 기능을 억제시켜서 효과를 가져온 것으로 생각되고, 부작용이 덜한 것으로 나타났다(Schutter, 2009). 그러나 상반되는 결과 역시 발견되었기 때문에 이러한 과정에 대한 우리의 이해는 여전히 진행 중이다(Holthoff et al., 2004).

우울증과 rTMS에 대한 연구는 우리로 하여금 왼쪽 대뇌반구를 자극하는 것과 오른쪽 대뇌반구를 억제시키는 기술 모두가 우울증 환자에게 똑같이 도움이 된다는 결론을 내리게 하였다. 현재의 견해는 우울증을 치료하는 데 있어서 왼쪽 앞이마엽겉질과 오른쪽 앞이마엽겉질의 활성도 간 균형을 회복하는 것이 왼쪽의 활성도를 증가시키는 것보다 더 중요하다고 보고 있다. 만약 rTMS가 우울 증상에 긍정적인 효과가 있다면, 조증에 대해서는 반대되는 작용을 할까? 이 부분에 대한 연구는 많지 않지만, 연구 결과는 오른쪽 앞이마엽겉질에 고주파로 적용했을 때 조증의 치료에 rTMS가 어느 정도 효과가 있었다는 것을 보여 주고 있다(Belmaker & Grisaru, 1999; Grisaru et al., 1998; Michael & Erfurth, 2002; Saba et al., 2004).

뒤가쪽 앞이마엽겉질-눈확안쪽 앞이마엽겉질

현대 심리학은 행동과 신경기능 사이에 완벽한 상관관계가 있다고 믿고 있다. 즉, 하나는 완벽하게 다른 하나의 의해 유발된다는 것이다. 그러나 언젠가 이러한 가정이 사실이 아니라고 밝혀질 가능성은 매우 높다.

― 도널드 헵(Donald Hebb)

전체적으로 앞이마엽겉질은 복합적인 억제 활동과 흥분 활동을 통해 경험과 행동을 만들어 낸다(Knight, Staines, Swick, & Chao, 1999). 당신은 앞이마엽겉질이 네 개의 영역으로 나뉘어 있으며, 뒤쪽 영역과 가쪽 영역이 서로 함께 작용하듯이 눈확 영역과 안쪽 영역이 함께 작용한다는 것을 기억할 것이다. 이러한 연결성 때문에 이들은 흔히 뒤가쪽 앞이마엽겉질(dorsolateral prefrontal cortex: dlpfc)과 눈확안쪽 앞이마엽겉질(orbitomedial prefrontal cortex: ompfc)로 불린다. 앞이마엽의 활성화가 어느 곳에서 일어나는가는 그 과제가 가지는 감정적인 중요성에 따라 다양하다. 더 감정적인 작업일수록 ompfc가 더 활성화되며, 인지적인 부분이 더 요구되는 작업일수록 dlpfc가 더 중요한 역할을 맡는다(Goel & Dolan, 2003; Northoff et al., 2004; Schaefer et al., 2002). 과제에 인지적인 요구가 더 증가하게 되면 ompfc의 활성도가 감소할 뿐만 아니라, ompfc와 밀접하게 연결되어 있는 편도와 앞쪽 띠다발의 활성도도 감소한다(Pochon et al., 2002; Rushworth & Behrens, 2008). 이것은 단어나 수학 문제와 같이 인지적인 작업을 할 때 흔히 불안이 감소하는 이유를 설명해 준다.

dlpfc는 고차원적 규칙(환경적인 전후관계, 예상 등)에 기초한 신경적 처리과정을 통제하는 반면, ompfc는 저차원적 규칙(충동, 욕동, 감정 등)의 측면에서 같은 역할을 한다. 우리는 이러한 점을 통해서 하향식 처리과정과 상향식 처리과정이 각각 dlpfc와 ompfc 사이에서 일어나는 활성화의 균형과 서로 얽혀 있다는 것을 알 수 있다. 흥미롭게도, 사람들이 암묵적으로 인종적 편향 및 성별적 편향과 일치하는 결정을 내릴 때 ompfc와 편도가 더 활성화되는 반면, 우리가 편향과 일치하지 않는 신념을 표현할 때는 dlpfc가 더 활성화된다(Knutson, Mah, Manly, & Grafman, 2007). 이것은 우리가 이미 알고 있는 보다 원초적인 충동은 편향을 유발하는 반면, 교육과 이를 통한 사고의 확장은 우리의 반사적인 한계를 넘어선다는 사실을 반영해 주는 것이다.

1인칭 시점에서 세상을 경험하는 것과 자기조절 과제는 ompfc 영역을 활성화시키는 반면, 상황에 초점을 맞춘 조절은 dlpfc 체계를 활성화시킨다(Ochsner et al., 2004). ompfc는 다양한 종류와 정도의 자기 관련 지식을 요구하는 여러 과제에 관여하게 되었다(Ochsner et al., 2005). ompfc 내에서는 얼굴 표정과 같은 관찰 가능한 단서에 기초하여 다른 사람의 정신 상태를 해석하는 것은 오른쪽 ompfc가 담당하는 반면, 다른 사람의 정신 상태에 대해 추론하는 것은 왼쪽 ompfc가 담당한다(Sabbagh, 2004).

우리가 정신치료를 받기 위해 온 내담자가 가지고 있는 문제의 유형이 무엇인가를 생각할 때, 우리는 ompfc와 dlpfc를 통합시키고 균형을 잡는 작업을 하고 있을 가능성이 높다. 우리가 내담자로 하여금 어떤 상황에 대해 자신만의 시각에서 다른 시각으로 볼 수 있도록 도와줄 때 혹은 어떤 상황을 보다 객관적인 시각에서 다시 한 번 생각해 보도록 도와줄 때, 우리는 무엇을 하고 있는지에 대해 생각해 보자. 우리가 내담자에게 삶의 상황을 보다 전체적인 시각으로 볼 수 있도록 안내할 때, 우리는 ompfc와 dlpfc를 각각 다른 방식으로 불러내고 있는 것이다. 이러한 과정은 ompfc 체계와 dlpfc 체계의 성장을 촉진시키며, 보다 높은 단계의 인식을 위해 이 둘을 연결시키는 새로운 뇌 신경망을 구축하도록 도와준다. 적절한 기능을 위해서는 이러한 두 가지 양식의 기능 사이에 조율, 융통성 및 보충이 필요하다.

스트레스와 충격적인 상황에서 ompfc와 dlpfc는 상호 단절 또는 억제를 유발할 수 있다(Roberts & Wallis, 2000). ompfc가 스트레스를 조절할 능력이 없어지면, 인지적 기억을 필요로 하는 과제를 하는 동안 dlpfc의 활성도가 감소되어 수행 결핍을 유발한다(Dolcos & McCarthy, 2006; Drevets & Raichle, 1998). ompfc와 dlpfc가 적절한 균형을 이루고 있을 때, 이들은 진정한 인지적-감정적 통합의 가능성을 만들어 낸다(Gary et al., 2002). ompfc-dlpfc 회로 사이에 단단한 연결이 이루어지는 것이 스트레스에 대해 유연하게 대응하게 해 주고, 단절에 대해 방어막을 칠 수 있게 해 줄 뿐만 아니라, 정동의 내성과 자아 강도를 강화시켜 준다.

해마-편도

감정은 인류에게 논리적인 생각을 하도록 가르쳐 주었다.
- 마르퀴스 드 보브나르그(Marquis De Vauvenargues)

해마와 편도 모두는 학습과 기억에 중요한 역할을 한다. 편도는 감정적 경험을 조직화하며(ompfc와 연결되어), 학습하는 데 어떤 것이 중요한지에 대해서 해마에 신호를 보낸다(중간 정도의 각성 상태에서). 반면에, 해마는 상황에 대한 인지적 평가를 하여(dlpfc와 함께), 이것에 대한 감정적인 반응을 언제 증가시키고 언제 줄일 것인지에 대한 정보를 편도에게 알려 준다. 바꿔 말하면, 나는 개가 꼬리를 흔들면 물릴 걱정을 할 필요가 없다는 것을 알 수 있다. 감정의 활성화와 경험에 대한 인지적 분석 모두가 정상적인 기능에 필요하기 때문에 해마와 편도의 적절한 균형이 중요하다.

해마는 새로운 외현기억을 형성하는 데 필요한 반면, 편도는 매우 스트레적이고 외상적인 학습을 조직화한다. 낮은 정도의 각성 상태에서 편도의 활성화는 신경형성력의 생화학적인 기능을 증가시킴으로써 해마가 학습하는 것을 지원한다. 높은 정도의 각성 상태에서 편도는 시상하부-뇌하수체-부신 축(hypothalamic-pituitary-adrenal axis: HPA)의 활성화를 자극하여 해마의 학습을 방해하는 반면, 두려움에 기초한 편도의 학습은 지원한다(Kim, Koo, Lee, & Han, 2005; Kim, Lee, Han, & Packard, 2001). 정리하자면, 높은 각성 상태 동안에 해마와 편도의 신경망은 단절되고 내장-감정적(visceral-emotional, 편도) 처리과정과 서술-의식적(declarative-conscious, 해마) 처리과정 사이의 단절이 일어난다(Williams et al., 2001). 따라서 적절한 학습에는 편도와 해마의 균형 잡힌 참여가 필요하다.

많은 사람, 심지어 정신치료를 받고 있는 대부분의 내담자도 주요 정신건강의학과적 질환 때문에 치료를 받으러 오지는 않는다. 조금 '덜 아픈' 대부분의 내담자는 지금까지 뇌영상 연구를 포함하는 광범위한(그리고 비싼) 연구에 포함되지 않았다. 많은 사람은 단지 삶이 조금 균형을 잃은 것 같다(흔히 스스로 그렇게 말한다)는 이유로 정신치료를 받으러 온다. 이것은 그들의 두려움과 걱정이 자신의 삶을 지배하고, 나아가 원래의 기능과 세상에서의 행복을 찾는 자신의 능력을 제한한다는 의미이다. 또 다른 사람은 자신의 감정이 없어지고 다른 사람에 대한 공감능력이 떨어졌기 때문에, 자신의 결혼생활과 자녀와의 관계를 회복하기 위해 치료를 받으러 온다. 많은 사람은 자신이 가진 잠재력만큼 살고 있지 못하거나 자기 생각만큼 성공이나 감정적 만족이 이루어지지 않는다고 느낀다.

이러한 내담자들은 흔히 '걱정이 많은(worried well)' 것으로 불리는데, 이렇게 불리는 자체가 그들이 어떻게든 자신을 극복하고 삶을 제자리로 되돌려야 된다는 것을 암시한다. 나를 포함해서 이러한 내담자 집단은 다양한 형태의 항상성 불균형(homeostatic imbalance)으로 힘들어한다. 그들은 지적인 방어에 대한 지나친 의존, 지나치게 감정적인 경향 및 부정적인 애착 경험 등을 보이는데, 이로써 사회적 고립과 제 실력을 다 발휘하지 못하게 하는 결과를 초래한다. 이렇게 최적이 아닌 모든 삶의 방식은 신경 활동이 편향되어 있다는 것을 반영해 주는 것이며, 이것이 정신치료의 초점이 된다. 정신치료가 비교적 최근에 개발되었고 인간의 역사에 있어서 문화 특이적인 발달을 해 온 반면, 서로에게 이야기를 하고 조언을 구하며 서로의 이야기를 교환하는 것은 인간의 경험에 있어서 매우 중요한 부분이다. 나는 뇌의 진화와 이야기의 발달은 밀접한 관계가 있다고 생각한다.

과제양성망: 불이행방식망

> 행복은 정도의 문제가 아니라 균형, 질서, 리듬 및 조화의 문제이다.
> – 토머스 머튼(Thomas Merton)

우리는 제9장에서 뇌의 활성화는 외적인 처리과정과 내적인 처리과정 사이가 전환되면서 광범위한 신경망에 걸쳐 켜졌다 꺼졌다 한다는 것을 배웠다(Jack et al., 2013). 과제양성망(task-positve networks: TPNs)은 dlpfc, 마루엽 구조물, 감각망과 운동망을 포함하며 우리가 외부 세계를 탐색하고 외부 세계와 상호작용하는 것을 조직화한다. 불이행방식망(default-mode network: DMN)은 ompfc, 안쪽 관자엽 및 마루엽의 앞쪽 쐐기 부분을 포함하며 자기(예, 자선적적 기억, 자기성찰, 자기감)와 다른 사람(예, 얼굴 인식, 마음 읽기 및 도덕적 추론)이 관여하는 과제를 하는 동안 그 역할을 넘겨받는다. 이 두 개의 망은 일반적으로 역상관관계를 나타낸다. 즉, 하나가 활성화되면 다른 하나는 억제된다. 그러나 연구에 따르면 조금 덜 힘들거나 외적으로 집중하는 것과 내적으로 집중하는 것 모두를 필요로 하는 일부 과제는 이 두 개의 망 사이에 협조가 필요할 수 있다는 것을 보여 주었다.

TPNs와 DMN의 균형, 통합 및 협동이 다양한 정신건강의학과적 질환에서 붕괴되어 있는 것으로 나타난다. 이러한 붕괴는 주체성의 혼란, 사고장애 및 자기와 다른 사람사이의 경계가 파괴된 조현병에서 보이는 자기의 장애와 연관되어 있다. 우울증의 증상은 자기에 대한 지나친 강조 및 사건이 가지는 의미에 대한 지나친 개인화와 연관되어 있다. 가장 의미 있는 것으로, 불안장애는 편도의 과다활성에 의해 촉발된 지나친 각성, 지나친 경계 그리고 지나친 놀람 반응과 같은 증상의 결과로 일어난다는 것이다. 편도의 과다활성은 자연적으로 TPNs를 활성화시키고 유지시키는 반면, DMN은 억제된 상태를 유지하게 만든다. 따라서 만성 불안장애는 환자로 하여금 내적인 세계에 머물지 못하게 하고 사람 사이의 관계와 공감적 처리과정을 어렵게 만든다.

TPNs와 DMN 사이의 균형이 중요하다는 점을 고려해 볼 때, 우리는 이들 망 사이의 적절한 통합과 균형이 단지 정신건강의학과적 장애에만 국한되는 것이 아니라는 점을 명심해야 한다. 대부분의 사람은 일상생활의 스트레스, 불안 및 두려움이 있을 때 스스로 중심을 잡고 자신을 성찰하는 생활을 하지 못한다. 우리의 문화는 우리를 인간 자체보다는 우리가 한 일에 더 초점을 맞추고 있기 때문에 평온한 마음을 가지는 것에 대한 뚜렷한 외적인 보상을 주지 않는다. DMN은 경험에 의존하는 구조를 가지고 있기 때문에, 우리는 우리의 내적인 세계를 하나의 쉼터, 원기를 회복하는 장소, 문제를 해결하는 장소 및 힘을 얻는 장소로 구축하고 강화시키는 데 투자할 필요가 있다. 어린아이들은 이러한 교훈을 가능한 한 빨리 배울 필요가 있으며 부모가 자신들만의 내적인 세계를 진지하게 받아들이는 것을 보고 배워야 할 필요가 있다.

신경망에서 이야기까지

'단어들'은 뇌에 흔적을 남기는데, 이것은 눈 깜빡할 사이에 역사의 발자취가 된다.

– 프란츠 카프카(Franz Kafka)

인간 뇌의 진화는 문화의 발달, 언어의 등장 및 이야기 만들어 내기와는 떼려야 뗄 수 없는 관계를 가지고 있다(Herrmann et al., 2007). 따라서 인간이 방대한 삽화기억을 가지고 있고 이야기를 하려는 충동을 가지고 있는 것은 결코 우연의 일치가 아니다. 수없이 많은 세대를 거치면서 사람들은 모여서 사냥 이야기, 선조의 업적 및 선악에 대한 도덕적 이야기를 들어 왔다. 이야기는 우리를 다른 사람과 연결시켜 주고, 흔히 손상되기 쉬운 우리의 정체성을 받쳐 주며, 우리의 뇌가 잘 조절되도록 유지시켜 준다. 오래전부터 이러한 이야기들이 심리적 안정과 감정적 안정을 이끌어 주면서 문화의 전달을 돕는 역할을 해 왔다고 생각되었다. 따라서 나는 이야기를 하고 싶은 욕구와 이야기에 빠져들기 쉬운 성향이 우리 뇌 구조물 속에 깊이 스며들어 있다고 믿는다.

이야기는 다음과 같은 중요한 기능을 수행한다.

- 우리의 경험을 선형적이고 순차적인(linear sequential) 형식으로 만들어 준다.
- 사건의 순서와 문제해결 단계를 기억하게 해 준다.
- 감정, 행동 및 정체성에 대한 설계도와 같은 역할을 한다.
- 목표를 명심하고 목적 달성을 위한 순서를 확립하게 해 준다.
- 스트레스를 받을 때 정동조절을 할 수 있게 해 준다.
- 자기에 대한 정의를 내릴 수 있도록 전후 맥락을 제공해 준다.

대부분의 인간 역사에서 언어적 의사소통과 언어적 기억은 우리의 축척된 지식을 위한 저장소이자 도구의 역할을 해 왔다. 이야기의 지속적인 가치는 우리가 텔레비전, 영화, 잡지 및 일상생활의 잡담에 투자하는 에너지를 보면 알 수 있다. 노인이 똑같은 이야기를 계속 반복해 주고 싶어 하는 욕구는 어린아이들이 그런 이야기를 계속 듣고 싶어 하는 열망과 잘 어울린다. 이러한 세대에 걸쳐 맞물려 있는 문화적 전달자들은 시간을 통해 기억, 사상 및 이상(ideal)을 전달한다. 인간의 진화에 있어서 이야기의 중요성은 우리가 이야기를 기억하고 회상하는 능력에 근본적으로 한계가 없다는 사실에 의해 더 강조된다. 실제로, 기억 전문가의 놀라운 기억능력은 개별적인 정보를 이야기 속에 집어넣음으로써 작업기억의 능력을 자신이 상상할 수 있는 한계까지 확장시킴으로써 가능하다.

비록 이야기는 부정확하고 비과학적일 수 있지만(Oatley, 1992), 이들은 고차원의 신경망 통합을 위한 강력한 도구로 작용한다(Rossi, 1993). 시간에 따른 줄거리와 시각적 영상의 조합이 감정의 언어적 표현 및 비언어적 표현과 함께 결합하여 왼쪽 및 오른쪽 대뇌반구, 겉질 및 겉질밑 신경망, 이마엽의 다양한 영역, 해마 및 편도와 연관된 회로를 활성화시킬 뿐만 아니라 이 전용회로들을 이용한다. 이야기와 연관되어 나타나는 협동적이고 상호적인 활성화는 우리가 우리의 감각, 느낌 및 행동을 의식적 인식과 결합할 수 있도록 해 주면서 신경망을 통합하고 유지하는 데 꼭 필요하다. 더욱이, 이야기는 개인을 가족, 부족 및 국가와 연결시켜 주며 각 개인의 뇌를 서로 연결시켜 개인을 집단의 마음으로 합칠 수 있게 해 준다. 신경통합을 도와주는 이야기와 집단의 힘 때문에 우리의 뇌가 현재의 뇌처럼 복잡하게 될 수 있었을 것이다.

신경통합의 많은 경우가 이마엽, 관자엽 및 마루엽이 연결되는 영역에서 발생하는데, 이 연합영역은 많은 신경회로를 조율하고 조절하며 총괄하는 역할을 한다. 이들은 우리 의식에 대한 전화 교환원이며, 뇌와 신체 전반에 걸쳐 있는 체계 간의 기능을 연결하기 위해 언어와 이야기를 사용한다. 마음의 기능을 감독하고 조율하기 위한 폭넓은 이야기 구조는 최상의 틀과 전략을 집행하는 뇌에 제공해 준다. 갈등과 해결, 몸짓과 표현 및 감정이 실린 생각을 포함하고 있는 재미있는 이야기는 사람과 사람을 연결시키고 신경망을 통합시킨다.

재미있는 이야기

> 일단 새로운 생각에 의해 넓어진 인간의 마음은 절대 원래의 크기로 돌아가지 않는다.
>
> – 올리버 웬들 홈스(Oliver Wendell Holmes)

당신은 재미난 이야기꾼이 해 주는 이야기를 듣고 있는 아주 어린 아이들의 얼굴을 본 적이 있는가? 당신은 그들의 눈, 얼굴 및 신체 전체에서 드라마가 펼쳐지고 있는 것을 볼 수 있을 것이다. 이야기를 듣는 이는 다양하고도 극적인 감정의 변화를 경험하고, 세세한 부분에까지 빠져들며, 심지어는 위험에 빠진 주인공에게 경고의 소리를 지르기도 할 것이다. 이야기는 우리로 하여금 다른 사람의 삶에 대한 대리 경험을 하게 해 주고, 다른 시각을 가지게 해 주며, 삶에 대해 배울 수 있도록 해 준다. 우리는 상상 속에서 우리의 몸에서 빠져나와 아직 창조되지 않은 다른 사람과 다른 세상으로 들어가 볼 수 있다. 우리는 이야기를 통해 끝없이 펼쳐지는 다양한 상황을 경험하면서 우리 스스로를 객관적인 방식으로 생각해 볼 기회를 가지게 된다. 우리는 우리의 삶이나 치료적 상황에서 우리의 문제가 다른 사람에게 일어난다고 가정하거나, 우리 스스로를 한 발짝 물러서서 바라보기 위해 이야기를 사용할 수 있다. 우리는 우리 삶의 각본을 편집하기 위해 새로운 감정, 행동 및 언어를 실험적으로 사용할 수 있다(Etchison & Kleist, 2000). 이야기를 편집하는 우리의 능력은 우리로 하여금 새로운 방식의 삶을 시도해 보라고 요구한다(셸던과 그의 마법의 세발자전거를 생각해 보라).

시나리오 작가 수업을 듣는 모든 학생은 성공적인 시나리오를 위한 하나의 공식을 배운다. 모든 이야기에는 우리가 동일시할 수 있는 영웅이나 주인공이 필요하다. 주인공은 외부의 도전을 받으며 그에게 지속적인 고통을 주는 내적인 상처를 가지고 있다. 처음에 영웅은 이러한 도전을 피하거나 실패를 하는데, 이런 회피나 실패는 자신에게 성공할 능력이 있는지 또는 변화에 대한 욕구가 있는지를 스스로에게 질문하게 만드는 계기가 된다. 영웅은 주어진 도전에 대해 처음에는 반항하고, 그다음에는 저항하며, 결국에는 받아들인다. 이러한 여정 동안, 영웅은 기존의 오래된 자신을 떠나 미지의 세계로 여행을 떠난다. 이런 내적 변환은 영웅으로 하여금 자기 내면에 있는 악마를 직면하고, 세속적인 도전에 성공하며, 자신의 정체성을 확립할 수 있도록 도와준다.

이것은 청소년기에서 성인기로의 전환을 묘사하는 전형적인 영웅에 대한 신화다 (Campbell, 1949). 구원—이러한 전환에 흔히 사용되는 단어—은 어떤 나이에든 발생할 수 있다. 청소년은 성인이 되려고 하고, 디킨스(Dickens)의 감정적으로 차단된 스크루지는 상실의 과거를 직면하게 되며, 내담자는 어린 시절의 박탈이 가지는 의미를 이해하려고 노력하게 되는데, 이들의 공통된 핵심은 치유가 필요한 상처를 가지고 있다는 것이다. 내가 이야기하고자 하는 것은 우리가 공통적으로 공유하고 있는 것—뇌, 문화, 언어 및 성장과 생존을 위한 투쟁—이 영웅 이야기에 깔려 있는 동기라는 것이다. 생존과 의미를 위한 우리의 공통적인 노력은 표면적으로 드러나는 우리의 차이보다 더 깊고 강력한 것이다.

이야기와 감정조절

훌륭한 정신과학은 과학과 이야기가 혼합된 것이다.

— 제레미 홈스(Jeremy Holmes)

생후 2세 중반쯤이면 왼쪽 대뇌반구의 언어영역은 민감기에 들어가게 되고, 왼쪽의 문법적 언어가 오른쪽에서 이미 잘 발달되어 있는 의사소통의 대인관계적 요소 및 운율적 요소와 통합된다. 겉질의 언어중추가 성숙되면서 단어가 결합되어 문장을 만들고, 감정이 실린 점점 복잡한 생각을 표현하는 데 사용된다. 이마엽겉질이 점점 확대되어 더 많은 신경망과 계속적으로 연결됨으로써 기억력이 증가하고, 시간감각이 서서히 나타나며, 자서전적인 기억이 시간 안에서 혹은 시간을 가로질러 장소와 사건을 자기와 연결시키기 시작한다. 이렇게 출현하기 시작하는 자기에 대한 이야기는 발생 초기의 자기감(sense of self)에 대한 조직화를 시작시키고, 대인관계적 공간과 물리적 공간에서의 자기감에 대한 기반이 되어 준다.

자기에 대한 우리의 경험과 스스로에 대한 이야기가 혼합되면서, 자기정체성(self-identity)이 이야기의 중심이 된다(Dennett, 1991). 아이였을 때 다른 사람들의 이야기 대상이었던 우리는 점점 우리가 누구이고, 우리에게 무엇이 중요하며, 우리가 무엇을 할 수 있는지에 대해 다른 사람에게 말하기 시작한다. 이러한 자기이야기는 문화에 의해 만들어지고, 부모와 동료들에 의해서도 함께 만들어진다. 비록 종종 어린아이가 세상을 탐구하고 있는 작은 과학자처럼 보이지만, 우리가 흔히 간과하고 있는 것은 어린아이는 우리 대부분이 이미 알고 있는 것(특히 자신이 누구인지)을 탐구하는 데 우선적으로 참여한다는 것이다(Newman, 1982). 따라서 우리는 반사적으로 우리 스스로를 재창조하게 되어 한 세대에서 다음 세대로 문화를 지속적으로 연결해 줄 수 있는 것이다.

신경통합, 기억 형성 및 자기정체성에 있어서 언어와 이야기의 역할은 이야기들이 자기를 창조하고 유지하는 데 매우 강력한 도구가 될 수 있게 해 주는 것이다(Bruner, 1990). 이야기는 자기정체성의 건강한 형태와 건강하지 않은 형태 모두가 지속될 수 있게 해 주는 강력한 조직력을 가지고 있다. 긍정적인 자기이야기는 정교한 심리적 방어의 필요성은 최소화시키면서 감정적인 안전에는 도움을 준다는 증거가 있다(Fonagy, Steele, Steele, Moran, & Higgitt, 1991). 같은 방식으로, 불안하고 상처받은 환자들은 그들의 부정적인 경험을 자신이 말하는 이야기 속에 넣어 두게 된다. 부정적인 자기진술을 포함하고 있는 개인적인 이야기의 부정적인 힘에 대한 인식은 합리와 인지에 바탕을 둔 치료의 발달을 촉진하였다(Ellis, 1962). 긍정적인 자기이야기를 가지고 있는 것은 삶의 도전에 대처하는 우리의 능력에 엄청난 차이를 가져올 수 있다.

트레버

> 누군가에게 깊은 사랑을 받는 것은 당신에게 힘을 주는 반면, 누군가를 깊게 사랑하는 것은 당신에게 용기를 준다.
>
> – 노자(Lao Tzu)

7세인 트레버는 '뭔가 그를 힘들게 하는 것이 있다.'는 부모님의 걱정 때문에 상담을 받으러 왔다. 그 아이는 6개월 전에 사망한 할아버지와 매우 친했지만, 할아버지의 죽음에 대해 아무런 반응이 없었다. 아이의 부모님은 아이가 자신의 감정에 대해 이야기할 수 있도록 이것저것 다 해 보았지만, 아이는 별로 말을 하지 않았다. 트레버는 과학, 비디오게임 및 컴퓨터에 관심이 있는 정상적인 아이같이 보였다. 그 아이가 편안해졌을 때, 우리는 함께 많은 시간을 보내면서 놀았으며, 모든 것에 대한 이야기를 나누었다. 두 번째 시간에 아이는 자신이 퍼즐 맞추기를 좋아한다고 말하였고, 나는 몇 개의 퍼즐을 사서 치료실에 갖다 두었다.

나는 치료시간 전에 퍼즐 조각을 내 책상 위에 펼쳐 놓았다. 나는 그 아이가 바로 시작할 수 있도록 몇 개의 조각을 맞추었고 계속 맞추고 싶은 나의 강박적인 충동을 억제해야만 했다. 아이는 퍼즐을 보고는 흥분하면서 내가 맞추는 것을 도와줘도 되냐고 물어보았다. 나는 "물론이지."라고 대답했고, 우리는 퍼즐 맞추기를 하기 위해 앉았다. 나는 그 아이가 퍼즐을 맞추는 데 어려워한다는 것을 금방 알아차렸고, 내가 그 아이에게는 너무 어려운 퍼즐을 선택했나 하는 생각이 들었다. 내가 정말 하고 싶지 않았던 것은 그 아이에게 실패의 경험을 안겨 주는 것이었다.

나는 그 아이가 다른 것을 하고 싶다면 퍼즐을 하지 않아도 된다고 제안하였다. 나는 "아마도 이건 우리가 하기에는 너무 어려운 것 같아."라고 말했다. 그러자 그 아이는 "안 돼요. 포기하지 마세요. 우린 할 수 있어요."라고 대답하였다. 아이의 결정에 감동하여 우리는 퍼즐 맞추기를 계속하였다. 나는 이따금 아이가 들고 있는 조각과 맞는 조각을 그 앞에 놔두기도 하였다. 나는 점점 그의 인내심과 열정에 놀라게 되었다. 그 아이의 나이 또래의 많은 소년은 다른 것을 하기 위해 자리를 뜨거나 팔로 책상 위에 있는 조각을 치워 버리는 것이 보통이다.

나는 잠시 후에 트레버가 중얼거리는 것을 들었다. 그 아이는 노래나 주문처럼 뭔가를 반복해서 말하고 있었다. 나는 천천히 아이에게 귀를 기울였고, 아이가 말하는 것을 알아듣게 되었다. 나는 "나는 할 수 있다고 생각해, 나는 할 수 있다고 생각해."라고 말하는 소리를 들을 수 있었다. 그 아이는 동화책『할 수 있었던 작은 기관차(The Little Engine That Could)』의 주제를 읊조리고 있었다. 그 아이는 계속 진행해 나갈 수 있는 작은 기관차였다. 나는 눈에서 눈물이 솟아오르는 것을 느꼈고, 그 아이를 껴안아 주고 싶은 충동을 참아야만 했다. 물론 그 아이는 서서히 맞추는 요령을 이해해서 퍼즐을 다 맞추게 되었다.

나는 나중에 그의 부모님을 통해 작은 기관차는 그 아이가 가장 좋아하는 이야기였고, 그 아이의 할아버지가 가장 들려주기 좋아했던 이야기라는 사실을 알게 되었다. 부모님은 아이가 매번 정확히 똑같은 방식으로 듣기를 원했으며, 만약 단어 하나라도 잘못되면 그것을 지적해 주었다고 말했다. 그 기관차가 아이에게는 일종의 영웅이었고, 아이가 어려운 상황에서 스트레스를 받을 때 자신의 불안을 조절하고 앞으로 나아가기 위해서 그것을 사용했다는 것이 분명해졌다. 이 영웅적 이야기의 한 부분은 그 아이가 마음속에 간직하고 있었던 사랑하는 할아버지에 대한 기억이었다. 이 작은 기관차는 우리가 그 아이의 할아버지에 대한 정보를 공유할 수 있는 하나의 길이 되었다. 트레버는 자신을 달래고 힘을 줄 수 있는 이 이야기의 힘을 나에게 보여 주었다. 나는 그의 할아버지가 트레버 경험의 한 부분이 되어 주고, 자신의 죽음에 대비할 수 있도록 해 주는 매우 훌륭한 일을 했음을 깨닫게 되었다. 나는 트레버의 상실은 아이가 여전히 자신의 할아버지를 마음속에 간직하고 있었기 때문에 더 복잡해졌다는 사실을 알게 되었다. 나는 이런 식으로 이야기를 이용할 수 있는 트레버의 능력과 할아버지 사랑의 내재화가 그 아이의 치유를 위해서는 좋은 징조라고 믿었다.

이야기와 자기를 통합하기

> 모든 사람은 자신의 삶에 관한 이야기에서 필연적으로 영웅이 된다.
> – 존 바스(John Barth)

이야기가 감정조절에 중요한 역할을 하기 위해서는 현재의 순간에 떠오르는 간단한 요약이나 문구가 필요하다. 하나의 단어, 문구, 시각적 영상 또는 심지어 몸짓이 될 수도 있는 이러한 요약은 이야기의 시작, 중간, 결말 및 특히 주제가 즉각적으로 떠오를 수 있게 해 준다. 트레버의 경우에 그런 요약은 '나는 할 수 있다고 생각해.'라는 문구였다. 이것은 그 아이의 불안을 감소시키고, 문제 해결 능력을 증가시켰으며, 아이가 자신의 진짜 능력을 발견하도록 해 주었다.

감정을 말로 표현하는 것(정동에 이름 붙이기, affect labeling)은 스트레스나 외상으로 고통받는 많은 사람에게 긍정적인 역할을 해 왔다. 감정을 표현하는 것은 편도 반응의 감소 및 오른쪽 앞이마엽 활성화와 상관이 있다(Hariri et al., 2000). 또한 편도-오른쪽 이마엽 활성화는 역상관관계가 있으며, 이런 항상성 유지를 위한 균형은 눈확안쪽 앞이마엽겉질에 의해 중재된다(Lieberman et al., 2007). 이런 사실은 정동에 이름을 붙이는 과정에는 감정적 활성화를 조정하기 위한 인지적 과정이 필요한데, 이 인지적 과정은 가쪽과 안쪽 앞이마엽 영역이 담당하고 있음을 보여 준다는 사실이다(Johnstone et al., 2007). 여러 신경망을 동시에 활성화시키는 이러한 이야기는 신경적 균형을 증진시킨다.

통제에 대한 지각은 감정적인 각성과 스트레스를 감소시켜 주는 것으로 나타났다. 예상과 통제에 관여하는 인지적 과정은 이마엽 기능을 활성화시키고, 편도 활성화를 하향 조절하는 것 같다. 바꿔 말하면, 우리가 통제할 수 있다고 생각하는 것은 우리로 하여금 우리가 생각을 하기 위해 준비하는 마음의 상태를 갖게 해 주며, 우리의 감정성을 감소시키는 앞이마엽 기능을 활성화시킨다. 자기충족 예언(self-fulfilling prophecy)처럼 당신이 능력 있는 사람이라고 믿는 것은 이마엽 활성화를 자극하여 당신을 보다 능력 있는 사람으로 만들어 준다(Maier et al., 2006).

당신의 경험을 글로 적기만 해도 감정과 신체 반응에 대한 하향식 조절을 도와준다. 제임스 페니베이커(James Pennebaker, 1997)와 다른 학자들은 일련의 대단위 연구에서 대상자에게 개인의 소중함에 대한 감정적인 주제, 특히 친밀한 대인관계와 연관된 경험에 대한 일기를 적도록 지시하였다. 이런 연구 결과, 신체적 증상, 병원 방문 그리고 직장 결근 감소를 포함한 안녕감이 증가되었음을 보고하였다(Pennebaker & Beall, 1986; Pennebaker, Kiecolt-Glaser, & Glaser, 1988). 이런 종류의 일기 쓰기는 T-도움세포(T-helper cell) 반응, 자연살해세포(natural killer cell) 활성도 및 B형 간염항체의 수치를 높여 주는 것과 연관이 있을 뿐만 아니라 심박동 수와 피부전도 수치가 낮아지는 것과 연관이 있다는 것이 밝혀졌다(Christensen et al., 1996; Petrie et al., 1995; Petrie, Booth, & Pennebaker, 1998). 감정적 주제에 대해 일기를 쓰는 것은 앞이마엽 활성도를 증가시키고, 편도에서의 부정적인 감정 활성화를 하향 조절한다(Dolcos & McCarthy, 2006). 이런 방식으로 편도(그리고 시상하부-뇌하수체-부신 축, HPA axis)를 길들이는 우리의 능력은 긍정적인 생리적·행동적 그리고 감정적 효과를 연쇄적으로 유발한다.

언어와 자기인식의 수준

사람은 적게 생각할수록 더 말을 많이 한다.

– 바롱 드 몽테스키외(Baron de Montesquieu)

언어는 단일 목적을 위해 사용되는 독립체가 아니다. 뇌와 문화가 함께 진화하는 동안 뇌의 발달과 함께 서로 다른 언어들이 나타나고 또 확대되었다. 자기성찰은 우리로 하여금 서로 다른 신경망의 활성화와 통합을 반영해 주는 마음의 상태 변화를 볼 수 있는 창문을 제공해 준다. 자기성찰을 해 보면, 우리 대부분은 다른 관점, 다른 감정 상태 및 다른 언어 사용방식 사이를 왔다 갔다 하고 있다는 것을 깨닫게 된다. 나는 이러한 마음의 상태 변화가 일어나는 동안에 나와 내담자 내부에서 발생하는 최소한 네 가지 수준의 언어처리 과정이 있음을 알고 있다. 바로 반사적인 사회적 언어, 반사적인 내적 화자, 성찰적인 내적 언어 및 자기성찰 언어이다.

반사적인 사회적 언어(reflexive social language)는 현재 진행 중인 사회적 관계와 의사소통을 유지하게 해 주는 말의 흐름을 말한다. 일차적으로 왼쪽 대뇌반구의 한 기능인 이 언어는 대인관계에서의 활동 정도를 반영해 주며, 사회적 관계를 매끄럽게 해 주기 위해 만들어진 것이다. 사회적 상황에서 반사적이고, 상투적이며, 조금은 과장된 반응을 하는 것은 깊지는 않지만 의미 있는 연결을 가능하게 해 준다. 우리 대부분은 우리가 갈등을 피하기 위해 자동적으로 긍정적인 말을 해 주거나 힘든 일이 있어도 괜찮다고 말하는 경험을 한다. 반사적인 사회적 언어는 우리가 걷고 숨 쉬는 것처럼 자동적이다. 이 수준의 언어는 대부분의 영장류에서 털 손질을 하는 것과 같은 역할을 한다.

우리는 또한 반사적인 사회적 언어에 더해서 우리 머릿속에서 들리는 목소리에 대해서도 인식하고 있다. 이러한 **반사적인 내적 화자**(reflexive internal narrator)는 흔히 그 내용과 말투가 우리가 다른 사람에게 하는 것과는 조금 다르다. 반사적인 사회적 언어가 사회적 협조를 위해 이루어지는 반면, 반사적인 내적 화자는 감정 및 과거의 학습에 기초를 둔 개인의 내적인 경험에 의해 만들어진다. 반사적인 내적 화자는 부족의 명령—부족장의 지시—을 내재화하기 위해 발달했을 가능성이 높으며 진화를 통해 현재 우리가 초자아라고 부르는 것으로 보존되었는데, 이것은 우리의 머릿속에서 들리는 부모님의 목소리나 또는 우리가 다른 사람의 의견을 따르고 사회적인 위계질서에서 맞는 역할을 하게 만드는 자신을 의심하는 목소리를 말한다.

우리의 반사적인 내적 화자는 오른쪽 대뇌반구의 처리과정과 암묵기억이 순간순간의 의식적 인식에 영향을 미치는 주된 방식일 수 있다. 반사적인 사회적 언어와 반사적인 내적 화자 모두는 우리가 기존의 태도, 행동 및 감정을 유지하도록 해 주는 과거의 학습을 통해 형성된 습관, 통상적인 방식 및 숙달된 이후에도 계속 연습하는 운동기술과 유사하다. 이들 두 가지 언어는 함께 작용하여 우리가 집단에 머무를 수 있게 하고 초기에 프로그램된 것을 유지할 수 있게 해 준다. 이 두 가지 언어 사이의 갈등은 청소년기 동안에 친구 집단이 우리가 어린 시절에 훈련받은 것과 다를 때 특히 심해진다.

우리가 이러한 반사적인 형태의 언어가 유발하는 결과를 관찰할 때, 우리는 두 가지 형태의 성찰적인 언어로 이동하게 된다. 첫 번째가 **성찰적 내적 언어**(reflective internal langage)인데, 이것은 외부 세계에서 우리가 하는 행동을 감독하며, 우리가 개인적인 생각을 가지게 해 주고, 미래의 행동에 대한 계획을 세우고 안내하도록 하며, 필요할 때 다른 사람을 속이도록 해 준다. 이것은 우리가 젊고 충동적인 사람에게 '네가 행동하기 전에 한 번 더 생각해 보거라.' 또는 '서둘러서 뭔가를 하기 전에 한 번 더 살펴보거라.'라고 말할 때 사용하는 것과 같은 종류의 내적 언어이다.

두 번째는 **자기성찰 언어**(language of self-reflection)인데, 이것은 개방적이고, 방어기제의 사용이 적으며, 안전한 상태일 때 나타나는데, 불이행방식망의 활성화에 의존하고 있는 것으로 여겨진다. 이러한 수준의 언어는 행동이나 사회적 조직화를 위해 사용되는 기전은 아니며 성찰, 자기평가, 사려 깊은 배려 및 변화의 가능성의 매개수단이다. 이러한 상태에 도달하는 것은 뇌를 변화시키기 위해 마음을 사용하는 이야기를 통한 치료 및 명상 기법 모두의 목표가 된다.

성찰과 언어의 성찰적인 형태를 사용하는 것은 성숙한 생각, 공감 및 집행기능에 있어서 중요한 부분이다. 치료 초기에는 내담자의 의식적인 자기이야기를 명확하게 하고 어린 시절에 프로그램되어 있는 것을 밝히기 위해 대부분 언어의 반사적인 형태를 탐색하는 것으로 구성되어 있다. 내담자는 이런 과정에서 어떻게 자신의 과거 행동과 현재 행동이 현재 도움을 받기 위해 온 문제를 유발하고 지속되게 하였는지를 배우게 된다. 내담자는 자신이 말하고 행동하는 것에 집중을 하고, 어떤 것이 반사적이었는지를 생각하며, 새로운 방식을 이용하여 실험과 도전을 하는 법을 배울 수 있다.

자기인식의 언어가 확대되고 강화되면서 우리는 다른 사람의 기대나 우리의 어린 시절이 하는 명령을 따를지 말지를 평가하고 선택할 수 있다는 것을 배우게 된다. 자기성찰 언어는 높은 수준의 신경통합과 성격통합을 요구한다. 이 언어 안에서는 인지가 정동과 혼합되어 생각에 대한 감정이나 반대로 감정에 대한 생각이 있을 수 있게 된다. 자기성찰 언어는 매우 깊은 수준에서 우리로 하여금 우리의 생각을 가라앉혀서 말로 표현할 수 있는 범위를 넘어서는 영역으로 움직이는 것을 배울 수 있도록 해 준다.

일상적 생활에서 나타나는 변화하는 마음 상태와 이러한 마음 상태가 유발하는 반사적인 언어를 성찰할 수 있게 해 주는 메타인지(metacognition)를 만들어 내기 위해서 자기성찰을 사용하는 치료는 자신을 돌아볼 수 있게 하고 결국 수정될 수 있도록 해 준다. 이것은 내담자와 치료자의 이야기가 서로 혼합됨으로써 달성될 수 있으며, 내담자를 보다 건강한 방향으로 이끌 수 있다. 내담자는 자신의 삶에 대한 이야기에 하나 또는 그 이상의 반복적인 이야기가 있다는 것을 깨닫게 되고, 그 이후에는 대체 가능한 다른 이야기를 만들어 냄으로써 변화가 가능하다는 것을 이해하게 된다. 편집과정이 진행되면서 새로운 이야기가 등장하게 되어 새로운 방식의 생각, 감정 및 행동을 가지고 실험을 해 볼 가능성이 생기게 된다.

부모와 치료자 모두의 무의식적 과정이 중요한 이유는 이들이 자녀나 내담자의 새로운 이야기를 같이 만들어 나가는 데 적극적으로 참여하기 때문이다. 이런 사실은 내담자의 마음과 뇌에 영향을 미치게 될 치료자의 경우 적절한 훈련과 적절한 개인치료를 받는 것이 얼마나 중요한지를 보여 주는 것이다. 그리고 부모가 자신과 아이와의 매일매일의 상호작용에서 자기인식을 조금 더 가지는 것이 분명히 아이에게 상처를 주지 않는 길이 될 것이다.

치료자는 본질적으로 내담자가 현재의 이야기보다 더 나아질 수 있도록 많은 것을 가르치기를 원하고, 이와 함께 내담자가 새로운 이야기에 대한 편집자나 저자가 될 수 있기를 원한다. 우리가 우리의 이야기를 점검할 수 있는 능력을 발달시키고(메타인지) 이러한 이야기들이 많은 선택 사항 중의 하나라고 볼 수 있을 때, 우리는 우리의 삶을 편집하고 수정할 수 있는 능력을 가지게 된 것이다(White, 2001). 이야기 과정은 우리로 하여금 자기로부터 이야기를 분리할 수 있게 해 준다. 이것은 찢어진 부분을 수선하기 위해 옷을 벗었다가 수선한 이후에 다시 입는 것과 같다. 이렇게 함으로써 우리는 우리의 행동, 감정 및 문제로부터 분리된 자기의 경험을 할 수가 있다. 누군가가 "오늘 내가 제정신이 아니에요."라고 말할 수 있는 것은 자기성찰을 할 수 있는 능력이 있음을 보여 주는 것이고, 현재의 마음 상태와 일상적인 자기이야기 사이를 비교할 수 있는 능력이 있음을 보여 주는 것이다. 다른 관점으로 볼 수 있는 능력은 또한 다른 사람에 대한 우리의 공감능력을 증가시켜 준다.

애비

과거에 안주하지 말고, 미래에 대한 꿈을 꾸지 말며, 현재 순간에 마음을 집중하라.
- 부처(The Buddha)

매우 밝고 매력 있는 여성인 애비는 웃는 얼굴이었지만 눈물을 글썽이면서 나의 진료실에 들어왔다. 애비는 의자에 앉기도 전에 지난주에 자신과 가족에게 일어났던 모든 좋은 일에 대해 이야기하기 시작했다. 그녀의 눈에 있는 고통과 경직된 몸을 보면서 내가 느낀 슬픔이 내 얼굴에 그대로 나타나고 있었다. 그런 내 얼굴 표정으로 인해 애비가 내 눈을 피하고 말을 더 빨리 하는 것 같았다. 그래서 나는 때때로 이야기를 중단시키고 그녀가 어떤 감정을 느꼈는지에 대해서 물어보았다.

그러나 애비는 나의 질문은 무시한 채 더 빠른 속도로 이야기하였다. 그녀는 내가 어렸을 때, 나의 어머니가 "잘 시간이다!"라고 말하려고 하는 순간에 내가 왜 귀를 막고 노래를 흥얼거렸는지를 떠올리게 했다. 나는 곧 내가 할 수 있는 것은 앉아서 이야기를 듣고 기다리는 것밖에 없다는 것을 깨달았다. 나는 그녀의 반대편에 앉아서 내 감정에 충실하려고 노력했고, 나의 감정이 내 눈과 얼굴에 나타나도록 하였다. 결국 그녀의 말은 점점 느려지다가 멈추더니 이내 그녀는 고개를 숙였다. 그녀의 감정이 그녀를 따라잡은 것 같았으며, 반사적인 사회적 언어의 충동적인 흐름은 결국에 멈추었다.

나는 그녀가 "이제 그만 지껄이게 되었군요."라고 말했을 때 뭐라고 말할지를 생각하고 있었다. 애비가 자신의 자기성찰 언어를 사용할 수 있고 나와 함께 자신의 관찰을 공유할 수 있는 것을 보고 기뻤다. 나는 그녀에게 조용히 앉아 있을 때 무슨 생각을 하고 있었는지 물었다. 애비는 "나는 내가 얼마나 바보였으며, 나의 바보 같은 삶에 대해 끝없이 지껄였을 때 당신이 얼마나 지루해했을지에 대해 생각하고 있었어요."라고 대답했다. 이제 그녀는 아마도 어린 시절에 프로그램되었을 가능성이 높은 내적인 대화 내용을 공유하고 있었다. 그녀는 기가 꺾이고, 우울하며, 자신을 수치스럽게 느끼는 것 같아 보였다. 그녀는 자신의 수치심에 대한 반발심으로 나에게 공격을 했다. "당신은 참 멍청한 직업을 가지고 있군요. 이 진료실에 하루 종일 앉아서 환자들의 문제를 듣고 있잖아요. 왜 여기서 나가서 삶을 즐기지 않으세요?" 애비는 곧 얼굴을 손으로 가리고는 훌쩍이기 시작했다. 나는 그녀가 그녀의 머릿속에서 들리는 목소리, 그녀의 두려움 및 의문을 나와 나누고 있을 뿐만 아니라, 그녀의 분노, 혼란 및 좌절을 나에게 투사하고 있다는 것을 알 수 있었다. 그녀의 내적인 대화는 그녀에게 상처를 주고 있었고, 그녀는 자신이 어떻게 느꼈는지를 내가 알기를 원하고 있었다. 나는 "비난받는다는 것은 정말 고통스러운 일이지요."라고 말했다. 그녀는 지금은 그녀의 내적인 목소리에 의해서, 그리고 어렸을 때는 부모님에 의해서 희생양이 되었던 일에 대해서 내가 이야기하고 있다는 것을 금방 알아차렸다.

그녀가 다시 이야기를 시작했을 때, 그녀는 몇 달 전에 남편을 잃고 공허함을 느꼈다고 말했다(이때까지 그녀는 그 사건이 그녀에게 많은 영향을 미쳤음을 부정하고 있었다). 그녀는 말을 많이 하는 것과 사회적 활동 그리고 다른 사람을 돌보는 것에 몰두함으로써 자신의 슬픔에 대처해 오고 있었다는 것을 이 마지막 몇 분 동안에 깨닫게 된 것 같았다. 몇 분 동안의 침묵이 흐른 뒤 애비는 한숨을 쉬더니 자신이 얼마나 남편의 포옹과 좋은 충고 그리고 그의 옆에 있을 때 느꼈던 안전한 느낌을 그리워했는지에 대해서 이야기하기 시작했다. 애비는 이제 자기성찰 언어로 이야기를 하고 있었다. 이런 마음 상태가 되니 그녀는 남편의 죽음에 대해 애도할 수 있게 되었다.

내담자가 자기성찰 언어로 바꿀 때, 우리는 내담자의 목소리, 태도 및 기분의 변화를 알아차릴 수 있다. 나는 이때 내담자가 자신의 생각, 행동 및 감정에 대해 가장 명확한 견해를 가진다고 생각한다. 이때 내담자는 조금 천천히 말하는데, 왜냐하면 그들이 더 이상 수다나 의미 있는 습관에 의지하지 않게 되어서 문장을 만드는 데 시간이 걸리기 때문이다. 감정이 솟아오르지만 정동에 대한 조절이 증가하였기 때문에 내담자는 이 과정에서 감정을 표현하는 것이 충분히 안전하다고 느낀다. 치료적 과정에서 나를 협력자로 받아들이는 내담자의 능력에 대해 가장 확신하는 때가 바로 이때이다. 이러한 상태는 대개는 잠깐 동안이며 흔히 가족, 친구, 또는 현대적인 삶의 일상적인 요구에 의해서는 유지되지 못한다. 치료 시 우리를 건강하지 않게 유지하는 습관이나 사회적 요구의 힘 모두에 대해 내담자와 치료자가 대항을 해야 할 때에는 때때로 다소 파괴적이 되거나 공모를 해야 하는 경우도 있다. 사람들은 자기인식을 증가시키는 도전은 우리가 반사적이거나 방어적인 존재 이상의 존재임을 인식하게 해 주는 것이라고 말한다(Ouspensky, 1954).

요약

통합은 중요하며 신경세포에서 이야기 그리고 국가에 이르기까지의 자연이 지닌 복잡성의 수준마다 존재한다. 체계가 더 복잡해짐에 따라 점점 더 세련된 기전이 필요하며, 이 기전들을 서로 연결하고 항상성 균형을 유지하는 데 더 많은 에너지가 필요하게 된다. 우리는 이 장에서 신경통합과 함께 우리의 뇌를 구성하고, 우리의 의식적 경험을 만들어 주는 체계의 조절을 도와주는 이야기에 대해서도 탐구하였다. 우리가 정신치료에서 사용하는 이야기는 또한 우리 사이의 복잡성, 협동 및 연결성을 증가시키는 역할을 한다. 이야기는 대인관계와 뇌기능 간에 이루어지는 많은 연결 중의 하나인데, 이것은 정신치료를 하나의 신경과학적 중재방법으로 만들어 준다.

애착과 유대감 제4부

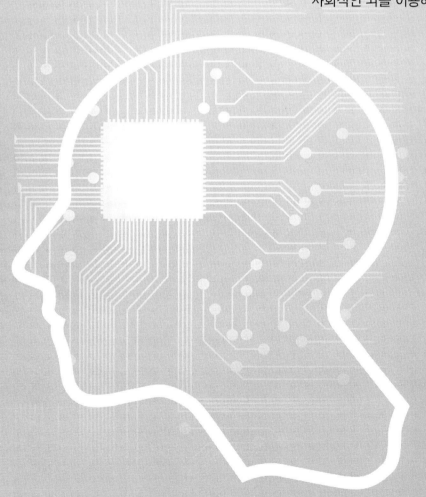

제11장

사회적인 뇌

우리의 뇌와 신체는 혼자가 아니라 모여서 기능하도록 고안되었다.

— 존 카치오포(John Cacioppo)

진화를 조직화의 원칙이라는 관점에서 본다면, 우리의 사회적인 뇌(social brain)는 집단으로 함께 있는 것이 혼자인 것보다는 생존율을 높이기 때문에 자연 선택에 의해 만들어졌다는 가정을 가지고 시작해 보자. 우리가 집단으로 밀접하게 얽혀 있을수록 우리가 가지고 있는 눈, 귀, 손 및 뇌는 우리에게 더 유용하다. 우리는 영장류에서의 겉질의 확장이 사회적 집단의 크기 증가와 언어, 문제 해결 및 추상적인 능력의 발달과 상관관계가 있다는 것을 알고 있다. 우리의 크고 복잡한 뇌는 도전적인 상황과 다양한 환경에 대해 더 다양한 반응을 하게 해 줄 뿐만 아니라, 의사소통과 집단의 협력에 필요한 많은 사회적인 정보를 처리할 수 있게 해 준다(Dunbar, 2014; Kanai et al., 2011).

점점 더 정교해진 사회적 집단은 사냥, 수집 및 오랜 기간의 헌신적인 양육과 같은 작업의 특수화를 가능하게 하였다. 그 결과, 양육의 특수화는 출생 후의 발달 기간을 더 늘려 주었고, 이에 따라 뇌가 삶의 경험에 의해 형성되도록 해 주었다. 따라서 많은 동물은 태어나자마자 생존을 위한 준비가 되어 있어야 하나, 인간의 신생아는 집단의 복잡성을 배우는 동안 양육자에게 완전히 의존된 상태로 사치스러운 몇 년을 보낼 수 있게 되었다. 영장류 집단의 크기가 커지면서 작은 집단에 더 적합했던 털 손질, 으르

렁거림 및 손동작은 점점 음성언어로 발달되어 갔다. 사회적 집단이 커지면서 점점 복잡해지는 사회적 정보를 처리하기 위해 더 많은 겉질의 역할이 필요하게 되었다. 관계와 언어 그리고 뇌의 동반 발달은 고차원적인 상징기능과 추상기능의 발달을 가능하게 하였다. 바꿔 말하면, 초기의 양육과 친밀한 관계는 인간 뇌의 발달에 있어서 기초적인 건축용 벽돌이라는 것이다.

우리의 뇌가 사회적인 기관이라는 사실에도 불구하고, 서양의 과학은 각 개인을 인간 공동체에 속해 있는 하나의 유기체로 보기보다는 독립된 개체로 연구하였다. 이런 식의 생각은 우리로 하여금 인간의 문제에 대한 해답을 일상적인 인간 상호관계에서 찾는 대신에 기술적이고 추상적인 면에서 찾게 하였다. 지난 세기 동안 고아원에 있는 아이들의 높은 사망률에 대해 의사들이 어떻게 반응했는지를 예로 들어 보자. 의사들은 미생물의 감염이 원인이라는 가정하에 아이들을 따로 분리시켰고, 감염의 위험을 줄이기 위해 최소한의 접촉만 허락하였다. 이런 조치에도 불구하고 아이들의 사망률은 계속해서 높았기 때문에 고아원 관리자는 효율을 높이기 위해 입원 서류를 받을 때 미리 사망증명서도 함께 받았다. 양육자가 지속적으로 돌봐 주고, 놀아 주며, 고아들끼리 접촉할 수 있게 됨으로써 생존율이 향상되고 나서야 이런 일들이 사라졌다(Blum, 2002).

동물 연구자가 점점 신경해부학 및 신경화학과 사회적 관계가 떼려야 뗄 수 없는 관계라는 것을 서서히 인식하기 시작한 1970년대를 통해 뇌를 하나의 사회적 기관으로 간주하는 개념이 신경과학에서 등장하였다. 영장류가 사회적 인지를 하기 위해 특수화된 신경망을 가지고 있다는 개념은 뇌의 특정 영역에 손상을 입은 영장류에서 일탈된 사회적 행동과 집단에서의 낮아지는 지위를 발견한 클링과 스테클리스(Kling & Steklis, 1976)가 처음으로 제안하였다. 그 이후로, 과학자들은 사회적인 상호관계를 맺는 동안 활성화되는 다양한 뇌 영역을 연구해 왔다. 그 이후의 신경과학적 연구들은 대인관계 지능에 영향을 주는 다양한 감각, 운동, 인지 및 감정적 과정을 밝혀내었다(Karmiloff-Smith et al., 1995).

이러한 발견 중 많은 부분은 100년간의 역동적 정신치료를 통해 배운 교훈이 중요한 신경과학적 함의와 연관이 있다는 것을 점점 깨닫게 해 주었다. 가장 기본적인 것은 우리는 태어나면서 관계를 맺으며, 사회적인 연결 속에서 우리의 개인적인 정체성이 형성된다는 것이다. 또 다른 것은 사회적인 상호관계가 우리의 생물학에서부터 지능에 이르기까지 모든 것에 영향을 미친다는 점이다. 신경과학 연구자들은 자신들의 과학적 관찰의 범위를 상호관계를 포함하는 쪽으로 확장시킬 필요가 있음을 깨달아 가고 있다.

　신경과학자들은 이미 개별적인 신경세포의 상호의존성을 이해하는 완벽한 모델을 가지고 있다. 우리는 하나의 신경세포뿐만 아니라 사람도 혼자서는 자연에서 존재할 수 없다는 것을 알고 있다. 서로 자극하는 상호관계 없이는 사람과 신경세포는 약해지고 죽게 된다. 신경세포의 경우, 이런 과정은 세포자멸사(apoptosis)라고 불리며, 사람의 경우에는 의존성 우울증(anaclitic depression)이라고 불린다. 태어나서 죽을 때까지 우리 각자는 우리를 찾는, 우리가 누구인지를 알고 싶어 하는, 그리고 우리가 사랑받고 있고 안전하다고 느끼게 해 줄 다른 사람을 필요로 한다. 상호관계는 자연적인 것인 반면, 고립된 뇌는 추상적인 개념이다. 따라서 뇌를 이해한다는 것은 인간이 다른 사람과의 공동체 속에서 존재한다는 개념을 필요로 한다. 치료자, 교사 및 부모는 직관적으로 이러한 심오한 현실을 이해하고 있는 반면에, 연구실 과학자는 흔히 그렇게 하지 못한다. 우리는 이제 연구하는 과학자들이 일생을 통해 뇌가 어떻게 성장하고, 학습하며, 변화하는지를 연구할 때 무엇을 봐야 하는지에 대해 알 수 있도록 도와주는 위치에 서 있는 것이다.

사회적 연접

> 삶은 내적인 관계가 외적인 관계에 지속적으로 적응하는 것이다.
> ― 허버트 스펜서(Herbert Spencer)

　앞에서 논의했듯이, 각 신경세포는 연접(synapse)이라고 불리는 작은 공간에 의해 분리되어 있다. 이러한 연접 내에는 신경전달을 유발하는 다양한 화학물질이 복잡한 상호작용을 하면서 존재하고 있다. 이러한 활동은 신경세포가 생존하고 스스로 그리고 서로가 변화할 수 있도록 자극한다. 엄청난 진화의 시간 동안, 연접전달(synaptic transmission)은 보다 복잡한 뇌의 요구에 부응하기 위해 점점 더 복잡해졌다. 이와 비슷한 과정이 사회적 연접의 진화에도 일어나고 있었다.

　사회적 연접(social synapse)은 우리 사이에 있는 공간이다. 이것은 또한 우리가 가족, 종족 및 사회와 같은 보다 큰 조직체와 연결될 수 있는 중간 매체이기도 하다. 우리가 미소를 지으며 손을 흔들어 인사를 할 때, 이러한 행동은 시각, 소리, 냄새 및 말을 통해 우리 사이에 있는 공간을 통과하여 전달된다. 우리의 감각에 의해 받아들여지는 이러한 전기적 메시지와 기계적 메시지는 우리의 뇌 속에서 전기화학적 자극으로 전환된다. 이러한 신호는 새로운 행동을 자극하며, 새로운 행동은 사회적 연접으로 다시 메시지를 되돌려 준다. 우리가 태어나는 순간부터 우리의 생존은 접촉, 냄새, 시각 및 소리를 통해 우리 주변에 있는 사람과 연결되는 데 달려 있다. 만약 우리가 확장된 자기로서의 우리를 받아들일 준비가 되어 있는 양육자의 뇌와 연결될 수 있다면 우리는 결합하고, 애착을 형성하며, 생존할 수 있다.

사회적 연접을 넘나드는 의사소통의 범위는 매우 넓으며 자세, 얼굴 표정, 시선, 동공확장 및 심지어 얼굴 붉어짐을 통해 전달되는 무의식적 메시지까지를 포함한다. 우리가 점점 상호 의존적으로 성장하면서, 우리의 애착 강도를 더 증가시키기 위해 우리의 내적 경험은 이런 의사소통이나 그 외의 여러 다른 의사소통 수단을 통해 점점 더 밖으로 드러나게 된다(Cozolino, 2012). 사회적 연접을 통한 다른 사람과의 접촉은 신경 활성화를 자극하며, 이것은 우리의 신경세포의 내적인 환경에 영향을 미친다. 이런 활성화는 결과적으로 새로운 신경세포의 성장뿐만 아니라 단백질의 전사(transcription)를 촉발하며, 단백질의 전사는 신경세포가 확장하고 연결되며 기능적인 신경망을 형성할 수 있도록 해 준다. 여기에서 기본적인 가정은 사랑하는 관계와 안정적 애착은 건강하고 안정적인 뇌를 만드는 반면, 소외시키고 안정적이지 않은 애착은 스트레스, 조절장애 및 질병에 취약한 뇌를 형성한다는 것이다.

초기의 결합 경험은 사회적 뇌의 신경망을 강화시킬 뿐만 아니라, 대사적 각성을 자극함으로써 뇌의 형성을 전체적으로 촉진시킨다. 엄마와 아이 사이의 신체적 상호작용과 감정적 상호작용은 연속적인 생화학적 과정을 유발하며, 뇌 전반에 있는 신경망의 성장과 연결성을 촉진시킨다(Schore, 1994). 얼굴을 마주보는 상호작용은 아이의 교감신경계를 활성화시키고 산소 소모량과 에너지 대사를 증가시킨다. 높은 수준의 활성화는 노르에피네프린, 엔도르핀 및 도파민의 생산과 유용성 증가와 상관관계가 있으며, 긍정적인 연결이 되는 동안 아이의 즐거움을 증가시켜 준다(Schore, 1997a). 이런 초기의 상호작용이 전체 뇌의 형성에 미치는 중요성은 상호작용과 사랑이 결핍된 채 수용되어 있었던 아이들의 죽음을 설명하는 데 도움이 될 것이다(Spitz, 1946).

당신은 앞에서 민감기(sensitive period)라는 것이 특정한 신경망에서 엄청난 성장과 연결성이 일어나는 제한된 시기라는 것을 기억할 것이다. 이런 시기의 시작과 끝은 유전적 요인과 환경적 요인에 의해 결정되며, 각각의 신경망이 관장하는 기술과 능력의 빠른 발달과 일치한다. 따라서 이런 민감기 동안에는 엄청난 강도의 학습이 일어나기 때문에 초기의 경험은 애착과 정동조절에 관여하는 신경망을 형성하는 데 아주 많이 영향을 줄 수밖에 없다(Ainsworth, Blehar, Waters, & Wall, 1978). 긍정적인 경험이 자신감과 낙관적인 마음을 가지게 하는 것처럼, 부적절한 결합의 경험은 우리의 암묵기억 내에 저장되어 성인기까지 전달되며, 성인으로서의 대인관계에까지 스며들게 된다. 정신치료보다 이러한 조직화의 원칙이 더 뚜렷하게 드러나는 곳은 없다.

조율과 상호작용

> 거울신경세포는 우리를 다른 사람들과 묶어 주는 결합이 얼마나 강력한지 그리고 얼마나 깊이 뿌리박혀 있는지를 보여 준다.
> – G. 리졸라티와 C. 시니가글리아(G. Rizzolatti & C. Sinigaglia)

조율(attunement)과 상호작용(reciprocity)은 서로 인식하기, 서로 바꾸어 하기 및 감정적 공명(emotional resonance)을 포함하는 애착과정의 측면들이다. 생후 1년 동안의 엄마-신생아 간의 감정적인 조율은 기질, 지능 및 엄마의 유형과 같은 변수를 통제하더라도 두 살 때의 자기통제 정도를 예측하게 해 준다(Feldman, Greenbaum, & Yirimiya, 1999). 아이의 내적인 상태에 공명을 해 주고, 자신의 감정을 말로 표현해 주는 엄마의 능력은 결국 아이에게 감정과 말을 연결시키는 능력을 만들어 준다. 아이가 성장하면서 표현하는 감정과 말의 연결은 언어와 감정에 대한 수직적 신경망과 수평적 신경망의 통합을 증진시켜 준다. 엄마-아이의 조화에 의해 형성된 초기의 감정적 조절은 신경망의 형성과 통합에 영향을 미치며, 결국 아이의 자기조절의 발달에도 영향을 미친다.

단계에 알맞은 조율은 신경성장, 신경 응집력 및 안정적 애착의 가능성을 극대화시킨다. 조율을 통해 발생한 안전한 느낌, 불안으로부터의 자유 및 흥분 등이 결합된 감각은 활력의 경험과 자발적인 표현을 위한 정동적인 바탕이 된다. 신생아의 경우, 조율은 쓰다듬어 주는 것과 껴안아 주는 것을 통해 이루어질 수 있다. 4세 아이의 경우, 이것은 가족들과 함께 감정을 공유하는 법을 배울 수 있도록 도와주는 것을 의미한다. 반면에, 16세의 경우에는 미래를 위한 목표에 집중하는 것에 도움이 필요할 수도 있으며, 30세의 경우에는 경제적인 조언을 받고, 간혹 누군가가 아이를 대신 봐 주는 것을 통해 도움을 받을 수도 있다. 적절한 조율, 상호작용 및 사랑스러운 친절로부터 형성된 이러한 안전한 감정적 배경은 적절한 교육이나 정신치료적인 관계와 매우 유사하다.

생후 첫 2년 동안, 사회적인 뇌의 형성은 부모와 아이의 오른쪽 대뇌반구 사이의 조율에 의해 이루어진다(Schore, 2000). 이것은 엄마의 무의식이 아이의 무의식에 전달되는 사회적 연접을 가로지르는 연결을 통해 이루어진다. 사회적인 뇌의 오른쪽 대뇌반구에 편향된 회로는 태어날 때부터 작동되며, 생후 첫 2년 동안이 민감한 시기이다(Chiron et al., 1997). 엄마는 임신의 마지막 수개월이 되면 자신의 아이에게 몰두하는 상태로 퇴행하며, 이런 상태는 출산 후 몇 개월 동안 계속된다(Winnicott, 1965c).

이런 엄마 쪽에서의 몰입은 아이의 원초적인 의사소통 수단에 조율하기 위해 아이의 신체적인 경험과 감정적인 경험에 대한 엄마의 민감도가 증가하는 것을 포함한다. 이런 엄마의 목적이 있는 퇴행은 엄마로 하여금 신체적인 상태를 신생아를 달래 주는 말과 행동으로 전환할 수 있도록 해 준다. 임신 마지막 3기 동안에 엄마의 오른쪽 대뇌반구가 우세해지도록 전환되는 것은 엄마가 자신의 아이의 원초적인 의사소통에 더 잘 조율할 수 있도록 해 준다. 이러한 과정을 지지하는 증거는 생리와 연관된 호르몬의 변화가 있을 때 감정적 처리과정을 위해 가쪽 우세가 오른쪽 대뇌반구로 전환되는 것을 통해 알 수 있다(Cacioppo et al., 2013).

애착의 비약적 시작

> 엄마는 아이가 말하지 않은 것도 이해한다.
>
> – 유대인 속담

엄마와 아이는 심지어 태어나기 전에도 복합적이고 상호적인 관계를 이룬다. 의사소통은 소리, 움직임 및 접촉을 통해 이루어지며, 이들이 공유하고 있는 생화학적인 상태를 통해 아이는 엄마의 마음과 몸의 상태를 알게 된다. 우리는 겉질에 의해 조직화되는 사회적 신경망이 형성되기도 전에 보다 정교한 형태의 애착행동이 발생하도록 자극하는 일련의 원초적인 반사적 행동을 가지고 있다. 이러한 반사는 사회적 연접을 가로질러 우리가 우리의 부모와 빠르게 통합될 수 있도록 해 준다. 엄마, 가족 및 문화의 의사소통 방식을 전달하는 과정은 출생 직후부터 시작된다.

출생 후 첫 몇 시간 내에 신생아는 어른을 흉내 내는 행동을 하는데, 자신의 입을 열어 혀를 내밀며, 36시간이 지난 후에는 행복한 얼굴과 슬픈 얼굴 및 놀란 얼굴 표정을 구별할 수 있게 된다(Field, Woodson, Greenberg, & Cohen, 1982). 신생아는 행복한 얼굴 표정을 보면 입술이 옆으로 길어지고, 슬픈 얼굴 표정을 보면 입술을 삐죽거리며, 놀란 표정을 보면 입을 넓게 벌리는 동작을 한다. 신생아는 행복한 얼굴과 슬픈 얼굴 표정에 대해서는 일차적으로 입을 바라보는 반면에, 놀란 표정에 대해서는 눈과 입을 번갈아 가면서 보는 행동을 하는데, 이것은 신생아가 자신에게 보이는 정보의 종류에 기초하여 서로 다른 시각적 목표를 식별할 수 있다는 것을 보여 주는 것이다(Field et al., 1982).

신생아에게서 20개 이상의 불수의적 반사가 확인되었다. 일부—먹이찾기반사(rooting reflex)와 빨기반사(sucking reflex)와 같은—는 신생아가 영양을 획득하는 데 도움을 주는 반면, 손바닥잡기반사(palmar grasp reflex, 자동적으로 손을 쥐는)와 모로반사(Moro reflex, 팔을 뻗는)는 신생아가 양육자를 잡을 수 있도록 도와준다. 뇌줄기에 의해 통제되는 이러한 초기 반사들은 점점 겉질에 의해 억제되며, 의식적이고 융통성 있으며 수의적인 행동으로 교체된다. 이러한 반사들은 부모와의 신체적 연결과 감정적 연결을 증가시켜 줌으로써 신생아의 생존 확률을 높여 준다. 그동안 신생아 하면 자극을 수동적으로 받아들이는 이미지를 가지고 있었으나, 이제는 사회적인 환경에 유능하게 참여하는 참여자로 모습이 바뀌었다.

나의 내담자 중 한 사람은 자신의 아들과의 첫 상호관계에 대해 다음과 같이 말했다. "간호사는 아기가 태어난 지 몇 초 후에 아기를 나에게 건네주며 적외선 등 아래에 있는 작은 침대에 눕히라고 말해 주었어요. 나는 분만실에서 나와서 등 밑에 아기를 조심스럽게 눕혔어요. 그러자 아기는 그 빛이 너무 밝은지 눈살을 찌푸렸고, 그로 인해 아기의 얼굴에 주름이 졌어요. 나는 아기의 눈을 가려 주기 위해 나의 손을 아기의 얼굴 위로 가져갔고, 아기는 본능적으로 팔을 뻗어 왼손으로는 내 엄지손가락을, 오른손으로는 내 새끼손가락을 잡더니 자신의 뺨으로 끌어당겼어요. 아기는 태어난 지 대략 90초밖에 안 되었지만 확실히 나의 아들이라고 느껴졌어요. 나는 이 아기가 얼마나 똑똑한지에 대한 자부심이 느껴졌고, 동시에 보호본능이 밀려오는 것을 느낄 수가 있었어요. 이 아기는 분명 '밝은 미래'를 가진 매우 똑똑한 아기라는 생각이 들었어요." 반사는 이런 방식으로 신체적인 연결을 만들어 줄 뿐만 아니라 신생아가 의지할 성인이 감정적인 투자를 할 수 있도록 만들어 주는 이중적인 기능을 제공해 준다.

비록 특정한 의미를 가진 말이 아이에게는 의미가 없지만, 부모 목소리의 말투와 운율은 중요한 역할을 한다. 심지어 낯선 사람도 아기와 이야기할 때면 아기의 듣는 능력에 맞추기 위해서 목소리의 높이를 본능적으로 올린다. 엄마는 출산 후에 반사적으로 아기를 안는데, 이것은 피부 접촉을 극대화시키며 아기의 시상하부가 온도조절을 할 수 있도록 도와준다. 신생아와 엄마는 서로 눈을 맞추면서 자신들의 심장과 뇌를 연결시키고, 그러는 동안 젖을 먹이는 것은 영양적 양육과 감정적 양육 사이에 평생 동안 지속되는 (음식은 사랑이라는) 관계를 만들어 준다.

껴안고, 만지며, 젖을 먹이는 것과 분리의 고통 이후에 다시 만났을 때의 즐거움 등에 동반된 따뜻하고 행복한 느낌은 모두 다양한 원초적인 신경화학물질들의 자극을 통해 이루어지고, 이런 과정은 결합과 애착을 더 공고하게 해 준다. 이런 생화학적 과정을 통해 엄마-아이 상호관계는 옥시토신(oxytocin), 프로락틴(prolactin), 엔도르핀(endorphins) 및 도파민(dopamine)의 분비를 자극하여 결과적으로 따뜻하고 긍정적이며 보상을 받는 느낌을 유발한다(Love, 2014; Rilling & Young, 2014). 그렇게 되면 이번에는 이런 생화학적인 과정이 신경의 활성화와 뇌의 구조적인 성숙을 자극해서 애착회로의 형성을 돕는다(Fisher, 2004; Panksepp, 1998).

내인성 엔도르핀(endogenous endorphins)의 분비는 행복한 느낌과 좋은 기분을 유발한다. 사랑하는 사람이 당신의 대수롭지 않은 상처에 키스해 줄 때 실제로 덜 아파지는 것을 느낄 수 있는데, 왜냐하면 엔도르핀이 자연적인 진통제이기도 하기 때문이다. 이런 아편제제(opiates)는 강력한 보상을 주며, 삶의 초기부터 우리의 선호도를 형성하는 역할을 한다(Kehoe & Blass, 1989). 영장류에 대한 연구들은 엄마와 아기의 아편유사체계(opioid systems)의 활성화가 애착과정을 촉진시키고 조절한다고 제안하고 있다. 영장류 어미-새끼가 서로 만지고 털을 골라 주는 행동을 하고 있을 때, 엔도르핀 수치는 둘 모두에서 증가한다(Keverne, Martens, & Tuite, 1989). 분리되어 있는 동안, 비진정성 모르핀(nonsedating morphine)의 투여는 어미가 다시 나타났을 때와 같은 진정효과가 있었다. 영장류, 설치류 및 개의 새끼에게 날트렉손(naltrexone, 내인성 아편유사제의 효과를 차단하는 약물)을 투여했을 때, 근접추구(proximity-seeking) 행동이 증가하였다 (Kalin et al., 1995; Knowles, Conner, & Panksepp, 1989; Panksepp, Nelson, & Siviy, 1994).

반사적으로 엄마의 목소리가 들리는 쪽으로 고개를 돌리는 것은 눈맞춤을 할 가능성을 증가시켜 주고, 원과 복잡한 형태를 찾는 본능은 아이의 관심을 엄마의 눈과 얼굴로 갈 수 있도록 해 준다. 지속적으로 눈맞춤을 해 주는 것은 대사 활동과 신경성장을 촉진하는 반면, 반사적으로 웃는 것은 양육자의 긍정적인 느낌과 표현을 일으켜서 신생아의 뇌를 자극시킨다.

엄마와 아기 사이의 양방향성의 **원형적 대화**(protoconverstion)에 대한 자세한 관찰을 통해 과거에 생각했던 것보다 신생아가 자신의 엄마에게 미치는 영향이 더 많다는 것이 증명되었다(Bateson, 1979). 아기는 단순히 자신의 엄마에게 반응하는 것만이 아니라 엄마의 느낌과 행동에 어떻게 영향을 미치는지를 학습한다. 엄마와 신생아 모두는 각자의 몸짓, 행동 및 소리를 마치 노래와 춤에 적응하듯이 적응해 나간다(Trevarthen, 1993). 아기가 세상의 기본적인 안전성 또는 위험성에 대해 자신의 어머니로부터 배우는 것은 이러한 상호주관성(intersubjectivity)의 언어를 통해 이루어진다. 생후 1년 동안의 원형적 대화는 말뜻언어와 이야기를 점점 출현하게 하는 대인관계적 발판과 감정적인 발판으로서의 역할을 한다. 오른쪽 대뇌반구의 급속한 성장은 언어의 감정적 요소가 발달하기 위한 신경적 기질(neural substrate)을 제공해 준다.

눈의 중요성

머리를 거치지 않고 눈에서 심장으로 바로 가는 길이 있다.
　　　　　　　　　　　　　　　　　　　　- 길버트 키스 체스터튼(G. K. Chesterton)

눈은 신생아에게 일차적으로 방향을 잡아 주는 역할을 한다. 눈은 결합과 사회적 의사소통에 중요한 역할을 한다. 동물의 세계에서 눈은 안전함과 위험함을 결정하는 데 중요한 역할을 한다. 시선을 돌리는 것은 인간과 영장류 모두에게 있어서 우열의 순위를 암시하는 중요한 사회적 행동이다. 영장류에 있어서 직접적인 응시는 일종의 위협 신호이며(De Waal, 1989), 누군가가 우리를 바라보고 있다는 인식은 심박동 수의 증가와 편도의 활성도를 증가시킨다(Nichols & Champness, 1971; Wada, 1961). 매일 수백 명의 사람이 줄줄이 옆을 지나가면서 자신을 응시하고 있는 상황에 처해 있는 동물원에 있는 영장류들은 어떨까? 영화 〈택시 운전사(Taxi Driver)〉에서 로버트 드니로가 "지금 날 쳐다보고 있는 거니?"라고 한 독백은 응시, 위협 및 우월의 관계에 대한 하나의 극적인 예이다.

눈의 언어를 배우는 것은 우리에게 우리의 환경과 다른 사람의 마음에 대한 유용한 정보를 제공해 준다. 다른 사람이 우리를 쳐다보면 반사적으로 우리도 그를 쳐다본다. 눈은 이런 상황에서 우리가 살고 있는 환경에서 발생 가능한 위협에 대한 사회적 의사소통으로서 작용한다. 정교한 신경회로는 잠재적으로 위험할 가능성이 있는 다른 사람의 다음 동작을 예상하기 위해 그 사람의 시선 방향을 관찰하도록 진화하였다. 이와는 반대로 눈과 시각체계 그리고 감정 사이의 연결성은 까꿍 놀이를 하면서 즐거워하는 아이에게서 쉽게 관찰할 수 있다. 결합의 신경생화학 덕분에 까꿍 놀이를 하는 동안 아이가 짓는 미소와 웃음은 어른에게는 마치 중독을 유발하는 것과 같은 역할을 한다. 숨어 있다가 다시 나타나는 눈은 아이와 양육자 모두에게 즐거운 감정이 밀려오게 한다. 이와 유사하게, 사랑에 빠져 있는 두 사람이 서로의 눈을 끝없이 바라보면서 지속적으로 행복감을 재충전하는 것을 생각해 보라.

신생아기 동안에 아이와 양육자 사이에 서로 눈을 바라보는 것은 뇌의 성장과 조직화를 증진시키는 일차적인 기전이다. 걸음마기에 있는 아이는 주변 환경을 탐색하면서 규칙적으로 자신의 부모님의 얼굴 표정을 확인한다. 만약 부모가 차분해 보이면, 아이는 더 탐색을 할 수 있는 자신감을 느끼게 될 것이다. 부모가 놀란 표정을 보이면, 아이는 가까운 곳만 탐색하고 더 이상 탐색하는 것이 줄어들게 된다. 걸음마기 아이의 활동을 격려하거나 억제하는 이런 눈과 얼굴 표정의 사용은 사회적 참조하기(social referencing)라고 불린다(Gunnar & Stone, 1984).

치료에 있어서 환자가 당신의 시선을 경험하는 방식(돌보는 또는 위협하는 것으로)은 초기 결합 경험에 대한 중요한 단서를 제공해 주는 전이의 한 측면이다. 똑같은 방식의 표현에도 일부 환자는 치료자가 자신을 바라보지 않는다고 느낄 수 있는 반면에, 또 다른 사람은 치료자가 자신에게 집중하고 돌보아 주는 것 같은 느낌을 받을 수 있다. 일부 환자는 침대에 누움으로써 치료자의 시선을 피하는 것을 원하기도 하지만, 다른 사람은 시선을 맞추고 바라보는 것을 원한다. 이러한 반응은 환자의 암묵기억 신경망 내에 저장되어 있는 대인관계의 과거력으로부터 감정을 끌어낼 수 있는 눈의 능력을 반영해 준다. 따라서 당신의 시선에 대한 내담자의 반응을 탐색하는 것은 매우 유용한 정보를 제공해 줄 수 있을 것이다.

얼굴 인식하기와 얼굴 표정 읽기

웃음은 사람의 얼굴에서 겨울을 몰아내는 태양이다.

– 빅토르 위고(Victor Hugo)

사회적인 뇌의 중요한 기능은 얼굴을 인식하고 거기에 가치를 부여하는 것이다. 바꿔 말하면, 얼굴이 친숙한가 또는 낯선가, 친구인가 또는 적인가, 내가 머물러야 하는가 또는 가야만 하는가를 판단하게 해 준다. 이것은 정체성(이것이 무엇인가?)을 결정하는 것과 다른 사람의 감정적인 상태 및 의도(그들이 무엇을 할 것인가?)를 추측하기 위해 얼굴 표정을 이용하는 것 모두를 포함한다. 이런 과정의 첫 번째 부분에는 가능한 한 모든 각도에서 얼굴을 인식하는 복잡한 작업이 포함되는데, 이런 분석은 아이에게는 쉽지만 가장 빠른 컴퓨터도 할 수 없는 일이다. 비록 얼굴의 인식에는 양쪽 대뇌반구가 다 관여하지만, 이 기능은 오른쪽 대뇌반구가 가진 시공간 기전과 전체적인 정보처리 전략에 가장 적합한 기능이다.

영장류를 대상으로 한 연구에서, 관자엽겉질의 특정한 영역에 얼굴과 그것의 정체성 그리고 다양한 얼굴 표정에 반응하는 세포가 있다는 것을 증명하였다(Perrett et al., 1984). 특히 얼굴에 의해 활성화되는 신경세포가 편도에서 발견되었으며, 이 세포는 다른 사람의 얼굴을 읽는 것과 우리의 자율신경 반응, 감정 및 행동 반응을 연결시켜 주는 역할을 한다(Leonard, Rolls, Wilson, & Baylis, 1985; Perrett, Rolls, & Caan, 1982). 관자엽겉질은 복잡한 인식 작업(예, 얼굴 모양에 대한 수없이 많은 조합)에 그 능력을 사용하는 반면에, 편도와 눈확안쪽 앞이마엽겉질은 사회적인 정보를 처리하는 데 감정적인 요소들을 첨가해 준다. 이러한 부분들은 다 같이 우리가 친근한 얼굴에게는 다가가게 하고, 적일 가능성이 있는 얼굴은 경계하게 만든다.

우리의 관자엽은 다른 사람들과 관계를 하는 데 필수적인 얼굴을 인식하는 신경세포를 가지고 있다. 다른 사람의 얼굴과 행동을 인식할 수 있는 기능 이외에 우리는 다른 사람이 무생물과는 다르다는 경험을 할 필요가 있다. 당신은 아마도 자폐증(autism)과 아스퍼거증후군(Asperger syndrome)을 알고 있을 것이다. 이 두 가지 장애 모두는 다른 사람과 관계를 맺는 능력에 심각한 결함을 가지고 있다. 이런 장애가 있는 환자와 상호작용할 때, 그 환자에게 있어서 나는 방에 있는 다른 물건들과 다르지 않다는 느낌을 받았다. 놀랄 것도 없이, 연구에서 자폐증이 있는 환자에게서는 정상적으로 물체를 처리하는 데 사용되는 오른쪽 관자엽 부분이 얼굴을 처리하는 것으로 증명되었다(Schultz et al., 2000). 이런 소견은 관계와 연관된 심각한 장애의 바탕에 있는 많은 신경해부학적 기전 중의 하나를 보여 주는 것이다.

거울신경세포

행동은 모든 사람에게 자신의 모습을 보여 주는 거울이다.
- 요한 볼프강 폰 괴테(Johann Wolfgang von Goethe)

우리가 사회적 연접을 가로질러 서로 연결하는 또 다른 방법은 **거울신경세포**(mirror neurons)라고 불리는 신경세포를 통해서 이루어진다. 이 세포가 어떻게 발견되었는 지부터 이야기해 보자. 신경과학자들은 미세감지기를 사용하여 원숭이의 뇌에 있는 하나의 신경세포의 발화를 기록할 수 있다. 이런 기록은 원숭이가 깨어 있고, 각성되어 있으며, 다른 원숭이와 상호작용할 때 기록된 것이다. 이런 방법을 통해 다른 영장류나 실험자가 손을 가지고 물건을 잡는 것과 같은 특정한 행동을 할 때 발화되는 신경세포들이 이마엽겉질의 운동앞영역(premotor areas)에서 발견되었다(Jeannerod et al., 1995). 이런 신경세포 중의 일부는 너무나도 특수해서 물체가 특정 손가락에 의해 특별하게 쥐어질 때에만 발화되었다(Rizzolatti & Arbib, 1998). 더 흥미로운 것은 이러한 신경세포는 원숭이 스스로가 똑같은 행동을 할 때에도 발화된다는 점이다(Gallese, Fadiga, Fogassi, & Rizzolatti, 1996).

이러한 신경세포는 거울신경세포라는 별명을 가지게 되었는데, 왜냐하면 이 세포는 행동을 하는 대상과 어떤 물체 사이의 매우 특별한 관계를 관찰할 때와 그 행동이 관찰자에 의해 이루어질 때 모두 발화가 되기 때문이다. 따라서 거울신경세포는 우리의 시각적 체계와 운동적 체계를 목적 지향적 행동을 담당하고 있는 이마엽 체계와 연결시켜 주는 역할을 한다. 몇 가지 이유로 똑같은 종류의 연구를 건강한 사람을 대상으로 시행하는 것은 불가능하다. 그러나 비침습적인 스캐닝 기술이 이러한 소견을 인간의 뇌에서 확인하기 위해 사용되어 왔다. 이런 연구 중 하나에서 영장류에서 거울신경세포를 포함하고 있는 영역과 유사한 인간의 뇌 영역이 손동작을 관찰하고 실행할 때 활성화되는 것이 증명되었다(Nishitani & Hari, 2000). 원숭이의 이런 영역과 사람의 브로카 영역(Broca's area) 사이의 관계를 지지해 주는 소견이 양전자방출단층촬영(positron emission tomography: PET) 연구에서 나타났는데, 이 연구에서 실제적인 손동작이나 상상으로 손동작을 하는 동안 브로카 영역이 활성화된다는 사실이 증명되었다(Bonda, Petrides, Frey, & Evans, 1994; Decety, 1994; Grafton, Arbib, Fadiga, & Rizzolatti, 1996).

거울신경세포가 똑같은 동작이 관찰되거나 실행될 때 발화된다는 사실은 이 세포가 학습과 의사소통에 미치는 영향에 대한 흥미로운 몇 가지 가설을 만들어 내게 하였다. 인간과 영장류가 관찰을 통해 학습할 수 있다는 사실은 이미 알려져 왔다. 거울신경세포는 관찰과 행동 모두에서 활성화되기 때문에 이들이 단일시행 학습(one-trial learning)의 기전일 수 있다. 또한 이 신경세포가 인간의 브로카 영역에서 발견되었기 때문에 거울신경세포는 흉내내기, 학습 및 언어의 표현에 관여하는 것일 수 있다(Gallese et al., 1996). 행동 공유와 순서 바꾸기(turn-taking)가 원형적 대화와 말뜻언어의 발생에 관여했을 것이다. 언어 학습의 일부는 양육자의 소리와 입술 움직임을 흉내냄으로써 이루어지는데, 이는 브로카 영역 내에 있는 거울신경세포에 의해 빠르게 이루어질 수 있다. 엄마-신생아 상호작용에서 보이는 서로 따라 하기와 바꾸어 하기를 반복하는 것은 초기 언어의 진화가 현재는 이런 양상으로 나타나고 있다는 것을 반영해 주는 것일 수 있다(Iacoboni, 2008; Rizzolatti & Sinigaglia, 2008).

거울신경세포의 정신치료에 대한 가장 흥미로운 적용은 다른 사람의 얼굴 표정, 몸짓 및 자세가 관찰자의 신경회로를 활성화시키며, 이것은 공감(empathy)의 기초가 된다는 점이다. 슬퍼서 울고 있는 아이를 보는 것은 우리로 하여금 눈살을 찌푸리게 만들고, 고개를 돌리며, "아~!" 하는 탄식을 하게 하며, 똑같이 슬픈 느낌을 받게 만든다. 운동선수가 고개를 높이 들고 가슴을 편 채로 경기장에 들어오는 모습을 보는 것은 우리로 하여금 힘이 넘치고 자신감을 느낄 수 있도록 해 준다. 거울신경세포는 이러한 방식과 그 외의 방식으로 신호를 보내는 사람과 신호를 받는 사람 사이의 간격을 메워 주어 우리가 서로를 이해하도록 도와주고, 공감적 조율이 이루어질 가능성을 높여 준다(Wolf, Gales, Shane, & Shane, 2000). 거울회로와 연결되어 있는 내적인 감정은 외부로 표출되는 몸짓, 자세, 목소리 높이 및 의사소통의 다른 실제적인 측면에 의해 활성화된다. 따라서 우리의 내적인 감정적 상태—자동적인 반사하기(mirroring) 처리과정을 통해 형성되는—는 다른 사람의 내적인 상태에 대한 우리의 직관적인 '가정'이 될 수 있는 것이다. 이러한 구조 안에서 우리가 밀접한 대인관계를 발전시키고 다른 사람과 조율하며, 또한 이 구조 안에 우리의 아이가 건강하고 균형 잡힌 자기감을 형성하도록 도와주는 능력의 핵심이 들어 있는 것이다.

위니컷과 개인의 출현

많은 환자의 경우, 치료자를 이용할 수 있는 능력을 가질 수 있기 위해 치료자를 필요로 한다.

— 도널드 위니컷(Donald Winnicott)

영국의 소아과 의사이면서 정신분석가인 도널드 위니컷은 이런 사회적 신경구조물을 형성하는 사회적 처리과정에 대해 생각하는 데 도움이 되는 몇 가지 기본적인 원칙을 개발하였다. 엄마와 아이를 대상으로 한 그의 연구는 그로 하여금 충분히 좋은 **보살핌**(mothering), **받아 주는 환경**(holding environment) 및 **이행 대상**(transitional object)과 같은 용어들을 만들어 내게 하였으며, 이러한 용어들은 아동 발달의 기본적인 용어가 되었다. 그의 생각은 매우 많은 영향을 미쳤는데, 일상적인 경험과 연관성이 많았고 이해하기 힘든 용어로부터 벗어날 수 있게 해 주었기 때문이다.

위니컷은 보살핌의 핵심은 촉진시키고 받아 주는 환경을 제공하는 것이라고 설명하였는데, 이것은 엄마의 공감능력과 아이의 자율성에 대한 존중 모두를 포함한다. 자녀에 대한 엄마의 헌신은 엄마로 하여금 변화하는 자녀의 요구와 능력에 지속적으로 적응할 수 있는 발판을 제공해 준다. 위니컷은 아기에 대한 초기의 강렬한 집중을 일차 모성몰두(primary maternal preoccupation)라고 정의하였으며, 이는 엄마가 아기의 초기 발달 상태에서 하는 경험에 흡수되고 또 조율할 수 있는 능력을 포함한다. 엄마는 이러한 과정에서 자신과 아기 사이에 있는 사회적 연접을 연결시키기 위해 애착의 생화학적인 뇌회로와 사회적인 뇌회로들을 사용한다. 위니컷은 충분히 좋은 엄마란 이러한 어렵고, 복잡하며, 지속적으로 변하는 적응과정에서 적절한 역할을 하는 엄마라고 생각하였다(Winnicott, 1965b).

위니컷은 엄마와 분리해서 아기에 대한 이야기를 하는 것이 추상적인 이론이라고 믿었다. 실제로 존재하는 것은 공생적인 아기-엄마 한 쌍이며, 그 안에서 아기는 양육되고, 아기의 사회적인 뇌가 형성되며, 그로 인해 아기는 결국 개별화된 심리적 존재로 나타날 수 있게 되는 것이다. 내재화된 엄마(internalized mother)와 엄마-아기 한 쌍의 표상(representation of the mother-infant dyad)이 사회적 뇌의 조직화 원칙으로 남아 있기 때문에 이들은 일생을 통해 우리에게 지속적으로 영향을 미친다. 이러한 방식으로 내재화된 충분히 좋은 엄마와 함께 있는 청소년이나 성인은 결코 혼자가 아닌 것이다.

위니컷의 관점에서 볼 때, 발달의 핵심적 요소는 자신의 아이를 반사하는(mirror) 엄마의 능력에 달려 있다. 반사하기(mirroring)는 엄마가 아기의 내적인 세상에 맞추어 아기의 형체가 없는 공상, 생각 및 요구에 형체를 제공해 주는 과정을 말한다. 반사하기는 아기 안에 있는 체계적이지 않은 과정을 받아들여 이름을 붙여 주고, 그것이 관계의 한 부분이 되도록 만들어 주는 역할을 한다. 그 결과, 아기는 관계를 통해 자신의 내적 세계에 대해 배우게 된다. 비록 거울신경세포의 발견이 있기 수십 년 전이었지만, 위니컷은 이미 엄마와 아기 사이의 이런 깊은 조율을 뒷받침해 주는 거울신경세포에 기초한 과정에 대해 기술하고 있었던 것이다.

임신 후기 또는 출산 후 첫 1개월 동안 자신들의 지능이 떨어졌다고 느끼는 여성은 드물지 않다. 비록 이러한 변화는 흔히 호르몬의 영향과 수면 부족의 영향 때문이기는 하지만, 오른쪽 대뇌반구로 편향되는 전환의 영향이 있을 수도 있다. 논리적이고 질서 정연한 왼쪽 대뇌반구 사고에서 오른쪽 대뇌반구로 편향되는 처리과정의 전환은 엄마로 하여금 애착의 직관적인 요소를 증가시키는 데 필요한 감정적 민감도와 생리적인 민감도의 수준을 증가시킬 수 있다. 이런 오른쪽 대뇌반구로의 전환은 처음 엄마가 되는 사람과 임산부에 의해 보고되는 연속적인 말뜻 처리과정(linear semantic processing)과 기억력의 감소를 설명할 수 있을 것이다. 비록 이런 변화는 신생아와 조율을 하는 데 매우 유용할 수도 있지만, 적절한 말을 찾고 약속을 기억하며 논리적인 논쟁을 하는 것 같은 왼쪽 대뇌반구가 수행하는 기능에는 문제가 있을 수 있다. 처음 엄마가 된 사람들 중 많은 수가 출산 첫해에 성인의 세계로 돌아가거나 직장에 복귀하고 싶은 욕구가 증가한다는 보고를 한다. 이런 욕구는 과거의 왼쪽-오른쪽 대뇌반구의 균형 상태로 다시 돌아가고 싶은 것과 같은 것이다.

엄마는 점점 자신의 아이에게 깊은 집착을 하는 것에서 회복됨에 따라 다시 삶의 다른 영역에 대한 관심이 생기게 되며, 아기는 자신에게 주어진 제한을 받아들이도록 요구받게 된다. 적절하게 조율을 한 부모의 경우, 단계적으로 실패를 경험하게 함으로써 아기의 능력, 좌절을 견디는 정도 및 정동조절을 점차 증가시킨다. 위니컷은 엄마의 잘못된 조율이 아이에게 미치는 영향을 설명하기 위해 **부딪힘**(impingement)이라는 용어를 사용하였다. 이런 부딪힘은 적절하지 않게 아이의 욕구를 예상하는 것, 조용히 있고 싶은 욕구나 가만히 있고 싶은 욕구를 방해하는 것, 그리고 심지어는 아기의 능력을 과소평가하는 형태를 취할 수 있다. 부모는 자신의 아이가 적절한 발달에 필요한 도전을 직면하게 하기 위해 다른 방식으로 실패를 경험하게 해야만 한다.

작은 부딪힘(minor impingement)은 아이가 대처하고 숙달할 수 있는 수준의 스트레스를 유발하는 도전을 말한다. 이런 경험은 뇌의 성장과 신경망 통합을 증진시키고 극대화시킬 수 있다. 큰 부딪힘(major impingement)은 아이가 경험에 대처하고 통합할 수 있는 능력을 압도하여 신경망을 단절시키고 기능장애를 유발할 수 있다. 단계적인 작은 부딪힘은 아기가 성장하도록 해 주는 반면, 큰 부딪힘은 긍정적인 적응을 방해하며 방어기제를 고착시킬 수 있다. 작은 부딪힘은 학습을 증진시키는 반면, 큰 부딪힘은 신경통합을 감소시키며 아이의 발달을 방해한다.

임상적으로 가장 유용한 위니컷의 개념 중 하나는 참자기와 거짓자기의 발달에 대한 것이다. 안정적 애착과 안전한 세상에 대한 느낌은 **참자기**(true self)의 발달을 만들어 내는데, 이것은 양육자에 의해 주어진 다룰 수 있는 (작은) 부딪힘, 지지, 격려 및 적절한 의미부여를 통해 발달된 자기의 측면을 나타낸다. 자율성에 대한 존중과 아이의 분리를 인정해 주는 것은 부모의 관심사를 아이에게 강요하는 대신에, 부모가 아이의 관심사를 발견할 수 있도록 해 준다. 참자기는 부정적인 느낌을 견디고, 이러한 느낌을 의식적인 인식으로 통합시키며, 우리의 활동과 우리 자신 및 다른 사람들과의 관계에서 우리를 어떻게 느끼는 것이 옳은지를 발견하는 우리의 능력을 보여 준다. 위니컷의 참자기는 신경망의 발달이 극대화되고, 정서는 잘 조절되며, 감정과 인지가 잘 통합된 상태를 말해 준다. 참자기는 심장, 마음 및 신체 사이에 대화가 개방적으로 진행되고 있음을 보여 준다.

위니컷이 말한 **거짓자기**(false self)는 준비되지 않은 아이가 큰 부딪힘을 경험함으로써 생겨난다. 장기간 지속되는 부딪힘은 만성적인 감정조절장애를 유발할 수 있다. 예를 들면, 방치, 학대, 또는 수치심이 지속되는 상태는 아이의 자연스러운 발달을 압도할 수 있으며, 감정적으로 방어하도록 만든다. 이렇게 스트레스가 많은 관계는 신경발생과 적절한 뇌의 발달을 억제할 것이다(Stranahan, Kahlil, & Gould, 2006). 자신에게만 관심이 있거나 병적인 부모가 아이를 자신의 감정적인 요구를 위해 이용할 때, 아이는 강제적으로 부모에게 맞춰지게 되어 부모의 욕구에 맞도록 고안된 거짓자기를 만들어 낸다. 자신의 자기성찰 능력의 개발에 있어서 적절한 지원이 없게 되면, 이러한 아이는 주위의 요구를 반영하는 사회적 행동을 하면서 살게 되며, 표현되고 키워져야 했던 자신만의 욕구와 감정을 가지고 있다는 사실을 결코 배울 수 없게 된다. 위니컷은 전체적인 치료과정을 어린 시절에 좌절된 참자기가 현재에도 계속 발달할 수 있도록 어린 시절로 조절된 퇴행을 하는 과정으로 이해하였다(St. Clair, 1986).

수치심

> 부모가 하는 모든 말, 얼굴 표정, 몸짓, 또는 행동은 아이에게 자기존중에 대한 메시지를 전달해 준다. 너무 많은 부모가 자신이 어떤 메시지를 주고 있는지 깨닫지 못하고 있는 것은 슬픈 일이다.
>
> — 버지니아 사티어(Virginia Satir)

출생 첫해 동안의 건강한 부모-아이 상호작용이라는 것은 긍정적이고, 다정하며, 같이 노는 것이 주가 된다. 아기의 제한된 운동성 때문에 아기는 자신의 신체적 욕구와 감정적 욕구를 충족시켜 주는 양육자에게 가까이 머무르게 된다. 아기가 걷기 시작하면서, 부모의 역할은 계단에서 떨어지는 것, 주인 없는 개에게 물리는 것, 또는 섬유 유연제를 마시는 것과 같은 위험으로부터 아이를 보호하는 것을 포함하게 된다. 걸음마기에 있는 아이의 정상적이고도 끊임없는 탐색행동은 자극과 성장을 위한 뇌의 강렬한 욕구에 의해 유발된다. 걸음마기에 있는 아이의 증가하는 운동협응(motor coordination)과 탐색하고 싶은 욕동 때문에, 부모는 18~24개월경부터 보호적인 차원에서 "안 돼!"라고 말하고 있는 자신을 발견하게 된다(Rothbart, Taylor, & Tucker, 1989). 출생 첫해 동안에 무조건적으로 경험되던 애정과 조율은 제한 설정, 통제 및 규칙에 대한 초기 시도로 연결된다.

출생 후 2년 초반에 나타나는 수치심(shame)은 강력한 억제성 감정이며, 사회적 조절의 기전이기도 하다. 따라서 출생 첫해 동안에 흥분과 유쾌함을 촉진했던 긍정적인 마주보는 상호작용은 못마땅함과 분노의 표현을 포함하게 된다. 수치심은 생리학적으로 긍정적인 정동에서 부정적인 정동으로, 교감신경 우세에서 부교감신경 우세로의 빠른 이동에 의해 나타나게 된다. 이런 이동은 긍정적인 상태의 조율을 기대했지만, 양육자에게서 부정적인 감정을 느꼈을 때 유발된다(Schore, 1994). 믿기 어렵겠지만, 걸음마기 아이는 자신이 마루에 우유를 쏟거나 장난감을 변기에 빠뜨릴 때 부모도 자신들만큼 재미있어 할 것이라고 기대한다. 따라서 아이가 처음에는 이런 부모의 못마땅함이나 분노의 반응이 혼란스럽고 이해하기 힘들지만 이런 반응이 곧 아이의 생물학과 심리학을 형성하게 한다(Matos, Pinto-Gouveia, & Costa, 2011; Matos & Pinto-Couveia, 2014).

행동적으로 볼 때, 수치심의 상태에 있는 사람은 시선을 아래로 하고, 고개를 숙이며, 어깨를 구부린다. 당신의 애완견이 실수를 했을 때 당신이 야단을 치면 등을 구부리고, 꼬리를 다리 사이에 넣으며, 슬그머니 도망가는 모습에서 이와 똑같은 상태(항복)를 볼 수 있다. 이와 유사하게, 인간에게 있어서 이러한 자세는 사회적인 차단, 상실 및 무력감을 반영한다. 어린 시절의 사회화 경험을 하는 동안에 수치심은 양육자와의 적절한 조율이 없었던 것을 보여 주며, 아이는 생존을 위해 양육자와 연결되어 있어야 하기 때문에 일차적인 욕구를 철수시키게 된다. 오래 지속되고 반복되는 수치심의 상태는 생리적인 조절장애를 유발하며, 정동조절, 애착 및 사회적인 뇌의 신경망 발달에 부정적인 영향을 미친다(Schore, 1994).

수치심의 상태에서 조율의 상태로 돌아오는 것은 자율적인 기능의 재균형을 가져오고, 정동조절을 지지해 주며, 자기조절의 점진적인 발달을 가능하게 해 준다. 수치심에서 조율된 상태로의 반복적이고 빠른 복귀는 어려운 사회적 상황에서도 긍정적인 결과를 예측하게 해 준다. 이러한 회복은 신체, 감각, 운동 및 감정적 기억으로 저장되며, 온몸의 경험으로 긍정적인 양육의 내재화를 이루어지게 해 준다. 따라서 지속적인 조율, 잘못된 조율 및 재조율의 경험은 대인관계와 삶에 대한 긍정적인 결과를 예상하게 해 주는 일종의 신체적 기억을 만들어 낸다. 오랜 시간 수치심의 상태에 있었던 아이는 우울감, 무력감 및 절망감과 함께 영구적인 자율적 기능의 조절장애가 발생할 수 있다. 어린아이가 점점 더 복잡한 동료와의 관계를 형성하게 될 때, 이러한 생리적인 과정은 대중성, 사회적인 위치 및 학교와 놀이터 집단 안에서의 우열과 연결된다.

수치심은 강력하고, 말을 배우기 전의, 생리적인 것에 바탕을 둔 조직화 원칙이기 때문에 양육과정에서 지나치게 수치심을 유발하게 하는 것은 아이에게 정동조절 및 정체성과 연관된 발달상의 정신병리를 유발할 수 있다(Schore, 1994; Schore & Schore, 2008). 존 브래드쇼(John Bradshaw, 1990)는 자신의 치료 프로그램의 한 부분으로서 오래 지속되는 이런 어린 시절의 수치심 경험을 설명하면서 '내면아이 작업(inner child work)'이라는 언급을 하였고, 이를 '독성 수치심(toxic shame)'이라고 불렀다. 수치심은 나중에 발생하는 현상인 죄책감과 구별될 필요가 있다. 죄책감은 보다 광범위한 정신사회적인 맥락에서 존재하는 보다 복잡하고 언어에 바탕을 둔, 덜 신체적인 반응이다. 죄책감은 받아들일 수 없는 행동과 연관되어 있는 반면, 수치심은 자신의 행동과 자신의 자기(self) 사이를 구별하는 능력이 생기기 전에 내재화된 자기에 대한 감정을 말한다. 만약 죄책감이 '나는 뭔가 나쁜 일을 했어.'라고 생각하는 것이라면, 수치심은 '나는 나쁜 사람이야.'라고 생각하는 것이다. 우리는 자신은 기억하지 못하는 '죄'를 보상하기 위해 일생을 다른 사람을 돌보고 선행을 하는 사람에게서 이것을 종종 볼 수 있다.

자기의 공고화

잠시 앉아서 생각하는 것을 절대 두려워하지 마라.
— 로레인 핸스베리(Lorraine Hansberry)

위니컷의 관점에서, 너무 많은 부딪힘은 아이로 하여금 그가 **형체 없는 정적**(formless quiescence)—아이에게 세상은 안전한 장소일 수 있다고 가르쳐 주는 안전하고 조용한 순간들—이라고 불렀던 경험을 하지 못하게 만든다. 자아의 경험이 강화되고, 신경망이 통합되며, 환상과 현실이 부드럽게 결합되는 것은 바로 이러한 조용한 순간들을 통해서이다. 본질적으로, 충분히 좋은 양육은 자기의 내적 경험을 안전하게 형성할 수 있는 세상에 대한 믿음을 유발한다(Winnicott, 1965a). 따라서 위니컷은 어린 시절의 애착을 통해 얻을 수 있는 가장 큰 성과는 혼자 있을 수 있는 능력, 즉 훌륭한 양육자가 존재하는 상황에서 혼자 있는 것을 배우는 능력이라고 느꼈다. 이런 경험은 아이 자신이 스스로를 관리할 수 있고, 이해받을 수 있을 것이라는 자신감과 함께 자연스럽게 고양되는 감정을 만들 수 있도록 충분한 안전감을 만들어 준다. 이런 마음 상태에서는 외부의 위협이나 내적인 감정에 대처하기 위해 방어기제를 사용해야 할 필요성이 최소화된다. 이와 동시에, 상상에 관여하는 마루엽–이마엽 체계가 활성화되고 자기에 대한 내적 감각이 만들어진다.

우리의 내담자에게서 흔히 볼 수 있는 조증방어는 혼자 있을 수 있는 능력의 결핍 때문에 발생한다. 충동적인 행동과 사고, 그리고 자기성찰적 과정으로부터의 단절 등은 감정을 억제하게 만드는데, 왜냐하면 이런 문제를 가진 사람들에게 감정을 느낀다는 것은 바로 나쁜 감정을 느낀다는 것을 의미하기 때문이다(Miller, Alvarez, & Miller, 1990). 느려진다는 것은 불편함, 슬픔, 고립 및 수치심을 자극하게 되며, 이런 감정은 일생 동안 가지게 되는 정동이 된다. 만약 조증방어가 만성적으로 사용되면, 그것이 삶의 방식이 되며, 아이와 어른 모두 내적인 상상 경험과 자기감을 형성하는 것을 막는다. 슬프게도, 조증방어를 가지고 있는 많은 아이가 주의력결핍 과잉행동장애(ADHD)로 잘못 진단되고 있다. 이들을 돕기 위해 약물치료가 시행되지만, 진짜 문제는 해결되지 않은 채로 남아 있게 된다.

조증방어를 사용하는 사람은 흔히 끊임없이 활동을 하고, 사회적인 활동을 하며, 전화를 함으로써 혼자 있는 것을 견딜 수 있는 능력이 없다는 것을 숨긴다. 이들의 밖으로 드러나는 성공과 자기애적이며 과장된 태도에도 불구하고, 이들은 흔히 대인관계에 많은 어려움을 가지고 있으며 절망감과 공허함을 호소한다. 이들의 과거력을 살펴보면 흔히 성취(achievement)를 수용의 한 방법으로 사용했던 안정적이지 못한 애착 양상을 발견할 수 있다. 끊임없이 활동 정도를 높이는 것은 다른 사람으로부터 칭찬을 받거나, 환자가 조용히 있거나 혼자 있을 때 솟아오르는 부정적인 감정을 피하게 함으로써 강화된다. 이런 사람은 흔히 휴식을 취하거나 휴가를 보내는 데 어려움을 겪는데, 왜냐하면 주의가 분산되지 않으면 효과적으로 대처할 수 없는 불편한 느낌이 떠오르기 때문이다.

혼자 있을 수 있는 능력이 없는 것은 실제적 버림받음(abandonment)이나 상상된 버림받음에 대해 재앙적 반응(catastrophic reaction)을 하는 경계성 인격장애(borderline personality disorder) 환자에게서 명확하게 관찰할 수 있다. 이런 환자에게 분리(separation)는 아기에게 부모가 주변에 없거나 죽었을 때 반응하는 것과 똑같은 방식으로 자신의 생존에 대한 위협으로 경험된다. 성인기에 보이는 이러한 재앙적 반응은 대상항상성(object constancy)이나 자기조절이 생기기 전에 발생한 버림받음에 대한 공포가 저장되어 있는 암묵기억이 활성화되기 때문에 일어난다. 이런 반응을 보면, 마치 이런 환자의 내면에 있는 아기가 이러한 방식을 고수하고 있으면서도 적절한 양육을 기다리는 것처럼 보인다. 경계성 인격장애 환자에게서 보이는 극도로 감정적인 '사느냐 혹은 죽느냐' 하는 양극단적인 반응은 초기 어린 시절의 혼란스럽고 두려웠던 감정적인 세상을 볼 수 있게 해 주는 최고의 창이다.

요약

뇌는 사회적 연접을 통해 다른 사람의 뇌와 연결되어 있는 사회적 기관이다. 원초적인 반사는 애착과정을 비약적으로 시작하게 해 주며, 점차적으로 자발적인 행동에 의해 대체된다. 사람들과 연결되어 있으려는 동기는 우리가 우리의 원시 조상과 공유하고 있는 생화학적 체계에 의해 만들어진다. 우리 사이에는 다양한 의사소통 경로가 있지만, 시각은 사회적 연접을 가로지르는 중요한 연결방법이며, 얼굴 표정은 사회적 정보의 초점이 된다. 위니컷, 프로이트 및 여러 학자가 주창한 심리학적 이론들은 보다 기본적인 이런 신경생물학적 과정에 뿌리를 두고 있는 마음의 발달에 대한 모델을 우리에게 제공해 준다. 자기감의 발달은 외적인 위협과 내적인 혼란으로부터 자유로운 시기를 필요로 한다. 이것은 또한 내적인 상상 공간을 담당하는 이마엽-마루엽 체계의 발달도 필요로 한다. 외적인 혼란에 의해 지속적으로 흔들렸던 아이는 '자기가 없는(selfless)' 상태의 덫에 걸린 채로 남아 있게 되는데, 이 상태에서는 자신이 하고 있는 것을 이해하거나 통제할 수 있는 능력이 없이 내적인 충동과 외적인 행동을 마주해야만 한다.

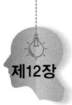

제12장

사회적인 뇌의 형성: 애착도식의 형성

경험은 생화학적인 중재에 의해 이루어진다.

– 제이슨 사이들(Jason Seidel)

위니컷은 자신의 진료실에서 엄마-아이를 대상으로 관찰하고 작업을 했지만, 존 볼비(John Bowlby)는 야생에서의 영장류들과 고아원에서의 아이들을 자연스럽게 관찰하였다. 그는 특별히 엄마-아이 결합(mother-child bonds), 탐색행동의 중요성 및 건강한 발달에 분리와 상실이 미치는 영향에 관심이 있었다. 그의 경험은 그로 하여금 **애착대상**(attachment figures), **친밀함 추구**(proximity seeking), **안전기지**(secure base) 개념을 개발하게 하였다(Bowlby, 1969). 볼비의 관찰과 그 이후에 이루어진 애착 연구에서 밝혀진 과학적 발견은 위니컷의 결합과 애착에 대한 이론에 쉽게 통합되었다.

아이의 안전감(sense of security)을 위해서는 특정한 양육자의 존재가 중요하다는 점을 강조한 볼비의 연구는 보호시설에 있는 아이의 양육에서의 큰 변화를 가져왔다. 결합을 강화시키기 위해서 과거에는 누구든 가능한 사람이 돌보던 아이에게 이제는 지속적인 양육자가 할당되었다. 게다가, 이런 태도의 변화는 단지 작은 아기들의 관리자였던 간호사와 양육자의 역할을 이제는 감정적인 애착 대상으로 변화시켰다. 그들은 결국 아이와 애착되는 것을 피해서는 안 된다는 지시를 받았다. 그 이후에 메리 에인즈워스(Mary Ainsworth)와 그녀의 제자였던 메리 메인(Mary Main)은 볼비의 이론을 검증하기 위한 연구방법을 개발하였다. 수십 년에 걸쳐 이루어진 애착에 대한 연구는 우리에게 어린 시절 동안의 사회적인 뇌의 형성뿐만 아니라 어린 시절의 경험이 장기적으로 이후의 삶에 어떤 영향을 미치는지에 대한 연구를 할 수 있는 흥미로운 도구들을 제공해 주었다.

볼비는 어린 시절의 상호작용은 애착도식(attachment schema)을 만들어 내는데, 이것이 그 이후의 다른 사람에 대한 반응을 예측하게 해 준다고 제안하였다. 도식은 어린 시절의 민감기 동안에 양육자와 함께한 안전함과 위험에 대한 경험을 바탕으로 사회적인 뇌의 신경망 내에서 형성되는 암묵기억이다. 안정적 애착도식은 조절, 성장 및 적절한 면역기능에 도움이 되는 뇌의 생화학적 환경의 형성을 증가시킨다. 그러나 불안정하고 잘못된 애착도식은 반대되는 효과를 나타내며, 신체적 질환과 감정적 질환의 높은 발생률과 연관되어 있다.

볼비는 애착도식이 양육자와 함께한 수천 가지의 경험을 축적한 것이며, 이것으로 인해 다른 사람의 행동에 대한 무의식적이고 반사적인 예측을 하게 된다고 믿었다. 애착도식은 그 이후의 대인관계에서 활성화되며, 우리로 하여금 친밀함을 추구할지 또는 회피할지를 결정하게 만든다. 이 도식은 생리적 항상성과 감정적 항상성을 위해 친밀한 관계를 사용할지 여부도 결정한다. 이런 암묵기억은 피할 수 없으며 필수적인 것이다. 즉, 이 기억은 심지어 우리가 상호작용하게 될 사람이 누구인지를 의식적으로 인식하기 전에도 자동적으로 활성화된다. 이 기억은 우리의 첫인상과 신체적 친밀함에 대한 우리의 반응 및 이 관계가 가치 있는 것인지 아닌지에 대한 느낌을 결정한다. 이 기억은 대인관계가 이루어지는 상황에서 그때그때 빠르고도 무의식적인 접근-회피 결정을 촉발시킨다. 애착도식은 정동조절에 중요한 역할을 하기 때문에 특히 스트레스 상황에서 뚜렷해진다. 애착은 사회적인 뇌의 자율신경계 조절에 의해 중재가 되고, 접근-회피 반응뿐만 아니라 긍정적 감정과 부정적 감정을 만들어 내는 일련의 생화학적 과정에도 영향을 받는다. 도식은 다른 사람에 대한 우리의 지각이 의식에 도달하기 수십만 초 전에 빠르고도 자동적인 평가를 함으로써 다른 사람에 대한 우리의 의식적인 경험을 만들어 낸다.

애착도식에 대한 경험적인 연구는 에인즈워스가 집에서 아이와 상호작용을 하고 있는 엄마를 자연스럽게 관찰하면서 시작되었다(Ainsworth et al., 1978). 이러한 엄마들은 세 가지 범주, 즉 유용하고 효과적인(자유롭고 자율적인, free autonomous), 묵살하고 거부하는(묵살하는, dismissing) 그리고 불안하며 관심이 일관되지 않은(지나치게 밀착되어 있는/양가감정적인, enmeshed/ambivalent) 범주로 분류되었다. 이렇게 서로 다른 양육방식은 아이들에게 대처 및 대인관계 방식을 다르게 만들 것이라는 믿음이 있었다. 따라서 그다음 단계는 서로 다른 범주에 있는 엄마의 아이에게서 나타나는 애착행동, 특히 스트레스를 받거나 놀랐을 때의 애착행동이 어떻게 다르게 나타나는지를 알아보는 것이었다.

아이들의 애착행동을 연구하기 위해 개발된 방법을 영아 낯선 상황(infant strange situation: ISS)이라고 불렀다. ISS는 영아와 엄마를 방에 있게 하고, 그 이후에 낯선 사람이 들어가는 것으로 구성되어 있다. 일정한 시간이 지난 후에 엄마는 방을 나가고 아이가 낯선 사람과 있게 한다. 잠시 후에 엄마가 다시 방으로 들어온다. 아이와 엄마의 애착방식을 결정하기 위해 아이의 **재결합 행동**(reunion behavior) 또는 엄마가 돌아왔을 때 어떻게 반응하는지를 평가한다. 이런 상황이 선택된 이유는 어린 영장류의 경우, 모르는 다른 영장류와 혼자 남겨져 있을 때 스트레스가 유발된다는 볼비의 관찰 때문이었다. 아이의 애착도식 또는 엄마가 곧 달래 줄 것이라는 예상이 이러한 상황에 대한 스트레스로 인해 발생되어야 하며, 이것이 아이의 재결합 행동에 의해 나타나야 한다. 아이는 엄마에게 달래 줄 것을 요구할까, 아니면 엄마를 무시할까? 이 연구는 몇 가지 의문을 가지고 시작하였다. 아이를 달래는 데 애를 먹을까? 아이가 금방 편안함을 느끼고 다시 놀기 시작할까? 불안해하면서 달라붙어 떨어지지 않으려 할까? 아니면 혼자서 틀어박혀 있을까? 이런 행동과 여러 다른 행동은 ISS 채점체계의 초점이 되며, 이 채점체계는 아이의 경험과 예상이 되는 엄마의 달래 주는 능력이 어떤지를 반영해 준다.

ISS를 통해 엄마가 돌아왔을 때의 영아의 반응은 네 가지 범주, 즉 **안정된**(secure), **회피하는**(avoidant), **불안한-양가감정적인**(anxious-ambivalent) 및 **붕괴된**(disorganized) 반응으로 구별되었다. 나아가, ISS 범주와 원래 집에서 관찰되었던 엄마의 행동 사이의 연관관계도 발견되었다. 일반적인 소견들은 다음과 같다. 안정적으로 애착되어 있다고 평가된 아이는 엄마가 돌아왔을 때 엄마에게 친밀감을 보였으며, 곧 안정을 찾고 탐색을 하거나 노는 행동으로 돌아갔다. 실험 대상 중 대략 70% 정도 되었던 이런 아이는 엄마가 관심을 갖고, 도와주며, 자신의 자율성을 계속 격려할 것으로 예상하는 것 같았다. 안정적으로 애착된 아이는 편안함의 근원으로 자신의 엄마를 내재화하여 안전한 느낌을 받기 위해 내재화된 엄마를 이용하는 것으로 드러났다. 이런 엄마는 자신의 아이와 상호작용을 할 때 매우 효율적으로 보였으며 "아이가 다른 자극을 찾을 수 있게 해 주는 든든한 버팀목"이 되고 있었다(Stern, 1995, p. 103).

회피적으로 애착된 아이는 엄마가 방으로 들어왔을 때 엄마를 무시하는 경향이 있었다. 이런 아이는 엄마가 들어왔을 때 힐끗 쳐다보거나 아예 접촉을 하지 않았다. 이런 아이는 엄마를 묵살하고 거부하는 경향이 있었으며, 엄마가 자신을 달래 주고 안전함을 제공해 주는 근원이라고 생각하지 않는 것처럼 보였다. 회피적으로 애착된 아이는 잘못된 조율이나 묵살을 통해 자신의 스트레스를 더 악화시키는 엄마보다 스스로 자신의 감정을 조절하는 것이 더 쉬운 것처럼 행동하였다.

불안한-양가감정적인 것으로 평가된 아이는 엄마에게 친밀함을 보이지만 달래기가 힘들었고, 천천히 원래 하던 놀이로 돌아갔다. 흔히 과도하게 밀착되어 있거나 일관되게 엄마를 이용할 수 없었던 불안한-양가감정적인 아이는 엄마의 스트레스로 인해 자신의 스트레스가 더 악화되는 것 같았다. 이 아이가 놀이로 천천히 돌아가고 감정적인 조절도 천천히 이루어지는 것은 아이에 대한 엄마의 불안과 내재화된 안정감의 부재를 반영해 주는 것이다. 이런 아이는 엄마에게 더 매달리고, 주변에 대한 탐색은 덜 하는 경향이 있었다.

마지막으로, 혼란스럽고 심지어 자해행동을 하는 아이 집단이 있었다. 엄마가 돌아왔을 때, 아이는 빙빙 돌거나 땅바닥에 쓰러지는 것과 같은 이상한 행동을 보였다. 이런 아이는 꼼짝을 하지 않거나 최면 상태와 같은 모습을 보이기도 하였다. 나중에 시행한 연구에서 이런 아이는 붕괴된 애착이라고 불리는 네 번째 범주에 포함되었다. 이런 혼란스러운 행동은 안정된, 회피하는 그리고 불안한-양가감정적인 행동과 함께 나타났으며, 해결되지 않은 애도(grief)나 외상으로 고통받았던 엄마를 둔 아이에게서 흔히 나타났다. 이러한 범주에 있는 아이의 부모는 자신의 아이에게 겁먹은 혹은 겁먹게 하는 행동을 보여 주어 아이가 항상 불안한 상태에 있도록 만들었다. 그럼에도 불구하고 아이의 뇌는 역설적이게도 생물학적으로는 엄마에게 다가가려는 내재된 욕구를 가지고 있다. 그러나 부모가 불안의 근원이기도 하기 때문에 아이는 접근-회피의 갈등에 처하게 된다. 결과적으로, 발생하는 내적인 혼란은 아이의 적응과 대처기술—심지어 운동능력까지—이 붕괴되는 지점까지 몰아갈 수 있다. 엄마의 내적 세계의 공포와 혼란이 아이의 행동에서 관찰될 수 있는 것이다.

부모에게서 아이에게 전달되는 외상은 매우 강력하며 서서히 발생한다. 외상을 경험한 엄마는 자신의 아이에게 불안한 경험을 유발해서 아이가 어떠한 선택도 하지 못하게 만들고 그러면서도 함께 머물면서 불안의 근원인 엄마에게 의존하고 함께 있도록 만든다. 이제 아이의 안전한 피난처는 반복적인 **대리인에 의한 외상**(trauma by proxy)과 감정조절장애로 대체되는 것이다(Olsson & Phelps, 2007). 이런 과정은 새로운 세대에 희생자를 만들어 낸다. 유대인 대학살 생존자를 대상으로 한 연구에서, 부모의 외상이 외상을 당하지 않는 그들 아이의 신경화학에 반영되어 있는 것이 발견되었다 (Yehuda et al., 2000; Yehuda & Siever, 1997). 아이의 조절되지 않는 환경을 더 악화시키는 것은 희생자의 외상과 연관된 행동이 정상적인 사회적 상호작용을 하는 다른 아이로 하여금 그들을 피하게 만든다는 것이다. 회피하는 애착도식과 붕괴된 애착도식을 가지고 있는 아이에게 스트레스호르몬과 외상 및 지속적인 스트레스를 나타내 주는 다른 생물학적 인자의 수치가 높게 나타나는 것은 놀랄 일이 아니다(Spangler & Grossman, 1993).

자신의 어린 시절에 대한 부모의 이야기

프로이트의 말실수라는 것은 당신이 뭔가를 말했는데 그것이 당신의 어머니를 의미할 때[mean your mother, 역주: 다른 의미(mean you another)]를 말한다.

– 미상

애착도식과 양육방식 사이에서 발견된 대인관계는 부모의 어린 시절의 애착 경험이 수십 년 후의 양육방식에 영향을 미치는가에 대한 의문을 유발하였다. 어른의 양육방식이 어느 정도는 어린 시절의 경험에 의해 형성된다고 가정되었지만, 한 세대에서 다음 세대로의 이런 식의 전달을 지지하는 경험적 연구는 없었다. 암묵기억은 우리의 의식적인 마음에서는 접근할 수가 없고, 어린 시절의 외현기억은 너무나도 많은 감정적인 요소에 의해 형성되기 때문에 일반적인 기억의 왜곡과 우리의 모든 방어기제를 건너뛸 수 있는 측정법이 필요했다. 이런 작업에 알맞고 매우 흥미로운 연구 도구가 성인애착면담(Adult Attachment Interview: AAI; Main & Goldwyn, 1998)이다.

AAI는 어린 시절의 대인관계와 경험에 대한 다음과 같은 일련의 개방형 질문으로 구성되어 있다.

• 당신이 기억할 수 있는 가장 최초의 기억부터 시작해서…… 어린아이였을 때 당신의 부모님과의 관계에 대해 설명해 주세요.
• 당신의 어머니, 아버지 등과 당신의 관계를 나타내는 형용사를 선택하세요.
• 당신의 부모님 중 당신과 가장 가깝다고 느꼈던 사람은 누구이며, 왜 그렇게 느꼈습니까?

비록 AAI는 개인이 자신의 어린 시절에 대해 기억하고 있는 정보를 수집하는 것이기는 하지만, 또한 이야기하는 사람의 조직화와 표현이 얼마나 일관성이 있는가에 대한 언어적인 분석 자료도 제공해 준다. 일관성 분석은 그라이스의 격언(Grice's maxims)에 기초를 두고 시행되었는데, 다음 네 가지 원칙을 기반으로 이야기하는 사람의 논리와 이해능력을 평가하는 것을 포함하고 있다.

① 질(quality): 진실되어야 하고, 말하는 것에 대한 증거가 있어야 한다.
② 양(quantity): 목적에 필요한 만큼의 정보를 간결하게 표현해야 한다.
③ 연관성(relevance): 주제를 벗어나지 않아야 한다.
④ 방식(manner): 명확하고, 순서적이며, 간략해야 한다.

점수는 감정적 자료와 경험적 자료의 통합, 기억과 정보 사이의 차이 그리고 전반적인 표현의 질을 고려하여 매긴다(Hesse, 1999).

AAI는 외현기억과 암묵기억의 다양한 인지적 요소와 감정적 요소에 대한 뇌의 합성능력을 검사함으로써 왼쪽 대뇌반구 통역사를 피해 간다. 시걸(Siegel, 1999)은 AAI에서 이야기하는 것의 일관성이 어린 시절 동안에 획득한 신경통합의 수준과 일치하기 때문에 어린 시절의 애착 경험과 감정조절을 알 수 있는 정보를 제공해 준다고 제안하였다. 기본적으로 AAI는 각 개인이 느낌을 어떻게 말로 표현하며, 외상기억을 어떻게 해결하고, 자신의 삶을 의미 있게 만드는 감정, 감각 및 행동을 처리하는 다양한 신경망을 어떻게 통합하는지를 보여 준다. AAI는 과거에 대한 자기보고식 측정법이 가지고 있을 수밖에 없는 모든 문제점을 동시에 건너뛰어서 이 모든 것을 평가한다.

AAI에서 나온 네 가지 범주는 집에서 관찰한 소견 및 ISS(영아 낯선 상황)에서 관찰된 소견과 일치하였다. 안정적 애착을 가진 아이의 부모는 보다 자세한 기억을 가지고 있을 뿐만 아니라 자신의 부모나 어린 시절에 대해 현실적이고 균형 잡힌 견해를 가지고 있는 경향이 있었다. 이 부모는 그라이스의 격언을 잘 지키면서, 듣는 사람이 잘 이해하고 신뢰할 수 있도록 자신의 경험에 대한 이야기를 일관되게 할 수 있었다(Main, 993). 이런 집단은 **자율적인**(autonomous) 집단이라고 불렸으며, 인지적 기억과 감정적 기억의 통합을 보여 주었고, 자신의 부정적인 경험을 잘 처리했기 때문에 자신의 아이에게 보다 충분한 도움이 될 수 있었다.

회피적으로 애착된 아이들과 연관된 두 번째 부모 집단은 어린 시절의 사건에 대해 기억하지 못했고, 자신의 어린 시절에 대한 기억에 커다란 차이를 보이고 있었다. 이런 기억의 결핍은 자서전적인 기억의 인지적 요소와 감정적 요소가 통합되지 않았음을 보여 주는 것이다. 이것은 외상이나 만성적인 스트레스가 있었기 때문이거나 아니면 어린 시절에 부모로부터 정동조절 방법을 배우는 데 도움을 받지 못했기 때문일 수 있다. 이 부모 집단은 **묵살하는**(dismissing) 집단이라 불리는데, 현재 자신의 아이를 묵살하는 것처럼 어린 시절의 대인관계의 중요성에 대해 전반적으로 묵살하는 태도를 보였다. 이러한 부모의 이야기는 일관성이 없었는데, 그들이 정보를 잊어버리고 자신의 부모를 이상화하거나 아니면 경멸하는 경향이 있었기 때문이다. 이들은 부정(denial)과 억압(repression)을 통해 자신의 과거를 완전히 아는 것을 방어하고 있다는 인상을 주었다.

지나치게 밀착되어 있는 또는 **집착하는**(enmeshed or preoccupied)으로 불리는 세 번째 부모 집단은 불안한-양가감정적으로 애착된 아이를 가지고 있는 경향이 있었다. 이 부모 집단의 이야기는 과거와 현재 사이의 구분이 없으며, 지나치게 많은 내용이지만 잘 정리되지 않은 이야기를 포함하고 있었다. 이들은 집착하고, 압박감을 느끼며, 듣는 사람의 입장을 염두에 두는 것에 어려움을 보였다.

마지막으로, **해결되지 않은/붕괴된**(unresolved/disorganized) 부모 집단은 감정이 지나치게 개입되어 있고, 잊어버렸거나 조각난 정보에 의해 붕괴되는 매우 일관성 없는 이야기를 보여 주었다. 이 부모 집단의 이야기는 언어적 표현과 감정적 표현이 붕괴되어 나타났을 뿐만 아니라 어린 시절의 스트레스가 신경망의 발달과 통합에 엄청나게 파괴적인 영향을 미쳤음을 보여 주고 있었다. 이들의 이야기 내용을 통해 신체와 뇌의 통합과 항상성 유지에 필요한 균형에 파괴적인 영향을 준 것으로 추측되는 혼란스럽고 겁먹게 하는 어린 시절이 있었음을 확인할 수 있었다. 애착 소견에 대한 요약이 〈표 12-1〉에 제시되어 있다.

| 표 12-1 | 애착 소견에 대한 요약

엄마에 대한 집에서의 관찰	영아 낯선 상황 면담	성인 애착
자유롭고 자율적인 • 감정적으로 유용함 • 통찰력이 있고 효율적임	**안정된** • 아이가 친밀함을 추구함 • 쉽게 달래지고/놀이로 돌아감	**자율적인** • 자세한 기억 • 균형 잡힌 관점 • 일관된 이야기
묵살하는 • 거리를 두고 거부함	**회피하는** • 아이가 친밀함을 추구하지 않음 • 화를 내지 않는 것처럼 보임	**묵살하는** • 묵살하기/부정하기 • 이상화하기 • 기억하지 못함

지나치게 밀착되어 있는-양가 감정적인	불안한-양가감정적인	지나치게 밀착되어 있는-집착하는
• 지속적이지 않는 유용성	• 아이가 친밀함을 추구함 • 쉽게 달래지지 않음 • 놀이로 빨리 복귀하지 않음	• 많은 이야기를 함 • 침습적인, 압력을 받는, 집착하는 • 이상화 또는 분노하는
붕괴된 • 혼란스러워함 • 무섭게 하거나 무서워함	붕괴된 • 혼란스러운 • 자해적인	해결되지 않은/붕괴된 • 혼란스러운 • 갈등 행동 • 해결되지 않은 상실 • 외상의 과거력

　　부모와 아이의 애착 양상 사이의 관계가 가지는 힘은 포나기(Fonagy)와 동료들이 처음으로 부모가 되는 사람들에게 AAI를 실시했을 때 증명되었다(Fonagy, Steele, & Steele, 1991). 아이의 첫 번째 생일이 되었을 때, 아이의 애착 양상을 ISS를 이용하여 평가하였다. 이들의 75%에서 아이의 애착 양상은 아이가 출생하기 수개월 전에 부모가 보여 준 이야기의 일관성 및 애착 양상과 일치하였다. 안정적 애착을 보인 아이의 부모는 예를 들면서 상호관계를 이야기하고, 기억을 하지 못하는 부분이 적었으며, 과거를 이상화시키지 않으면서 매우 유창한 이야기를 할 수 있었다. 이런 부모는 심각한 방어적 왜곡이 없는 것 같았으며, 압도되지 않으면서도 부정적인 느낌에 대해 표현할 수 있었고, 이야기를 듣는 사람이 그들이 말하는 것을 믿을 수 있었다. 이런 부모는 안전함과 도전 및 애착과 자율성 사이의 균형을 제공하는 충분히 좋은 환경을 제공할 수 있었다.

　　우리는 이제 아이와 애착하는 부모의 능력이 부모 자신의 어린 시절에 형성되기 시작한다는 일부 증거를 가지고 있다. 부모로서의 기술은 자신의 공감능력, 감정적 성숙 및 신경통합에 의해 결정될 것이다. 결국 부모가 아이였을 때 어떻게 양육을 받았는지에 따라 결정이 된다는 이야기이다. 어린 소녀는 아이였을 때 언젠가는 자신도 아이를 가질 거라는 상상을 하기 시작할 것이다. 가상의 아이에 대한 그녀의 생각은 자신의 충족된 혹은 충족되지 않은 욕구에 영향을 받을 것이다. 각각의 부모가 보여 주었던 공감과 보살핌뿐만 아니라 자신의 내적 세계를 이해하고 표현하는 데 받았던 지지는 미래의 양육능력에 영향을 미칠 것이다. 엄마의 어린 시절은 그녀가 자신의 아기에게 감정을 전달해 줄 준비가 되어 있는지 또는 그녀가 어렸을 때 받지 못했던 관심을 자기도 모르게 자신의 아이에게 무의식적으로 요구할지를 결정할 수 있다(Miller, 1981).

애착도식은 암묵기억의 한 부분이기 때문에 이런 수준의 양육은 자동적으로 발생하여 우리의 무의식적인 어린 시절의 경험을 다음 세대로 연결시켜 준다. 이런 식으로, 부모의 무의식이 아이의 첫 번째 현실이 된다. 흥미롭게도, 어린 시절의 부정적인 사건이 반드시 불안정하거나 붕괴된 애착도식이나 혹은 미래의 양육방식을 예상할 수 있게 해 주는 것은 아니다. 어린 시절의 경험에 대한 훈습, 처리, 통합 그리고 이야기를 일관성 있게 할 수 있는 점이 자신의 아이에게 안전한 피난처가 될 수 있는 부모의 능력에 대한 보다 정확한 예측인자들이다. 어린 시절 상처의 치유를 통해 **획득된 자율성**(earned autonomy)은 부정적인 애착 양상이 한 세대에서 다음 세대로 전달되는 것을 차단해 준다.

자율적이라고 평가받은 부모가 높은 수준의 신경통합을 가지고 있을 것이라는 추론은 그들이 건설적이고 유용한 방식으로 인지적 기능과 감정적 기능에 접근하고 연결할 수 있다는 사실에 기초를 두고 있다. 이들은 해결되지 않은 외상이나 분열된 방어의 영향으로 고통받지 않으며, 높은 수준의 정동조절 능력을 가지고 있는 것으로 보이는데, 이것은 양육의 요구에 지속적인 품위를 가지고 대처해 나가는 능력을 통해 증명되었다. 이들은 자신의 어린 시절을 기억하고 의미를 부여할 수 있으며, 자신의 아이에게 언어적으로나 감정적으로 도움을 줄 수 있었다. 이들의 아이는 위협이 있을 때 자신의 부모가 안전한 피난처가 되어 주고, 금방 달래 주며, 도와줄 것이라는 예상을 하게 만드는 애착도식을 만든다. 부모 자신에 대한 감정적 통찰과 유용성(availability)이 자신의 아이에 대한 감정적 유용성과 일치하는 것은 놀라운 일이 아니다.

애착 연구에서 나타난 세 가지의 안정적이지 않은 양상은 모두 낮은 수준의 심리적 통합과 신경학적 통합을 반영해 준다. 이들은 뇌에서의 단절된 처리과정과 연관되어 있는 보다 원초적인 심리적 방어를 사용하고 있었다. 묵살하는 부모에게서 보여 주었던 회상의 결핍과 흑백논리적 사고는 신경적 일관성(neural coherence)이 차단되고 통합되지 않은 상태를 반영해 준다. 이런 식의 뇌 조직화는 아이에 대한 관심과 감정적인 유용성이 감소되는 결과를 초래한다. 지나치게 밀착되어 있는 부모는 자기와 다른 사람들뿐만 아니라 과거의 기억과 현재의 경험 사이에 있는 경계를 구별하는 데 어려움을 보인다. 이러한 부모의 내적 문제와 대인관계적 문제는 일관성이 없는 유용성과 말이 많아지는 현상을 초래해서 아이로 하여금 조절을 할 수 없게 만든다. 따라서 불안하고 양가감정적일 수밖에 없어진 아이는 친밀함을 추구하지만 놀이로 복귀하는 데 시간이 걸리는데, 왜냐하면 부모를 이용할 수 있는 유용성을 예측할 수가 없을 뿐만 아니라 부모가 전달하는 메시지와 감정이 혼란스럽고 감정적으로 조절되지 않은 양상을 띠기 때문이다. 내재화된 엄마는 안전함과 자율적 조절의 근원이 되기보다는 신체와 마음 상태를 더 불안정하게 만드는 요소가 된다.

어머니와 아버지의 본능—실제로, 모든 양육행동들—이 양육행동으로 나타나는가는 경쟁적이고 공격적인 충동이 성공적으로 억제되는가에 달려 있다. 그러나 이런 억제는 흔히 너무 불완전해서 우리 중의 일부는 충분히 좋은 부모가 될 수 없다. 부모가 아이를 학대·방치하거나 버릴 때, 이는 부모가 아이에게 너는 생존에 적합하지 않다는 식의 이야기를 해 주는 것과 다름이 없다. 이런 결과, 아이의 뇌는 아이의 장기적인 생존을 지지하지 않는 방식으로 형성된다. 사랑하지 않는 행동은 아이에게 세상은 위험한 곳이라는 신호로 받아들여지게 되고, 따라서 탐색하거나 발견하려 하지 말고, 기회를 잡지도 말라고 이야기해 주는 것과 다름이 없다. 외상을 입고 학대되거나 방치되었을 때, 아이는 자신이 선택받지 못했다는 것을 배우게 된다. 이들은 자라면서 점점 더 자신은 행복 또는 성공적으로 자식을 낳거나 지속적인 생존과는 맞지 않는다는 생각이나 마음 상태, 감정 및 면역기능을 가지게 된다. 니체의 명언('우리를 죽이지 못하는 시련과 고난은 우리를 더 강하게 만들 뿐이다.')을 존중하지만, 우리는 '우리를 죽이지 못하는 시련과 고난은 우리를 더 약하게 만들 뿐이다.'라고 말할 수 있다.

비극은 어린 시절의 경험이 뇌의 기반구조의 발달에 말할 수 없을 정도로 강력한 영향을 미친다는 사실에 있다. 우리의 뇌는 매우 적응적인 사회적 기관이기 때문에, 충분히 좋은 부모에게 적응하는 것처럼 건강하지 않은 환경과 병적인 양육자에게도 적응할 수 있다. 우리의 뇌가 어린 시절의 외상적 환경에 적응하여 생존하기 위해 형성되면 이런 적응의 많은 부분이 나중의 건강과 행복을 방해할 수 있다. 어린 시절에 부정적으로 해석된 경험은 사람들이 정신치료를 받으러 오게 하는 증상의 주된 원인이 된다.

안정적 애착은 교감신경과 부교감신경의 적절한 균형을 이루어 주는 반면, 이들의 불균형은 투쟁-도피 및 분열(splitting)과 같은 불안정한 애착 양상과 연관되어 있다 (Schore, 1994). 이 두 체계의 균형은 어린 시절에 형성되며, 각성이 오래 지속되는 양상과 스트레스에 대한 반응도 및 청소년과 성인의 정신병리에 대한 취약성으로 변형되어 나타난다. 좋지 않은 애착 양상은 신체와 뇌 전반에 걸쳐서 나타나는 오래 지속되는 감정적으로나 신체적으로 지나친 각성 상태나 과다하게 각성이 저하된 상태를 유발한다.

안정적인 애착도식과 불안정한 애착도식은 매우 다르다. 안정적으로 애착된 아이는 스트레스에 대한 콩팥위겉질(adrenocortical) 반응이 유발되지 않는데, 이것은 안정적 애착이 성공적인 대처 전략으로 작용하고 있음을 보여 주는 것이다. 반면에, 불안정한 애착도식은 스트레스에 대한 반응을 보이는데, 이것은 불안정한 애착이 성공적인 대처 전략보다는 각성 모델에 의해 더 잘 설명된다는 것을 증명해 준다(Izard et al., 1991; Nachmias, Gunnar, Mangelsdorf, Parritz, & Buss, 1996; Spangler & Grossman, 1993; Spangler & Schieche, 1998). 바꿔 말하면, 불안정하게 애착된 사람의 행동은 두려움에 의해 자동적으로 각성된 상태의 표현이라는 것이다.

이야기를 함께 만들기

> 현명한 사람은 자신이 과거의 후손이지만, 미래의 부모이기도 하다는 점을 반드시 기억해야 한다.
>
> – 허버트 스펜서(Herbert Spencer)

감정적 조율이라는 관점에서 볼 때, 부모-아이의 대화는 이야기를 함께 만들어 나가는 데 가장 기본이 된다. 시간이 지나면서 이런 이야기는 우리의 내적 경험의 총체가 되며, 우리의 개인적 정체성과 사회적 정체성의 지표가 된다. 부모와 아이 간의 언어적 상호작용 안에 감각, 감정, 행동 및 지식 등의 내용이 포함되는데, 이것은 아이의 뇌가 경험의 다양한 측면을 일관성 있게 통합할 수 있도록 해 주는 매개체 역할을 한다. 여러 신경망에서 나오는 입력 정보를 포함하고 있는 자서전적 기억의 조직화는 자기인식을 증진시키고, 문제 해결 능력, 스트레스에 대한 대처 및 정동조절 능력을 증가시킨다. 이런 통합과정은 그것이 없을 때 정신치료를 통해 형성하려고 시도하는 바로 그것이다.

함께 만들어 낸 이야기는 원시적인 부족에서 현대의 가족에 이르기까지 인간 집단의 핵심을 형성한다. 양육자와 아이가 공유된 경험을 이야기하는 데 함께 참여하는 것은 기억을 만들어 내고, 공유된 경험에 사회적인 맥락의 의미를 붙여 주며, 느낌이나 행동 그리고 다른 사람을 자기에게 연결시키는 데 도움을 준다. 이야기를 만들어 내고 반복하는 것은 아이에게 회상하는 능력을 발달시키고, 연습하는 데 도움을 주며, 기억이 관계 속에서 형성되도록 도와준다(Nelson, 1993). 양육자와 아이 간 기억의 상호형성은 긍정적 결과와 부정적 결과 모두를 유발할 수 있다. 긍정적 결과로는 기억의 정확성에 대한 중요성을 가르치는 것, 문화적 가치를 전해 주는 것 그리고 이야기 속에서의 자신의 역할에 기초를 두고 자신을 보는 시각을 형성하는 것이 포함된다. 부정적 결과에는 양육자의 두려움과 불안을 아이의 이야기에 전달하여 그것이 아이 경험의 중심적인 주제가 되는 것이 포함된다(Ochs & Capps, 2001).

양육자가 특정한 감정을 견딜 수 없을 때, 이러한 감정은 그들의 이야기에서 배제되거나 왜곡되지만, 보다 받아들일 수 있는 형태로 만들어지게 된다. 이런 경우, 아이의 이야기는 이렇게 편집된 이야기를 반영해 줄 것이다. 극단적인 경우, 해결되지 않은 부모의 외상과 연관된 감정에 의해 압도되어 아이의 이야기가 제대로 연결되지 않고 일관성이 없어질 수 있다. 반면에, 두려운 경험을 말을 통해 통합하려고 노력하는 이야기는 치유적으로 작용할 수 있는데, 이런 작용은 겉질의 활성화와 이로 인해 겉질밑에 의해 촉발된 감정에 대한 하향 조절의 증가를 통해 이루어진다. 일관성이 있는 부모의 이야기와 일관성이 없는 부모의 이야기 모두는 신경회로의 형성과 통합뿐만 아니라 아이의 이야기에 대한 청사진이 된다. 그 결과로 나타난 아이의 이야기의 복합성 및 혼잣말과 아이의 애착의 안정성 사이에는 연관성이 있다는 것이 밝혀졌다.

메인, 캐플런과 캐시디(Main, Kaplan, & Cassidy, 1985)은 1세 때 ISS(영아 낯선 상황)에서 평가를 받았던 6세 된 아이 집단을 대상으로 연구하였다. 안정적 애착을 보였던 아이는 걸음마기 동안에 혼잣말을 하며, 6세 때는 자발적으로 자기성찰에 대한 말을 하는 것을 발견하였다. 이 아이는 또한 자신이 생각하는 과정과 자신의 과거에 대해 기억하는 능력에 관해 말참견을 하는 경향도 보였다. 흔히 불안정하게 애착된 아이에게 결핍되어 있는 이런 마음의 과정은 자기와 자기정체성의 발달에 이야기를 사용하고 있다는 것을 반영해 준다. 이 아이는 또한 메타인지(metacognition, 생각에 대해 생각하는 것)를 하는 보다 정교한 능력을 보였는데, 이것은 높은 수준의 신경언어학적인 자기조절을 반영해 주는 것이다. 이것은 아이의 부모가 가지고 있는 자기조절 기전이 내재화한 것으로 보인다. 예상할 수 있겠지만, 아동학대는 아이의 보다 덜 안정된 애착과 자신의 내적인 상태에 대해 이야기(생각)하는 능력의 감소와 연관되어 있다(Beeghly & Cicchetti, 1994).

포나기, 스틸, 스틸, 모건 등(Fonagy, Steele, Steele, Morgan, et al., 1991)은 아이의 안정성과 부모의 성찰하는 자기기능 사이의 관계에 대하여 연구하였다. 이들은 자기성찰과 일관된 이야기 사이에 강력한 상관관계가 있음을 발견하였다. 실제로, 성찰하는 자기기능을 통계적 분석을 통해 통제했을 때, 일관성은 더 이상 아이의 안정성과는 상관을 보이지 않았다. 이 결과는 일관성과 성찰하는 자기기능 사이의 관계가 매우 강력하며, 자기에 대해 성찰하는 능력은 기억, 정동조절 및 조직화 신경망의 다양한 정보처리 과정을 통합하는 데 매우 중요한 역할을 한다는 것을 보여 주는 결과이다. 연구자들은 이러한 결과들을 논의하는 과정에서 "자기성찰 능력이 극대화되어 있는 양육자는 아이의 취약한 심리적 세계를 존중해 줄 수 있고, 아이가 불안정한 애착의 특징인 원초적인 방어행동을 필요로 하지 않도록 해서 그것을 최소한으로 사용하게 해 줄 가능성이 높다."(p. 208)라고 제안하였다.

내적인 경험과 외적인 경험을 말로 표현하지 못하는 부모의 문제점은 아이를 침묵하게 만들며, 아이는 자신의 내적 세계와 외적 세계를 이해하고 다루는 능력을 개발하지 못하게 된다. 의식적인 수준에서 경험을 조직화하고, 신경구조물을 통합하는 언어의 능력은 사용되지 않은 채로 남아 있게 된다. 치유받지 못한 부모의 아이가 어렸을 때 외상을 경험하게 되면, 발달에 있어 새로운 도전이 올 때마다 느끼는 스트레스가 몇 배로 증가하게 된다. 이와 같이 감정적 조율과 함께 언어는 치료적인 과정에서 중심적인 도구가 되며, 신경성장과 신경망 통합의 기회를 만들어 준다.

일차적인 양육자 이외의 다른 사람의 도움으로 이러한 능력을 얻을 수 있는 아이는 자신의 부모가 성인애착면담(AAI)에서 얻은 점수로 예측되는 것보다 더 높은 수준의 통합과 안정성을 얻을 수 있다. 이것은 아이의 세상에 조율을 해 줄 수 있고, 아이가 자신의 감정을 말로 표현하는 것을 도와줄 수 있는 다른 중요한 사람에 의해서도 이루어질 수 있다. 어린 시절에 부정적인 경험을 했음에도 일관성 있는 이야기를 하고 자신의 아이를 위해 안전한 피난처를 제공해 줄 수 있는 능력을 가진 부모에게서 관찰되는 획득된 자율성이 이로써 설명될 수 있다. 획득된 자율성은 어린 시절의 부정적인 경험이 나중에 재통합되고 회복될 수 있다는 사실에 대한 확실한 증거이다. 개인적인 성장은 치유하는 능력을 가지고 있는데, 사회적인 뇌는 바뀔 수 있기 때문이다.

어린 시절에 형성된 애착방식은 성인기까지 비교적 안정적일 수 있으며 낭만적인 사랑, 대인관계의 태도 및 정신건강의학과적 증상에도 영향을 미친다(Brennan & Shaver, 1995; Hazan & Shaver, 1990). 불안한 부모의 소위 어른 아이는 여전히 편안함과 안전한 피난처를 찾기 위해 일생 동안 자신의 부모에게 반복적으로 돌아간다. 이런 아이들 중의 대다수는 자신의 부모에게 부모 노릇을 하며, 원래는 자신을 돌봐 주어야 하는 사람을 돌보고 있다. 이들은 계속적으로 빈 우물로 돌아온다. 올 때마다 자신이 원하는 양육이 담겨져 있기를 바라면서 두레박을 더 아래로 내린다. 그러나 매번 비어 있는 채로 올라오는 두레박은 이들의 안정성 결핍을 더 강화시킨다.

아동 치료자

> 사람을 대할 때 그들이 되고자 하는 존재가 이미 된 것처럼 대하라. 그러면 당신은 그들을 그들이 원하는 존재가 되도록 도와주는 것이다.
>
> — 괴테(Goethe)

치료자, 입양한 부모 및 정신보건 입법자 사이에서 흔히 떠오르는 의문은 '언제가 너무 늦은 시기인가?'이다. 몇 살 때의 학대, 외상 및 방치가 영구적으로 부정적인 영향을 미치는가? 이 문제의 핵심으로 들어가 보면 다음과 같은 진짜 질문이 발생한다. 누가 내담자를 볼 수 있는 사람이고, 아이를 입양할 수 있는 사람이며, 재활을 위해 공공기금을 투자할 수 있는 사람인가? 내 마음속에는 이런 것은 과학적인 질문이라기보다는 윤리적인 질문이라는 생각이 든다. 나는 신경과학 분야의 어떤 문제에 대해서도 답을 찾을 수 있다고 생각하는 '전문가'에 대해 매우 회의적이다. 나는 이러한 문제에 대한 새로운 해답을 발견할 우리의 독창성과 융통성을 믿고 있다. 여기에 우리가 이러한 문제들에 대해 고려할 때 참고할 수 있는 연구가 있다.

해리 할로(Harry Harlow)는 모성박탈(maternal deprivation)을 검사하기 위해서 원숭이 새끼들을 어미로부터뿐만 아니라 다른 원숭이들과도 격리시켰다. 이들의 기초적인 욕구의 관리를 위해 필요한 최소한의 접촉을 제외하고는 몇 개의 장난감과 함께 우리에 혼자 남겨 두었다. 이렇게 고립된 원숭이들의 사진은 가슴을 미어지게 만들었다. 이들은 구석에 모여 있고, 몸을 흔들며, 스스로를 깨물고, 태아처럼 몸을 웅크리고 있었다. 이들은 사회적인 세상에 태어나기를 기다리면서 자폐적인 지옥에 갇혀 있는 것처럼 보였다.

생후 6개월째에 이렇게 고립되었던 원숭이들을 표준적인 원숭이 집단에 넣자, 이들은 몹시 두려워하였다. 이들은 뭐가 어떻게 돌아가는지 이해하지 못하는 것 같았으며, 호기심을 가지고 접근하는 다른 원숭이들을 피하고 온 힘을 다해 상호작용을 피했다. 처음에 이 6개월이라는 기간이 애착 형성력(attachment plasticity)의 경계점이라는 생각을 들게 하였다. 아마도 애착회로가 6개월이 지나면서 미리 고정되어 있던 결정적인 시기(critical period)를 그냥 지나왔기 때문에, 그 이후에는 어떻게 사회화되는지에 대해 배우기에는 너무 늦어 버린 것이 아닌가 하는 생각이 들었다. 하지만 신경과학에서의 모든 결론을 고려해 볼 때, 이런 식의 생각에는 주의가 필요하다.

할로와 수오미(Harlow & Suomi, 1971)는 치료를 통해 이렇게 고립된 원숭이를 자신의 두려움을 극복하고 집단의 사회적 세상에 포함될 수 있도록 변화시킬 수 있을지에 대한 의문을 가졌다. 하지만 원숭이에게 어떻게 치료를 할 수 있을까? 형태치료, 인지행동치료, 또는 정신분석치료를 적용할 수 있을까? 궁극적으로 선택된 치료는 놀이치료와 애착치료가 혼합된 치료였다. 이 작업을 위해 선택된 '치료자들'은 정상적으로 성장한 3개월이 된 원숭이들이었는데, 이들은 몸집이 더 작고, 놀면서 접촉하는 것을 좋아하며, 덜 공격적이고, 같은 나이의 동료들보다 덜 위협적일 가능성이 많기 때문에 선택되었다.

치료는 4주 동안 일주일에 두 시간씩 세 번 하는 것으로 이루어졌다(전체적으로 24시간의 치료). '치료자들'이 치료시간에 도착했을 때, 고립되었던 원숭이들은 두려워하면서 도망갔다. 치료자들은 접근하고, 만지고, 자신보다 나이가 많은 환자들 위에 올라탔다. 고립되었던 원숭이들은 도망가려 안간힘을 썼고, 그럴수록 불안과 자기자극 행동은 더 심해졌다. 그러나 치료자들은 다시 들어가서 만지고, 올라타며, 자기 환자들의 얼굴을 마주보았다. 분명히, 노는 것과 사회적인 참여에 관해서 3개월 된 원숭이들은 싫다는 대답을 받아들이지 않았다. 치료시간이 진행될수록 고립되었던 원숭이들은 점점 '치료자들'의 중재를 받아들이고 이에 익숙해지기 시작하였다. 이런 중재는 자폐적이고 자기자극 행동을 중단시켰으며, 환자들은 결국 신체적 접촉을 시작하고 젊은 치료자들과 상호작용하기 시작했다. 치료가 너무 성공적이었기 때문에 연구자는 "한 살이 되었을 때, 고립되었던 원숭이들의 탐색적 행동, 운동적 행동 및 놀이행동의 횟수에서 볼 때 정상적인 치료자들과 거의 구별하기 힘들 정도가 되었다."라고 보고하였다(Harlow & Suomi, 1971, p. 1537).

치료과정 이후에 이렇게 고립되었던 원숭이들을 집단에 다시 넣었을 때 이들은 훨씬 나아져 있었고, 집단과 사회적 서열 내에서 자신들의 역할을 발견할 수 있었다. 이들이 문제가 있었던 원숭이들이 맞는가? 어린 시절의 박탈은 오래 지속되는 영향을 미칠 가능성이 많지만, 연구자들은 이들이 기능적으로 사회적 회복을 달성했다고 보았다. 이런 결과는 할로와 수오미를 놀라게 했는데, 이는 그들이 과거에 생각했던 결정적 시기에 대한 가정 때문이었다. 이런 결과는 내가 열린 마음을 유지할 수 있도록 도와주었으며, 아이나 내담자를 포기하는 것이 내가 계속하기를 원하는 것이 아니며 내가 하려고 준비하였던 것이 아니라는 사실을 재인식시켜 주었다.

요약

신경과학에서는 사랑이 가진 중요한 측면은 두려움이 없는 것이라고 이야기한다. 만약 치료자와 양부모가 인간적인 연민을 통해 두려움을 최소화하고 애착의 긍정적인 신경화학을 극대화할 수 있는 환경을 만들 수 있다면, 애착회로가 치유될 수 있을 뿐만 아니라 학대와 방치의 희생자가 다른 사람과 결합을 형성할 수 있게 성장하도록 자극할 수 있을 것이다.

애착의 과정은 사회적인 동물이 처음에는 두려움을 조절하고, 나중에는 정동적인 삶을 사는 과정이기 때문에 불안정한 애착을 교정하는 데는 무엇보다도 안전하고 안정된 관계의 형성이 요구된다. 치료자는 각각의 내담자와 이러한 방식의 관계를 형성해서 3개월 된 원숭이들이 자신들보다 나이가 많고 고립되었던 원숭이들에게 줄 수 있었던 것과 똑같은 경험(위협이나 거절 없이 사회적 연결을 만들어 내었던 경험)을 만들어 내기 위해 열심히 노력한다.

우리가 직관적으로 알고 있는 내용—어린 시절의 경험이 나중의 삶에서의 감정적 건강과 신체적 건강에 영향을 미친다—을 지지하는 수천 편의 논문이 있다. 이런 관계를 설명하는 많은 심리적 이론과 사회적 이론이 존재하지만, 우리는 이제 이러한 소견들이 어떻게 작용하는지에 대한 생물학적 작용기전을 종합해 맞추어 보려 하고 있다. 기본적인 질문은 '어떻게 어린 시절의 사회적인 경험이 수십 년 후의 우리에게 영향을 미칠 수 있도록 우리의 신경생물학적 환경을 형성하는가?'이다.

제13장

애착의 신경생물학

자손들은 그들 부모의 유전자와 함께 그들의 부모, 동료 및 그들이 살고 있는 장소까지 물려받는다.

– 레온 아이젠버그(Leon Eisenberg)

우리 뇌의 각각의 구조물에 반영되어 있는 것은 우리의 진화의 역사, 우리가 출생하기 전의 세대들 그리고 우리와 우리 부모와의 독특한 관계가 합쳐져 있는 것이다(Eisenberg, 1995). 수백 편의 연구는 어린 시절의 경험이 나중의 삶에서의 신체적 건강이나 감정적 건강과 연관되어 있다는 것을 증명하였다. 정신분석, 역학, 발달심리학 및 정신건강의학과에서의 연구 모두 우리가 상식으로 생각하는 것을 지지해 주었다. 즉, 좋았던 어린 시절이 나빴던 어린 시절보다 더 낫다. 긍정적인 부모의 관심이 중요하다. 그리고 어린 시절에 스트레스를 덜 받는 것이 좋다. 물론 각각의 분야는 이런 소견을 자신들만의 이론적 모델에 따라 설명하고, 다른 관점은 이차적으로 보는 경향이 있었다.

최근 분자생물학에서의 연구는 우리에게 어린 시절의 경험이 유전자 발현에 미치는 영향의 기전에 대해 획기적인 시각을 제공해 주고 있다. 즉, 어떻게 어린 시절의 경험이 유전자 발현을 촉발하여 우리의 뇌가 특정한 적응적 경로로 진행하게 하는지를 밝혀 주고 있다. 다른 영역의 연구에서 발견된 것과는 대조적으로, 이런 새로운 연구는 모성의 행동과 아이의 뇌 형성 사이에서의 원인적인 생물학적 연관성을 탐구하고 있다.

우리가 내재화된 어머니에 대해 생각할 때, 우리의 생각은 대개 미소, 따뜻한 포옹, 안전한 느낌 및 사랑받는 상상을 하게 된다. 문화에 따라, 당신은 당신의 어머니가 추수감사절 저녁을 준비하고, 토마토 소스를 젓거나, 닭을 굽는 것을 기억할 것이다. 불행했던 사람은 분노에 찬 행동, 끊임없는 잔소리, 또는 오랫동안 술을 마시고는 의식을 잃고 소파에 쓰러져 있는 엄마를 떠올릴 것이다. 이런 의식적인 자서전적 기억은 단지 내재화된 어머니에 대한 한 측면이다. 보다 깊고 의미가 있는 또 다른 수준이 있는데, 이 수준에서는 이런 어린 시절의 경험이 어떻게 우리 뇌의 신경생물학적 과정 등을 형성하는가의 문제이다.

우리는 이 장에서 인간에서 쥐로 그리고 다시 인간으로 진행하는 진화의 사다리를 올라갔다가 내려오는 과정을 거칠 것이다. 우리는 어미 쥐의 행동이 어떻게 새끼 쥐의 뇌에 영향을 미치는지를 연구함으로써 많은 지식을 얻게 되었다. 진화하는 동안 보존된 구조물과 기능은 우리에게 모성행동이 뇌에 미치는 영향에 대한 훌륭한 동물 모델을 제공해 주었다. 비록 이러한 연구들은 아직 사람에게는 적용되지 않았지만, 행동적 측면과 신경생물학적 측면은 쥐와 사람 사이에 매우 유사하며, 쥐를 대상으로 한 연구는 신경생물학의 대인관계적 측면을 이해하는 데 많은 도움이 되었다. 우리는 또한 이 장에서 초기 경험 동안 쥐와 비슷한 방식으로 형성되는 인간 뇌의 신경망뿐만 아니라 후생적 요인이 폐경기부터 인간의 수명이 다하는 순간까지 모든 것에 영향을 미치는 다른 방식에 대해서도 살펴볼 것이다.

복잡성의 진화

아이를 데리고 가는 사람은 어머니의 마음을 빼앗아 가는 것이다.

– 독일 속담

우리가 할 수 있는 최선의 추측은 보다 크고 복잡한 뇌가 도전적인 상황과 다양한 환경에 더 다양한 반응을 할 수 있게 해 준다는 것이다. 우리의 뇌는 우리가 거주지를 확보하고 음식을 제공받을 수 있도록 이에 필요한 정교한 농업기술을 개발하고, 난방시설이 갖추어진 집을 지으며, 유행하는 옷을 만들 수 있게 해 준다. 하지만 이것이 왜 우리가 대인관계를 하는지에 대해서 설명해 줄 수 있을까?

우리는 영장류에게 있어서 대뇌겉질의 확대는 점차 커지는 사회적 집단과 연관이 있다는 것을 알고 있다. 집단으로 생활하는 것의 장점은 안전뿐만 아니라 사냥, 채집 및 양육과 같은 작업을 특수화해서 맡을 수 있는 것도 있다. 따라서 많은 어류와 파충류는 태어나면서부터 생존의 도전에 대한 준비가 되어 있어야 하는 반면, 인간의 신생아는 매우 특수한 환경에 적응하기 위해 자신의 뇌가 성장하는 동안 완전히 의존된 상태로 몇 년을 보내야 한다. 이렇게 길어진 어른-아이의 상호관계 기간은 출생 후의 정교한 뇌의 발달을 증가시키며, 각각의 아이에 대한 투자를 증가시켰다(Kaplan & Robson, 2002). 이렇게 증가된 사회적인 투자는 아이가 생존할 수 있는 기회를 증가시켰으며, 이는 우리의 유전자가 다음 세대로 넘어가는 기회도 증가시켰다(Allen, Bruss, & Damasio, 2005; Charnov & Berrigan, 1993). 따라서 뇌의 발달, 집단의 조직화, 양육 및 사회적 의사소통은 상호 의존적인 방식으로 함께 진화되었다.

인간이 어떻게 복잡한 사회적 생명체로 진화하게 되었는지에 대한 많은 흥미로운 가설이 있다. 몇 가지 가설은 다음과 같다.

- 큰 집단은 생존가능성을 높인다. 이에 따라 사회적인 정보를 처리하기 위해서 보다 크고 복잡한 뇌가 요구된다. 따라서 더 큰 뇌가 선택되었다.
- 더 복잡한 뇌는 더 오랜 기간의 발달을 필요로 하며, 그 결과 아이의 의존성이 더 오랜 기간 필요하게 되었다.
- 오랜 의존 기간은 양육에 대한 더 많은 관심과 헌신, 양육의 특수화 및 이러한 특수화를 지지해 줄 수 있는 사회적인 구조를 필요로 한다.
- 영장류 집단의 크기가 확장됨에 따라 털 손질, 으르렁거림 및 손동작은 부적절하게 되어 점점 음성언어로 바뀌게 되었다.
- 복잡한 사회구조는 보다 정교한 의사소통의 발달을 촉진시켜, 구어(oral language)와 문어(written language)의 발달을 가져오게 하였다.
- 사회적 집단의 크기가 커지고 언어가 보다 복잡해짐에 따라, 점점 증가하는 복잡한 정보를 처리하기 위해 보다 큰 대뇌겉질이 필요하게 되었다.
- 언어와 문화는 우리의 확장된 뇌가 역사와 정보를 기록하고, 축적하며, 기술을 개발할 수 있는 능력을 제공해 주었다.
- 문화의 형성은 보다 큰 집단의 크기와 보다 정교해진 뇌가 형성되도록 해 주었다.

이런 진화에 대한 가설 중의 일부가 현재의 인간 뇌를 형성했을 가능성이 있다. 그러나 뚜렷한 발전에도 불구하고, 우리는 여전히 항상성과 근본적인 접근-회피 선택 그리고 우리의 뇌와 신체에 대한 전기적 정보와 화학적 정보의 흐름이라는 기본적 생물학적 원칙에 의해 지배받고 있다. 하나의 신경세포에서 복잡한 생태계에 이르기까지의 모든 생명체계와 마찬가지로, 뇌는 생존을 위해 다른 뇌와의 상호작용에 의존하고 있다. 증가하는 복잡성은 더 많은 상호의존을 필요로 하기 때문에, 우리의 뇌는 점점 더 다른 사람들의 뇌의 기반(matrix) 내에 깊게 자리 잡게 되었다.

태어났을 때, 인간의 뇌는 생존과 성장을 위해 양육자에게 의존한다. 영장류에서 진화된 오랜 기간의 정교한 양육은 출생 후에 성장과 발달을 가능하게 해 준다. 이것은 각각의 인간 뇌가 천성과 양육의 독특한 혼합으로 만들어지게 했으며, 환경에 대한 상호작용과 환경에 스스로를 맞추는 변화를 통해 뇌의 구조물을 형성하게 했다. 부모의 비언어적 의사소통과 신생아의 기본적인 욕구에 반응하는 방식 또한 세상에 대한 아기의 지각과 자기감을 형성하게 도와주었다. 출생 후 첫 몇 년 동안은 뇌의 발달이 급속도로 이루어지는 시기이기 때문에 어린 시절의 경험은 신경계의 발달에 많은 영향을 미친다.

유전자는 처음에 뇌를 조직화하고 민감기를 촉발하는 역할을 하는 반면, 경험은 진행되는 신경계의 적응적 형성과정에서의 유전적 전사(genetic transcription)를 조절한다. 따라서 경험은 우리 뇌의 실제적인 하드웨어가 되는 것이다. 이러한 구조는 이번에는 다른 뇌를 조직화하여 경험이 집단을 거쳐 세대를 넘어서 전달된다. 집단 내에 존재하면서 많은 도전을 겪는 동안, 이런 과정을 통해 상호작용적으로 서로의 내적인 상태를 조절해 주고 신경통합을 도와주는 역할도 하게 된다.

환경적 프로그래밍

> 엄마, 아빠 및 아이로 구성되어 있는 집단이 인류의 주된 교육기관이다.
> – 마틴 루터 킹 주니어(Martin Luther King Jr.)

결합 경험이 어떻게 신경생물학적 구조로 변환하는 매우 흥미로운 연구 주제이다. 이것은 일생 동안의 대인관계가 어떻게 우리의 경험에 영향을 주어 우리의 뇌를 형성하는지에 대한 심도 깊은 암시를 준다. 마이클 미니(Michael Meaney)와 동료들은 이런 의문에 대해 수년 동안 매우 깊이 있는 연구를 해 왔다. 이들은 어미 쥐가 새끼 쥐의 뇌에 미치는 영향을 연구하기 위해 어미 쥐의 행동에서 자연적으로 발생하는 변화를 이용하였다. 어미 쥐는 새끼 쥐가 집에서 나오면 다시 제자리로 돌려놓고, 핥아 주며, 젖을 먹였다. 이 세 가지 행동은 쉽게 관찰되었으며, 자원한 대학생들이 그 횟수를 측정하였는데, 이 행동이 어미와 새끼 모두의 뇌에서 행동적 변수 및 생물학적 변수와 연관이 있었다.

미니와 다른 사람들의 연구는 어미 쥐가 자신의 유전자를 DNA를 통해서 전달해 주고, 자신의 행동을 통해서 유전적 발현을 할 수 있도록 해 준다는 충분한 증거를 제공해 주었다. **환경적 프로그래밍**(environmental programming)이라는 용어는 발달과정 동안의 이런 후생적인 요소의 조정을 설명하는 데 사용되었다(Fish et al., 2004; Meaney & Szyf, 2005; Sapolsky, 2004). 따라서 유전에는 두 가지 기전이 존재한다. 돌연변이 및 자연적 선택을 통해 여러 세대를 거쳐서 발생하는 느린 변화와 각각의 세대에서 유전자 발현을 통해서 나타나는 빠른 변화가 그것이다(Clovis et al., 2005; Cameron et al., 2005; Meaney & Szyf, 2005; Zhang, Parent, Weaver, & Meaney, 2004). 이런 연구에서는 모성행동이 뇌구조의 변화에 영향을 미치는 주된 세 가지 방식을 밝혀내었는데, 학습과 형성력(plasticity), 스트레스에 대처하는 능력 및 나중에 나타나는 성인기의 모성행동이 그것이다. 자신의 딸이 엄마가 되었을 때 아이를 보살피는 방식에 대한 엄마의 영향은 환경적인 조건에 매우 민감하게 반응하는 또 하나의 유전적 경로로서 작용한다.

유전자 발현은 염색질(chromatin) 구조의 변화와 DNA의 메틸화(methylation)에 의해 프로그램되어 있다(Syzf, Weaver, & Meaney, 2007). 실제로, 유전체(genome)는 이러한 과정이 전개될 문서를 선택하는 자판과 같다. 메틸화는 메틸기(methyl group)가 DNA에 첨가되는 과정이다. 이것은 원상태로 되돌릴 수 있지만, 딸세포(daughter cell)에 전달되고 장기 유전자침묵(long-term gene silencing)을 가져올 수 있는 DNA의 안정적인 변화를 유발한다. 어미의 핥아 주기/털 손질해 주기(licking/grooming)가 부족한 양육은 글루코코르티코이드 수용체 메틸화(glucocorticoid receptor methylation)의 증가, 글루코코르티코이드 수용체 발현의 감소 및 스트레스 반응의 증가를 가져왔다. 핥아 주기/털 손질해 주기는 메틸화를 감소시키고, 글루코코르티코이드 수용체 발현을 증가시키며, 스트레스 반응을 하향 조절한다(Weaver et al., 2007). 따라서 우리가 우리의 아이들에게 애정과 친절함을 보여 줄 때, 우리는 보다 회복력이 좋은 뇌를 만들어서 라마르크(Lamarck, 역주: 용불용설 주창자)가 미소지을 수 있도록 유전자를 다양하게 발현하게 해 줄 수 있다.

유전자 발현에 대해 모성행동이 미치는 영향을 연구하기 위해 세 가지의 다른 연구

방법이 적용되었다. 첫 번째 모델에서는 관심의 정도가 측정되었고, 높은 관심을 준 집단과 낮은 관심을 준 집단에서 새끼의 행동과 뇌가 비교되었다. 두 번째에서는 모성 박탈의 기간이 미치는 영향을 평가하였고, 세 번째에서는 실험적 조작을 통해 인간 연구자가 새끼를 손으로 다루는 방법을 사용하였다. 인간이 손으로 다루는 것은 더 많은 모성적 관심을 자극한다는 사실이 발견되었기 때문에, 첫 번째와 세 번째 범주는 같은 것으로 판명되었다(Garoflos et al., 2008).

모성적 관심의 수준은 신경성장과 형성력 영역에서의 유전자 발현, 시상하부-뇌하수체-부신(hypothalamic-pituitary-adrenal: HPA) 활성도의 변화 및 미래의 모성행동에 대한 프로그래밍을 자극하거나 억제하였다(Szyf, McGowan, & Meaney, 2008). 신경성장은 뇌의 다양한 영역에서의 뇌유도 신경영양인자(brain-derived neurotrophic factor: BDNF), 전령 RNA(messenger RNA) 발현의 활성화를 통해 자극되며, 신경형성력과 학습의 생화학적 처리과정과 연관되어 있다. 스트레스에 대한 반응성은 뇌의 많은 영역에 있는 벤조디아제핀(benzodiazepine), 옥시토신(oxytocin) 및 글루코코르티코이드(glucocorticoid) 수용체의 수준에 따라 조절된다. 높은 정도의 모성적 관심은 이러한 수용체가 더 형성되게 하며, 두려움과 불안을 약화시키고, 탐색행동을 증가시킨다. 모성행동은 안쪽눈 영역(medial optic area, 우리의 ompfc에 해당하는 쥐의 영역)의 성장과 활성화뿐만 아니라 옥시토신과 에스트로겐 수용체의 조절에 의해 지배를 받는다(Neumann, 2008). 각각의 연구 분야에서 나타난 특정한 소견에 대해서는 〈표 13-1〉을 보라.

결론적으로, 어미의 관심을 더 많이 받은 쥐가 더 건강하고, 회복이 더 잘 되며, 다른 쥐를 돌볼 수 있는 뇌를 가지고 있다. 이들은 또한 빨리 배우고, 기억을 더 오랫동안 유지할 수 있다. 이들은 스트레스에 덜 반응하기 때문에 많이 각성되어 있는 상태나 보다 어려운 상황에서도 학습하는 능력을 사용할 수 있다. 이들은 또한 스트레스 반응 직후에 코르티솔을 하향 조절함으로써 코르티솔의 손상 효과에 따른 영향이 덜하다.

결국 더 많은 관심을 가져 주는 엄마에게서 자란 여성이 이러한 긍정적인 양상을 자신의 아이에게 물려주게 된다. 인간에게 있어서 어린 시절의 안정적 애착과 긍정적인 마음 및 신체 사이의 연관성에 대한 기전은 쥐의 경우와 비슷하겠지만 훨씬 더 복잡할 가능성이 높다.

모성의 관심은 뇌에서 가장 풍부한 신경영양인자(neurotrophin)인 BDNF의 발현을 자극한다. BDNF가 가지고 있는 많은 기능 중에서 BDNF는 글루탐산염에 민감한 NMDA 수용체들(glutamate-sensitive NMDA receptors)을 조절하며, 장기 강화작용

(long-term potentiation), 장기 약화작용(long-term depression) 및 신경형성력 모두를
조절한다(Alonso et al., 2002; Bekinschtein et al., 2008; Monfils, Cowansage, & LeDoux,

| 표 13-1 | 모성적 관심의 영향

모성의 행동	연구 소견
	신경성장과 형성력
핥아 주기	연접 밀도의 증가, 더 길어진 가지돌기의 분지 형성하기, 신경생존의 증가[1]
핥아 주기	해마에서 신경생존의 증가[2]
핥아 주기	해마, 마루엽, 뒤통수엽겉질에서 Fos의 발현[3]
핥아 주기/젖 먹이기	NMDA와 BDNF 발현의 증가, 해마의 콜린성 신경지배(cholinergic innervation of the hippocampus)의 증가[4]
	HPA 활성도의 조절
핥아 주기	스트레스에 반응하여 안쪽 앞이마엽겉질 도파민의 증가, 놀람 억제 (startle inhibition)의 증가[5]
핥아 주기/젖 먹이기	두려움에 대한 반응성의 감소[6]
핥아 주기/젖 먹이기	해마에서의 글루코코르티코이드 수용체 유전자 촉진자(promoter)의 후생적 발현의 증가[7]
핥아 주기/젖 먹이기	안쪽 앞이마엽겉질, 해마 및 편도의 바닥가쪽과 중앙 부분(basolateral & central region)에서의 mRNA 발현의 증가[8]
핥아 주기/젖 먹이기	편도의 가쪽, 중앙 및 바닥가쪽과 청색반점(locus coeruleus)에서 벤조디아제핀 수용체 정도의 증가, 청색반점에서의 알파 2 아드레날린 수용체(alpha 2 adrenoreceptor) 밀도의 증가, 부신겉질호르몬 방출호르몬(corticotropin-releasing hormone) 수용체 밀도의 감소[9]
	미래의 모성행동 조절
젖 먹으라고 부르기	중심앞 안쪽겉질(precentral medial cortex), 앞쪽 띠다발(cingulate)겉질, 가쪽 시상에서 대사활성도의 증가[10]
핥아 주기	에스트로겐 mRNA 정도의 증가와 나중의 삶에서 더 많은 모성적 행동을 함[11]
핥아 주기/젖 먹이기	안쪽눈앞 영역에서 옥시토신, 에스트로겐 수용체 정도의 증가(그리고 자신의 새끼들을 낳았을 때 모성적 행동의 증가)[12]
핥아 주기	암컷에서 성적인 행동의 감소와 출산 후에 임신할 가능성이 더 낮음[13]

2007). 코르티솔이 BDNF(그리고 새로운 학습)의 생산을 억제하는 반면, 높은 농도의 BDNF는 스트레스로부터 해마를 보호하며 형성력이 지속되도록 촉진한다(Pencea, Bingaman, Wiegland, & Luskin, 2001; Radecki, Brown, Martinez, & Taylor, 2005; Schaaf, de Kloet, & Vreugdenhil, 2000). BDNF(그리고 다른 신경영양인자)의 생산은 후생적인 통제 하에 이루어지기 때문에, 신체적 경험, 감정적 경험 및 대인관계 경험 모두는 그것의 생산과 유용성에 영향을 미친다(Berton et al., 2006; Branchi et al., 2006; Branchi, Francia, & Alleva, 2004).

많은 연구자는 해마의 용적과 우울 증상 사이에 상관관계가 있음을 발견하였다. 비록 가장 스트레스를 많이 주는 질환이 해마 용적의 감소와 연관이 있지만, 우울증은 해마 용적 감소의 원인이라기보다는 결과로 나타난다는 가설이 있다. 바꿔 말하면, 우울증의 증상은 신경형성력이 일시 중지되면서 나타나는 경험적 표현이라는 것이다. 이것은 만약 우리의 신경세포가 우울해지면, 우리도 그렇게 된다는 것을 의미한다. 우울증은 흔히 지속된 스트레스의 자연적인 결과이기 때문에 이 둘을 연결시키는 한 가지 작용기전은 매우 높은 농도의 코르티솔이 해마 내에 있는 신경세포들을 분해하는 영향 때문일 것이다. 항우울제인 SSRIs와 신체적 활동은 BDNF 합성을 촉발함으로써 해마에 대한 코르티솔의 부정적인 영향에 반대되는 작용을 하는 것으로 보인다(Fernandes et al., 2008; Russo-Neustadt, Beard, Huang, & Cotman, 2000; Warner-Schmidt & Duman, 2006). BDNF의 직접적인 투여 역시 오래 지속되는 항우울 효과를 나타내었다(Hoshaw, Malberg, & Lucki, 2005).

어미 쥐의 더 많은 관심이 새끼 쥐의 뇌 전반에서의 성장과 기능을 증가시킨 반면, 어미로부터의 분리는 반대되는 영향을 미쳤다. 어미 쥐의 더 많은 관심에 의해 상향 조절되었던 세 가지 영역은 모두 어미 쥐의 분리에 의해 하향 조절되었다. 모성적 관심을 없애면 신경세포와 아교세포(glial cell)의 사망이 증가하였으며, 유전적 발현이 감소되고, 학습하는 능력에 지장이 초래되었다. 또한 모성과의 분리는 청색반점에 있는 억제성(GABA) 수용체를 감소시켰으며, 스트레스에 반응하여 아드레날린 분비를 증가시켰고, 편도에 있는 벤조디아제핀 수용체의 항불안 작용을 감소시켰다. 해마에 있는 코르티솔 수용체의 감소 역시 코르티솔 생산을 중지시키는 스트레스 체계에 대한 억제성 되먹임(inhibitory feedback) 기능 장애를 유발하였다. 이런 정보가 포함된 특별한 연구에 관해서는 〈표 13-2〉를 살펴보라. 우리는 여기서 어린 시절 분리나 우울증으로 인한 모성박탈을 경험했던 사람에게서 뇌기능의 감소, 높은 불안 및 애착의 어려움을 보인다는 소견과 유사한 결과를 다시 보게 된다(Brennan et al., 2008; Tyrka et al, 2008).

| 표 13-2 | 모성 분리의 영향

신경성장과 형성력
• 신경세포와 아교세포 사망의 증가[1]
• 배쪽(ventral) 해마에서 신경영양인자 농도의 감소[2]
• 아교세포 밀도의 감소[3]

HPA 활성도의 조절
• 청색반점에 있는 GABA 수용체의 감소
• GABA 수용체 성숙도의 감소
• 중심과 가쪽 편도에 있는 벤조디아제핀 수용체의 감소, 편도에서 mRNA 발현의 증가[4]
• 불안, 두려움 및 스트레스에 대한 반응의 증가[5]
• 편도-해마 연접에서 장기 강화작용(LTP)과 장기 약화작용(LTD)의 증가[6]
• 탐색행동의 감소, 새로운 것에 대한 회피 및 중독(addiction)에 대한 취약성 증가[7]
• 유전자 발현의 감소[8]
• 약한 스트레스에 반응하여 더 많은 코르티솔을 분비, 놀람 반응(startle response)과 놀람에 의해 유발된 소리의 증가[9]
• 신체진통(somatic analgesia)의 감소와 인간의 과민성대장증후군(irritable bowel syndrome)과 유사한 장운동의 증가[10]
• 글루탐산염(glutamate) 수용체의 상향 조절(upregulation)[11]

미래의 모성행동에 대한 조절
• 안쪽 앞이마엽겉질에서 연접 밀도의 감소
• 모성의 신경망에서 세포 생존의 감소[12]
• 종말줄(Stria terminalis)과 중격핵(nucleus accumbens)에 있는 베드핵(Bed nucleus) 활성도의 감소[13]

새끼를 돌보는 것에 관한 연구에서 나온 증거는 매우 관심이 많은 어머니가 신경적 건강과 불안의 조절에 어떤 영향을 미치는가에 대한 결과와 기본적으로 같으며, 이들 모두가 더 많은 모성 관심의 효과가 어떤지를 보여 주고 있다. 더 많은 글루코코르티코이드 수용체, 낮은 코르티솔 농도 및 높은 뇌의 활성도는 덜 불안하고, 덜 무력하며, 두려움이 덜한 쪽으로 뇌가 맞추어져 있다는 것을 반영해 준다. 결국 이런 새끼 쥐가 돌봄을 받지 않았던 자신의 형제보다 회복력이 더 빠르고, 복잡한 탐색행동을 더 하며, 더 빠른 학습을 하였다. 이와 유사한 결과가 앵무새와 돼지에게도 발견되었다(〈표 13-3〉 참조).

이런 연구들과 그 외 연구에서 모성적 관심에 대한 반응이 추상적인 이론이 아니라 관련 증거가 많이 있는 현상이라는 믿음을 지지해 준다. 여러 종을 넘어서 발견되

| 표 13-3 | 쥐, 돼지 및 앵무새를 인간이 다루었을 때의 영향

HPA 활성도의 조절

쥐의 새끼

- 해마와 이마엽에 있는 글루코코르티코이드 수용체 농도의 증가[1]
- 해마에 있는 글루코코르티코이드 수용체 결합력의 증가[2]
- 부신겉질호르몬 방출자극인자(corticotrophin-releasing factor) mRNA와 CRF 정도의 증가[3]
- 억제성 회피의 감소와 대상 인식의 증가[4]
- 약탈자의 냄새에 대해 스트레스를 덜 받음[5]
- 해마와 마루엽에서 신경영양인자-3의 발현과 신경활성도의 증가[6]
- 스트레스/높은 탐색행동에도 코르티솔 분비가 낮음[7]
- 나이와 연관된 신경내분비 감소와 행동 감소에 대한 보호[8]
- 무력한 행동의 감소[9]

돼지의 새끼

- 코르티솔의 기초 혈장(basal plasma)과 자유 혈장(free plasma) 농도가 낮음[10]

아마존 앵무새

- 스트레스에 대한 혈중 코르티솔 농도가 낮음[11]

는 행동적 · 감정적 및 생물학적 일관된 소견은 무시하기에는 너무 강력한 것이다. 실제로, 모성행동의 양에 따라 다르게 발현되는 900개 이상의 유전자가 발견되었다 (Rampon et al., 2000; Weaver, Meaney, & Szyf, 2006). 영장류와 인간에게서 이런 후생적 발현에 대한 모성적 조절이 없어졌다고 믿을 만한 이유가 없다.

어미와의 접촉이 차단된 붉은털원숭이의 뇌에서 세로토닌의 전사효율(transcriptional efficiency)과 그 수용체의 수가 감소되어 있음이 증명되었다(Benett et al., 2002). 우리는 인간의 경우 돌보는 모성행동이 낮을 때 더 두려워하는 행동, 덜 긍정적인 관심 및 오른쪽에 치우친 이마엽 활성이 상관관계가 있다는 것을 알고 있는데, 이런 소견은 모두 높은 수준의 스트레스나 각성과 연관이 있다(Hane & Fox, 2006). 자존감과 통제력이 코르티솔의 조절과 연관이 있다고 알려져 있는 해마의 용적과 상관관계가 있음이 밝혀졌다(Pruessner et al., 2005). 내 생각에는 미니와 동료들이 쥐에서 발견해서 이들의 이론을 강하게 뒷받침해 준 이러한 기전들을 유지하려 하는 진화적인 경향과 유사점은 사람에게도 같이 작용하고 있는 것 같다.

흥미롭게도 생물학적인 중재, 풍부한 사회적 환경 및 풍부한 물리적 환경이 낮은 수준의 모성적 관심과 어린 시절의 박탈이 HPA 활성도와 행동에 미치는 영향을 뒤바꾸어 놓을 수 있다는 것이 발견되었다(Bredy et al., 2004; Francis, Diorio, Plotsky, & Meaney, 2002; Hood, Dreschel, & Granger, 2003; Szyf et al., 2005; Weaver et al., 2005). 불행하게도, 청소년기와 성인기 때의 만성적인 스트레스나 외상 역시 어린 시절의 높은 수준의 관심이 미쳤던 긍정적인 효과들을 뒤바꿔서 어린 시절에 모성적 관심이 박탈된 뇌와 유사한 뇌를 형성하게 만들 수 있다(Ladd, Thrivikraman, Hout, & Plotsky, 2005). 이런 연구들 모두는 우리의 뇌가 긍정적인 방향과 부정적인 방향 모두로 지속적인 적응을 할 수 있다는 생각을 지지해 주며, 돌보는 관계를 바탕으로 한 성공적인 정신치료가 스트레스를 감소시키고, 학습을 증진시키며, 새롭고 더 건강한 관계를 형성하게 해 줄 수 있도록 유전자 발현을 촉발할 수 있다는 생각을 지지해 준다.

어미 쥐가 새끼 쥐에게 주었던 관심의 양이 광범위한 적응적 문제에 영향을 주었다는 사실을 명심할 필요가 있다. 스트레스를 많이 받은 어미 쥐가 핥아 주기나 털 손질하기를 더 적게 하였으며, 이것은 새끼 쥐가 스트레스가 많은 환경에서 살아가는 것에 대한 준비를 하게 해 준다. 바꿔 말하면, 부정적인 상황에서 모성행동은 감소하며, 이것은 자손에게 스트레스에 대한 반응을 증가시키도록 프로그래밍한다는 것이다. 이것은 생존의 가능성을 증가시키지만, 동시에 나중에 신체적인 병리와 감정적인 병리가 발생할 가능성 역시 상승시킨다(Diorio & Meaney, 2007). 갓 태어난 새끼를 다루는 것의 영향은 또한 수컷과 암컷 새끼에게 다르게 나타나는데, 이런 결과는 이들이 다른 적응적 역할을 가지고 있고 종의 생존에 대한 기여도가 다르다는 것을 암시한다(Park, Hoang, Belluzzi, & Leslie, 2003; Ploj, Roman, Bergstrom, & Nylander, 2001; Stamatakis et al., 2008). 이 모든 것은 모성행동의 수준이 외적인 요소에 영향을 받는 적응적인 선택과 연관되어 있음을 보여 주는 결과이다. 어린 시절부터 진행된 과정이 그 이후의 경험에 의해 수정될 수 있다는 사실은 변화하는 환경에 대한 적응능력을 보여 주는 것이다.

쥐를 대상으로 한 이런 연구들은 인간에게 있어서 환경적 프로그래밍에 대한 앞으로의 연구를 안내해 주는 지침서 같은 역할을 해 주었다. 인간을 대상으로 뇌에 대한 물리적인 검사를 필요로 하는 연구에는 분명히 제한이 있다. 연구 결과의 질을 확신하기 위해 적절한 표본과 주의 깊은 방법론적인 통제가 필요하다. 자살한 사람의 뇌와 정상 대조군의 뇌를 비교한 한 연구에서, 자살한 사람의 뇌에서는 신경의 건강과 신경형성력에 관여하는 BDNF와 trkB의 mRNA 수준이 낮아져 있는 것을 발견하였다. 이런 결과는 어린 시절의 환경에 대한 프로그래밍이 이들로 하여금 우울증과 자살에 민감하도록 만들었을 가능성에 대한 관심을 불러일으켰다(Dwivedi et al., 2003). 어린 시절에 학대가 있었던 자살한 사람과 학대가 없었는데도 자살한 사람의 뇌를 비교한 좀 더 최근의 연구에서, 어린 시절에 학대가 있었던 경우에는 학대가 없었던 사람에 비해 글루코코르티코이드 수용체 mRNA 정도, 수용체 발현 및 성장인자 전사(growth factor transcription)의 감소가 증명되었다(McGowan et al., 2009). 이런 연구들은 우리가 동물 연구를 인간에게 적용하는 것이 의미 있다는 것을 지지해 준다.

애착과 인간의 뇌

> 포도주가 원래 포도의 맛을 간직하고 있듯이, 내가 하는 것과 내가 꿈꾸는 것에는 당신이 포함되어 있다.
>
> — 엘리자베스 배럿 브라우닝(Elizabeth Barret Browning)

밀접한 접촉에 반응하여 나타나는 유전자 발현에는 두 가지 경로가 있음이 밝혀졌다. 출산과 이에 따른 아이에 대한 노출은 부모와 양육자의 뇌를 결합, 애착 및 양육을 지지해 주는 쪽으로 변화시킨다. 어미 쥐의 경우에는 많은 양의 음식을 발견하고, 저장하며, 탐색할 수 있도록 해마가 확장되고 재편되는 것이 발견되었다(Pawluski & Galea, 2006). 자신의 새끼와의 접촉은 새끼를 자신의 자기경험 속으로 통합하기 위해 안쪽 눈앞 영역(medial preoptic area), 편도의 바닥가쪽, 마루엽겉질과 앞이마엽겉질의 성장이 증가하도록 만든다(Fleming & Korsmit, 1996; Kinsley et al., 2006; Lonstein, Simmons, Swann, & Stern, 1998). 심지어 새끼 쥐를 돌보게 만든 처녀 쥐의 경우에도 눈위쪽 영역(superoptic area)에서의 가지돌기의 성장과 신경흥분이 증가하였다(Modney, Yang, & Hatton, 1990; Modney & Hatton, 1994; Salm, Modney, & Hatton, 1998). 따라서 아이와 마찬가지로, 대인관계적 접촉은 부모의 뇌도 변화시킨다.

인간의 어머니가 자신의 신생아가 우는 소리를 들었을 때 그들의 오른쪽 안쪽 앞이마엽겉질과 앞쪽 띠다발―모성 반응을 중재한다고 알려져 있는 영역―의 활성도가 증가한다는 것은 이미 밝혀져 있다(Lorberbaum et al., 1999). 자신의 신생아의 비디오를 보는 것은 오른쪽 앞쪽 관자엽, 왼쪽 편도 및 오른쪽 ompfc와 왼쪽 ompfc 모두를 활성화시킨다(Minagawa-Kawai et al., 2008; Nitschke et al., 2004; Ranote et al., 2004).

모성의 관심이 아이에게 후생적인 요소를 촉발하는 것과 마찬가지로, 아이를 돌보는 것 역시 양육자의 유전자 발현을 변화시킨다. **할머니 유전자 가설**(grandmother gene hypothesis)은 인간의 여성이 자신의 손자를 양육하는 것을 돕고 짝짓기와 출산의 위험을 피하기 위해 조기폐경이 온다는 가설이다(Lee, 2003; Rogers, 1993; Turke, 1997). 결론적으로, 할머니 유전자 가설은 조기폐경이 여성의 손주가 생존하는 것을 증가시키기 위해 자연적으로 선택된 것임을 보여 주고 있다.

시어, 메이스와 맥그리거(Sear, Mace, & McGregor, 2000)는 기본적인 생존을 위해 서로에게 의지하고, 최저 수준의 생활을 유지하면서 살고 있는 감비아 시골의 부족과 그들의 삶을 연구하였다. 그들의 삶의 방식은 대부분의 우리의 진화 역사와 사회적 요소 그리고 환경적 상황이 비슷하였다. 이들의 연구 결과는 젊은이의 영양 상태와 키 그리고 생존가능성이 폐경 이후의 외할머니의 존재 여부와 상관관계가 있다는 것을 보여 주었다. 반면에, 아버지, 친할머니, 또는 다른 남자 친척의 존재 여부는 자손의 영양 상태나 생존율에 거의 영향을 미치지 않는 것으로 나타났다. 이와 유사한 결과가 탄자니아, 근대 이전의 일본, 핀란드의 수렵-채집인 인구 및 미국에서의 현대 도시 인구에 대한 연구에서도 나타났다(Hawkes, O'Connell, & Jones, 1997; Lahdenperä et al., 2004; Pope et al., 1993).

폐경의 시기 이외에 여성이 오래 사는 것이 전통적으로 자신의 자손을 돌보는 데 관여하기 때문일까? 즉, 아이를 돌보는 것과 연관된 신경생물학적 과정이 우리의 뇌와 신체를 자극해 주기 때문에 아이를 돌보는 것이 신체적으로 이점이 있는 것일까? 아이의 양육과 장수 사이의 연관성을 지지해 주는 몇 가지 흥미로운 증거가 몇몇 종류의 영장류에서 양육에 대한 책임감을 관찰함으로써 나타났다. 여성이 더 오래 산다는 사실이 고릴라, 오랑우탄 및 인간에게서 존재하는 것으로 나타났고, 이들에서는 여성이 일차적인 양육자였다. 반면에, 남성이 일차적인 양육자인 올빼미원숭이와 티티원숭이 같은 종에서는 남성이 더 오래 사는 것으로 나타났다. 양육을 분담하는 팰디원숭이의 경우, 암컷과 수컷의 수명이 같은 것으로 나타났다(〈표 13-4〉 참조).

| 표 13-4 | 영장류에서의 아이 양육과 수명 사이의 관계

영장류	여성/남성 생존율	남성의 양육
침팬지	1.418	거의 없음
거미원숭이	1.272	거의 없음
오랑우탄	1.203	없음
고릴라	1.199	쌍으로 살지만 직접적인 역할은 거의 없음

긴팔원숭이	1.125	자손을 보호하고 같이 놀아 줌
인간	1.052~1.082	경제적인 지원을 하고 가끔 돌보아 줌
괴디원숭이	0.974	양쪽 부모가 함께 돌봄
큰긴팔원숭이	0.915	2년째부터 새끼를 돌봄
올빼미원숭이	0.869	출생 시부터 새끼를 돌봄
티티원숭이	0.828	출생 시부터 새끼를 돌봄

출처: Allman, Rosin, Kumar, & Hasenstaub (1998)에서 인용.

많은 양의 자료에서 안정적 애착, 돌봄, 인간적인 접촉 및 사회적 지지가 유익한 영향을 미친다는 것을 지지해 주듯이, 양육, 감정적 조율 그리고 신체적 접촉이 일차적인 양육자의 건강에 좋은 영향을 주어 생존율을 높인다는 것이 이치에 맞아 보인다. 애착 결합, 양육 경험, 신경화학 현상 및 후생적 현상이 우리의 건강과 생존을 증가시키는 데 영향을 미칠 수 있다. 아마도 우리가 아이와 손주를 돌보는 것이 콜레스테롤 약을 먹고 러닝머신으로 운동하는 것보다 건강과 장수에 더 도움이 될 수도 있다.

흥미롭게도, 40세 이후에 출산을 한 여성은 100세까지 살 확률이 거의 4배 정도 더 높다(Perls, Alpert, & Fretts, 1997). 이것은 대개 출산과 관련된 호르몬들의 보호적 성향 때문으로 설명되고 있지만, 이런 수명 연장은 부분적으로는 양육과 연관된 광범위한 생물학적 과정과 심리적 과정과도 연관이 있을 수 있다(King & Elder, 1997). 아이의 양육은 건강을 증진시키고 노화를 지연시키는 후생적 과정과 생화학적 과정을 촉진시키도록 뇌와 신체에 이야기를 전해 주는 것으로 보인다.

인간의 사회적인 뇌

다른 사람들의 뇌에 맞서서 우리의 뇌를 닦고 광을 내두는 것이 좋다.

– 몽테뉴(Montaigne)

우리는 어린 시절의 양육이 사회적인 뇌와 감정적인 회로의 형성에 미치는 영향에 대한 많은 양의 증거를 보아 왔다. 따라서 우리의 어린 시절의 대인관계가 무섭고, 학대적이었거나, 존재하지 않았을 때, 우리의 뇌는 그런 불행한 상황에 충실하게 적응을 한다. 더욱이, 이러한 회로는 경험의존 형성력(experience-dependent plasticity)을 일생 동안 유지하게 해 주는데, 특히 밀접한 대인관계에서 그렇다(Bowlby, 1988; Davidson, 2000). 경험의존 형성력은 앞이마엽겉질과 해마를 포함한 뇌의 많은 영역에서 발견되었다(Kolb & Gibb, 2002; Maletic-Savatic, Malinow, & Svoboda, 1999).

학습과 기억에 중요한 이러한 구조물은 애착도식을 형성하는 데도 역시 중요하다. 더욱이, 연애에서 결혼으로 전환하는 과정에서는 불안정하고 붕괴된 애착도식이 점점 더 안정된 양상으로 이동하려는 경향이 있다는 연구가 나오고 있다(Crowell, Treboux, & Waters, 2002). 사회적인 스트레스는 세포의 증식과 신경형성력을 억제하는 반면, 사회적인 지지, 연민 및 친절함은 긍정적인 신경성장을 도와준다(Czéh et al., 2007; Davidson, Jackson, & Kalin, 2000).

| 표 13-5 | 사회적인 뇌의 구조물과 체계

겉질과 겉질밑 구조물
- 눈확안쪽 앞이마엽겉질(obital & medial prefrontal cortices: ompfc)
- 띠다발겉질(cingulate cortex)과 방추(spindle, Von Economo) 세포
- 뇌섬엽겉질(insula cortex)
- 몸감각겉질(somatosensory cortex)
- 편도(amygdala), 해마(hippocampus)
- 시상하부(hypothalamus)

감각, 운동 및 정동체계
- 얼굴 인식과 표정 읽기
- 모방, 반사 및 공명체계(imitation, mirroring, & resonance systems)

조절체계
- 애착, 스트레스 및 두려움 조절(눈확안쪽 앞이마엽겉질-편도 균형)
- 사회적인 참여[자율신경계의 미주신경계(vagal system)]
- 사회적인 동기(보상과 강화)

쥐가 결합과 애착행동에 대한 기초적인 기전을 가지고 있는 반면에, 우리의 뇌는 애착에 대한 보다 정교하고 세련된 기전을 가지고 있다. 실제로, 사람의 뇌에는 사회적인 연접을 가로질러 메시지를 받아들이고, 처리하며, 의사소통하는 데 필요한 신경망이 십자형으로 엇갈려서 존재하고 있다. 인간에게서의 차이점은 이런 경험 의존적 회로의 환경적 프로그래밍이 더 길고 복잡하다는 것이다. 우리의 복잡한 사회적인 뇌의 신경망에는 〈표 13-5〉에 있는 뇌 영역, 신경계 및 조절성 신경망이 포함되어 있다. 이들

은 치료자가 이후의 삶에서 보다 긍정적인 적응을 할 수 있도록 뇌가 재형성되는 데 영향을 주려고 시도하는 것과 같은 신경회로이다. 정신치료가 일종의 재양육이라는 개념은 비유 이상의 의미가 있다. 이것은 후성유전체(epigenome)의 수준에서 우리가 달성하려고 시도하는 바로 그것이다. 이 연구를 통해 관심, 돌봄 및 양육이 우리의 뇌 구조물에 영향을 미친다는 사실이 확실시되었고, 정신치료가 생물학적 중재의 핵심으로서의 위상을 가질 수 있게 되었다. 어느 날, 칼 로저스(Carl Rogers)가 생물학자의 신전에서 크릭과 왓슨(Crick & Watson, 역주: DNA 발견으로 노벨 의학상 수상)의 다음 자리를 차지할 수도 있다는 생각은 조금 이상해 보일 수 있을 것이다.

자, 이제 우리의 관심을 애착의 형성, 정서조절 및 스트레스를 관리하는 인간 뇌의 구조물로 돌려보자. 사회적인 뇌에 대해 더 깊이 탐색하려면 『인간관계의 신경과학(The Neuroscience of Human Relationship)』(Cozolino, 2012) 2판을 보라. 쥐의 경우에서처럼, 이러한 체계 역시 그들이 조절하게 되는 애착에 의해 형성되었음을 명심하라. 따라서 우리 학습의 역사는 우리 신경계의 구조물에 반영되어 있다.

겉질과 겉질밑 구조물

> 선사시대와 원시시대는 진정한 마음의 신생아기를 보여 준다.
> – 제임스 볼드윈(James Baldwin)

ompfc, 뇌섬엽 및 띠다발겉질—겉질에서 진화적으로 가장 원초적인 영역—은 나중에 진화하는 겉질의 주름 안쪽과 아래에 위치하고 있다. 실제로, 일부 신경해부학자는 이러한 연속적인 구조물이 **바닥앞뇌**(basal forebrain)라고 불리는 기능계를 구성하고 있다고 본다(Critchley, 2005; Heimer & Van Hoesen, 2006). ompfc는 둘레계통의 꼭대기에 있다. 여기는 다양한 감각, 신체적 정보 및 감정적 정보가 모이는 지점이며 내적 세계와 외적 세계로부터 오는 정보를 합칠 수 있는 완벽한 자리이다. 둘레계통의 꼭대기에서 ompfc가 자율신경계 기능에 대한 억제 역할을 하는데, 이는 ompfc가 행동조절과 정동조절에 얼마나 중요한 역할을 하는가를 보여 주는 것이다.

ompfc는 얼굴 표정, 몸짓 및 시선 접촉과 같은 복잡한 사회적 정보가 가지고 있는 처벌과 보상의 가치를 의미 있는 정보로 번역하며, 이것을 우리의 감정과 연관시켜 애착도식을 형성한다(O'Doherty et al., 2001; Tremblay & Schultz, 1999; Zald & Kim, 2001).

ompfc는 또한 감정적 반응을 중재하며, 자율신경계의 교감신경 분지와 부교감신 경 분지의 활성화를 조절하고, 둘 사이의 균형을 맞추어 준다(Hariri et al., 2000; Price, Carmichael, & Drevets, 1996).

띠다발겉질은 생후 2개월 동안에 뇌 활동에 참여하기 시작하는 내장, 운동, 촉각, 자 율신경 및 감정적 정보에 대한 원초적인 연합영역이다(Kennard, 1955). 이것은 동물이 진화하는 동안 모성행동, 놀이 및 양육이 나타날 때 처음 발생하고, 약탈자, 먹잇감, 미 래의 배우자 및 어미와 새끼 사이의 의사소통과 연관된 소리를 낼 때 처음으로 나타난 다(MacLean, 1985). 띠다발이 있음으로써 가능해지는 양육행동과 공명행동은 사회적 인 협동과 공감을 위한 신경적 기반구조의 중요한 요소가 된다(Rilling et al., 2002; Vogt, 2005). 포유류에서 앞쪽 띠다발의 파괴는 함구증(mutism), 모성 반응의 상실, 방치로 인한 유아 사망 및 감정적 불안정성과 자율신경적 불안정성을 초래한다(Bush, Luu, & Posner, 2000; Bush et al., 2002; Paus, Petrides, Evans, & Meyer, 1993).

앞쪽 띠다발은 다양한 정보의 흐름을 연결하고 조절하기 위해 인간과 유인원이 진 화할 때 나타나는 방추 모양의 신경세포를 가지고 있다(Nimchinsky et al., 1995, 1999). 이 세포는 자기통제의 발달과 어려운 문제에 지속적인 관심을 둘 수 있는 능력 모두에 필요한 신경적 연결성을 제공해 준다(Allman et al., 2001, 2005). 방추세포(spindle cells) 는 출생 후에 등장하며, 경험 의존적이라는 점 때문에 특히 흥미롭다. 어린 시절의 방 치, 스트레스 및 외상은 앞쪽 띠다발과 방추세포의 발달과 조직화에 부정적인 영향을 주어 평생 동안 지속되는 인지적 결함을 초래할 수 있고, 이런 구조물이 잘 형성되고 건강해야 제대로 기능이 이루어지는 감정적인 기능에도 부정적인 영향을 줄 수 있다 (Cohen et al., 2006; Ovtscharoff, Helmeke, & Braun, 2006).

뇌섬엽은 뇌의 가쪽 표면에서 발생하며, 이마엽과 관자엽의 빠른 확장에 의해 안쪽 으로 숨겨진다. 뇌섬엽은 때때로 **둘레통합겉질**(limbic integration cortex)이라고 불리는 데, 모든 둘레 구조물과 연결되어 있고, 이마엽, 마루엽 및 관자엽과 전방향 공급 연결 (feed-forward link, 역주: 되먹임을 예상하여 앞쪽으로 정보를 주어 자동 제어하는 것)되어 있기 때문이다(Augustine, 1996). 이것은 뇌가 신체적으로 인식한 것을 경험하고 표현 하는 원초적인 신체적 상태와 연결되도록 해 주며, 뇌를 감정 및 행동과도 연결해 준다 (Carr et al., 2003; Phan, Wager, Taylor, & Liberzon, 2002; Wiech et al., 2010).

뇌섬엽은 앞쪽 띠다발과 협력하여 우리가 우리 신체 내부에서 어떤 일이 일어나는 지를 알게 해 주며, 이것을 우리의 감정적 경험에 반영시킨다(Bechara & Naqvi, 2004; Critchley et al., 2004; Gundel, Lopez-Sala, & Ceballos-Baumann, 2004). 오른쪽 뇌섬엽의 손상은 환자가 자신의 신체 왼쪽에 심한 마비가 왔는데도 이를 모르며, 당황하지 않는 질병인식불능증(anosognosia)을 초래한다(Garavan, Ross, & Stein, 1999). 최근의 연구에서는 뇌섬엽이 혐오감에서 사랑에 이르는 전체적인 감정을 중재하는 데 관여한다는 것을 보여 주고 있다(Bartels & Zeki, 2000; Calder et al., 2003; Menon & Uddin, 2010).

신체감각겉질(somatosensory cortex)은 마루엽의 앞쪽에 위치하고 있으며, 신체 경험에 대한 정보를 처리한다. 이것은 중심이랑(central gyrus) 바로 뒤에 있으며, 마루엽과 관자엽을 나누는 실비안틈새(Sylvian fissure) 안쪽을 둘러싸고 있다. 이것은 뇌섬엽과 앞쪽 띠다발과 함께 우리의 접촉, 온도, 통증, 관절의 위치 및 내장의 상태에 대한 경험을 처리하고 조직화하는 신체에 대한 다양한 표상을 포함하고 있다. 이런 서로 다른 처리과정이 우리의 신체적 자기에 대한 경험을 만들어 내기 위해 함께 작용한다. 이것은 또한 우리의 경험과 연관된 암묵기억을 활성화시킴으로써 우리가 직관(intuition) 또는 육감(gut feeling)이라고 부르는 것에 관여하며, 자신의 느낌에 따라 결정을 내리는 데 도움을 준다(Damasio, 1994). 우리의 신체에 대한 경험은 다른 사람에 대한 이해와 공감의 모델이 된다(Damasio et al., 2000).

겉질밑 편도는 ompfc와 협력하여 작용하며, 사회적인 뇌의 또 다른 핵심적인 구성요소이다(Bickart et al., 2010). 편도는 임신 8개월에 고도로 성숙되는데, 이런 성숙으로 인해 출생 전에 자극에 대한 두려움 반응이 일어날 수 있다(LaBar, LeDoux, Spencer, & Phelps, 1995; Ulfig, Setzer, & Bohl, 2003). 편도는 원초적인 판단기관으로서 안전과 위험의 신호를 감시하며, 자율신경계를 통해 투쟁-도피 반응을 중재한다(Davis, 1997; Ono, Nishijo, & Uwano, 1995; Phelps & Anderson, 1997; Rudebeck, Mitz, Chacka, & Murray, 2013). ompfc는 의식적인 인식과 환경으로부터의 되먹임에 기초하여 편도를 억제할 수 있다(Beer et al., 2003). 마찬가지로, 우리가 겁을 먹고 편도가 활성화되었을 때, 편도는 ompfc를 억제하여 합리적이고 논리적이며 우리의 생각을 통제하는 데 어려움을 느끼게 할 수 있다. 편도는 우리의 감정적 고통과 신체적 고통에 대한 의식적인 경험에도 관여하는 것으로 보인다(Mitra & Sapolsky, 2008; Neugebauer, Li, Bird, & Han, 2004). ompfc와 편도를 연결하는 신경망은 경험에 의해 형성되기 때문에 무엇이 안전하고 위험한지에 대한 우리의 학습의 역사는 우리의 애착도식과 함께 이 체계 내에 암호화되어 저장되는 것으로 생각된다.

해마는 뇌의 양쪽에 있으며, 겉질과 둘레계통이 만나는 부분에 위치하고 있다. 해마는 쥐와 같은 하등 포유류에서 먹이 획득 영역에 대한 공간적인 지도 역할을 한다. 사람의 경우에 마루엽은 해마로부터 진화되었으며 복잡한 시공간 처리과정에 도움을 준다. 사람의 해마는 주변에 있는 구조물—해마곁이랑(parahippocampal gyrus), 치아이랑 (dentate gyrus)—과 함께 공간적 · 시간적 · 감정적 학습 및 기억의 조직화에 특수화되 어 있다(Edelman, 1989; McGaugh et al., 1993; Sherry et al., 1992; Zola-Morgan & Squire, 1990). 편도와는 대조적으로, 해마는 나중에 발달하며 dlpfc와 연결되는데, 초기 성인 기까지 계속 발달한다(Benes, 1989). 소아기 기억상실(childhood amnesia)이라고 알려 져 있는 어린 시절을 기억하지 못하는 현상은 해마의 이러한 느린 발달과정 때문이다 (Fuster, 1996; Jacob et al., 2000; McCarthy, 1995).

시상하부는 작고 오래된 구조물로서 시상(thalamus) 밑의 뇌 중심부에 있으며, 겉질 과 뇌줄기의 중간에 위치하고 있다. 이것은 이마엽, 둘레계통 및 뇌줄기 내에 있는 사 회적인 뇌의 구조물과 광범위하게 연결되어 있다. 나는 시상하부를 사회적인 뇌의 한 부분으로 포함시키는데, 그것이 의식적인 경험을 신체적인 처리과정으로 번역하는 데 중심적인 역할을 하고, 따라서 어린 시절의 경험을 뇌와 신체의 형성에 전달해 주기 때 문이다. 시상하부가 가지고 있는 다양한 핵은 온도조절, 배고픔, 목마름 및 활동 정도 와 같은 많은 신체적 기능을 조직화한다. 시상하부는 또한 성적인 행동과 공격성의 조 절에도 관여한다. 시상하부는 HPA 축의 제일 위에 있으면서 뇌의 처리과정을 앞쪽 뇌 하수체(anterior pituitary)에서의 호르몬 분비로 번역해 준다. 뇌하수체에서 생산되는 호르몬 중에, 난포자극 호르몬(follicle-stimulating hormone: FSH)과 프로락틴(prolactin) 은 생식과 수유에 관여한다. 혈류를 통해 콩팥위샘(adrenal gland)으로 보내지는 부신 겉질자극 호르몬(adrenocorticotrophic hormone: ACTH)은 나중에 우리가 양육 및 어린 시절의 스트레스와 연관된 부분에 대해서 더 깊게 다룰 때 논의하게 될 코르티솔의 생 산을 자극한다.

감각, 운동 및 정동체계

> 상식(common sense)은 다른 감각들에 의해 제공된 자료들을 판단한다.
> – 레오나르도 다 빈치(Leonardo da Vinci)

삼위일체의 뇌의 세 가지 단계를 모두 지나는 '수직적' 연결이 지닌 원초적인 욕망 과 감정적 의미를 우리의 감각과 결합하고, 통합하며, 조직화하는 곳이 관자엽이다 (Adams, Victor, & Ropper, 1997). 예를 들면, 얼굴을 인식하고 얼굴 표정을 읽는 것은 하향식 신경망에서 발생한다. 얼굴 표정을 인식하고 읽는 데 관여하는 세포는 관자엽 주변에 있는 영역에 위치하고 있다(Desimone, 1991; Hasselmo, Rolls, & Baylis, 1989). 우리가 얼굴을 볼 때, 활성화되는 뇌의 영역은 시각적 자극을 확인할 때 관여하는 과정에 포함되어 있다(Lu et al., 1991). 얼굴의 확인에 관여하는 뒤통수엽의 연합영역은 방추형 얼굴영역(fusiform face area)이다(Gauthier et al., 2000; Halgren et al., 1999). 이런 영역은 시선, 몸의 위치 및 얼굴 표정을 담당하는 다른 세포군과 서로 연결되어 있으며, 뇌의 시각적 정보로부터 얻어진 사회적인 판단과 복합적인 지각을 하게 된다(Jellema, Baker, Wicker, & Perrett, 2000).

위관자고랑(superior temporal sulcus)의 앞쪽 부분에 있는 영역은 똑같은 사람의 다양한 측면(형태, 위치 및 동작)에 대한 정보를 통합하며, 다른 사람을 다른 각도, 다른 장소에서 다른 동작을 할 때 확인할 수 있도록 해 준다(Jellema, Maassen, & Perrett, 2004; Pelphrey et al., 2003; Vaina et al., 2001). 위관자고랑은 또한 거울신경세포를 포함하고 있는데, 이들은 우리가 다른 사람의 행동을 보거나 우리 스스로 이러한 동작을 따라서 할 때 활성화된다. 지각과 동작을 담당하는 신경망을 연결시킴으로써 거울신경세포는 시각적 경험과 운동적 경험을 결합시켜 관찰되는 사람과 관찰자를 연결시킨다. 거울체계에 기초를 둔 공명행동(resonance behaviors)은 우리가 다른 사람과 상호작용할 때 우리가 하는 반사적 모방 반응인 것이다. 거울체계와 공명행동은 다른 사람이 경험하는 것에 대한 감각적-감정적 경험을 제공해 주어 다른 사람을 속속들이 알아볼 수 있게 해 준다.

조절체계

우리는 자연의 법칙을 따름으로써 우리의 목적을 달성할 수 있고, 자연의 법칙을 이해함으로써 자연을 조절할 수 있다.

– 제이콥 브로노스키(Jacob Bronowski)

신체의 조절체계는 내적인 항상성 유지를 위한 과정, 접근과 회피의 균형, 흥분과 억제 및 투쟁-도피 반응에 관여한다. 이들은 또한 대사, 각성 및 우리의 면역기능을 통제한다. 우리가 각자의 생물학적 상태와 감정적 상태를 조절하는 것도 이러한 체계를 통해서이다.

스트레스, 공포 및 애착체계

> 나는 폭풍을 두려워하지 않는다. 왜냐하면 나는 배를 항해하는 법에 대해 배우고 있
> 는 중이기 때문이다.
>
> — 루이자 메이 올컷(Louisa May Alcott)

HPA 체계는 스트레스와 위험에 대한 신체 반응과 연관된 호르몬의 분비를 조절한다. 스트레스에 대한 즉각적인 반응은 단기간의 생존에 중요한 반면, 위협이 지나간 이후에 빠르게 정상 상태로 돌아가는 것은 장기간의 생존에 필수적이다. 오래 지속된 스트레스는 체계의 손상과 파괴를 초래한다. 부정적인 양육의 경험, 애착의 실패 및 어린 시절 외상의 장기적인 효과는 HPA 체계를 통해 중재된다. 두려움을 이야기하려면 다시 편도로 돌아가야 하는데, 두려움은 투쟁-도피 반응이 요구되는 뇌의 다양한 중추를 각성시킨다. 그러고 나면 자율신경계의 교감신경 활성화는 불안, 초조 및 공황과 같은 증상을 유발한다. 편도의 주된 명령은 자극과 공포 반응을 결합시킴으로써 우리를 보호하는 것이며, 편도는 우리가 위협을 의식적으로 인식하기도 전에 이런 결합을 빠르게 진행시킨다. 평생 동안, 특히 어린 시절 동안의 다른 사람과의 대인관계는 우리의 스트레스와 두려움을 조절한다. 안정적 애착은 우리가 두려움을 진정시키고 각성을 조절하는데, 다른 사람과의 관계를 성공적으로 사용하는 방법을 배웠음을 보여 주는 것이다.

사회적 참여체계

> 의사소통은 공동체를 만들어 낸다, 즉, 이해, 친근감 및 서로의 가치 존중을 만들어 낸
> 다는 이야기이다.
>
> — 롤로 메이(Rollo May)

열 번째 뇌신경인 미주신경(vagus nerve)은 심장, 폐, 목구멍 및 소화계통을 포함하는 신체 내의 다양한 영역과 뇌 사이에 존재하는 복합적인 의사소통 체계이다. 미주신경의 들신경섬유(afferent fiber, 감각)와 날신경섬유(efferent fiber, 운동)는 항상성 유지를 위한 조절을 증진시키고, 신체적 건강과 감정적 안녕의 적절한 유지를 위해 뇌와 신

체 사이의 빠른 되먹임을 가능하게 해 준다(Porges, Doussard-Roosvelt, & Maiti, 1994). 미주신경계는 자율신경계의 중추적인 요소이다. 외부 자극이 없을 때 미주신경은 소화, 성장 및 사회적 의사소통을 증가시키는 역할을 한다. 그러나 외부 자극이 있을 때는 미주신경의 활성화가 감소되며 교감신경계가 각성되고, 많은 에너지가 방출되며, 투쟁-도피 반응이 일어나게 된다. 휴식과 전면적인 활성화 사이에서 교감신경은 대인관계를 통해 감정적 교환을 하는 동안 각성 정도를 조절함으로써 계속적인 참여가 가능하도록 해 준다. 미주신경계는 교감신경계 각성을 조절하고 미세한 조율을 해 줌으로써 이러한 작업이 가능하도록 해 준다.

앞에서 이야기한 애착체계와 마찬가지로, 이런 사회적 참여체계(social engagement system)의 발달과 미주신경의 미세한 조율은 어린 시절의 애착관계의 질에 좌우되는 정동조절에 제동을 걸 수 있다. 이런 사회적 참여체계는 양육자와의 경험을 통해 배운 경험을 매 순간의 신체적 조절로 내재화할 수 있게 해 준다. 미주신경계는 의사소통에 관여하는 얼굴, 입 및 목구멍 근육을 통제하며, 이들을 내적인 상태를 인식하고 조절하는 것과 연결시키고, 대인관계에 필요한 인지적 처리과정과 감정적 처리과정을 조정해 준다.

미주신경긴장도(tone of vagus)는 심장과 다른 기관을 조절하는 미주신경계의 정도를 말한다(Porges et al., 1996). 이런 경험 의존적인 미주신경긴장도의 부적절한 발달은 모든 수준의 정신사회적 발달과 인지적 발달에 영향을 미칠 수 있다(Porges et al., 1994). 좋지 않은 미주신경긴장도를 가지고 있는 아이는 주의가 요구되는 상황에서 감정을 억제하지 못하며, 이로 인해 부모와 어울리지 못하게 되고, 동료와 공통된 관심사를 오래 지속하지 못하며, 수업시간에 중요한 주제에 대해 지속적으로 집중을 하지 못하게 된다(〈표 13-6〉 참조).

미주신경의 조절은 우리를 흥분시키고, 불안하게 만들거나, 물러섬 없이 사랑하는 사람에게 화를 내게 할 수도 있으며, 신체적으로 공격하게 만들 수도 있다. 우리는 가정폭력, 아동학대 및 다른 형태의 공격적인 행동을 보이는 많은 사람의 경우에 적절한 미주신경계를 형성하는 데 필요한 어린 시절의 애착관계를 경험하지 못했다고 가정할 수 있다. 따라서 좋은 양육은 도전적인 대인관계 상황에 대한 적절한 반응을 가르쳐 줄 뿐만 아니라 계속 참여하는 데 필요한 미주신경 회로를 형성하게 해 준다.

| 표 13-6 | 미주신경긴장도와의 연관성

높은 미주신경긴장도는 다음과 연관됨	낮은 미주신경긴장도는 다음과 연관됨
과민성을 스스로 조절하는 능력	과민성
생후 3개월까지의 자기진정 능력	생후 3개월에 행동적 문제
감정적 상태의 범위와 통제	감정조절이상(emotional dysregulation)
보다 믿을 만한 자율적 반응	산만함
심박동 수 변화의 억제	환경과 내적 자극에 과다반응
집중력과 정보취득 능력의 증가	
긍정적인 사회적 참여	위축됨
행동 조직화의 증가	충동성/행동화
지속적인 양육/안정적 애착	불안정한 애착

사회적 동기체계

> 상호의존성은 자급자족 못지않게 인류의 이상이 되어야 한다. 인간은 사회적인 존재
> 이다.
>
> — 마하트마 간디(Mohandas Gandhi)

넬슨과 판크세프(Nelson & Panksepp, 1998)은 보상, 신체적 고통의 감소 및 행복한 느낌과 연관된 옥시토신, 바소프레신, 내인성 엔도르핀 및 다른 신경화학물질에 의해 조절되는 사회적 동기체계(social motivation system)가 존재한다고 주장하였다. 보다 원초적인 접근-회피와 통증조절 회로로부터 보존되어 있기는 하지만, 사회적 동기체계는 편도, 앞쪽 띠다발 및 눈확안쪽 앞이마엽겉질까지 확대되어 있다. 이러한 회로와 신경화학물질은 애착, 결합, 공감 및 이타적인 행동을 조절하는 것으로 생각된다(Decety & Lamm, 2006; Schneiderman et al., 2012; Seitz, Nickel, & Azari, 2006). 바꿔 말하면, 피셔(Fisher, 1998)가 제안한 것처럼, 사회적 동기체계는 세 가지 범주로 나눠질 수 있는데, 여기에는 결합과 애착에 관여하는 것[펩티드(peptides), 바소프레신 및 옥시토신에 의해 조절], 매력(attraction)에 관여하는 것[도파민과 다른 카테콜라민(catecholamines)에 의해 조절] 및 성적 욕구(sex drive)에 관여하는 것[안드로겐(androgens)과 에스트로겐(estrogens)에 의해 조절]이 포함된다. 이런 다양한 생화학물질의 생산과 이들 수용체의 생산은 모두 어린 시절 경험의 영향을 받는다.

게다가, 배쪽줄무늬체(ventral striatum)라고 알려진 겉질밑 영역의 도파민 보상체계가 보상과 사회적 동기의 보다 복잡한 분석에 관여한다고 알려져 있다. 배쪽줄무늬체는 우리가 사탕이나 긍정적인 관심을 받게 되는 것을 예상하는 것과 같은 사회적인 보상을 예상할 때 활성화된다(Kampe, Frith, Dolan, & Frith, 2001; Pagnoni, Zink, Montague, & Berns, 2002; Schultz, Apicella, Scarnati, & Ljunberg, 1992). 예를 들면, 일단 겉질이 우리가 매력적인 누군가를 발견했다고 결정을 내리면, 그가 우리를 보고 우리가 바라는 결과가 나올 수 있는 보상의 가능성이 있다는 신호를 보낼 때 배쪽줄무늬체가 활성화된다(Elliott, Friston, & Dolan, 2000; Schultz, Dayan, & Montague, 1997; Schultz, 1998). 배쪽줄무늬체의 활성화는 보상에 대한 예상을 행동으로 옮길 수 있게 신체적 충동으로 변화시킨다. 이래서 우리가 실제로 매력적이라고 생각하는 사람은 중력이 우리에게 작용하듯이 우리를 끌어당기게 되는 것이다.

요약

최근의 연구에서는 어린 시절의 경험이 어떻게 뇌를 형성하는지에 대해 새롭게 이해할 수 있는 방법을 제공해 주었다. 모성의 관심은 학습, 기억, 스트레스 조절 및 애착행동과 연관된 체계의 신경생물학과 연관되어 있다. 비록 인간의 뇌는 이런 연구가 시행된 동물의 뇌보다 훨씬 더 복잡하지만, 다양한 분야에서 시행한 인간에 대한 연구 역시 학습, 회복력 및 애착의 영역에서 동물의 연구 결과와 일치된 결과를 보였다. 여기에 기술된 신경중추와 조절신경망은 모두 경험 의존적 방식으로 형성된다. 즉, 어린 시절의 관계가 신경회로를 형성하며, 이것은 앞에서 언급한 동물 연구에서 논의한 것과 같이 우리가 어떻게 학습을 하고, 스트레스에 반응하며, 다른 사람에게 애착하는지를 알려 준다. 우리가 인간 뇌의 복잡성에 대해 더 많이 배울수록 우리는 대인관계가 어떻게 뇌를 형성하며, 사랑이 어떻게 신체화되어 나타나는지에 대해 이해하게 될 것이다.

제14장

이타주의와 정신치료: 변화를 위해 사회적인 뇌를 이용하기

당신 자신을 찾는 가장 좋은 방법은 다른 사람을 위해 스스로를 버리는 것이다.

– 마하트마 간디(Mahatma Gandhi)

우리 대부분은 친절한 행동을 주고받는 것과 연관된 긍정적인 생각과 따뜻한 느낌을 경험한 적이 있다. 우리의 따뜻한 마음을 다른 사람에게 주는 것은 우리를 다른 사람과 연결시켜 주고, 우리 스스로에 대해 더 좋은 느낌을 가지게 만든다. 우리는 사회적인 동물이다. 다른 사람을 돌보는 것이 발달한 이유는 개인의 생존과 집단의 생존에 필수적이기 때문이다. 우리는 이타주의의 오래된 역사에 나타나 있는 증거에서처럼 가족, 친구 및 낯선 사람, 심지어 우리와 같은 계통의 영장류 사이에서 나타나는 이런 이타주의적 행동을 관찰할 수 있다(de Waal, 2008; Warneken et al., 2007). 애착의 신경생물학적 기전은 이타적인 행동을 유발했으며, 이런 이타적인 행동은 이제 우리의 유전자 배열 안에 들어와 있고, 우리의 뇌에 파고들어 있으며, 우리의 문화에 섞여 있다.

인류는 오랜 세월 동안 비교적 안정적인 환경에서 수렵과 채집을 하며 작은 무리를 이루면서 살아왔다. 초기의 인류는 기후 변화와 지각 변동을 겪었을 때 생존을 위해서 새로운 변화에 적응해야만 했다. 우리의 뇌는 탐색, 적응 및 협동에 보다 유리한 이러한 집단의 형성을 자연 선택적으로 선호하면서 점점 더 사회적인 기관으로 진화하였다. '팀 플레이를 잘하는 사람'이 더 많은 집단은 더 성공적으로 사냥, 전투 및 번식을 할 수 있었다. 만약 당신이 집단을 위해서 행동을 한다면, 당신의 집단은 더 생존할 가능성이 많을 것이며, 당신의 아이 및 당신의 유전적 유산도 더 생존할 가능성이 많을 것이다(Boehm, 2009; Bowles, Choi, & Hopfensitz, 2003; Wilson, 2012).

시간이 지나면서, 우리의 아이와 결합하고 돌보는 것으로 시작된 우리의 본능은 우리가 배우자와 확대된 가족 그리고 우리 종족의 구성원에게도 애착을 형성하도록 해 주었다. 더 큰 집단과 동일시하려는 우리 뇌의 확대된 능력은 종족이 함께 모여 왕국, 시, 주 및 국가를 형성하는 것이 가능하도록 하였다. 오늘날까지 더 커지지 못하고 함께 일할 수 없었던 집단은 더 큰 집단을 형성하고 함께 협동할 수 있었던 집단의 쉬운 먹잇감이 되어 착취당하거나 전멸할 위험에 빠졌다. 우리 진화의 역사를 고려해 볼 때, 우리가 왜 이기적인 동기와 이타적인 동기 두 가지를 가지고 있는지를 쉽게 이해할 수 있다. 우리가 도덕, 윤리 및 황금률(golden rule, 역주: 남에게 대접받고자 하는 대로 남을 대접하라)이라고 부르는 것은 이런 섬세한 자기와 다른 사람 사이의 협상에 대한 문화적인 표현이다. 우리가 이타주의, 자기희생 및 용감한 행동으로 칭송하는 것 등은 우리가 현재의 진화 단계까지 이르기에 필요했던 집단이 생존하는 전략을 반영해 준다.

한 연구에서 이타주의의 중요성에 대한 증거로 이타적인 행동이 삶의 더 큰 만족, 장수 및 더 나은 신체적 건강과 상관관계가 있다는 것을 증명하였다(Post, 2005). 이타적인 사람은 더 행복하고, 정신적 장애가 더 적으며, 부정적인 생각이 덜하다고 말한다(Brown, Consedine, & Magai, 2005; Nakamarua & Iwasab, 2006; Post, 2005; Tankersley, Stowe, & Huettel, 2007). 이것은 이타적인 사람이 자신의 종족을 위해 더 오랜 기간 기여할 가능성이 높고, 보다 즐기는 삶을 통해 자신의 기여에 대한 보상을 받을 것이라는 것을 의미한다.

또한 우리와 같은 사회적인 동물의 경우에는 애착, 감정적 조율 및 연결이 심리적인 스트레스를 치유하는 역할을 한다. 이것은 정신치료에 있어서 변화를 위한 가장 강력한 도구가 왜 치료적인 관계인지를 궁극적으로 설명해 준다. 정신치료가 출현하기 오래전에는 치유가 일상생활 속에서 만나는 가족, 친구, 성직자 및 현명한 노인과의 관계 속에서 이루어졌다. 이야기를 통해서 하는 치료가 자연스런 치유적인 사회적 상호관계를 전문적인 중재로 바꾸면서, 치유는 근본적으로 실제 세계와는 분리되게 되었다. 대인관계적 치유의 전문화는 이타주의와 같은 개념을 뒷전에 두게 만들었다.

일방향의 관계인 이타주의는 이미 치료의 핵심이다. 연구에 의하면 정신치료 성공의 많은 부분이 치료동맹―지지, 관대함, 존중 및 긍정적인 배려―에 달려 있다는 것이 지속적으로 증명되었다. 전통적인 치료적 관계는 전문화된 이타주의―우리의 내담자로 하여금 자신의 내적 세계를 탐색하고 발전시킬 수 있도록 하기 위해 형성된 비상호적인 관계―의 한 형태이다. 치료자는 우리가 하는 치료에 대한 치료비를 받기 때문에 우리가 하는 행동을 이타적이라고 정의할 수는 없지만, 우리 모두는 우리가 하는 행동이 직접적으로 치료에 대한 치료비 관계 그 이상이라는 것을 이해하고 있다. 상담실에서 진행되는 돌봄, 사랑 및 부모 되어 주기는 개인적인 투자를 필요로 한다. 우리는 내담자의 고통, 즐거움 및 슬픔에 영향을 받게 된다.

신경생물학적 연구는 뇌가 이타적인 행동을 할 때 활성화되는 방식은 정신치료를 통해 긍정적인 변화가 발생하는 것의 기초를 이룬다는 것을 밝혔다. 다른 사람을 돌보고 스스로 성장하는 것의 상호작용적인 특징은 두 가지 질문을 가져온다. ① 이런 과정은 긍정적인 치료적 관계의 근본적인 가치를 반영하는 것인가? ② 치료시간 사이에 이타적인 활동에 참여하는 것이 치료적인 변화에 긍정적인 영향을 미칠 수 있는가? 바꿔 말하면, 이타주의가 치료과정을 증진시키는 도구로서 작용하는가? 나는 이 장에서 이타적인 뇌에서는 어떤 일이 일어나며, 유도된 이타적인 활동이 왜, 그리고 어떻게 치료에 도움이 될 수 있는지에 대한 몇몇 생각을 살펴볼 것이다.

이타주의와 뇌

개인보다 집단을 선택한 것은 사회 구성원들 사이에 이타주의와 이기주의 그리고 선과 악을 혼합하는 결과를 초래하였다.

― 에드워드 오스본 윌슨(E. O. Wilson)

신경계의 사용과 발달 사이에는 직접적인 관계가 있다. 바꿔 말하면, 뇌는 자극, 도전 및 사용을 통해 성장한다. 이것은 왜 경험이 많은 명상가가 자기인식에 관여하는 뇌의 영역이 더 크고, 왜 피아노 연주자가 손가락을 조절하는 겉질 부분이 확장되어 있으며, 왜 도전적인 직업을 가지고 있는 사람이 더 복잡한 신경계를 가지고 있는지를 설명해 준다(Stern, 2002). 이타적인 행동이 치료적인 성공을 지지하는 신경계를 발달시키는 것일까?

자기와 다른 사람의 경험에 관여하는 신경계가 우리의 뇌에서 중복된다는 사실이 명확해지고 있다. 이것은 왜 스스로를 더 잘 아는 것이 다른 사람을 더 염두에 두는 것을 돕는지, 왜 자기에 대한 연민이 다른 사람에 대한 연민을 더 크게 유발하는지를 설명해 준다. 이러한 이유로 이타적인 행동은 애착, 자기효능감, 여러 관점을 받아들이기 및 연민과 관련된 뇌 영역의 발달을 유발할 수 있으며, 이 모두는 정신치료를 통한 긍정적인 변화에 매우 도움이 된다. 이런 생각을 지지하는 것은 뇌에 대한 연구뿐만 아니라 민간의 지혜, 종교적인 전통 및 많은 사회조직의 철학에도 들어 있다.

인간이 사회적인 뇌를 발달시킨 유일한 종은 아니다. 코끼리, 돌고래 그리고 많은 다른 종 역시 사회적인 뇌를 가지고 있다. 호모사피엔스가 등장하기 오래전에, 애착과 지속적인 한 쌍의 결합은 엄마-아기 관계의 기저에 있는 생물학에서 시작되어 발달하였다. 영장류와 그 이후 인간의 뇌가 더 복잡해지면서, 이런 본능은 우리가 더 많은 수의 다른 사람과 연결되게 함으로써 확대되었다. 오늘날 우리의 사회적 협력관계는 원초적인 신경 호르몬에서부터 복잡한 겉질망에 이르는 광범위한 신경생물학적 과정에 의해 이루어졌다. 이런 신경화학물질과 뇌 영역은 함께 우리가 이타주의 회로라고 부르는 것을 구성한다.

모성 본능에서 전혀 모르는 사람에게 콩팥을 기증하는 것과 같은 극도의 이타주의적인 행동으로의 진화는 오랜 기간의 진화를 통한 인간 뇌의 철저한 사회화를 반영해 준다. 비록 내가 이타적 행동의 신경적 원인을 논의하기 위해 이타주의 회로라는 용어를 사용하고 있지만, 이타주의 회로 전용의 신경망은 없다. 이타주의에 관여하는 신경화학물질과 신경망은 각각 다양한 목적을 위해 발달하였으며 다른 사람과 연결하고 가족, 종족 또는 종으로 결합되어 있다고 느낄 수 있는 우리의 능력을 증진시키기 위해 함께 작용한다. 기적에 의해서든 혹은 자연 선택에 의해서든, 이타주의는 놀라운 진화적 성과물이다.

신경화학물질: 옥시토신과 도파민

비록 우리의 결합과 애착 동기의 바탕에는 많은 신경화학물질이 있지만, 나는 여기서 두 가지 주요한 신경화학물질인 옥시토신(oxytocin)과 도파민(dopamine)에만 초점을 맞추려고 한다. 엄마와 아기가 함께 있다가 떨어진 후 재결합할 때, 이들의 옥시토신 수준은 올랐다가 떨어지고 다시 올라간다. 아이의 분리불안(separation anxiety)과 우리가 아이를 찾을 수 없었을 때 경험하는 스트레스 모두는 옥시토신의 급격한 하락에 의해 유발된다. 두려움 회로의 집행중추인 편도에는 옥시토신 수용체가 풍부하며 편도는 옥시토신에 의해 억제된다. 옥시토신은 편도를 억제함으로써 우리가 안전하다고 느끼게 만들며, 이것은 신경형성력, 새로운 학습 및 적응적인 변화를 증진시킨다. 우리가 보다 복잡한 존재로 진화하면서, 옥시토신은 우리의 즐거움, 고통, 불안, 짜증 및 공격성의 경험에 관여하게 되었다. 예상할 수 있겠지만, 안녕감과 감소된 두려움은 증가된 옥시토신 수준과 연관되며, 우리가 사랑하는 사람과 가까이 머물고 돌봐 주는 것에 대한 보상으로 나타난다.

우리 중 많은 사람은 불안, 외로움 및 우울과 같은 부정적인 감정을 조절하기 위해 관계를 맺는다. 이것은 옥시토신을 증가시키는 것이 우리를 더 안전하다고 느끼게 해 주며 다양한 범위의 긍정적인 신체적 경험과 감정적 경험을 촉발하기 때문이다. 이와는 반대로, 옥시토신의 감소는 우리로 하여금 버림받은 느낌과 상실감을 느끼게 만들며 자해행동과 자살행동을 할 위험에 처하게 만든다. 사랑에 중독되는 것은 실제로 우리가 사랑의 감정을 활성화시키는 신경화학물질에 중독되었음을 의미한다. 이것은 또한 왜 비판적·적대적 그리고 학대적 관계가 우리의 마음, 몸 및 영혼에 부정적인 피해를 주는지를 설명해 준다.

보다 이타적인 행동에 참여하고 있다고 보고하는 사람은 높은 옥시토신 수준을 보이는데, 이것은 이타적인 행동이 옥시토신에 의해 자극되고 강화된다는 것을 암시하며, 이것은 다른 사람에게 베푸는 것이 얼마나 좋은 느낌을 받게 하는지를 설명해 줄 수 있다(Zak, Stanton, & Ahmadi, 2007). 높은 수준의 옥시토신은 또한 신뢰, 공감, 협동 및 집단에 속하려는 경향과 상관관계가 있다(De Dreu et al., 2010; Luo et al., 2015; Zak et al., 2007). 우리가 상실감, 공포, 혹은 우울감을 느낄 때 옥시토신을 활성화시키는 것은 부정적인 감정을 감소시키고 우리가 위로를 받기 위해 다른 사람을 찾도록 만든다. 유도된 이타주의를 통해 옥시토신 활성화를 자극하는 것은 치료적인 관계와 정신치료의 유익한 효과 모두를 증진시킬 수 있다.

옥시토신과 관련되어 작용하는 것이 도파민이며, 도파민은 뇌의 주요한 보상 신경화학물질이다. 만약 자연 선택이 우리의 생존을 위해 우리가 뭔가를 하도록 만들었다면, 그 행동은 도파민과 짝을 이룰 가능성이 높다. 도파민 활성화는 활동, 대상 및 다른 사람에 대한 긍정적인 연관을 만들어 낸다. 도파민은 우리가 물건을 사는 양상, 먹는 행동 그리고 우리와 시간을 같이 보내는 사람을 결정하게 만든다. 이타적인 행동이 기분을 좋게 만드는 것은, 최소한 부분적으로는 도파민을 만들어 뇌의 나머지 부분으로 전달하는 배쪽덮개영역(ventral tegmental area)과 중간둘레경로(mesolimbic pathway)가 더 활성화되기 때문이다(Moll et al., 2006).

옥시토신과 도파민은 매우 특별하고도 중요한 관계를 가지고 있다. 우리가 새로운 차와 같이 우리의 도파민 보상체계를 자극하는 뭔가를 보고 그것을 사는 것은 우리의 기분을 좋게 만든다. 한 달 뒤에는 우리가 그 차에 익숙해져 있기 때문에 그 차는 단지 차일 뿐이다. 그러나 만약 우리가 새로운 아기와 같이 도파민과 옥시토신 모두를 활성화시키는 뭔가를 본다면, 한 달 뒤에도 그 아기는 여전히 매우 특별하다. 이것은 도파민과 옥시토신을 동시에 활성화시키는 것이 도파민의 습관화(habituation)를 억제하기 때문이다. 이것은 왜 유행이 왔다가 사라지고 우리가 가지고 있는 것에는 싫증을 느끼지만, 왜 우리가 사랑하는 사람을 만나는 것을 계속 기다리는지에 대한 설명이 된다.

옥시토신과 도파민이 우리와 다른 사람의 연결을 조절하고 강화시키는 반면, 일련의 신경망은 우리가 우리 주변에 있는 사람의 내적인 상태를 이해하고, 맞춰 주고, 공감할 수 있도록 해 준다. 이타주의 행동을 하는 동안에 활성화되는 다양한 뇌 영역은 사회적 지능, 감정적 조절 및 자기에 대한 경험을 담당한다. 이런 신경망은 중요한 사람을 인식하는 것을 가능하게 해 주며, 우리의 신체에서 그 사람의 감정을 경험하게 해 주고, 조율과 공감의 기반을 만들어 준다.

오른쪽 편도

비록 편도가 우리의 두려움 회로의 집행중추이지만, 편도는 그 이상의 역할을 한다. 편도는 세상에 있는 좋은 것과 나쁜 것을 평가하며, 좋은 것에는 몸이 접근하게 하고 나쁜 것에는 몸이 피하도록 신호를 보내는 구조물이다. 편도는 대뇌반구와 마찬가지로 뇌의 양쪽에 있으며 오른쪽 편도와 왼쪽 편도가 각각 특수화되어 있다. 왼쪽 편도는 외부 세상에 더 초점을 두는 반면, 오른쪽 편도는 내적인 경험에 더 특수화되어 있다. 오른쪽 편도는 오른쪽 겉질의 기능적인 전문지식과 결합하여 자기와 다른 사람의 내적·감정적 경험에 관여한다. 우리가 감정적인 고통, 수치심 및 외로움으로 고심하고 있을 때, 오른쪽 편도가 관여하고 있을 가능성이 높다.

낯선 사람에게 자신의 콩팥을 기부하는 사람처럼 비범한 이타주의자라고 불리는 사람은 오른쪽 편도가 매우 커져 있는 것이 발견되었으며, 오른쪽 편도는 두려운 얼굴 표정을 봤을 때 왼쪽 편도보다 더 활성화된다(Marsh et al., 2014). 이것은 이런 비범한 이타주의자는 다른 사람의 고통을 더 깊게 인식하고 더 큰 감정적인 반응을 보인다는 것을 암시해 준다. 이와는 대조적으로, 공감과 이타주의가 없는 정신병질자(psychopath)

는 오른쪽 편도의 부피가 매우 감소되어 있다. 오른쪽 편도는 기능적인 특수성 때문에 이타주의 회로를 구성하는 강력한 후보이다.

눈확안쪽 앞이마엽겉질

눈확안쪽 앞이마엽겉질(orbitomedial prefrontal cortex: ompfc)은 사회적인 연결의 조직화와 우리의 관심을 자기의 경험으로 돌리고 다른 사람에게 공감을 할 때 필요한 핵심적인 구조물이다(Frith & Frith, 1999; Gusnard et al., 2001; Lane et al., 1997; Reiman et al., 1997). 따라서 이타적인 행동을 하는 동안에 ompfc가 상당히 활성화되는 것은 놀랄 일이 아니다(Moll et al., 2006; Skuse & Gallagher, 2008). 애착회로의 제일 꼭대기에 있는 ompfc는 편도 및 다른 겉질밑 구조물을 조절할 수 있으며, 우리의 불안과 두려움을 조절하기 위해 양육자와 사랑하는 사람에게 다가갈 수 있도록 한다. 우리가 안정적 애착이라고 부르는 것은 필수적으로 자율신경계의 각성(예, 투쟁-도피 반응)이 없는 상태에서 스트레스를 경험하는 능력이다.

추측할 수 있겠지만, 안정적으로 애착된 사람은 다른 사람에게 도움을 더 많이 주고 이타적인 행동에 더 많이 참여한다는 것이 발견되었다. 안정적으로 애착된 사람은 또한 연민의 감정을 더 많이 표현하고 다른 사람에게 더 많은 돌봄을 제공한다(Post, 2005). 이타적인 행동을 통한 ompfc 회로의 활성화는 이타적인 사람이 안전하다고 느끼는 상황에서 애착과 결합을 자극할 가능성이 높다. 이것은 왜 애완동물을 돌보는 것이 흔히 사회공포증이나 외상후스트레스장애가 있는 환자가 다른 사람과 관계를 하는 데 귀중한 다리 역할을 하는지에 대해 설명해 줄 수 있다. 애완동물을 돌보는 것은 내담자가 다른 사람과 보다 위험한 관계를 시험해 보도록 허락해 주는 연결을 위한 중간과정이 될 수 있다. ompfc와 편도를 연결하는 회로는 정신치료에서의 변화를 위한 핵심적인 신경적 목표이다.

관자-마루 이음부

관자엽과 마루엽이 만나는 겉질 영역인 관자-마루 이음부(temporal-parietal junction: TPJ)는 사회적 기억과 감정적 기억의 저장 및 자기와 다른 사람의 접점을 경험하는 것에 관여한다. TPJ는 우리가 다른 사람을 관찰할 때 우리의 개인적인 기억을 활성화시켜 투사(projection)와 전이(transference)를 유발하는 영역일 수 있다. TPJ는 이타주의 회로를 구성할 것으로 생각되는 다른 후보처럼 우리가 이타적인 행동에 참여하기로 결정을 내릴 때, 그리고 다른 사람의 공감과 동정의 표현에 대해 반응할 때 다른 겉질 영역들보다 더 활성화된다(Jackson, Meltzoff, & Decety, 2005). 이타적인 사람은 TPJ에 회색질(gray matter)이 더 많은데, 이것은 이타적인 사람이 다른 사람에 의해 더 깊은 감동을 받고, 자기와 다른 사람의 상호작용을 더 깊게 경험한다는 것을 암시한다(Morishima et al., 2012).

연구에 의하면 TPJ는 동일시(identification)와 다른 사람에게서 오는 사회적인 단서의 처리과정뿐만 아니라 자기대행(self-agency, 역주: 의식적으로 인식하기 전에 뇌가 미리 행동을 예측하는 것)의 경험에도 관여한다는 것이 증명되었다(Decety & Jackson, 2004). TPJ는 우리가 다른 사람이 받고 있는 스트레스와 우리 자신의 스트레스에 대한 기억을 자동적으로 연결시키는데, 이것은 우리가 다른 사람에 대한 동정심을 가지기 위해 반사적으로 우리의 과거를 사용하며 다른 사람을 도와주기 위한 행동을 취하게 해 준다. TPJ는 내담자와 치료자 모두에게 있어서 치료시간에 의식적 기억과 무의식적 기억이 활성화되면서 조율, 전이, 역전이 및 투사적 동일시(projective identification)의 상태가 발생할 때 뇌가 활성화되는 중요한 영역이다.

위관자구역

TPJ 옆에 있는 위관자구역(superior temporal zone: STZ)은 이타적인 행동을 하는 동안에 활성화되는 또 다른 뇌 영역이다(Lutz et al., 2008; Tankersley et al., 2007). 이러한 영역[뒤위관자엽피질(posterior superior temporal cortex)과 뒤관자고랑(superior temporal sulcus)]은 사회적인 연결의 다른 측면을 담당한다. 관자엽의 위쪽 겉질(superior cortex)이 수용언어를 담당하는 반면, 관자엽의 위쪽 고랑(superior sulcus)은 얼굴 표정을 이해하는 것을 돕는다(Perrett et al., 1984; Jellema et al., 2000; Jellema & Perrett, 2003). 관자엽의 위쪽 겉질과 위쪽 고랑은 함께 모방하기, 공동관심, 다른 사람을 모델로 삼기 및 마음이론과 같은 사회적인 과정을 지지한다. STZ는 정신치료적 관계에서 얼굴과 얼굴을 마주보는 상호작용 동안에 특히 활성화된다.

거울신경세포

이마엽과 마루엽에 있는 거울신경세포는 우리가 다른 사람이 어떤 행동을 하는 것을 관찰할 때와 그것과 똑같은 행동을 우리가 할 때 모두 발화된다. 거울신경세포는 관찰과 흉내내기를 통한 학습뿐만 아니라 몸짓으로 하는 의사소통과 구어를 발달시키는 뇌의 능력에 있어서 중추적인 역할을 하는 것으로 생각되고 있다. 거울신경세포는 다른 사회적 신경망 및 감정적 신경망과의 연결성 때문에 우리가 어려움에 처한 다른 사람의 고통을 느끼고 그들이 우리의 도움을 받을 때 그들의 즐거움을 우리가 느끼게 해 주는 역할을 한다고 생각되는데, 이러한 부분은 이타주의와 치료적인 연결의 중요한 측면이다.

불이행방식망

불이행방식망(default-mode-network: DMN)은 우리가 우리 자신과 다른 사람에 대한 성찰적인 경험을 할 때 활성화되는 일관적인 기능적 신경망이다(Beckmann et al.,

표 14-1 이타주의의 신경생물학	
이타주의가 활성화시키는 것	**이타주의가 제공하는 것**
옥시토신	• 결합과 애착 • 스트레스를 감소시키고 신경형성력을 증가시킴
도파민	• 다른 사람을 돕는 것에 대한 보상 • 다른 사람이 이기적인 행동으로 인해 처벌받는 것을 보는 보상
오른쪽 편도	• 다른 사람의 감정에 관심을 기울임
눈확안쪽 앞이마엽겉질	• 안정적 애착, 정서조절 및 감정적인 안전함 • 마음이론과 다른 사람의 경험을 이해하는 것
관자마루 이음부	• 자기대행, 자기효능감, 자존감 • 개인적인 책임에 대한 감각 • 배려/되먹임에 대한 이해가 증가함 • 다른 사람의 경험을 이해하는 능력이 증가함 • 공감
위관자구역	• 다른 사람과의 연결 및 행동적 동시성
거울신경세포	• 모방, 조율, 공감, 마음이론
불이행방식망	• 일관성 있는 자기감 • 자기와 다른 사람의 내적인 상태를 이해하는 능력

2005; Mitchell, Banaji, & Macrae, 2005). DMN은 또한 사회적 인지, 공감 및 이타주의를 위한 신경적 발판으로서의 역할을 한다(Schilbach et al., 2008). DMN은 다른 신경망과 함께 신체의 감각적 경험과 외부 세계의 감각적 경험을 결합하여 우리로 하여금 시간의 흐름 속에 있는 상상적 공간에서 우리 스스로에 대한 의식적인 경험을 할 수 있도록 해준다. 우리는 이런 상상적 공간에서 관계를 맺을 수 있고, 다른 사람의 관점을 받아들이며, 도덕적인 갈등을 해결하고, 사회적인 행동으로 인한 미래의 결과를 상상할 수 있다(Maguire & Mummery, 1999; Iacoboni et al., 2005; Uddin et al., 2004; Spreng & Grady, 2010). 이런 기능은 주관성에 대한 경험과 자기에 대한 경험의 발달 그리고 다른 사람의 경험에 대해 우리가 인식하는 것에 매우 중요하다(Morcom & Fletcher, 2007).

우리는 내담자가 방어적인 자세에서 벗어나 자기성찰을 할 수 있도록 격려할 때, 또는 외부 세계에 대한 생각에서 내담자를 힘들게 하는 감정과 기억으로 관심을 전환시키도록 격려할 때 이런 회로를 활성화시키려고 시도하고 있는 것이다. 이것은 해석이 내담자의 가슴에 와 닿았을 때와 내담자의 반사적인 방어가 갑자기 멈췄을 때 가장 활성화되는 회로이다(〈표 14-1〉 참조). 이런 상태에서 나타나는 얼굴 표정은 흔히 내담자가 지금까지 방어해 오던 감정을 반영한다.

뇌를 사회적 기관으로 만드는 이런 모든 신경회로는 언어와 문화를 위한 기반구조로서의 역할을 한다. 문화의 한 부분으로 발생하는 종교적인 신념과 정치적인 제도는 주변을 탐색하는 우리의 욕동이 자기보존과 다른 사람을 돌보는 방향으로 도전을 하고 있다는 것을 반영한다. 따라서 우리의 종교적 신념과 정치적 신념은 우리의 뇌가 어떻게 사회적인 정보를 처리해 왔는가에 대한 중요한 단서이다. 치료자로서의 우리는 내담자의 신념이 그들의 뇌가 어떻게 조직화되었는지에 대한 가치 있는 단서를 제공한다는 것을 염두에 두면서 내담자의 신념의 많은 부분을 받아들이고 마음을 열어 둘 필요가 있다.

종교와 정치에서의 이타주의

> 현대의 보수주의자는 인간의 도덕적 철학 가운데 가장 오래된 운동 중의 하나에 참여하고 있다. 즉, 이기심에 대한 최상의 도덕적인 정당성을 찾는 데 참여하고 있는 것이다.
> — 존 케네스 갤브레이스(John Kenneth Galbraith)

사랑과 공격성이 함께 진화되어 온 것은 우리에게 가장 가까운 사람에게 애착하고 보호하는 우리의 능력을 증가시켰다(Choi & Bowles, 2007). 때때로 갈등을 유발하는 사랑과 공격성의 본능이 함께 존재하는 것은 왜 우리가 가정폭력과 질투심에 의한 분노를 유발하고, 또는 왜 일부 사람이 어떤 사람에게는 지나치게 친절하면서도 다른 사람에게는 지나치게 잔인하게 구는지를 이해할 수 있도록 도와준다. 일상생활에서 나타나는 공감과 이기심 사이의 전쟁은 우리의 세속적인 법률과 종교적인 계명의 대상이다.

대부분의 종교적인 전통은 모든 사람 사이의 조화와 일치를 장려하며, 많은 종교가 이타적인 행동을 종교적인 신념체계의 중심에 두고 있다. 영적 전통의 다양성에도 불구하고 종교에서 사람 사이의 유대감에 대한 이해—종의식(species consciousness)—는 지속적인 주제이다. 지금까지도 자신이 종교적이라고 간주하는 사람은 보다 이타적이고, 공감적이며, 친사회적이라고 느끼고, 다른 사람에게도 그렇게 보인다(Saroglou, 2013; Saroglou et al., 2005). 이것은 종의식이 우리 내면 깊숙이 자리 잡고 있는 광범위한 적응과정의 한 부분이라는 것을 암시해 준다.

이기주의와 이타주의를 향한 우리의 본능의 갈등은 보수주의와 진보주의의 양극화에 반영되어 있다. 보수주의자는 흔히 자기중심적이고 자신의 이익을 보호하려는 것을 특징으로 한다. 이와는 반대로, 진보주의자는 정의와 평등에 관련된 문제에는 지나친 관심을 두지만 국가의 재정적인 현실에는 그다지 충분한 관심을 두지 않는 것으로 보인다. 우리의 정치체계를 교착 상태에 빠뜨린 이러한 보수당과 진보당 사이의 양분 격화는 심지어 신경과학자의 관심을 유발하게 하였다. 몇몇 연구에서 보수주의자와 진보주의자의 뇌를 비교하였는데, 몇 가지 흥미로운 소견이 발견되었다.

아마 이미 예측했겠지만, 진보주의자는 보다 큰 앞쪽 띠다발을 가지고 있었는데, 이 부분은 애착과 두려움 조절 모두에 관여하는 부분이다(Jost & Amodio, 2012). 진보주의자는 또한 위험을 평가할 때 왼쪽 뇌섬엽의 활성도가 높았는데, 이것은 자신의 내적인 상태와 다른 사람의 내적인 상태에 민감하다는 것을 암시한다(Kanai et al., 2011). 조금 다른 방식으로 설명하자면, 진보주의자는 자기 스스로에 대해 더 느끼고, 다른 사람에 대해서도 더 느끼며, 정치적인 결정을 할 때 공감을 많이 사용한다. 진보주의자는 또한 대인관계 상황에서 자신의 두려움을 더 잘 조절할 수 있다. 이와는 대조적으로, 보수주의자의 뇌는 다른 사람의 경험과 요구에 덜 관심을 두면서 세상을 위험한 곳으로 보는 쪽으로 편향되어 있었다. 보수주의자의 뇌는 편도의 부피가 크고, 오른쪽 편도의 활성도가 높았으며, 두려움에 직면했을 때 더 큰 공포 반응을 보였다. 동시에, 보수주의자의 뇌는 앞쪽 띠다발의 부피가 감소되어 있었는데, 이것은 애착회로 활성화가 감소되어 있고, 논쟁의 미묘한 차이에 대해 관심을 가지는 능력이 감소되어 있음을 암시하는 것이다(Amodio, Jost, Master, & Yee, 2007; Schreiber et al., 2013). 따라서 보수주의자에게는 문제들은 좀더 명확한 해결책을 가진 옳고 그름이 문제로 여겨지는 것이다.

정치적인 문제에 직면했을 때 보수주의자와 진보주의자의 뇌에서 발견되었던 나와 타인 중 어디에 초점을 맞추는가의 차이가 그들이 문제를 규정하고 해결책을 찾는 방식에 영향을 미친다. 두려움(편도의 활성화에 의해 유발되는)은 우리 모두가 보다 자기 방어적이 되도록 만들며, 흑백논리적 사고를 하게 하며, 우리의 신념에 대해 더 경직되게 만든다. 다른 사람에 대해 생각하는 것은 애착회로의 활성화가 요구되는데, 이 애착회로는 편도를 억제하고 앞쪽 띠다발을 활성화시켜 흑백 사이에 있는 다양한 회색의 정도를 구별할 수 있게 해 주고 불확실함으로 인해 유발되는 불안을 견딜 수 있게 해 준다. 따라서 내담자의 정치적인 신념은 내담자의 뇌가 어떻게 조직화되었으며 우리가 어떻게 내담자에게 알맞은 치료를 적용할 것인가에 대한 단서를 제공해 줄 수 있다. 물론 어떤 위치를 선택할 것인지에 대한 실제 세상에서의 적응적인 가치는 상황에 따라 다르다. 네빌 체임벌린(Neville Chamberlin, 역주: 제2차 세계대전 직전의 영국 수상으로 히틀러에게 속아 평화협정을 맺음)은 아돌프 히틀러(Adolf Hitler)를 조금 더 의심하는 게 나았을 것이며, 영국이 인도의 독립에 대한 간디의 주장에 조금 더 공감했더라면 더 좋은 결과를 낳았을 것이다.

보수주의자와 진보주의자가 이타적인 행동을 할 때 다르게 행동하는지에 대한 연구는 아직 시행되지 않았다. 우리는 어떤 집단이 더 이웃을 돕고, 자선을 베풀며, 또는 다른 사람의 필요를 위해 자신이 필요한 것을 희생할지에 대해 아직 모르고 있다. 아마도 보수주의자는 자신이 알고 있는 사람에게 더 관대한 반면, 진보주의자는 낯선 사람에게 더 이타적인 태도를 보이고 친한 사람에게는 덜 관대할 것이다. 우리가 현재 하고 있는 논의의 가장 중요한 부분은 태도의 이런 차이가 우리로 하여금 우리를 찾는 내

담자의 신경회로 조직화가 어느 쪽으로 편향되어 있는지를 이해하고 통찰을 가지는
데 도움을 준다는 사실이다.

정신치료에 대한 보조치료로서의 유도된 이타주의

> 모든 사람은 창조적인 이타주의의 빛 속에서 살 것인지, 아니면 파괴적인 이기주의의
> 어둠 속에서 살 것인지를 반드시 결정해야 한다.
>
> — 마틴 루터 킹 주니어(Martin Luther King Jr.)

유도된 이타주의를 정신치료에 대한 보조치료로 포함시키는 것은 특별한 신경생물
학적 과정과 심리적인 과정을 활성화시킴으로써 치료적 성공을 증가시킬 수 있는 일
련의 연쇄적인 긍정적 효과를 유발할 수 있다.

① 옥시토신과 도파민의 증가, 눈확안쪽 앞이마엽겉질(ompfc) 애착회로의 활성화,
   편도 억제를 통한 **스트레스 감소, 깊어진 치료자와의 관계 및 신경형성력의 증가**

② 관자엽, 앞이마엽 및 불이행방식망(DMN)과 연관된 구역의 활성화를 통해 **증가된
   자기인식, 자기성찰 능력, 관점 받아들이기, 피드백에 대한 개방성 및 치료적 경험의 깊
   은 내재화**

③ 관자-마루 이음부(TPJ), 위관자구역(STZ), ompfc, 오른쪽 편도 및 거울신경세포
   의 활성화를 통해 **증가된 자존감, 자기대행, 개인적인 책임감 및 공감**

처음에 이타주의는 결합 및 안정적 애착과 연관된 영역을 활성화시킬 수 있다. 이
것은 내담자와 치료자가 협동할 수 있는 발판을 증진시키고 신경성장과 학습에 더
개방적인 뇌의 상태와 마음의 상태를 만들어 준다. 그다음 단계인 심리적 마음 자세
(psychological mindedness)는 내담자가 자신에 대한 인식과 세상에 대한 인식을 확장
시키기 위해 언어와 자기성찰을 사용하게 해 준다. 세 번째 단계는 감정적인 안전함과
증가된 인식을 결합하는 것인데, 이것은 내담자가 세상에서 자기 스스로가 경험하는
방식을 변화시킴으로써(희생자에서 행동하는 사람으로, 무력한 상태에서 다른 사람을 도와
주는 상태로, 2위에서 1위로) 이루어진다.

우리 모두는 우리 스스로에 대한 이야기로 구성된 개인적인 이야기를 발달시킨다.

이것은 우리 정체성의 무게중심이 되며 미래의 행동에 대한 설계도의 역할을 한다. 우리의 자기정체성이 관계의 맥락에서 존재한다는 점을 고려해 볼 때, 우리가 기부자, 양육자, 또는 후원자로서 우리 스스로에 대한 이야기를 가지고 있다면 이것은 자연스럽게 효율성과 자존감을 증진시켜 주는 이야기를 만들어 내게 된다. 우리는 점점 더 다른 사람과의 관계에 참여하고 긍정적인 되먹임을 얻을 수 있는 기회가 증가하며, 이 역시 우리 이야기의 한 부분이 된다. 이타적이 되는 것은 우리가 희생자 대신에 기여자, 무력한 사람 대신에 효율적인 사람이 되게 만들어 주며, 사회적인 세상에 연결시켜 줄 뿐만 아니라 재연결, 변형 및 구원의 기회를 만들어 준다.

단주모임(Alcoholics Anonymous: AA)은 이타주의가 어떻게 비치료적인 환경에서 개인적인 변화를 유발하는 도구로 오랫동안 사용되었는지를 보여 주는 매우 좋은 예이다. 『위대한 책(Big Book)』(역주: AA에서 성경으로 간주되는 책)과 12단계에 설명되어 있는 AA 내에서의 가치관에는 집단의 공동 안녕을 위해 헌신하기, AA의 메시지를 다른 알코올 중독자에게 전달하기 및 새롭게 금주를 한 사람에게 후원자로서의 역할하기가 포함되어 있다(Alcoholics Anonymous, 2015). 또 다른 이타주의의 사용은 아홉 번째 단계인데, 이 단계 동안에 개인은 과거에 자신이 상처를 준 사람과 화해한다. 이것은 자기성찰, 관점 받아들이기, 공감 및 겸손을 포함하는 이타주의 회로의 측면과 연관이 있다. 대부분의 AA 회원은 다른 사람에게 베푸는 것의 중요성, 그리고 자신이 상처를 준 사람과 화해를 하는 것이 자신의 금주를 유지시키는 핵심 요소라는 것을 인식하고 있다.

나는 유도된 이타주의가 치료의 중간 단계―초기의 모든 위기와 드러난 문제가 다루어지고 치료적인 관계가 형성된 이후―에서 정신치료의 한 부분으로 사용되는 것을 제안하고 싶다. 유도된 이타주의는 자신의 감정, 과거의 희생, 또는 자신의 삶에서의 무능감에 특히 강박적인 것처럼 보이는 내담자의 경우 고려되어야 한다. 내담자가 언제, 어디서 그리고 어떻게 이타적인 활동에 참여할지에 대한 선택은 내담자의 강점, 약점 및 개인적인 필요에 맞도록 신중하게 고려되어야 한다. 예를 들면, 아동병원, 노숙자 쉼터, 또는 말기 환자 공동체에서 자원봉사를 하는 것은 일부에게는 용기를 주겠지만 또 다른 사람들에게는 견디지 못하는 일이 될 수도 있다. 공립 도서관에서 아이들에게 책을 읽어 주는 것이나 애완동물 보호소에서 개를 산책시켜 주는 사람으로 봉사하는 것도 일부 내담자의 경우에는 감당하기 어려운 일일 수 있을 것이다. 유도된 이타주의의 목적은 내담자로 하여금 자신이 사회에 긍정적인 기여를 하고 있다고 느끼게 만들고, 자기효능감을 경험하며, 의미와 사랑을 위해 노력하는 데 자신이 혼자가 아님을 보게 해 주는 것이다.

다른 사람에게 봉사하는 것이 자기성장을 위한 길이라는 생각은 최근의 것이 아니다. 기독교와 불교를 포함하는 많은 종교적인 전통은 다른 사람에 대한 봉사가 건강, 치유 및 영적인 성장을 이끈다고 믿는다. 일본의 치료 학파 중의 하나인 나이칸 치료(Naikan therapy)에서는 정신질환과 다른 사람에 대한 감사가 결핍된 것을 같은 것으로 본다(Reynolds, 1980). 나이칸 치료는 2주간의 명상과 아무리 작은 일이더라도 다른 사람이 자신에게 해 준 것에 대한 예를 기억하는 데 초점을 맞춘 일기 쓰기를 포함한다. 나이칸 치료의 관점에서 볼 때, 자기중심주의는 우리로 하여금 고립감, 분노 및 집단의 마음으로부터 단절된 느낌이 들게 만들며, 결과적으로 이타주의 결핍장애를 유발한다. 나이칸 치료는 마음의 균형을 다시 잡기 위해 다른 사람에 대한 감사를 재활성화시키도록 고안되어 있다. 정신치료에 유도된 이타주의를 추가하는 것은 이처럼 오래된 훈련 및 전통과 밀접하게 연관되어 있다.

천국의 빛으로 악마를 살펴보기

> 이타주의는 타고난 것이지만 본능적인 것은 아니다. 모든 사람은 이타주의를 위한 장치를 가지고 있지만 스위치가 켜져야 실행된다.
>
> – 데이비드 래코프(David Rakoff)

문학과 민간 설화는 이타주의 행동이 우리가 흔히 정신치료를 통해 얻으려고 노력하는 개인적인 변화를 유발한다는 많은 이야기를 포함하고 있다. 이런 이야기의 시작으로 내가 선호하는 것 중 하나는 빅토르 위고(Victor Hugo, 2013)의『레미제라블(Les Miserables)』에서 범죄자였던 장발장이 친절하고 관대한 신부를 만나는 장면이다. 이들이 만났을 때, 장발장은 수치심, 분노 및 자신의 고통스러운 과거에 있었던 외상으로 인해 힘들어하고 있었다. 빵을 훔친 것에 대한 처벌로 복역을 한 후 최근에 교도소에서 출소한 장발장은 사회로부터 버림받은 느낌을 받았고, 분노했으며, 살기 위해 싸우고 있었다.

그는 자비나 연민을 기대하지 않았기 때문에, 신부가 자신을 사제관에 받아들이고 친절과 음식 그리고 숙박을 제공하는 것에 대해 놀랐다. 장발장은 무자비함에 대해서만 알고 있었기 때문에 신부의 의도를 의심하면서 저녁을 먹고는 자리에서 물러났다.

장발장은 신부의 친절함에 감동을 받지 않았기 때문에 모두가 잠들기를 기다린 후, 은식기류를 챙겨서 밤중에 도망을 쳤다. 그는 그다음 날 경찰에게 체포되었고 경찰은 확인을 위해 사제관으로 그를 데리고 갔다. 문을 두드리는 소리에 사제가 문을 열었을 때, 그는 은식기류를 손에 들고 경찰에게 붙들려 있는 장발장을 발견하였다.

사제는 장발장이 도둑이라는 것을 확인시켜 주고 그를 교도소로 다시 보내는 대신에 경찰관에게 뭔가 착오가 있었음에 틀림없다고 말해 주었다. 장발장은 자신의 친구이며 은식기류는 자신이 선물로 준 것이라고 말했다. 경찰관이 의아해하며 떠난 이후에 신부는 장발장에게 은식기류와 어울리는 촛대를 가져가는 것을 잊어버린 것 같다고 말했다. 그 후에 신부는 장발장을 가까이 오도록 끌어당기면서 말했다. "당신은 정직한 사람이 되겠노라고 나한테 약속했습니다. 나는 지금 당신의 영혼을 사고 있습니다. 나는 당신의 영혼을 지옥에서 구해 내어 신에게 주겠습니다!" 장발장이 신부의 집에서 걸어 나올 때, 그 안에 있는 무엇인가가 무너졌고 그가 예전에 세상에 대해 이해했던 것들이 흔들렸다. 장발장은 위기에 빠졌다.

> 그는 이 신부의 용서가 지금껏 겪었던 어떤 공격보다도 가장 강력한 공격이라는 것을 어렴풋이 느꼈다. 만약 자신의 마음이 이 친절에 저항한다면 자신의 마음은 완벽하게 강해질 것이지만, 만약 자신이 항복한다면 자신의 영혼을 수년간 채워 왔고 자신의 만족의 근원이었던, 다른 사람의 행동에 대한 미움을 포기해야만 했다. 그는 이번에 정복을 하거나 정복을 당해야 했으며, 이런 크고도 결정적인 싸움은 자신의 잘못됨과 신부의 선량함 사이에서 시작된 것이었다(Hugo, 2013, p. 110).

장발장의 뇌에서는 무슨 일이 일어났을까? 나는 신부의 연민이 옥시토신을 활성화시켜 장발장이 수년간 경험하지 못했던 보살핌을 받는 느낌과 긍정적인 사회적 감정을 유발했을 것이라고 상상할 수 있다. 장발장에게서 유발된 느낌은 그로 하여금 자신의 무정함과 미움이라는 방어의 필요성에 의문을 갖게 만들었다. 관자-마루 이음부(TPJ), 위관자구역(STZ) 및 불이행방식망(DMN) 내에서의 활성화는 장발장이 더 큰 자기성찰 능력과 자신에 대한 더 넓은 시각을 가지게 만들었으며, 자신이 변할 수 있다는 상상을 할 능력을 가지게 해 주었다. 옥시토신의 활성화가 외적 위협에 대한 경계를 감소시켜 주었기 때문에, 그의 경험이 뇌에서 계속 변화하도록 해 줄 수 있는 신경형성력 융통성이 더 커진 것이다.

장발장은 이런 위기의 상태에서 어린 소년인 프티 제르베를 만나고 그 소년의 동전을 훔친다. 과거에 그는 훔치는 행동을 하면서 1초의 망설임도 없었지만, 그는 이제 자신의 행동을 살펴보고 생각해 보는 내적인 관점을 가지고 있다. 그는 이제 단순한 반사적인 행동 대신에 훔치려고 하는 자신의 충동을 하나의 악마적인 본능으로 보고 있다. 그는 자신의 하찮은 도둑질을 자신의 내부에 있는 짐승과 야수의 행동으로 생각하고, 자신의 행동이 자신을 두려워서 움츠러들게 한다는 사실에 대해 생각하고 있었다. 자신이 지금까지 어떻게 취급받아 왔는지에 대한 분노와 미움에 의해 유발된 그의 행동은 이제 낯설고 혐오스럽게 느껴졌다.

　　이것은 오직 그의 현재의 상황에서만 가능한 이상한 현상이었지만, 사실은 아이에게서 이 돈을 훔치는 것은 그가 이제 더 이상 할 수 없는 일을 한 것이었다. 그는 자신의 삶을 볼 수 있었는데 끔찍해 보였으며, 그의 영혼도 볼 수 있었는데 두려움에 떨고 있는 것 같았다. 그러나 그의 삶과 영혼에는 부드러운 빛이 비추고 있었다. 이것은 그에게 마치 그가 천국의 빛으로 악마를 살펴보는 것처럼 보였다(p. 111).

이 사례 연구의 핵심은 신부의 이타적인 행동이 장발장에게 일련의 연쇄적인 감정, 생각 및 행동의 변화를 유발하여 분노한 야수에서 연민 어린 인간으로 발전하게 만들었다는 점이다. 장발장은 이제 자신의 경험을 성찰할 수 있는 능력, 새로운 존재방식을 고려할 수 있는 능력 그리고 자신과 다른 사람에 대해 공감할 수 있는 능력을 포함하는 내적인 세계를 가지고 있었다. 그는 더 이상 자신의 충동의 포로가 아니며, 이제는 집단의 마음에 참여하고 긍정적인 인간관계를 만들어 내는 가능성이 존재하고 있었다. 결과적으로 자기성찰과 개인적인 책임감을 포함하는 세상에 대한 보다 새롭고 더 적응적인 이야기가 만들어졌다.

　만약 그 신부가 치료자였다면, 치료자는 장발장과의 짧은 중재를 하나의 성공한 치료로 간주했을 것이다. 만약 당신이 이 이야기의 나머지 부분을 모른다면, 장발장은 어린 고아인 코제트의 후견인이 되어 자신에게 피해를 주었던 거친 세상으로부터 코제트를 보호하고 키운다. 다른 많은 사람처럼, 그가 치유된 핵심적인 요소는 자신이 아이로서 결코 받지 못했던 것을 아이에게 주는 것이었다. 그는 또한 다른 많은 사람을 도와준 정직한 시민이자 인격적인 사람이 되었다.

요약

> 언제쯤이면 우리의 양심이 부드러워져서 단지 처벌만 하는 것이 아니라 고통을 방지
> 하는 쪽으로 갈 수 있을까?
>
> – 엘리너 루스벨트(Eleanor Roosevelt)

치료의 한 측면으로 유도된 이타적인 행동에 내담자를 참여하게 하는 것은 이타주의가 뇌, 마음 및 관계에 미치는 자연적인 영향을 통해 신경형성력을 증가시키고 긍정적인 변화를 유발할 가능성이 있다. 이타주의 회로를 활성화시키는 것은 정신치료의 영향을 최대한 좋게 만드는 데 필요한 뇌의 많은 영역과 연관되어 있는 것으로 나타났다. 하나의 예로, 이타적인 행동을 하는 동안에 일어난 불이행방식망의 활성화는 많은 내담자에게서 자기성찰 능력이 발달하는 것을 도와줄 것이다. 우리가 알고 있듯이, 다른 사람을 보듯이 자기 스스로를 볼 수 있는 것은 사회적인 지능의 중요한 요소이다. 이것은 다른 사람이 우리 자신의 것과는 매우 다를 수 있는 내적인 세계, 감정 및 관점을 가지고 있다는 것을 이해할 수 있는 능력의 또 다른 측면인 것이다.

나는 칼 로저스가 따뜻함, 돌봄 및 무조건적인 긍정적 존중을 사용함으로써 이런 영역을 활성화시켰다고 생각한다. 이것은 왜 치료적 관계의 질이 성공적인 결과를 달성하는 데 있어서 지속적으로 가장 영향력 있는 요소인지에 대한 이유를 설명해 준다. 나아가, 내담자로서 그리고 긍정적인 사회적 역할을 하는 사람으로서 이타주의의 양 끝에 동시에 있는 것이 우리의 이타주의 회로 및 치료적 성공을 활성화시키고 성장을 증진시킬 것이라고 보는 것은 잘못된 생각이 아닐 것이다.

치료시간 사이에 유도된 이타적인 행동을 사용하는 것은 흔히 고립된 치료의 경험을 지역사회와 통합하게 해 주며, 내담자의 자기효능감, 경쟁력 및 내적인 힘을 증가시킬 것이다. 유도된 이타적인 행동은 치료자에게 의존하는 위험 및 이와 동반된 자기효능감의 감소에 대해 균형을 잡아 줄 수 있다. 치료자는 또한 자기에 대한 탐색과 공동의 목적을 위해 하나의 팀으로 일하는 것 사이의 균형이 만들어지는 지역사회 봉사활동을 통해 내담자가 집단을 가지게 되는 것에 대한 잠재적인 가치도 고려해야 한다. 이러한 방식을 통해 집단은 공유된 목표, 협동 작업 및 집단의 성취를 이루면서 하나의 더 큰 집단으로 성장할 수 있다.

진화는 극도로 공평하지 않은 과정이다. 많은 사람이 여전히 종족 간의 전쟁에 참여

하고 있는 반면, 다른 사람은 이런 가까운 관계를 넘어서 더 넓은 세상을 바라보기 시작하고 있다. 지구에서의 삶이 점점 더 붐비고, 복잡하며, 갈등이 많아지면서, 의미 있고 지속적인 친사회적인 행동에 대한 필요성이 더 증가할 것이다. '선행 나누기'는 단순한 선전 문구에서 사회적 행동의 중요한 형태로 발전해야 하며, 전체적으로 보면 우리의 종과 지구를 위한 이타적인 행동이 우리의 지속적인 생존을 위해 필요하게 될 것이다.

경험의 붕괴 제5부

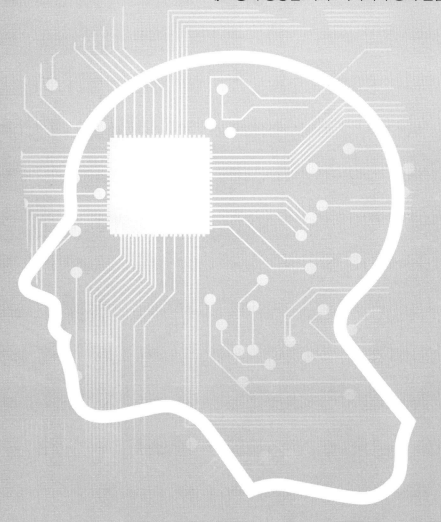

제15장

불안하고 두려움에 찬 뇌

공포는 인류에게 있어서 가장 오래되고 가장 강력한 감정이다.
　　　　　　　　　　　　　　　 – 하워드 필립스 러브크래프트(H. P. Lovecraft)

　모든 동물은 진화를 통해 삶을 지속시키고 위험을 피하는 방식으로 만들어졌다. 빠르고도 정확한 접근-회피 결정의 성공은 하나의 개체가 번식하고 자신의 유전자를 다음 세대에 전달할 수 있을지를 결정한다. 위험에 대한 경계는 자연적 선택과정의 중요한 기전이기 때문에 진화의 과정이 불안한 유전자를 선호하는 것도 당연한 일이다(Beck et al., 1979). 일부 불안은 내장되어 있고, 영장류에 특수하게 나타나며, 우리의 현재와 과거의 생존 욕구와 연결되어 있다. 거미, 뱀, 높은 곳, 개방된 공간 및 닫힌 공간에 대한 공포는 모두 숲에서 살던 조상의 생존을 되돌아보게 한다. 진화적인 측면에서 볼 때, 우리의 복잡한 신경계는 모두 더 잘 생존할 수 있는 방향으로 형성되었다.

　공포에 관여하는 신경회로는 비록 오른쪽 대뇌반구에 치우쳐 있기는 하지만, 양쪽 대뇌반구 모두와 삼위일체 뇌의 모든 층이 연관되어 있다. 우리의 파충류 조상과 공유하고 있는 가장 원초적인 겉질밑 투쟁-도피 회로는 겉질의 가장 진화된 영역과 상호작용한다. 이것은 누가 예기치 못하게 어깨를 두드리는 것에서부터 실제적인 위험까지의 모든 불안을 경험할 수 있도록 해 준다. 모든 종류의 불안과 신체적 생존의 핵심적인 기전 사이의 연결은 모든 불안의 핵심에는 죽음에 대한 공포가 있다는 철학적인 개념을 지지해 준다(Tillich, 1974).

불안과 공포는 위협에 대한 신체의 판단에 따른 의식적이고 감정적인 측면이며, 행동을 취할 준비를 하라고 일러 주는 것이다. 불안은 수없이 많은 의식적 또는 무의식적 단서에 의해 촉발될 수 있으며, 우리의 행동, 생각 및 느낌을 만들어 낼 수 있는 힘을 가지고 있다. 가장 적응적인 경우에 불안은 우리가 절벽의 끝에서 한 걸음 물러설수 있게 하거나 봉투를 봉하기 전에 세금고지서에 서명을 했는지 다시 한 번 확인하게해 준다. 가장 덜 적응적인 경우에 불안은 우리로 하여금 중요하고도 적절한 위험이있는 일을 하지 못하게 하고, 개인적인 목표를 달성하기 위해 노력하는 것을 방해하거나 새롭고도 잠재적으로 도움이 될 수 있는 행동을 하지 못하게 한다.

스트레스에 대한 반응은 투쟁 또는 도피에 대해 신체가 준비할 수 있도록 고안된 일련의 생리적인 변화를 가져오게 한다(Selye, 1979). 심장혈관의 긴장이 증가하고 근육긴장이 증가하여 이를 통해 에너지가 이동되는 반면, 소화, 성장 및 면역 반응은 억제가 된다. 스트레스 반응의 일부로 시상하부, 뇌하수체 및 부신(HPA 축)뿐만 아니라 교감신경계에서도 일련의 생화학적 변화가 일어난다. 이런 생화학물질은 스트레스를 받는 동안 우리가 경험하게 되는 신체적 변화와 심리적 변화를 중재한다. 증가된 글루코코르티코이드, 에피네프린 및 내인성 아편유사물질(opioids)은 스트레스와 외상의 심리적 영향과 연관이 있는데, 이들은 집중력, 인지 및 기억을 변화시킨다. 우리는 자동차 사고, 운동경기 도중의 결정적인 순간, 또는 대중 앞에서 연설을 할 때와 같은 상황에서 스트레스의 영향을 경험할 수 있다. 위험은 실제적이거나 상상한 것일 수 있으며, 우리가 스트레스 상황 또는 위험한 상황에 있는 다른 사람들을 볼 때는 위험을 간접적으로 경험할 수도 있다.

대뇌겉질의 확장과 상상하는 능력이 등장하면서 우리는 우리가 경험하지 못한 상황에 대해서 불안해할 수 있게 되었다. 우리는 이제 우리의 침대 밑에 살고 있는 괴물에대해서 걱정할 수 있고, 태양의 폭발로 인한 지구의 멸망을 걱정할 수도 있다. 우리의상상력이 자기의 형성을 가능하게 하였기 때문에, 우리는 우리의 심리적 생존에 대한잠재적인 위협에 대해서도 불안해지게 되었다. 정신치료자는 사회적 소외에 대한 공포에 기초한 다양한 불안장애를 다룬다. 다른 사람들의 거절에 대한 예상은 사회적인위축을 초래한다. 연극에서 대사를 잊어버리는 것에 대한 두려움은 무대공포증을 유발할 수 있다. 신체적 생존체계가 의식과 자아의 발전과정에서 보존되어 있기 때문에이런 추상적인 문제에 대해서 위협이 활성화되었을 때도 신체적 생존체계가 촉발될수 있다.

　　의식적으로 경험되는 불안은 자신의 불안을 직면하고 훈습할 수 있는 기회를 제공한다. 당신을 떨어뜨린 말에 다시 올라타라는 이야기는 불안을 조절하기 위해 회피를 사용하지 말라는 충고이다. 실제로, 회피를 통한 불안의 감소는 그러한 행동을 강화하며, 두려워하는 자극을 더 두렵게 만든다. 불행하게도, 불안은 모든 종류의 자동적이고 내적인 감각, 감정 및 생각과 동반되어 나타나기 때문에 의식적으로 인식하지 못하는 행동이 일어나게 된다. 두려운 자극과 연관된 생각과 감정을 회피하는 것은 신경망 사이의 통합이 이루어지지 않았음을 보여 주는 것이며 이런 회피는 이런 문제를 지속되게 만든다. 문제를 더 심각하게 만드는 것은 왼쪽 대뇌반구 통역사가 회피를 지지하고 강화해 주는 논리적인 근거를 제공해 준다는 것이다. "말을 타는 것은 비인간적인 행동이야!" "비행기가 왜 필요해?" "집에 있는 것이 이렇게 편한데 왜 밖으로 나가?" 두려움을 직면하는 것은 모든 형태의 정신치료의 핵심적인 요소이다.

　　생존을 위해 단순하게 시작된 경보체계가 이제 골칫거리가 되었다. 불안과 공포의 신경과학을 이해하는 것은 대부분의 임상적 장애에 대해 개념을 잡고 치료하는 데 도움이 된다. 우리는 이제 조지프 르두(Joseph LeDoux)가 만든 두 개의 공포회로, 마이클 데이비스(Michael Davis)가 제안한 불안과 공포의 조절에 있어서 편도의 역할 및 로버트 새폴스키(Robert Sapolsky)의 장기적인 스트레스의 부정적인 영향에 대한 연구를 살펴볼 것이다.

빠른 공포 신경망과 느린 공포 신경망

> 공포는 생존을 위해 없어서는 안 되는 감정이다.
>
> － 해너 아렌트(Hannah Arendt)

　　르두(1994)는 동물을 대상으로 한 연구를 통해 공포를 조절하는, 분리되어 있지만 서로 연관성이 있는 두 개의 신경회로가 존재한다는 것을 증명하였다. 진화하는 동안 이 체계가 보존되었기 때문에 우리가 이런 발견을 인간의 경험에도 적용할 수 있게 되었다(Phelps, Delgado, Nearing, & LeDoux, 2004). 두 가지 체계(앞으로 빠른 체계와 느린 체계로 부를 것이다)는 우리의 위험에 대한 반응에 각각 조금은 다른 역할을 한다. 이 모델은 불안하고 두려워하는 내담자에게 자신의 불안한 경험에 내재하고 있는 신경생화학적 기전을 이해하도록 도와줌으로써 임상적으로 유용하게 사용될 수 있다.

반사적으로 빠른 체계는 즉각적으로 반응하며, 감각기관(눈, 귀, 피부, 코 및 혀)에서 받은 정보를 시상에서 편도로 직접적으로 전달한다. 내가 빠르다고 말하는 것은 정말 빠르기 때문이다. 이런 모든 과정은 1/12초 만에 발생한다. 편도는 입력된 감각 정보를 평가하여 풍부하게 연결되어 있는 자율신경계를 통해 이러한 정보를 신체적인 반응으로 바꾸어 준다. 시상은 거미, 뱀 및 위험한 약탈자와 같이 주변 환경에서 흔히 만날 수 있는 잠재적으로 위험한 것의 원래 표상을 유지함으로써 이런 빠른 평가를 도와준다(Brosch, Sander, & Scherer, 2007). 이런 빠른 평가와 반응을 집행하는 역할을 하는 편도와 겉질밑 구조물은 겉질의 엄청난 발달에도 이 역할을 보존하고 있는데, 왜냐하면 대뇌겉질을 포함하게 될 때에는 시간이 늘어나 많은 생존비용이 들기 때문이다.

빠른 체계가 반응을 하는 동안, 평가를 더 진행시키기 위해 정보는 해마와 겉질이 관여하는 느린 체계로 보내어진다. 이 체계는 속도가 느린데, 왜냐하면 더 많은 연접 연결을 포함하고 있고 의식적인 처리과정이기 때문이다. 겉질회로는 정보를 더 주의 깊게 평가하며, 이 정보를 비슷한 상황에 관련된 기억과 비교하고, 어떻게 처리할지에 대해서 결정한다. 느린 회로는 정보의 시간 및 공간적인 전후 사정을 통해 파악함으로써 공포를 처리하는 것을 돕는다. 인간에게 있어 이런 느린 체계는 빠른 체계에 의해 이미 행동하기로 되어 있는 행동과 신체적 반응에 의미를 부여하는 부가적인 역할도 한다. 이런 식으로, 우리의 의식적인 집행기능은 우리의 무의식적인 집행기능에 의해 이미 만들어진 결정을 찾아낸다. 즉, 우리는 우리를 놀라게 하는 것을 인식했을 때 이미 두려워하고 있는 자신을 발견하게 되거나 또는 우리가 사랑하는 사람이 시야에 들어왔을 때 이미 황홀해하고 있는 자신을 발견하게 된다. [그림 15-1]은 빠른 공포 신경망과 느린 공포 신경망의 신경회로를 묘사해 놓은 것이다.

이 두 가지 회로는 우리가 왜 생각하기도 전에 반응을 하고, 나중에서야 사과해야 하는지를 이해하는 데 도움을 준다. 치료에서 우리는 흔히 비기능적인 반사와 빠른 회로의 감정적인 평가를 억제하거나 수정하기 위해 느린 회로에 의한 의식적인 언어형식의 구조를 사용하려고 시도한다. 이완기법을 사용하고 문제에 대한 인식을 증가시키면서 두려워하는 자극에 대해 노출하는 것은 편도를 억제하는 겉질의 능력을 증가시키는 새로운 신경연결을 만들어 냄으로써 느린 겉질회로의 조절기능을 증가시킬 수 있다.

이런 두 가지 체계가 작용하는 예는 많이 있다. 어느 날 내가 연장 하나를 찾기 위해 차고로 들어가고 있었는데, 우연히 내 발 근처에 갈색의 작은 물체가 있는 것을 보았다. 나의 이웃집에는 많은 쥐가 살고 있었고, 이들은 자주 우리 집으로 기어오거나, 땅

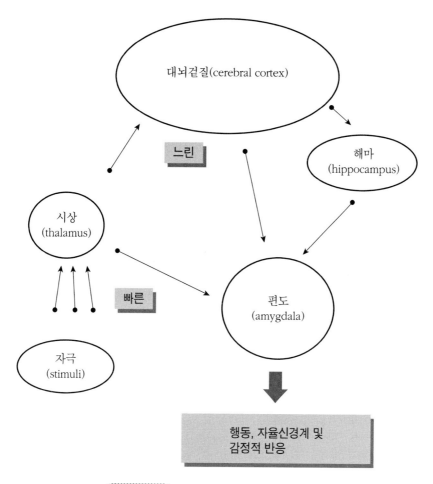

그림 15-1　빠른 공포회로와 느린 공포회로

편도로 가는 정보의 두 가지 경로에 대한 그림. 하나는 시상에서 직접 가며 다른 하나는 대뇌겉질과 해마를 경유하여 간다.

을 파고 들어오거나, 심지어 날아서 들어오기도 했었다. 나는 즉시 뒤로 물러섰고, 나의 심박동 수는 증가했으며, 눈동자가 커졌고, 긴장하면서 즉시 행동을 할 준비가 되어 있었다. 한 발짝 뒤로 물러서서 그것의 형태를 자세히 봤을 때 쥐가 아닌 나무 조각이라는 것을 알게 되었고 긴장이 풀리기 시작했다. 몇 초 후에 나의 심박동 수와 각성 수준은 정상으로 돌아왔다. 잠재적인 위험이 사라진 것이었다.

　이 경험을 두 가지 체계의 측면에서 분석해 보자면, 나의 시각은 어떤 물체를 보았고, 나의 편도는 그것을 지나치게 일반화하여 하나의 위협으로 평가하였다. 나의 편도는 놀람, 호흡의 증가 및 회피를 포함하는 다양한 교감신경계 반응을 활성화시켰다. 나의 신체가 반응하는 짧은 시간 동안에 나는 반사적으로 그 물체를 다시 보았고, 나의 망막에 그 물체의 모습이 들어왔으며, 나의 해마와 대뇌겉질에 보다 상세한 시각적 정보를 제공하여 겁이 많은 나의 편도보다는 더 정확하게 그것을 판단하게 해 주었다. 나는 종 특이 공포(species-specific fear)가 아주 작은 동물에서도 이런 강력한 반응을 유발할 수 있다고 생각한다. 이 예는 아주 사소한 것일 수도 있지만, 르두의 가설을 대인관계에까지도 적용할 수 있게 해 준다.

우리의 사회적인 뇌의 핵심으로서의 편도는 우리가 대인관계의 경험을 통해 배운 것에 대한 평가를 관장한다. 대인관계 상황에서 우리의 편도는 반사적으로 그리고 무의식적으로 우리의 과거의 경험에 바탕을 두고 다른 사람을 평가한다. 시시각각 반사적으로 활성화되는 우리의 빠른 체계(과거의 학습에 의해 조직화되는)는 우리의 현재의 경험이 어떤 양상을 띠고 있는지를 만들어 낸다(Bar et al., 2006). 이것은 우리의 어린 시절의 사회적인 학습이 우리의 현재의 경험에 영향을 미치는 강력한 기전이다. 따라서 우리가 다른 사람을 인식할 수 있게 되었을 때, 우리의 뇌는 이미 그들에 대한 결정을 내리고 있는 것이다. 편견의 경우에 피부색은 우리가 다른 사람을 평가하는 일련의 가정을 촉발시킨다(Olsson, Ebert, Banaji, & Phelps, 2005). 이와 아주 반대되는 경우로 첫눈에 반하는 것은 다른 사람에게 투사되는 감정적인 기억에 의해 일련의 긍정적인 편견이 촉발되는 것이다.

불안과 공포에 대한 편도의 역할

> 두려움만큼 사람에게서 생각하고 행동하는 힘을 효과적으로 빼앗아 가는 감정은 없다.
> – 에드먼드 버크(Edmund Burke)

비록 편도는 긍정적인 자극과 부정적인 자극 모두에 대한 평가를 하는 기관이지만, 편도의 가장 원초적이고 기본적인 기능은 위험을 투쟁-도피 반응으로 옮기는 것이다. 편도의 중심핵에 전기적 자극을 가했을 경우 공포 경험이 유발되는 반면, 편도의 파괴는 예전의 공포 반응을 없애 주며 조건화된 공포 반응을 습득하는 능력을 사라지게 한다(Carvey, 1998). 편도는 점점 복잡해지는 인지적·감정적 그리고 사회적 입력 정보를 처리하기 위해 진화를 하는 동안 보존되고 확장되었으며, 다른 뇌 영역과 더 광범위하게 연결되었다. 편도는 기억 처리과정, 감정조절, 애착 및 세련된 사회적 상호작용에 중심적인 역할을 한다.

우리는 비록 유전적으로 뱀이나 사회적 배척 같은 것에 불안하도록 프로그램되어 있지만, 공포 반응은 특정 생각, 감정, 또는 감각이 해롭거나 고통스러운 자극과 결합됨으로써 빠르게 학습될 수 있다(Corcoran & Quirk, 2007). 이런 단일시행 학습(one-trial learning)은 현재 작동하고 있는 편도의 평가체계이다. 편도는 어떠한 자극(심지어 긍정적인 신체적 접근, 애정, 또는 칭찬)과도 공포를 연결시킬 수 있다. 해마에서처럼, 편도의 가쪽 영역은 신경세포 사이의 연결을 강화하는 장기 강화작용(long-term potentiation: LTP)을 일으킬 수 있다. LTP가 신경세포 사이의 연결이 강화되고 학습이 형성되는 과정임을 기억해 보라.

앞의 기억에 대한 논의에서 봤듯이, 해마와 편도는 상호작용을 하지만 분리될 수 있는 기억체계이다. 베샤라(Bechara)와 동료들(1995)은 양쪽(오른쪽과 왼쪽) 편도의 손상이 있는 환자는 감각 자극에 대한 조건화된 자동적 반응(역주: 특정한 조건에 자동적인 반응을 보이게 만드는)을 습득하지 못한다는 보고를 하였다. 그러나 그 환자는 조건화된 상황에 대해서는 의식적으로 기억할 수 있었는데, 왜냐하면 그의 해마는 여전히 정상적으로 남아 있었기 때문이었다. 양쪽 해마에 손상이 있었던 또 다른 환자는 조건화된 상황에 대한 의식적인 기억은 할 수 없었지만, 자율신경계와 행동상의 조건화는 습득할 수 있었다. 연구자들은 편도가 감정적 조건화와 감각 정보의 연결에 '필수적'인 반면, 해마는 의식적인 회상과 삽화기억에 필요하다는 결론을 내렸다(Bechara et al., 1995).

편도는 다른 부위로 많은 신경돌기를 내보내는데, 이로 인해 불안, 공포 및 공황이 일어날 때 다양한 신체적 증상이 유발된다. 편도에서 가쪽 시상하부로 가는 돌기는 심박동 수 및 혈압의 증가와 연관된 교감신경계 활성화를 유발한다. 삼차얼굴운동신경에 대한 편도의 자극은 두려울 때의 얼굴 표정을 만들어 낸다(Davis, 1992). 편도는 또한 다른 사람의 두려운 얼굴 표정을 읽는 데도 필수적이다(Baird et al., 1999). [그림 15-2]에서 볼 수 있겠지만, 편도는 풍부한 연결을 가지고 있어서 공포 반응을 강력한 신체 전체의 경험으로 만들어 준다.

공황발작은 실제적인 외부적 위험이 없는 상황에서 편도에 의해 자율신경계가 자극되어 나타난다. 공황발작을 경험한 사람의 경우 편도에서의 신경활성도가 증가되어 있는 것이 밝혀졌다(Reiman et al., 1989). 공황발작의 경험은 너무나도 강력해서 당사자는 자신이 심장발작으로 죽어 가고 있는 것이 틀림없다는 확신을 가지고 흔히 응급

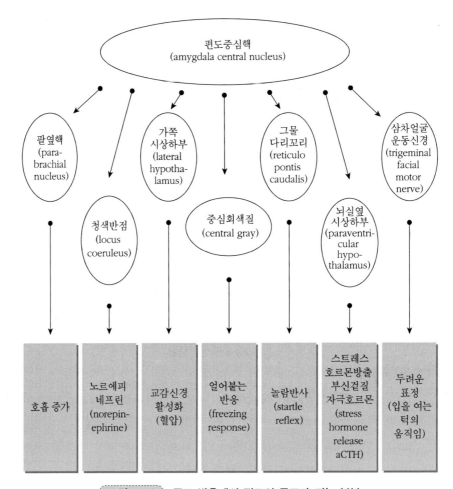

그림 15-2   공포 반응에서 편도의 목표가 되는 부분

공포 반응에서 편도의 많은 해부학적 목표 부위 중의 일부, 그리고 이들의 생물학적 영향과 행동적 영향

실을 방문한다. 환자는 심리적으로 공황발작 당시에 죽을 것 같은 느낌, 비현실감 그리고 미치는 것에 대한 두려움이 있었다고 말한다. 공황발작은 흔히 스트레스나 환자의 삶에서의 갈등에 의해 촉발되지만, 환자는 이런 사건과 공황발작 사이를 연결시키지 못한다. 공황발작을 유발하는 신경적 연결은 의식적인 인식을 하지 못하는 숨겨진 신경층 속에서 작동하기 때문에, 공황발작은 갑자기 발생하는 것으로 경험되어 환자를 혼란스럽고 당황하게 만들며 환자의 생각, 감정 및 활동의 폭을 줄이는 결과를 유발한다.

편도의 역할은 위험으로부터 우리를 보호하는 것이기 때문에 편도는 하나의 두려운 자극에서 광범위한 내적 단서와 외적 단서로 일반화하는 경향이 있다(Douglas & Pribram, 1966). 예를 들면, 개방된 공간에 대한 두려움을 보이는 광장공포증 (agoraphobia)은 공황장애 환자가 공포를 다양한 상황과 연관시키면서 발생한다. 환자는 공황발작을 피하기 위해 결국은 집에서만 지내는 정도로까지 자신의 활동을 제한하게 된다. 이와 동시에, 편도는 공포증이 발생한 사람에게서 더 빠르게 반응하도록 조건화되어 불안과 공포의 악순환을 만들어 내게 된다(Larson et al., 2006). 반면에, 느리고 덜 활발한 편도를 가진 사람은 더 큰 심리적 안녕을 경험하게 된다(van Reekum et al., 2007). 늙는다는 것이 주는 한 가지 선물은 우리가 나이가 들어감에 따라 편도 역시 공포에 대해 덜 민감해진다는 것이다(Mather et al., 2004).

편도의 발달과 연결성은 어린 시절의 발달과 정신치료에 대해 많은 암시를 해 준다. 편도는 출생 시에 벌써 작동하고 있기 때문에, 공포의 경험은 어린 시절의 감정 중에서 가장 강력한 것일 수 있다. 나중에 발달하게 되는 해마-겉질 신경망의 억제하는 영향이 없기 때문에 어린 시절의 공포 경험은 조절되지 않으며, 신체 전체의 경험을 압도한다. 어린 시절 감정적 학습이 가진 힘 중 일부는 이렇게 조절되지 않은 강한 부정적인 정동에 의해 이루어져 있는데, 이것은 어린 시절의 신경적 기반을 형성하는 데 영향을 미친다. 신생아는 이런 강력한 경험을 조절하기 위해 양육자에게 매우 의존적이다. 편도와 해마에 의해 중재되는 기억체계는 서로 분리될 수 있는데, 이것은 어린 시절의 기억과 외상에 대한 기억이 의식적인 인식 또는 겉질의 통제 없이 저장될 수 있다는 것을 의미한다. 그러나 이들은 외상 플래시백(traumatic flashback), 악몽 및 공황발작 형태의 감각, 운동 및 감정적 기억으로 나타날 수 있다.

편도와 연결되어 있는 또 다른 둘레계통 구조물은 종말줄의 침대핵(bed nucleus of the stria terminalis: BNST)이다. 사실, 많은 사람은 BNST를 확장된 편도라고 불리는 것의 한 부분이라고 간주하고 있다. 편도와 마찬가지로, 이것은 위쪽으로는 앞이마엽 겉질과 연결되어 있고, 아래쪽으로는 자율신경계와 연결되어 있다. 편도와는 달리, BNST는 앞이마엽겉질에 의해 중재되는 추상적인 단서에 민감하며 장기 활성화가 가능하다(Lebow & Chen, 2016; Somerville et al., 2010; Walker, Miles, & Davis, 2009). 이런 두 가지 능력은 BNST가 나중에 발달했으며 예기불안(anticipatory anxiety)과 연관된 역할을 한다는 것을 암시해 준다(Davis, 1998; Kalin, Shelton, Davidson, & Kelley, 2001). 편도가 공포에 특수화되어 있는 반면, BNST는 우리의 뇌가 다양한 잠재적인 결과를 상상할 수 있게 되었을 때 나타나는 불안에 대한 보다 복잡한 촉발요인을 다루기 위해 발달하였다. 흥미롭게도, 쥐의 BNST는 모성적 책임감에 반응하여 성장하는 구조물이다.

뇌가 양육을 위해 특수화되면서 우리가 아이들 주변에 안전한 환경을 만들어 줄 필요가 있었는데, 이것이 잠재적인 위험에 대해 지속적인 관심을 가지도록 진화를 압박한 것은 아닌지 궁금하다. 너무나도 많은 부모가 아이를 가지는 것은 걱정을 하게 되는 것이며, 아이의 나이가 몇 살인지에 관계없이 항상 아이에 대해 걱정하게 된다고 말하는 것 역시 매우 흥미로운 일이다.

청색반점과 노르에피네프린

걱정은 작은 물체에 큰 그림자를 준다.

- 스웨덴 속담

편도와 BNST에서 나오는 한 가지 중요한 내림투사돌기(descending projection)는 청색반점(locus coeruleus: LC)과 연결된다. LC는 뇌줄기, 중간뇌(midbrain) 및 대뇌겉질에 광범위한 투사돌기를 내는 작은 구조물이다. 실제로, 이것은 지금까지 발견된 어떤 구조물보다 뇌의 많은 부분과 연결되어 있다(Aston-Jones, Valentino, VanBockstaele, & Meyerson, 1994). LC는 뇌에서 투쟁-도피 반응을 담당하는 자율신경계의 교감신경계를 활성화시키는 노르에피네프린(norepienphrine: NE)의 일차적인 생산지이다. NE의 한 가지 효과는 기본적인 활동과 연관된 신경세포의 발화는 억제시키면서 과거의 공포 반응에 기반을 둔 현재의 경험과 연관된 신경세포의 발화는 증가시키는 것이다.

이것은 LC의 자극은 행동의 준비 및 집중과 연관된 회로를 활성화시킴으로써 우리가 위험에 대해 준비하도록 해 준다는 것을 의미한다. NE의 활성화는 우리로 하여금 경계하고, 위험을 검색하며, 긴장된 준비 자세를 취하게 한다. 이것은 또한 위험에 대한 우리의 기억을 증가시키며, 편도 기억회로에 대한 일종의 저장된 화면을 만들어 낸다(Livingston, 1967). 이렇게 외상기억을 포함하고 있는 경로는 강화되는데, 이것은 이들이 덜 심각한 스트레스에도 쉽게 촉발될 수 있다는 것을 의미한다. 이것은 우리가 미래에 비슷한 위험에 대해서도 떠올릴 수 있도록 해 준다. 해마-겉질의 참여가 덜한 시기(예, 중독 상태나 수면과 유사한 상태)에, 이런 스트레스가 심한 외상기억을 탈억제화하여 침습적인 심상과 플래시백을 유발할 수 있다. 이것은 안전한 시기에도 NE의 급등은 과거의 외상과 연관된 것(불안, 놀람 및 시각적 장면 등)이 의식으로 들어와서 현재의 경험을 압도할 수 있다는 것을 의미한다.

동물의 LC를 자극하였을 때, 내가 작은 나무 조각에 대해 반응했던 것처럼 행동을 멈추고 방향을 찾는 반사가 촉발되는 결과를 초래하였다. 이런 반응은 외상 경험을 한 지 수십 년 이후에 외상과 연관된 단서에 반응을 보이는 외상후스트레스장애 환자에 게서 발견할 수 있다. 영장류에서 LC의 활성화는 수면, 털 손질 및 음식 섭취를 방해하 는 과다한 경계 상태를 유발할 수 있다. 편도의 중심핵은 일련의 연결을 통해서 LC를 자극하여 교감신경계를 조절하는 주요한 기관으로 생각되고 있다(Aston-Jones et al., 1994). LC의 생화학과 기능을 이해하는 것이 불안장애의 이해에 중요한 요소로 여겨지 고 있다(Svensson, 1987).

스트레스와 해마

> 불안은 마음에서 흐르고 있는 작은 공포의 물줄기이다. 만약 용기를 얻게 되면, 이것
> 이 모든 다른 생각이 빠져나가는 수로를 막게 해 줄 것이다.
>
> – 아서 소머스 로슈(Arthur Somers Roche)

인간의 뇌는 짧은 기간의 스트레스에는 장기적인 손상 없이 생존할 수 있도록 잘 만 들어져 있다. 좋은 상태에서의 스트레스 경험은 훌륭한 대응기술과 다른 사람의 도움 에 의해 빠르게 해소될 수 있다. 그러나 사람은 흔히 오랫동안 지속되는 불안 때문에 정신치료를 받으러 오는데, 이것은 뇌에 심각한 영향을 줄 수 있다. 새폴스키와 동료 들은 쥐와 긴꼬리원숭이를 대상으로 한 연구에서 지속되는 스트레스가 해마의 위축과 다양한 기능장애를 유발한다는 것을 증명하였다(Sapolsky, 1990; Sapolsky, Uno, Rebert, & Finch, 1990). 그의 연구는 어린 시절 외상이 가진 부정적이고 장기적인 영향에 대해 설명하는 데 도움이 되기 때문에 특히 중요하다.

장기적인 스트레스와 해마 위축 사이의 생물학적인 연결은 스트레스 호르몬이 가 진 분해효과에 의해 이루어진다. 코르티솔과 같은 글루코코르티코이드는 콩팥위샘 (adrenal gland)에서 분비되며, 이는 복합물의 분해를 촉진하여 즉각적인 에너지를 생 산하는 데 사용된다. 이런 호르몬이 복합설탕을 분해하는 것이 처음에 발견되어 **글루 코코르티코이드**(glucocorticoid: GC)라는 이름으로 불리게 되었다. 이들이 단백질 합성을 차단하고, 새로운 신경성장과 면역기능에 관여하는 단백질의 형성을 억제하는 기능이 있다는 것은 나중에 발견되었다. 전반적으로 장기학습과 생물학적인 안녕은 즉각적인

생존을 위해 희생된다. 이것은 스트레스가 잠깐일 때 매우 큰 효과가 있다. 그러나 스트레스가 만성적일 때 높은 농도의 코르티솔은 우리를 신체적 질환, 학습장애 및 기억결핍에 빠지게 만들 수 있다. 코르티솔의 역할과 뇌에 대한 영향 그리고 다양한 질병과의 연관성에 대해서는 〈표 15-1〉에서 볼 수 있다.

투쟁-도피 반응이 일어나는 동안에는, 겨울에 얼어 죽지 않기 위해서 가구를 태우는 것과 마찬가지로 즉각적인 생존에 초점을 맞추는 것이 장기간의 유지를 위해 필요했던 모든 것을 사용하게 만든다. 이런 체계는 응급상황에서 단기간의 스트레스에 대처하기 위해서 고안된 것이다. 이것은 수 주 또는 수년 동안 유지되도록 고안된 것은

| 표 15-1 | 스트레스와 해마

코르티솔의 역할
- 즉각적인 에너지를 위해 단백질과 지방을 분해
- 염증과정을 억제
- 면역체계(백혈구, B-세포 T-세포, 자연살해세포 등) 내의 단백질 합성을 억제
- 신경의 건강, 성장 및 학습을 도와주는 생식호르몬(gonadal hormone)을 억압

만성적인 고농도의 코르티솔/글루코코르티코이드
- 형성력(plasticity)의 감소[1]
- 가지돌기의 변성(dendritic degeneration)[2]
- 말이집 재형성의 결함(deficits of remyelination)[3]
- 세포의 사망(cell death)[4]
- 신경발생과 신경성장의 억제(inhibition of neurogenesis & neural growth)[5]

고농도의 코르티솔
- 서술기억(declarative memory)과 공간추론(spatial reasoning)의 장애[6]

제기능을 못하는 해마(compromised hippocampi)
- 새로운 학습의 장애[7]
- 단기 기억과 장기 기억에서의 장애[8]

위축된 해마를 가진 사람들
- 어린 시절 외상의 성인 희생자[9]
- 외상후스트레스장애(post-traumatic stress disorder)[10]
- 관자엽 뇌전증(temporal lobe epilepsy)[11]
- 조현병(schizophrenia)[12]
- 쿠싱병[Cushing's disease; 고코르티솔증(hypercortisolism)][13]

아니다. 이런 생물학적 과정은 위기가 지나간 이후에 신체가 회복되고 손상된 기능을 되돌리기 위해 가능한 한 빨리 보호될 필요가 있다. 겉질 처리과정의 복잡성이나 예기 불안은 우리의 원초적인 스트레스 체계와는 맞지 않다.

장기적인 스트레스는 높은 수준의 대사를 유지하기 위해 단백질 합성을 억제한다. 물론 단백질은 면역체계의 구성요소[백혈구, B-세포, T-세포, 자연살해세포(natural killer cells) 등]이며, 단백질 합성의 억제는 감염과 질병에 대해 싸우는 우리 몸의 능력을 억제한다. 이것은 장기적인 스트레스와 질병 사이에 높은 상관관계가 있는 일차적인 이유들 중의 하나이다. 높은 수준의 대사가 유지되면 나트륨(sodium)이 신경세포 내로 계속 들어가게 되어 종국적으로는 나트륨을 다시 밖으로 내보내는 세포의 능력을 앞서게 된다. 이것은 세포막의 파괴를 초래하여 결국 세포가 죽게 만든다. 이런 과정은 특히 해마에 손상을 주어 다양한 기억장애와 우울증을 유발한다. 해마 용적의 감소는 축적된 GC에 대한 노출과 연관되어 있다(Sapolsky et al., 1990). 높은 수준의 스트레스가 지속되는 것은 양육과 애착에 대한 어린 시절의 부정적인 경험이 왜 신체건강, 정신 건강 및 학습에 일생 동안 영향을 미치는지에 대해 부분적으로 설명해 준다.

GC 수용체가 풍부한 해마는 GC의 생산을 억제하도록 콩팥위샘에 대해 음성 되먹임(negative feedback) 역할을 한다. 만약 해마가 너무 많은 GC를 발견하게 되면, 콩팥위샘에게 GC의 생산을 줄이라는 메시지를(시상하부나 뇌하수체를 통해서) 전달한다(Sapolsky, Krey, & McEwen, 1984). 우리가 더 많은 수용체를 가지고 있을수록 코르티솔 생산을 감소시키는 되먹임 능력이 더 크다. 고농도의 GC가 장기간 지속되는 것은 잠재적인 대사적 손상에 대한 해마의 취약성을 증가시킨다(Sapolsky, 1985; Woolley, Gould, & McEwen, 1990). 자가면역질환에 대한 고용량의 코르티솔 투여 역시 해마 손상을 유발할 수 있다(Sapolsky, 1996). 해마 용적의 감소가 영구적인 손상을 의미하는지, 또는 새로운 신경세포의 성장에 대한 가역적인(원래의 상태로 되돌릴 수 있는) 억제인지에 대해서는 아직 불분명하다. 어떤 경우이든 간에 해마의 용적이 적다는 것은 GC 수용체가 적다는 것을 의미하며, 콩팥위샘에 대한 음성 되먹임이 덜하다는 것을 의미한다.

어린 시절의 외상은 해마의 장애를 유발하며, 이것은 감정을 억제하고 조절하는 우리의 능력을 감소시킨다. 더욱이, 현실 검증력과 단기 기억의 결함은 외상 경험을 의식적인 인식으로 통합하는 과정을 더 어렵게 만들 것이다. 이것은 어린 시절 외상으로 힘들어하는 환자와 치료를 할 때 오랜 기간의 관계 형성과 실제적인 스트레스 감소 기법이 필요할 수 있다는 것을 의미한다. 해마는 또한 산소 결핍에 매우 민감하여 심혈

관의 문제 및 머리 손상이나 뇌전증의 병력이 있는 환자들뿐만 아니라 산소 결핍을 경험했을 가능성이 많은 산악등반가와 잠수부는 해마의 손상이 있을 수 있다(Lombroso & Sapolsky, 1998; Regard, Oelz, Brugger, & Landis, 1989). 이러한 모든 요소는 인지적 증상과 신경학적 증상이 있는 환자의 병력을 청취할 때 반드시 고려해야 한다.

어린 시절의 만성적인 스트레스로 인한 해마의 장애는 많은 환자의 경우에 치료적 과정을 더 어렵게 만들 수 있다. 예를 들면, 스타인, 코버롤라, 해너, 토치아와 매클라티(Stein, Koverola, Hanna, Torchia, & McClarty, 1997)는 어린 시절에 학대를 경험했던 여성의 경우에 왼쪽 해마의 용적이 심각하게 감소되어 있는 것을 발견하였다. 이들은 또한 감소된 정도가 해리 증상의 증가와 상관관계가 있음을 발견하였다. 이런 관계는 왼쪽 해마가 기억을 일관된 이야기로 통합하는 역할을 하며, 새로운 정보를 원래 존재하던 기억의 구조에 융통성 있게 통합시키는 과정에도 관여한다는 것을 나타낸다(Eichenbaum, 1992). 만약 이것이 사실이라면, 어린 시절의 학대는 오래된 이야기를 갱신하고 새로운 이야기를 만들어 내는 데 필요한 신경구조물에 손상을 줄 수 있다.

쥐와 사람은 수염의 길이뿐만 아니라 여러 가지 방면에서 다르다. 크기가 커진 인간의 뇌와 증가된 부가적인 정보처리 능력은 실제적인 위험과 상상 속의 잠재적인 위험에 대해 걱정할 수 있도록 해 주었다. 여기에 더해 우리의 뇌는 우리로 하여금 스트레스의 정도를 지속적으로 높이는 교통체증이나 지나치게 많은 계획과 같은 복잡한 상황을 만들어 내게 하였다. 이러한 스트레스는, 특히 이것이 피할 수 없는 것으로 경험될 경우, 지속되는 코르티솔 활성화를 유발하며 뇌에 부정적인 영향을 미친다. 비록 우리는 어린 시절에 대해 천진난만하게 놀기만 했던 시간으로 생각하고 싶지만, 많은 아이는 지속적인 스트레스 상태에서 성장한다. 우리는 애착 연구를 통해 불안한 애착 양상을 가지고 있는 성인이 오랜 기간의 어린 시절을 회상하지 못하는 사실에서 이런 것을 명확하게 볼 수 있었다. 부모의 신체적 질환이나 정신적 질환, 지역사회의 폭력, 가난 및 다른 많은 요소가 이런 것에 영향을 줄 수 있다. 지속된 어린 시절의 스트레스는 해마 손상, 면역 억제 및 기타 스트레스와 관련된 여러 손상과 연관된 기능에 평생 동안 영향을 줄 수 있다.

두려워하지 않는 법 배우기

용기는 공포에도 불구하고 행동하는 것이다.
- 하워드 윌리엄 헌터(Howard W. Hunter)

편도가 출생 전에 성숙되는 반면, 이를 억제하는 체계는 발달하는 데 수년이 더 걸린다는 점은 진화적인 운명의 불행한 전개이다. 이것은 우리로 하여금 스스로를 보호하는 능력이 없거나 적은 상태에서 압도하는 공포에 취약할 수밖에 없게 만든다. 그러나 진화는 또한 우리의 겉질이 준비될 때까지 자신의 발달된 겉질을 우리와 연결시켜 주는 양육자도 제공하였다. 이들이 우리를 공포로부터 보호하고 우리의 불안을 조절시켜 주는 방식은 우리의 뇌가 발달하는 하나의 틀이 된다. 따라서 냉혈동물이 체온을 조절하기 위해 이동과 위치의 변화를 이용하듯이 우리는 공포를 조절하기 위한 가장 핵심적인 방법으로 부모와 가깝게 지내는 방법을 사용한다. 우리의 애착도식은 우리와 우리의 부모가 이러한 과정을 다루는 데 성공했는지 또는 실패했는지를 반영해 준다. 우리는 쥐를 대상으로 한 연구에서 어머니의 관심이 스트레스, 학습, 적응 및 생존을 조절하는 데 더 잘 준비된 뇌를 만들어 주는 것을 보았다.

해마는 우리가 새로운 정보와 기술을 배우면서 끊임없이 개조되는 반면에, 편도의 역할은 각각의 위협과 모든 위협을 기억하고 이런 기억을 미래에까지 가져가게 하는 것이다. 편도는 지속적인 가지돌기 모형방식(dentritic modeling)을 보이기 때문에 우리는 고통스럽고 외상적인 경험을 완전하게 잊을 수 없다(Rainnie et al., 2004; Vyas, Bernal, & Chattarji, 2003; Vyas, & Chattarji, 2004). 편도의 힘과 가능한 모든 위험으로부터 우리를 지키려는 편도의 기능은 우리를 불안과 공포에 떨게 만든다.

우리의 공포와 두려움이 지나가는 것이 두려워하는 마음을 잊어버리게 되는 것을 의미하는 것은 아니다. 대신에, 공포가 없어졌다는 것은 우리의 겉질과 해마에 의한 느린 체계의 발달로 인해 새로운 학습이 이루어졌음을 반영해 주는 것이다. 바꿔 말하면, 소거학습(extinction learning)은 편도에 저장되어 있는 기억이 교감신경계를 활성화시키지 못하게 하는 새로운 신경연결이 형성되었음을 반영해 주는 것이다(Milad & Quirk, 2002; Rau & Fanselow, 2007). 과거의 두려움과 공포증이 다시 나타나는 것은 우리가 아주 없어지기를 바랐던 공포가 어떻게 편도에 계속 저장되어 있는지를 증명해 주는 것이다(Vansteenwegen et al, 2005).

편도의 활동을 조절하는 앞이마엽겉질의 능력은 내림억제회로(descending inhibitory circuitry)의 발달을 통해 이루어진다(Akirav & Maroun, 2007; Ochsner et al., 2004). 이런 겉질-편도 신경망은 겉질의 활성도가 높아지면 편도는 적게 활동하고 그 반대의 현상도 마찬가지로 발생하는 상호활성화 양상을 보여 준다. 이것은 왜 우리의 문제해결 능력이 우리가 두려움에 떨 때 감소하고, 왜 특정 상황에 대해 잘 준비되어 있는 것이 우리의 두려움을 감소시켜 주는지에 대해서 잘 설명해 준다. 우리가 불안을 감소시키기 위한 인지적인 기법을 성공적으로 사용할 때, 우리는 이러한 내림겉질신경망(descending cortical networks)을 만들어 내고 있는 것이다(Schaefer et al., 2002).

편도의 중심핵은 공포 반응의 다른 면들을 만들어 내는 부위인 중간뇌와 시상하부로 투사돌기를 내보내는 출력영역이다. ompfc와 편도의 중심핵 사이의 연결이 특히 강력한데, 사이세포(intercalated cells)라고 불리는 감마아미노부티르산(GABAergic, 억제성) 신경세포의 경우에 더 그렇다(Freedman, Insel, & Smith, 2000; McDonald et al., 1999; Royer, Martina, & Paré, 1999). 지금은 소거학습이 기억되고, ompfc의 억제적 영향을 실행으로 옮기는 것이 ompfc에서 편도의 중심핵으로 가는 내림신경망 안에 존재한다고 믿어지고 있다(Gottfried & Dolan, 2004; Quirk, 2004). 이 신경회로에서 이루어지는 학습은 일반적으로 학습의 신경생물학이라고 알려진 원칙을 따르기 때문에 NMDA 수용체의 역할, 단백질 합성, 코르티솔 및 학습을 조정하는 다른 요소 등이 소거학습에도 관여한다(Elvander-Tottie et al., 2006; Santini et al., 2004).

안정적 애착과 마찬가지로, 두려워하지 않는 법을 배우는 것에는 ompfc의 영향이 많이 작용한다(Morgan, Romanski, & LeDoux, 1993; Phelps et al., 2004). 인간의 ompfc에 상응하는 쥐의 겉질 영역에 전기적인 자극을 가했을 때, 편도의 억제와 조건화된 공포가 감소하는 것이 발견되었다(Milad, Vidal-Gonzalez, & Quirk, 2004; Pérez-Jaranay & Vives, 1991; Quirk, Likhtik, Pelletier, & Paré, 2003). 인간에게 있어서 ompfc의 크기가 공포 반응을 억제하는 우리의 능력과 상관관계가 있었다(Milad, Quinn, et al., 2005). 따라서 편도에 대한 겉질의 조절은 우리를 두렵게 만드는 것에 대한 공포 반응을 차단시키도록 해 준다. 놀라는 얼굴을 부정적인 것으로 해석하도록 배운 사람은 보다 큰 편도 활성을 보인 반면, 긍정적인 것으로 해석하도록 배운 사람은 ompfc의 활성화가 더 크게 나타났다(Kim et al., 2003). 이러한 연구들은 맥락적 요소와 동기적 요소에 영향을 받아 ompfc가 편도의 활성화를 조절한다는 개념을 지지해 준다(Kim et al., 2005; Myers & Davis, 2007; Ochsner, Bunge, Gross, & Gabrieli, 2002; Phan et al., 2005). 바꿔 말하면, 느린 체계는 빠른 체계를 조절할 수 있다는 것이다.

이런 하향식 회로는 경험을 형성하고 기존 감정 상태를 강화하는 방식을 조직화하고, 조절하며, 또한 직접 관여를 한다(Bishop, 2007; Christakou, Robbins, & Everitt, 2004). 우울증에서 부정적인 자극에 대한 조절이 감소하는 것처럼 불안은 위협의 단서에 대해 감소된 하향식 조절과 연관되어 있다(Bishop et al., 2004; Brewin & Smart, 2005). 바꿔 말하면, 불안한 사람은 위험을 발견하는 경향이 있는 반면에, 우울한 사람은 자신의 환경에서 부정적인 측면을 발견하는 경향이 있다. 우리 중 의식적인 조절을 더 많이 하려는 사람은 위험에 대해 더 주의를 기울이게 될 것이고, 그러다 자극을 인식하게 되면 더 많은 하향식 조절을 하려고 노력하게 될 것이다(Derryberry & Reed, 2002). 반복해서 말하지만, 느린 체계는 빠른 체계를 조절한다.

앞이마엽겉질의 활성화와 편도의 활성화 사이의 균형은 연관성, 감정 및 동기에 바탕을 둔 시각적 집중을 유도하는 것으로 밝혀졌다(Gazzaley et al., 2007; Geday, Kupers, & Gjedde, 2007). 이것은 PTSD 환자에게서 이상을 일으키는 많은 신경망 중의 하나여서 감각처리와 기억처리에 장애를 유발한다(Gilboa et al., 2004; Rauch, Shin, & Phelps, 2006). 해리 증상이 있는 PTSD 환자는 신체적 상태에 관여하는 신경망의 활성화가 증가되어 있는데, 이것은 앞이마엽겉질에 의한 이런 신경망에 대한 적절한 하향식 조절이 결핍되어 있음을 보여 주는 것이다(Lanius et al., 2005). 예상할 수 있겠지만, PTSD 증상의 심각한 정도는 편도의 활성화와 정상관관계를 보이고 ompfc의 크기 및 활동성과는 역상관관계를 보인다(Shin, Rauch, & Pitman, 2006; Williams et al., 2006).

연구에 의하면 두려워하는 얼굴에 대해 인지적인 평가를 하게 한 경우에 편도의 활성화는 감소되고, 앞이마엽의 활성화는 증가되는 현상을 보여 주었다(Hariri et al., 2000, 2003). 이와 같은 편도에서 앞이마엽으로의 활동 전환은 위약효과(placebo effect)에 의한 활성화(Wager et al., 2004)나 부정적인 감정을 일으키는 물질을 본 이후의 회복 상태(Jackson et al., 2003) 동안에도 일어났다. 자신의 공포를 조절하려고 하는 사람은 그렇지 않은 사람보다 오른쪽 이마엽 영역이 더 활성화되는 경향이 있다(Johanson et al., 1998).

소거학습이 없는 것이 PTSD의 또 다른 양상일 수 있다. PTSD로 고통받는 사람은 편도의 억제가 제대로 되지 않아 특징적인 침습 증상과 각성 증상에 취약하게 된다(Akirav & Maroun, 2007). 이 외에 PTSD 환자는 사이세포가 존재할 것이라고 추측되는 ompfc 내의 하부영역이 조금 더 작은 것으로 나타났다(Rauch et al., 2003). PTSD 환자에 대한 소거훈련을 하는 동안 앞이마엽 영역의 활성화 정도와 두께는 이들이 가지고 있는 증상과 상관관계를 보였는데, 이 사실은 이들의 증상들과 겉질에 바탕을 두고 있는 소거학습이 이루어지지 않은 것이 서로 연관되어 있음을 지지해 주는 증거이다 (Milad, Orr, Pitman, & Rauch, 2005; Phelps et al., 2004).

스트레스 상황에서 두려움과 공포의 회복

> 위험은 공포를 가져오며, 공포는 더 많은 위험을 가져온다.
>
> ― 리처드 백스터(Richard Baxter)

제이콥스와 네이들(Jacobs & Nadel, 1985)은 공포와 두려움에 관여하는 두 가지의 학습체계와 기억체계가 존재한다고 제안하였다. 이런 두 가지 체계는 르두의 **빠른** 공포회로 및 느린 공포회로와 매우 유사하다. 분류군체계(taxon system, 빠른 체계 또는 편도체계)는 기술과 규칙의 획득 및 자극-반응 연결의 조건화를 담당한다. 이 체계는 상황적인 문제로부터 자유로운데, 이것은 학습이 발생한 시간이나 장소에 대한 정보를 포함하고 있지 않다는 것을 의미한다. 분류군 학습은 광범위하게 일반화가 이루어지며 근본적으로는 무의식적이다. 이것은 어린 시절의 공포, 안전함 및 애착에 대한 학습이 조직화되고 저장되는 체계이다. 분류군체계는 인지치료자가 암묵기억 및 절차기억(procedural memory)이라고 부르는 기억에서 대표적으로 나타난다.

현장체계(locale system)—해마와 겉질이 그 핵심에 있는—는 인지적인 지도, 정신적 표상 및 삽화기억(episodic memory)을 담당한다. 현장체계의 점진적인 발달과정은 해마-겉질 회로의 발달과정과 함께 병행해서 이루어진다. 따라서 삶의 초기에 상당히 많은 양의 사회적 학습과 감정적 학습이 발생하지만, 이것은 기억의 근원으로 작용하지 못하고 자서전적인 이야기도 이런 기억과 연관되어 있지 않다. 예를 들면, 낯선 사람이 접근할 때 엄마의 두려워하는 얼굴은 그녀의 아이에게 세상에 대한 일반적인 경계심이 발달하도록 유발할 수 있지만, 나중의 삶에서 이와 비슷한 상황에서 일어나는 이런 불안의 근원에 대해서는 인식하지 못한다.

우리는 어린 시절의 학습에 의해 프로그램된 신경망을 가지고 학령기 중반을 맞이하게 되는데, 어린 시절의 학습은 이미 주어진 감정으로 경험된다. 외상이 없을 경우에 성인에서의 학습은 분류군체계와 현장체계의 균형 잡힌 통합에 의해 이루어지는데, 이런 균형 잡힌 통합에서는 기억의 감각적·운동적 그리고 감정적 측면이 말뜻적인(semantic) 요소나 자서전적인 요소와 연결된다. 어린아이와 외상이 있었던 성인의 경우에는 분류군체계가 독립적으로 기능을 해서 다양한 기억체계와 의식적인 인식 사이의 적응적 해리(adaptive dissociation)가 유발된다.

극도의 스트레스는 뇌의 생물학적인 환경을 변화시켜 분류군체계를 활성화시키고 현장체계를 억제시킨다. 스트레스는 현장체계의 기능을 떨어뜨리거나 약화시킴으로써 우리가 보다 원초적인 분류군(편도와 연관된)체계로 후퇴하게 만든다. 이런 변화는 성공적으로 억제되었던 어린 시절의 공포와 두려웠던 경험을 다시 등장하게 만든다. 이러한 가설은 스트레스가 정신건강의학과 질환과 신체적 장애를 나타나게 하거나 아니면 악화시키는 데 기여한다는 방대한 연구 결과와 일치하는 것이다. 정신분석적인 측면에서 보면, 이런 과정은 보다 원초적인 자기의 상태나 방어기제로의 퇴행(regression)으로 이해될 수 있다. 이런 과정은 또한 치매나 다른 형태의 뇌손상이 있는 환자에게서 억제되었던 신생아 반사가 풀려서 다시 나타나는 것과 유사하다.

공포나 두려움의 명백한 소거에도 불구하고, 원래의 기억은 유지되며 스트레스 상황에서 재활성화될 수 있다. 이러한 신경학적 설명은 편도가 과거의 두려움을 얼마나 꼭 붙들고 있는지를 설명해 주며, 하나의 공포의 근원이 다른 것으로 대체되어 나타날 수 있다는 프로이트의 증상대체(symptom substitution) 개념을 설명해 줄 수 있다. 바꿔 말하면, 새로운 촉발요인이 여전히 보존되어 있는 기존의 신경회로를 재활성화시킨다는 것이다. 그렇기 때문에 제이콥스와 네이들(1985)은 두려움과 공포를 치료하는 치료자는 증상이 사라진 이후에도 충분히 오랫동안 치료를 계속할 필요가 있으며 스트레스 관리훈련을 포함한 치료를 시행할 필요가 있다고 제안하였다. 만약 전반적인 스트레스 수준이 감소한다면, 원초적인 공포에 대한 기억을 억제시킬 가능성이 증가한다.

불안, 공포 및 두려움에 대한 성공적인 정신치료는 빠른 회로와 느린 회로 및 분류군체계와 현장체계 사이의 통합과 부정적인 편도기억을 계속 억압하는 것을 필요로 한다. 인지치료는 비적응적인 방식으로 형성된 빠른 분류군체계를 억제하고 조절하기 위해 느린 현장체계를 사용하는 것이다. 노출, 반응방지 및 이완훈련은 해마-겉질 신경망이 편도회로에 대한 하향식 억제를 할 기회를 증가시켜 준다. 이런 기억 모델은 공황장애나 불안장애의 존재 여부에 상관없이 모든 임상적인 상황에서 적용이 가능하다.

죽음의 바다에 빠지기

공포의 포로가 되는 것보다 더 무서운 지옥은 없다.

– 벤 존슨(Ben Johnson)

티나의 심장 전문의는 그녀가 세 번째로 응급실을 방문했을 때 정신치료자를 찾아 가 보라고 권해 주었다. 그녀는 매번 아무 이유 없이 숨을 쉴 수가 없었고 두통을 느꼈 다. 그녀의 심장은 마치 터질 듯이 빨리 뛰곤 했었다. 그녀는 심장발작이 왔다고 확신 했기 때문에 응급 구조사를 불렀다. 구급차를 기다리는 동안, 그녀는 자신이 '죽음의 바다'에 빠진 것 같은 느낌을 받았다고 이야기하였다. 그녀는 자신이 없는 상태에서 자 신의 10대 아이들이 살아가는 것을 상상했으며, 자신이 아이였을 때 일어났던 엄마의 죽음에 대해 생생하게 회상을 하였다. 이런 느낌과 상상은 죽음에 대한 공포와 함께 그녀를 더욱더 불안하게 만들었다. 그녀는 구급차를 기다리는 동안의 시간이 마치 '영 원한 시간'인 것처럼 느껴졌다고 나에게 이야기하였다.

실제로는 건강에 아무런 문제가 없었던 티나는 반복적인 공황발작을 경험했다고 이 야기하였다. 그녀가 정신치료를 받아야겠다는 확신을 가지게 되기까지 세 번의 혼란 스러운 경험이 있었다. 그녀는 조절과 관련된 평생의 전투에서 패배한 것처럼 패배감 과 두려움을 가지고 나의 진료실에 들어왔다. 나는 첫 번째 치료시간 동안에 티나가 아버지에 의한 방치, 오랜 시간 지속된 경제적인 어려움 그리고 그녀가 열다섯 살 때 어머니의 사망을 포함한 고통스러운 어린 시절을 겪었다는 사실을 알게 되었다. 이후 에 그녀는 이모와 함께 살면서 고등학교를 졸업했고, 스스로 대학에 진학하여 현재는 성공적인 부동산중개인이 되었다. 4년 동안의 결혼생활에서 두 자녀를 갖게 되었고, 현재는 10대인 아이들을 혼자서 키우고 있었다. 티나의 정체성은 다른 사람에게 의지 하지 않는 생존자 혹은 열심히 일하는 사람의 그것이었다. 공황발작은 그녀의 자신감 을 흔들어 놓았고 그녀를 어린 시절의 혼란, 고통 및 의존으로 돌아가는 것 같은 공포 를 불러일으켰다. 그녀는 자신의 과거로 돌아가는 것을 피하기 위한 의학적인 설명을 들을 수 있기를 바라고 있었다.

나는 티나에게 그녀의 공포에 대한 신체 반응과 왜 그것이 그녀로 하여금 심장발작 에 걸린 것처럼 느껴지게 하는지에 대해 교육하는 것으로 치료를 시작하였다. 그녀의 빠른 심장박동, 두통, 빠른 호흡 및 위험에 대한 느낌은 싸우거나 도망가기 위해 준비를 하라는 편도의 다양한 신호 때문에 발생하는 것이었다. 그녀가 편도의 경보회로에 대한 의식적인 조절을 습득하는 것이 첫 번째 치료 과제였다. 우리는 그녀가 천천히 호흡하고 이완기법을 적용함으로써 이러한 발작을 차단하는 전략을 논의하였다. 나는 치료를 하는 동안 티나가 스스로 불안한 상태에 들어가게 만든 다음에 그녀 자신이 진정을 할 수 있도록 도와주었다. 이러한 과정은 그녀에게 편도의 활성화를 조절할 수 있다는 자신감을 주었다. 그녀의 신체에서 어떤 일이 일어나고 있는지에 대해서 이해하고, 자신의 생명이 위험한 상태에 빠진 것이 아니라는 사실을 아는 것은 그녀의 두려움을 조금 해소해 주었다.

치료의 두 번째 단계는 그녀를 만성적인 스트레스 상태로 유지시켜 주었던 오래 지속된 그녀의 삶의 방식에 초점을 두었다. 우리는 그녀가 가지고 있었던 무거운 책임감과 이완이나 휴식이 없었던 부분에 대해 평가하였다. 티나의 경제적인 상태에 대한 두려움은 그녀로 하여금 완전히 지칠 때까지 예약 스케줄을 과도하게 짜도록 만들었다. 나는 티나가 로스앤젤레스 고속도로를 매년 계속해서 5만~6만 5,000km씩 다니면서 일을 했다는 사실을 알게 되었다. 우리는 그녀가 고객에게 집을 보여 주고, 자신의 아이들을 학교로부터 다른 활동을 할 수 있도록 데려다주면서 매일 6시간 이상을 운전하면서 보냈다는 것을 알게 되었다. 그녀는 공황발작이 스트레스를 줄이는 변화가 필요하다고 신체가 그녀에게 이야기해 주는 방식이라는 것을 이해하기 시작하였다. 규칙적인 운동, 판매담당 지역을 줄이는 것 그리고 자신의 아이들을 데려다주는 다른 방법을 찾는 것이 이러한 문제에 대해 가장 도움이 되는 해결책이라는 것이 밝혀졌다.

이런 중재가 점점 규칙적으로 이루어지면서, 우리는 그녀의 어린 시절 경험이 그녀의 자기상과 삶의 방식에 어떠한 영향을 미쳤는지에 대해서 탐색하였다. 그녀는 자신이 어머니처럼 죽어서 아이들을 세상에 홀로 남겨 두게 될지도 모른다는 두려움을 가지고 있었다. 그녀는 아이들을 위해 할 수 있는 모든 일을 하려고 노력했으며, 아이들이 대학을 다니는 데 필요한 모든 비용을 마련하려고 했고, 자신이 오래 살지 못하면 어떻게 하나 하는 생각을 항상 하고 있었다. 그녀의 경제적인 계획은 매우 상세했으며, 수년 동안 이러한 계획을 정확하게 실천하고 있었다. 문제는 이러한 계획이 원래는 맞벌이를 하는 동안에 세워졌다는 것이었다. 지금 그녀는 혼자서 돈벌이를 하고 있다. 그녀는 자신의 죽음에 대한 공포가 자기충족적인 예언이 될 수도 있겠다는 깨달음을 얻게 되었다. 티나는 어머니의 죽음에 대해 여전히 마음 아파하고 있으며, 어머니의 죽음을 스스로 애도하도록 내버려 두지 않았고, 자신은 사치스러운 생활을 누릴 자격이 없다고 느껴 왔음을 깨닫게 되었다. 이러한 상실의 감정에 대해 스스로 마음을 여는 것이 그녀에 대한 치료의 시작이었다.

요약

두려움에 찬 뇌는 두려움의 처리과정에서 서로 다른 측면을 담당하고 있는 두 가지의 상호 연결된 체계를 가지고 있다. 빠른 체계 또는 분류군체계—핵심에 편도가 있는—는 즉각적인 생존을 위해 빠르고 반사적이며 무의식적인 결정을 한다. 이 체계가 먼저 발달하여 애착이나 정동조절과 연관되어 있는 학습을 조직화한다. 이 체계는 어린 시절의 대표적인 감각적 기억, 운동적 기억 및 정동적 기억을 담당하며 그 이후에는 외상적 기억을 담당한다. 해마-겉질 신경망에 기초를 두고 있는 느린 체계 또는 현장체계는 상황적인 관계를 연결시키고, 현재 처리되고 있는 상황을 의식적으로 인식하게 해 준다. 느린 체계의 주된 역할은 잠재적으로 위험한 상황에 대한 보다 복잡한 평가에 기초를 두고 조율함으로써 편도의 활동을 조절하는 것이다. 이 체계는 경험을 시간과 공간 안에서 상황적으로 인식하도록 해 주고, 겉질과의 연결을 통해 의식적인 인식을 할 수 있도록 해 준다.

하향식 회로와 상향식 회로를 반영해 주고 있는 이 두 체계는 오랜 시간 지속되는 스트레스나 외상으로 인해 단절될 수 있다. 우리는 정신치료를 하는 동안 빠른 및 느린 회로, 분류군 및 현장체계 그리고 암묵 및 외현 기억에 대해 알려 주고 교육시키기 위해 이들 모두를 활성화시키려는 시도를 한다. 감정적인 분류군 신경망이 억제되었을 때, 우리는 이를 촉발시켜 느린 현장체계 회로와 통합될 수 있도록 해 주는 기법을 사용한다. 감정적인 분류군 신경망이 조절되지 않을 때, 우리는 이들이 시간과 공간 안에서 상황적으로 인식할 수 있도록 현장회로를 끌어들여 이들이 내려오는 억제성 겉질의 처리과정에 의해 길들여질 수 있도록 한다. 전반적인 목표는 이 두 체계 모두의 활성화와 통합에 있다.

제16장

어린 시절의 외상 스트레스: 자기와 다른 사람의 분열

> 우리의 뇌는 자기와 다른 사람 사이의 경계를 모호하게 만들도록 고안되었다. 이것은 쥐에서 코끼리까지를 포함하는 포유류를 특징짓는 고대의 신경회로이다.
>
> — 프란츠 드 발(Franz de Waal)

우리는 어린 시절의 스트레스와 성인의 정신병리 사이의 연결성에 대한 백 년간의 연구 끝에 결국 근본적인 작용기전을 밝히게 되었다. 대부분의 과학자는 이제 어린 시절의 경험이 뇌의 신경생물학적 구조와 생화학적 구조로 전환되는데, 이것은 후생학(epigenetics)이라 불리는 과정을 통해 유전부호(genetic code)의 특수한 구역이 전사(transcription)됨으로써 이루어진다고 생각하고 있다(Hoffman & Spengler, 2014). 후생학은 경험이 우리가 출생한 이후에 받게 되는 스트레스에 대한 회복력과 적응력이 증가하거나 감소하는 방식으로 우리의 뇌를 형성하게 만드는 것을 말한다. 어린 시절의 박탈, 가난, 적절한 기능을 못했던 가장, 신체적 학대와 성적 학대, 즉 실제로 어린 시절의 모든 경험은 우리 신경계의 기반구조 및 우리가 생존하고 성장하는 능력에 영향을 미친다(Engle & Black, 2008; Felitti et al., 1998).

외상후스트레스장애의 진단범주는 정상적인 기능을 하던 성인이 외상 사건을 경험한 후에 나타나는 결과로 지금까지 이해되어 왔다. 이 과정에서 신체적 위협이나 감정적 위협은 투쟁-도피 반응을 유발하며, 위협이 다루어진 이후에는 투쟁-도피 반응이 가라앉고, 뇌와 신체는 에너지를 보존하고 유지하는 상태로 돌아간다. 반면에, 어린아이는 자동적으로 위협에 대처하는 능력이 아직 갖춰져 있지 않다. 어린아이가 가진 제한된 움직임, 힘 및 경험은 싸우거나 도망가는 것을 불가능하게 만든다. 어린아이는 자신에게 생존기능을 제공해 주는 양육자를 꽉 붙잡고 있을 필요가 있다. 다른 사람에 대한 인간의 돌봄과 공격성은 우리에게 매달리는 사람을 더 잘 보호하기 위해 함께 진화되었다.

어린아이는 너무나도 자주 적절한 보호를 받지 못하거나 양육자에 의한 외상을 경험한다. 이런 상황은 외상을 경험한 성인에게서 나타나는 것과 유사한 일련의 신경해부학적 과정과 신경화학적 과정을 유발한다. 그러나 어린아이는 적절한 적응 전략과 스스로를 진정시키는 능력이 없기 때문에 뇌, 마음, 애착 전략의 발달, 조직화 및 통합에 장애가 발생하게 된다(Perry et al., 1995). 자기감이 굳어지기 전에 외상이 발생했을 때, 외상에 대한 적응은 일관된 자기감의 발달을 망가뜨리거나 심지어 방해할 수 있다.

방치되고 외상을 입은 아이에게서 보이는 초조는 과다활동이나 주의력 결핍으로 잘못 진단될 수 있는 반면, 신생아가 보이는 무감각한 반응은 느낌을 아직 인식하지 못하는 것으로 잘못 해석될 수 있다. 최근까지, 신생아에 대한 수술은 흔히 마취 없이 시행되었는데, 신생아가 반항하지 않고 쇼크 상태를 보이지 않는 것은 통증에 대해 무감각하기 때문이라고 잘못 해석되었다(Marshall, Stratton, Moore, & Boxerman, 1980; Zeltzer, Anderson, & Schecter, 1990). 1990년대에 시행한 연구에서 25% 이하의 의사만이 마취제를 사용하여 신생아의 포경수술을 한다는 결과를 보여 주었다(Hoyle et al., 1983; Wellington & Rieder, 1993). 우리가 신생아와 어린아이에게서 발생할 수 있는 외상 반응의 가능성을 인식하지 못하는 것은 의도하지 않은 외상을 유발할 수 있다.

심각한 방치는 어린 시절의 모든 형태의 스트레스 중에서 가장 손상을 많이 주는 것일 수 있다. 우리의 뇌는 적응을 하는 기관이기 때문에 성장을 위한 자극에 의존한다. 어린아이가 신체적인 학대를 받았을 때, 뇌는 적응하려고 하며 이것은 신경성장과 신경연결을 자극한다. 그러나 극도로 방치된 경우에는 겉질에서 아래로는 줄무늬체(striatum), 꼬리핵(caudate) 및 소뇌에까지 이르는 신경위축을 유발한다(Bauer et al., 2009; Hanson et al., 2013a, 2013b; Takiguchi et al., 2015). 심한 방치를 경험한 희생자는 지속적으로 진행되는 감각기능, 인지기능 그리고 사회적 기능의 결함을 보인다(Kaler & Freeman, 1994; Pollak et al., 2010).

우리는 문제들을 비록 진단범주 내에 있는 특정 증상들의 집합의 관점에서 생각하는 경향이 있지만, 어린 시절의 외상은 매우 다양한 증상 양상으로 나타나고 정상적인 발달에 일련의 중복적인 신경생물학적 변화와 행동적 변화를 유발할 수 있다. 그 이후에 이런 변화는 어린아이가 어떻게 자신의 세상을 경험하고 대처해 나가는지—학교에서 어떻게 행동하고, 부모와 어떻게 상호작용하며, 어떤 친구를 선택하는지—에 영향을 준다. 어린 시절의 스트레스 중 일부는 편도와 해마와 같은 특별한 구조물에 영향을 미치며, 나머지 스트레스는 뇌 전체의 발달에 영향을 미친다. 예를 들면, 어린 시절의 스트레스는 왼쪽 대뇌반구 청각 처리과정의 조직화를 감소시키고, 시각겉질의 회색질을 감소시키는데, 이것은 심지어 우리의 감각체계도 부정적인 감정 경험에 의해 형성될 수 있다는 것을 보여 주는 결과로, 아마도 우리를 극도의 스트레스로부터 보호하기 위해서 이루어졌을 것이다(Choi et al., 2009; Shimada et al., 2015; Tomoda et al., 2009; Tomoda, Polcari, Anderson, & Teicher, et al., 2012).

경계성 인격장애(borderline personality disorder: BPD)의 증상과 어린 시절 학대 사이의 연관성은 오래전부터 인식되어 왔다(Sansone, Sansone, & Gaither, 2004; Wingenfeld et al., 2011). 성인 BPD 환자는 다른 정신건강의학과 질환이 있는 환자보다 더 높은 수준의 어린 시절 외상을 경험하였고 더 낮은 수준의 부모 양육을 받은 것으로 나타났다(Machizawa-Summers, 2007). 호주의 BPD 외래 환자들은 어린 시절에 신체적 학대와 감정적 학대를 경험한 비율이 높은 것으로 밝혀졌다(Watson, Chilton, Fairchild, & Whewell, 2006). 터키에서 시행된 큰 규모의 대학생 표본을 대상으로 한 연구에서는 BPD와 어린 시절의 외상 사이에 매우 높은 상관관계가 있는 것을 발견하였다(Sar et al., 2006). BPD는 자기에 대한 경험과 사회적 관계를 유지하는 능력에 대한 다양한 장애를 특징적으로 보여 준다.

BPD 환자의 과거력과 증상은 어린 시절의 애착이 매우 외상적이며 심지어 삶을 위협하는 것으로 경험되었다는 것을 강력하게 암시한다(Fonagy, Target, & Gergely, 2000). 이런 경험과 함께 세상은 더 악의에 가득 차 있으며 자신은 다른 사람에 비해 더 불행하게 보이게 된다(Giesen-Bloo & Arntz, 2005). 대인관계에서의 배신으로 인한 외상은 특히 마음에 더 뚜렷하게 남게 된다(Kaehler & Freyd, 2009, 2011). 이런 관점이 부정적인 경험에 의한 것인지, 유전적 성향에 의한 것인지, 혹은 이 두 가지가 결합되어 나타나는 것인지는 아직 알려져 있지 않다(Judd, 2005). 내가 치료를 했던 경계성 증상을 가지고 있었던 모든 내담자는 심지어 같은 부모와 같은 가족환경을 공유했음에도 똑같은 증상을 나타내지 않는 형제자매를 가지고 있었다는 점이 흥미롭다.

| 표 16-1 | **다양한 어린 시절 외상이 미치는 신경발달학적 영향**

신경생물학적 소견	스트레스 요인	발달적 결함
감소된 해마 회색질 부피[1]	• RAD, BPD, PTSD • 거칠게 다룸 • 가난 • 조기 출산	• 기억 • 학습 • 현실 검증 • 감정조절
감소된 시각겉질 회색질 부피[2]	• RAD • 신체적 학대 • 가정폭력	• 시력과 시각적 상세함 • 사회적 정보처리
감소된 이마엽 회색질 부피[3]	• RAD, BPD • 체벌 • 거칠게 다룸 • 조기 출산	• 집행기능 • 정동조절 • 문제 해결 • 학습
편도 부피에서 회색질 이상[4]	• RAD, BPD • 방치 • 보호시설에서 지냄	• 정동조절 • 접근/회피 선택을 못함 • 두려움 활성화의 증가 혹은 감소
감소된 겉질의 회색질[5]	• 가난 • 신체적 학대 • 거칠게 다룸 • 방치 • 보호시설에서 지냄	• 학문적 성공 • 문제 해결 • 판단
백색질 이상[6]	• 거칠게 다룸 • 방치 • 조기 출산	• 신경망 통합 • 학문적 성공
띠다발겉질에서 감소된 회색질 부피[7]	• BPD • 체벌	• 결합과 애착 • 정동조절 • 감각처리
코르티솔 조절 이상[8]	• BPD, PTSD, RAD • 불안정한 가족 • 입양	• 학습 • 면역 활동성 • 신경해부학적 성장+통합

* RAD: 반응성 애착장애(reactive attachment disorder)
  BPD: 경계성 인격장애(borderline personality disorder)
  PTSD: 외상후스트레스장애(posttraumatic stress disorder)

　애착 외상은 신체적 학대나 성적 학대, 방치 또는 부모와 아이 사이의 잘못된 조율 때문에 발생할 수 있다. 애착 외상이 있는 환자와 그들의 부모의 경우에는 정동장애의 발생 비율이 평균 이상이었는데, 이것은 애착 외상이 감정조절의 어려움에 관여하는 요인일 가능성이 있다는 것을 알려 준다. 원인이 무엇이든 간에, 아이는 안정적 애착을 위해 다른 사람을 이용하지 못하며 극도의 불안과 두려움을 조절하지 못한다. 그 결과, 실제 혹은 상상된 버림받음은 어린아이가 자신의 엄마와 분리되었을 때 경험하는 것과 유사한 공포 상태를 촉발한다.

　어린 시절 스트레스로 인한 신경생물학적 영향의 결과 나타난 구조적 유사성이 진단범주를 넘어서 그리고 어린 시절에 스트레스를 경험한 다른 희생자 집단에서도 존재한다. 〈표 16-1〉에 어린 시절 스트레스의 신경발달학적 이상 및 그 결과와 관련해 현재까지 밝혀진 소견의 예가 포함되어 있다. 우리는 이런 중복된 결과에 기초하여 복합 외상후스트레스장애(complex posttraumatic stress disorder: C-PTST), 반응성 애착장애(reactive attachment disorder: RAD) 및 경계성 인격장애(borderline personality disorder: BPD)를 가진 사람뿐만 아니라 어린 시절에 학대와 방치를 경험한 사람에게 초점을 맞출 것이다. 이 세 가지 진단에 포함된 사람은 애착 외상, 방치, 과다한 체벌, 가정폭력 그리고 거칠게 다룸 중 몇 가지를 함께 경험하였다. 이들 진단군의 특징은 감정조절 이상, 관계를 형성하고 유지하는 데서의 어려움 및 자기감의 분열이다. 이 세 가지 결함은 신경구조물과 어린 시절의 정동조절, 애착 및 자기감의 발달이 서로 얽혀져서 나타나는 것으로 보인다.

복합 외상후스트레스장애

> 삶에서 가장 만족스러운 것은 자기의 많은 부분을 다른 사람에게 줄 수 있는 것이다.
> – 피에르 테야르 드 샤르댕(Pierre Teilhard de Chardin)

　복합 외상후스트레스장애(C-PTSD) 혹은 발달외상장애(developmental trauma disorder)는 감정적 학대, 신체적으로 거칠게 다룸, 방치 및 양육의 결핍 중 몇 가지가 혼합되어 유발된, 어린 시절부터 오래 지속되고 피할 수 없었던 스트레스의 결과로 발생한다. 비록 우리의 진단 책자에는 아직 포함되어 있지 않지만, C-PTSD는 임상적인 유용성이 있는 증상의 집합체이다. C-PTSD는 전형적인 PTSD와는 다른데, 왜냐하면

빨리 발생하고, 발달의 모든 영역에 광범위한 영향을 미치며, 평생을 통해 지속되기 때문이다(Herman, 1992; Navalta et al., 2004). C-PTSD는 다양한 신경학적 이상, 지속되는 성격적 성향 그리고 긍정적인 적응은 감소시키고 미래의 외상에 대한 취약성은 증가시키는 적응 전략과 연관되어 있다(Green, 1981; Gurvits et al., 2000). 바꿔 말하면, 우리를 죽이지 못하는 것은 우리를 더 약하게 만든다는 것이다.

비록 극도의 스트레스나 만성적인 스트레스가 삶의 어떤 시기에서도 뇌와 신체에 손상을 줄 수 있지만, 매우 어린 시기일 경우에는 특히 더 유해하다. 연구는 방치 그리고/혹은 외상에 더 빨리, 더 오랫동안, 더 심하게 노출될수록 부정적인 영향이 더 크다는 것을 지속적으로 보여 주었다. 우리는 또한 스트레스 요인의 영향이 성인의 시각으로는 판단될 수 없다는 것을 배웠으며, 발달 단계와 아이의 기질을 고려하여 판단되어야만 한다. 예를 들면, 아이가 세 살일 때 부모가 2주 동안 휴가를 가는 것은 어떤 아이에게는 충격적인 사건일 수 있지만, 다른 아이에게는 감정적 레이더에 잠깐 깜박거리는 신호 정도로밖에 느껴지지 않을 수 있다. 이런 차이가 나타나는 이유는 다양하고도 광범위한 유전적 변수, 후생학적 변수 및 상황적 변수와 연관되어 있다. 비록 가정폭력, 이혼, 혹은 체벌이 아이에 따라서 다른 영향을 미치겠지만, 잠재적으로 삶을 변화시킬 가능성이 있는 스트레스 요인으로 작용하는 이들의 역할을 결코 축소해서 생각해서는 안 된다.

C-PTSD가 있는 아이의 성격은 외상의 영향하에 발달하며 편도로부터 겉질적 집행 기능으로 가는 발달적 도약을 전혀 하지 못한다. 이들의 삶은 생존을 위해서 편도 중심적인 방식으로 이루어지며, 집단의 마음이 합의한 현실에 대한 연결성이 떨어진다. 결론적으로 이들은 지속적으로 현대 인간 뇌의 보다 원초적인 버전(version)의 뇌에 의해 쉽게 장악당하게 되지만, 자기와는 다른 방식으로 조직화된 뇌를 가진 사람들 사이에서 살아가야만 한다. 이들에게는 매일의 삶이 스트레스이고, 위협적이며, 탐색하기 어려운 삶이 된다.

접수 차트에 있는 '모든 발달 단계가 시기에 적절했음' 칸에 단순하게 표시해서는 안 된다. 어머니의 산후우울증, 할아버지의 뜻밖의 사고로 인한 죽음, 또는 아버지의 실직과 같은 발달의 시기에 있었던 사회적 환경과 감정적 환경을 확인하라. 이런 요소는 심리적 발달에 중요하기 때문에, 만약에 놓친다면 치료를 할 때 몇 년의 시간 동안 혼란을 유발할 수 있다. 아이는 안정적 애착에서 부모를 안전한 피난처로 사용할 수 있고, 스트레스에 대한 반응으로 나타나는 교감신경계의 활성화를 경험하는 것을 피할 수 있다. 이것이 바로 왜 어린 시절 관계의 질이 어린 시절 스트레스 경험을 조절하는 강력한 요소로 작용하는지를 설명해 준다.

해리(dissociation)는 외상을 경험한 사람에게 일련의 생물학적 과정과 심리적 과정을 통해 외상으로부터 벗어날 수 있게 해 준다. 비현실감(derealization)과 이인증(depersonalization)은 희생자로 하여금 자신에게 처해 있는 현실을 회피하거나 현실에서 떨어져 분리되고 안전한 관찰자의 위치에서 바라보게 만들어 준다. 먹는 것이나 도박과 연관된 강박적 방어뿐만 아니라 신체화장애(감정이 신체적 증상으로 바뀌는)는 모두 어린 시절의 박탈과 외상에 대한 복합적인 적응을 반영해 준다. 비록 이런 전략이 어린 시절에 우리를 생존할 수 있도록 해 주었지만, 이런 전략은 나중에 외상이 없는 세상에 적응을 하는 우리의 능력에 장애를 유발한다.

반응성 애착장애

> 외로움은 삶의 한 부분이다.
>
> – 휘트니 휴스턴(Whitney Houston)

1980년대 루마니아의 정치경제적인 상황은 수많은 고아를 장애인과 정신질환자가 수용되어 있는 대규모 공공 수용시설에 수용시키는 결과를 초래하였다. 고아들은 관심과 지도 혹은 의료적인 보살핌을 거의 받지 못했으며, 방치, 신체적 학대 및 성적 학대의 대상이 되었고, 그들의 행동을 통제하기 위해 진정제가 투여되었다(Wilson, 2003; Zeanah et al., 2004). 이런 상황에 대한 노출 때문에 고아의 상당수가 전 세계에 있는 다른 가족에게 입양되는 현상이 일어났다.

이런 루마니아의 고아는 자신의 나이에 비해 전반적으로 작았으며, 집중과 애착에 어려움이 있었고, 정신증, 자폐증 및 PTSD가 흔히 동반되어 나타나는 증상으로 인해 고통을 받았다. 때때로 이런 고아를 묘사하기 위해 사용되는 **보호시설 자폐증**(institutional autism)이라는 용어는 이들의 좋지 않은 언어능력, 기억력장애 및 자기자극 행동에 근거를 두고 있다(Federici, 1998; Minnis et al., 2013). 이런 어린 시절의 경험은 또한 감정조절과 애착 모두를 조직화하는 겉질-편도 회로의 발달에 명확한 영향을 미쳤다. 이런 경험의 행동적 후유증, 감정적 후유증 그리고 인지적 후유증은 반응성 애착장애(RAD) 진단을 위한 초기의 근거가 되었다(Kay & Green, 2012).

RAD의 특징적인 양상은 외상의 희생자가 다른 사람과 관계를 하는 방식과 같은 것이다. 일부 아이는 사회적인 상호작용을 시작하거나 반응하는 데 실패하는 반면, 다른 아이는 낯선 사람에게 무분별하게 접근을 하는데, 이런 행동은 또한 위탁 양육을 받은 일부 아이에게서도 관찰되었다(Pears, Bruce, Fisher, & Kim, 2009). RAD에 대한 초기의 동물 모델은 해리 할로(Harry Harlow)가 만들었는데, 그는 어린 레서스원숭이를 고립 시켜서 키웠다. 6개월 후에 처음으로 다른 원숭이 집단에 갖다 놓았을 때, 고립되어 자 란 원숭이는 겁을 먹고, 태아 때의 자세로 웅크렸으며, 구석에 처박혀 있거나 자신 주 변에 있는 다른 원숭이로부터 멀어지기 위해 할 수 있는 것은 뭐든지 하였다. 고립되 어 자란 원숭이는 겉질-편도 회로가 발달되지 않았기 때문에, 다른 원숭이가 빨리 회 피해야 하는 이해할 수 없고 무서운 존재로 경험되었을 가능성이 높다.

평가기관으로서의 편도의 역할—어떤 것이 좋고 나쁜지, 어떤 것에 접근해야 하고 어떤 것은 회피해야 하는지—은 편도를 사회적인 뇌의 핵심 구조물로 만들었다. 편도 는 영장류에게 있어서 낯선 사람에게 접근하는 것을 막거나 자신을 공격할 가능성이 높은 대상에 대해 정통하게 만드는 '사회적 제동장치(social brake)'로서의 역할을 해 온 것으로 알려져 있다. 편도에 손상을 입었을 경우, 영장류는 부적절한 대상뿐만 아니라 뱀과 같은 자연적인 약탈자에 대한 접근을 구별할 수 없게 된다(Amaral, 2002). 어린 시 절의 스트레스와 박탈은 편도의 발달과 연결성에 강력하게 영향을 미치며 편도가 작 용하는 기본적인 생존기술에도 영향을 미친다(Chisholm, 1998; Lyons-Ruth et al., 2009).

보호시설에 있는 아이를 대상으로 한 연구는 어머니와 낯선 사람 사이를 구별(친절 함을 구별하는 것 포함)하는 편도의 기능이 감소되어 있음을 증명하였는데, 이것은 편 도의 사회적 역할이 영장류가 진화하는 동안 보존되어 왔음을 확인시켜 주는 것이다 (Olsavsky et al., 2013). 또 다른 연구는 심각한 어린 시절의 스트레스를 경험하지 않 은 아이와 비교한 결과, 편도의 부피에 차이가 있음을 증명하였다(Hanson et al., 2015; Mehta et al., 2009; Tottenham et al., 2010, 2011). 애착행동이 안전한 접근-회피를 선택 하여 최적화된 생존을 위해 진화함으로써 형성된다는 점을 고려해 볼 때, 이런 아이들 이 보이는 낯선 대상에 대해 자신들이 하는 접근의 성숙도와 연결성을 구별하지 못하 는 것은 그들의 편도에 뭔가가 매우 잘못되어 있음을 명백하게 알려 주는 신호이다.

이 루마니아 고아에 대한 후속 연구에서 나온 희망적인 소식은 많은 고아가 건강하 고 잘 돌봐 주는 가족에게 입양되었을 때 상당히 호전되었다는 것이다. 이런 호전은 형성력의 힘, 입양한 가족의 관대함 그리고 생존하고 성장하기 위한 욕구를 증명해 준 다(Rutter et al., 1997, 2007). 그러나 우리는 어린 시절의 감정적 방치가 나중의 질병과 연관되어 있음을 명심해야 하며, 이런 아이는 나중의 삶에 있어서 신체적 장애와 심리적 장애에 취약한 채로 남아 있을 수 있다는 점도 기억해야 한다(Fantuzzo et al., 2005; Felitti et al., 1998; McLaughlin et al., 2015; Sánchez et al., 2005; Wilson et al., 2012).

경계성 인격장애

> 우리 모두는 늘 같이 어울려 있지만 외로움으로 죽어 가고 있다.
> – 알베르트 슈바이처(Albert Schweitzer)

비록 경계성 인격장애(BPD)의 원인에 대한 다수의 이론이 있지만, BPD의 원인은 감정조절에서의 어린 시절의 결함과 문제가 있는 애착관계가 조합되어 나타나는 것일 가능성이 가장 높다. 이런 생각은 BPD가 있는 사람에게서 흔히 있는 어린 시절의 학대, 외상 및 해리 증상의 존재에 의해 뒷받침된다. 이들의 과거력과 증상은 어린 시절의 애착이 외상, 위협 그리고 심지어 생명의 위협 등으로 경험되었음을 암시해 준다. BPD 진단을 받은 내담자는 다음과 같은 특징적인 증상이 나타난다.

① 실제적 또는 상상적 버림받음(abandonment)에 과민함
② 자기정체성의 장애
③ 강렬하고 불안정한 대인관계
④ 자신과 다른 사람에 대한 이상화(idealization)와 평가절하(devaluation)를 반복함
⑤ 강박적이고 위험한, 때때로 자기파괴적인 행동

BPD 환자는 우리에게 자신의 어린 시절에 경험했던 강렬하고도 혼란스러운 경험을 들여다볼 수 있는 창문을 제공해 준다. 편도가 높은 수준으로 각성되어 있는 것은 덜 발달되고 활성도가 낮은 이마엽-해마 회로가 환자를 예상하지 못하는 압도적인 감정에 빠지게 만듦으로써 상태를 더 악화되게 만든다. 결과적으로 유발되는 만성적인 스트레스는 BPD 환자로 하여금 문제가 있고 혼란스러운 대인관계를 유발하게 하며 자신의 스트레스를 증가시킬 뿐만 아니라 끝없이 버림받는 상황에 처하게 만든다.

BPD 환자는 모든 상황에서 비판, 수치심 및 버림받음을 경험한다. 만약 비판이나 거절의 기미가 보이면, 이들은 감정적으로 압도되어 다른 사람을 갑자기 공격하거나 스스로에게 해를 끼칠 수 있다. 친구와 가족은 분노의 대상이 되며, 가학적으로 고통

을 유발했다고 비난받고, 갑작스러운 감정의 변화와 예측 불가능한 행동 때문에 당황하게 된다.

C-PTSD와 RAD의 영향으로 힘들어하는 사람과 마찬가지로, 우리가 BPD 환자의 삶에서 관찰할 수 있는 것은 감정조절, 집행기능, 대인관계 경험 및 일관된 자기감을 조절하는 사회적인 뇌 및 다른 신경계의 발달과 통합에 있어 결함의 결과 등이다. 이런 신경발달학적 이상은 타고난 유전적 변수와 삶의 경험 사이의 상호작용 결과일 가능성이 높다(Distel et al., 2011). BPD 환자의 경우 심지어 아동기 동안에 뇌의 성숙 양상이 변화되어 있다는 증거가 있다(Houston, Ceballos, Hesselbrock, & Bauer, 2005).

BPD 환자에 대한 전형적인 신경심리검사는 이마엽과 관자엽 손상이 있는 환자에게서 보이는 것과 유사한 집행기능, 집중, 기억 및 다양한 인지적 처리과정의 결함을 증명하였다(Coolidge, Segal, Stewart, & Eliot, 2000; Dinn et al., 2004; Paris et al., 1999; Posner et al., 2002; Swirsky-Sacchetti et al., 1993; van Reekum et al., 1993). 스캔 연구에서는 뇌의 몇몇 영역에서 크기, 활성도 양상 및 신경화학적 수치에서의 이상이 나타났다(Cowdry, Pickar, & Davies, 1985; Johnson et al., 2003; Lange et al., 2005). BPD 환자는 해마, 편도, 왼쪽 눈확안쪽과 오른쪽 앞쪽 띠다발겉질의 회색질이 감소되어 있었으며 다른 다양한 신경해부학적 이상 소견도 보였다(Bremner et al., 2000; Chanen et al., 2008; Johnson et al., 2003; Takahashi et al., 2009).

우리가 예상할 수 있듯이, BPD 환자의 뇌가 다른 사람의 뇌와 다른 점은 정동을 조절하고 자기와 다른 사람을 경험하는 데 관여하는 신경망에서 발견되었다(Bazanis et al., 2002; Johnson et al., 2003). 이런 소견은 우리의 집행 신경망의 발달이 경험에 의존하는 특징을 가진다는 것을 반영하며, 어린 시절의 스트레스가 적절한 발달을 벗어나게 하는 데 얼마나 강력한 영향을 주는지를 반영해 준다. 대체할 수 있는 가설로는 BPD가 되는 사람은 정상적인 정동조절과 애착을 불가능하게 만드는 신경발달학적 이상이 있을 가능성이 있다는 것이다.

BPD 증상을 가지고 있는 사람의 뇌는 쉬고 있을 때 앞이마엽, 띠다발 및 해마 영역의 대사 활동이 감소되어 있음이 증명되었다(Díaz-Marsá et al., 2011; Juengling et al., 2003; Soloff et al., 2003). 흥미롭게도, BPD 환자의 이마엽에서 높은 수준의 신경독(neurotoxin)이 발견되었다(Tebartz van Elst et al., 2001). BPD 환자에게 감정적으로 부정적인 상황에 대한 슬라이드를 보여 주었을 때 비록 심박동 수, 피부 전도 및 통증 민감도에 대한 측정 결과는 흥분되지 않은 상태로 나타났지만(Bohus et al., 2000; de la Fuente et al., 1997; Goyer et al., 1994; Herpertz, Kunert, Schwenger, & Sass, 1999), 편도,

앞이마엽겉질, 관자엽, 뒤통수엽 및 방추형이랑(fusiform gyrus)에서는 높은 활성도를 보였다(Herpertz et al., 2001; Johnson et al., 2003; Juengling et al., 2003).

특히 주목할 점은 시각처리 과정과 시각적 기억의 결함인데, 이것은 BPD와 신체추형장애(body dysmorphic disorder)의 동반 질병률이 매우 높은 현상을 설명해 줄 수 있다(Beblo et al., 2006; Harris, Dinn, & Marcinkiewicz, 2002; Semiz et al., 2008). 경계성 증상을 가지고 있는 내담자는 감정적 표현을 평가할 때 오른쪽 뒤통수엽의 대사가 감소되었다(Merkl et al., 2010). 이것은 왜 이들이 중립적인 표현과 부정적인 표현을 잘못 해석하거나 과장하는 경향이 있는지 그리고 다른 사람의 얼굴에서 두려움은 잘 인식하지 못하는 반면에 역겨움과 놀라움은 더 잘 인식하는지와 연관되어 있다(Unoka, Fogd, Füzy, & Csukly, 2011). 편도의 활성도와 편도의 일차시각영역에 대한 연결은 부정적인 자극을 직면했을 때 얼굴에 대한 인식을 부정적으로 왜곡하며 불안과 두려움은 높은 수준으로 활성화시킨다(Koenigsberg et al., 2009).

BPD와 PTSD 환자는 얼굴 표정에 대해 왼쪽 편도가 더 크게 활성화되는 반응을 보이는데, 이것은 중립적인 표정을 부정적이거나 위협하는 표정으로 경험하게 만든다(Donegan et al., 2003; Umiltà et al., 2013). 따라서 중립적인 정보를 부정적으로 왜곡하고 개인적인 것으로 받아들이는 경향이 있는데, 이것은 이들에게 적대감, 의심 및 공격성을 유발시킬 가능성이 높다(King-Casas et al., 2008; Minzenberg, Poole, & Vinogradov, 2006). 이들은 특히 명백하거나 무의식적이면서 부정적인 사회적 단서에 민감하고 지나치게 경계하며(Sieswerda, Arntz, Mertens, & Vertommen, 2006), 불쾌한 단어에 크게 놀라는 반응을 보이고(Hazlett et al., 2007), 협동과 사회적 문제 해결을 지나치게 어렵게 만든다(Dixon-Gordon, Chapman, Lovasz, & Walters, 2011; Maurex et al., 2010).

BPD 환자는 어떤 스트레스에도 매우 민감한데(특히 거절), 자신의 스트레스와 다른 사람에게서 발생하는 스트레스나 사회적 배척을 보는 것 모두에 민감하다(Buchheim et al., 2008; Minzenberg et al., 2008; Ruocco et al., 2010). BPD 성향이 있는 사람은 성인기에 가정폭력이 있는 상황에서 PTSD가 발생할 가능성이 매우 높은 것으로 밝혀졌다(Kuijpers et al., 2011). 버림받은 것에 대한 기억은 양쪽 뒤가쪽 앞이마엽겉질의 활성도 증가와 오른쪽 앞쪽 띠다발겉질의 활성도 감소와 연관되어 있는데, 이것은 이들이 자기인식과 공감에서 멀어지는 경향이 있으며 스트레스에 대한 반응을 행동으로 취할 가능성이 높음을 암시한다(Schmahl et al., 2003). 이런 증상이 있는 사람은 자신에게 모욕을 준 사람에게 보복하기 위해 많은 노력을 할 것이며, 특히 부당함과 싸울 수 있는 동물 구조하기와 같은 행동에 헌신할 가능성이 높다.

감정적 기억과 외상적 기억의 핵심에는 편도의 활성화가 작용하며, 편도의 활성화는 이런 기억을 약화시키고 전후 사정과 연결시키는 신경망(이마엽-해마)을 억제시킨다(Cahill & McGaugh, 1998; McGaugh, 1990). 치료를 할 때, 감정적인 해석은 분리 및 버림받는 것과 유사한 파국적인 반응을 촉발할 수 있다. BPD 환자와 함께 있음을 알려주는 가장 뚜렷한 징후는 공격받는 느낌, 부적절한 느낌 및 감정적으로 위험한 상황에 있다는 느낌이다. 이것은 바로 환자가 느끼고 있는 감정 그대로이며, 이들은 다른 사람에게 이런 느낌을 만들어 내는 데 매우 능숙하다. 환자의 이런 반응과 환자에 대한 우리의 반응은 환자의 어린 시절의 혼란스러웠던 감정적 세계를 우리가 들여다볼 수 있는 최고의 창문이다.

BPD 환자가 다른 사람의 고통에 취약하다는 사실에도 불구하고 이들은 공감의 감정적 측면과 인지적 측면 모두에 결함을 보이는데, 공감적인 과제를 할 때 오른쪽 뇌섬엽과 왼쪽 위쪽 관자고랑에서 비정상적인 기능을 나타낸다(Dziobek et al., 2011). 공감적이 되는 것은 자신의 관점과 과제를 한편으로 제쳐 두는 능력이 필요하며, 공감적인 과제는 감정조절과 집행기능 모두를 요구하는데, BPD 환자는 이것이 지나치게 어렵다는 것을 발견한다. 우울증이 있는 사람과 마찬가지로, BPD 환자는 자신의 마음 상태를 자기로부터 다른 사람과 연관된 것으로 전환시키는 데 결함이 있는데, 이것은 왜 그들이 다른 사람과의 높은 수준의 감정적 조율을 다른 사람에 대한 공감으로 전환시키지 못하는지를 설명해 준다(Schnell et al., 2007).

BPD 환자의 뇌는 위험에 대한 삼엄한 경계를 하며, 들어오는 정보를 잘못 판단하고 왜곡하는 동시에 억제, 현실 검증 및 감정조절은 감소시킨다. 경계성 증상이 있는 내담자가 부정적인 감정을 경험할 때, 그들은 압도되어 자신이 직면한 문제를 해결하거나 자신의 반응이 적절한지를 평가하는 데 필요한 의식적인 겉질적 처리과정을 사용할 수 없다. BPD 환자는 예전에 좋았던 느낌을 기억하는 능력이나, 다시 좋은 느낌을 받을 수 있을 것이라고 생각하는 관점을 상실한다. 압도적인 두려움과 이런 관점의 상실이 함께 작용해서 자신의 삶이 위험에 처해 있다는 경험을 만들어 낸다. 압도되는 감정에 대한 이러한 취약성은 어린 시절의 스트레스, 외상 및 방치를 경험했던 많은 희생자에게서 나타난다.

자기분열

> 자기와의 우정이 가장 중요하다. 이것 없이는 이 세상에 있는 어느 누구와도 친구가
> 될 수 없기 때문이다.
>
> – 엘리너 루스벨트(Eleanor Roosevelt)

우리의 주관적인 자기감은 시간이 지나도 우리의 경험에 대한 느낌을 지속적이고
일관된 것으로 만들어 주는 신체적·심리적 그리고 사회적 처리과정에 의존한다. 일
련의 의식적 처리과정과 무의식적 처리과정이 함께 자기감을 결합시킨다. 우리의 호
흡과 심장박동은 우리 몸의 리듬을 만들어 내고, 내부 장기들은 결합하여 우리의 신체
를 만든다. 우리의 대인관계가 우리의 사회적 정체성을 생각나게 해 주듯이, 우리의
개인적 이야기와 문화적 이야기는 집단의 역사 내에서 우리의 역할을 제공해 주면서
앞으로의 행동에 대한 설계도의 바탕이 된다.

자기보존의 본능 그리고 신체적 손상과 사회적 손상으로부터 우리 스스로를 보호하
려는 욕구 역시 자기감의 형성에 도움이 된다. 자기관리와 자기보존의 행동은 우리가
보호해야 하는 자기를 가지고 있다는 느낌을 알려 주는 역할을 한다. 자기보존의 보편
성은 우리가 자해와 자살의 힘을 인식하도록 도와준다. 자해가 발생하기 위해서는 우
리의 생물학적 프로그램과 사회적 프로그램 중에 뭔가 기본적인 것이 약화되어야만
한다.

반복적인 자해를 시도하는 성인은 거의 항상 어린 시절에 양육자에 의해 유발된
학대, 방치, 잔인한 괴롭힘 및 수치심이 있었다고 설명한다(Mazza & Reynolds, 1998;
Pfeffer et al., 1997; Zoroglu et al., 2003). 자살시도, 특히 BPD 환자의 자살시도는 거의
항상 수치심, 버림받음 및 상실과 연관되어 있다(Brodsky et al., 2006). 반복된 자해와
자살시도는 또한 보건의료 전문가, 가족 및 친구의 빠른 관심에 의해 강화되는 것으로
나타났다(Schwartza, 1979). 따라서 버림받고 외면당하는 고통은 신체적 자기보존에 대
한 우리의 원초적인 본능을 압도하는 힘이 있다고 간주하는 것이 논리적일 것이다.

엔도르핀은 자연적으로 생성되는 모르핀 유사물질로(옥시토신과 세로토닌과 함께) 우
리에게 안정적 애착과 연관된 안녕감을 제공한다. 엔도르핀에 의해 중재되는 버림받
음과 자해 사이에는 중요한 연관성이 있다. 신체적 손상이나 지속적으로 하는 격렬한
신체적 운동의 경우에 신체는 우리가 투쟁 또는 도피를 계속할 수 있도록 통증에 대한

진통작용을 제공하는 엔도르핀을 분비한다(Villalba & Harrington, 2003). 두려움에 대한 반응으로 분비되는 엔도르핀 역시 우리가 스트레스에 대처하는 것을 증가시키고 불안을 억제하도록 도와준다(Fanselow, 1986; Kirmayer & Carroll, 1987). 자해를 하는(자살 목적이 아닌) 환자는 애착에 문제가 있었으며 엔도르핀의 수준이 낮은 것으로 밝혀졌다(New & Stanley, 2010; Prossin et al., 2010; Stanley et al., 2010). 이것은 우리가 사용 가능한 엔도르핀의 수준이 어린 시절 경험의 양상 및 질과 연관되어 있음을 암시해 준다.

이런 엔도르핀의 진통효과는 자해를 한 이후에 불안이 감소하고 진정되는 느낌을 받는 이유를 설명해 준다. 자해는 엔도르핀을 활성화시키고 안정적 애착의 편안함과 연관된 생물학적인 느낌을 달성하는 방법일 수 있다. 이 가설은 환자에게 엔도르핀의 효과를 차단하는 약을 처방했을 때 자해가 감소하거나 완전히 중단된다는 사실에 의해 지지되었다(Pitman et al., 1990; van der Kolk, 1988). 따라서 버림받음에 의해 촉발된 자해와 자살 제스처에 대한 욕구는 안정적 애착의 생화학에 의해 강화된 것일 수 있다.

반복되는 자해와 자살 제스처는 BPD의 흔한 증상이다. 이런 사람이 기본적으로 가지는 감정적인 현실은 자기혐오적인 신체적 감각과 뭔가 결함이 있고 사랑받을 가치가 없다는 감정이다. 이렇게 지속되는 감정적인 진리는 자신이 많은 성취를 하고, 유난히 성실하며, 여러 방면에서 좋은 시민임에도 불구하고 끈질기게 유지된다. 그러나 자기혐오를 할 만한 객관적인 증거가 없음에도 불구하고 스스로는 자신에 대한 혐오감을 느끼며 자신의 자기에 의해 거부되는 느낌을 받는다. 자신을 인식할 때 혐오감을 가지는 것은 분명히 고통스러운 경험을 회상하게 만든다. 이런 감정이 자존감과 안정적 애착을 약화시키며 자기파괴적인 생각을 촉발할 것이라는 것은 쉽게 짐작이 간다.

혐오감은 우리로 하여금 썩은 음식이나 썩고 있는 고기같이 잠재적인 위험으로부터 반사적으로 피하게 하기 위해 고안된 극히 원초적인 감정이다. 어린 시절에 외상과 방치된 경험을 한 사람은 역겨움과 자기에 대한 경험을 연관시킬 가능성이 있다. 이들을 무시하거나 혐오감을 가지고 바라본 양육자는 '내적 대상(inner objects)'으로 내재화되었을 수 있다. 흥미롭게도, 한 연구에서 BPD나 PTSD가 있는 여성은 높은 수준의 '혐오감 민감도'를 보였으며 자신의 자기상(self-image)에 대해 이야기할 때 '혐오감을 가지고 바라보는 경향'이 있다는 것을 발견하였다(Rüsch et al., 2011). 다른 연구에서는 BPD가 있는 여성이 어린 시절의 기억을 회상할 때 혐오감을 나타내는 얼굴 표정을 보이는 경향이 있음을 발견하였다(Buchheim et al., 2007).

혐오감은 신경생물학적 경로를 통해 자기상의 한 부분이 될 수 있다. 신체에 대한 지도처럼 조직화된 뇌섬엽과 앞쪽 띠다발은 원초적인 신체 상태를 사랑에서 혐오감에 이르는 행동적·인지적 그리고 감정적 경험과 표현을 통합한다(Bartels & Zeki, 2000; Calder et al., 2003; Carr et al., 2003; Phan et al., 2002). 뇌섬엽은 또한 공간 속에 있는 우리 신체의 감각 및 자기와 다른 사람을 구별하는 우리의 능력에 중심적인 역할을 한다(Bechara & Naqvi, 2004; Critchley et al., 2004; Farrer & Frith, 2002; Gundel et al., 2004). 뇌섬엽과 앞쪽 띠다발 모두는 자신이 수치심을 느꼈을 때의 행동에 대해 회상을 해 보라는 요청을 받았을 때 활성화되었다(Shin et al., 2000). 단지 신체 상태가 인지 및 추론과 얼마나 밀접하게 연결되어 있는지를 보여 주기 위해 대상자에게 뭔가 달콤한 것이나 쓴 것을 먹게 한 이후에 도덕적인 판단을 하도록 요청하면 각각 긍정적이거나 부정적인 방향으로 결정을 하는 데 영향을 미칠 것이다(Eskine, Kacinik, & Prinz, 2011).

뇌섬엽과 앞쪽 띠다발의 기능과 초기 발달을 고려해 볼 때, 이 두 영역은 자신의 신체 상태에 대한 의식적인 감각과 감정을 기본적으로 연결시키는 작용을 한다. 예를 들면, 안정적 애착에서 뇌섬엽은 사람의 감정 및 신체적인 안녕감을 자기인식과 연관시킨다. 반면에, 방치나 학대의 경험 혹은 양육자의 눈에서 혐오감을 보는 경험은 새로 생겨나는 자기정체성에 신경학적으로 연결될 것이다. 이것은 자기혐오감과 수치심에 대한 신경학적인 기질로서의 역할을 할 수 있으며 자기를 인식하는 것은 무슨 수를 쓰더라도 회피해야 하는 어떤 것으로 만들 수 있다.

다른 사람의 감정에 조율을 하는 능력은 친밀한 대인관계와 집단의 마음에 연결하는 우리의 능력에 있어서 중요한 것이다. 무관심, 사회적 위축 그리고 스스로 자진해서 고립되는 현상이 PTSD 환자에게는 너무 흔한데, 이것은 기본적인 사회적 능력이 붕괴되었음을 반영하는 것이다(Galovski & Lyons, 2004; Nietlisbach & Maercker, 2009; Ray & Vanstone, 2009; Riggs, Byrne, Weathers, & Litz, 1998).

사회적 분열

불신보다 더 외로운 것이 있을까?

- 조지 엘리엇(George Eliot)

어린 시절에 외상과 스트레스를 받은 희생자가 보이는 주요한 양상은 대인관계를 형성하고 유지하는 능력이 없다는 것이다(McFarlane & Bookless, 2010). 이들은 집단의 마음과의 단절을 초래하는 복합적인 신경생물학적 결함을 보인다. 이런 현상은 BPD 내담자에게 가장 잘 보고되고 있지만 RAD, PTSD 및 C-PTSD로 고통받고 있는 사람에게서도 나타난다. 자기분열—수치심, 자기혐오, 자해행동 및 자살시도—은 친근감과 애착의 문제와도 얽혀 있다. 그러나 중요한 의문점은 사회적 관계의 분열이 단순히 다른 증상들의 부산물인지, 아니면 독특한 신경학적 기전을 가진 외상의 독립된 결과인지에 대한 것이다.

우리는 뇌의 집행기능을 설명하면서 두 가지의 다른 겉질체계를 논의하였다. 첫 번째는 외부 세계를 관찰하고 과제를 수행하는 이마-마루 신경망이며, 두 번째는 우리의 관심을 자기를 고려하고 다른 사람과 관계를 맺는 것에 돌릴 때 활성화되는 불이행 방식망(default-mode network: DMN)이다. 이런 체계는 역상관관계를 가진다. 즉, 하나가 활성화되면 다른 하나는 억제가 된다. 당신은 뇌섬엽과 앞쪽 띠다발겉질에 모여 있는 돌출망(salience network)에 대해서도 기억할 것인데, 이 신경망은 새로운 상황과 위험한 상황에서 이마-관자 체계에 신호를 보내어 활성화시키고, 또한 DMN을 억제시키는 역할을 한다(Bruce et al., 2013; Thome et al., 2014; Zhang et al., 2015). 이런 새로운 신경생물학적 이해를 고려해 볼 때 우리가 어린 시절에 스트레스와 극도의 외상을 경험한 사람에게서 관찰할 수 있는 자기분열과 사회적 관계의 분열을 더 잘 이해할 수 있을까?

뇌의 구조와 신경화학은 외상에 의해 지속되는 각성, 과다경계 및 만성 불안이 유지되는 방식으로 영향을 받는 것이 명확하다. 이것은 편도에 모여 있는 뇌의 원초적인 집행 신경망이 돌출망을 활성화시키고 DMN을 억제시킨다는 것을 의미한다 (Palaniyappan, 2012; Patel et al., 2012; Rabinak et al., 2011; Seeley et al., 2007; Shin et al., 2008; Sridharan et al., 2008). 외상과 스트레스의 희생자는 어린 나이부터 휴식을 할 때와 도전적인 상황 모두에서 더 스트레스를 받았을 것이며 과도하게 활성화된 돌출망, 더 활성화된 이마-관자 신경망 그리고 억제된 DMN을 가지고 있다(Lieb et al., 2004; Lyons-Ruth et al., 2011).

만약 DMN이 초기 발달 동안 혹은 어린 시절 동안의 심각한 외상 이후에 만성적으로 억제가 되었다면, 희생자가 일관된 자기감을 발달시키고, 정동을 조절하며, 자기성찰적이 되거나 다른 사람에 대해 공감하는 능력이 심각하게 손상될 것이다. 스트레스와 외상이 어린 시절부터 발생했을 때, 위로를 받기 위해 잠시 가 있을 수 있는 안전한 내적 세계를 가지고 있다는 느낌은 결코 달성될 수 없을 것이다. DMN의 많은 기능—자기감을 가지는 것에서부터 사회적인 단서를 파악하고 미래를 상상하는 것에 이르기까지—을 살펴볼 때 이렇게 중요한 신경망을 만성적으로 억제하는 것은 인간으로서의 경험을 엄청나게 변화시킬 가능성이 매우 높다. 이 가설은 PTSD와 BPD가 있는 사람은 DMN이 관여하는 공감, 자신에 대해 말하는 과정, 자서전적 기억 및 마음이론에서의 결함을 나타낸다는 사실에 의해 지지를 받는다(Frewen et al., 2011; Nietlisbach & Maercker, 2009).

BPD로 고통받고 있는 사람은 휴식을 할 때 이마엽에서는 대사저하증을, 운동겉질과 앞쪽 띠다발에서는 대사과다증을 보였다(Salavert et al., 2011). 이들은 또한 겉질과 이마-둘레 연결성이 감소되어 있고 겉질억제에 있어서의 결함을 보여 주었다(Barnow et al., 2009; Cullen et al., 2011; Wolf et al., 2011; Zhou et al., 2012). 대사에서의 결함은 또한 자기의 내적 경험과 자서전적 기억에 관여하는 DMN의 구성 부분인 관자엽의 쐐기앞부분(precuneus parietal lobe)과 뒤쪽 띠다발 영역에서도 관찰되었다(Lange et al., 2005). 대체로 이런 기능적 활성화 양상은 희생자로 하여금 자신의 상황을 덜 평가하고, 덜 생각해 보며, 덜 중단하게 만드는 반면, 더 행동하고, 더 반응하며, 자신의 원초적인 두려움과 다른 감정에 의해 유도되도록 만든다.

BPD로 고통을 받는 사람은 자신의 생각에 대해 살펴보는 데 어려움이 있는데, 그들이 스트레스 상황에 있을 때 특히 그렇다는 것이 증명되었다. 즉, 이들은 자신의 생각에 대해 생각하고, 메타인지(metacognition)를 사용하며, 매우 문제가 많은 감정적인 상태에 대해 스스로 살펴보는 능력이 없다. 실제로 버림받거나 상상적 버림받음에 대한 반응과 같은 해석에 대한 보상실패(decompensation)는 이마엽 지배에서 겉질밑(편도) 지배 상태로 빠른 전환이 되는 것을 반영하며 감정적인 폭풍으로 나타나고 기능적인 퇴행을 초래한다. 감정적 각성 상태 동안에 편도납치(amygdala hijacks)가 뇌의 집행기능을 빼앗아 오면 성찰적인 자기는 사라진다.

이런 자료는 어린 시절 애착에 있어 외상 희생자는 심지어 자극이 없을 때에도 자신 내부에 있는 안전한 장소를 발견하기가 어렵거나 발견하지 못한다는 것을 암시해 준다. 사실, 이완, 명상 또는 요가를 하려고 시도하는 것은 이들이 담아내기 어려운 고통스러운 감정과 내적인 생각에 휩싸이게 만들 수 있다. 불안과 왜곡된 사회적 정보의 혼합은 이들로 하여금 잠재적인 버림받음에 대해 강박관념을 가지게 만든다(Sharp et al., 2011). 따라서 명상과 자기성찰이 많은 사람에게는 긍정적인 대처방법이 될 수 있지만, 이런 사람에게는 편안함을 느끼기 위해서 자기인식으로부터 주의를 분산시키는 것이 필요하다.

어린 시절 외상을 경험한 희생자에 대한 치료에서의 주요 초점은 각 개인에게 잘 맞는 방식으로 각성을 조절하는 것이다. '편도에 속삭이는 사람(amygdala whisperers)'의 역할을 하는 치료자와 치료를 만나는 것이 첫 번째 단계이다. 경계성 증상이 있는 내담자와 치료를 할 때, 융통성과 인내가 결합된 구조와 한계 설정을 하는 것이 핵심이다. 치료자는 집행기능을 위한 외적인 발판을 제공하여 내담자가 삶의 초기에는 불가능했던 기억, 자기조직화 및 정동조절의 뇌신경망을 만들 수 있도록 해 주어야 한다. 치료자는 이런 방식으로 발달과정 동안에 덜 발달되고 해리된 채로 남겨져 있었던 신경망의 통합을 돕기 위해 외적인 신경회로의 역할을 한다. 대체로 이런 새로운 과학적 발견은 내게 자기와 다른 사람의 분열은 이 장에서 논의했던 진단을 넘어서는 독립된 증상 집단으로 간주되어야 한다는 생각을 하게 만들었다. 비록 DMN의 억제는 높은 수준의 각성 때문에 발생하는 이차적인 현상이지만, 나는 자기경험의 왜곡과 다른 사람에게 조율하고 다른 사람과 연결하는 능력은 불안이 감소한다고 단순히 해결되지는 않는다고 생각한다. 장기간의 DMN 억제, 특히 삶의 초기에 경험했을 때의 결과는 독립적이고 특수한 중재가 요구되는 넓은 범위의 기능과 DMN 신경망에 영구적인 영향을 미친다.

요약

우리는 외상의 개념을 성인기의 재앙적인 사건으로 인한 외상에서 어린 시절 동안에 우리가 생존을 위해서 의존하고 있는 매일의 상호작용에서의 외상으로 확대시킬 필요가 있다. 우리의 학습과 적응의 대부분은 외상적이지는 않지만 미세하며 거의 무의식적인 것이다. 부모와 아이 사이의 상호작용, 학교에서의 이해관계 및 작은 승리와 패배의 경험 모두는 우리가 어떤 사람이 될 것인지를 결정하는 데 관여한다. 우리는 영장류로서 애착이 생존과 같고 버림받음은 죽음과 같다는 것을 명심할 필요가 있다. 이것은 우리가 부모의 학대와 버림이 아이의 삶의 남은 부분을 결정한다는 것을 인식하는 데 도움이 될 것이다.

방치, 버림받음 및 학대의 형태로 경험하는 어린 시절의 스트레스는 뇌 발달의 많은 측면에 심각한 영향을 미친다. 우리가 다른 사람과 연결하고 자기정체성에 대한 긍정적인 감각을 발달시키도록 해 주는 이런 경험 의존적인 신경망은 특히 영향을 많이 받는 것으로 나타났다. 우리는 RAD, C-PTSD 및 BPD의 진단범주에서 희생자의 감정을 조절하고, 다른 사람에게 애착하며, 세상에서 지속적이고 건설적인 방식으로 기능을 하는 능력에 평생 동안 미치는 영향을 목격하였다.

우리는 이제 최근의 DMN에 대한 발견과 함께 자기와 다른 사람의 조직화에 중심적인 하나의 신경망 모델을 가지게 되었다. 이것은 우리에게 주관적인 경험의 건설과 조절기능에 대해 예전에는 알지 못했던 방식으로 탐색할 수 있는 기회를 제공해 주었다. DMN과 우리가 사용할 수 있는 새로운 기술은 명상이나 요가의 전통과 기법을 정신치료의 주류로 통합시킬 수 있도록 해 줄 것이다.

제17장

외상의 영향: 생화학적 조절장애와 신경망 해리

세상의 아름다움에는 두 가지 끝이 있는데, 하나는 웃음이고 하나는 괴로움이다. 이 둘은 마음을 완전히 갈라놓는다.

– 버지니아 울프(Virginia Wolf)

우리 각자에게는 두려움이 인지적 · 감각적 그리고 감정적 처리과정의 통합을 심하게 방해하여 외상으로 향하는 경계선을 넘어가게 되는 지점이 있다. 외상 경험에 대한 심리적 반응과 신경생물학적 반응은 심각한 정도의 차이일 뿐 연속선상에 있는 것이다. 일반적으로, 외상이 더 빨리 일어날수록, 더 심할수록, 그리고 더 지속된 것일수록, 외상이 미치는 영향은 더 부정적이며 그 범위가 더 크다(De Bellis, Baum, et al., 19999; De Bellis, Keshavan, et al., 1999). 해결되지 않은 외상은 외상후스트레스장애(posttraumatic stress disorder: PTSD)의 증상을 유발할 수 있다.

외상후스트레스장애의 증상

벗어날 수 있는 최선의 방법은 뚫고 지나가는 것이다.
- 로버트 프로스트(Robert Frost)

외상의 경험은 위협에 대해 잘 알려져 있는 다양한 생리적 반응과 심리적 반응을 초래하며, 이것은 예측이 가능한 다양한 증상을 유발한다. 이런 증상은 외상 상황이 해결된 이후에 우리가 다른 사람의 지지를 받고, 반복적으로 그런 경험에 대해 이야기함으로써 점차적으로 감소하는 경향이 있다. 이렇게 됨으로써 우리는 신경생물학적 항상성과 감정적 조절을 다시 찾을 수 있게 된다.

감정적으로 지지적인 환경에서 자신의 이야기를 하는 것은 해리 반응을 피하는 데 필요한 심리적인 통합과 신경생물학적인 통합이 이루어질 수 있도록 해 준다. 지지적인 사람과 외상에 대해 이야기를 나누는 것은 신경적 일관성의 재정립에 도움이 되는 신경생물학적 조건을 만들어 준다. 이야기를 하는 것은 특히 아동 성학대와 같이 어린 시절의 외상에 대해 말하는 것이 허락되지 않았을 때 여전히 해리된 채로 남아 있을 수 있는 인지, 정동, 감각 및 행동의 통합을 가능하게 해 준다. 유대인 대학살 생존자와 퇴역군인의 고통은 종종 이들의 끔찍한 경험에 대해 침묵하기를 강요하는 정치적 역동과 사회적 역동에 의해 더 악화되었다.

외상이 심하거나 만성적일 때 희생자에게는 PTSD가 발생할 수 있는데, PTSD는 위협을 인식하고 반응하는 것을 담당하는 신경생물학적 과정의 조절장애가 일어남으로써 유발된다. 이런 체계의 조절에 장애가 생겼을 때, 신체는 과거의 외상이 현재에도 계속 발생하고 있는 것처럼 반응한다. PTSD의 세 가지 주된 증상의 범주—과다각성, 침습 및 회피—는 인지, 감각, 정동 그리고 행동을 통제하는 신경망 사이의 통합이 상실되었음을 반영해 주는 것이다.

과다각성(hyperarousal)은 스트레스에 의해 유발된 편도와 자율신경계의 조절장애를 보여 주는 것이며, 지나친 놀람반사, 초조, 불안 및 짜증으로 나타난다. 만성적인 과다각성은 세상을 보다 위험하고 적대적인 곳으로 경험하게 만들 수 있다. 지속적인 초조와 경계심은 다른 사람들이 우리를 부담스럽게 느끼도록 만들어 대인관계가 가지는 건강한 효과로부터 우리를 차단시킬 수 있다.

침습(intrusion) 증상은 외상 경험이 의식적인 인식으로 들어오면서 현재 상황에서 외상 경험이 발생하고 있는 것처럼 경험되는 것을 말한다. 이렇게 되면 시간적으로나 위치적으로 외상으로부터 멀리 떨어져 있는 느낌을 받지 못하는데 왜냐하면 이것은 겉질-해마 신경망이 자서전적인 기억의 신경망 내에 있는 신체적·감각적 그리고 감정적 기억의 상황적 맥락을 제대로 읽지 못하기 때문이다. 침습은 플래시백으로 나타날 수 있으며, 퇴역군인으로 하여금 자동차 엔진에서 나는 폭발음에 반응하여 땅에 엎드리게 하거나 또는 강간의 희생자로 하여금 자신의 남편과 성관계를 할 때 공황발작을 유발하게 만들기도 한다. 이런 현상은 외상을 연상시키는 자극에 의해 겉질밑 체계가 활성화되었기 때문에 나타난다. 당신은 제5장의 기억과 제7장의 두려움에 대한 논의에서 편도가 이런 활성화를 조절하며, 다양한 단서에 대한 자극을 일반화하는 경향이 있다는 것을 논의했던 기억이 날 것이다. 과잉일반화는 사소하거나 위협적이지 않은 자극에 의해 자극받는 횟수를 계속 증가하게 만든다.

회피(avoidance)는 세상과의 접촉을 제한하고, 다른 사람으로부터 물러나며, 생각과 느낌의 범위를 축소함으로써 위험에 대해 방어하려는 시도를 말한다. 회피는 부정(denial)과 억압(repression)의 형태로 나타날 수 있으며, 더 극단적인 경우에는 해리(dissociation)와 기억상실(amnesia)의 형태로 나타날 수 있다. 회피의 힘은 윌리엄스(Williams, 1994)의 연구에서 나타났는데, 어린아이였을 때 성적 학대를 받았던 기록이 남아 있는 성인 여성의 38%가 그 사건에 대한 기억을 하지 못하는 것으로 나타났다. 알코올과 약물 남용이 부정적인 정동을 회피하는 데 도움이 되는 것처럼 강박적인 행동 역시 부정적인 정동을 회피하는 데 도움을 줄 수 있는데, 이 둘 모두는 외상의 희생자에게서 흔하다. 회피를 통해 단기적인 불안은 감소시킬 수 있으나 질병을 지속시키는 신경망 통합의 결핍은 유지시키게 된다.

앞의 증상들이 혼합되어 경험될 경우에 이런 증상들은 활성화와 무감각의 주기를 유발하게 되는데, 이것은 외상에 대한 신체의 기억과 외상에 의해 지속되는 희생의 과정을 보여 주는 것이다(van der Kolk, 1994). 새로운 외적인 위협을 다루기 위해 몸을 움직이는 대신에, 외상에 대한 기억이 계속적으로 놀라는 감정적인 반응을 촉발한다. PTSD로 고통받는 사람은 무의식적으로 스스로에게 외상을 주고 투쟁-도피 반응을 보이는 계속적인 악순환의 고리에 빠져 있게 된다. 이런 증상을 만성적으로 경험하게 되면, 이런 증상은 신체적 안녕에서 대인관계의 질 그리고 세상에 대한 경험에 이르기까지 희생자 삶의 모든 측면을 완전히 파괴할 수 있다.

우리 모두는 '당신을 죽이지 못하는 시련과 고통은 당신을 더 강하게 만든다.' 그리고 '세월이 약이다.'라는 격언을 들어 보았을 것이다. 이러한 상식적인 지혜는 힘든 경험 및 외상과 관련된 경험이 일단 극복되면 더 높은 수준의 신체적 안녕감과 감정적 안녕감을 느끼게 되는 그림을 떠올리게 해 준다. 비록 새로운 시도와 고난이 분명히 품성을 키워 주기도 하지만, 시도와 고난은 또한 생물학적·신경학적 그리고 심리적 기능에 영구적인 손상을 줄 수 있다. 외상은 개인적·대인관계적 그리고 신체적 기능의 모든 영역을 방해하는 광범위한 항상성 조절장애를 유발한다(Perry et al., 1995; Winning et al., 2015).

외상이 광범위한 영향을 미친다는 생각을 지지하는 연구는 평생 동안 축적된 외상이 PTSD의 발생 가능성을 증가시킨다는 점을 보여 주었다(Yehuda et al., 1995). 과거에 폭행을 당한 경험은 강간 이후에 PTSD가 발생할 기회를 증가시킨다(Resnick, Yehuda, Pitman, & Foy, 1995). 이와 마찬가지로, 어린 시절에 학대를 받은 희생자는 성인이 되어 전쟁에 노출되었을 때 PTSD가 발생할 확률이 더 높다(Bremner, Southwick, et al., 1993). 전쟁을 하는 동안의 심한 스트레스 반응은 그 이후의 약하거나 중간 정도의 스트레스에도 부정적인 반응을 보일 가능성이 더 높다는 것이 발견되었다(Solomon, 1990). 이 모두는 당신을 죽이지 못하는 시련과 고통은 당신을 미래의 스트레스에 더 취약하게 만든다는 사실에 대한 증거이다.

외상후스트레스장애의 신경화학

걸프전증후군은 한 가지 원인에 의해 발생한 한 가지 질병이 아니다. 이것은 많은 원인을 가지고 있는 많은 질병을 포함하고 있다.

– 크리스토퍼 셰이즈(Christopher Shays)

급성 스트레스 상태는 노르에피네프린, 도파민, 엔도르핀 및 글루코코르티코이드의 상승 그리고 세로토닌의 감소를 포함하는 예측 가능한 생화학적 변화를 유발한다. 이런 변화는 위협에 직면했을 때 나타나는 신체적인 반응의 한 부분이다. 스트레스가 지속되거나 만성화될 때, 이런 신경화학물질의 기본적인 생산, 사용가능성 및 항상성 조절에 지속적인 변화가 발생하여, 장기적인 행동적 기능과 심리적 기능의 변화를 가져오게 된다. 이런 물질들 각각은 스트레스 반응에서 자신만의 역할을 가지고 있으며, PTSD의 장기적인 영향에 각각 다른 방식으로 작용한다.

앞에서 이미 살펴봤듯이, 증가된 노르에피네프린(norepinephrine: NE)의 농도는 우리가 투쟁 또는 도피를 위한 준비를 할 수 있게 해 주며, 외상기억의 생물학적 부호화 (encoding)에 의한 저장을 강화시킨다. 장기간의 높아진 NE 농도는 각성, 불안 및 초조감을 증가시키며, 증가된 또는 조절되지 않는 놀람 반응을 유발한다(Butler et al., 1990; Ornitz & Pynoos, 1989). 놀람 반응이 더 강해지는 것 이외에, 놀람 반응은 또한 이후의 더 약하고 새로운 스트레스 원인에 대한 반응을 습관화되지 못하게 만든다 (Nisenbaum, Zigmond, Sved, & Abercrombie, 1991; Petty, Chae, Kramer, Jordan, & Wilson, 1994; van der Kolk, 1994). 지속적으로 놀라게 되는 것은 희생자로 하여금 세상을 불안정하고 위험한 장소로 경험하는 것을 증가시키며, 생리적인 처리과정과 심리적인 처리과정 사이에 서로가 서로를 점점 상승시키는 되먹임 회로를 만들어 낸다. 실제로 NE의 영향을 차단하는 약물이 PTSD 환자에게서 외상을 떠올리게 하는 것에 대한 생리적인 반응을 감소시키는 데 도움이 되는지를 결정하기 위해 실험적으로 사용되고 있다(Brunet et al., 2008). NE의 농도는 또한 지각하는 경험의 생생함과도 연관되어 있으며, 외상을 경험하는 동안의 지각적 경험이 증가하는 것과도 연관되어 있을 가능성이 있다(Todd et al., 2015).

쥐를 대상으로 한 연구에서 피할 수 없는 충격에 노출시키는 것은 해마가 그 이후의 스트레스 상황에서 분비되는 NE에 더 민감하게 반응하도록 만든다는 것을 증명하였다(Petty et al., 1994). 이것은 오래 지속된 스트레스와 외상은 우리로 하여금 그 이후의 더 약한 스트레스에 더 강하게 반응하도록 만든다는 것을 암시한다. 이것은 PTSD 환자가 약한 정도에서 중간 정도의 스트레스를 받았을 때 대처를 잘 하지 못하는 이유를 설명하는 데 도움이 될 수 있다(Petty et al., 1994). 제2차 세계대전 동안에 경험했던 어린 시절의 경험이 60년이 지난 이후에도 불안을 유발했던 셸던의 이야기를 다시 생각해 보라.

높은 농도의 도파민은 스트레스 상황에서의 과다각성, 편집장애(paranoia) 및 지각적 왜곡과 상관관계가 있다. 사회적 위축 증상과 새롭고 친숙하지 않은 상황에 대한 회피(새것공포증, neophobia)는 이러한 생화학적 변화에 의해 형성된다. 투쟁 또는 도피 상황에서 고통을 완화시키는 진통제 역할을 하는 내인성 아편유사제(endogenous opioids)의 농도가 증가하면 인지, 기억 및 현실 검증력에 심각하게 부정적인 영향을 미칠 수 있다. 높은 아편유사제 농도는 또한 감정적 둔마(emotional blunting), 해리, 이인증(depersonalization) 및 비현실감(derealization)과 연관이 있는데, 이들 모두는 외상을 입은 신체로부터 일정한 거리감을 제공해 준다(Shilony & Grossman, 1993). 그러나 이것이 방어기제로서 해롭게 사용되면, 일상적인 생활을 영위할 수 있는 우리의 능력을 망가뜨린다.

우리가 앞에서도 봤듯이, 높은 농도의 글루코코르티코이드는 신경계에 대한 분해 효과가 있으며, 해마의 용적 감소와 그로 인한 기억력 결핍의 원인으로 생각되고 있다 (Bonne et al., 2001; Bremner, Scott, et al., 1993; Nelson & Carver, 1998; Watanabe, Gould, & McEwen, 1992). 글루코코르티코이드의 농도가 만성적으로 높게 유지될 경우에는 뇌의 구조물과 면역체계에 부정적인 영향을 미쳐 학습장애와 신체적 질병의 발생률 을 증가시키는데, 이것은 자신이 허약하고 연약한 사람이 되었다는 희생자 경험을 증 가시킨다. 어린 시절의 학대와 연관이 있는 PTSD 환자의 해마는 대조군에 비해 12% 정도 작은 것으로 밝혀졌다(Bremmer et al., 1997). 또 다른 연구에서는 전쟁과 연관된 PTSD 환자의 경우, 오른쪽 해마가 8% 정도 작아져 있음을 보여 주었다(Bremmer et al., 1995). 글루코코르티코이드는 단기간의 생존을 위해 장기간의 보존과 항상성을 희생 시킨다. 게다가, 피할 수 없는 충격을 받은 이후의 인간과 동물에게서는 세로토닌의 농도가 낮아져 있는 것이 발견되었다(Anisman, Zaharia, Meaney, & Merali, 1998; Usdin, Kvetnansky, & Kopin, 1976). 만성적으로 세로토닌의 농도가 낮은 것은 높은 정도의 초 조, 우울, 자살, 각성 및 폭력과 상관관계가 있다(Canli & Lesch, 2007; Coccaro, Siever, Klar, & Maurer, 1989).

이런 생화학적 변화와 신경해부학적 변화는 감정조절장애, 사회적 위축 및 낮은 수 준의 적응기능과 같은 증상들과 일치한다. 외상의 이런 영향과 여러 부정적인 영향은 삶의 많은 영역에서의 기능이 제대로 발휘하지 못하도록 한다. 외상이 어떤 영향을 미 치는가는 외상이 발생하는 동안의 신체적 및 심리적 상태, 외상의 기간 및 정도 그리고 취약성 또는 과거 외상의 존재와 같은 요소 등이 복합적으로 작용하여 결정된다. 만성 적인 외상의 영향은 성격구조 속으로 엮여져서 다른 증상 뒤에 숨겨지게 되어 확인하 고, 진단하며, 치료하기가 어렵게 된다.

외상의 정의를 확대하기

> 어린아이에게…… 외상은 삶의 하나의 사건으로 경험되는 것이 아니라 삶을 정의하는
> 것으로 경험된다.
>
> — 크리스토퍼 볼라스(Christopher Bollas)

표준 진단편람에서는 외상을 심각한 손상, 성폭력 및 죽음에 대한 실제적 또는 인지된 위협에 대한 노출이라고 정의한다. 한 개인은 경험을 통해, 사건을 직접적으로 목격함으로써, 또는 외상적 정보에 반복적으로 노출됨으로써 외상에 노출될 수 있다(American Psychiatric Association, 2013). 그러나 이런 정의는 제한적이며, 외상의 다양한 범위 또는 각 개인이 외상으로 인지되는 사건에 어떻게 독특하게 반응하는지에 대해서는 설명하지 못한다. 어린아이의 경우에 외상은 부모와 분리되는 것, 우울한 엄마의 눈을 바라보는 것, 또는 스트레스가 매우 심한 집안에서 사는 것과 같은 형태로 경험될 수 있다(Cogill, Caplan, Alexandra, Robson, & Kumar, 1986). 청소년의 경우에 외상은 또래 친구에 의한 끊임없는 괴롭힘, 또는 알코올 중독 부모님을 돌보는 것과 같은 형태로 나타날 수 있다. 성인의 경우에는 만성적인 외로움, 또는 애완동물의 죽음이 외상으로 경험될 수 있다.

스트레스는 심지어 태어나기 전에도 받을 수 있다는 증거가 증가하고 있다. 태어나지 않은 아기는 엄마와 생물학적 환경을 공유하고 있기 때문에 엄마의 스트레스에 영향을 받을 수 있다. 연구에 의하면 엄마의 스트레스가 아이가 출생할 당시의 적은 몸무게, 증가된 짜증, 과다활동 및 학습장애와 연관되어 있다고 제안하고 있다(Gunnar, 1992, 1998; Zuckerman, Bauchner, Parker, & Cabral, 1990). 스트레스를 받은 어미에게서 태어난 쥐는 어미에게 더 달라붙어 있고, 이동의 감소와 환경에 대한 탐색의 감소를 보여 주었다(Schneider, 1992). 태어나기 전의 스트레스는 도파민 활성도와 대뇌의 가쪽화에 영구적인 변화를 가져올 수도 있는데, 이런 영구적인 변화는 자손들로 하여금 불안에 더 취약해지게 만들고 성인으로서의 기능을 제대로 하는 데 더 문제를 일으킬 수 있다(Field et al., 1988). 이런 사실은 유대인 대학살 생존자의 아이들에게서 볼 수 있는데, 그들은 유대인 대학살 생존자가 아닌 사람의 아이들이 비슷한 정도로 외상적 사건에 노출되었을 때보다 더 높은 PTSD 유병률을 나타내었다. 이것은 외상을 받은 부모로부터 아이에게 외상에 대한 취약성이 전달되었음을 암시해 준다(Yehuda, 1999).

엄마의 우울증은 신생아와 아이에게 매우 스트레스가 많은 경험 혹은 외상 경험으로 작용한다. 티파니 필드(Tiffany Field)와 동료들은 우울증이 있는 엄마의 신생아가 오른쪽 이마엽 활성도의 증가, 높은 NE 농도, 낮은 미주신경 긴장도, 높은 심박동 수 및 높은 코르티솔 농도를 포함하는 우울증과 스트레스의 신경생리학적 징후와 행동적 징후를 보여 주는 것을 발견하였다(Field & Diego, 2008b; Field, Diego, & Hernandez-Reif, 2006). 우울한 엄마와 마찬가지로, 이런 신생아는 건강한 발달에 중요한 상호 활동적인 행동(예, 다른 사람을 향하고 눈을 마주치는)에 덜 참여하였다. 우울증이 있는 엄마의 신생아는 다른 어른과도 이런 방식으로 행동하는데, 이것은 우울하지 않은 사람과의 성공적인 상호관계를 어렵게 만든다(Field et al., 1988).

또 다른 연구에서는 우울증이 있는 엄마는 자신의 아이에게 더 자주 화를 내고, 더 자주 떨어져 있으며, 아이를 때릴 가능성이 많고, 아이의 감정 상태를 맞추어 주는 데 시간을 덜 보내는 것을 발견하였다(Field, Healy, Goldstein, & Guthertz, 1990). 이런 결과는 신생아가 자신의 엄마의 행동을 보고 배우며, 우울한 감정을 공유하고, 자신에게 향한 부정적인 행동에 반응한다는 것을 보여 준다. 비록 우리는 이러한 신생아가 전통적인 개념에서의 외상을 경험했다고 간주하지는 않지만, 엄마 존재의 상실, 참여의 상실 그리고 활력의 상실은 모두 신생아처럼 삶의 초기에 생존을 위해 엄마에게 의존해야 하는 경우에는 생명을 위협하는 것으로 경험될 수 있다. 다행스럽게도, 우울증이 있는 엄마와 신생아에 대한 중재가 긍정적인 결과를 보여 주었다. 예를 들면, 엄마의 우울증의 회복과 자신의 신생아를 규칙적으로 마사지해 주도록 교육시키는 것이 신생아의 증상과 엄마의 기분을 향상시켰다(Field, 1997).

어린 시절에 받은 심한 스트레스의 영향은 매우 광범위하고, 파괴적이며, 치료하기가 힘들다. 뇌의 초기 형성에서는 안전함과 결합이 중요하기 때문에, 어린 시절의 외상은 핵심적인 신경망의 손상을 유발한다. 가장 파괴적인 유형의 외상은 양육자에 의해 발생하는 것이다. 부모에 의한 신체적 학대와 성적 학대는 아이에게 외상을 줄 뿐만 아니라 외상의 영향을 완화시킬 수 있는 치유의 상호작용을 아이에게서 빼앗는 것이다. 이런 아이는 보호받기 위해 자신의 부모에게 의존할 수 없기 때문에 안전한 피난처가 없어 더 많은 손상을 입게 된다. 어린 시절의 해결되지 않은 외상에 대해 적응을 하면서 생기는 광범위한 영향이 C-PTSD를 초래한다.

해리는 외상을 경험한 사람에게 일련의 생물학적 과정과 심리적 과정을 통해 외상으로부터 벗어날 수 있게 해 준다. 증가된 내인성 아편유사제의 농도는 안녕감을 유발하며 외상적 상황에 대한 외현적 처리과정(explicit processing)을 감소시켜 준다. 비현실감과 이인증은 희생자로 하여금 자신이 처해 있는 상황에 대한 현실을 회피하거나 현실을 멀리 떨어져서 관찰하는 사람의 시점으로 볼 수 있도록 만들어 준다. 이런 과정은 유체이탈의 경험, 다른 세상으로 여행하는 경험, 또는 스스로 공상에 빠지게 만드는 경험을 만들어 낼 수 있다. 실제로, 폭력과 성적 학대의 많은 희생자는 자신이 공격당하는 것을 멀리서 바라본다는 보고를 한다. 어린 시절의 과다각성과 해리는 다른 감정 상태와 경험 사이에 경계를 형성하기 쉬운 내적인 심리생물학적 환경을 만들어 낸다. 만약 자신의 신체 내부에서 세상을 경험하는 것이 너무나 고통스럽다면, 마음은 신체 밖에서 자기정체성의 경험을 만들어 낼 수 있다.

어린 시절의 외상 경험은 신경적 처리과정의 다양한 경로를 단절시키고, 감각, 정동 및 행동과 같은 의식적인 인식의 다양한 영역에 대해 통합되지 않은 정보를 만들어 내는 경향을 유발할 수 있다. 일반적인 해리 방어는 기억, 공포 및 사회적 뇌의 신경망 조직화에 문제를 유발하여 정동조절, 애착 및 집행기능의 결함을 초래한다(van der Kolk et al., 1996). 이런 상호 의존적인 체계의 잘못된 형성은 어린 시절의 심한 스트레스에 의해 발생하는 많은 장애를 유발할 수 있다. 음식 섭취 또는 도박과 연관된 강박장애, 감정이 신체적 증상으로 전환되는 신체화장애 그리고 경계성 인격장애는 모두 어린 시절의 외상에 대한 복합적인 적응을 반영한다(Saxe et al., 1994; van der Kolk et al., 1996).

나는 미치지 않았어요!

> 내부에서 시작되는 두려움, 공포, 파괴 및 훼손을 통해서 적들의 사기를 떨어뜨려라.
> – 아돌프 히틀러(Adolf Hitler)

제시는 그녀의 신경과 주치의가 수개월 동안 광범위한 의학적 검사와 신경진단적 검사를 시행한 이후에 나에게 의뢰되었다. 그녀의 주치의는 그녀가 머리와 신체 상부에서 느끼는 통증에 대한 어떠한 신체적인 원인도 발견할 수가 없었다. 그녀는 지압과 침술 같은 대체치료법을 시도해 보았지만 효과가 없었다. 제시는 그녀의 남편이 설득하여 나에게 왔고, 그런 사실에 대해 불쾌해하였다. 그녀는 팔짱을 끼고 입을 꼭 다문 채 의자에 앉았고, 나를 쳐다보면서 "나는 미치지 않았어요!"라고 말했다.

수년 동안 제시의 삶은 순탄하였다. 그녀는 안정된 결혼을 하였고 건강하고 행복한 네 살의 딸이 있었다. 그녀는 작은 정보통신 회사의 간부로 일하는 것이 재미있었다. 그녀는 자신의 동료들을 좋아했고 그 단체에서 소중하게 여겨지는 구성원이었다. 대략 1년 전에, 그녀의 머리, 손 및 등에 통증이 나타나 치료를 받기 시작했다. 통증이 그녀 관심의 중심이 되기 시작하면서 간부로서, 친구로서, 아내로서 그리고 엄마로서의 역할과 관심은 점점 감소하였다. 나에게 치료를 받으러 올 때까지 그녀는 하루의 대부분을 약을 먹으면서 보냈고, 가능하면 자신의 방으로 들어가 혼자 지냈다. 그녀의 삶에는 이제 더 이상 재미나 휴식이 없었으며, 그래서 그녀의 남편은 심각하게 걱정하기 시작했다.

그녀는 치료에 저항하고 있었고, 자신이 미친 사람으로 간주되는 것에 대한 두려움이 있었기 때문에 치료적인 관계를 형성하는 것이 더디게 진행되었다. 그녀는 마지못해 자신의 어려웠던 어린 시절에 대해 이야기하기 시작하였지만, 동시에 직장과 결혼에서의 성공을 통해 자신의 외상적 과거를 분명히 극복했다는 자신감을 표현하였다. 불행하게도, 그녀의 어린 시절에 아버지가 어머니를 때리기 전에 제시를 방에 가두는 일이 빈번히 일어났다. 그녀는 침대에 누워서 부모가 지르는 고함소리에 얼어붙어 있었고, 어머니가 도와 달라고 외치는 소리를 들었으며, 그 이후에는 오랫동안 지속되는 불길한 침묵을 경험하였다. 그녀는 자신의 아버지가 행한 어머니에 대한 신체적 학대를 이야기하면서도 자신의 신체적인 고통과 어린 시절의 감정적인 고통 사이에는 아무런 연관성이 없다고 확신하고 있었다.

어머니가 맞고 있는 동안 제시는 결국 문을 두드리고 어머니를 부르는 행동을 하곤 했다. 그러나 그녀는 나이가 들어 가면서 방 밖을 향한 저항을 포기했으며, 대신에 침대에 누워서 울면서 자신의 얼굴과 머리를 움켜쥐었다. 이러한 움켜쥐는 행동은 결국 자기학대로 진행되었는데, 자신의 손톱으로 머리와 어깨를 할퀴어 피가 나고 결국은 흉터가 지게 만들었다. 그녀는 수치심과 자부심이 혼합된 자신의 흉터를 나에게 보여주었다. 그녀가 이러한 경험을 이야기했을 때, 나는 그녀의 통증이 그녀의 외상적 과거에 대한 암묵기억이 신체적으로 나타나는 것이라고 생각하기 시작했다. 그녀의 딸이 자신이 처음 아버지의 폭행을 알게 된 나이에 도달했다는 사실을 포함하는 그녀의 현재 삶에서의 스트레스가 이런 기억에 대한 촉발요인으로 작용했을 수 있었다. 심리학적인 측면에서 볼 때, 그녀의 생리적인 고통은 그녀의 어머니에 대한 충성심의 한 형태 그리고 어머니와 지속적으로 연결되는 하나의 형태라고 볼 수 있었다.

나는 그녀의 고통의 원인이 심리적인 것에서 출발했을 가능성에 대한 제시의 거부감 때문에 이러한 해석을 공유하지 않기로 마음을 먹었다. 대신에, 나는 그녀가 감당할 수 있을 정도의 수준에서 가능한 한 상세하게 자신의 어린 시절에 대해서 이야기할 수 있도록 격려하였다. 그녀는 그녀의 어머니가 마지막까지 암 투병생활을 하는 동안 어머니를 간호해 주었던 10대 시절의 이야기를 나에게 해 주었다. 나는 제시와 치료를 하는 동안, 그녀의 신체적인 통증에 대해서 이야기하는 것을 피했으며, 그녀의 어린 시절의 경험을 나와 공유하는 데 계속 초점을 맞추었다.

그녀의 어린 시절의 이야기를 반복적으로 공유하는 과정에서, 그녀의 기억은 점점 더 상세해지기 시작했다. 그녀의 감정 역시 점점 더 드러났으며, 그녀가 설명한 상황과 더 잘 맞아떨어지기 시작했다. 제시는 그녀의 아버지의 폭력적인 행동에 대한 분노를 표현했으며, 자신이 어렸을 때 아버지를 떠나지 않았던 어머니에 대해서도 화가 나 있었음을 알게 되었다. 그녀가 이러한 기억에 대해 생각을 해내고 그것을 현재의 삶에 접목하게 되면서, 제시는 점점 신체적인 고통을 통해 자신의 어머니에게 충성하는 채로 남아 있기보다는, 자신의 딸에게 좋은 부모가 됨으로써 어머니에 대한 기억을 최대한 존중할 수 있게 되었다.

치료가 진행되면서 우리 모두는 그녀의 통증 강도가 점차 감소되고, 통증에 집중하면서 보내는 시간이 점차적으로 감소되는 것을 느끼게 되었다. 마지막 치료시간에, 그녀는 비록 어떻게 그런 현상이 나타났는지에 대해서 실제로 완전히 이해하지는 못했지만 나에게 자신을 도와줘서 감사하다고 인사했다. 제시는 나에게 윙크를 하며 "당신은 참 내숭스러운 사람이에요."라고 이야기했다.

외상기억

> 기억은 어제가 내일을 가르치기 위해 내려치는 채찍이다.
>
> – 필립 몰러(Philip Moeller)

높은 정도의 스트레스가 새로운 학습을 방해한다는 사실은 오래전부터 알려져 있다 (Yerkes & Dodson, 1908). 이것은 기억의 부호화 등록에 필요한 단백질 합성과 다른 신경형성 과정을 방해하는 생화학적 변화와 호르몬 변화 때문에 일어나는데, 이런 변화는 스트레스 때문에 발생한다. 외상은 기억의 여러 영역의 통합 역시 손상시키며, 일반적으로 통합되어 있는 감각, 감정, 행동 및 의식적인 인식의 경로를 해리시킬 수 있다.

불쾌한 사건 이후에 쥐에게 NE을 투여했을 때, 적은 용량은 기억을 보존시키는 반면, 고용량은 기억의 장애를 유발하였다(Introini-Collison & McGaugh, 1987). 이것은 중간 수준의 각성은 기억을 증진시키는 반면, 높은 수준의 각성은 기억을 방해한다는 여크스와 도슨(Yerkes & Dodson)의 가설을 지지해 준다. 케이힐, 프린스, 웨버와 맥고프 (Cahill, Prins, Weber, & McGaugh, 1994)의 연구에서, 대상자에게 감정을 불러일으키는 이야기와 중립적인 이야기를 모두 읽어 주고 그와 연관된 슬라이드를 보여 주었다. 대상자의 절반에게는 프로프라놀롤(propranolol, NE의 효과를 감소시키는 약물)을 투여하였고, 절반에게는 투여하지 않았다. 결과는 프로프라놀롤을 투여받은 대상은 감정을 불러일으키는 이야기에 대한 기억에 의미 있는 장애가 있었지만 중립적인 이야기에는 장애가 없는 것으로 나타났다.

편도의 활성화 그리고 이와 연관된 생리적 변화와 생물학적 변화는 외상기억을 조절하는 데 중심적인 역할을 한다(Cahill & McGaugh, 1998). 스트레스 반응 동안에 방출되는 NE는 편도의 활성화를 증진시키며, 따라서 외상기억을 강화시킨다(McGaugh, 1990). PTSD 환자는 자신의 기억이 겉질에 의해 이루어지는 통합, 정보의 갱신, 또는 억제가 이루어지지 못하게 하는 심한 정도의 외상에 의해 각인된 편도기억체계를 가지고 있다(van der Kolk et al., 1996). 이것은 외적인 자극에 대한 관심과 정보처리 과정을 감소시키며, 외상기억이 의식적인 경험보다 더 강력한 힘을 가지게 만든다(Lanius et al., 2001). 우리가 방어기제를 압도하는 외상에 대해 생각할 때, 우리는 해마와 겉질이 기억의 과정에 참여하는 것을 억제하는 역할을 하는 강력한 겉질밑 신경망의 활성화에 대해서도 생각해 볼 수 있다.

외상기억은 정보의 저장(부호화 등록, encoding) 및 집중과 기억의 다양한 체계의 통합을 붕괴시킬 수 있다(Vasterling, Brailey, Constans, & Sutker, 1998; Yehuda et al., 1995; Zeitlin & McNally, 1991). 의식적인 외현기억에 대한 기억의 부호화 등록은 해마가 글루코코르티코이드에 의해 차단되거나 손상될 때, 또는 증가된 편도 활성화에 의해 억제될 때 붕괴될 수 있다. 이것은 외상과 매우 감정적인 사건에 대한 의식적인 기억의 결핍을 유발할 수 있다(Adamec, 1991; Schacter, 1986; Squire & Zola-Morgan, 1991). 기억통합은 새로운 기억을 기존의 기억 신경망에 통합시키는 겉질-해마 경로의 붕괴에 의해 손상될 수 있다. 이런 체계는 시간과 공간에 대한 상황적인 의미를 부여해 주며, 감각기억, 정동기억 및 행동기억을 의식적인 인식과 통합시킨다는 점을 명심하라.

우리는 비록 외상 사건에 대해 매우 정확한 생리적 기억과 감정적 기억을 가지고 있지만, 외상을 받는 동안에는 겉질-해마의 참여가 억제되기 때문에 실제적인 정보는 매우 부정확할 수 있다. 정확한 정보가 없을 때는 왼쪽 대뇌반구 통역사가 이야기를 지어내는 경향이 있다는 점을 고려해 볼 때, 이것은 거짓기억증후군(false memory syndrome)으로 여겨져 왔던 문제의 기저에 있는 기전을 설명해 주는 것일 수 있다 (Paz-Alonzo & Goodman, 2008).

외상성 플래시백과 말문이 막히는 공포

> 기억은 반대로 하는 성향을 가지고 있다. 만약 당신이 기억하려는 노력을 그만두고 무시한다면, 기억은 흔히 스스로 돌아온다.
>
> – 스티븐 킹(Stephan King)

플래시백(flashback)은 외상을 경험한 사람이 흔히 보고하는 무서운 경험을 말한다 (Brewin, 2015). 이것은 외상 사건을 온몸으로 경험하게 만든다고 표현되는데, 여기에는 생리적 각성, 감각 자극, 외상 경험의 감정적 영향이 포함된다. 어떤 의미에서는 플래시백을 경험하는 사람은 사건이 발생한 때로 되돌아가서, 뇌가 관여하는 정도까지 그 외상이 지금 현재 발생하고 있는 것으로 경험하게 된다. 플래시백은 너무나도 강렬해서 현재 상황의 현실을 압도하며, 희생자를 익숙한 악몽 속으로 빠져들게 만든다. 플래시백을 경험하는 동안에 촬영한 뇌 스캔에서는 감각영역, 신체영역 및 운동영역이 활성화된 것으로 나타난 반면, 삽화기억에 관여하는 영역에서는 활성도가 감소된 것으로 나타났다(Whalley et al., 2013).

어느 날, 나는 나보다 두 배 정도 더 큰 프로축구 선수와의 치료시간을 가졌는데, 이때 외상성 플래시백의 힘을 이해하게 되었다. 그가 어린 시절의 학대를 회상하고 있을 때, 그는 어린 시절의 한 가지 특별히 고통스러웠던 경험을 이야기하면서 조용히 울기 시작했다. 그는 아버지의 주먹에 반복적으로 맞아 자신의 작은 몸이 점점 더 축 늘어졌음을 자세하게 이야기하였다. 그는 갑자기 벌떡 일어서더니 숨을 거칠게 몰아쉬면서 차렷 자세를 하였다. 나는 놀랐지만 그에게 어떤 느낌이 들었는지에 대해서 차분하게 물어보았다. 그는 나의 눈을 바라보면서 아이의 목소리로 "제발, 더 이상 나를 때리지 말아 주세요."라고 말하였다. 덩치 차이가 많이 남에도 불구하고, 그가 나에게 보였던 두려움은 플래시백의 모든 양상을 명확하게 보여 주는 것이었으며 현실을 덮어 버리는 플래시백의 능력을 증명해 주는 것이었다.

외상성 플래시백은 외상을 주지 않는 사건과는 다른 양상의 기억이다. 우선, 외상성 플래시백은 겉질과 왼쪽 대뇌반구의 참여가 덜한 보다 원초적인 회로에 저장되어 있다. 그렇기 때문에 이것은 지나치게 신체적·감각적 그리고 감정적일 뿐만 아니라 본질적으로 비언어적이다(Krystal, Bremner, Southwick, & Charney, 1998). 겉질-해마의 관여가 없다는 것은 시간에 따른 기억을 못하게 만들기 때문에 플래시백이 촉발되었을 때 현재에서 발생하고 있는 것으로 경험된다. 플래시백은 또한 반복적이고 상동적(stereotypic)이며, 흔히 원래의 사건이 발생했던 것과 같은 속도로 진행되는 것처럼 보인다. 이것은 겉질은 이야기적이고 상징적인 형태로 기억을 함축시키고 요약시키는 반면에, 겉질밑 신경망은 좀 더 감각과 행동 및 감정의 자극-반응 사슬의 형태로 기억을 저장한다. 어떤 의미에서는 이 기억이 악보에 따라 한 단락씩 연주하는 것을 배우거나 복잡한 춤을 단계적으로 배우는 것과 유사한 절차기억(procedural memory)이 된 것이다.

플래시백에서는 오른쪽 대뇌반구와 겉질밑 체계에 편향된, 편도에 의해 중재되는 공포신경망이 우세해진다. 편도가 시각체계와 많이 연결되어 있는 것은 플래시백의 한 부분으로서 나타나는 환시의 존재를 설명해 준다. 사랑하는 사람을 잃은 사람은 흔히 사랑하는 사람이 좋아하던 의자에 앉아 있거나 항상 하던 대로 방을 지나가는 것을 본다는 보고를 한다. 공격을 당했던 경험이 있는 사람은 곁눈질로 봤을 때 자신을 공격했던 사람을 본 것 같다는 생각을 때때로 한다.

라우치(Rauch)와 동료들(1996)은 여덟 명의 PTSD 환자를 대상으로 그들에게 두 개의 녹음테이프를 들려주었다. 하나는 감정적으로 중립적인 것이었으며, 다른 하나는 외상 경험에 대한 대본이었다. 이들이 녹음테이프를 듣는 동안, 환자들의 심박동 수와 지역뇌혈류량(regional cerebral blood flow: RCBF)이 PET 스캔을 통해 측정되었다. RCBF는 외상 녹음테이프를 듣는 동안 편도, 눈확 이마엽겉질, 뇌섬엽, 앞쪽 및 안쪽 관자엽을 포함하는 오른쪽 구조물과 앞쪽 띠다발겉질에서 더 증가하였다. 이곳은 강렬한 감정과 연관되어 있다고 생각되는 영역이다.

매우 흥미롭고도 중요한 임상적인 소견은 언어를 관장하는 왼쪽 아래 이마엽겉질 부분인 브로카 영역과 그 주변에서의 RCBF의 감소이다. 이런 소견은 외상을 받는 동안의 언어중추에 대한 적극적인 억제를 암시해 준다. 이런 결과를 고려해 보았을 때, 말문이 막히는 공포(speechless terror)—외상의 희생자에 의해 흔히 보고되는—는 뇌의 구조와 뇌-행동 관계에 대해 우리가 알고 있는 것과 일치하는 신경생물학적 소견인 것이다. 이런 브로카 영역에 대한 억제는 외상 사건에 대한 의식적인 말뜻기억(semantic memory)의 부호화 등록에 문제를 일으킨다. 이렇게 됨으로써 이후에 경험을 처리하고 신경망의 통합과 심리적인 치유를 만들어 낼 수 있는 이야기의 발달이 자연스럽게 방해된다. PTSD와 그 외 불안장애가 있는 환자에 대한 정신치료에서는 브로카 영역의 활성화와 이와 연관된 외현기억의 왼쪽 겉질신경망의 활성화가 필수적일 수 있다.

플래시백 동안에 브로카 영역을 활성화시키기

> 희망은 늘 존재하며, 결코 침묵하지 않을 것이다.
>
> — 하비 밀크(Harvey Milk)

한 번의 자문 의뢰를 위해 나를 만나러 왔던 젠은 그녀의 어린 시절부터 10대 후반까지 심한 신체적 학대와 성적 학대를 경험했다고 이야기하였다. 우리가 처음 만나기 전에 그녀는 전화로 그녀의 플래시백이 하루에 서너 번씩 점점 더 증가한다는 이야기를 하였다. 비록 그녀의 주치의는 그녀가 플래시백을 경험하고 그녀의 감정을 가능한 한 많이 표현하도록 격려했지만, 젠은 더 좋아지기보다는 점점 더 나빠진다고 느꼈다. 그녀의 느낌을 표현하는 것이 오히려 플래시백을 더 잦아지게 하고 강렬하게 자극하는 것 같았다. 그녀는 점점 기능을 할 수 없었기 때문에, 자신에게 다른 치료적 접근법이 필요하다는 결심을 하게 되었다고 말했다.

젠은 일기장과『월스트리트 저널(The Wall Street Journal)』여러 권을 팔에 끼고 나의 진료실에 도착하였다. 나는 이 사람이 전화 통화를 한 그 사람이라는 것을 믿기가 어려웠다. 내가 처음 한 생각은 해리(dissociation)는 정말로 놀라운 방어기제라는 것이었다. 젠은 잘 차려입은 40대 중반 여성이었는데, 밝아 보였으며, 상당한 통찰력을 가지고 있었다. 그녀가 진료실에서 이야기한 어린 시절의 경험은 매우 충격적이었으며, 그녀가 살아 있는 것이 놀라울 정도였다. 그녀의 지능과 살고자 하는 의지는 놀랄 만한 것이었다. 그러나 이런 기억을 반복해서 경험하는 것이 도움이 되지 않는다는 것은 명확해 보였다. 이런 기억의 양상은 시간이 지나면서 없어지는 것도 아니었고, 그녀의 기억에 의해 유발된 감정도 감소되는 것이 아니었다. 이런 경우에 플래시백은 매번 그녀에게 새로운 외상을 주는 것처럼 보였다.

그녀는 자신의 직업에 대해 이야기하였고, 그 이후에는 그녀가 받았던 정신치료와 다른 형태의 치료에 대해 이야기하였다. 치료를 시작하고 10분 정도 후에 그녀가 자신을 학대했던 가족 구성원에 대해 이야기하고 있을 때, 그녀는 플래시백을 경험하기 시작했다. 젠은 신체의 여러 부분에 통증이 온다고 이야기했으며 마치 그녀가 이야기했던 일이 지금 일어나고 있는 것처럼 몸을 뒤틀기 시작했다. 그녀는 수십 년 전에 일어났던 성적 학대가 떠올랐을 때에는 구토를 하기 시작했다. 그녀는 이런 고통스러운 일을 그녀의 마음속에서 시각적으로 재경험할 뿐만 아니라 신체 전반을 통해 신체적 기억으로도 재경험하였다.

그녀가 소파에서 태아의 자세로 웅크리고 숨을 헐떡이고 있을 때, 나의 마음은 도와줄 수 있는 방법을 찾으려고 애쓰고 있었다. 나는 라우치와 동료들이 한 연구를 기억하면서 브로카 영역을 활성화시키는 시도를 해 보기로 결심했다. 나는 젠에게 단호하지만 부드러운 목소리로, 그리고 그녀의 외상 재현의 한가운데에 도달할 수 있을 정도의 크기이지만 그녀를 두렵게 하거나 외상을 더 줄 수 있을 정도로는 크지 않은 목소리로 이야기하기 시작하였다. 나는 어느 쪽 귀에 이야기를 해야 하는지, 그리고 어느 쪽 귀가 왼쪽 대뇌반구 언어중추와 보다 직접적인 연관성이 있는지를 고민했다. 나는 그녀에게 다가갔고 너무 가까이 가지 않도록 주의하면서 반복적으로 이야기하였다. "이건 하나의 기억입니다. 지금 일어나고 있는 일이 아니에요. 당신은 과거에 당신에게 일어났던 일에 대해 기억하고 있는 겁니다. 끔찍한 경험이지만 다 끝난 일이에요. 하나의 기억일 뿐입니다. 지금 일어나고 있는 것이 아니에요."

내가 이런 말과 이와 비슷한 말을 반복하면서, 나는 젠이 숨을 쉬지 못하거나 나의 존재가 그녀에게 더 많은 두려움을 유발할까 봐 걱정하였다. 그때 나의 지도감독자 중 한 명이 했던 말이 마음속에 떠올랐다. "당신이 무얼 하든 간에 당황하지 마세요." 그리고 그녀가 이와 같은 수많은 플래시백을 경험했음에도 불구하고 살아남았다는 사실도 나를 격려해 주었다. 나에게는 10시간 같던 10분 후에 그녀는 진정되었고, 현실로 돌아왔다. 젠은 마치 멀리서 말하는 것 같은 내 이야기를 들었고, 자신이 가능한 한 나의 목소리와 말에 초점을 맞추려고 노력했다는 이야기를 하였다. 그것은 마치 내가 과거의 그녀와 같이 있으면서 그녀를 다치게 했던 많은 사람이 사라져 버린 미래의 안전한 장소에서 그녀를 부르는 것과 같았다.

치료시간이 끝났을 때, 그녀는 나에게 감사의 인사를 하고는 떠났다. 나는 몇 달 동안 그녀로부터 연락을 받지 못하였다. 어느 날 오후에 그녀에게서 전화가 왔는데, 나를 방문한 이후로 자신의 플래시백 양상이 바뀌었다고 이야기하였다. 그녀는 이런 변화가 지속될 것이라고 예상하지 않았기 때문에 나에게 전화하는 것을 기다렸다고 말하였다. 젠은 우리의 치료시간 이후에 플래시백이 신체적으로 덜 강렬해졌고, 빈도도

줄었다고 말했다. 가끔은 치료시간에 내가 했던 말을 생각하면서 심지어 플래시백을 중단시킬 수도 있었다. "이건 단지 하나의 기억일 뿐입니다. 당신은 지금 안전합니다. 아무도 당신을 해칠 수 없어요."

아마도 가장 흥미로운 점은 플래시백 동안에 그녀는 더 이상 아이가 아니며, 그녀의 잘못도 아니고, 나쁜 사람은 그녀를 해친 사람이라는 점을 이제는 기억할 수 있었다는 점이다. 비록 그녀의 다른 치료자들이 이에 대해 예전에 이야기해 주었지만, 그녀는 최근에야 그녀의 플래시백 동안에 이러한 생각을 처리할 수 있었다. 나는 그녀에게 이런 것은 과거의 경험이 그녀의 의식적인 성인자기(adult self)와 연결되기 시작했다는 징후이며, 이제 그녀는 과거의 경험을 직면하더라도 그것과 싸우고 스스로를 보호할 수 있을 것같이 느껴진다고 이야기해 주었다. 나는 플래시백 경험을 하는 동안 계속 이야기를 하고, 모을 수 있는 한 많은 힘과 자기주장 그리고 분노를 가지고 이야기하도록 격려하였다. 몇 분 후에 우리는 대화를 끝냈고 나는 편안히 앉아서 어떻게 신경과학이 실제로 정신치료에 적용될 수 있는지에 대해서 깨닫게 되었다.

젠과의 한 번의 만남에서 내가 했던 일이 그녀의 플래시백 동안에 그녀가 경험했던 변화에 어떤 영향을 주었는지에 대해서 확실히 아는 것은 불가능하다. 만약 영향을 주었다면, 아마도 효과가 있었던 요인은 플래시백이 저장되어 있는 오른쪽 대뇌반구와 둘레계통 구조물의 감정적 중추와 함께 왼쪽 대뇌반구의 언어적 영역을 동시에 활성화시킨 부분일 것이다. 내적 세상과 외적 세상을 동시에 인식하는 것은 높은 수준의 겉질기능을 지원해 주며 신경망 통합을 증가시킨다. 바꿔 말하면, 이런 과정은 기억의 배치를 이제 더 이상 암묵기억에만 있게 하는 것이 아니라 그것을 맥락적 기능을 가지고 있는 대뇌겉질에 있는 외현기억체계와 통합시켜 주는 것이다(Siegel, 1995).

옛날부터 외상후스트레스 반응의 한 부분으로 인식되었던 말문이 막히는 공포는 이제 뇌기능에 대해 알려진 것과 일치하는 신경학적 연관성을 가지고 있다. 브로카 영역은 왜 외상을 받는 동안 억제될까? 진화는 왜 위기 상황에서 침묵을 선택했을까? 아마도 누군가가 위협을 받을 때 도망가거나, 싸우거나, 또는 단지 조용히 있으면서 발견되지 않기를 바라는 것이 나을 것이다. 바꿔 말하면, 진화는 위험에 처했을 때 뇌에게 "입 닥치고 뭐라도 해!"라고 가르쳤던 것이다. 동물들이 약탈자를 인식했을 때 조용히 멈춰 있는 얼어붙는 반응은 이들이 덜 발견되도록 해 준다(움직이지 않고 조용한 목표물은 발견하기가 더 어려우니까). 아마도 약탈자와 대화나 협상을 시도하려고 했던 인류 이전의 조상은 조용히 있거나, 싸우거나 아니면 도망갔던 조상이 전달해 준 만큼의 많은 유전자를 전달해 주지 못했을 것이다.

스트레스와 자해에 대한 중독

중독된 것이 알코올이든, 모르핀이든, 이상주의든 간에 모든 형태의 중독은 나쁜 것
이다.

- 칼 구스타프 융(C. G. Jung)

설명 가능한 생화학적 기전을 가진 또 다른 임상적 현상은 일부 PTSD 환자가 경험하는 스트레스에 대한 중독현상이다. 이들은 정상적인 일상생활은 불안하고 편안하지가 않지만, 위험하거나 삶을 위협하는 상황에서는 차분하고 만족스러운 느낌을 받는다고 이야기한다. 소위 말하는 정상적인 삶은 외상을 입은 환자에게 자신의 조절되지 않는 정신세계가 두려운 경험을 투사할 수 있는 화면을 제공해 주어 그들이 계속 각성과 두려움의 상태를 유지하도록 만든다(Fish-Murry, Koby, & van der Kolk, 1987). 이것은 차분하고 편안한 느낌을 증가시키는 내인성 아편유사제의 생산을 자극하기 위해 스트레스를 만들어 내는 동기를 제공할 수 있다. 역설적으로, 외상은 많은 경우에 자신감과 통제할 수 있다는 느낌과 안전한 느낌을 유발한다.

이렇게 스트레스에 중독된 사람은 신체적으로 너무나도 약해져 있기 때문에 흔히 탈진, 우울 및 다양한 의학적 질환을 가지고 치료를 받으러 온다. 이들은 이런 현상이 완전히 무의식적이며, 자신들 스스로가 약국이라는 점을 제외하고는 마치 약물중독에 빠진 사람과 같다. 이런 환자에 대한 치료의 첫 과정은 스트레스를 줄이고, 스트레스가 없는 것이 유발하는 불안에 대해 이해시키며, 그것을 견디는 법을 가르쳐 주는 것에 초점을 맞추어야 한다. 이것은 대개 스트레스 감소기법, 약물치료 및 정신치료의 조합에 의해 달성될 수 있다.

스트레스에 대한 중독에는 연관성이 있지만 더 심한 다른 유형의 중독이 있는데 바로 자해(self-harm)이다. 반복적인 자해를 하는 성인의 경우에는 학대, 방치, 또는 마음속 깊이 수치심을 갖게 했던 어린 시절을 경험했던 경우가 많다. 이런 연관성은 많은 이론가가 자해의 정신역동적인 의미를 파괴적인 부모에 대해 지속되고 있는 부정적인 애착으로 간주하게 하였다. 이런 관점에서 본다면, 자살은 아이가 죽기를 바라는 부모의 무의식적인 소망에 순응하는 마지막 행동으로 설명될 수 있다(Green, 1978). 게다가, 자해와 애착장애 사이에는 매우 밀접한 연관성이 있는데, 왜냐하면 자해행동은 흔히 버림받음과 상실에 대한 반응으로 나타나기 때문이다.

내인성 아편유사제 역시 자해와 자살의 일부 경우에 중요한 역할을 한다(van der Kolk, 1988). 원래는 통증에 대처하기 위해 사용되었던 이러한 아편유사제 체계를 나중에 발달한 애착 신경망이 결합의 긍정적인 효과를 강화시키기 위해 이용하게 되었다(Pitman et al., 1990). 연구에 의하면, 환자에게 내인성 아편유사제의 효과를 차단하는 약을 복용시켰을 때 자해행동의 빈도가 감소되는 것이 증명되었다(Pitman et al., 1990; van der Kolk, 1988). 동물 모델에 대한 연구를 요약해 보면, 자해행동을 하는 동안에 방출되는 엔도르핀은 버림받는 것에 의해 활성화된 스트레스 감정을 역전시킨다는 것을 보여 주고 있다. 이런 모르핀과 같은 물질의 진통효과는 환자가 스스로를 칼로 긋고, 화상을 입히거나, 해를 가한 이후에 느끼는 차분함과 안도감을 설명해 줄 수 있다. 따라서 자해행동은 심리적인 요소와 내인성 아편유사제 체계 모두에 의해서 강화될 수 있다.

반복되는 자살시도 역시 의료 전문가, 가족 및 친구의 빠른 관심에 의해 강화될 수 있는데, 왜냐하면 사랑하는 사람의 도착이 엔도르핀의 농도를 증가시킬 수 있기 때문이다. 정동조절을 위한 수단으로서 이러한 대응 전략이 형성되면, 이런 관심을 끌기 위한 행동은 일종의 성격적인 자살성향을 유발하게 된다(Schwartz, 1979). 바꿔 말하면, 자살 생각과 행동은 다른 사람과 연결하는 방법이 된다. 이런 행동은 어미가 없을 때 엔도르핀의 농도가 떨어진 영장류가 위험을 알리는 소리를 내는 행동과 유사하다. 어미가 다시 나타나면 이러한 엔도르핀의 농도는 다시 상승하며 새끼는 울음을 멈추게 된다. 성격적인 자살 성향은 만약 이러한 체계가 어린 시절 동안에 부적절하게 형성되었다면, 생화학적 조절의 목적으로 사용될 수 있다. 비록 어린 시절의 학대와 자해 및 자살성향과의 관계에 대한 믿을 만한 심리학적 설명이 많이 있기는 하지만, 내인성 모르핀의 영향을 차단시키는 약물학적 중재 역시 도움이 되는 것으로 증명되었다.

신경망 통합

> 환자는 자신의 느낌과 요구들을 경험함으로써 조금씩 참자기를 발견하는데, 왜냐하면 분석가가 이를 받아들이고 존중해 주기 때문이다.
>
> – 앨리스 밀러(Alice Miller)

해결되지 않은 외상은 통합된 신경처리 과정을 방해하여 의식적인 인식이 감정적 경험과 생리적 경험으로부터 분리가 된다. 일부 학자는 외상 사건 이후에 즉각적으로 발생하는 해리 증상은 나중에 PTSD가 발생할 가능성에 대한 예측인자라고 믿으며 (Koopman et al., 1994; McFarlane & Yehuda, 1996), 다른 학자는 가장 예측 가능한 인자로서 외상 후 해리의 중요성을 강조하고 있다(Briere, Scott, & Weathers, 2005). 신경화학적 변화 그리고 오른쪽과 왼쪽 대뇌반구 기능통합의 결핍은 대인관계적 결합과 신체조절도 방해한다(Henry, Satz, & Saslow, 1984). 심리적 학대, 신체적 학대 및 성적 학대를 경험한 아이의 경우에 왼쪽 이마엽과 관자엽 부분에서 뇌파의 이상이 발견될 가능성이 많다는 것이 밝혀졌으며(Ito et al., 1993), 뇌파의 일관성 이상은 모든 형태의 정신건강의학과적 장애가 발생할 위험성을 높게 만들어 준다(Teicher et al., 1997).

외상에 의해 이차적으로 발생하는 생화학적 변화는 감각, 감정 및 행동과 연관된 조건화된 반응의 원초적인(겉질밑) 자극-반응을 증가시킨다. 이런 변화는 기억체계를 일관되고 의식적인 이야기로 만들어 주는 학습의 통합에 관여하는 겉질체계를 약화시킨다(Siegel, 1996). 우리가 PTSD의 기저에 있는 신경생물학적 과정을 더 잘 이해하게 되면, 이렇게 심신을 약화시키지만 치료 가능한 정신질환을 어떻게 치료하고 예방하는지에 대해서 더 많이 배우게 될 것이다. 모든 종류의 치료, 특히 인지치료를 하는 치료자는 외상 이후의 신경처리 과정의 재통합에 많은 성공을 거두었다. 체계적 탈민감화(systematic desensitization), 노출 및 반응방지 모두는 이러한 통합과정을 증진시킬 수 있다.

요약

외상에 대한 뇌의 반응은 우리에게 신경망 해리의 기능과 영향을 볼 수 있는 창문을 제공해 주었다. 우리는 성인 PTSD의 생리적 증상에서 어린 시절의 외상에 적응하기 위한 장기간의 성격적 적응에 이르기까지, 뇌, 신체 및 정신세계가 압도하는 조절장애 상태를 직면했을 때 생존하기 위해 노력하는 모습을 볼 수 있었다. 스트레스와 외상에 대해 잘 적응할 수 있도록 조절해 주는 것이 정신치료자가 하는 일의 핵심이다. 정신치료의 안전한 응급상황(safe emergency)은 단절된 신경망을 활성화시켜 이들의 각성이 감소되고, 기능이 향상된 상태로 재통합시키려는 시도를 하는 것이다. 태어날 때부터 스트레스 경험은 생존을 위해 가장 중요한 것으로 기억하도록 우리의 뇌를 형성한다.

제18장

추방당한 자기: 자기애와 병적 돌봄

> 사랑은 자기의 개별성과 통합성을 유지하면서 자신이 아닌 누군가와 결합하는 것
> 이다.
>
> — 에리히 프롬(Erich Fromm)

우리 각자는 두 번 태어난다. 첫 번째는 우리 어머니의 몸에서 수 시간에 걸쳐서 태어나는 것이고, 그 이후에는 우리 부모님의 정신세계를 통해 평생에 걸쳐 다시 태어나는 것이다. 우리가 앞에서 봤듯이, 사회적인 뇌의 조직화는 처음에 부모-아이 상호작용을 통해 형성된다. 이런 상호작용은 다른 사람 및 세상과의 매 순간의 경험에 대한 기반구조를 형성한다. 아이의 뇌가 계속적으로 형성되면서 자기인식과 자기정체성은 점차 합쳐진다. 의식과 정체성은 일차적으로 무의식적인 다양한 신경망에 의해 형성되는 복합적인 기능이다. 병적인 상태는 자기(self)가 우리의 위치, 경험 및 조직화와 연관되어 상당한 융통성을 가지고 있으면서 부서지기 쉬운 구조물이라는 사실을 강조해 준다.

강간과 고문 피해자는 흔히 이러한 시련을 겪는 동안에 유체이탈 경험을 했다는 보고를 한다. 한 젊은 여성은 나에게 실제로 강간이 일어났던 방에 있는 옷장의 문 뒤에서 자신이 강간당하는 모습을 어떻게 보면서 서 있었는지에 대해 매우 자세하게 설명하였다. 퇴근하려고 차에 타는 동안, 잔인하게 공격을 당했던 또 다른 내담자는 자신

이 반복적으로 칼에 찔리는 장면을 도로 반대편에서 보고 있었던 자신에 대해 나에게 이야기해 주었다. 자기에 대한 지각은 쉽게 변화되고 왜곡될 수 있다. 뼈만 앙상하게 남아 있고 건강에 심각한 위험이 있는 신경성 식욕부진 환자는 자신이 뚱뚱해 보인다고 주장한다. 다중인격 환자는 아마도 자기의 형성력에 대한 가장 복잡한 예인데, 왜냐하면 이들은 다른 경험과 감정적 상태를 가진 아주 많은 서로 다른 하부성격을 만들어 내기 때문이다.

자기장애의 가장 흔한 형태인 자기애(narcissism)는 흔히 어린 시절 동안의 반사과정(mirroring process)의 역전과 연관되어 있다. 자기애적 아이의 사회적인 뇌와 자기감은 자신의 감정과 감각에 의해 형성된 것이 아니라 오히려 부모가 요구하는 양육, 조율, 정동조절에 의해 결정된다. 자기애 환자에게서 나타나는 것은 위니컷(Winnicott)이 말한 거짓자기(false self)이며, 거짓어른(pseudoadult)은 오른쪽 대뇌반구와 신체로부터의 감정적인 입력 정보를 걸러 내는 역할을 하는 왼쪽 대뇌반구 통역사의 신경망 내에 내포되어 있다. 우리는 이 장에서 이런 어린 시절의 적절하지 않는 애착 경험을 통해 나타나는 반사과정의 역전 및 그것이 성인에서 드러나는 병적 돌봄과 공동의존에 대해 살펴볼 것이다(Bachar et al., 2008).

조용해진 망치 소리

> 나는 당신에게 성공의 공식을 줄 수는 없지만 실패의 공식은 줄 수 있다. 그것은……
> 모든 사람을 기쁘게 해 주려고 노력하는 것이다.
>
> – 허버트 스워프(Herbert Swope)

성공적인 시나리오 작가인 제리는 우울한 감정과 탈진 때문에 치료를 받으러 왔다. 그의 오랜 작업시간과 마감시간에 쫓기는 업무는 그를 계속적인 스트레스 상태에 있도록 했다. 그의 개인적인 사생활은 그가 '신경을 많이 써야 하는 여자'라고 표현한 여자친구 카라에게 맞춰져 있었으며, 여자친구와의 관계는 마치 그가 두 번째 직업을 가지고 있는 것처럼 느껴졌다. 제리는 그의 삶이 마치 카라와 직장 상사 그리고 자신이 알고 있는 모든 사람을 기쁘게 해 주기 위한 것처럼 느껴졌다. 제리는 우울증이 있음에도 불구하고 치료받으러 오는 것에 대해 죄책감을 느꼈으며, 내 시간을 낭비하는 것에 대한 두려움을 표현하였다. 그의 정체성은 도움을 주는 사람이지, 도움을 받는 사람이 아니었다. 그는 나에게 "어쨌든 당신은 정말로 도움이 필요한 사람에게 당신의 시간을 할애하는 것이 좋겠어요."라고 말했다.

몇 번의 치료시간 후에 제리는 자신의 39년 인생의 첫 절반을 미숙하고 자기중심적인 자신의 부모님을 돌보는 데 보냈다는 사실을 알게 되었다. 그 이후의 모든 대인관계는 비슷한 양상으로 진행되었다. 비록 그는 자신의 연애관계에 대해 긍정적으로 이야기했지만, 관심과 배려가 결핍되어 있는 느낌에 대해서도 이야기하였다. 그는 자신의 부모님에게 항상 기대했던 사랑과 관심을 얻기 위해 다른 사람을 기쁘게 해 주려고 노력하는 것처럼 보였다. 그의 노력은 결국 슬픔, 분노 및 물러나기로 끝이 났다. 비록 그는 너무 열심히 해서 탈진되었고 완벽하게 하는 것에는 실패했지만, 여전히 자신의 노력이 언젠가는 성공할 것이라는 믿음을 가지고 있었다.

제리와의 치료는 흥미로우면서도 좌절감을 안겨 주었다. 그는 내가 말한 거의 모든 것에 대해 질문을 했는데, 그것은 자신을 도울 수 있다는 모든 사람에 대한 불신을 나타내는 것이었다. 그는 자신을 돌봐야 했던 사람이 자신을 제대로 돌보지 못했다는 사실을 일찍부터 학습했던 것이었다. 반면에, 그는 거의 모든 치료시간마다 극적으로 재미있는 이야기를 하는 재능이 있었다. 그는 나의 관심사를 직감하는 이상한 능력이 있어서 나는 종종 그의 일인극에 빠져드는 관객이 되어 버리기도 했다. 나는 곧 그가 그 다음번에는 자신이 돌봐지기를 바라면서 나를 만족시키고 돌봐 줘야 하는 또 다른 사람으로 경험하고 있다는 것을 깨닫게 되었다. 동시에, 그는 그를 도와주려는 나의 모든 시도에 저항했다.

제리는 자신의 어린 시절에 대해서 말하는 것을 머뭇거리면서 대학에 입학하기 전까지의 삶에 대해서는 거의 기억나지 않는다고 말했다. 우리의 치료시간은 주로 그를 인정해 주지 않았던 사람과의 상호작용에 대한 것과 자신의 이야기에 편들어 주는 나의 이해와 지지를 요구하는 시도로 이루어졌다. 그는 나의 공감에 위안을 받기도 했지만, 특히 다른 사람과의 관계에서 자신의 내적인 세계에 더 많은 관심을 기울여야 한다는 나의 계속된 제안에 짜증을 내었다. 그의 방어체계 강도는 그의 감정적인 취약성을 반영해 주는 것이었기 때문에 나는 너무 빨리 치료를 진행하지 않도록 세심한 주의를 기울였다. 반면에, 만약 내가 너무 느리게 치료를 진행한다면, 그는 다른 많은 대인관계에서 그렇게 끝냈듯이 화를 내면서 치료를 중단하게 될 수도 있었다.

나는 적절한 시점에 그가 자신에 대한 각본을 쓰고 있는 것 같다고 제안하였다. 제리는 동의를 하고는 곧 자신의 머릿속에 있는 제어판 앞에 앉아 있는 핼(Hal)이라는 이름의 작은 남자에 대한 이야기를 만들어 내었다. 핼은 **제리호**(U.S.S. Jerry)의 조종대를 맡고 있는 일종의 선장이었다. 제리가 혼자 있을 때, 핼은 제리의 삶에 있는 사람들을 관찰하곤 했다. 큰 TV 화면을 통해 그들이 어디에 있는지, 그들이 무엇을 하고 있는지, 그들이 제리에 대해 무슨 생각하고 있는지를 추적 관찰하였다. 제리가 여자친구 카라처럼 다른 배와 접촉을 하면, 핼은 특별히 그 사람을 위한 제리의 입체영상을 선택하곤 하였다. 핼은 입체영상이 원하던 효과를 얻었는지를 확인하기 위해 다른 배의 관점에서 제리를 관찰하는 화면을 가지고 있었다. 제리는 나에게 핼의 목적은 상업적 격언에 의해 가장 잘 묘사될 수 있다고 말했다. '사람들이 원하는 것을 주어라.'

나는 핼의 이야기에 감명을 받았고, 제리는 아마도 자신의 자기감이 다른 사람의 마음에 대한 자신의 이론에 의해 형성되고 있음을 나에게 말하고 있다고 느꼈다. 핼은 제리의 생각, 감정, 또는 욕구에는 전혀 초점을 맞추지 않았다. 제리는 단지 다른 사람의 요구가 무엇인지를 이해할 필요가 있다는 것만 알고 있었다. 이것이 그에게는 사랑이었고 삶이었다. 나는 핼의 이야기가 어린 시절에 제리의 사회적인 뇌가 어떻게 형성되었는지, 그리고 그가 어떻게 어린 시절에 생존했는지를 반영해 준다는 것을 깨달았다. 핼의 이야기는 그의 어린 시절의 삶에서 유래된 감정적인 드라마의 핵심을 상징적으로 보여 주는 것이었다. 이 이야기가 무엇을 보여 주는지 명확함에도 불구하고, 제리는 나의 해석을 받아들이려 하지 않았다. 그는 자신의 시각으로 세상을 경험하는 것에 어려움이 있었다. 제리의 의식적인 경험에 있어서 그는 핼이었다.

몇 번의 치료시간 이후에 제리는 자신의 내적 세계를 설명하기 위해 또 다른 비유를 사용하였다. 그는 자신을 완벽한 외부 모습은 가지고 있지만 내부의 실내장식은 없는 영화촬영장에 있는 하나의 집으로 설명하였다. 거기에는 살 수 있는 진짜 공간은 없었다. 만약 당신이 그 집의 뒤쪽을 본다면 거기에는 합판과 맨땅만 있을 뿐이다. 그는 "훌륭한 감독은 실제 건물인 것 같은 착각을 유지시키기 위해 카메라를 어디에 설치할지를 알고 있어요."라고 말했다. 그는 나에 대한 잠깐의 이해와 믿음을 보이면서 자신의 치료 목표는 건물의 실내장식을 끝내고 카메라 각도에 신경 쓰는 것을 멈추는 것이라고 말했다. 제리는 실제 사람들이 가득한 세상에서 자신이 마치 유령이 된 듯한 느낌을 받는 것에 지쳐 있었다. 나는 그의 공허함이 의식으로 떠오르면서 그의 내적 세계가 변화하고 있는 것을 느낄 수 있었다.

나는 제리에게 "우리가 성장하면서, 우리가 누구인지에 대한 이야기는 우리 주변에 있는 사람들, 특히 우리의 부모님과의 협력에 의해 써집니다. 부모님은 우리를 지켜보고, 우리의 이야기를 들으며, 우리가 표현하려고 하는 것을 말할 수 있게 우리를 도와주려고 합니다. 이것이 우리가 우리의 이야기를 쓰는 것을 도와줍니다. 부모님이 이런 도움을 자신이 아이였을 때 받지 못했거나 어떤 문제를 다룰 때 도움을 받지 못했다면, 부모님은 자신의 아이를 오히려 자신을 돌봐 주고 부모 역할을 해 주는 대상으로 바라보게 됩니다."

나는 이것이 제리의 부모님에게 일어난 일이라고 생각한다. 제리는 부모님이 제리의 이야기를 쓰도록 도와주어야 했을 시기에 부모에게 민감해지도록 학습되었고 부모의 욕구를 충족시키도록 학습되었던 것이다. 어떤 의미에서 제리의 이야기는 부모의 의무 불이행으로 쓰인 것이었다. 다른 사람을 도와주는 것을 통해 그는 자신 스스로를 찾기를 원했고, 결국은 지금까지도 여전히 찾고 있다. 나는 제리에게 그가 작가라는 직업을 선택한 것은 자신의 이야기를 써 보고 싶은 욕망의 표현일 수도 있다고 말해 주었다. 비록 다른 사람에게 봉사하는 것이 많은 장점과 존경받을 만한 측면이 있지만, 자신의 욕구와 다른 사람의 욕구가 균형을 맞춘 새로운 이야기를 써 보는 것이 더 중요할 수 있다고 말해 주었다.

제리는 "이것이 사람들이 나에게 어떻게 느끼냐고 물을 때 내 삶에서 다른 사람은 어떻게 느끼는지를 가장 우선적으로 생각하게 되는 이유인가요?"라고 물었다. 나는 그의 얼굴 근육이 이완되는 것을 보면서 고개를 끄덕였다. 익숙한 행동에 대한 새로운 이해가 나타났고, 그의 내적 세계는 재조직화되고 있었다. 약간의 침묵 후에 그는 "심지어 제가 선생님과도 그렇게 하고 있었군요, 그렇죠? 나는 나를 돌봐 달라고 비용을 지불하면서도 결국은 당신을 만족시켜 주고 나의 욕구와 부정적인 느낌으로부터 당신을 보호하려고 했군요."라고 부드럽게 말했다. 치료시간이 끝났고 그는 진료실을 나갔다. 나는 그가 이런 통찰의 스트레스를 견디고, 다음 치료시간에 나타날 수 있을지 궁금했다.

그는 돌아왔고, 자신의 자리로 가면서 평소답지 않게 내 어깨를 두드렸다. "내가 당신에게 이 이야기를 하면 당신은 당신이 매우 똑똑하다고 생각하게 될 거예요." 나는 그의 목소리가 변했다는 것을 알 수 있었는데, 이제 더 이상 다른 사람을 만족시켜 주려는 사람의 목소리가 아니었다. 제리는 이런 경험을 자신 내부의 다른 장소에서 공유하고 있었다. 지난 금요일에, 그는 카라와 함께 외출했다가 새벽 3시경에 그녀의 아파트로 돌아왔다. 너무 지친데다 술까지 마셨기 때문에 그는 눕자마자 잠이 들었다. 단지 몇 분이 지난 것 같았을 때, 그는 침실 창문 바깥에서 망치로 두드리는 소리가 귀에 거슬려 잠에서 깨었다. 그는 아픈 머리를 들고 시계를 봤는데 아침 7시였다. 제리는 "나는 내 머리가 폭발할 것 같은 느낌을 받았어요!"라고 말했다.

그는 마음속에서 떠올랐던 살인의 공상에 대해 이야기하면서 얼굴이 점점 경직되었다. 그는 밖으로 나가서 건설 현장 인부 모두를 때려눕히는 상상을 하였다. 그가 벌떡 일어나서 밖으로 나가려고 할 때, 카라는 이제는 지쳤다는 표정을 지으면서 "내가 거기에 가서 그 사람들을 다 죽일 거야."라고 말했다. 분명히 그들은 일주일 내내 그녀를 잠에서 깨어나게 했을 것이다.

제리는 내 진료실의 소파에 기대며 한숨을 쉬고는 그녀의 말이 어떻게 자신의 내부에서 친숙한 무언가를 자극했는지에 대해 설명하였다. "내가 카라의 분노에 찬 말을 들었을 때, 나는 다른 사람이 되었어요. 지쳤던 마음이 사라졌어요. 나는 활력이 넘치고 생동감을 느꼈어요! 나는 건설 현장 인부에 대해 완전히 잊어버렸어요. 나의 모든 관심은 순간적으로 카라의 기분을 풀어 주는 것으로 바뀌었어요." 그는 망치 소리를 의식하지 않게 되었고 카라가 담요로 자신의 얼굴을 덮는 동안 부엌으로 달려갔다.

10분 후에, 제리가 커피를 끓이고, 계란을 부치면서 곧 "아침식사 준비 다 됐어."라고 말하려고 할 때 망치 소리를 다시 의식하게 되었다. 그는 "나는 내가 침대에서 일어난 이후로 망치 소리를 듣지 못했다는 점에 놀랐어요."라고 말했다. 그는 그 소리가 멈추지 않았지만, 카라의 얼굴에서 분노를 본 이후로 자신의 느낌은 완전히 무시한 채 그녀의 느낌에 대처하는 활동에만 완전히 빠졌다는 것을 깨달았다. 그는 카라의 스트레스에 맞춰 주는 것이 자신의 스트레스를 던져 버리게 만들었다는 것을 깨달았다.

계란 뒤집개를 손에 든 채로 서 있었을 때, 이러한 느낌은 오랫동안 잊고 있었던 기억을 떠올리게 하였다. 그는 학교에서 집으로 돌아왔을 때 자신의 어머니가 식탁에서 머리를 팔로 감싸고 울고 있는 것을 발견했던 기억을 떠올렸다. 그는 그녀 곁에 가서 서 있었던 두려움을 기억하였다. 그가 그녀에게 무슨 일이냐고 물었을 때, 그녀는 반응하지 않았다. 그녀는 계속 울기만 했다. 그는 어떻게 해야 할지, 누구를 불러야 할지 몰랐다. 그의 아버지는 수개월 전에 그들을 떠났고, 한 주 한 주가 지나면서 그의 어머니는 점점 조용해지고 집 안에만 틀어박혀 있었다. 그는 어머니가 자신의 존재를 알고 있는지조차 알지 못한 채로 꼼짝도 않고 서 있었다.

그는 어머니와 대화하려고 학교에서 있었던 일에 대해 이야기하였다. 그는 심지어 어머니가 분노를 자신에게 표출하도록 부적절한 농담까지도 했다. 하지만 그녀는 슬픔에 잠긴 채 여전히 침묵하고 있었다. 제리는 시간이 지나면서 점점 더 절망하고 두려웠던 기억이 났다. 그는 저녁 해가 질 때까지 꼼짝도 않고 서 있었다. 그는 어머니를 위해 음식을 해야겠다는 생각이 떠올랐고, 그가 할 수 있는 유일한 음식인 계란 프라이를 만들기 위해 부엌으로 갔다. 그는 의자를 가스난로 앞에 가지고 간 후, 그 위에 올라서서 요리를 하기 시작했다. 이것은 그녀의 관심을 끌었고, 그녀가 다가와 침묵 속에서 같이 요리를 만들었다.

처음 몇 번의 치료시간 동안에 제리는 자신의 부모님의 이혼, 아버지의 음주 그리고 어머니의 우울증에 대해 이야기했다. 그는 자신의 집에 대해 상호작용이나 활동이 거의 없는 '침묵의 묘지'라고 표현하였다. 그의 가족은 음식을 같이 먹거나 휴가를 같이 보낸 적이 없었다. 그들은 에너지의 대부분을 하루하루의 생존을 위해 사용하였다. 그는 이런 일에 대해 아무런 감정 없이 그리고 그의 어린 시절은 현재의 어려움과 아무런 연관이 없다고 주장하면서 흘러 지나가듯이 이야기하였다. 그는 자신의 가족 상황에 대처하기 위해 스스로를 책을 읽고 글을 쓰는 데 파묻히게 했다고 말하였다. 이 기억은 내가 예상했던 것에 대한 증거를 제공해 주었다. 제리는 너무 많은 스트레스와 너무 적은 부모 양육을 받으면서 성장하였다. 그는 다른 모든 사람의 이야기 속에서 자신을 잃어버렸고, 자신만의 이야기를 쓰는 데 필요한 감정적인 지지나 반사과정을 받지 못했다.

제리는 망치 소리의 경험에서 벗어났고, 그 소리로 인해 촉발되었던 기억은 새로운 시각을 가질 수 있게 해 주었다. 그는 떠오르기 시작한 이런 기억과 다른 어린 시절의 기억으로부터 그가 어떻게 그의 부모의 감정적인 불안정과 거리감에 의해 계속적으로 불안을 느끼게 되었는지를 볼 수 있게 되었다. 핼처럼 그도 역시 다른 사람의 감정과 요구를 지속적으로 감시하고 있었다는 것도 명확해졌다. 나는 그의 분노, 좌절 그리고 탈진이 카라의 얼굴에 나타난 부정적인 느낌에 의해 사라졌다는 사실이 특히 흥미로웠다. 그는 나중에 자신이 대인관계를 하고 있지 않을 때 왜 그렇게 불편하고 민감하게 느꼈는지를 알게 되었다고 말하였다. 자신의 느낌을 조절하는 법을 배운 적이 없었기 때문에, 그는 다른 사람의 마음에 초점을 맞춘 채 있는 것이 더 안전했다.

이러한 통찰의 힘은 제리를 불안하고 편치 않은 느낌을 가지게 하였고, 수 주 동안 그를 원래 자리로 되돌아가게 만들었다. 그가 다시 평정을 되찾았을 때, 우리는 이런 새로운 지식을 그의 삶의 더 많은 측면에 적용하기 시작했다. 과거의 애인들에 대해 생각해 봤을 때, 그는 자신이 그녀들에게 해 준 것만큼 그녀들은 자신의 요구를 전혀 배려해 주거나 들어주지 않았다는 것을 깨달았다. 이런 불균형은 그로 하여금 자신이 더 사랑받지 못하고 돌봄을 받지 못한다고 느끼게 만들었다. 어느 날, 그는 벌떡 일어서더니 "내가 비록 그녀들에게 나를 돌보도록 허락하지 않았지만 나를 돌봐 주지 않은 것에 대해 비난했어요."라고 소리 질렀다. 제리는 빈껍데기 같은 느낌이 자신의 감정을 알지 못하는 것과 연관되어 있다는 것을 이해하게 되었다. 그는 "내가 어렸을 때 나의 감정은 결코 중요하지 않았어요. 내 속에 있는 빈 방을 꾸미는 데 필요한 것은 나의 감정이며, 내가 온전해지기 위해서는 나만의 감정을 가져야만 해요."라고 말했다.

이런 경험은 제리의 치료에 있어서 전환점이 되었다. 우리는 공통의 언어를 만들어 내었고, 그것을 제리의 내적 세계를 탐색하는 데 사용하였다. 햄은 점차적으로 오래된 화면을 제리의 감정을 추적할 수 있도록 제작된 새로운 화면으로 교체하였다. 결국에는 햄과 그의 화면은 불필요하게 되었다. 제리는 가끔 자신만의 요구를 생각해서 너무 이기적이 되는 것은 아닌지를 두려워하였다. 그는 그의 지속적이고 일방적인 관심에 의존했던 몇몇 친구를 잃었다. 그러나 카라와 제리는 더 가까워졌고, 그녀는 그가 항상 자신을 행복하게 해 주려고 노력하지 않을 때 제리를 더 좋아한다는 것을 받아들였다. 제리는 천천히 그의 병적 돌봄으로부터 회복되었고, 돌보는 사람이 되는 것으로부터 졸업하였다.

제리의 어려움은 우리가 이전 장에서 살펴봤던 뇌의 발달 및 조직화와 연관된 몇 가지 원칙을 강조해 준다. 어린 시절을 통해 제리의 뇌는 요구적이고 돌봐 주지 않는 감정적 환경에 적응되어 있었다. 생의 초기부터 그의 생존은 부모의 감정과 요구를 빨리 알아차리는 것에 달려 있었다. 그의 사회적인 뇌의 신경계는 그의 부모님의 얼굴 표정, 신체언어 그리고 행동에 과도하게 민감해졌고, 이런 과다한 민감성은 부모님의 감정을 조절하고 부모님이 자신에게 결합되도록 부모님의 감정과 행동을 관찰하는 데 도움을 주었다. 정상적으로는 아이가 자신을 경험하도록 돕는 데 사용되는 체계가 그의 삶에 있는 다른 사람을 감시하는 데 사용되도록 빼앗겼던 것이다. 이것이 바로 햄이 탄생하게 된 이유이다. 제리의 반사기술(mirroring skills)은 성인이 되어서도 감정적인 돌봄과 재미있는 이야기를 통해 그의 친구, 고용주 및 치료자에게 계속적으로 사용되었다.

제리는 어린 시절을 통해 자신의 감정을 처리하고 통합하는 데 도움을 받지 못했기 때문에 이 감정은 혼란스럽고, 두려우며, 제리를 압도하는 채로 성인기까지 남아 있게 되었다. 남을 돌보는 것은 그가 끌렸던 사람에 의해서만 강화된 것이 아니라, 다른 사람의 감정에 집중함으로써 자신의 붕괴된 감정을 회피하는 것에 의해서도 강화되었다. 남을 돌보는 것이 자신의 정동조절의 한 형태로 발달했을 뿐만 아니라, 거짓자기(햄)를 통해 다른 사람과 연결되는 방식으로도 발달하였다. 이것은 그가 카라가 깨어나서 화가 나 있다는 것을 알았을 때 건설 현장 인부에 대한 자신의 분노가 즉시 억제되는 것에 의해 증명되었다. 발달의 초기부터, 신경처리 과정의 숨겨진 층들은 그의 감정을 억제하고 자신의 사회적인 뇌를 다른 사람의 내적인 상태에 초점을 맞추도록 조직화하였다. 이런 식의 신경망 조직화는 제리가 자기를 의식적으로 인식하는 것이 발달하기 전에 형성되었고, 그리하여 이런 식으로 세상을 경험하는 방식이 완전히 무의식적이고 자신의 삶에서 가장 우선시되는 것이 되어 버렸다.

제리의 자기감 발달은 이런 과정을 통해 형성되었는데, 이는 다른 사람의 눈, 마음 및 가슴을 통해서 이루어진 것이다. 정동을 억제하고 자기에 대한 이야기를 만드는 데 참여하는 왼쪽 대뇌반구 신경망은 제리를 성공적인 작가로 기능하게 만들었다. 처음에는 감시하는 로봇으로, 그다음에는 카메라 각도를 조절하는 감독으로 자신을 상징적으로 표현했던 그의 능력은 자신의 자기조직화에 대한 잠재의식적인 인식을 반영해 주는 것이다. 이런 통찰을 그의 의식적인 자기조직화와 연결시키지 못했다면, 이는 단절된 신경망 내에 있는 쓸모없는 정보로 남아 있게 된다.

해석—제리가 자신이 카라를 위해 계란 프라이를 했던 것과 자신의 어머니를 돌본 것을 연결했던 것과 같은—은 슬픔과 상실의 감정을 촉발하였다. 그의 방어기제를 의식화시킨 것이 그가 평생 동안 억제하고 있던 감정적인 신경망을 활성화시켰다. 의식적인 인식을 조직화시키는 고위 연합영역은 경험을 질적으로 변화시키는 데 필요한 형성력을 가지고 있다. 어린 시절에 대한 암묵기억—사회적인 뇌의 신경망 내에 저장되어 있는—이 감정적으로 경험되었고, 자신을 도와주려는 다른 사람의 능력을 믿지 못하는 것을 포함해서 이런 암묵기억이 다양한 방식으로 표현되었다. 이런 것은 그가 어렸을 때 그를 도와주는 데 무능력했던 자신의 부모에 대한 실망감을 반영해 주는 것이다.

제리의 불안정적 애착은 다양한 감정적 적응과 행동적 적응을 가져왔다. 그가 자신의 어린 시절의 많은 부분을 의식적으로 회상하지 못하는 것이 한 가지 예였다. 또 다른 예는 자신의 요구에 대한 표현이 더 많은 감정적 고통을 유발할 것이라는 그의 무의식적인 예상이었다. 사랑과 돌봄을 얻으려는 제리의 모든 노력은 많은 부딪힘(impingement)으로 가득 차 있었고 다른 사람을 통합하는 능력 및 다른 사람과 통합되는 능력에 결함이 있었던 어린 시절에 대해 그의 뇌가 어떻게 적응하였는가를 반영해 주는 것이었다. 제리의 부모는 제리 자신의 경험에 바탕을 둔 자신만의 이야기를 만들어 내는 데 도움을 주지 못했다. 나는 치료를 하는 동안 제리가 자신의 상당한 창조적 기술을 자신만의 이야기를 쓰는 데 이용할 수 있도록 도와주었다.

해석과 신경형성력

진리와 사실 사이에는 차이가 있다. 사실은 진리를 가릴 수 있다.
– 마야 앤젤루(Maya Angelou)

당신은 해석이 때때로 치료자의 수술용 칼로 간주된다는 것을 기억할 것이다. 치료자는 해석을 할 때 부정적인 감정을 회피하기 위해 환자들이 사용하는 방어와 같은 환자 경험의 무의식적인 측면을 지적해 준다. 이혼 후에 버림받은 느낌을 회피하기 위해 유머를 사용하는 내담자의 경우, 해석은 그가 우울증의 많은 증상을 경험하고 있거나 그의 눈가가 촉촉이 젖어 있다는 것을 알게 해 준다. 동료의 가벼운 무시에 화를 내고 있는 또 다른 사람의 경우, 해석은 그녀의 현재 감정을 과거 관계의 학대에서 온 감정적인 경험과 연결시켜 주는 것이 될 수 있다. 치료자는 이 두 가지 경우 모두에서 서로 다른 인지적 · 감정적 · 감각적 그리고 행동적 처리과정의 경로 사이에 단절되어 있는 것에 대해 언급한다.

해석이 정확하고 적절하며 알맞은 시점에 이루어지면 많은 일이 일어난다. 일반적으로는 내담자가 조용해진다. 얼굴 표정, 자세 및 목소리 톤에 변화가 있을 수 있다. 내담자는 흔히 자신이 방어하던 감정을 완전히 경험하기 시작할 것이다. 유창하고 반사적인 언어에서 보다 느리고 자기성찰적인 방식의 언어로 전환된다. 일부 내담자는 혼란스럽다고 이야기하는 반면, 다른 내담자는 공황이나 애도의 생리적 증상을 나타내기도 한다. 경계성 인격장애가 있는 내담자는 해석에 대해 극단적인 반응을 나타낼 수도 있는데, 여기에는 감정조절 상실과 기능부전 등이 포함된다. 이들은 극단적으로 감정적이 되거나, 진료실에서 도망을 가거나, 자해행동을 할 수도 있다. 이런 환자는 자신의 방어기제가 의식화되었을 때 드러나는 감정에 대처할 수 없는 것이다.

정확하고 적절한 시점의 해석이 이루어질 때와 그 이후에 뇌에서는 어떤 일이 일어나는 것일까? 정곡을 찌르는 각각의 해석은 거짓자기의 작은 부분이 죽는 것과도 같다. 내 생각에 해석은 부정적인 기억을 포함하고 있지만 억제되어 있는 겉질밑 회로의 활성화를 탈억제시키는 왼쪽 대뇌반구 통역사가 만들어 낸 이전 생산물을 보는 것에서 시작한다. 훈습의 과정에서 이런 새로운 감정은 앞이마엽 영역에서의 형성력과 새로운 학습이 가능하도록 해 주며, 내담자는 점차적으로 감정적인 균형을 다시 얻게 된다. 이제 사용이 가능해진 부정적인 겉질밑 기억과 이와 동시에 새로운 연결을 만들어 낼 수 있는 겉질의 증가된 능력은 특정한 기억의 다양한 요소를 포함하고 있는 신경망들이 통합될 수 있도록 해 준다. 잘 낫지 않는 뼈를 절단하고 다시 맞추는 것처럼, 기억은 불안정해지고 나서야 보다 긍정적인 방식으로 재형성될 수 있다. 이런 과정은 고통스러운 암묵기억을 시간과 공간에 따른 상황적 맥락에 맞도록 재조합하기 위해 겉질 신경망이 접근 가능하게 해 주며, 암묵기억이 조절될 수 있도록 해 주고, 더 이상 필요 없는 암묵기억은 억제되도록 해 준다.

방어기제를 의식으로 가져오는 것은 방어기제를 조직화하는 겉질 신경망과 부정적인 기억 및 이와 연관된 정동을 포함하고 있는 겉질밑 신경망 모두를 활성화시킨다. 이런 탈억제는 치료에서 보이듯 감정적 각성과 심리적 각성을 유발하는데, 이것은 편도가 재활성화되어 신체가 과거의 경험에 대해 경계하는 것이다. 이것은 또한 정상적으로는 억제되어 있는 편도체계에 저장된 과거의 감각-운동-정동적 기억의 재활성화를 통해 퇴행이 일어나는 기전일 수도 있다. 대뇌반구의 치우침이 왼쪽에서 오른쪽으로 전환될 가능성이 많은데, 이것은 부정적인 감정이 뚫고 나오는 것과 상관이 있다. 왼쪽에서 오른쪽으로의 이러한 전환은 왼쪽 대뇌반구 통역사에 의한 반사적인 사회적 언어의 중단 및 자기인식이 증가하는 쪽으로의 전환을 설명해 줄 수 있다.

해석은 훈습이라고 불리는 과정을 거칠 필요가 있는데, 이것은 해석이 언급되고 재언급되며 다양한 환경과 상황에서 적용될 필요가 있다는 것을 의미하며, 인지치료에서의 재발방지와 유사한 것이다. 이런 과정은 새로운 학습을 다양한 기억신경망과 연결시켜 준다. 새로운 학습이 반사적이 되기 위해서는 뇌 전반에 걸친 일정 수준 이상의 연결망이 형성될 필요가 있다. 훈습은 새로운 기억의 연결망이 확장되고 안정화되는 것을 나타내 준다. 이것은 또한 새로운 이야기를 만드는 것을 보여 주는 것이기도 한데, 이 새로운 이야기에는 변화된 행동과 느낌 그리고 자기정체성을 포함하고 있고, 또한 새롭게 학습된 것을 유지하고 강화시키는 역할을 한다.

병적 돌봄

사람이 35세가 되면 고등학교 때 인정받았던 올바른 사람, 강한 사람 그리고 진정한
사람의 이미지가 삶에서는 크게 영향을 미치지 않는다는 것을 알게 된다.

－ 로버트 블라이(Robert Bly)

제리의 병적 돌봄(pathological caretaking)은 자기애라고 불리는 자기장애의 한 표현
방식이다. 자기애는 두 가지 측면의 서로 다른 존재가 특징적으로 나타난다. 하나는
과장된 자만심(inflated sense of self-importance)을 보여 주는 존재이고, 다른 하나는 공
허함(emptiness)과 절망감(despair)에 빠져 있는 존재이다. 이런 자기는 아이가 사랑과
조율을 갈구하지만 그것을 얻기보다는 자신의 어머니가 곤경에 빠져 있다는 것을 발
견했을 때 형성된다(Miller, 1981). 자기발견의 기회를 빼앗긴 아기는 실제 또는 상상된
버림받음의 위협에 대처하기 위해 부모를 대신 돌보게 된다.

똑똑하고 민감한 아이는 부모의 감정을 조율하고, 조절하며, 부모가 자신에게 원하
는 것을 반영해 주게 된다. 이런 아이는 자신의 나이보다 대개 더 성숙해 보이며, 자신
주변에 있는 사람의 느낌을 조절할 수 있는 자신의 능력에서 편안함을 발견한다. 한
쪽 또는 양쪽 부모의 정동을 조절하는 자신의 힘 때문에 이런 아이는 과장된 자만심으
로 가득 차게 된다. 밀러(Miller)와 위니컷은 병적 돌봄을 제리가 영화 촬영장의 건물과
다른 사람을 감시하는 내적인 로봇으로 표현했듯이 거짓자기의 특별한 형태라고 불
렀다.

자기애의 또 다른 측면은 반사과정(mirroring)을 찾을 수 없었던 아이의 감정적인 세
계를 반영해 준다. 참자기 또는 한 개인에게 독특하며 표현되어야 했던 부분은 발달되
지 않고 결국 잊히게 된다. 이런 감정적인 핵심 또는 내면아이(inner child)는 다른 사람
을 의무적으로 돌보면서 새로운 관계를 만들 때마다 비밀스럽고 조용하게 양육받기를
기다린다. 감정적인 자기의 이런 측면은 공허함, 상실 및 버림받은 것에 대한 수치심
을 보여 주며, 생존이 왜 다른 사람을 돌보는 데 달려 있는지를 나타내 준다. 이런 감정
적인 자기는 우울증, 사기꾼이 된 느낌 그리고 삶과의 감정적인 연결이 없어지는 원인
이며 뿌리 깊은 수치심과 연관되어 있다.

사회적인 뇌의 발달 및 그 이후의 자기감의 형성은 부모와 다른 사람의 기분과 요구
를 예측하고 조율하는 데 맞춰지게 된다. 이런 능력은 자신의 느낌을 이해하고, 표현

하며, 조절하는 부분이 발달하는 것을 차단함으로써 버림받는 것에 대한 불안을 막아주는 역할을 한다. 이런 아이는 다른 사람의 감정을 자신의 것으로 경험하고, 자기 주변 사람의 감정을 조절하는 데 지나친 책임감을 느끼며, 심지어는 강박적이 되기도 한다. 제리의 경우, 화가 난 여자친구를 위해 아침식사를 준비하는 것이 자신의 잘 이해되지 않고 또 조절되지 않는 감정적인 세계를 회피하는 데 도움을 주었다.

따라서 다른 사람을 돌보는 것이 자기를 달래는 능력과 내적인 감정 조직화의 대체물로 작용한다. 병적 돌봄을 보이는 사람은 자신의 욕구와 다른 사람의 욕구 사이에 경계를 짓지 못함으로써 나타나는 우울감과 탈진 때문에 일차적으로 치료를 받으러 오게 된다. 비록 다른 사람과 있는 것이 힘들지만 혼자 있는 것은 더 힘든데, 왜냐하면 이들은 자신의 내적 세계를 회피하기 위해 다른 사람을 조절할 필요가 있기 때문이다. 이런 사람에게는 폭력적이거나 학대적인 관계가 혼자 있는 것보다 덜 두렵게 한다. 병적 돌봄을 보이는 환자는 치료자에게 힘든 환자인데, 왜냐하면 이들은 어린 시절의 애착관계를 통해 자신이 스트레스를 받을 때 도움은 기대할 수 없다고 배웠기 때문이다. 이들은 제리처럼 자신의 내적인 요구는 묻어 두고 '사람들이 원하는 것을 계속 주는 것'이 최선이라고 믿게 된다.

앨리스 밀러: 아동기 경험에 대한 고고학자

> 나는 아름다운 그림을 그리러 나간 것이 아니다.…… 나는 단지 진실이 드러나기만을 원했다.
>
> — 앨리스 밀러(Alice Miller)

사회적인 뇌를 형성하는 데 있어 부모와의 관계의 중요성을 빈(Vienna) 학파의 정신 치료자인 앨리스 밀러처럼 세련되고 단순하게 표현한 사람은 없었다. 그녀가 영재라고 불렀던 아이들과 한 작업은 자신의 아이를 조율하는 능력보다 자신의 감정적인 요구가 더 컸던 부모에게 길러진 제리와 같은 어른을 대상으로 한 것이었다. 밀러는 자신의 동료 분석가들과는 다른 견해를 고수하면서 치료자의 역할이 그녀의 성인 환자의 내면아이에 대한 지지자가 되는 것이라고 주장하였다. 그녀는 오랫동안 잊히고 억압되었던 어린 시절 경험과의 재접촉을 위해 수년을 거슬러 올라가 성인인 내담자의 행동 대부분이 그 사람이 적응하기 위해 했던 애착의 역사를 반영해 주는 것이라고 재

해석하였다. 밀러는 암묵기억의 비언어적인 재현을 관찰함으로써 내담자가 무엇에 노출되어 왔는지, 그들의 뇌는 어떻게 적응하여 왔는지, 그리고 생존을 위해 포기해야만 했던 참자기를 발굴하기 위해서는 어떻게 해야 하는지에 대한 가설을 만들어 내었다.

밀러의 어린 시절 탐색에 관한 고고학적인 시각에는 다른 발달 단계에서의 기억은 뇌가 발달하면서 이루어진 다른 양식의 경험을 반영해 준다는 인식을 포함하고 있다. 그녀는 치료를 치료자가 어른의 시각이 아닌 아이의 시각을 가지고 지지자의 역할을 하면서 내담자가 자신의 역사를 발굴할 수 있도록 도와주는 과정이라고 보았다. 겉질 밑 신경망에 있는 이런 암묵기억은 어릴 때의 뇌의 발달과 성장 수준에 맞춰서 경험되어, 시간이 지나면서 변하지 않고 초기의 형태로 남아 있다. 밀러는 이런 관점을 외현기억과 암묵기억의 복합적인 체계에 대한 지식보다는 임상적인 경험을 통해 만들었다.

밀러는 이런 아이가 자신의 가족에 의해 받아들여지거나 가족 등이 견딜 수 없었던 자신의 특정 부분(예, 감정, 생각 및 공상)을 처음으로 잊어야만 했던 과정을 설명하기 위해 **이중기억상실**(double amnesia)이라는 용어를 사용하였다. 두 번째 기억상실은 이러한 감정을 잊었다는 사실을 잊어버리는 것이다. 이런 이중기억상실은 아이로 하여금 자신이 가질 수 없었던 부모를 원하거나 요구하는 것을 막아 준다. 기억의 복합적인 체계와 이들의 해리가능성에 대한 우리의 지식을 고려한다면, 밀러의 이중기억상실은 암묵기억체계와 외현기억체계 사이의 단절 및 개인적인 요구를 배제한 채 자기의 이야기를 만들어 내기에 근거를 두고 있을 가능성이 높다.

자기이야기 형성에 있어서 도움의 결핍은 자기애적 양육자로부터 생존하기 위해 높아진 불안 상태 및 각성과 함께 자서전적인 기억의 공고화에도 붕괴를 가져온다. 밀러의 작업은 암묵기억체계 안에 비언어적 표현과 함께 섞여 있는 사용 가능한 의식적 기억을 통해 과거를 재형성하는 것이다. 이런 환자의 현재 경험이 감정적으로 진실인지를 검사하고, 그 이후에 가설적인 궤도를 따라 과거로 거슬러 올라간다. 환자와 유사한 상황에 있는 다른 아이는 어떻게 느낄 거라고 생각하는지 물어봄으로써 이들이 가지고 있는 상당한 공감능력을 이용하는 것이 많은 도움이 된다. 이런 방법은 비록 현실적인 진실성 여부는 검증할 수 없지만 의식적인 경험과 일치하는 감정을 지닌 이야기를 만들어 낸다. 나중에 이런 영재 아이가 보인 반항의 부재는 문제가 된다. 이런 아이는 자신의 감정적 기억에 접근하지 못하고 자신의 삶에 대한 이야기를 만들어 내지 못하기 때문에 자신의 돌봄을 필요로 하는 누군가를 계속해서 찾게 된다.

밀러에게 있어서 이러한 영재는 부모의 신호에 매우 민감하며 부모의 의식적 메시지와 무의식적 메시지에 자신을 맞출 수 있는 타고난 능력을 가지고 있는 아이들이었다. 이런 아이는 흔히 상호 의존적이라고 불리게 되며 의사, 간호사, 사회복지사 및 치료자와 같은 직업에 많이 참여하게 된다. 결론적으로 이들의 직업은 이들의 방어기제를 하나의 경력으로 활용하려는 시도이다. 민감성, 지능 및 재치를 가진 제리는 이러한 범주에 잘 들어맞는다.

비록 밀러가 설명한 영재는 아주 기능을 잘할 수 있지만, 이들은 흔히 공허함을 느끼고 활력이 없다. 이것은 이들의 활력과 참자기는 적응적이지 못했고, 알아차리지 못하게 억제되거나, 제거되어 버렸기 때문이다. 이것은 성격적인 장애에 대한 취약성뿐만 아니라 다음 세대로 무의식적인 '반사역전(mirror reversal)'을 전달하게 하는 취약성을 만들어 낸다. 즉, 스스로가 적절한 양육을 받지 못했던 부모는 자신의 아이에게 이전에 자신이 받을 수 없었던 양육과 돌봄을 기대하게 된다. 밀러는 "이런 어머니는 자신의 어머니에게서 발견하지 못했던 것을 자신의 아이에게서 발견할 수 있게 되며, 이런 아이는 자신이 원하는 대로 이용할 수 있고, 통제할 수 있으며, 완전히 자신에게 집중하고, 결코 자신을 버리지 않으며, 완전한 관심과 존중을 제공해 준다."라고 말했다(Miller, 1981, p. 35).

부모와 결합하려는 아이의 본능은 아무런 조건 없이 이런 일을 하게 만든다. 이런 아이가 자신의 어머니의 눈을 바라봤을 때 '어머니 자신의 곤경' 이외에 다른 반사를 받지 못하면 (만약 가능하다면) 자기 자신을 어머니의 정신적 요구에 맞추게 된다. 강박적인 순응—처음에는 자기애적 또는 학대적 양육자에 대한 반응으로 적응적이었던—은 다른 사람과의 관계 및 자기의 발달에 있어서 비적응적인 것이 된다(Crittenden & DiLalla, 1988).

이런 사람은 아동기에 부모의 무의식적인 강요에 저항하는 데 아무런 도움을 받을 수 없었기 때문에 밀러는 성인 환자의 내면에 있는 아이는 항상 지지자가 필요하다고 느꼈다. 우리의 뇌는 우리에게 놓인 환경에 적응하도록 고안되어 있다. 아이들의 첫 번째 현실은 자기인식과 독립된 정체성이 형성되기 전에 오른쪽 대뇌반구에서 오른쪽 대뇌반구로 전달되는 부모의 무의식이라는 점을 기억하라(Enlow et al., 2013). 이것은 어린 시절의 암묵기억에 주입되어 있기 때문에 절대로 자기 것이 아닌 다른 사람의 것으로는 경험되지 않는다. 밀러는 자신의 아동기의 고통을 잘 알고 있어 자신의 아이는 절대로 그렇게 만들지 않겠다고 맹세했던 부모의 비극을 잘 묘사하였다. 세대 간의 전달은 계속되는데, 왜냐하면 이것이 반사적이고 무의식적이며, 각 세대가 어느 정도는 자신들의 부모 모습을 보호하고 있고 자신들의 채워지지 않았던 감정적 요구가 가져온 고통으로부터 방어하고 있기 때문이다.

비록 환자는 일반적으로 자신의 부모와의 어린 시절의 관계에 대한 외현기억을 가지고 있지 않지만, 밀러는 이런 학습 경험이 환자가 자신을 어떻게 생각하고 다루는지에 암묵적으로 기록되어 있다고 보았다. 환자의 자기상(self-image)과 초자아(superego)의 가혹함 및 부정성은 그들의 부모가 보여 주었던 그들에 대한 과거의 부정적이거나 무관심했던 태도를 드러내 준다(Miller, 1983). 이런 암묵적인 감정적 기억과 행동적 기억—태도, 불안 및 자기진술 형태로 나타나는—은 실제 감정과 요구를 지속적으로 억압하게 만든다.

아이는 처벌과 죄를 동일시하기 때문에 자신들이 학대받거나 무시당하는 것을 자신들이 타고난 나쁨의 증거라고 혼동을 한다. 한 교사는 아이들이 유대인 대학살에 대한 영화를 보고 나서 몇몇 아이가 "하지만 유대인들이 죄를 지었던 게 틀림없어요. 그렇지 않았다면 저렇게 처벌받지 않았을 거예요."라고 말했다고 밀러 박사에게 이야기해 주었다(Miller, 1983, p. 158). 아이의 측면에서 죄에 대한 이러한 가정은 부모를 보호해 주고 부정적인 자기상과 수치심의 발달에 핵심적인 역할을 한다. 이런 자기상은 정동기억의 암묵체계에 의해 조직화되고 저장되기 때문에 이후에 발달하는 아이의 정체성은 이런 과거의 무의식적이고 부정적인 핵심을 중심으로 형성된다. 다른 사람을 돌보는 것과 강박적인 완벽주의는 무가치감 및 앞으로 올 수 있는 더 큰 실망과 버림받는 것을 보상하려는 지속적인 시도를 반영해 준다.

르네 마그리트와 그의 어머니

우리는 단지 햇빛이 거의 항상 비참한 세상을 비추어 준다고 해서 햇빛을 두려워해서는 안 된다.

— 르네 마그리트(René Magritte)

반사과정의 역전에 대한 으스스한 예는 초현실주의 화가인 르네 마그리트의 〈기하학의 정신(The Spirit of Geometry)〉이라는 제목의 그림에 잘 나타나 있다([그림 18-1] 참조). 이 그림은 아이를 안고 있는 어머니를 묘사하고 있지만 깜짝 놀랄 반전이 있다. 이 둘의 머리와 얼굴이 바뀌어 있는 것이다. 마그리트는 20세기 초반 벨기에의 중산층 집안에서 태어난 삼형제 중의 장남이었다. 그의 어머니는 그의 아동기 내내 우울증으로

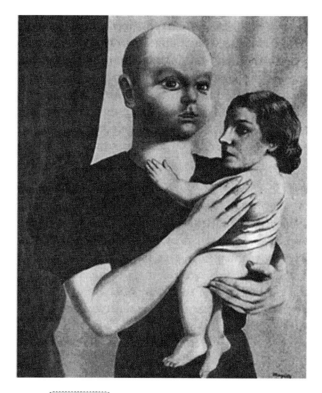

그림 18-1 르네 마그리트의 〈기하학의 정신〉

어머니와 아들에 대한 마그리트의 그림은 자신의 어머니와의 관계에 대한 암묵적인 감정적 기억(implicit emotional memory)을 반영해 준다. © 2002, C. Herscovici, Brussels/Artists Rights Society(ARS) New York.

힘들어하였고 여러 번의 자살시도를 하였다. 사실, 그녀는 매일 밤 자신을 보호하기 위해 방 안에 틀어박혀 있었다. 어렸을 때, 르네도 어머니 곁에 있어 주기 위해 함께 방에 있었다. 어느 추운 2월 아침, 그녀는 방에서 나와 상부르강에 빠져 죽었다. 르네는 어머니의 삶을 살 만한 가치가 있다고 만들어 주는 데 확실히 실패한 것이었다.

성인으로서의 그의 삶을 봤을 때, 르네는 똑똑하고 민감한 아이였으며, 그의 아동기 대부분은 어머니의 긍정적인 관심을 받지 못해서 힘들었을 것이란 추측을 할 수 있다. 열네 살 때 어머니의 자살은 아이로서의 안전한 느낌에 또 다른 충격으로 다가왔을 것이다. 이 그림은 어린 마그리트가 자신의 어머니의 눈을 보면서 피로, 우울 그리고 공허함을 발견하는 것을 보여 주고 있다. 그는 그녀의 눈에서 '네가 엄마이고, 내가 아기가 될게.'라는 것을 읽었고, 이에 순응하였다. 한 전기작가는 과거를 돌아보면서 마그리트는 '문제로 인해 고통받을 때만' 자신 스스로 평화를 느꼈던 것 같다고 말하였다 (Gablik, 1985).

마그리트의 초현실적인 작품에서 나타나는 모든 신체는 우리에게 세상은 보이는 그대로가 아니라는 점을 제시해 준다. 꽤 훌륭했던 그의 중류층 가족은 그 핵심에 어두움과 고통스러운 비밀이 있었으며, 이것이 어린 소년의 경험에 핵심적인 부분이 되었다. 비록 어른으로서의 마그리트는 반복적으로 자신의 어린 시절 경험과 자신의 작품과는 연관이 없다고 언급했지만, 그의 아동기의 상실, 배반 및 버림받음이 그의 많은 작품에 영향을 미치지 않았다고 생각하기는 어려우며, 우리로 하여금 우리가 의존하고 있는 추측에 의해 속지 말 것을 경고하고 있다.

요약

참자기와 거짓자기 사이의 분리는 경험을 해리시켜서 다른 경로로 발달시키는 뇌의 능력을 반영해 준다. 치유적이지 않은 환경에서의 어린 시절의 외상과 스트레스는 심지어 여러 개로 분리된 성격이 만들어지도록 할 수 있으며, 현재는 해리성 정체성장애(dissociative identity disorder: DID)라고 불린다. 이런 서로 다른 경험 상태는 서로 다른 양상의 신경망 활성화 속에 저장되어 있다고 가정하는 것이 논리적일 것이다. 병적 돌봄, DID 및 다른 자기장애의 존재는 부서지기 쉬운 자기의 성향과 사회적인 현실이 어떻든 거기에 적응하려는 자기의 성향을 증명해 준다.

뇌와 자기 모두의 목적은 생존이다. 우리 각자에게 우리 스스로의 자기조직화—우리의 성격, 방어기제 및 대처방식 등—는 우리가 적응해야만 했던 상황을 반영해 주는 것이다. 바꿔 말하면, 자기의 모든 측면은 감정, 감각 및 행동을 조직화하는 신경망 내에 저장되어 있는 암묵기억의 여러 형태라고 이야기할 수 있다. 이런 신경망은 뇌의 신체적 환경과 사회적 환경을 예상하고 조절하는 것에 매진하면서, 실제 또는 상상된 위협에 대한 반응에 의해 만들어진 것이다.

경험의 재조직화 제6부

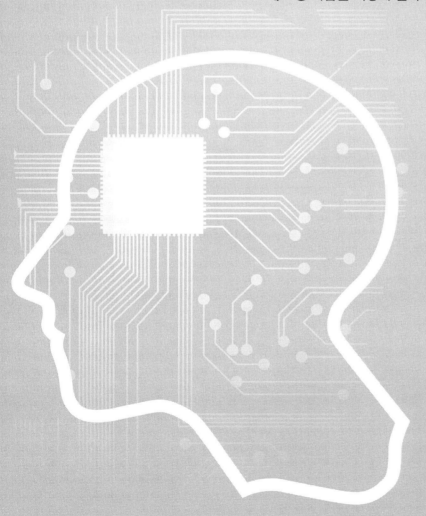

제19장

정신치료의 진화론적 필요성

쓸모없는 것, 이상한 것, 특이한 것, 어울리지 않는 것들은 역사의 흔적이다.
- 스티븐 J. 굴드(S. J. Gould)

　인간의 뇌는 계속적인 성장을 할 수 있고 계속 바뀌는 도전에 평생 동안 적응할 수 있는 매우 놀라운 기관이다. 뇌가 어떻게 이런 기능을 할 수 있는지에 대한 우리의 이해는 각각 새로운 이론의 발달과 기술적인 진보를 통해 증가하고 있다. 동시에, 우리는 자연 선택으로 인한 문제가 있는 선택 중의 일부에 대해서 밝혀 나가고 있다. 만약 필요가 발명의 어머니라면, 진화 그 자체는 다양한 어려움하에서 취약한 뇌를 형성함으로써 정신치료의 필요성을 만들어 내었다.

　지난 세기 동안에 정신치료자들은 돌봄관계의 맥락 안에서 기술적으로 응용된 기법 등을 적용함으로써 뇌의 많은 단점을 반대로 균형 잡을 수 있음을 증명하였다. 따라서 서로 다른 사람의 뇌를 연결시키고, 조율해 주며, 조절하는 우리의 능력에 있어서도 진화는 우리에게 서로서로를 치유할 수 있는 길을 제공해 주었다. 우리는 대인관계가 신경구조물의 형성과 재형성을 가능하게 한다는 것을 알고 있기 때문에 정신치료는 이제 깊은 문화적 역사를 가진 하나의 신경생물학적 중재의 수단으로 이해될 수 있다. 우리는 정신치료에서 우리로 하여금 다른 뇌를 연결하고 치유할 수 있도록 해 주는 모든 대인관계에 사용 가능한 똑같은 원칙과 과정을 이용하고 있다.

우리는 이 장에서 많은 사람을 정신치료를 받으러 오게 만드는 다음에 있는 여덟 가지 문제 되는 뇌 기능의 측면에 초점을 맞출 것이다.

① 스트레스 상황에서 언어와 예측능력의 억제
② 대뇌반구의 서로 다른 처리과정
③ 초기학습으로의 치우침
④ 두려움의 끈질김
⑤ 스트레스 호르몬의 손상효과
⑥ 무의식적 처리과정의 속도와 양
⑦ 투사의 우선성
⑧ 무의식적인 자기기만

이것은 이전에 논의했던 많은 신경과학적 소견에 대해 검토하는 역할을 해 줄 것이다. 그리고 나서 우리는 이런 원칙의 일부를 PTSD 환자의 증례에 적용해 볼 것이다.

스트레스 상황에서 언어와 예측능력의 억제

지식이 질서정연하지 않을 때, 더 많은 지식을 가지게 되면 혼란은 더 가중될 것이다.
– 허버트 스펜서(Herbert Spencer)

동물은 이상하고 잠재적으로 위험의 가능성이 있는 소리를 들었을 때 움직이지 않고 침묵하며 주변을 살핀다. 이런 원초적인 반사 뒤에 있는 논리는 명확하다. 즉, 움직이지 않고 조용히 있는 것은 우리가 도망갈 준비를 하는 동안 발견되거나 소리가 들릴 가능성을 줄여 준다는 것이다. 연구는 이렇게 높은 각성 상태 동안에 말을 만들어 내고 다른 행동을 담당하는 브로카 영역이 억제된다는 것을 보여 주고 있다.

이런 반응은 언어가 없는 동물에게는 긍정적인 적응인 반면, 인간에게는 두려움에 떨게 되는 높은 대가를 치르게 한다. 감정을 말로 표현하고 우리의 경험에 대한 이야기를 만들어 내는 것은 감정조절에 필수적이고, 감정과 인지의 신경망을 연결시켜 주며, 일관된 자서전적 기억을 조직화시켜 준다. 가장 중요한 것은 언어의 상실이 다른 사람과의 긍정적인 연결을 통한 치유효과로부터 우리를 단절시킬 수 있다는 점이다.

이야기를 만들어 내는 능력의 상실은 개인이 다른 학대자에 의해 침묵을 강요당하거나 고문 혹은 전쟁이나 사랑하는 사람의 죽음으로 인한 '말할 수 없는 공포'를 경험한 이후에 특히 문제가 될 수 있다.

느낌을 말로 표현하는 능력의 상실은 또한 편도로 가는 겉질의 억제성 신경망의 형성을 방해한다. 당신은 자동차 사고나 강도 사건과 같은 외상 경험을 하고 나서 수일이나 수 주 동안 계속해서 그 이야기를 반복해서 하고 싶은 충동을 느꼈을 수 있다. 결국 다른 사람에게 이야기하고 싶은 충동은 외상 사건과 연관된 감정이 사라지면서 점점 없어진다. 나는 이야기를 하는 것이 편도를 억제하고 두려움을 없애는 회로를 형성한다고 생각한다.

브로카 영역은 언어를 담당하는 역할 이외에 순서, 예측, 예상 및 행동에 관여하는 신경망에도 관여한다(Nishitani et al., 2005). 따라서 외상을 경험한 사람은 언어의 상실과 함께 일반인은 생각 없이 자동적으로 처리하는 매일매일의 일상생활에서의 어려움을 경험할 수 있다. 이것이 외상을 경험한 사람들이 사고나 나쁜 관계 그리고 불행과 같은 일들을 보통 사람들보다 더 많이 겪는 것처럼 보이는 이유 중 하나이다. 언어의 상실과 예측능력의 감소는 스트레스가 계속되게 만들 가능성을 높이고 다시 외상을 겪어 희생자가 될 가능성을 증가시킴으로써 외상의 장기적인 영향을 증가시킨다.

대화요법(talking cure)은 언어신경망을 자극하며, 외상 경험에 대한 적응적인 이야기를 만들어 내는 것을 격려한다. 치료자의 돌보는 태도, 사용가능성 및 치료기법은 중간 정도의 각성 상태를 촉진시키며, 이것은 둘레계통과 뇌줄기의 중추로 내려가는 억제성 섬유를 형성하는 데 필요한 신경형성력 과정을 지원해 준다. 감정을 말로 표현하는 것은 또한 브로카 영역을 자극하며, 오른쪽 대뇌반구와 왼쪽 대뇌반구 처리과정의 균형을 도와준다. 대화요법은 브로카 영역을 활성화시키고, 언어를 탈억제시키며, 예측능력을 회복시키고, 적응적 학습에 관여하는 신경형성력 과정을 지지해 준다.

대뇌반구의 서로 다른 처리과정

마음은 우리가 알아야 할 마지막의 것이다.

－ 마이클 가자니가(Michael Gazzaniga)

영장류와 인간의 진화과정을 통해 왼쪽 대뇌반구에서는 의식적·언어적 자기를, 오른쪽 대뇌반구에서는 신체적·감정적 자기를 형성하도록 특수화되었다. 대뇌반구가 분화되면서 한쪽이 의식적인 처리과정을 집행하고 조절하는 역할을 할 필요성이 점점 증가되었을 가능성이 높다. 왼쪽 대뇌반구가 이런 기능을 맡음과 동시에 중간 정도의 각성 상태와 사회적인 연결성을 유지하는 선도적인 역할을 맡았다는 상당한 증거가 있다. 오른쪽 대뇌반구는 계속적으로 왼쪽 대뇌반구에 정보를 제공하지만, 우리가 깨어 있는 동안에 왼쪽 대뇌반구는 이런 정보가 의식화되는 것을 허락할 것인가 말 것인가를 결정한다.

왼쪽 대뇌반구와 오른쪽 대뇌반구에 입력되는 정보 사이의 적절한 균형과 통합이 차단되면 어느 한쪽 대뇌반구의 우위를 초래할 수 있다. 우리가 이미 살펴봤듯이, 왼쪽 대뇌반구에 의한 오른쪽 대뇌반구의 과다억제는 감정표현상실증(alexithymia)을, 과소억제는 지나친 감정, 마술적인 사고, 또는 환청을 유발할 수 있다. 외상은 왼쪽 대뇌반구와 오른쪽 대뇌반구의 조화와 균형이 붕괴될 가능성을 증가시킨다. PTSD의 침습 증상은 오른쪽 대뇌반구가 왼쪽 대뇌반구로 침입하는 명확한 예이다. 앞에서 이미 살펴봤듯이, 왼쪽 앞이마엽겉질은 긍정적인 감정에, 오른쪽 앞이마엽겉질은 부정적인 감정에 편향되어 있기 때문에 이 둘 사이의 항상성 유지를 하는 균형에 문제가 생기면 극단적인 우울증과 조증을 유발할 수 있다.

외상이 발달 초기에 발생했을 때, 대뇌반구는 덜 조화되고 덜 통합된 상태로 발달하며, 따라서 정동조절과 긍정적인 사회적 인식에 있어 문제를 초래한다. 어린 시절에 학대와 방치를 경험한 사람은 보다 작은 크기의 뇌들보(corpus callosum)를 가지고 있으며, PTSD 증상으로 인해 더 많이 고통스러워할 가능성이 많다는 것이 밝혀졌다(De Bellis et al., 1999; Teicher et al., 2004). 이들의 뇌는 오른쪽과 왼쪽의 처리과정에 필요한 연결섬유를 적게 가지고 있으며, 이들의 발달에는 가쪽 통합의 감소가 특징적으로 나타난다.

치료자는 직관적으로 정동 표현과 인지 표현의 균형을 맞추려고 노력한다. 우리는 지나치게 지식화되어 있는 내담자에게는 자신의 감정을 인식하고 탐색하도록 격려한다. 반면에, 우리는 불안, 공포 또는 우울감에 압도되어 있는 내담자에게는 이런 감정을 조절하는 데 도움을 주기 위해 왼쪽 대뇌반구의 인지적인 능력을 사용할 수 있는 방법을 제공해 준다. 우리 내담자들의 많은 수가 흔히 가지고 있는 정동과 인지 사이의 불균형은 부분적으로는 공통된 언어를 통합하고 학습하려는 대뇌반구 사이의 투쟁에 그 원인이 있다. 우리가 치료시간 동안에 만들어 내는 이야기는 양쪽 대뇌반구에서 나오는 의식적 입력 정보와 무의식적 입력 정보 모두를 포함하려고 노력하는 것이다.

초기학습으로의 치우침

> 우리 지능을 실용적으로 사용하기 위해서, 잊어버리는 것은 기억하는 것만큼 중요
> 하다.
>
> — 윌리엄 제임스(William James)

출생 시에는 보다 원초적인 뇌의 구조물이 사회적 처리과정과 감정적 처리과정의 발달을 담당하고 있는 반면, 겉질은 삶의 첫 10년 동안에 걸쳐 서서히 발달한다. 감정적 학습과 대인관계적 학습의 가장 중요한 부분은 대부분 우리의 원초적인 뇌가 조절하고 있는 첫 몇 년 동안에 발생한다. 우리는 우리가 진실이라고 무의식적으로 받아들이는 감각적 가정과 감정적 가정을 바탕으로 한 초기의 경험에 의해 프로그램되어 형성되는 자기인식을 바탕으로 성숙한다. 그 결과, 매우 중요한 학습의 대부분은 자서전적 기억이나 자기인식이 발달하기 전에 발생한다(Casey, Galvan, & Hare, 2005). 우리들 대부분에게 있어서 우리의 뇌를 형성하는 어린 시절의 상호작용은 의식적인 기억, 숙고 또는 수정에 영원히 접근하지 못하는 채로 남아 있게 된다. 우리의 신경발달과 심리발달이 시간적으로 순차적으로 발달하는 양상을 가지고 있기 때문에 어쩔 수 없이 나타나는 이런 진화상의 결점은 타고난 팔자와 어린 시절의 기복이 우리 정체성의 핵심으로 작용하게 만들며 우리가 고통받고 죽게 되는 원인으로 작용하게 한다.

어린 시절의 경험은 학습의 가장 중요한 세 가지 영역—애착, 감정조절 및 자존감—에 일생 동안 영향을 미치는 구조를 형성한다. 이런 학습의 세 가지 영역은 다른 사람과 접촉하고, 스트레스에 대처하며, 우리가 사랑받을 만하고 가치 있다는 느낌을 가지는 우리의 능력을 만들어 준다. 우리가 어린 시절의 경험에 대해 거의 통제하지 못하고 누구나 아이를 가질 수 있다는 점을 고려해 볼 때, 인간 뇌 형성의 상당한 부분은 운에 맡겨져 있다. 여기에 더해, 우리는 어린 시절의 경험이 우리의 학습하는 능력, 감정조절 능력 및 미래의 우리 아이를 양육하는 능력에 영향을 미치는 유전자 발현에도 관여한다는 사실을 살펴보았다.

우리가 어린 시절의 양육자에게 의존할 수밖에 없다는 사실은 어린 시절의 양육자가 우리에게 완전히 끔찍한 방식으로 영향을 미칠 수 있다는 점을 명확하게 해 준다. 우리는 이런 사실을 학대받고 방치되었던 아이가 폭발적인 분노, 약물과 알코올 문제 그리고 다른 형태의 파괴적인 행동을 나타내면서 청소년기와 성인기로 들어가는 것에

서 흔히 관찰할 수 있다. 이들은 또한 분노 감정과 반사회적 행동에 의해 더 악화되는 정체성장애와 부정적인 자기상을 가지게 된다. PTSD가 있는 참전 군인처럼 이런 아이의 뇌는 일상생활의 전투에서 살아남기 위해 형성되지만, 평화를 찾기 위한 준비는 잘되어 있지 않다.

우리는 정신치료를 통해 증상을 감각적 기억, 운동적 기억 및 감정적 기억의 형태로 이해할 수 있도록 어린 시절의 경험을 탐색할 수 있게 도와주는 여러 도구를 가지고 있다. 투사, 전이, 자존감 및 내적인 혼잣말(self-talk)은 모두 어린 시절 암묵기억의 표현들이며, 우리는 이들을 통해 어린 시절의 잊혀진 상호작용을 관찰할 수 있다. 무의식적인 것을 의식적인 것으로 만드는 것은 부분적으로는 어린 시절 경험의 영향을 인식하고 이해하는 것이다. 일단 이들을 의식적으로 생각하고 일관된 이야기로 만들어 낼 수 있게 되면, 우리는 단절되었던 정동, 인지, 추상적 사고 및 신체적 인식의 신경망들을 재통합할 수 있는 능력을 가지게 된다. 이런 과정은 치유의 가능성을 만들어 내면서 수치심은 감소시키고 자기연민은 증가시키는 문을 열게 해 준다.

두려움의 끈질김

> 공포에 대한 계속되는 두려움, 공포에 대한 공포가 용감한 사람의 얼굴을 만든다.
> - 조르주 베르나노스(Georges Bernanos)

출생 시에 우리 뇌의 집행기능을 하는 중추인 편도는 완전히 발달되어 있다. 편도의 첫 번째 일은 누가 안전하며 누가 위험한지를 파악하는 것이다. 비록 편도는 마지못해 이러한 집행적 조절능력을 앞이마엽겉질과 공유하게 되지만, 스트레스와 두려운 상황에서는 뇌를 납치할 수 있는 능력이 남아 있다. 편도가 하는 일은 어떤 위협이든 모든 위협을 기억하고 이런 경험을 다른 위험 징후에 대해서도 일반화시키는 것이다. 바꿔 말하면, 편도는 절대 잊어버리지 않는다는 것이다. 이렇게 일반화하는 경향은 왜 집밖에서 발생한 공황발작이 광장공포증을 유발하는지 또는 왜 고양이에게 할퀴어진 경험이 모든 털 있는 동물을 두려워하게 만드는지를 설명해 준다. 이와는 대조적으로, 해마는 새로운 정보에 반응하여 계속적으로 수정되며, 어떤 털짐승을 다른 털짐승과 쉽게 구별할 수 있게 한다. 진화는 우리의 뇌가 신중한 입장을 취하도록 만들었고 어떤 것이 유용하지 않으면 항상 그것을 두려워하도록 만들었다.

두려움은 우리의 생각과 행동을 더 경직되게 만든다. 우리는 위험을 감수하고 새로운 것을 배우는 것에 두려움을 갖게 되는데, 이것은 아픈 사람이 계속 아픈 채로 남아 있으려는 경향을 유발한다. 알려져 있는 외상 증상들 중의 하나는 새로운 것이면 어떤 것이든지 두려워하는 '새것공포증(neophobia)'이다. 일단 우리의 뇌가 두려움을 인식하고, 생각하고, 똑같은 방식으로 행동하는 것에 의해 형성되면, 우리는 우리가 단지 생존하지만 그 자체로서 강화되는 경직된 방식으로 남아 있게 된다. 우리의 내적인 논리는 자동적으로 지속되기 때문에 우리가 이미 알고 있는 것과 다른 답을 발견하기 어렵게 만든다. 비록 우리가 학습할 수 있는 가장 좋은 기회는 다른 사람으로부터 정보를 얻는 것이지만, 두려움은 우리로 하여금 다른 사람과 거리를 두게 만든다. 사람이 상처를 받거나 두려워하게 되면, 돌보는 관계가 쉽게 만들어지기 어렵고 그로부터 이득을 얻기도 쉽지 않다. 마음을 여는 것과 신뢰는 깨어지기 쉬우며, 심지어 우리가 가장 사랑하는 사람과의 관계에서도 그렇다.

치료자의 훈련과 치료적인 상황은 지지와 신뢰를 증진시키고, 지속적인 감정적 가용성을 제공하도록 고안되어 있다. 치료자는 진료실에서 편도를 자극하는 시도를 한 이후에 해마와 앞이마엽겉질에 있는 새로운 학습에 대한 신경망을 재활성화시키는 작업을 한다. 따뜻함, 공감적인 돌봄 그리고 긍정적인 배려는 신경형성력과 긍정적인 변화의 가능성을 증가시키는 마음 상태를 유발할 수 있다. 치료자는 이제 외상기억을 없애는 것이 아니라 자율신경계의 각성을 자극하는 이런 기억을 억제하는 새로운 연결을 생성함으로써 환자가 두려움을 극복할 수 있도록 돕는다.

스트레스 호르몬의 손상효과

> 인간은 지나치게 복잡한 생명체이다. 만약 인간이 없어지는 운명을 가지고 있다면, 인간은 단순함이 부족해서 죽게 될 것이다.
>
> – 에즈라 파운드(Ezra Pound)

작은 겉질을 가지고 단순한 환경에서 살았던 우리의 원시시대 선조들의 경우, 위험을 자주 겪어도 금방 해소되었다. 이들은 도망가거나 잡아먹혔으며, 이기거나 졌다. 하지만 고속도로와 초고속 정보통신망을 만들 수 있는 거대한 겉질이 생겼을 때, 뇌는 명확한 해결책이 결코 존재하지 않는 지속적인 도전으로 가득 찬 세상에 적응해야만 한다. 거대한 겉질은 또한 끊임없는 예기불안의 가능성이 있는 미래를 위한 기억도 추가하였다. 이 모든 것보다 더한 것은 이제 우리의 원초적인 뇌는 도저히 현실과 구별할 수 없을 정도로 깜짝 놀랄 만한 공상들을 만들어 낼 수 있는 엄청난 능력을 가지게 되었다는 것이다.

우리가 앞에서 논의했듯이, 스트레스 상황은 분해작용을 하는 스트레스 호르몬인 코르티솔의 방출을 촉발한다. 코르티솔의 좌우명은 '우리는 내일 죽을 수 있기 때문에, 오늘을 위해 산다.'이다. 글루코코르티코이드의 한 종류인 코르티솔의 역할은 복합 탄수화물을 분해하여 우리의 근육이 사용할 수 있는 에너지를 만들어 내는 것이다. 코르티솔의 또 다른 작용은 에너지를 보존하기 위해서 단백질 합성을 억제하는 것이다. 신경성장과 우리의 면역체계는 단백질 합성에 의존하고 있기 때문에 장기간의 고농도 스트레스 호르몬은 학습하는 능력과 건강을 유지하는 우리의 능력을 손상시킨다.

단순한 삶과 작은 겉질에 잘 적응되어 있는 우리의 원초적인 스트레스 체계가 보존되어 있는 것은 우리의 현대적인 뇌를 오랜 기간 높은 농도의 스트레스 호르몬에 잠겨 있는 채로 유지되게 할 수 있다. 이것은 뇌의 유지를 위태롭게 하고, 학습부진 그리고 신체기능의 감소를 초래할 수 있다. 만성적인 스트레스는 학습을 억제하기 때문에 정신치료가 성공하는가는 내담자의 스트레스를 하향 조절하는 우리의 능력에 달려 있다. 특수한 스트레스 감소기법으로부터 지지적인 관계의 진정효과에 이르기까지 스트레스 조절과 정신치료의 성공은 연관되어 있다. 따라서 스트레스 감소기법은 특별한 진단에 한정되어서는 안 되는데, 왜냐하면 정신치료가 성공하기 위해서는 항상 스트레스의 감소가 필요하기 때문이다.

무의식적 처리과정의 속도와 양

인간은 자신에게 명확하지 않은 사상을 위해 죽을 준비가 되어 있다.

– 폴 엘드리지(Paul Eldridge)

동물은 생존을 위해서 튼튼하거나 빨라야 한다. 거북이가 되거나 토끼가 되는 것은 모두 똑같이 성공적인 생존 전략이다. 우리의 정교한 겉질은 우리의 뇌를 이들의 뇌와 구별해 놓았지만, 이 셋 모두는 매우 유사하다. 우리의 확대된 뇌는 보다 원시적인 선조의 뇌보다 더 광범위한 반응을 융통성 있게 할 수 있도록 해 주었다. 물론 선택 사항을 생각하는 데 시간이 더 걸리기 때문에 어떤 상황에서는 빠른 반사가 더 적응적이다. 이런 이유로 우리는 많은 원초적 반사를 보존하고 있고 생존에 필요한 특정 기능에 대한 겉질밑 조절을 지속적으로 보존하고 있다. 우리 뇌의 토끼 같은 측면은 우리가 빠른 결정을 내리고, 유용한 무릎반사 반응을 가질 수 있도록 해 주었다.

어떤 경험을 의식적으로 인식하는 데는 대략 0.5~0.6초가 걸리는 반면, 편도는 잠재적인 위협에 대해 0.05초 이내로 반응할 수 있다. 이것은 위협적인 상황을 의식적으로 인식하는 데 그만큼의 시간이 걸린다는 것을 의미하는데, 이 위협적인 상황은 보다 원초적인 신경망에 의해 이미 여러 번 처리되었던 것이며, 본능 및 과거의 학습에 의해 조직화된 암묵적 기억에 기반을 두고 있는 기억들의 활성화에 따른 것이다. 이런 무의식적 배경이 현재 순간의 우리 경험 중 무엇에 의식적으로 집중해야 하는가를 지각하게 만든다(Nomura et al., 2003; Wiens, 2006). 우리가 이런 무의식적 과정의 결과를 알아차리게 되면, 우리는 그것이 마치 현재 발생하고 있는 것처럼 경험하고, 마치 우리의 자유의지와 의식적인 생각에 따라 행동을 하는 것처럼 경험한다. 이런 자유의지에 대한 착각은 생존에 있어서 분명한 장점을 가지고 있는데, 가장 중요한 장점은 복잡한 상황에서 자신감이 있고 자기주장을 할 수 있다는 것이다. 그러나 이런 전략의 단점은 우리가 개인적인 신념을 너무 확신하여 다른 대안을 고려하지 못할 때 나타난다.

대뇌겉질로 오는 입력 정보의 90%는 내적인 신경처리 과정에서 발생한다. 이것은 과거의 학습에 기초를 둔 빠른 판단과 반사적인 행동을 이해하게 해 주지만, 또한 우리를 계속 두려워하고, 위축되며, 혼란스럽게 만들 수 있는 인지적 왜곡을 유발할 수 있다. 참전한 지 수년이 지난 후에도 자동차 엔진의 폭발음 소리에 몸을 숙이거나 방송사 헬기를 보고 숨는 재향군인에 대해 생각해 보라. 어린 시절에 버림받는 경험을 했던 사람이 성인이 되어서 완벽하게 새로운 관계를 시작할 수도 있다. 그러나 어떤 시점에 친밀감이 불안정하거나 붕괴된 애착과 관련된 암묵기억을 촉발시켜서 그를 두렵게 만들어 건강한 관계로부터 도망가게 할 수도 있다(Koukkou & Lehmann, 2006; Rholes, Paetzold, & Kohn, 2016). 원초적인 뇌 회로에 저장되어 있던 암묵기억에 의해 유발된 도망가려는 충동은 매우 강하며 피할 수가 없다. 크리스토퍼 볼라스(Christopher Bollas, 1987)는 이런 행동에 대한 진짜 이유를 '생각해 본 적 없지만 알고 있었던(unthought known) 것'으로 묘사하였다.

한 개인의 가정―특히 그것이 부정확하고 자기를 기만하는 것일 때―에 대한 질문에 마음을 여는 것은 정신치료의 긍정적인 결과를 예측하게 해 주는 중요한 요소이다. 일단 내담자가 자신이 실제라고 가정했던 것이 사실은 자신의 뇌와 마음의 생산물이라는 것을 이해하기 시작하면, 이들은 도망을 가거나 매력을 느끼게 된다. 우리는 내담자가 자신의 생각, 신념 및 가정에 대해서 물어보도록 도와주고 '내적으로 행동(act in)'하도록 도와준다. 내적으로 행동한다는 것은 치료시간에 와서 원초적인 기억, 감정, 욕구의 입력 정보를 겉질의 억제성 신경망과 통합되기를 바라면서 자신의 충동에 대해 이야기하도록 만드는 시도를 하는 것을 의미한다. 애착도식, 전이 및 자존감 모두는 의식적인 인식을 형성하고 또 왜곡하는 암묵기억의 예들이다. 바로 이런 무의식적 처리과정 양상이 프로이트로 하여금 무의식을 탐색하는 치료적인 상황을 만들어 내게 하였다. 정신치료는 우리의 뇌가 현실로 받아들이는 것에 대해 의심해 보도록 격려하는데, 이것은 우리가 연구 과학자나 불교 승려와 함께 공유하고 있는 건강한 전략인 것이다.

투사의 우선성

> 박식한 사람을 찾는 것은 쉬운 일이다. 그의 의견은 바로 당신의 의견과 같다.
> – 미구엘 데 우나우노(Miguel De Unamuno)

인간의 뇌는 우리가 우리 주변에 있는 것을 관찰하고 상호작용할 때 활성화되는 복잡한 사회적 신경망들을 가지고 있다(Cozolino, 2012). 우리는 출생 후 수 시간 내에 양육자의 얼굴 표정에 초점을 맞추고 흉내 내기 시작한다. 거울신경세포는 관찰과 행동을 연결시키기 시작하는데, 이것은 우리로 하여금 ① 다른 사람들을 봄으로써 그들로부터 배우고, ② 행동을 예측하고 예상하며, ③ 감정적 공명과 공감을 담당하는 사회적 뇌의 신경망을 활성화시킨다. 우리는 또한 다른 사람들의 행동과 몸짓을 자동적으로 분석하고, 그들의 마음에 대한 이론—그들이 무엇을 알고 있고, 그들의 동기가 무엇이며, 그들이 다음에는 무엇을 할 것인지—을 만들어 내는 신경회로를 가지고 있다. 거울신경세포와 함께 다른 사람들의 마음에 대한 자동적인 이론을 가지고 있는 것은 우리로 하여금 집단의 응집력과 문화의 전달을 지지하면서도 개인의 안전을 보장하는 행동을 예측할 수 있도록 해 준다.

이런 세련된 사회적 신경계의 존재는 다른 사람의 감정, 생각 및 의도를 읽을 수 있는 우리 뇌의 능력을 개선한 수억만 년 동안의 자연적인 선택을 반영해 준다. 다른 사람에 대한 이런 모든 관심은 우리의 생존에 사회적인 정보처리가 얼마나 중요한지를 보여 준다. 결과적으로 우리는 다른 사람을 안다고 재빨리 생각하는데, 왜냐하면 마음을 읽는 것은 즉각적이며 의무적이기 때문이다. 성경적인 용어를 쓰자면, 이것은 다른 사람의 눈에 있는 티끌은 보면서 자신의 눈에 있는 들보는 보지 않는 사회적인 뇌의 반사적인 습관이다. 진화는 최근까지도 자기인식을 담당하는 신경회로에는 많은 투자를 하지 않았다. 투사는 자동적이며 불안을 감소시켜 주는 반면, 자기인식은 노력이 필요하며 불안을 유발한다. 이렇다면 당신은 어떤 것이 보편화될 것이라고 생각하는가?

　우리는 우리가 다른 사람을 어떻게 이해할지에 대한 암묵적인 모델로 우리의 내적인 표현을 사용한다는 점을 고려해 볼 때 프로이트가 투사라고 불렀던 것은 어떻게 우리의 뇌가 다른 사람의 마음에 대한 우리의 자동적인 이론과 우리 자신에 대한 이해를 짜 맞추었는지를 보여 주는 실제적인 단순한 부산물인 것이다. 이것은 우리가 왜 흔히 우리 자신의 진리를 우리가 다른 사람에 대해 생각하고 느끼는 것에서 발견하는지에 대한 이유일 수 있으며, 개인적인 정체성이 두 사람 사이의 관계에서 나오기 때문에 아마도 이러한 자기와 다른 사람의 구별(예, 경계)은 항상 불확실한 구분일 뿐만 아니라 많은 문화권에서는 신경조차 쓰지 않고 있는 이유이기도 할 것이다. 자기성찰이 결코 개인적인 편견으로부터 자유로울 수 없기 때문에, 자기분석은 일반적으로 성공하지 못한다. 이것이 바로 가장 순수한 관찰자가 우리 스스로는 볼 수 없는 우리에 대한 많은 것을 볼 수 있는 이유이다. 밀접한 관계를 통해 우리는 서로에게 스스로는 지각하기 불가능한 자신의 삶을 보여 줄 수 있는 제삼자적 시각을 제공해 줄 수 있다.

　우리는 치료를 할 때 내담자에게 다른 사람에 대한 자신의 생각과 감정이 자신에 대한 뭔가를 가르쳐 주는 것은 없는지를 스스로 자문해 보도록 가르친다. 우리는 부부치료를 할 때 내담자에게 상대방의 마음을 읽는 것을 중단하고 자신의 배우자에게 실제로 어떤 마음을 가지고 있는지에 대해 물어보는 방법을 배우게 한다. 내담자에 대한 우리의 반응이 얼마나 역전이적인지를 탐색할 때마다 우리는 마찬가지의 과정에 참여하고 있는 것이다. 우리는 치료자로서의 훈련을 받을 때 우리의 판단과 가정이 우리의 개인적인 과거력과 연관 있는 것은 아닌지를 스스로에게 물어보도록 배운다. 우리는 또한 내담자들과의 조율을 증진시키고 그들의 내적 세계를 탐색하기 위해 거울신경세포와 마음이론을 사용하는 법도 배운다. 치료를 할 때 우리의 투사를 중단하고 전이와 역전이에 대해서 다루는 것은 우리로 하여금 다른 사람에 대한 우리의 생각을 자기통찰에 대한 잠재적인 원천으로 사용할 수 있게 해 준다.

무의식적인 자기기만

> 사람은 자신의 잘못을 정당화하기 위해 생각을 사용하고, 오직 자신의 생각을 숨기기 위해 말을 한다.
>
> – 볼테르(Voltaire)

신경구조와 일상생활의 경험에 기반을 둔 자기통찰은 자연적인 선택에는 그다지 강한 압력을 넣지 않은 것처럼 보인다. 실제로, 실제적인 자기이해가 의심, 주저 및 혼란의 위험성을 높이기 때문에 자기통찰이 선택되지 않았을 수도 있다. 우리의 현실을 왜곡하는 방어기제는 불안, 수치심 및 우울감을 감소시킴으로써 우리에게 도움을 줄 수 있다. 동시에, 이들은 우리와 가장 가까운 사람의 행동을 긍정적으로 보게 함으로써 사회적인 응집력을 증가시킬 수 있다. 한 현명한 판사는 자신이 교도소에 보냈던 모든 사람은 '무죄인 아이를 둔 엄마'가 있었다는 것을 발견한 적이 있다. 자기기만은 불안을 감소시켜 줄 뿐만 아니라, 다른 사람들을 성공적으로 속일 가능성도 증가시킨다. 만약 우리가 우리의 거짓말을 믿는다면, 우리는 비언어적인 징후와 행동을 통해서 우리의 실제 생각과 의도를 드러낼 가능성도 적어지게 된다. 반동형성(reaction formation), 또는 우리의 실제 욕구와는 반대되는 행동과 감정 역시 매우 효과적이다. 프로이트의 방어기제와 사회심리학의 귀인오류(attributional bias)는 이런 일련의 왜곡을 기술한 것이다.

안정적 애착과 자아강도는 되먹임을 듣고, 우리 자신의 한계를 받아들이며, 현실을 덜 왜곡하는 방어기제—억압 대신에 유머, 부정 대신에 승화—를 사용하는 우리의 능력과 연관되어 있다. 우리는 정신역동적 정신치료에서 내담자에게 해석, 명료화(clarification) 및 반영(reflection)뿐만 아니라 자신을 발견하는 데 도움이 되게 사용할 수 있는 대체시각(우리 자신의) 역시 제공해 준다. 우리 자신의 개인치료가 우리 내담자에게 왜 그렇게 중요한지가 바로 이런 이유 때문이다. 오늘날의 거대한 사회집단에서 자기기만이 개인의 생존을 위해 중요한 것만큼이나 자기인식이 종의 생존을 위해 점점 더 중요해지고 있다. 개인의 불안을 감소시키기 위해 현실을 왜곡하는 것은 부자를 더 부유하게 하고 정의로운 사람이 자신의 신념은 정당하다고 느끼게 만들 수 있지만, 장기적으로 볼 때 환경과 사회체계가 모두 우리에게 부정적인 영향을 미치게 하는 결과를 초래할 수 있다.

나는 당신이 이런 논의를 통해 당신 내담자의 많은 문제 그리고 어쩌면 당신 자신의 문제 일부도 인식했으리라고 생각한다. 이렇게 뇌와 마음이 진화한 방식은 우리의 생존을 지원해 주었지만, 동시에 우리의 감정적 안녕과 신체적 안녕에 대한 광범위하고도 다양한 위험도 만들어 내었다. 이런 진화의 유산은 내담자와 치료자 모두를 해리와 스트레스에 취약하게 만들었고, 그래서 우리가 함께 해결책을 찾도록 해 주었다. 이런 취약성이 삶과 치료에서 어떤 역할을 할 수 있는지에 대한 증례를 한번 살펴보자.

패트릭

> 인간은 고장난 상태로 태어나며, 수리하면서 삶을 살아간다.
>
> – 유진 오닐(Eugene O'Neill)

30대 중반인 패트릭은 자신의 삶이 '풀리지 않는다'는 것 때문에 치료를 받으러 왔다. 말이 많고 밝은 성격의 패트릭은 금방 활기 있는 대화를 할 수 있는 사람이었다. 나는 그의 이야기에 금방 빠져들게 된다는 느낌을 받았고 치료시간이 흥미롭고 즐겁다는 것을 발견하였다. 나는 곧 그가 코네티컷 해변에서 자랐으며, 그의 아버지는 '음주 문제'가 있었던 어부였고, 부모님 모두는 몇 년 전에 돌아가셨다는 것을 알게 되었다. 최근에 이성관계가 깨어지는 과정에서 있었던 언쟁이 신체적인 싸움으로까지 간 것이 그에게는 자신의 삶을 돌아보게 하는 계기가 되었다. 그는 "저는 원래 안 그래요. 뭔가가 매우 잘못되었어요."라고 말했다. 몇 번의 치료시간을 통해서 두 가지가 뚜렷해졌다. 그는 상당한 감정적인 압박 속에서 살아왔고, 그의 현재 삶에는 항상 술이 연관되어 있었다.

패트릭의 처음 관심은 그의 마지막 이성관계에서 그리고 그 관계가 깨어지는 동안 무슨 일이 일어났는지에 대해서 이해하는 것이었다. 비록 그는 겉으로 드러난 것 밑에 좀 더 광범위한 문제가 있다는 것을 감으로는 알고 있었지만, 그것이 무엇인지는 설명하지 못했다. 그는 나에게 미소를 지으며 "그건 선생님 일이에요."라고 말했다. 우리의 이야기를 통해 처음부터 술이 패트릭의 삶의 한 부분이라는 것이 명확해졌다. 그의 아버지의 알코올 중독은 그와 가족 모두에게 많은 부정적인 영향을 미쳤다. 패트릭과 헤어진 여자친구는 술을 많이 마셨고, 다툴 때면 항상 술이 문제가 되었다. 패트릭과 그의 아버지는 불안, 슬픔 및 상실에 대처하기 위해 술을 사용했음이 명확해졌다.

나의 첫 번째 중요한 중재는 그가 술과 관련된 문제를 가지고 있다고 느끼는지에 대한 질문이었다. 그의 아버지의 알코올 중독, 그리고 술과 연관된 그의 삶에 대해 나에게 한 모든 이야기를 고려해 볼 때, 나는 "아, 네!"란 말과 함께 자신이 너무 늦게 깨달은 것에 대해 미안함을 표시할 것이라는 기대를 했다. 그러나 패트릭은 나의 질문에 깜짝 놀랐다. 그는 자신의 알코올 문제에 대해 심각하게 생각해 본 적이 전혀 없는 것처럼 보였다. 나는 처음에 그가 놀라는 것에 대해 놀랐고, 인식의 여러 측면을 명확하게 구분해 놓는 그의 뇌의 능력에 깊은 인상을 받았다. 술을 정상적인 것으로 보고 감정을 부인하도록 받은 어린 시절 학습의 힘과 설득력은 그가 문제를 인식하지 못하게 하는 해리를 유발하였다.

그는 방어적이 되는 대신에 범죄의 단서를 찾는 조사관처럼 술과 자신의 관계에 대해 논의하기 시작하였다. 그는 스스로 자신의 대인관계에서의 많은 어려움이 술을 마시는 동안 발생했던 것 같다고 말했다. 패트릭은 자신의 감정을 가라앉히기 위해 술을 사용했고, 이것이 학교, 직장 및 모든 대인관계에서의 어려움을 유발했다는 것을 알게 되었다. 그는 자신의 이야기를 하면서 점차적으로 자신이 아버지의 알코올 중독을 공유하고 있었던 사실을 알게 되었다. 그의 얼굴 표정을 통해서 그가 자신의 이야기—자신이 살았지만 결코 생각해 본 적이 없었던—를 들으면서 자신에 대해 학습을 하고 있다는 것이 명확해졌다. 패트릭은 감정의 신경망과 생각의 신경망을 통합하는 데, 그리고 확대된 자기인식의 관점에서 과거의 경험을 재평가하는 데 언어를 이용하는 과정에 있었다.

일단 그의 알코올 중독 현실이 그의 의식적인 생각 속에 확실히 확립되었을 때, 그는 나에게 자신이 무엇을 해야 하는지에 대해 물었다. 나는 또다시 "아, 네!"라는 반응을 예상하며 "당신이 술을 끊으려면 단주모임에 가입하여 치료과정을 착실히 밟아야 합니다."라고 말했다. 패트릭은 또다시 마치 이것이 자신이 시도해야 할 새로운 방법인 것처럼 반응했다. 과거의 경험에 비추어 볼 때, 내 예상은 그가 단주모임(AA)에 가입하기 전에 잠깐 동안 그의 저항에 대한 훈습을 거쳐야 한다는 것이었다. 그러나 그는 약속한 대로 술을 끊었고, AA에 가입했으며, 후원자를 발견했고, 치료 단계를 밟았다(초보 치료자가 주목할 점은 이런 종류의 일은 거의 발생하지 않는다는 것이다).

개방적이고, 열성적이며, 신속함을 가지고 자신의 문제를 인식하고 탐색하며 해결하려고 했던 패트릭은 나를 놀라게 했으며 만약 조금이라도 통찰력이 있었던 부모의 지도가 있었다면 그의 삶이 어떠했을까를 생각하게 해 주었다. 그가 자신의 감정을 언어로 표현하는 것, 자기를 인식하는 법이나 문제를 해결하는 기술을 자신의 삶에 적용하는 법만 배웠다면 그의 지능과 추진력은 모든 종류의 도전에 적용될 수 있었을 것이다. 가족의 침묵과 수치심, 그의 어린 시절의 만성적인 스트레스는 그로 하여금 언어를 억제하고 의식적인 인식을 억제하도록 만들었다.

알코올 중독자의 많은 아이와 마찬가지로, 패트릭은 실상 자신 스스로에 대해서는 모르면서 다른 사람에게 충고하는 것에 열중하고 있었다. 그의 아버지의 음주, 경제적인 어려움 그리고 형제와의 문제는 항상 그의 개인적인 요구에 앞섰다. 그는 아동기에 부정적인 감정에 어떻게 대처하는지—타고난 것이 아니라 학습해야 하는 능력—에 대해서 배울 시간이 없었다. 그는 많은 친구와 가족에 의해 둘러싸여 있었지만 자신의 내적인 감정적 혼란을 행동으로 나타내는 능력만을 가지고 혼자 성장했다. 그의 혼란스러운 내적 감정세계, 대처 전략 및 방어 양상은 삶의 초기에 형성되었으며 성인기까지 계속되었다. 그의 내적인 혼란과 이를 직면하는 것에 대한 두려움 모두는 수십 년 동안 그의 음주와 감정 회피를 지속시켜 주었다.

일단 술을 마시지 않으면, 그의 중독 뒤에 숨어 있던 감정과 방어가 나타나기 시작했다. AA의 도움으로 그는 알코올 중독자의 전형적인 어려운 싸움 및 빠지기 쉬운 함정에 대해 배우게 되었다. 이런 모임은 결국 그가 알코올중독자의 어른아이(Adult Children of Alcoholics)의 원리를 조사해 보도록 이끌어 주었으며, 이것이 자신의 음주가 미치는 영향보다 자신에게 더 중요하다는 것을 알게 되었다. 그다음 수개월 동안에 그의 충동성, 성급함, 다른 사람을 병적으로 돌보는 것, 그리고 부정적인 감정을 알아차리지 못하는 것이 치료의 초점이 되었다. 우리는 그때그때 그가 그 상황에 대해 가진 가정을 인정해 주지 않으면서, 대신에 새로운 방식의 생각, 감정 및 행동을 찾아보았다. 결론적으로, 우리는 부모와의 끊임없는 상호작용을 통해 아동기에 이루어졌어야 했던 작업을 하고 있었다. 두려움의 끈질김은 참으로 대단한 것이어서, 대부분의 우리가 일생 동안 아동기의 고통과 혼란을 회피하도록 만든다.

패트릭은 치료시간에 2001년도에 뉴욕 금융가에서 일했던 것에 대해 이야기한 적이 있었다. 그때 나는 어떤 이유에서였는지 9 · 11 테러가 그에게 어떤 영향을 미쳤는지에 대해 물어볼 생각을 못했으며, 마찬가지로 그도 이야기를 꺼내지 않았다. 내가 혹시 영향을 받았는지, 받았다면 어떤 영향을 받았는지에 대해 물었을 때, 그는 대수롭지 않게 많은 친구를 잃었지만 힘들지는 않았다고 말했다. 그의 목소리는 그가 자신의 어린 시절의 가족에 대해 이야기할 때와 비슷했으며, 내가 그의 경험에 대해 이야기해 달라고 요청했을 때 그는 다음과 같은 이야기를 해 주었다.

나는 당시에 뉴저지에 살았고, 허드슨강을 가로지르는 배를 타고 월스트리트로 출퇴근했어요. 나는 그날 아침에 늦잠을 자는 바람에 8시 30분까지 출근을 했어야 했지만, 9시에 강을 건너고 있었지요. 중간 정도 왔을 때, 우리 중 일부가 시내에서 연기가 올라오는 것을 발견했어요. 사람들은 무역센터에서 나는 불을 보기 위해 배 앞으로 모여들었어요. 몇 분 후에, 남쪽 방향으로 가는 비행기가 우리 머리 위로 지나갔어요. 우리 모두는 비행기가 자유의 여신상을 지나 왼쪽으로 선회하더니 맨해튼으로 방향을 돌리는 것을 보았어요.

두 번째 비행기가 충돌했을 때, 우리는 부두에 다 온 상태여서 사람들이 공원에서 달아나는 것이 보였어요. 폭발로 인한 충격은 모든 사람을 바람에 날리는 풀잎처럼 우왕좌왕하게 만들었어요. 비행기가 두 번째 건물에 충돌했을 때, 우리는 우리가 공격받고 있다는 것을 알게 되었어요. 나는 격분했고, 내가 도움을 줄 수 있도록 빨리 부두에 도착할 수 있기를 기다렸어요. 나는 아버지가 진주만 사건과 그다음 날 친구와 함께 신병모집소 앞에서 줄을 서 있었던 이야기를 해 주었던 기억이 났어요.

우리가 부두에 다가갔을 때, 군중은 자신들 뒤에서 발생한 대학살과 혼란을 피하기 위해 앞쪽으로 달려왔어요. 그런데 우리가 부두에 닿기 직전에 배는 많은 군중에 의해 뒤집히지 않기 위해 속도를 늦추더니 방향을 거꾸로 돌렸어요. 우리가 뉴저지 쪽으로 방향을 돌렸을 때, 나는 무역센터에서 일하고 있는 지인들에 대해 생각하기 시작했고, 불타고 있는 빌딩 안에 있는 것은 어떨지에 대해 상상했어요. 나는 도시 위로 엄청난 연기가 오르는 것을 보고 무감각해지는 느낌을 받았던 기억이 납니다. 우리가 뉴저지에 도착했을 때, 우리 모두는 터미널에서 첫 번째 빌딩이 무너지고 그다음에 두 번째 빌딩이 무너지는 모습을 TV를 통해 보면서 서 있었어요. 일부 여성은 울었고, 심지어 일부 남자도 울었어요. 우리 모두는 충격에 빠져 있었고 서로를 부축해 주었어요.

휴대폰은 연결이 안 되었고, 내 친구들이 어디에 있는지 혹시 살아 있는지에 대해 상상하는 것 말고는 내가 할 수 있는 것이 없었어요. 집에 돌아왔을 때, 나는 TV에서 눈을 뗄 수가 없었어요. 나는 가끔 내가 아는 사람이 먼지를 뒤집어쓰고 카메라 옆을 절뚝거리며 지나가는 것을 볼 수 있었어요. 한참 후에야 나는 해가 졌고, 배가 고프다는 것을 알게 되었지요. 나는 그날 밤 늦게 여자친구와 연락이 되었고, 그다음 날 우리는 정신없이 남쪽으로 차를 몰았어요. 결국 우리는 호텔을 발견했고 며칠을 술에 취해 지냈어요.

9·11 테러의 영향에 대한 패트릭의 반응과 그의 알코올 중독은 따로 해리된 방식으

로 진행되었다. 이런 방어기제는 그가 어린 시절의 경험과 감정을 어떻게 다루었는지와 유사했다. 그는 어린 시절에 부정, 경조증적 활동 그리고 경쟁적인 운동을 통해 자신의 감정에서 떨어져 지내는 방식을 배웠다. 음주, 일 및 사회적인 활동은 모두 자신의 느낌을 피하거나 억제하는 강박적인 방법이 되었다. 그의 지적인 능력은 그로 하여금 직장에서 성공하고, 자신의 건강하지 못한 행동을 합리화할 수 있게 해 주었다. 그러나 매일 아침에 일어날 때면, 그는 똑같이 슬프고 두렵고 외로운 세계를 발견하였다.

알코올 중독 부모가 주는 많은 부정적인 영향은 잘 알려져 있다. 알코올 중독자가 술을 마셨다가 안 마셨다가를 번갈아 하는 것에 따라 유발되는 두려움과 불확실성은 극단적인 감정적 반응이 나타날 가능성을 증가시킬 뿐만 아니라 아이의 발달의 모든 측면에 파괴적인 영향을 준다. 이런 부모 밑에서 자란 아이들은 흔히 부모를 돌보고 행복한 가정을 유지하기 위해 거짓자기를 발달시키면서 애정에 굶주리지 않는 법을 배운다. 불행하게도, 이들은 자신의 경험을 표현하고 편안한 내적 세계를 개발하는 데 필요한 도움을 결코 받지 못한다. 이들의 어린 시절의 공포는 암묵기억의 신경망 속에 지속되는 반면, 자신들을 치료할 수 있는 표현이나 사회적인 관계를 유지시켜 줄 수 있는 기전은 결핍되어 있다. 따라서 이들은 외상을 경험한 배우자와의 관계에서 자신들의 감정을 행동화함으로써 자신들이 그렇게도 벗어나려고 노력했던 혼란을 다시 만들어 낸다.

처음에 패트릭은 자신의 감정과 개인적인 문제에 초점을 맞추는 것이 힘들었다. 그의 초기 관심은 자신의 여자친구의 문제, 단점 및 한계로 계속 돌아갔다. 그의 불안이 조금 가라앉고 자기성찰을 할 수 있게 된 이후에야 자신과 자신의 여자친구가 똑같은 문제를 가지고 있다는 것을 볼 수 있게 되었다. 우리 대부분과 마찬가지로, 그는 자신의 문제보다는 그녀의 문제에 초점을 맞추는 것이 더 쉽다는 것을 발견했던 것이다. 그는 자신의 행동과 느낌에 초점을 맞추면서 점차적으로 호전되고 발전하였다. 그다음에 패트릭은 자신의 내적 세계를 표현하고 공유할 수 있는 언어를 개발해야만 했다. 그리고 마지막으로, 그는 반복해서 자신의 삶을 내면에서 외부로 바꾸어서 경험해야 했고, 다른 사람과의 관계에서 자신이 돌보는 사람이나 심한 알코올 중독자로서의 역할을 하기보다는 동료로서 관계하는 법을 배워야만 했다.

요약

인간 뇌의 정교함은 오래된 구조물은 보존되고 수정되는 반면, 새로운 구조물이 새로 나타나고 확대되는 수억만 년 동안의 진화적인 적응을 반영해 준다. 수없이 많은 상호 활동적인 신경망과 절충된 설계는 신경계의 자연스러운 통합을 붕괴시키기 좋은 조건을 만들어 내었다. 뇌의 발달과 기능의 복잡성 또한 뇌를 손상되기 쉬운 구조물로 만들었다. 만약 수조 개의 요소가 적절한 자리에 위치해야 하고 유전적인 틀에 따라 기능해야 한다는 가정을 해 본다면, 통합된 심리적인 기능을 하는 데 많은 어려움이 존재할 것이라는 추측도 어렵지 않을 것이다.

의식적 과정과 무의식적 과정의 단절, 복합 기억체계, 대뇌반구 사이의 차이, 숨겨진 처리과정의 층 및 다양한 집행구조물 모두는 해리와 조절장애의 원인이 될 수 있다. 이러한 신경계의 조절과 항상성 유지의 붕괴는 심리적 스트레스와 정신질환의 신경생물학적 바탕이 된다.

진화는 종의 물리적인 생존을 위해 이루어졌기 때문에 뇌 기능의 많은 부분은 의식적이고 정상을 참작한 결정에 반대되는 자동적인 투쟁 또는 도피 기전에 중심을 맞추고 있다. 이런 이유로, 공포와 불안의 의식적 관리와 무의식적 관리는 우리의 성격, 애착관계 및 정체성의 핵심적인 요소이다. 뇌 발달의 상당 부분이 신생아기 이후에 이루어지는 점과 초기 아동기의 경험이 뇌의 형성에 불균형적으로 영향을 많이 미치는 것 모두는 우리를 심리적 스트레스에 취약하게 만든다.

정신치료자는 내담자의 뇌와 연결하고 또 수정하기 위한 도구로 자신의 사회적인 뇌를 사용하도록 훈련을 받는다. 정신치료자는 대인관계를 위한 신경생물학적 처리과정을 통해서 에너지와 정보의 흐름이 적절할 수 있도록 재형성하는 것을 도와주기 위한 외적인 조절회로 역할을 한다. 이런 작업은 대뇌반구 내와 대뇌반구 사이에 있는 회로에서 이루어지고, 원초적인 하부영역에서 가장 최근에 진화된 새겉질(neocortex)의 요소에 이르는 모든 수준의 신경계에서 이루어진다. 이런 증가된 통합을 통해 보다 적절한 정신적 처리과정이 형성되고, 이미 존재하던 증상이 기능적인 행동으로 대체될 수 있게 된다.

제20장

신경형성력 자극하기

> 가장 강하고 지능적인 종이 살아남는 것이 아니라 변화에 가장 잘 대응하는 종이 살
> 아남는다.
>
> — 찰스 다윈(Charles Darwin)

치료자는 흔히 대인관계가 아이의 뇌에 강력한 영향을 줄 수 있는 초기 발달시기에 부모가 자신의 역할을 잘하지 못한다는 사실에 대해 애통해한다. 그러나 만약 우리가 뇌는 지속적인 형성력을 지녔다는 관점에서 접근한다면, 우리는 진료실에서 어떤 일을 할 수 있을까? 뇌는 얼마나 형성력을 가지고 있을까? 형성력은 증가할 수 있을까, 그리고 치료적인 관계가 뇌에 얼마나 많은 영향을 미칠 수 있을까? 이런 질문들이 정신치료에서의 핵심적인 질문인데, 우리가 전통적으로 민감기라고 알려진 그 시기가 지난 이후에도 변화에 잘 적응하는 뇌의 능력에 의존하고 있기 때문이다.

정신치료는 뇌에 기반을 둔 변화의 모델 없이 100년간 존재하였고 생존하였다. 뇌가 변화 없이 머물러 있는 것이라는 오래된 시각은 정신치료가 생물과학으로부터 독립된 채로 발전해 오게 만들었다. 다행히, 현재의 신경과학적 연구는 뇌가 새로운 도전에 계속적으로 적응할 수 있다는 것을 발견하였다. 실제로, 치료자는 뇌를 수정하는 도구로 애착, 감정적 조율 및 이야기를 사용하는 방법을 배웠다.

거위가 부모 같은 대상에 각인되는 것(Lorenz, 1991)과 고양이의 뒤통수엽 발달에 있

어서 시각적인 노출 시기의 중요성(Hubel & Wiesel, 1962)에 대한 연구는 지난 50년 동안 대학에서 일반적인 교육 내용이 되었고, 대중적인 과학으로 여겨져 왔다. 불행하게도, 이러한 연구들은 뇌의 발달과 연관된 시기가 형틀유전학(template genetics)에 의해 완벽하게 미리 결정되어 있으며, 어린 시절의 경험이 영원히 신경구조에 새겨진다는 인상을 만들어 내었다(Rutter & Rutter, 1993).

동물행동학에서 각인과 결정적인 시기에 대한 개념을 추출하여 인간의 발달에 적용해 봤을 때 이것은 매우 잘못된 것임이 밝혀졌다(Michel & Moore, 1995; Roth & Sweatt, 2011). 우리는 이제 유전자 발현이 일생을 통해 경험에 의해 조절되며, 좋고 나쁜 환경의 변화가 우리에게 긍정적인 영향과 부정적인 영향을 지속적으로 주고, 우리의 뇌가 과거에 생각했던 것보다 더 잘 변화할 수 있다는 것을 알고 있다. 과학자들은 인간에게 있어 학습은 보다 덜 복잡한 동물에게 있어 각인과 결정적인 시기에 대한 초기의 발견보다 훨씬 더 복잡하고 융통성이 있다는 사실을 믿게 되었다(Hensch, 2004; Keverne, 2014).

민감기가 신경망들의 왕성한 성장이 이루어지는 때라는 것을 상기해 볼 때, 이들이 담당하는 기술과 능력의 빠른 발달과 일치한다(Chugani, 1998; Fischer, 1987). 비록 이런 시기가 존재한다는 것에는 의심의 여지가 없지만, 이런 시기 동안에 발생한 학습에 대한 수정이 가능한지에 대한 논의가 되고 있다. 신경과학이 신경발생, 신경형성력 및 지속적인 후생적 뇌 형성에 대한 더 많은 예를 발견하면서, 우리는 평생 동안 작용하는 신경형성력을 보유하고 있다는 인식이 점점 증가하고 있다(Bornstein, 1989).

신경형성력에 대한 연구는 역사적으로 어린 시절의 뇌손상 이후에 적응하는 뇌의 능력에 초점을 맞추어 왔다(Goldman, 1971; Goldman & Galkin, 1978; Henry et al., 1984). 오늘날 형성력은 어떤 나이에서든 건강한 뇌의 기본적인 원리로 이해되고 있다. 성인의 뇌는 이제 형성력이 부족하다기보다는 새로운 학습에 대한 능력은 보유하면서 신경이 안정화되는 쪽으로 가는 경향이 증가되어 있는 것으로 보고 있다. 또한 삶의 다른 단계에 따라 보다 더 적절한 방식으로 정보가 처리되는 변화가 발생하는데, 이것은 신경이 가진 형성력에 의한 재조직화의 또 다른 측면으로 간주되고 있다(Cozolino, 2008; Stiles, 2000). 이런 중요한 관점의 변화는 일생을 통한 학습과 변화에 어떤 신경생물학적 기전이 관여하는가에 대한 관심과 탐구에 빠른 확장을 가져오게 하였다(Rosenzweig, 2001).

사용 의존적 형성력

교육은 삶에 대한 준비가 아니다. 교육은 삶 그 자체이다.

– 존 듀이(John Dewey)

당신은 내적 자극 또는 외적 자극에 대한 반응으로 발생하는 연접 강도(synaptic strength)의 변화가 학습의 기초가 된다고 받아들여지고 있음을 기억할 것이다. 장기 강화작용(long-term potentiation: LTP)의 과정은 세포 집단의 흥분을 연장시키는데, 이때 이들 세포 집단의 발화(firing) 양상이 서로 연결되고 동기화되어 발생하게 된다 (Hebb, 1949). 이것은 신경망에 얽혀 있는 수십억의 신경세포 사이에서 일어나는 발화를 서로 연결시키고, 시기를 맞추며, 또 조직화시키는 광범위하고 복잡한 기전과 상호 작용 중 단지 작은 부분일 뿐이다.

형성력은 신경세포가 변화하는 삶의 요구에 적응하면서 서로가 관계하는 방식을 변화시키는 능력을 나타내 준다(Buonomano & Merzenich, 1998). 이것은 연접을 가로지르는 신호전달의 조절, 국소 신경회로 조직화에서의 변화, 그리고 서로 다른 기능을 하는 신경망 사이에 관계가 이루어짐으로써 발생할 수 있다(Trojan & Pokorny, 1999). 감각기능과 운동기능에 관여하고 있는 겉질 부분이 사용 변화와 뇌의 손상 이후, 그리고 기술 학습 동안의 변화에 반응하여 재조직화될 수 있음이 증명되었다(Braun et al., 2000; Elbert et al., 1994; Karni et al., 1995). 바이올린 연주자는 현악기 이외의 악기를 연주하는 사람에 비해 왼쪽 손가락에 해당하는 겉질 영역이 더 커져 있고(Elbert et al., 1995), 점자를 읽는 사람도 감각영역에 비슷한 양상의 겉질 형성력을 보이며(Sterr et al., 1998a, 1998b), 택시운전사는 더 많은 시공간 정보를 저장하고 회상하기 위해 더 큰 해마를 가지고 있다(Maguire et al., 2006).

이러한 연구들과 다른 연구들은 겉질과 겉질밑 영역 모두에서의 **사용 의존적 형성력**(use-dependent plasticity)을 증명하였다. 감각-운동 영역은 이 영역이 초기에 성숙되고 조직화되기 때문에 가장 빠른 민감기를 거치며, 따라서 가장 영구적이고 융통성이 적은 신경조직화가 이루어진다고 생각되어 왔다. 그러나 이런 영역에서 발견된 광범위한 형성력은 변화에 대한 적응이 특징적으로 나타나는 겉질의 집행영역과 연상 영역에서는 더 많은 연접발생, 연접의 연결에서의 변화, 그리고 아마도 신경발생까지도 일어날 수 있다는 것을 증명할 수 있어야 한다는 것을 보여 준다(Beatty, 2001; Dalla, Bangasser, Edgecomb, & Shors, 2007; Gould, Reeves, Graziano, et al., 1999; Hodge &

Boakye, 2001; Mateer & Kerns, 2000). 실제로, 남성의 이마엽과 관자엽의 백색질 부피가 50대까지도 계속적으로 증가하는 것이 한 연구에서 발견되었다(Bartzokis et al., 2001).

겉질의 활성화와 조직화는 지속적인 변화를 가능하게 하는데, 자극과 박탈의 다양한 양에 따라 해당하는 겉질 부위에 확대와 축소를 일으킨다(Polley, Chen-Bee, & Frostig, 1999). 바꿔 말하면, 뇌는 과거에 생각했던 것보다 더 많은 그리고 더 빠른 기능적인 재조직화를 할 수 있다는 것이다(Ramachandran, Rogers-Ramachandran, & Stewart, 1992). 평생 동안 새로운 기술과 정보를 학습하는 우리의 능력은 계속되는 신경형성력에 대한 명확한 증거이다. 신경형성력의 속도, 정도 및 양상에 대한 연구는 광범위하고도 새로운 과학 영역이며, 형성력을 향상시킬 수 있다는 가능성은 신경외과적 수술, 교육 그리고 정신치료에 엄청난 영향을 미칠 것이다(Classen, Liepert, Wise, Hallett, & Cohen, 1998; Johansson, 2000).

형성력 향상시키기

> 삶은 성장이다. 만약 우리가 기술적으로나 정신적으로 성장하는 것을 멈춘다면, 우리는 죽은 것이나 다름없다.
>
> — 모리에이 우에시바(Morihei Ueshiba)

우리는 민감기에 대한 생물학적 기전에 대해 더 많이 알게 되었기 때문에, 이를 조절할 수 있는 가능성도 보이기 시작했다(Moriceau & Sullivan, 2004). 만약 신경과학자가 정신치료를 하는 동안에 성인에게서 민감기를 회복시킬 수 있는 방법을 알아낼 수 있다면 어떤 일이 일어날까? 후앙(Huang)과 동료들(1999)은 시각겉질의 민감기가 유전적 변형이 있는 쥐에게서 가속화되는 것을 발견하였다. 이런 쥐에서의 유전적 변형은 신경성장 호르몬인 뇌유도 신경영양인자(brain-derived neurotrophic factor: BDNF)의 조기 방출을 유발하는 것이 밝혀졌다. BDNF가 민감기를 재형성하여 삶의 어떤 시기에서도 더 풍부한 학습을 자극하는 데 사용될 수 있을까?

강과 슈먼(Kang & Schuman, 1995)은 BDNF와 NT-3(또 다른 신경영양인자)를 성인 쥐의 해마에 주입했을 때, LTP 활성도가 향상되는 것을 발견하였다. 이와 연관된 연구에서, 높은 농도의 N-메틸-D-아스파르테이트(N-methyl-D-aspartate: NMDA) 수용체를 가진 쥐에게서 학습 및 기억과 연관된 과제에 대한 실행력이 증가되어 있는 것을 발견하였다(Tang et al., 1999). 신경세포 사이의 연결을 형성하는 데 관여하는 신경전달물질인 NMDA는 겉질의 재조직화에 필요하며, 신경형성력과 연관된 특정 전사과정을 유발하는 능력을 가지고 있다(Jablonska et al., 1999; Rao & Finkbeiner, 2007; Wanisch, Tang, Mederer, & Wotjak, 2005). NMDA 수용체는 또한 원숭이에게서 LTP의 시작에 필요하다는 것이 밝혀졌다(Myers et al., 2000).

이런 연구는 NDMA 수용체의 활성도를 높이는 D-시클로세린(cycloserine)의 사용이 정신치료의 효과를 증진시킬 수도 있다는 제안을 하도록 만들었다. 한 연구에서는 D-시클로세린을 사용한 이후에 공포증 환자의 노출치료 효과가 향상되었음을 보여 주었다(Ressler et al., 2004). 콜린성 자극(cholinergic stimulation)의 효과 역시 신경성장호르몬을 활성화시킴으로써 신경형성력에 영향을 미친다는 제안이 있었다(Cowan & Kandel, 2001; Zhu & Waite, 1998). 학습 및 기억과 연관된 이런 생물학적 요소들에 대한 미래의 연구는 피아노 수업을 받을 때, 대학원 입학 자격시험을 준비할 때, 혹은 정신치료의 특정 중요한 시기에 뇌의 학습능력을 향상시킬 수 있는 약물치료법을 만들어 낼 수도 있을 것이다(Davis, Myers, Chhatwal, & Ressler, 2006).

불과 몇 년 전만 해도 신경과학에서의 일반적인 통념은 우리는 태어날 때 우리가 가질 수 있는 모든 신경세포를 가지고 태어난다는 것이었다. 최근의 연구들을 통해 새로운 신경세포가 형성되는 뇌의 영역이 점점 더 많이 발견되고 있다. 스스로를 끊임없이 새로 만들어 낼 수 있는 줄기세포(stem cells)가 후각망울(olfactory bulb) 및 치아이랑(dentate gyrus)이라고 불리는 해마의 영역에서 발견되었다(Jacobs et al., 2000). 줄기세포를 자극하는 생물학적 과정에 대해 알게 된다면, 신경외과 의사는 손상된 영역에서 새로운 조직의 성장을 촉발할 수 있게 될 것이다(Hodge & Boakye, 2001).

신경성장의 바탕에 있는 생화학이 연구되고 있어 언젠가는 형성력을 향상시키기 위해 사용될 수 있을 것이며 알츠하이머병과 파킨슨병과 같은 신경퇴행성 장애를 치료하는 데도 사용될 수 있을 것이다(Akaneya, Tsumoto, Kinoshita, & Hatanaka, 1997; Barde, 1989; Carswell, 1993). 민감기의 가속화 또는 재형성, 생화학적 적응을 통한 학습과 기억의 증진 그리고 새로운 세포의 배양 모두 미래에는 계획적이고 전략적으로 신경형성력 향상을 만들어 낼 수 있을 가능성을 암시해 준다. 이런 미래의 생물학적 중재들이 개발될 가능성이 희망을 주고 있지만, 우리는 이미 매일의 행동과 상호작용을 통해서 형성력을 향상시킬 수 있다.

풍부한 환경과 자극을 주는 삶

지적인 성장은 태어날 때부터 시작되어야 하며, 죽을 때 멈추어야 한다.
– 알베르트 아인슈타인(Albert Einstein)

지난 수십 년 동안, 어린 시절의 풍부하고 자극을 주는 환경은 신경구조물과 신경화학에 긍정적이고 장기간의 영향을 준다는 것이 알려져 왔다. 연구에서 쥐를 복잡하고 도전적인 환경에서 키웠을 때 뇌 형성의 많은 측면에서 발전이 있음이 증명되었다(〈표 20-1〉 참조). 풍부한 환경은 포유류가 크고, 더 복잡하며, 보다 더 회복력이 있는 뇌를 형성할 수 있게 해 준다.

뇌의 성장을 자극하는 환경의 효과는 너무나도 강력해서 심지어 영양실조 상황에서도 발생한다. 만약 영양실조인 쥐들을 풍부한 환경에서 자라게 한다면, 이들은 영양은 풍부하지만 덜 자극적인 환경에서 자란 쥐들보다 더 무거운 뇌를 가지게 될 것이다. 이런 소견은 영양실조인 쥐들이 몸무게는 훨씬 덜 나간다는 사실에도 불구하고 나타난다(Bhide & Bedi, 1982). 비록 영양적인 박탈과 환경적인 박탈이 흔히 함께 발생하지만, 일부 결함은 성인기에 역전될 수 있다. 성인 쥐를 풍부한 환경에 두게 되면 연접형성력이 증가하며 초기의 신경계 손상과 유전적으로 결정된 학습능력의 결함 효과를 완화시켜 준다(Altman, Wallace, Anderson, & Das, 1968; Kolb & Gibb, 1991; Maccari et al., 1995; Morley-Fletcher, Rea, Maccari, & Laviola, 2003; Schrott et al., 1992; Schrott, 1997).

비록 영양적으로나 환경적으로 박탈시키는 통제된 연구는 인간을 대상으로 하기에는 불가능하지만, 일부 자연적으로 발생한 환경은 환경적인 풍부함이 가지는 힘을 볼

| 표 20-1 | **실험동물에서 풍부한 환경이 주는 영향**

다음과 같은 사항들이 증가함

- 겉질(cortex)의 무게와 두께[1]
- 해마(hippocampus)의 무게와 두께[2]
- 신경 가지돌기(dendrites)의 길이[3]
- 신경세포 사이의 연접[4]
- 신경 아교세포(glial cells)의 활성도[5]
- 신경성장 호르몬의 농도[6]
- 신경전달물질의 농도[7]
- 혈관활성도의 정도[8]
- 대사의 정도[9]
- 유전자 발현의 양[10]
- 신경성장인자의 농도[11]

수 있는 비슷한 상황을 제공해 준다. 미국 가정에 입양된 한국 아이들에 대한 연구에서, 환경적인 풍부함은 그들의 어린 시절의 영양적 박탈과 환경적 박탈에 반대되는 작용을 하였음을 발견할 수 있었다. 키와 몸무게를 쟀을 때, 이런 아이들은 결국에는 한국인의 평균치를 능가했으며, 그들의 지능은 미국 아이들의 평균치에 도달하거나 혹은 능가하였다(Winick, Katchadurian, & Harris, 1975). 노인의 뇌에 대한 다른 연구에서는 베르니케 영역(Wernicke's area)에서의 가지돌기의 길이와 교육의 정도 사이에 일관된 관계가 발견되었다(Jacobs., 1993). 풍부한 환경은 또한 사람에게 있어서 뇌졸중 후의 회복을 향상시켰다(Ulrich, 1984).

이런 관찰을 통해 생겨난 **인지예비**(cognitive reserve) 가설은 다양한 정도의 도전과 자극을 경험한 사람들의 후기 삶에서의 뇌와 인지적 기능을 비교하는 연구를 시도하게 만들었다. 인지예비 가설은 자극이 있는 삶이 더 많은 신경물질을 만들어 내고, 더 많은 물질을 만들어 내어 잃은 물질을 보충해 줄수록 삶의 후기에 여전히 경쟁력 있게 기능할 수 있다고 제안하였다(Richards & Deary, 2005; Stern, Alexander, Prohovnik, & Mayeux, 1992). 이런 연구들은 더 많은 교육을 받고, 도전적인 직업을 가졌던 사람이 치매의 시작과 진행에 더 잘 저항할 수 있는 뇌를 가지는 경향이 있다는 생각을 지지해 준다.

정상적인 노화와 연관된 인지능력의 감소는 가지돌기와 신경세포 그리고 신경의 건강과 형성력을 유지시켜 주는 신경화학 기전들의 점차적인 퇴행과 연관되어 있다(Jacobs, Driscoll, & Schall, 1997; Morrison & Hof, 2003). 더 많은 인지 능력을 보유하는 있는 사람들은 인지 능력이 낮은 사람들보다 더 좋은 식사, 높은 수준의 교육 그리고 보다 지적으로 도전적인 직업을 가지고 있었다(Stern et al., 2005; Whalley, Deary, Appleton, & Starr, 2004). 더 큰 뇌, 조기 학습 및 더 좋은 직업적 성취와 같은 요소들은 더 많은 인지 능력의 보존과 연관되어 있으며 알츠하이머병, 외상으로 인한 손상, 그리고 뇌의 노화로 인한 전반적인 영향을 완화시키는 효과가 있음을 보여 주고 있다(Compton, Bachman, Brand, & Avet, 2000; Kessler et al., 2003; Scarmeas et al., 2004; Schmand et al., 1997; Staff, Murray, Deary, & Whalley, 2004; Stern et al., 1995).

매우 복잡한 직업에 요구되는 언어적 유창성, 통제된 처리 및 추상적인 사고는 인지예비에 가장 많이 관여한다(Ardila, Ostrosky-Solis, Rosselli, & Gomez, 2000; Le Carret et al., 2003). 따라서 내가 대학교수로 일하고 있는 것이 인지 능력의 감소를 예방하지는 못하지만, 이런 능력의 감소를 조금 더 느리게 진행시킬 수는 있다(Christensen, Henderson, Griffiths, & Levings, 1997). 살아 있는 동안에 알츠하이머병의 증상을 보이지 않았던 노인의 25%에서 뇌를 부검했을 때 알츠하이머병과 연관된 심각한 뇌의 병리가 발견되었다(Ince, 2001; Katzman et al., 1989). 교육을 많이 받은 사람은 상당한 양의 판(plaques)과 매듭(tangles)이 있었지만, 병이 덜 진행된 사람만큼 기능을 잘하고 있었다(Alexander et al., 1997). 이것은 교육을 많이 받은 사람은 상당한 양의 신경 손상에도 삶을 유지할 수 있으며, 교육을 덜 받은 사람과 같은 정도의 인지기능을 여전히 유지할 수 있음을 보여 준다.

연구들은 또한 환경적 자극과 사회적 자극을 증가시킴으로써 많은 노인에게 나이와 연관된 지적 능력의 감소를 멈추거나 역전시킬 수 있다는 것을 발견하였다(Schaie & Willis, 1986). 가장 가능성이 있는 설명은 이런 경험이 형성력을 증진시키고, 보다 정교하고, 복잡하며, 융통성 있는 뇌를 형성하는 생물학적 과정과 상관관계가 있다는 것이다. 정신치료가 사회적-감정적 학습을 위한 풍부한 환경이라는 점을 고려해 볼 때, 우리는 우리가 내담자에게 제공하는 도전이 보다 복잡하고 회복력 있는 뇌를 형성하도록 해 준다는 가정을 할 수 있다. 정신치료를 받고 있는 사람에게서 수명이 증가될 가능성과 뇌가 더 건강해질 가능성을 살펴본 연구는 아직 없다.

중간 정도의 각성 상태

나는 내가 할 수 없는 것을 어떻게 할 수 있는지 배우기 위해 항상 내가 할 수 없는 것을 하고 있다.

- 파블로 피카소(Pablo Picasso)

우리가 모든 형태의 정신치료에서 신경형성력을 증진시키기 위해 하고 있는 것은 내담자의 스트레스를 조절하는 것에 집중하는 것이다. 체계적 탈민감화(systematic desensitization)에서 주관적인 스트레스 항목을 조절하는 것, 정신분석에서 직면과 공감적 조율 사이에 균형을 맞추는 것, 또는 형태치료(gestalt therapy)에서 '안전한 응급상황(safe emergency)'을 만들어 내는 것 모두가 도전과 지지 사이의 미묘한 균형에 대한 이해를 보여 주는 것이다. 우리는 직관적으로 사람이 학습하기 위해서는 동기가 부여되고, 각성이 될 필요가 있는 것과 동시에 겉질의 형성력을 차단하는 자율신경계의 투쟁-도피 반응의 활성화로부터 자유로워질 필요가 있음을 잘 알고 있다. 내담자가 어떻게 학습의 달콤함을 발견하고 유지할 수 있도록 만드는가를 아는 것이 정신치료라는 예술의 핵심적 요소이다.

　모든 것이 좋고, 우리가 편안한 상태에 있을 때는 뭔가 새로운 것을 배울 필요가 없다. 우리의 음식, 우정 및 안전에 대한 욕구가 충족되었을 때, 뇌는 자신의 역할을 다 했기 때문에 학습에 새로운 에너지를 투자할 이유가 없다. 이와 정반대의 경우인 극도의 각성 상태와 위험한 상황에서는 새로운 겉질적 학습을 할 시간이 없고, 단지 즉각적인 행동만 요구된다. 새로운 학습과 복잡한 문제의 해결을 위해서는 이러한 양극단 사이의 마음 상태가 적합하다(Anderson, 1976). 흥미, 열정 또는 호기심 등으로 가장 잘 표현되는 태도가 긍정적인 각성을 자극한다. 안정적 애착하에서 아이는 부모를 안전한 피난처로 이용할 수 있으며 스트레스에 대한 반응으로 나타나는 자율신경계 활성화의 경험을 피할 수 있다. 이와 유사한 과정이 안전한 치료적 동맹에서도 일어나는데, 이러한 치료적 동맹은 내담자가 자신의 상황에서 도망가거나 자신을 방어하기보다는 자신의 경험을 말로 표현할 수 있도록 해 준다. 이것은 그냥 경험을 통해 우리가 알고 있는 것으로 과학적으로 증명된 것은 아니다.

　이런 개념을 형식화하여 발표한 것은 로버트 여크스와 존 도손(Robert Yerkes & John Dodson, 1908)의 고전적 논문이었는데, 역U형 곡선으로 잘 알려져 있다. 그들은 쥐가 낮거나 높은 정도의 쇼크보다 중간 정도의 쇼크에 훨씬 더 빨리 피하는 법을 배운다는 것을 발견하였다. 그들은 그들의 발견에 대해 x축에는 각성을, y축에는 학습(성과)을 나타내는 도표로 작성하였다([그림 20-1] 참조). 수년간 이와 똑같은 현상이 종을 넘어서 다양한 학습 과제를 통해 발견되었다(Broadhurst, 1957; Stennet, 1957). 비록 이런 연구들은 우리가 학습의 신경생물학에 대해 전혀 알지 못할 때 시행된 것들이지만, 이렇게 역U형 양상은 학습의 바탕에 있는 신경생물학적 과정을 보여 주는 것이라는 데 의미가 있다(Baldi & Bucherelli, 2005).

　우리는 이제 학습이 새로운 가지돌기 구조를 만들고, 이런 구조물을 서로 연결하는 능력에 달려 있다는 것을 알고 있다. 가지돌기의 형성은 유전적 전사에 의한 단백질의 합성에 달려 있는 반면, 신경세포의 발화는 이런 가지돌기가 새로운 학습을 등록할 수 있도록 구조를 가지게 만들어 준다. 스트레스에 대한 반응으로 HPA 축에서 분비되는 호르몬(코르티솔, 노르에피네프린 및 엔도르핀)뿐만 아니라 다른 학습기전(NMDA 수용체, BDNF 분비 등)도 이와 똑같은 역U형 모양의 곡선으로 학습을 조절한다(Hardingham & Bading, 2003; Parsons, Stöffler, & Danysz, 2007). 중간 정도의 각성 상태에서 편도의 활성화는 적절하게 조절된 자극을 일으켜 하향식 형성력을 촉진시켜 준다(Popescu, Saghyan, & Paré, 2007). 중간 정도의 각성 상태에서 이런 체계 및 이외의 더 많은 체계

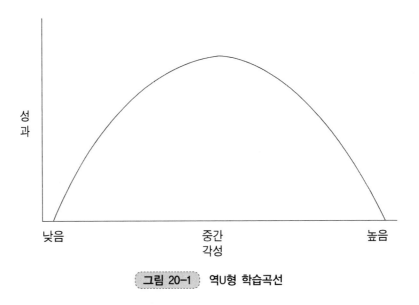

성과

낮음   중간   높음
각성

그림 20-1   역U형 학습곡선

는 학습을 증진시키는 반면, 높은 수준의 각성 상태와 낮은 수준의 각성 상태에서는 새로운 학습이 억제된다.

해마의 신경세포는 구조를 유지하기 위해 낮은 농도의 코르티솔을 필요로 하는 반면, 높은 농도의 코르티솔은 해마의 신경형성력을 억제할 뿐만 아니라 해마의 신경세포를 죽일 수도 있다(Gould, Woolley, & McEwen, 1990). 코르티솔은 이와 똑같은 양상으로 가지돌기의 성장에 필요한 단백질 합성 및 LTP, 장기 약화작용(long-term depression: LTD) 및 최초자극 파열 강화작용[primed burst potentiation: LTP의 낮은 문턱값 형태(low-threshold version of LTP)]과 같은 신경연결의 양상을 조절함으로써 학습과 형성력에 영향을 미친다(Diamond, Bennett, Fleshner, & Rose, 1992; Domes, Rothfischer, Reichwald, & Hartzinger, 2005; Lupien & McEwen, 1997; Roozendaal, 2000). 높은 정도의 스트레스는 또한 엔도르핀의 방출을 촉발하며, 이것은 단백질 합성과 외현기억의 강화를 방해한다(Introini-Collison & McGaugh, 1987). 각성과 각성이 학습에 미치는 생화학적 양상을 보여 주는 소견의 예에 대해서는 〈표 20-2〉를 보라.

결국 학습 및 각성과 연관된 다양한 체계는 밀접하게 연결되어 있다. 이들은 도전에 적응할 필요가 있을 때 형성력과 학습을 활성화시키기 위해 함께 작업을 하며, 도전이 없거나 신체가 즉각적인 생존을 위해 움직일 필요가 있을 때에는 차단이 된다. 역U형 학습곡선은 실험실, 교실 및 진료실에서 우리가 많이 볼 수 있는 학습의 양상들과 그 밑에 있는 신경생물학적 과정들 모두를 보여 준다. 우리는 이러한 원리를 이해함으로

| 표 20-2 | 학습과 각성의 역U형 곡선

mRNA 발현(mRNA expression)[1]
코르티솔 농도(cortisol levels)
- 언어적 기억(verbal memory)[2]
- 사회적 기억(social memory)[3]
- 공간적 기억(spatial memory)[4]
- 최초자극 파열전위 일으키기(hip prime burst potentials)[5]
- 장기 강화작용(long-term potentiation)[6]

노르에피네프린 농도(norepinephrine levels)
- 후각 형성력(olfactory plasticity)[7]

엔도르핀 농도(endorphin levels)
- 단백질 합성(protein systhesis)과 기억강화(memory consolidation)[8]

써 긍정적인 뇌의 변화를 일으키기 위해 최적의 신경형성력을 만드는 데 이를 사용할 수 있다.

애착 형성력

> 유기물, 특히 신경조직은 놀라울 정도의 형성력을 타고난 것처럼 보인다.
> – 윌리엄 제임스(William James)

유아기의 애착은 대개 관계에 특수한 것으로 개념화되어 있는 반면, 성인기의 애착은 성격의 일반적인 측면으로 생각한다. 어린 시절의 애착 양상은 일반화되고 계속 유지되는데, 왜냐하면 우리의 신경생물학, 감정을 조절하는 우리의 능력 및 우리가 우리 자신, 다른 사람 그리고 세상에 대해 가지고 있는 기대에 대한 이들의 영향 때문이다. 어린 시절의 애착 경험에 영향을 받는 감각, 감정 및 행동 체계는 과거를 미래에 대한 모델로 삼는 방식을 통해 우리의 뇌를 형성할 수 있다.

우리는 애착 연구를 통해 많은 것들을 배웠다. 우리의 원초적인 결합 본능이 어떻게 불안을 조절하는지, 특정 유형의 애착이 부모의 행동과 스트레스에 대한 아이의 반응을 어떻게 반영하는지, 그리고 어떻게 애착도식이 성인기로 진행되어 우리의 배우자 선택, 대인관계의 양상 및 우리가 우리의 아이를 양육하는 방식에 영향을 주는지 등이 그것이다. 감정적 발달을 설명해 주는 특정 유형의 애착이 가지는 힘에 대한 우리의 열광적인 믿음은 종종 애착도식이 상당한 변동을 보인다는 사실을 인정하지 못하게 만든다. 친밀한 인간관계에 대해 너무 분명한 설명만을 찾으려 한다면 시간이 지남에 따라 그리고 대인관계에 따라 애착이 변화할 수 있다는 점을 간과하기 쉽다.

애착도식이 가진 예측력을 지지하려는 연구들을 시도하는 과정에서 발생한 변동과 변화는 평가의 문제 때문에 생길 수도 있고, 긍정적인 삶의 사건과 부정적인 삶의 사건 또는 변화하는 관계와 같은 통제되지 않은 외적 변수 때문에도 생길 수 있다. 그러나 우리는 애착도식이 변해야 한다는 것을 고려하지 않는데, 애착도식이 고정되어 있다고 생각하기 때문이다. 동물 연구에서 봤듯이, 새끼 쥐에 대한 어미의 관심은 환경에 의해 중재되는데, 자신이 반응하고 있는 환경에 새끼 쥐가 더 잘 적응하게 만드는 방식으로 이루어진다. 아마도 우리의 뇌는 더 많이 복잡하기 때문에 변화하는 데 더 많은 노력과 시간이 걸리겠지만, 애착의 역할은 필수적으로 인간에게도 똑같다.

우리는 인간의 청소년기에 심리적·가족적 또는 환경적 스트레스로 인해 안정성이 감소하거나 불안정성이 증가할 가능성이 많음을 본다. 자신의 어머니를 지지적인 사람으로 보는 청소년은 안정성을 얻을 가능성이 높은 반면, 어머니의 우울증은 안정적 애착에서 불안정적 애착으로의 이동과 상관관계가 있다(Allen, McElhaney, Kuperminc, & Jodl, 2004; Hamilton, 2000; Weinfield, Sroufe, & Egeland, 2000). 결국 안정적 애착은 불안정적 애착보다 변화에 더 저항하는 반면, 부정적인 삶의 사건은 불안정적 애착을 유지하게 만든다(Hamilton, 2000; Kirkpatrick & Davis, 1994; Thompson, 1982). 이런 소견들은 동물에서도 유사하게 나타난다.

이런 소견들이 정신치료에 미치는 주요한 영향은 불안정적 애착이 긍정적인 사회적 노력의 결과로 인해 변화될 수 있는 주요 대상이라는 점이다(Pilowsky et al., 2008). 〈표 20-3〉에서 볼 수 있듯이, 일차적으로 안정 대 불안정 애착 점수가 보이는 일관성은 연구에 따라 24~64%이다. 이것은 애착이 안정적인 성향이라고 믿고 있는 사람에게는 나쁜 소식일 수 있지만, 변화에 목적이 있는 우리 같은 사람에게는 좋은 소식이다.

긍정적인 변화에 관심이 있는 정신치료자로서, 애착의 구성이 다양하고 변화할 수 있다는 사실은 좋은 소식으로 다가온다. 나는 애착도식이 암묵기억의 변하기 쉬운 형태이기를 바라는데, 그래야 내담자와의 관계를 통해 그것을 건강에 좋은 형태로 바꿀 수 있기 때문이다. 이것은 정신치료가 안정적 애착도식을 만들기 위해 불안과 두려움을 조절하도록 안내하는 관계(guided relationship)가 되도록 해 준다(Amini et al., 1996;

| 표 20-3 | 애착 형성력

시간 간격	똑같은 애착 분류를 보인 대상의 백분율	근거
유아기 동안의 6개월	62(N=100)	Vaughn et al., 1979
유아기 동안의 7개월	53(N=43)	Thompson, Lamb, & Estes, 1982
유아기 동안의 2년	60(N=189)	Egeland & Farber, 1984
아동기 동안의 3.5년	24(N=223)	Vondra et al., 2001
아동기에서 청소년기	63(N=30)	Hamilton, 2000
아동기에서 청소년기	42(N=84)	Lewis, Feiring, & Rosenthal, 2000
아동기에서 청소년기	39(N=57)	Weinfield et al., 2000
아동기에서 청소년기	64(N=50)	Waters et al., 2000
성인기 동안의 17주	55(N=33)	Lawson et al., 2006
20회의 성인치료	34(N=29)	Travis et al., 2001

이런 연구들에는 다양한 나이, 대상 및 애착평가 방법이 포함되어 있다.

Cappas, Andres-Hyman, & Davidson, 2005; Corrigan, 2004; Siegel, 1999).

비록 우리 생애의 첫 생일에 조직화된 애착도식을 가진다는 증거가 있지만, 이들이 신경계에 완전히 고정되는 것 같지는 않다. 이렇게 자연적으로 발생하는 변화와 우리가 살아가면서 많은 사람과 애착을 했다가 탈애착을 한다는 사실은 애착도식 밑에 있는 신경계가 형성력을 유지하고 있다는 사실을 암시해 준다. 만약 이것이 의심스럽다면, 조부모님들에게 그들이 자신의 손자들에게 애착감을 느끼는지 물어보라. 애착신경망의 신경형성력을 지지하는 연구들은 아동기에 부정적인 경험을 했던 성인도 자신의 아이에게 안정적 애착을 만들어 줄 수 있다고 제안하고 있다.

따라서 아동기의 강력한 도식 형성 경험은 개인적 관계, 정신치료 및 증가된 자기인식을 통해 수정될 수 있다. 스트레스를 주는 삶의 사건과 외상을 주는 삶의 사건을 의식적으로 처리하는 능력은 보다 안정적 애착, 융통성 있는 정동조절 그리고 서술기억을 이용할 수 있는 능력이 증가하는 것과 상관관계가 있다. 인지적·행동적·감각적 그리고 감정적 영역을 가로지르는 신경회로의 통합은 이런 획득된 자율성에 대한 신경해부학적 기반을 제공해 준다. 안정적인 배우자 또는 좋은 치료자와의 치유하는 관계에서 과거의 고통은 처리되고 해결되며, 신경통합을 이루어서 안정적 애착도식을 획득하게 된다.

치유관계의 힘

> 내게 누가 당신을 존경하고 사랑하는지 말해 주세요. 그러면 나는 당신이 누구인지 말해 줄 겁니다.
>
> – 앙투안 드 생텍쥐페리(Antione de Saint-Exupery)

우리의 뇌는 우리 주변에 있는 사람들의 뇌와 밀접하게 연관되어 있는 사회적인 기관이기 때문에 대인관계는 우리를 치유하는 힘을 가지고 있다. 정신치료의 치료효과는 많은 부분 치료자의 공감능력과 치료자의 인간성 및 기술에 대한 내담자의 신뢰에 달려 있다. 치료자(혹은 어떤 종류의 치유자이든)는 내담자에게 낙관주의와 희망을 건네주는 것을 통해 뇌를 재형성하는 강력한 마음의 기전을 사용한다. 뇌에 대한 마음의 영향은 사회적 신경과학에서 정신신경면역학에 이르는 다양한 영역에서 연구되어 왔으며, 기대효과 및 위약과 암시의 힘 같은 현상으로 표현되었다. 이런 것들 모두는 관계의 힘을 통해 뇌를 이끄는 마음의 예이다.

라틴어로 '내가 즐겁게 해 줄게요.'라는 뜻의 **위약**(placebo)이라는 단어는 효과가 없는 치료에 긍정적인 치료 반응이 나타나는 것은 의사의 기대에 부응하고자 하는 환자의 소망 때문에 발생한다는 고대인의 생각을 반영한다. 더 일반적으로 말하자면, 위약효과는 의사가 환자를 믿게 만듦으로써 나타나는 예상된 치료 결과이다. 모어먼과 조너스(Moerman & Jonas, 2002)는 그것의 이름을 '의미 있는 반응(meaning response)'이라고 바꿀 것을 제안했는데, 이것은 위약 효과는 환자가 그 약에 부여한 의미에 따라 효과가 나타난다는 것을 반영해 주는 것이다.

현대까지도 주술사와 무당은 부족의 치료자로서의 자신의 역할을 할 때 이런 현상을 이해하여 모든 종류의 암시(suggestion)를 사용하고 있다(Frank, 1963). 이와 유사하게, 불길한 해에 태어난 중국계 미국인의 수명이 실제로 짧다는 사실은 이러한 기대효과가 역할을 했음을 보여 주며, 이런 효과의 정도는 그들이 전통적인 문화적 신념을 얼마나 강하게 믿고 있느냐와 연관되어 있었다(Phillips, Ruth, & Wagner, 1993). 서양의 과학적 의학에서는 위약 효과를 골칫거리로 보았으며, 이것을 믿는 환자는 마음이 약하고 감수성이 예민하거나 꾀병을 부리는 등의 병리가 있다고 보았다.

현대의 과학기술적인 의료는 '의미 있는 반응'의 사용 감소를 초래하였으며, 의사의 역할을 치료자에서 기술자로 변화시켰다. 연구를 할 때 위약 대조군이 이들의 임상적인 결정을 하는데 반드시 근거가 되어야 하는 연구의 중요한 요소라는 점을 고려해 볼 때 특히 역설적이다. 이런 표준적인 연구방법을 지키기 위해 더 많은 시간, 돈 그리고 노력을 투여하는 것은 증상의 발현에 영향을 미치는 환자가 가진 기대의 힘을 지지하지 않는 것일까? 아마도 의사들은 자신들의 기술에 너무나도 감명을 받아 자신들의 인간성이 가지고 있는 힘을 잊어버렸을 것이다.

비슷한 방식으로, 기대와 위약 효과는 대개 정신치료 결과 연구에 있어서 비특이적인 효과라고 간주되어 버리고 있다. 나는 이런 효과가 실제로 특이적인 것이라고 생각한다. 즉, 우리는 어떤 사회적 요소와 심리적 요소가 치유를 유발하는지 정확하게 알고 있다. 칼 로저스는 1960년대 동안에 따뜻함, 수용, 돌봄 및 무조건적이고 긍정적인 존중으로 이런 것을 잘 표현하였다. 역학 연구자들은 이를 사회적인 지지, 관계의 연결성 그리고 영적인 믿음이라고 불렀다.

성공적인 위약 반응이 나타나는 동안 뇌에서 여러 다른 활성화 양상이 나타난다는 것은 마음과 뇌의 조절에 관여하는 다양한 신경경로를 반영해 준다. 신경과학적인 용어로 설명하자면, 위약 효과는 기분, 감정 및 면역 활동에 대한 하향식 겉질 조절의 한 가지 예로 볼 수 있다(Beauregard, 2007; Ocshner et al., 2004). 위약 효과는 긍정적인 정동과 낙관적인 마음 상태를 사회적인 경험과 통합하기 위해 앞이마엽에 많이 의존하고 있다. 똑같은 방식으로 어머니는 자신의 아이의 머리를 쓰다듬으면서 다 잘될 것이라고 이야기함으로써 아이의 뇌를 형성할 수 있으며, 의사는 내담자에게 긍정적인 예후를 제시하고 치료에 대한 자신감을 투사함으로써 내담자의 면역체계에 영향을 미칠 수 있다.

위약 효과는 사랑스러운 접촉 및 긍정적인 연결과 감정을 예상하는 것에 의해 촉발되는 보상체계(도파민-세로토닌-엔도르핀)와 똑같은 보상체계의 활성화에 의해서 일어나는 하나의 사회적인 현상이다(Esch & Stefano, 2005; Fricchione & Stefano, 2005). 우리의 두려움과 고통의 경험을 조절하는 편도는 긍정적인 감정에 의해 억제되며 부정적인 감정에 의해 활성화된다(Neugebauer et al., 2004). 예를 들면, 우리는 위약에 의한 진통효과와 아편유사제에 의한 진통효과가 같은 신경경로를 가지고 있다는 것을 알고 있는데, 이것은 우리가 자기암시 등을 통해 아편유사제를 자가투여할 수 있다는 점을 강력하게 시사한다(Pariente, White, Frackowiak, & Lewith, 2005).

감정에 대한 사회적인 하향식 조절의 예는 많다. 한 여성이 위협에 직면했을 때 자기 남편의 손을 잡는 것은 두려움의 활성화를 완화시킨다. 당연히 그녀가 남편과의 관계를 더 좋게 느낄수록 남편의 손이 가지는 진정효과는 더 커질 것이다(Coan, Schaefer,

& Davidson, 2006). 분명히 접촉으로 인해 진정되는 효과가 강력하지만, 진정시키는 얼굴 표정이나 잘 조율된 감정 상태에서 전달된 친절한 말 역시 효과가 강력하다. 이런 것에 대한 일부 증거가 치료시간 동안에 치료자와 내담자의 각성 정도(피부 전도도로 평가함)를 동시에 관찰했을 때 발견되었다. 치료자와 내담자 사이의 각성 상태가 일치했을 때가 그렇지 않은 경우보다 두 사람 사이의 긍정적인 사회적 상호작용과 감정적 상호작용이 유의할 정도로 더 일어났다(Marci, Ham, Moran, & Orr, 2007). 심지어 파킨슨병에서도 긍정적인 보상에 대한 예상은 기댐핵(nucleus accumbens)에서의 도파민 방출을 자극한다. 도파민 결핍이 파킨슨병의 중요한 원인이기 때문에 이러한 도파민의 방출은 증상의 호전을 가져온다. 위약 효과와 연관된 신경활성화로 인한 변화를 증명한 연구들이 〈표 20-4〉에 제시되어 있다.

의사가 자신의 동료에게 질병의 경과를 좋게 하기 위해 위약 효과를 사용해 보도록 권할 때, 이런 제안은 내담자중심치료에서의 기본적인 원칙과 매우 유사한 것이다. 예를 들면, 『가정의학과 학술지(Journal of Family Practice)』에 실린 글에서 환자와의 '지속적인 동반자관계'를 제안하였는데, 이것은 전체적인 인간으로서 관심을 가지는 것, 오랜 시간을 통해 환자를 아는 것, 돌봄, 민감성과 공감을 가지는 것, 신뢰할 수 있는 사

| 표 20-4 | 긍정적인 예상(위약)이 뇌 활성화에 미치는 영향

주요우울장애
- 앞이마엽, 앞쪽 띠다발(cingulate), 운동앞(premotor), 마루엽, 뒤쪽 뇌섬엽(insula) 및 뒤쪽 띠다발에서의 활성도 증가[1]
- 무릎밑 띠다발(subgenual cingulate), 곁해마(parahippocampus) 및 시상(thalamus)에서의 활성도 감소[2]

통증장애
- 가쪽과 눈확(lateral & orbital) PFC, 앞쪽 띠다발, 소뇌, 오른쪽 방추형이랑(fusiform gyrus), 곁해마 및 다리뇌(pons)에서의 활성도 증가[3]
- 오른쪽 뒤가쪽 겉질, 앞쪽 띠다발 겉질 및 중간뇌(midbrain)에서 활성도 증가[4]
- 통증자극에 양쪽 눈확 이마엽 활성도 증가와 반대쪽 앞쪽 띠다발겉질의 활성도 증가[5]
- 앞쪽 띠다발겉질, 앞쪽 뇌섬엽 및 시상에서의 활성도 감소[6]
- 앞이마엽겉질에서의 활성도 증가[7]
- dlpfc, 앞쪽 뇌섬엽 및 기댐핵에서 활성화된 내인성 아편유사제[8]

파킨슨병
- 시상밑 핵에서의 활성도 감소[9]
- 줄무늬체 도파민(striatal dopamine)의 증가[10]

람으로 보이는 것, 환자의 요구에 의학적인 목표를 맞추는 것, 그리고 환자의 완전한 참여를 격려하는 것을 특징으로 하고 있었다(Brody, 2000). 『영국의학 학술지(British Medical Journal)』에 실린 글에서 또 다른 의사는 "수천 년 동안 위약의 작용은 수많은 환자를 더 낫게 해 주었다. 현재에도 위약이 작용하지 않는 진료를 제공했던 적이 있는가?"라고 질문하였다(Thomas, 1987, p. 1202). 이런 것이 현대의 기술적인 의학에서는 사라지고 있으나 정신치료에서는 여전히 사용되고 있는 전통적인 치유의 측면이다.

뇌를 변화시키는 위약 효과의 힘은 실로 엄청나다. 우리의 기술적인 의학에 대한 경외심은 우리로 하여금 치유자로서의 의사 역할의 중요성과 환자 스스로가 자신의 내적인 생화학을 조절함으로써 치유에 기여하는 환자의 능력을 평가절하하게 만들었다. 잦은 방문, 격려하고 지지하는 상호작용 및 환자에게 예상되는 긍정적인 결과를 이야기해 줌으로써 환자의 경험을 형성하는 것을 포함하여 의학적인 치료의 효과를 증진시키는 데 위약 효과의 힘을 적용시키고 또 사용할 수 있는 많은 방법이 있다(Walach & Jonas, 2004; 〈표 20-5〉 참조). 역설적으로, 우리는 내담자에게 그들의 치료에 대한 반응이 안 좋은 쪽으로 가게 만들 수 있는 많은 위험성과 부정적인 부작용에 대해서만 이야기하도록 요구받는다.

전통적인 치유와 정신치료에서는 '기정사실'로 받아들여지고 있는 이런 모든 것이 현대의 서양의학에서는 방출되어 왔다. 아마도 치유관계가 가지는 이런 비특이적인 요소들이 언젠가는 의학적인 행위에 포함될 것이다.

│ 표 20-5 │ 의학적 치료에 위약 효과를 이용하기

- 방문하는 빈도를 증가시키기
- 당신의 환자가 신뢰하는 치료를 결정하기
- 환자, 의사, 가족 및 문화 사이에 있는 믿음을 조절하기
- 당신이 하고 있는 치료에 대한 확신을 가지기
- 환자들이 예상할 수 있는 것에 대해 알려 주기
- 따뜻하고 돌봐 주는 방식으로 치료를 하기
- 이야기를 잘 듣고 공감 및 이해를 전달해 주기
- 환자와 신체적인 접촉하기

의사-환자 상호작용의 힘을 지지하는 의학적 연구들의 소견.
출처: Walach & Jonas (2004)에서 발췌.

요약

뇌를 변화시키는 정신치료의 힘은 통합되지 않았거나 조절되지 않은 신경망을 인식하고 변화시키는 우리의 능력에 달려 있다. 신경형성력과 신경발생에 대한 지식이 증가하면서 뇌를 변화시키고 영향을 미치는 우리의 능력도 증가할 것이다. 정신치료의 맥락에서 본다면, 민감기가 새롭게 변화할 수 있는 가능성이 있고, 스트레스가 감정적인 기억을 '편집하고 또 재편집'하기 위해 적절하게 조절되는 방식으로 사용될 가능성이 있다(Post et al., 1998). 비록 이런 원칙을 인간에게 적용하는 것은 아직은 힘들지만, 정신치료가 뇌의 형성에 관여할 가능성이 있다는 점은 분명하다. 정신치료자가 유전적인 조작이나 화학적인 중재 없이 이미 형성력을 증진시키고 있다는 것은 명확한 사실이다.

치료는 안전한 응급상황인데, 왜냐하면 치료는 지지적인 구조 안에서 어려운 감정적인 학습이 발생하기 때문이다. 내담자의 안전한 느낌은 치료자의 기술, 지식 및 자신감에 의해 증진되는데, 이런 것들은 감정적인 조절을 지지하며 중간 정도의 각성을 유지할 수 있도록 도와준다. 또한 치료자의 돌봄, 격려 및 열정은 도파민, 세로토닌 및 다른 신경화학물질의 생산을 증가시킴으로써 학습, 신경성장 및 형성력을 강화시킨다(Barad, 2000; Kilgard & Merzenich, 1998; Kirkwood, Rozas, Kirkwood, Perez, & Bear, 1999). 성공적인 치료기법은 신경형성력을 증진시키는 방식으로 뇌의 화학적 환경을 변화시킴으로써 성공을 거둘 수 있다.

최근에 신경구조도 변할 수 있다는 쪽으로 관심이 이동하면서, 신경발달에서의 결정적인 시기가 신경구조를 형성하는 마지막 시기는 아닌 것으로 재인식되고 있다. 풍부한 환경의 영향은 일생 동안의 긍정적인 경험을 통해 뇌를 형성하는 능력이 있다는 것이 증명되었다. 신경형성력에 대한 더 최근의 연구(예, 사용 의존적 형성력, 신경전달물질의 변화 및 줄기세포 이식)들은 우리에게 새로운 경험과 미래의 생물학적 중재가 뇌를 재건할 수 있는 많은 도구를 제공해 줄 것임을 제시하고 있다. 정신치료는 이제 새로운 전환의 단계—신경과학자로서의 정신치료자—에 놓여 있다.

제21장

신경과학자로서의 정신치료자

> 이 방면에서 우리는 거대한 산의, 단지 작은 언덕에 서 있는 것과 같다.······ 과학의
> 다른 영역들과는 다르게 이 영역에서는 한 개인이나 작은 집단이 중요한 기여를 할 가
> 능성이 여전히 남아 있다.
>
> — 에릭 캔들(Eric Kandel)

정신치료자는 뇌의 기능과 정신건강을 증진시키기 위해 고안된 개별적으로 맞추어
진 풍부한 학습환경을 만들어 낼 수 있는 응용 신경과학자이다. 우리는 내담자가 무의
식적인 처리과정을 알게 하고, 자신의 투사를 이해하게 해 주며, 감정적 성숙을 이루는
과정에서 불안을 감내할 수 있게 가르치는 기술을 가지고 있다(Holtforth, Grawe, Egger,
& Barking, 2005). 정신치료의 과정에서 착각, 왜곡 및 방어가 드러나게 되고, 탐구되며,
검증을 받거나, 현실에 대한 이해와 함께 수정된다. 암묵기억—애착도식, 전이 및 초
자아의 형태로 나타나는—은 의식화되고 어린 시절 학습 경험의 표현으로 설명된다.
우리는 신경망의 성장과 통합을 향상시키기 위해 감정적 조율, 공감, 생각, 이야기 및
행동적인 실험을 복합적으로 사용한다.

이 모든 작업을 통해서 두려움, 공포 및 외상기억을 저장하고 있는 겉질밑 신경망은
활성화되며, 겉질의 억제성 회로와 통합할 수 있게 된다. 이런 통합은 외현기억과 암
묵기억 사이의 정보 흐름을 증가시키고 감각과 감정으로 저장되어 있는 고통스러운

기억에 대한 하향식 조절을 증가시킨다. 환자의 특정한 문제나 치료자가 지향하는 방향에 상관없이, 정신치료는 우리의 뇌를 더 잘 이해하고 우리의 뇌에 영향을 줄 수 있는 데 도움이 될 수 있는 방법을 가르쳐 준다. 정신치료와 신경과학 사이의 대화가 점점 더 발전하면서, 점점 더 많아지는 새로운 과학적인 발견이 이론과 임상적인 실제 모두에 적용될 것이다.

치료과정의 성공을 위한 중요한 요소들로는 공감적이고 지지적인 관계, 중간 정도 각성의 유지, 인지와 감정 모두의 활성화, 보다 적응적인 이야기를 함께 만들어 가기 등이 확인되었다. 안전하고 공감적인 관계는 신경형성력에 가장 도움이 되는 감정적 상황과 신경생물학적 상황을 형성한다. 이것은 또한 내담자가 신경의 재조직화에 필요한 스트레스를 더 잘 견딜 수 있도록 해 주는 발판 역할을 한다. 우리는 이미 새가 민감기 이후에 다른 새가 노래하는 것을 들었을 때는 노래를 학습할 수 있지만, 녹음기를 통해 들은 똑같은 노래는 학습할 수 없다는 것을 살펴보았다(Baptista & Petrinovich, 1986). 특정한 조건하에서 새가 다른 새와 인간 조련사 모두로부터 학습을 받기 위해서는 긍정적인 사회적 상호작용과 긍정적인 양육을 필요로 한다(Eales, 1985; Pepperberg, 2008). 아이가 자신의 엄마와 함께 있으려는 결코 채워지지 않는 욕구와 청소년이 또래 친구와 지속적으로 관계를 유지하려는 욕구는 사회화 과정의 민감기 동안에 나타나는 대인관계적 자극에 대한 강력한 욕구를 반영하는 것이다. 감정적인 표현과 조절은 정신치료에서 핵심적인 요소인데, 그것이 형성력, 학습 및 적응의 과정에서 이렇게 관계를 유지하려는 진화적 욕구를 이용하기 때문이다.

감정과 인지 모두의 활성화의 중요성은 대부분의 정신치료자에게 인식되어 있다. 고통스러운 기억과 연관된 감정의 표현, 두려운 상황에 대한 직면, 또는 새로운 대인관계에 대한 시도 모두에는 일종의 스트레스, 불안, 또는 두려움이 동반된다. 비록 이런 식의 생각은 임상적으로는 받아들여져 왔지만, 우리는 이제 중간 정도의 각성이 LTP, 학습 및 겉질의 재조직화를 증진시키는 신경전달물질의 생산과 신경성장 호르몬의 생산을 통해 형성력을 최적화한다는 사실을 지지하는 많은 증거를 가지고 있다(Cowan & Kandel, 2001; Zhu & Waite, 1998).

외상은 많은 방식을 통해 우리를 변화시키며 이런 변화는 외상을 겪은 이후의 삶을 더 힘들게 만든다. 생화학의 변화는 주의, 집중 및 학습과 관련된 문제를 유발한다. 불이행방식망의 억제는 대인관계에서의 애착과 자기정체성의 장애를 유발한다. 외상에 대한 반응으로 나타나는 해리는 신경통합, 형성력 그리고 기억을 갱신하는 우리의 능력이 파괴되었음을 반영해 준다. 치료를 하는 동안, 우리는 특정한 목표하에서 잘 조절된 방식으로 겉질에서의 형성력에 변화를 일으키기 위해 중간 정도의 각성을 사용한다. 치료의 안전한 응급상황은 뇌를 재형성하고 뇌의 신경화학을 조절하는 데 필요한 심리적인 지지와 생물학적 조절 모두를 제공해 준다. 신경통합과 재조직화의 많은 부분은 기억과 감정의 하향식 회로를 조율하고, 조절하며, 지시하는 역할을 하는 이마엽, 관자엽 및 마루엽의 연합영역에서 발생한다.

이야기를 함께 만들어 가는 것의 중요성은 대뇌겉질과 사회성 그리고 언어가 함께 발달한다는 것에 그 기초를 두고 있다. 중요한 관계에서의 언어적 의사소통은 진화를 하는 동안 뇌를 형성해 왔으며, 자기인식이 발생하게 했고, 우리가 인간적 마음이라고 생각하는 것을 만들었다. 이렇게 함께 진화를 했기 때문에, 감정적으로 의미 있는 관계 속에 포함되어 있는 공유된 이야기는 뇌의 신경망을 재형성할 수 있다. 자서전적 기억을 만들어 내고 편집하는 것은 과거에는 해리되었던 신경망을 자기에 대한 보다 일관성 있는 이야기로 만들어 가는 과정과 연결시켜 줄 수 있다. 이야기는 우리로 하여금 신경망 통합을 지지해 주는 우리의 지식, 감각, 느낌 및 행동을 의식적인 기억 내에서 결합할 수 있게 해 준다.

부모와 함께 이야기를 만들어 나가는 것은 부모의 내적 세계를 아이에게 세대 간에 전달해 주는 매개체 역할을 한다. 이런 이야기는 암묵적 가치, 문제 해결 전략 그리고 부모의 세계관을 반영해 주는데, 적응적인 것과 비적응적인 것 모두를 포함한다. 이들은 또한 우리 스스로와 다른 사람을 정의할 수 있게 해 주며, 복잡한 사회라는 세상을 통과할 수 있도록 하는 안내자 역할을 해 준다. 애착에 대한 연구는 이야기의 일관성과 포괄적인 정도가 애착의 안정성 및 자기성찰 능력과 상관관계가 있다는 것을 증명하였다(Main, 1993; Fonagy, Gergely, Jurist, & Target, 2002).

사회적 진화와 신경적 진화가 만나는 영역에서 의식의 다양한 유형과 일치하는 각각 다른 수준의 언어가 나타났다.

① (왼쪽 대뇌반구 통역사의) 반사적인 사회적 언어(reflexive social language)는 우리가 자연스럽게 다른 사람에게 사회적으로 용납되는 방식으로 이야기를 할 수 있도록 해 준다. 이 언어는 다른 사람에게 논리적으로 일관되며 긍정적인 표현을 하게 해 주는 역할을 한다. 이 언어는 집단에 가입하고 집단과 조화를 이루려는 일차적인 목적을 가진 몸단장과 손동작으로부터 진화되었다.

② 반사적인 내적 화자(reflexive internal narrator)는 어린 시절 감정적 학습을 포함하고 있는 암묵기억을 통해 우리의 행동에 대해 언급한다. 이런 목소리는 흔히 비

판적이고 수치심을 유발하는데, 높은 계급이 낮은 계급을 사회적으로 통치하는 형태의 언어로 진화의 초기 단계에서 물려받은 유산일 가능성이 높다.

③ 성찰적 내적 언어(reflective internal language)는 외부 세계로 향하는 언어인데, 우리가 개인적인 생각과 계획을 가지게 해 주고, 유도된 행동을 하며, 다른 사람을 속일 수 있도록 해 준다.

④ 자기성찰 언어(language of self-reflection)는 마음을 열고 있고 방어가 적으며 안전한 상태에서 나타나는데, 불이행방식망의 활성화에 의존할 가능성이 많다.

비록 처음 두 수준의 언어는 자발적으로 발생하지만, 내적 언어의 자기성찰적인 형태는 높은 수준의 신경망 통합, 정동조절 및 인지적 처리과정을 요구한다. 반사적인 언어는 우리가 현재의 순간에 머무를 수 있게 해 주는 반면, 자기성찰 언어는 현재의 순간에서 벗어날 수 있는 우리의 능력, 우리의 생각과 감정에 대한 인식을 얻는 능력, 우리가 어떻게 변하고 싶은지 그리고 어떻게 변화시킬지에 대한 결정을 할 수 있는 능력을 증명해 주는 것이다. 대부분의 정신치료 형태는 자기성찰 언어의 두 가지 형태 모두를 발달시키고 사용하는 데 의존하고 있다. 이러한 네 가지 형태의 언어는 공통된 어휘를 공유하고 있어 상당한 내적 혼란을 초래할 수 있다. 많은 사람이 미칠 것 같은 느낌을 보고하는데, 왜냐하면 마음속에서 동시에 반대되는 목소리를 듣기 때문이다. 정신치료는 흔히 마음속에서 무슨 일이 일어나고 있는지에 대한 명확한 생각을 제공해 주기 위해 이렇게 각각 다른 목소리를 분류해 주는 데 관여하고 있다.

진단과 치료

> 뇌의 주된 활동은 스스로 변화를 만들어 나가는 것이다.
>
> – 마빈 L. 민스키(Marvin L. Minsky)

기능적 뇌 영상기법은 운동 과제를 할 때, 두려운 상황을 상상하는 상황 및 친구에게 거절당하거나 거짓말을 하는 상황에서 살아 있는 인간의 뇌를 관찰할 수 있게 해 주었다. 이런 행동 및 기타 행동을 하는 동안에 활성화되는 영역에 대한 검사는 뇌와 행동 사이의 기본적인 관계에 대한 우리의 이해를 증가시켜 주었다. 비록 정신병리에 이러한 촬영기법을 적용하는 것이 여전히 초기 단계에 있지만, 이미 중요하고도 흥미로운 많은 발견들이 이루어졌다. 촬영기법들이 점점 더 정확해지고 장치의 가격도 적당해지면서 그것이 정신치료의 실제와 다른 학습 상황에서도 사용될 것이라는 데는 의심의 여지가 없다.

신경영상은 진단에 대한 보조, 치료의 선택 그리고 치료 결과의 예측에 사용될 수 있다(Etkin et al., 2005; Linden, 2006). 신경영상은 초기 평가의 한 부분으로서 치료자가 신경의 활성화와 억제가 일어나는 부분을 정확히 찾아내는 데 도움을 줄 수 있다. 치료계획은 영향을 받은 신경망의 성장과 통합을 증진시키는 특수한 정신치료적 중재와 약물적 중재를 궁극적으로 포함하게 될 것이다. 활성화의 기본적인 양상은 의사로 하여금 어떤 사람에게는 약물치료가 도움이 되고, 어떤 사람에게는 정신치료가 도움이 되며, 또는 어떤 사람에게는 두 가지 치료의 혼합이 도움이 될 수 있는지를 결정하는 데 단서를 제공해 줄 것이다. 치료과정 동안의 주기적인 촬영은 언젠가는 심리학적 평가에 더해 부가적으로 유용한 검사가 될 수 있을 것인데, 이를 통해 치료과정을 세밀하게 조율하고 치료의 성공을 평가할 수 있게 될 것이다.

현재 정신건강의학과적 증상과 뇌의 여러 영역에서의 대사의 변화에 대한 연관성이 밝혀지고 있다. 우리는 이미 우울증 환자의 왼쪽 앞이마엽겉질에서 대사가 낮은 수준을 보이고 있고(Baxter et al., 1985, 1989), PTSD 환자의 오른쪽 앞이마엽겉질과 둘레영역에서 대사가 증가되었음을 살펴보았다(Rauch et al., 1996). PTSD 환자에서 오른쪽 이마엽 영역의 중요성은 그것의 손상이 있은 이후에 PTSD 증상이 시작되고(Berthier, Posada, & Puentes, 2001) 오른쪽 이마엽의 뇌졸중 이후에 PTSD 증상이 '완치'되는 것(Freeman & Kimbrell, 2001)과 같은 임상적인 증거에 의해 지지를 받았다. 극도의 공포 상태 동안에 브로카 영역이 억제되는 것은 이미 인지행동치료의 주된 관심사가 되었으며, 언어중추의 재활성화는 PTSD 및 다른 불안과 연관된 장애의 치료 성공을 평가하는 기준이 되었다. 이런 모든 소견은 외상 경험을 한 이후에 발생하는 불안과 두려움의 인식, 반응 및 조절에 관여하는 특정한 회로가 있음을 지지해 준다.

그러나 이런 새로운 작업의 초점은 행동장애의 원인을 뇌의 특정한 영역에 국한시키는 과거의 정위 이론들(localization theories)과는 조금 다르다. 우리는 이제 뇌의 각 영역이 매우 복잡한 상호작용과 항상성 유지를 위한 기능을 가진 다양한 신경계에 참여하고 있다는 것을 이해하고 있다. 따라서 가장 중요한 것은 임상적인 증상과 이와 연관된 특정한 신경망의 활성화 정도 사이의 관계이다. 이런 관점에서 강박장애(obsessive-compulsive disorder: OCD)의 신경생물학은 특별한 관심을 받아 왔다. OCD를 유발한다고 생각되는 신경회로에는 꼬리핵(caudate nucleus), 창백핵(globus pallidus) 및 시상

(thalamus)이라고 불리는 겉질밑 구조물들과 눈확안쪽 앞이마엽겉질(ompfc)이 포함 된다. OCD 환자의 경우에는 오염과 위험에 대한 초기의 인식 및 반응에 관여하는 이 러한 겉질-겉질밑 회로가 활성화 고리에 갇혀 활성화가 계속 일어나게 된다(Baxter et al., 1992). ompfc 또는 OCD 회로의 일부 다른 요소가 걱정을 유발하는 신호에 반응하 여 OCD 회로를 활성화시키고 시상의 억제를 감소시키며, 이것이 그 이후에 ompfc와 꼬리핵을 흥분시킨다는 가설이 있다(Baxter et al., 1992). 그 결과, 억제나 차단에 매우 저항하는 되먹임 회로가 발생하게 된다는 것이다.

신경망 항상성과 치료 결과

> 신체에서 유지되고 있는 일정한 상태를 균형이라고 부를 수 있다.
>
> – 월터 캐넌(Walter Cannon)

증상의 변화와 신경생물학적 상관관계 그리고 뇌에 대한 정신치료의 영향에 대한 연구가 계속 진행되고 있다(Barsaglini et al., 2013; Fitzgerald, Laird, Maller, & Daskalakis, 2008; Messina, Sambin, Palmieri, & Viviani, 2013). 임상적인 호전은 논리적으로 불안, 감 정, 인지 그리고 다른 기능에 관여하는 뇌 영역에서의 대사 활동과 신경 활동이 정상화 되는 것과 상관관계가 있다. 내담자가 약물치료와 정신치료를 받는 동안 증상이 호전 되었을 때 같은 변화들이 관찰되었다(Abbas et al., 2014; Apostolova et al., 2010; Nakao et al., 2005). 이것이 한 개인에게 있어서는 치료의 결과인지, 아니면 시간의 경과에 따 른 결과인지에 대해서는 항상 알려져 있지 않다. 그러나 대조군(치료를 받지 않은 사람) 을 이용한 연구에서는 전반적으로 볼 때 치료를 받는 것이 치료를 받지 않는 것보다 더 낫다는 것을 보여 주었다.

신경망의 재조절이 우리가 정신치료를 하는 과정에서 관찰하는 일부 증상의 변화 와 연관되어 있다는 생각을 지지하는 상당한 증거가 있다. 일반적으로, 두려움과 불안 의 감소는 바닥(겉질밑)과 오른쪽 대뇌반구 영역의 활성도 감소와 연관되어 있다. 강박 장애에서는 충동의 조절과 억제에 관여하는 부분(특히 ompfc)의 활성화 감소가 관찰되 었다. 사회공포증과 거미공포증을 성공적으로 치료했을 경우에는 둘레계통과 원초적 인 겉질 영역의 활성화 감소 및 오른쪽 대뇌반구 처리과정의 감소가 관찰되었다. 조현 병 및 뇌손상과 같은 인지적 처리과정의 결함이 있는 상황에서 우리는 증상의 감소가 증가된 이마엽 활성화와 연관되어 있다는 것을 관찰하였다. 그러나 이런 연관성이 인과관계를 증명해 주지는 않는다는 것을 명심할 필요가 있다. 뇌 활성화 양상의 변화는 증상의 변화에 따라 이차적으로 나타날 수 있거나 알려지지 않은 일부 다른 요소 때문일 수도 있다.

공황장애와 PTSD에서 보이는 뇌 활성화의 양상은 조금 더 복잡하다. 이런 장애들은 모두 감각 신경망과 기억 신경망이 편도에 의해 납치되어 편도가 공포의 내적 근원이 된다. 비록 연구들이 아직 긍정적인 치료 결과와 연관된 뇌 활성화의 변화에 초점을 맞추고 있지는 않지만, 우리는 긍정적인 치료 반응은 편도, 감각운동 영역 및 소뇌 활동의 감소(Bryant et al., 2008; Pissiota et al., 2002)와 연관이 있고, ompfc 활성도의 증가와도 연관되어 있을 것이라고 추측할 수 있다(Phan et al., 2006; Williams et al., 2006). 또한 자서전적 기억과 연관된 영역의 활성화는 감소되고 현재의 외적 환경에서 나오는 정보처리 과정은 증가되어 있을 것이다(Sakamoto et al., 2005).

다수의 장애에 대한 정신치료의 결과에 대한 연구들은 증상의 호전과 일치하는 뇌 활성도의 변화를 발견하였다. 각각의 경우에 치료를 통해 이전에는 균형이 깨져 있었던 상호 활동적인 신경망 사이에 항상성 유지를 위한 균형이 재형성된 것으로 보인다. 〈표 21-1〉에는 다양한 환자군에서 성공적인 치료와 연관된 신경학적 변화를 측정한 연구들을 나열해 놓았다.

〈표 21-1〉 성공적인 정신치료와 신경활성도의 변화

진단과 치료	결과
강박장애	
BT 대 플루옥세틴	둘 다: 오른쪽 꼬리핵의 대사 감소[1]
BT 대 플루옥세틴	BT: ompfc의 활성화와 긍정적인 반응이 연관되어 있음
	플루옥세틴: 반대방향의 변화[2]
BT 대 플루옥세틴	증상의 자극과 dlpfc, ompfc, ACC에서의 활성도 감소[3]
BT 대 대조군	오른쪽 꼬리핵의 뇌혈류량 감소[4]
BT	가쪽 앞이마엽겉질의 활성도 감소[5]
CBT	오른쪽 꼬리핵의 대사 감소
CBT	시상 활성도의 정상화[6]
CBT와 플루옥세틴	양쪽 회색질의 증가[7]

	오른쪽 마루엽 백색질의 증가[8]
사회공포증	
CBT 대 시탈로프람	둘 다: 편도, 해마, 주변 겉질 활성도의 감소
	CBT: 수도관주위 회색질(periaqueductal gray) 활성도의 감소
	시탈로프람: 시상의 활성도 감소[9]
CBT 대 대조군	오른쪽 이마엽과 뒤통수엽 활성도 증가[10]
거미공포증	
CBT	해마곁이랑(parahippocampal gyrus)과 dlpfc,[11] 오른쪽 앞이마엽겉질,[12] 뇌섬엽과 앞쪽 띠다발겉질[13]의 활성도 감소
외상후스트레스장애	
EMDR (증례 연구)	앞쪽 띠다발과 왼쪽 이마엽 활성도의 증가[14]
공황장애	
CBT 대 항우울제	CBT: 아래 관자엽과 이마엽 영역에서 RH 감소, 아래 이마엽, 안쪽 관자엽, 뇌섬엽에서 LH 증가
	항우울제: 이마엽과 관자엽에서 RH 감소, 이마엽과 관자엽에서 LH 증가[15]
CBT	오른쪽 해마, 왼쪽 ACC, 왼쪽 소뇌, 다리뇌(pons)에서 활성도의 감소
	안쪽 앞이마엽겉질에서 활성도의 증가[16]
PT	이마-둘레계통 활성화 양상의 정상화[17]
주요우울장애	
CBT 대 파록세틴	CBT : 이마엽 활성도 감소/ 둘레계통 활성도 증가
	파록세틴: 반대방향의 변화[18]
CBT 대 벤라팍신	둘 다: 양쪽 ompfc와 왼쪽 ompfc 활성도의 증가, 오른쪽 뒤통수엽-관자엽겉질 활성도의 증가[19]
IPT 대 벤라팍신	IPT: 오른쪽 뒤쪽 띠다발과 오른쪽 바닥핵 활성도의 증가
	벨라팍신: 오른쪽 뒤쪽 관자엽과 오른쪽 바닥핵 활성도의 증가[20]
IPT 대 파록세틴	둘 다: 앞이마엽겉질 활성도의 감소
	둘 다: 아래 관자엽과 뇌섬엽 활성도의 증가[21]
IPT 대 파록세틴	둘 다: 이마엽 활성도의 감소와 증상의 감소
	둘 다: 인지적 증상과 정상관관계[22]

조현병	
인지적 재활	수행의 증가를 동반한 이마엽 활성도의 증가[23]
인지적 재활	오른쪽 아래 이마엽겉질과 뒤통수엽 활성도의 증가[24]

외상성 뇌손상	
인지적 재활	5명의 환자들 중 3명에서 전반적인 활성도의 증가[25]

이 표에서 보여 준 결과들은 예비적인 것들로 간주해야 되는데, 왜냐하면 대상군이 작고 다양한 방법이 사용되었기 때문이다.

BT: behavior therapy(행동치료), CBT: cognitive-behavioral therapy(인지행동치료), IPT: interpersonal therapy(대인치료), EMDR: eye movement desensitization and reprocessing(눈운동 탈민감화 및 재처리), ACC: anterior cingulate cortex(앞쪽 띠다발겉질), RH: right hemisphere, LH: left hemisphere, Roffman et al. (2005)에서 인용.

기능적 뇌 영상 연구들은 강박장애 증상의 호전과 ompfc 및 꼬리핵 활성도의 감소가 상관관계가 있다는 것을 증명하였다(Rauch et al., 1994). 정신치료자에게 특히 흥미로운 사실은 이러한 뇌의 대사 변화가 환자가 정신치료로 성공적인 결과를 얻었는지 또는 약물치료로 성공적인 결과를 얻었는지에 관계없이 똑같았다는 점이다(Baxter et al., 1992; Schwartz et al., 1996). 비록 정신치료와 약물치료가 우선적인 치료이지만, 이들이 항상 성공적인 결과를 얻는 것은 아니다. 어떠한 형태의 치료에도 반응하지 않았던 환자를 대상으로 하는 뇌 영상을 이용한 정신외과적 수술은 강박장애 회로 내에 있는 신경적 연결을 절단함으로써 제어가 안 되는 되먹임을 차단할 수 있었다(Biver et al., 1995; Irle, Exner, Thielen, Weniger, & Ruther, 1998; Rubino et al., 2000).

증상은 다양한 기저의 원인을 가질 수 있기 때문에, 신경망 활성도의 도움을 받은 진단은 진단의 정확성을 향상시킬 수 있다. 진단 특이성이 증가하면 자연스럽게 점점 더 특수한 정신치료적 중재와 약물학적 중재가 가능하게 될 것이다. 투렛증후군(Tourette's syndrome, 불수의적인 발성과 운동틱이 특징적으로 나타나는 장애)은 흔히 강박장애, 유뇨증(enuresis), 또는 ADHD가 있는 사람에게서 발생한다. 이것은 우연의 일치가 아닌데, 이런 장애들이 기저의 신경회로와 신경전달물질을 공유하고 있기 때문이다(Cummings & Frankel, 1985). 이들은 모두 이마엽겉질이 겉질밑 자극을 억제하는 기능의 장애에서 발생한다. 따라서 이런 하향식 신경망과 연관된 구조적·생화학적 및 조절의 이상은 네 가지의 상황을 모두 유발할 수 있다. 이런 회로에 대해 보다 완전히 이해하게 되면 강박장애, ADHD, 유뇨증 및 투렛증후군의 증상 모두는 이런 기능에 해당하는 신경망에 따라 분류된 미래의 진단체계의 하위집단에 포함될 것이다.

불안과 우울증에 대한 일부 연구에서는 치료의 성과가 증가된 겉질 대 겉질밑 활성화를 통해 이루어진다고 본 반면에, 다른 연구들에서는 이마엽 내에 있는 활성화 양상의 변화를 통해 이루어진다고 보았다(Porto et al., 2009). 그리고 정신치료와 약물치료 모두 증상의 감소를 유발했지만, 이 두 가지 치료가 어떻게 치료효과를 달성했는지에 대해서는 오직 부분적으로만 신경해부학적인 공통점이 있었다(Roffman et al., 2005). 바꿔 말하면, 다른 치료 전략에 의해 그리고 다른 신경망 사이의 균형 변화를 통해 똑같은 결과를 얻을 수 있다는 것이다. 이것은 정신치료에 대한 나쁜 소식이 결코 아니다. 경험이 많은 치료자가 시행한 인지치료는 중간 정도에서 심한 정도의 우울증에 대한 약물치료와 똑같은 효과를 보였다(DeRubeis et al., 2005). 아동학대의 과거력이 있는 우울증 환자에 대한 약물치료는 약간의 호전만 보여 주었지만, 정신치료는 약물치료보다 더 효과적이었음이 밝혀졌다(Nemeroff et al., 2003).

정신치료의 이점에 대한 부분적인 해답은 뇌에 영향을 미치는 약물치료의 효과와 정신치료의 효과를 비교하면 나타난다. 불안과 우울증에 대한 성공적인 정신치료와 약물치료는 모두 뇌의 겉질-둘레계통에 있는 공포회로의 기능적인 변화를 유발한다는 것이 밝혀져 있다. 약물치료는 편도의 활성화를 진정시켜 상향식 기전의 변화를 유발하는 반면, 정신치료는 겉질의 활성화를 증가시켜 하향식 기전을 통해 편도의 억제를 돕는다(Quidé et al., 2012). 이것은 대화요법(talk therapy)의 전략이 불안과 우울의 증상을 조절하기 위해 겉질의 자연적인 하향식 조절기능을 사용하기 위해 마음(겉질)을 이용한다는 것을 보여 준다.

지금까지 시행된 가장 큰 연구 중의 하나에서 선택적 세로토닌 재흡수 차단제(SSRIs)에 반응하지 않았던 45명의 강박장애 환자를 대상으로 행동치료 전과 후의 이마엽 활성도를 조사하였다(Yamanishi et al., 2008). 행동치료에 반응했던 환자들은 가쪽 앞이마엽 영역에서의 활성도가 감소되어 있었는데, 이것은 충동에 대해 겉질적 억제를 하려는 노력이 감소되어 있음을 반영해 주는 것이다(Saxena et al., 1999). 아마도 더 흥미로운 소견은 눈확 앞이마엽 활성도의 기저 수준이 더 높은 상태는 행동치료에 반응할 것이라는 것을 예측하게 해 주었다는 점이다. 이런 결과는 더 최근에 강박장애 환자를 대상으로 한 연구에서 지지되었는데, 이 연구에서는 치료에 대한 반응이 ompfc와 밀접하게 연결되어 있는 바닥앞뇌(basal forebrain)의 구조물인 앞쪽 띠다발의 기저 활동수준이 더 높은 것에 의해 예측이 되었다(O'Neill et al., 2013). 이와 비슷한 역학이 공황장애와 우울증이 있는 환자에게서도 관찰되었는데, 치료 전에 앞쪽 띠다발의 활성도 수준이 높고 앞쪽 띠다발과 편도의 연결성이 더 강할수록 치료에 대해 더 잘 반응하였다(Huang et al., 2014; Lueken et al., 2013; Straub et al., 2015). 치료에 대한 반응을 예측하는 방법으로 연관된 뇌 영역 사이의 휴식 상태 연결성(resting-state connectivity)을 이용하는 것이 점점 더 관심을 받고 있다(Crowther et al., 2015; Hahn et al., 2015).

이런 소견들은 일반적으로 하향식 억제를 반영하는 것으로 해석되지만(Milad & Quirk, 2002; Yang et al., 2014), 또한 우울증, 강박장애, 공황장애, 그리고 다른 불안에 기초를 둔 장애에 대한 성공적인 행동치료와 인지행동치료가 ompfc와 앞쪽 띠다발이 중심적인 요소인 불이행방식망에 의해 제공되는 자기성찰 능력과 대인관계 능력에 의존하고 있을 수도 있다는 점을 제안한다. 이런 능력은 환자로 하여금 자신의 치료자와 더 나은 관계를 맺게 해 주고, 치료의 비특이적인 사회적 측면과 감정적 측면으로부터 도움을 받으며, 자기인식을 사용하는 능력과 치료를 계속하려는 개인적인 의지를 증진시켜 준다. 이런 연구들은 마음과 그것이 포함되어 있는 대인관계가 실제로 중요하다는 것을 보여 주고 있다(Beauregard, 20007; Corrigan, 2004; Siegel, 2015).

스트레스의 중요성

> 우리를 죽이는 것은 스트레스가 아니라 스트레스에 대한 우리의 반응이다.
> － 한스 셀리에(Hans Selye)

비록 일부 스트레스는 삶의 정상적인 부분이지만, 어린 시절의 오래 지속되는 또는 심한 스트레스는 학습, 애착 및 심리적 조절에 중요하고도 오래 가는 장애를 유발할 수 있다(Glaser, 2000; O'Brien, 1997; Sapolsky, 1996). 스트레스는 전부는 아니어도 대부분의 정신건강의학과적 장애와 의학적 장애의 발생과 심한 정도에 영향을 미친다. 따라서 정신치료적 중재의 대상으로서 스트레스를 평가하고 스트레스에 치료 목표를 두는 것은 항상 치유하는 관계에서 중요한 부분이다. 치료자는 진단범주 치료방법의 관점에서 생각하도록 훈련을 받았기 때문에 스트레스는 흔히 우리의 진단적 범위에서 벗어난다. 환자의 스트레스를 이해하고 조절하기 위해 노력하는 것은 정신치료의 성공에 매우 중요한데, 왜냐하면 스트레스가 신경형성력의 과정에 미치는 영향이 크기 때문이다.

치료에 있어서 새로 등장하고 있는 개념에는 환자의 신경화학을 변화시킴으로써 스트레스로 힘들어하는 환자를 신경 손상으로부터 보호해 주는 것이 포함되어 있다. 이런 목표를 달성하기 위한 한 가지 방법은 외상 경험을 한 직후에 노르에피네프린과 글루코코르티코이드의 분비 또는 흡수를 차단하는 것이다(Brunet et al., 2008; Liu et al., 1997; Meaney et al., 1989; Watanabe, Gould, Daniels, Cameron, & McEwen, 1992). 심한 스트레스에 비교적 영향을 덜 받는 사람의 편도에서 신경전달물질 신경펩티드-Y(neuropeptide-Y)의 농도가 높은 것이 발견되었다(Morgan et al., 2000). 인위적으로 신경펩티드-Y의 농도를 증가시키는 것은 스트레스의 손상효과로부터 신경계를 보호해 줄 수 있다.

특정한 편도회로에 대한 화학적 차단이나 파괴는 놀람 반응 및 얼어붙는 반응과 같은 PTSD의 일부 증상을 감소시킬 수 있다(Goldstein, Rasmusson, Bunney, & Roth, 1996; Lee & Davis, 1997). 심지어 편도의 자극이 조건화된 공포의 소거(extinction)를 유발할 수 있다는 것도 제안되었다(Li, Weiss, Chaung, Post, & Rogawski, 1998). 편도에서의 LTP의 역할과 다른 형태의 형성력에 대한 이해뿐만 아니라 공포의 조건화에 편도가 미치는 영향에 대한 이해는 정신병과 PTSD에 대한 앞으로의 중재방법에 또 다른 방향을 제시해 줄 수 있다(LaBar, Gatenby, Gore, LeDoux, & Phelps, 1998; Rogan & LeDoux, 1996; Rogan, Staubli, & LeDoux, 1997).

우리는 어미 쥐가 새끼 쥐에 대한 관심의 정도가 높을수록 스트레스에 대한 반응으로 나타나는 새끼 쥐의 HPA 활성도를 감소시킨다는 것을 살펴보았다(Liu et al., 1997). 나는 비록 인간의 엄마에게 자신의 아이를 핥아 주도록 격려하는 것이 많은 도움이 될지에 대해서는 의구심이 들지만, 인간의 영아도 엄마의 마사지에 대해 반응해서 똑같은 양상을 보이며(Field et al., 1996), 안정적으로 애착된 관계 안에서도 똑같은 양상을 보인다는 것이 증명되었다(Spangler & Grossman, 1993). 엄마의 우울증, 분리 및 박탈이 영아에게는 심한 스트레스로 작용하며, 다양한 형태의 부정적인 생물학적 · 감정적 및 사회적 결과를 초래한다(Gunnar, 1992). 엄마의 우울증에 대한 적극적인 치료와 자신의 영아를 어떻게 마사지하고, 어떻게 상호활동을 더 잘할 수 있는지에 대한 방법을 가르쳐 주는 것은 엄마의 우울증이 초래할 수 있는 부정적인 영향의 일부를 상쇄시킬 수 있다. 출산 전에 엄마가 가지고 있는 애착의 문제, 또는 과거의 외상을 해결하는 데 초점을 맞춘 치료 또한 그들의 아이들(영아, 아동 및 청소년)의 스트레스를 감소시키는 데 도움이 될 수 있다(Trapolini, Ungerer, & McMahon, 2008).

엄마와의 분리가 미치는 영향에 대한 인식의 증가는 임의의 영아-엄마 분리 상황에 대해 조언을 하는 데 지침을 줄 수 있을 것이다. 즉, 질병이나 사망과 같이 분리가 피할 수 없는 상황일 때, 대인관계적 중재와 화학적 중재를 통한 스트레스 호르몬의 영향을 줄일 수 있다면 분리로 인해 삶의 후반에 발생할 수 있는 문제를 예방해 줄 수 있을 것이다. 학대, 방치, 버림받음 및 집단폭력과 같은 스트레스 사건에 우리 사회가 노출되어 있는 심각성을 고려해 볼 때, 심한 스트레스가 엄마에게 미치는 영향과 그들의 아이의 발달하는 뇌에 미치는 영향은 심각한 공중보건적 관심의 대상이 되어야만 한다(Bremner & Narayan, 1998).

연구 결과, 어린 시절의 스트레스는 이후의 삶에서 우울증에 대한 취약성을 증가시킨다는 것을 보여 준다(Widom, DuMont, & Czaja, 2007). 이것은 부분적으로는 민감한 발달시기 동안에 이마엽 회로의 조직화 결함 및 흥분성 신경전달물질과 성장 호르몬이 낮은 수치로 유지되는 것에 의해 이루어진다. 오른쪽 대뇌반구의 활성화로 치우치게 만드는 어린 시절의 경험 또한 우울증의 지속적인 발생에 중요한 역할을 한다. 우리가 제6장에서 논의했듯이, 우울증 환자에 대한 왼쪽 대뇌반구의 자기자극(magnetic stimulation)과 조증 환자에 대한 오른쪽 대뇌반구의 자기자극은 좋은 결과를 보여 주었으며, 이것이 전기경련치료(electroconvulsive therapy)에 대한 대체요법으로서의 역할을 할 수 있을 것이다(Grisaru et al., 1998; Klein et al., 1999; Teneback et al., 1999; Pascual-Leone et al., 1996).

이런 소견과 비슷하게, 감각적 자극을 통한 왼쪽 대뇌반구의 활성화는 자신을 생각하는 성향과 긍정적인 정동을 높은 정도로 유발하였다(Drake & Seligman, 1989). 왼쪽 이마엽의 상대적인 활성화는 '자기증진(self-enhancement)'의 마음 상태와 연관되어 있었는데, 이것은 정신병리의 위험성을 감소시키며 마음챙김 명상(mindfulness meditation)과 같은 수행이나 태도의 변화에 의해 조절될 수 있다(Tomarken & Davidson, 1994). 우리가 가쪽성과 정동 사이의 관계에 대해 더 잘 이해할수록 오른쪽 대뇌반구와 왼쪽 대뇌반구의 선택적 활성화 기법을 기분장애와 다른 정신건강의학과적 장애에 대한 다양한 치료법 안에 포함시킬 수 있을 것이다.

PTSD는 기본적으로 의식적인 통제 밖에 있는 신경생물학적 과정에 의해 중재되고 유지된다. 높은 수준의 정동을 직면했을 때 브로카 영역이 활성화되는 것은 PTSD와 기타 다른 불안장애가 있는 환자에 대한 대부분의 치료에 있어서 가장 중요한 기전으로 드러나고 있다. 우리는 ompfc가 편도의 활동을 조절하고 억제한다는 것을 알고 있는데, 이 회로가 바로 환자가 자신의 두려움을 억제하기 위해 인지를 사용할 수 있도록 우리가 도울 때 활성화시키는 회로이다.

신경적 소통과 정신병리를 연결시키는 새로운 이론들이 나타났음에도 불구하고, 신경망의 통합에 목표를 둔 본격적인 형태의 정신치료는 아직 나타나지 않고 있다. 그러나 온도눈떨림 검사(caloric test)와 EMDR에서 사용되는 눈 운동과 같은 기법은 신경구조의 균형을 다시 잡는 데 효과적인 요소로 관여하고 있는 것으로 보인다. 우리는 이전에 오른쪽 마루엽(뇌의 양쪽에서 나오는 감각 정보와 운동 정보의 통합에 관여하는 것으로 추정되고 있는)에 손상이 있을 때 발생하는 감각무시 현상에 대해 논의했다. 온도눈떨림 검사에서 왼쪽 귀에 차가운 물을 넣어 자극을 주면 오른쪽 관자엽 영역을 활성화시키면서 빠르게 좌우로 흔들리는 눈 운동이 유발된다(Friberg et al., 1985). 비록 이런 치료를 통해 감각무시가 영구적으로 회복된 경우가 한 예에서 보고되었지만, 대부분의 회복은 일시적인 것이었다(Rubens, 1985). 온도눈떨림 검사에 대한 반응으로 나타나는 양쪽 주의집중중추(attention center)의 활성화는 과거에는 단절되었던 주의집중 체계와 정보처리 체계의 통합을 증진시킨다(Bisiach et al., 1991).

많은 연구에서 밝혀진 증거들은 PTSD 환자의 뇌에서는 정보와 기억이 처리되는 방식이 파괴되었다는 사실을 알려 준다. 우리는 우리의 내담자들이 뭔가 새로운 것에 의해 촉발되는 예상하지 못했던 두려움을 피하기 위해 자신의 행동, 활동 및 감정의 범위를 축소하는 경향이 있다는 것을 알고 있는데, 이런 증상은 새것공포증이라고 불린다. 외상을 경험하지 않은 사람이 뭔가 새로운 것을 경험할 때 앞쪽 띠다발은 우리가 예상하지 못했던 뭔가 새로운 것에 주의를 집중하게 만들고, 반응을 준비하게 하며, 학습을 할 수 있도록 해 준다. 뭔가 새로운 것이 좋은 것일 수도 있고 나쁜 것일 수도 있지만(우리는 모른다), 만약 우리가 두려워하지 않는다면 그 호기심과 새로운 것을 탐색하려는 욕구는 모르는 것에 대한 두려움에 반대되는 힘으로 작용하여 균형을 잡아 줄 것이다. PTSD 환자는 우리가 새로운 것에 대해 준비하고 새로운 학습을 할 수 있도록 해 주는 회로가 활성화되지 않는다. 대신에 자서전적 기억과 신체적 기억을 조직화하는 뇌의 영역이 활성화된다. 따라서 새것공포증은 사실 과거의 고통과 두려움이 다시 회상되는 것에 대한 공포이다. 바꿔 말하면, PTSD 환자의 뇌는 새로운 학습과 과거의 경험을 갱신하는 능력을 차단한다.

우리의 기억체계와 운동체계는 우리가 물고기였을 때부터 협동적으로 진화과정에 참여하였다. 이에 대한 한 가지 증거는 우리가 걷거나 달리기를 하기 위해 다리의 큰 근육을 사용할 때 이런 근육은 혈액뇌장벽(blood-brain barrier)을 통과하는 신경성장인자를 분비하여 신경형성력과 학습을 자극한다. 이런 연결성은 우리가 움직일 때 근육이 뇌에게 주의를 집중하라고 이야기하도록 진화했기 때문인데, 왜냐하면 뭔가 중요한 일이 발생하고 있기 때문이다. 그렇지 않다면 우리가 왜 움직이고 있겠는가? 이와 비슷한 방식으로 양옆으로 움직이는 눈 운동은 기억의 갱신과 연관된 체계를 촉발시키는데, 왜냐하면 이런 눈 운동은 역사적으로 수렵채집 활동 및 약탈자를 경계하고 약탈자의 먹잇감을 보호하는 것과 연관되어 있기 때문이다. 이것이 아마도 왜 빠른 눈운동(REM) 수면이 우리의 뇌가 새로운 기억을 통합하고 정리하는 데 관여하고 있는 동안에 발생하는지를 설명할 수 있을 것이다. 우리는 기억을 공고화하기 위해 우리의 눈을 움직일 필요는 없다. 이런 눈 운동은 단지 수렵채집 활동, 방향을 잡는 반응, 눈 운동 그리고 우리의 활동 영역에 대한 지도를 갱신할 필요가 있는 것들이 함께 진화하면서 나타난 인공적인 산물일 뿐이다.

EMDR을 통한 PTSD의 치료에서는 과거의 외상 사건을 회상하고 생각, 자기신념, 감정 및 신체감각에 초점을 맞추는 치료의 틀을 따르게 된다. 게다가, EMDR은 치료자의 손이 좌우로 움직이는 것을 보거나 양쪽 다리를 번갈아 가면서 손으로 두드림으로써 주기적인 자극을 주는 방법을 사용한다(Shapiro, 1995). 이렇게 양쪽으로 번갈아 가면서(좌우로) 주는 자극은 온도눈떨림 검사와 비슷한 방식으로 양쪽 관자엽에 있는 주의집중중추를 활성화시킨다. 실제로, 번갈아 가면서 주는 활성화는 신경망의 연결성을 증진시키고 외상기억이 정상적인 정보처리 과정으로 통합될 수 있도록 해 준다.

좌우로의 눈 운동이 당연히 진화적으로 중요한 반면, EMDR은 다양한 감각적 양상을 통해 정위반사(orienting reflex)를 활성화시킬 수 있다. 정위반사는 우리의 관심을 사로잡는 뭔가에 우리의 주의를 집중시키는 자동적인 반응이다. 이런 원초적인 반사는 환경에 대한 적응적인 반응으로, 모든 동물에게서 발견된다. 기억체계가 진화하면서 모든 동물들은 뇌에게 새로운 정보를 학습할 준비를 하도록 신호를 보내기 위해 정위반사와 연결망을 형성했을 가능성이 높다. 정위반사는 PTSD 환자의 뇌가 새로운 정보를 직면했을 때 자서전적 기억으로 돌아가려는 경향에 반대되는 작용을 한다.

눈 운동이나 다리를 두드리는 행동을 통해 정위반사를 자극하는 것은 뇌의 새로운 것을 발견하는 중추를 자극하며 기억의 재통합이 가능하도록 해 준다. 이것은 새로운 정보가 들어가고 오래된 정보가 갱신되며 수정될 수 있도록 해 준다. 나는 이런 기전이 EMDR의 작용기전이라고 생각한다. 당신은 EMDR이 PTSD 환자가 현재에서 살 수 있도록 해 주는 방식으로 새로운 경험을 처리하도록 만들기 위해 환자의 뇌를 속이는 것이라고 말할 수도 있을 것이다.

EMDR과 같은 기법은 외상 이후에 이차적으로 신경망이 해리되려고 하는 뇌의 경향성을 저지하거나 역전시킨다. 양쪽성 자극은 시간과 공간에 대한 맥락화를 제공해 주는 겉질-해마 회로를 통해 외상기억의 재형성을 증진시킨다. 이런 회로의 활성화는 겉질밑 감각-정동기억 회로에 대한 내림 억제성 연결이 이루어질 가능성을 만들어 낸다(Siegel, 1995). 따라서 주의를 오른쪽-왼쪽으로 자극하는 것은 뇌 전반에 걸쳐 정동과 인지, 감각 및 행동의 통합을 동시에 촉발한다.

일단 신경회로 사이의 관계에 대해 더 완전히 이해하게 되면, 정신치료자는 신경망 통합을 증진시키는 방식으로 뇌를 자극하기 위해 이런 방법 및 기타 다른 비침습적인 기법을 사용하게 될 것이다. 감정표현상실증(alexithymia)이 있는 환자를 치료하는 동안 오른쪽 대뇌반구의 감정영역에 대한 자극이 왼쪽 대뇌반구 언어회로와 함께 감정적 처리과정의 통합을 도와줄 수 있을까? 경계성 인격장애 환자가 감정조절이 안 되는 상태에서 왼쪽 대뇌반구의 활성화를 통해 인지적인 지각을 얻고 감정조절을 할 수 있는 자신의 능력을 증진시킬 수 있을까?

너무 많은 감정적인 억제가 이루어지는 상황에 대해서는 치료를 통해서 중간 정도의 정동을 유발함으로써 새로운 학습이 자극될 수 있다. 그 이후에 이런 학습은 감정적인 회로를 의식으로 통합시키는 데 보다 도움이 되는 생화학적 환경을 만들어 낼 수 있다(Bishof, 1983; Chambers et al., 1999). 이것이 변화를 위해서는 정동이 필요하다는 프로이트의 믿음의 기저에 깔려 있는 신경생물학일 수 있다. 감정과 인지의 신경망을 동시에 활성화시키는 것은 결과적으로 감정과 인지를 결합시켜 의식적인 인식과 감정의 통합이 가능해지도록 만들어 준다.

치료의 근거와 조합

나는 때때로 밤에 자리에 누운 채로 '나는 어디서부터 잘못한 것일까?'라고 묻곤 한다. 그러면 어떤 목소리가 나에게 '그 해답을 찾는 데에는 하룻밤 이상이 걸릴 거야.'라고 말해 준다.

- 찰스 슐츠(Charles Schulz)

이 책에서 주장하는 기본적인 전제는 어떤 형태의 정신치료든 그 치료가 기저에 있는 신경망의 성장과 통합에 긍정적으로 영향을 미치는 정도만큼 성공적이라는 것이다. 나는 앞으로도 이런 기본적인 가설을 지지해 주는 연구가 계속될 것이라고 예상하고 있다. 더욱이, 발전하는 기술은 우리에게 뇌의 활동을 평가하는 더 정확한 방법을 제공해 줄 것이며, 우리가 측정하는 것이 정확히 무엇인지에 대한 이해를 더 높여 줄 것이라고 생각한다. 나의 희망은 우리가 증례를 개념화하는 데 신경망의 활성도를 포함시키는 것이 우리가 제공하는 치료를 선택하고, 조합하며, 평가하는 데 필요한 공통된 언어를 만드는 데 도움을 줄 것이라는 것이다. 희망 사항이기는 하지만, 이것은 우리가 경쟁적인 학파의 과거의 논쟁에서 벗어나 정신치료에 대한 포괄적인 접근으로 나아갈 수 있도록 도와줄 것이다.

두 가지 다 경험적인 지지가 있음에도 불구하고, 약물치료 지지자와 정신치료 지지자 사이에 오랫동안 격렬하게 계속되고 있는 한 가지 논쟁은 개별적으로 치료하느냐 또는 조합해서 치료하느냐에 관한 것이다. 뇌의 기능은 우리가 뇌를 조절하고 신경형성력을 자극하는 데 있어서 대화요법과 약물치료 모두의 효과를 더욱 깊게 살펴볼 수 있는 방법을 제시하고 있다. 나에게 정신치료를 받으러 오는 환자는 종종 약물치료를 단호하게 거절한다. 만약 내가 정신치료에 대한 부가요법으로 약물치료를 권하면 일부 환자는 두려움을 느끼거나 수치스러워하기도 한다. 동시에, 나는 많은 사람이 대화요법을 무시하고 약을 처방해 주는 치료자에게만 도움을 받으려고 한다는 것도 알고 있다. 모든 내담자는 뇌의 기능과 두 가지 중재 모두의 힘(심지어 상승작용이 있는)에 대한 교육을 통해 치료의 결정에 도움을 받을 수 있다. 치료동맹은 한편으로 긍정적인 결과, 약에 대한 순응도 그리고 심리적인 안녕을 지지해 준다. 다른 한편으로는 약물치료가 내담자로 하여금 정신치료로 도움을 받을 수 있는 몸과 마음의 상태가 될 수 있도록 도와줄 수 있다.

사고로 인한 뇌손상이 있는 많은 환자가 신체적·인지적 그리고 정신사회적 중재를 포함하는 다양한 형태의 재활 프로그램에 참여하고 있다. 뇌손상 이후의 재활에 대한 일반적인 접근법은 첫 번째로 어떤 체계가 손상을 받았고 어떤 체계가 보존되어 있는지를 평가하는 것이다. 그다음 단계는 환자의 강점은 강화시키고 환자의 약한 부분은 보상해 줄 수 있는 프로그램을 개발하는 것이다. 교통사고와 산업재해는 흔히 이마엽 겉질의 손상을 초래하여 주의력, 집중, 기억, 집행기능 및 감정조절의 장애를 유발하므로 이런 부분에 대한 신경학적 재활이 흔히 포함된다. 이와 같은 장애는 많은 형태의 심리적 스트레스와 정신건강의학과적 질환에서도 흔하다.

마음과 뇌에 대한 전통적인 분리는 정신치료, 신경심리학 및 재활의 영역을 각각 따로 발달하게 만들었다. 심리적인 장애가 뇌-행동 관계의 맥락 안에서 개념화되었을 때, 정신치료에 인지적 재활기법을 적용하는 것은 매우 흥미로운 시도가 되었다. 예를 들면, 이마엽 기능의 이상이 강박장애, 우울증 및 ADHD에서 발견되었다. 이런 장애는 뇌손상이 있는 환자가 가지고 있는 많은 증상을 공유하고 있기 때문에 이런 진단과 다른 정신건강의학과적 진단으로 정신치료를 받고 있는 환자는 인지적 재활 전략들로부터 도움을 받을 수 있을 것이다(Parente & Herrmann, 1996).

이런 예는 내가 나의 환자 소피아가 자신의 약속시간을 기억하는 데 도움을 주기 위해 사용했던 간단한 기억 전략이 어떻게 치료동맹을 맺는 데 도움을 주었는지에 대해

제5장에서 제시한 바 있다. 내가 치료를 할 때 하는 가정은 만성적인 스트레스로 인한 해마 부피의 감소와 우울증에 연관된 관자엽에서의 대사 감소가 함께 있으면 실제적인 뇌와 연관된 기억의 기능이상을 유발한다는 것이었다(Bremner, Scott, et al., 1993; Brody et al., 2001). 우울증과 불안증 환자에 대한 인지행동치료의 성공은 앞이마엽 기능을 지지해 주기 위해 현실 검증력, 주의력 집중 및 감정적 조절과 같은 기본적인 문제에 초점을 맞추는 것이 얼마나 중요한지를 명확히 보여 준다(Schwartz, 1996).

경계성 인격장애 환자에게서 발견되는 이마엽과 관자엽의 손상 또는 기능이상 소견은 이런 환자에게 인지적 재활기법을 사용하는 것이 도움이 된다는 것을 지지해 준다(Paris et al., 1999; Swirsky-Sacchetti et al., 1993). 이것은 왜 경계성 인격장애 환자에게는 그들의 변덕스러운 집행기능 조절과 감정적인 불안정성을 잡아 주는 데 발판이 되어 줄 높은 수준의 구조화가 필요한지를 설명하는 데 도움이 될 것이다. 물리적인 환경, 감각적인 자극 및 활동의 정도와 유형을 조절하고 조직화하는 것 모두는 뇌의 기능에 영향을 미친다. 정신교육 및 가족과 친구를 치료과정에 포함시키는 것(뇌손상 이후의 재활에 광범위하게 사용되고 있는) 또한 가능성이 있는 변화의 기전이다. 이에 대한 좋은 예는 변증법적 행동치료(dialectical behavioral therapy; Linehan, 1993)인데, 이 치료는 앞이마엽의 기능을 지원하기 위해 노출, 인지수정, 기술 개발 및 문제 해결 기술을 결합하여 사용한다.

인지적 결함에 초점을 맞춘 진단과 치료적 접근은 수치심을 감소시키고 강력한 치료동맹을 형성하는 데 도움을 준다. 지지와 이해의 맥락 안에서 매우 체계적인 방식으로 기술을 익힐 수 있도록 해 주는 기법은 붕괴된 환자(disorganized patients)에게 초기에 명확하게 보일 수 있는 성공적인 치료 경험의 기회를 제공해 줄 수 있다. 기억, 정동 및 행동과 연관된 신경망에 대한 우리의 이해가 확장되면서 이런 체계를 도울 수 있는 인공적인 보조기구들이 만들어질 것이며, 이것이 정신치료적 맥락에 적용될 수 있을 것이다. 이런 종류의 영역을 넘나드는 조율에 대한 필요성이 증가하면서, 신경과학뿐만 아니라 인지, 기억 및 재활과학을 포함하는 더 포괄적인 훈련이 정신치료자에게 요구될 것이다. 정신치료와 재활 사이의 전통적인 장벽을 제거하는 것은 높은 수준의 치료와 더 높은 치료 성공률을 가져올 것이다.

왜 신경과학이 정신치료자에게 중요한가

> 과학이 발달함에 따라 과학에서 중요한 것은 자신의 생각을 수정하고 바꾸는 것이다.
> — 허버트 스펜서(Herbert Spencer)

치유자로서의 정신치료자는 선사시대부터의 랍비, 성직자, 주술사 및 무당의 오랜 전통을 함께 공유하고 있다. 동시에, 신경과학에서의 발견은 우리가 또한 현대의 과학적 주류에도 포함되어 있다는 것을 명확하게 해 준다. 기술적인 의학과는 대조적으로 우리가 사용하는 기법은 치유적 관계에서의 우리의 개인적인 역할과 내담자의 주관적인 경험의 중요성 모두를 이용한다. 뇌에 기반을 둔 변화의 모델이 없었을 때도 우리 영역의 지도자들은 내담자의 뇌를 형성하고, 통합하며, 조절하는 데 도움을 주기 위해 신경형성력 과정을 자극하고 유도하는 법을 배웠다. 그러나 신경과학에 대한 학문적인 이해가 우리가 하는 치료에 왜 중요한 것일까? 여기에 몇 가지 이유가 있다.

실제적인 측면에서 우리의 임상적인 생각에 신경과학적인 관점을 보태는 것은 우리로 하여금 내담자에게 자신의 문제 대신에 우리 뇌의 문제점에 대해 이야기할 수 있게 해 준다. 공포증에서 비만에 이르기까지 많은 사람이 싸우는 것은 뇌의 진화의 결과로 나타나는 것이지 성격의 문제로 나타나는 것이 아니라는 점이 드러나게 된다. 우리가 공통적으로 가지고 있는 문제를 확인하고 그것을 교정하기 위한 방법을 개발하는 것은 치료동맹을 형성하는 데 견고한 기초가 된다.

우리가 정신적인 건강과 감정적인 안녕이 신경학적으로 연관되어 있다는 것을 더 잘 이해하게 되면 이런 지식이 진단과 치료를 하는 데 도움이 되도록 사용할 수 있을 것이다. 또한 신경과학은 언젠가는 우리가 정보에 근거를 둔 신경과학과 정신치료의 절충적 방식의 치료나 치료의 결과를 평가하는 데 있어 지금의 방법 등에 더 부가해서 평가하는 방법에 대한 합리적인 근거를 제공해 줄 것이다. 우리는 어떤 치료의 조합이 목표로 하는 신경망에 영향을 주고, 이런 회로의 활성도 변화가 증상의 발생과 어떻게 연관되어 있는지에 대해서도 알 수 있게 될 것이다. 신경과학은 또한 우리의 내담자를 치료하고 있는 의사, 약사 및 신경학자가 서로 의사소통할 수 있는 공통된 언어를 제공해 줄 수 있다. 마지막으로, 만약 당신이 나와 같다면 당신은 많은 증례를 개념화하는 데 있어서 흥미롭게 추가할 수 있는 신경과학적 관점을 발견하게 될 수도 있다.

일부 치료자는 신경과학과 정신치료의 통합에 대해 화를 내면서 이 둘은 전혀 무관하고 정신적 현상을 물리적 현상으로 설명하려는 환원주의적(reductionistic) 주장이라고 할 수도 있을 것이다. 나는 그들의 관점과 걱정을 이해하고 있다고 생각한다. 만약 당신이 효과가 좋은 치료 모델을 가지고 있다면, 왜 뇌에 신경을 쓰겠는가? 만약 로저스, 코헛(Kohut), 또는 벡(Beck)이 신경과학자로 훈련을 받았다면 더 나은 치료자가 되었을까? 아마도 그렇지 않을 것이다. 그러나 나는 어떻게 뇌가 마음의 변화와 연관이 없을 수 있는지에 대해 이해하기가 어렵다. 나는 환원주의를 다른 누구보다도 싫어하지만 자연현상에 대한 것을 환원주의적 경향 이외에 더 잘 설명해 줄 수 있는 것이 있을까? 우리의 신경과학에 대한 지식은 우리가 복잡하고 불완전한 뇌를 가진 영장류라는 사실과 우리가 알고 있다고 생각하는 것에 대해서 항상 의심하는 태도를 가져야 한다는 점을 강조하고 있다. 바꿔 말하면, 영장류는 자신의 신념을 의심하고 새로운 생각에 마음을 열고 있어야 한다는 것을 말해 준다.

우리의 뇌가 우주에서 가장 복잡한 구조물일 수도 있지만, 그것이 어떻게 작동을 하는지에 대한 지식이 거의 없으면서 그에 의존하고 있다는 것을 깨닫는 것은 매우 놀랄 만한 일일 것이다. 비록 우리의 뇌에 대한 이해가 이제 시작 단계일 뿐이기는 하지만, 뇌 진화의 역사, 발달과정 그리고 특이한 설계에 대한 인식은 우리가 뇌를 더 현명하게 사용할 수 있도록 시작하게 해 줄 것이다. 실제적인 문제들—약물, 스트레스 및 어린 시절의 박탈의 결과로 나타나는 신경 손상에 대한 이해와 같은—이 개인적인 결정에서 공공적인 결정에 이르기까지 모든 부분에 영향을 주어야만 한다. 흔히 전쟁에 대한 노출로 발생하는 신경망의 해리는 우리로 하여금 위험한 채로 내버려 두고 있는 이들에 대해 더 많은 관심을 가지도록 해 주어야 함을 보여 주고 있다. 심지어 개인적인 경험과 이기적인 욕구의 방향으로 현실을 왜곡하는 우리의 성향조차도 우리로 하여금 우리의 신념과 선택권을 보다 주의 깊게 검토하도록 해 주는 것이 되어야 한다는 것을 보여 주고 있다.

우리는 이제 마음과 뇌가 떼려야 뗄 수 없는 관계에 있으며, 전통적으로 심리적인 것이라고 생각했던 장애들도 이제는 신경생물학적 기전을 포함시켜 재개념화할 필요가 있다는 것을 알고 있다. 그리고 만약 뇌의 기능이상이 내담자가 힘들어하는 부분의 핵심이라면, 정확한 신경생물학적 지식만큼 가치 있는 '내담자를 가장 이해하기 쉽게 만드는 해석'은 없을 것이다(Yovell, 2000). 자기인식은 진화의 역사에서 나타난 비교적 새로운 현상이다. 정신치료는 우리 자신 및 세상에 대한 경험과 관점을 확장시켜 주는 도전을 통한 신경통합을 증진시킨다. 의식을 확장시키는 도전은 반사, 두려움 및 편견을 넘어 우리 스스로와 다른 사람에 대해 마음챙김의 마음을 가지고 또 연민을 가지는 것으로 가게 해 준다. 우리 뇌의 가능성과 한계를 이해하는 것은 인간 의식의 진화에서의 단지 하나의 단계일 뿐이다.

요약

우리의 뇌는 불가피하게 사회적이며, 뇌의 구조와 기능은 가족, 부족 및 사회와 깊은 연관성을 가지고 있다. 비록 뇌는 많은 단점과 취약성을 가지고 있기는 하지만, 다른 사람의 뇌와 연결시키고, 조율하며, 조절하는 우리의 능력은 우리에게 다양한 방식의 치유를 제공해 준다. 이것이 바로 정신치료의 핵심에 있는 인간관계의 힘이다. 나의 견해로는 정신치료자를 위한 신경과학의 가치는 마음 이외의 부분에 대한 설명을 하거나 새로운 형태의 치료를 만들어 내는 것이 아니라, 프로이트의 '과학적 심리학을 위한 프로젝트(Project for a Scientific Psychology)'에 대해 낙관적이고도 열렬한 지지와 함께 그 연장선상에서 우리가 말하는 치료의 신경생물학적 특징을 이해하는 데 도움을 주는 것에 있다.

제22장

사람은 어떻게 변화하는가

이상한 역설은 내가 나 자신을 있는 그대로 받아들였을 때 내가 변할 수 있었다는 것이다.

– 칼 로저스(Carl Rogers)

한번은 어떤 사람이 나에게 쥐와 인간의 차이에 대해 알고 있는지 물어본 적이 있다. 나는 호기심이 생겨 그의 이야기를 들었다. 다음 내용은 그가 나에게 해 준 이야기이다. 만약 당신이 배고픈 쥐를 다섯 개의 터널로 둘러싸인 판의 가운데 놓고 치즈를 세 번째 터널 밑에 숨겨 두었다면, 쥐는 치즈 냄새를 맡고 치즈를 찾을 때까지 터널을 탐색하며 돌아다닐 것이다. 만약 당신이 그다음 날 똑같은 쥐를 똑같은 장소에 둔다면, 쥐는 훌륭한 공간기억력을 가지고 있기 때문에 바로 세 번째 터널로 갈 것이다. 만약 그 사이에 당신이 치즈를 다섯 번째 터널로 옮겨 놓았다면, 쥐는 예전에 있었던 곳에서 치즈를 발견할 것을 예상하면서 여전히 세 번째 터널로 갈 것이다. 그렇다면 쥐와 인간의 차이는 무엇인가?

쥐는 현실적이기 때문에 곧 치즈가 없어졌다는 사실을 받아들이고 치즈를 찾기 위해 다른 터널을 탐색하기 시작한다. 반면에, 인간은 계속 세 번째 터널로 가는데, 세 번째 터널이 치즈가 있어야 하는 곳이라고 믿기 때문이다. 인간은 몇 세대를 지나면서 세 번째 터널에 대한 관습, 철학 및 종교를 개발하고, 세 번째 터널을 다스리기 위해 신을 창조하며, 나머지 네 개의 터널에 살고 있는 악마를 만들어 낸다. 쥐의 단순한 뇌는 실패를 직면했을 때 과거의 믿음을 유지할 필요가 없다는 것을 알고 있지만, 인간의 뇌는 신념을 만들어 내고 그것을 고수하는 데 능숙하다. 우리의 뇌는 이런 신념 때문에 불필요한 고통을 유발한다. 우리는 우리의 마음이 우리를 구해 내도록 할 필요가 있다.

우리의 뇌는 최소한의 정보를 가지고 가능한 한 빠르게 적응하고 생존하기 위해 고안된 기관이다. 따라서 우리의 뇌는 어린 시절 동안에 부정적인 감정을 절대 표현하지 않는 것과 같은 어떤 문제에 대한 해결책을 발견하게 되면, 다시는 부정적인 감정을 표현하지 않는 것으로 형성된다. 당신은 또한 난폭한 사람과 대인관계를 하면서 평화주의자 철학에 적응하고는 성취감을 느낄 수도 있는데, 왜냐하면 당신은 부정적인 감정을 표현하지 않았기 때문이다. 우리의 뇌는 우리가 이미 가지고 있는 신념에 따라 무의식적인 결론을 내리고 이런 신념을 강화시켜 주는 의식적인 경험을 만들어 내는 데 뛰어나다.

뇌는 과거에 효과가 있었던 것을 계속 유지하고 보존하기를 원한다. 즉, 위험을 감수하지 말고, 적응하며, 당신의 부모가 당신이 하기를 원했던 것을 하도록 만든다. 자신의 환경에 잘 적응하는 뇌를 가진 사람의 삶은 꽤나 잘 흘러간다. 나머지 사람은 우리가 가진 원래의 프로그램, 우리 종족의 기대 그리고 감정적인 건강을 위한 우리의 욕구 사이에서 덫에 걸려 꼼짝 못하게 되고 이런 것들이 우리를 신체적 · 정신적으로 아프게 만든다.

우리의 삶이 잘 작동하지 않고 우리가 불안, 우울, 또는 자해적 행동을 하고 있을 때, 우리는 변화를 위해 치료를 받는다. 우리는 흔히 우리를 힘들게 하는 것에 대한 원인을 모르면서 성공적이지 못한 똑같은 전략을 우리의 삶에 사용하며 계속 부정적인 결과를 유발하게 된다. 똑똑한 내담자는 도와주기가 가장 힘든데, 그들은 자신들의 방식을 통해 보상을 많이 받기 때문이다. 강박장애가 있는 성공한 회계사와 망상이 있는 점쟁이는 당신이 문제라고 말했던 것들이 자신을 어떻게 성공하게 만들었는지에 대한 예를 당신에게 퍼부을 것이다.

우리의 뇌와는 대조적으로, 우리의 마음은 진화 경로의 더 아래쪽에서 나타났다. 우리는 여전히 마음의 기원에 대해서 이해하지 못하고 있지만, 우리가 부족이라고 부르는 초개체(superorganisms)를 형성하기 위해 함께 모인 뇌의 집단과 연관이 있을 것이다. 집단적인 과정을 통해 주의집중과 기억이 안정화되면서 우리의 상호작용은 문화를 만들어 내었고, 이런 문화는 마음에 대한 틀이 되었으며, 궁극적으로는 개인의 정체성을 형성하게 되었다. 진화의 이 시점에서 우리가 할 수 있는 최상의 추측은 인간의 뇌가 사회적 기관이며 마음은 많은 뇌가 상호작용한 결과라는 것이다.

적응의 사회적 기관

> 우리는 다른 사람이 힘든 사람들을 전혀 돌보지 않을까 봐 두려워서 자신이 너무 많이 돌보고 있는 것이 아닌지를 걱정한다.
>
> – 엘리너 루스벨트(Eleanor Roosevelt)

인간의 뇌는 적응의 사회적 기관이다. 이것은 뇌의 성장과 조직화는 지속적으로 경험을 하는 과정에서 형성되고 재형성된다는 것을 의미한다. 동시에, 새로운 상황에 적응을 하는 우리의 능력은 습관과 예전의 학습에 의해 제약을 받는다. 습관과 적응 사이의 역동적 긴장감이 정신치료의 핵심이다. 이것이 바로 우리의 내담자가 의식적으로는 자신의 부적절한 기능을 변화시키기 위해 우리에게 도움을 요청하지만, 그들의 뇌는 자동적으로 우리의 노력에 저항하는 이유이다. 내담자의 저항이 변화에 대한 하나의 장애물로 간주될 수 있지만, 정신치료에서는 변화를 위해 초점을 맞추어야 하는 중요한 부분이기도 하다. 치료자가 되는 것은 항상 안정성, 융통성, 경직 및 변화의 미묘한 경계 사이를 스케이트 타면서 지나가는 것이다.

변화에 대한 자연스러운 저항에도 불구하고 변화는 삶의 정상적인 부분이다. 때로 우리는 변화를 강요받기도 하고 때로는 우리가 변화하기를 원하는데, 왜냐하면 과거의 행동방식이 너무 고통스러운 것이 되었거나 우리에게 더 이상 맞지 않기 때문이다. 우리가 변화를 원하는 것은 뭔가 새로운 것을 발견하기 위해 탐색을 계속할 때이다. 어떤 사람은 사막에 가고, 다른 사람은 스승을 찾으며, 또 다른 사람은 치료를 받으러 간다. 역사를 잠깐 살펴보면 사람들은 치료법이 출현하기 오래전부터 변화하고 있었음을 보여 준다. 전형적인 예는 청소년기에서 성인기로의 영웅적인 여행인데, 이 여행에서 영웅은 새로운 존재방식을 발견하기 위해 아동기의 구속으로부터 탈출할 수 있다. 이런 종류의 삶의 변화는 역사적으로 성숙, 구원, 또는 변형이라고 불렀다.

사람들은 새로운 경험이 과거의 자극-반응 양상(습관)을 파괴할 때 변화한다. 우리는 안전함과 통제하고 있다는 느낌을 느끼기 위해 습관의 반복적인 실행에 의존하기 때문에, 이런 양상의 파괴는 우리를 불안하게 만든다. 이때가 치료자의 감정적인 지지가 가장 중요한 시점이다. 변화에 대한 반사적인 반응은 과거의 양상으로 돌아가거나 불확실성의 불안으로부터 탈출하기 위해 새로운 습관이나 신념체계를 가지는 것이다. 우리가 만약 이런 불안을 견뎌 낼 수 있고 우리의 여행을 계속할 수 있다면 변화는 꼭 오고 말 것이다. 우리는 우리의 탐색에서 경험의 많은 측면을 이용할 수 있는데, 우리가 이용할 수 있는 신경망이 더 많을수록 우리는 우리의 뇌를 변화시키는 데 사용할 수 있는 더 많은 지렛대를 가지게 된다. 우리의 뇌는 복잡하고 서로 얽혀 있는 신경망으로 구성되어 있기 때문에 변화가 가능한 많은 방법이 있다.

습관과 유연성

> 나 자신을 내려놓을 때, 나는 내가 될 수 있는 무엇이든 될 수 있다.
>
> – 노자(Lao-tzu)

　　로봇과 인간의 공통점은 과거에 프로그램되어 있는 대로 행동을 한다는 것이다. 로봇의 행동은 부호화된 줄 속에 포함되어 있는 알고리즘에 따라 조직화된다. 로봇의 부호화된 줄은 '만약 이런 상황이 벌어진다면 그때는 이렇게 하라.'는 말로 이루어진 긴 목록인데, 이것은 프로그램 개발자가 예상할 수 있었던 모든 만일의 사태에 반응할 수 있도록 해 준다. 이것이 바로 어떻게 시리(siri)가 우리가 스웨터를 입어야만 하는지 아닌지를 알고 있거나 이번 주에 시카고 컵스가 홈에서 경기하는지 아닌지를 알고 있는지에 대한 이유이다.

　　인간의 습관은 로봇의 컴퓨터 부호와는 대조적으로 신경망 전체에 저장되어 있는 기억에 의해 유지된다. 내적 단서나 외적 단서에 의해 촉발되었을 때 이와 연관된 기억이 우리의 행동, 생각 및 감정을 활성화시킨다. 과거의 프로그램을 무의식적으로 활성화시키는 것은 우리가 과거와 똑같은 행동을 하게 만들며, 이것이 바로 우리가 모든 심리학을 공부하는 학생에게 미래의 행동을 제일 잘 예측하게 해 주는 것이 과거의 행동이라고 말해 주는 이유이다. 정신치료자는 일반적으로 변화를 위한 세 가지 수단—감정, 행동 및 생각—이 있다고 믿고 있다. 대부분의 전통적인 형태의 정신치료에서는 변화를 촉진하기 위해 한 가지 또는 이런 세 가지 중 일부를 조합해서 사용한다. 행동치료자는 행동의 변화가 감정과 생각의 변화를 유발한다고 믿는다. 이것이 바로 버러스 프레드릭 스키너(B. F. Skinner)가 환경 내에 있는 강화인자를 수정함으로써 우리가 어떻게 생각하고 느끼는지를 바꿀 수 있다고 믿었던 이유이다.

　정신역동 치료자에게 있어서 변화의 주된 수단은 감정이며, 그들은 감정이 생각과 행동을 변화시킨다고 믿는다. 이와는 대조적으로 인지치료자는 생각이 감정과 행동을 유발시킨다고 믿는다. 누군가의 생각을 변화시키면 감정과 행동의 변화는 뒤따라온다는 것이다. 보다 혁신적인 형태의 정신치료는 변화를 증진시키는 데 있어서 움직임, 신체적 과제, 예술 그리고 명상의 힘을 발견하였다. 각각의 치료 학파를 이끌고 있는 기저 이론은 자신들이 하는 중재의 특별한 목표가 변화의 일차적인 원동력이라고 가정한다. 나는 수년 동안 이 모든 범주에 포함되는 치료에서 대단한 성공을 거둔 사람들을 보아 왔다.

　독단적인 신조(dogma)라고 표현되는 각각의 정신치료의 관점은 옳은 것이기도 하고 동시에 틀린 것이기도 하다. 각각의 치료는 내담자에 따라 그리고 치료적인 관계의 질에 따라 효과가 있기도 하고 없기도 하다. 많은 치료자에게 이런 현실을 바라보는 것은 하나의 도전이기도 한데, 왜냐하면 우리 대부분은 우리 자신의 경험, 욕구 및 방어에 기초를 두고 치료법을 선택하기 때문이다. 이런 무의식적이고 자기중심적인 편향은 우리 대부분으로 하여금 치료적 변화에 대한 우리의 관점이 옳다고 믿고 다른 사람의 관점은 배제하게 만든다. 이런 가정은 우리가 판단을 하는 데 모든 종류의 편향에 취약하게 만든다. 독단적인 신조에 대한 이런 경향은 또한 우리로 하여금 치료의 실패를 우리의 기법이나 우리 스스로가 가지고 있는 문제 대신에 내담자의 문제로 해석하는 위험에 처하게 만든다.

　비록 나의 개인적인 편향은 정신역동적 형태의 치료에 있지만, 만약 내가 실제로 하고 있는 치료를 자세히 살펴본다면 행동치료와 인지치료 역시 사용하고 있다. 나의 내담자와 함께 그의 삶 안에서 실험을 시도하면, 나는 내담자가 새로운 행동과 생각하는 방식에 적극 참여하도록 도전 과제를 부여한다. 나는 내담자와 함께 내담자의 삶에서 행동을 변화시키기 위해 보상수반성(reward contingenicies) 체계를 변화시키고 이와 함께 생각의 역기능적인 양상에 도전하는 작업을 하고 있다. 나는 내담자가 자신의 불안을 진정시키고 자신의 마음과 신체를 자세하게 탐색할 수 있도록 명상, 요가, 춤, 또는 그 외의 방법을 사용하도록 격려한다. 내가 알고 있는 최고의 인지치료자는 내담자와 굳건한 관계를 형성하기 위해 많은 시간을 투자하며 치료의 한 부분으로 감정과 행동에 대한 논의를 포함시키고 있다. 행동치료자는 대개 자신의 치료에 대한 지적 맥락과 대인관계적 맥락을 확립해 나가면 내담자와 연결되고 내담자를 교육시킨다.

　우리가 신경과학에서 배운 것은 이런 세 가지 관점의 치료 중 어느 하나가 다른 것보다 더 낫다고 지지하지는 않는다. 실제로, 서로 얽혀 있는 양상의 신경계에 대한 이해는 우리가 보다 높은 수준의 통합적인 사고를 하도록 만들었다. 이것은 아마도 왜 훈련을 잘 받은 대부분의 치료자가 자신의 주된 치료법에 관계없이 이런 세 가지 신경적 방법 모두를 어느 정도는 사용하고 있는지에 대한 이유가 될 것이다. 이 세 가지 치료 학파에 체계적 치료 그리고 EMDR과 같은 부가적인 치료기법을 추가하는 것은 보다 효율적인 중재로 합쳐질 수 있다.

연결의 힘

경험은 생화학적 중재이다.

- 제이슨 사이들(Jason Seidel)

사회적인 뇌를 가지고 있는 것의 함의는 우리가 객관적으로 사실이라고 생각하는 많은 것—지식, 기억, 정체성 및 현실—이 대부분 사회적으로 구성된 것이라는 사실을 포함하여 매우 광범위하다. 우리가 어떤 일을 다른 사람과 함께 경험할 때 더 현실적으로 보이는 이유 중의 하나는 우리의 현실에 대한 경험이 일차적으로는 사회적인 것이기 때문이다. 아이들은 옆으로 재주를 넘거나 마술의 속임수를 보여 줄 때 "이것 보세요, 이것 보세요!" 하면서 우리에게 애원을 하는데, 이것이 바로 이런 사실을 극명하게 보여 주는 것이다.

우리의 사회적인 뇌는 우리로 하여금 우리 주변에 있는 사람과 연결시켜 주며, 집단의 마음과도 연결시켜 주고, 다른 사람의 마음 상태를 조절하도록 해 준다. 우리는 변화의 불안을 견디기 위해 안전함을 느낄 필요가 있는데, 이것은 어떤 형태의 치료에서든 치료적인 관계의 질이 치료가 성공하는 데 왜 그렇게 중요한지를 설명해 준다. 치료자에 대한 안정적 애착은 또한 해마의 기능, 단백질 합성 그리고 새로운 학습을 억제하는 코르티솔의 감소와 같은 신경형성력의 주된 요인들을 활성화시킨다.

긍정적인 관계의 생물학적인 영향에 더해 우리의 마음은 또한 다른 사람의 마음과 연결되어 있을 때 더 변화에 적응하기 쉽다. 지켜보는 사람이 있는 것은 거울신경세포와 마음이론 회로를 활성화시키며 다른 사람과 스스로를 더 잘 인식하게 해 주고 우리의 정체성을 강화시켜 준다. 치료의 성공을 위해 우리의 뇌를 사회적인 연접을 가로질러 연결시키는 것의 중요성은 왜 내담자-치료자 관계의 질(내담자에 의해 인식되는)이

지금까지 연구된 어떤 변수보다 치료의 성공과 가장 강력한 정상관관계가 있는지를 잘 알려 준다.

50년 전에 칼 로저스가 제안한 치료적인 자세는 신경형성력과 사회적-감정적 학습을 위한 최고의 대인관계적 환경일 가능성이 높다. 그가 따뜻함, 수용 및 무조건적인 긍정적 존중에 초점을 맞춘 것은 방어에 대한 필요성을 최소화하면서 표현과 탐색 그리고 위험감수는 최대화시켰다. 그가 한 치료의 방향은 특정한 문제를 해결하려고 노력하는 것이 아니라 내담자가 자신의 생각과 감정을 인식할 수 있도록 도와주는 것이었다. 이런 특징들이 긍정적인 아동의 발달에 유익하다는 것은 놀랄 일이 아니다.

따뜻함, 수용 그리고 긍정적인 배려를 받고 있는 내담자의 뇌와 신체에서는 어떤 일이 일어나고 있을까? 어린 시절의 사회적인 상호작용은 뇌의 형성에 적극적으로 참여하는 신경전달물질과 신경성장 호르몬 모두를 자극한다. 조율 상태에서는 옥시토신과 도파민이 활성화되며, 이것은 신경형성력을 자극함으로써 치료를 통해 도움을 받는 내담자의 능력을 향상시킨다. 강력한 치료적인 결합은 새로운 학습을 도와주는 뇌 혈류량, 산소의 이용가능성 및 포도당 소비를 유발하는 대사기능 또한 증가시킨다.

로저스가 하는 치료에서의 대인관계적 맥락은 내담자가 공감적인 다른 사람과의 상호작용을 발판으로 가장 광범위한 감정적 경험을 할 수 있도록 해 준다. 조율의 맥락에서 유발된 신뢰는 우리의 마음이 다른 상황이었으면 반사적으로 거부할 것에 대해 우리의 마음을 활짝 열 수 있도록 해 준다. 이렇게 마음을 여는 것은 의식적으로 생각할 수 있도록 돕기 위해 사용하는 지지적 재진술, 명료화 및 해석과 같은 중재를 더 잘 받아들이게 해 준다. 그러고 나면 내담자는 보다 적응적인 생각이나 감정 그리고 행동에 대한 청사진을 바탕으로 새로운 이야기를 함께 만들기 위해 치료자와 마음을 연결할 수 있다.

우리가 다른 사람의 외적 행동과 신체적인 활동을 흉내 낼 수 있다는 것은 명확한 사실이다. 조금 덜 명확한 것은 우리의 사회적인 뇌가 우리로 하여금 우리 주변에 있는 정신적 활동에 조율할 수 있도록 해 주는 기전이다. 이러한 조율이 우리가 두려워하고 있는 사람과 함께 있을 때는 억제되는 반면, 신뢰는 우리로 하여금 우리가 좋아하는 사람의 행동, 생각 및 감정을 따라 하도록 할 가능성을 높여 준다. 내담자가 좋아하지 않는 치료자는 긍정적인 변화를 유발하는 따라 하기와 감정적인 공명의 강력한 힘을 사용할 수 없을 것이다.

어린 시절 동안에 최고의 양육을 받은 사람은 생존가능성이 가장 높으며 나중에 치료를 통해서 더 쉽게 도움을 받을 수 있다. 불행하게도, 많은 심리적 방어에 의해 유발된 사회적인 고립은 우리를 치유를 유발하는 긍정적인 감정적 연결에서 분리되게 만들 수 있다. 치료 목표 중의 하나는 신뢰와 연결성을 만들어 내어 우리의 내담자가 집단의 마음에 다시 결합할 수 있게 해 주고 이 집단의 마음이 가지고 있는 자연적인 치유의 힘으로부터 도움을 받을 수 있도록 해 주는 것이다.

외상 치유하기

> 잠깐 동안 앉아서 생각하는 것을 절대 두려워하지 마라.
> ―로레인 핸스베리(Lorraine Hansberry)

두려움과 공포는 경험의 연결성을 붕괴시켜서 우리의 뇌를 변화시키며 우리로 하여금 집단의 마음과 단절되게 만든다. 나는 문화, 언어 그리고 세대는 다르지만 폭탄으로 파괴된 빌딩 안에 있었던 경험을 했던 바그다드, 베이루트 및 런던에서 온 내담자를 치료한 적이 있다. 이런 전쟁의 생존자들은 점점 커지는 폭탄이 날아오는 소리, 폭발, 바닥과 벽의 극심한 움직임 그리고 그 이후에 오래 지속되는 침묵과 먼지 속에서 숨 쉬기 위해 발버둥을 쳤던 것 등 모두 비슷한 경험을 묘사하였다. 그러고 나서는 빠져나올 길을 찾고, 친척과 이웃의 시체 위를 기어올라 왔고 그 이후 수십 년간 지속되는 쇼크의 후유증을 갖게 되었다.

또 다른 내담자는 유대인 대학살을 피하기 위해 자신의 형과 함께 동유럽을 출발하여 걸어서 들판을 건너는 피난을 가고 있었다. 나치의 비행기가 이들을 발견했고 폭탄을 투하했는데, 이 폭탄은 그들이 몸을 숨긴 곳 바로 옆에 떨어졌다. 이들은 도망가기 전에 폭발하지 않은 폭탄을 바라봤는데 마치 그 시간이 영원한 것처럼 느껴졌다. 내가 치료했던 한 여성은 가학적인 남편에 의해 사막으로 끌려가 자신의 무덤을 파도록 강요받았는데, 남편은 그 옆에 앉아서 칼을 갈고 있었다. 이 모든 경험은 우리가 말을 잃고 현실과 단절되는 정도까지 우리를 공포에 떨게 만드는 경험이다. 이런 경험을 하는 동안 외상은 우리 내부에 완전히 자리 잡게 되어 우리 삶의 감정적 배경음악이 된다.

고통의 출발점을 향해 우리와 함께 가려는 의지를 가지고 있는, 공포에 대한 목격자의 가치는 결코 과소평가되어서는 안 된다. 다른 사람에게 우리의 이야기를 전달하는 것은 우리 뇌에서는 단지 이미지나 신체감각 그리고 감정의 조각난 집합으로만 인식될 수 있는 외상 경험을 말로 표현하도록 격려하는 것이다. 일단 우리가 의식적이고 말로 표현될 수 있는 이야기를 가지게 되면, 우리는 치유의 방법을 발견하기 위해 우리에게 발생한 일의 많은 측면을 통합할 수 있는 가능성을 얻게 된다. 우리의 경험에 대한 다른 사람의 반응을 보는 것은 우리가 한 경험의 의미를 파악하게 도와주며, 다른 사람이 이해할 수 있도록 자신의 이야기를 만들어 내는 것은 우리도 이해할 수 있도록 도와준다. 게다가, 다른 사람에게 이야기를 하는 것은 우리에게 이제는 목격자를 포함하고, 이것을 대중적인 경험으로 만들어 주며, 편집을 통하여 변화시키는 것이 가능한 이야기에 대한 새로운 기억을 만들게 해 준다. 이렇게 우리가 경험을 함께 만들어 간다는 사실은 현실과 기억 모두가 사회적인 산물이라는 생각을 지지해 준다.

이야기하는 것을 통해 정신적 고통을 치유하는 능력은 100억 년의 진화를 통해 우리의 뇌에 들어와 있는 것이라는 점을 명심하라. 젊은 치료자가 자신의 내담자의 이야기를 들을 때, 그들은 대개 생활비를 벌기 위해 내담자가 이야기한 정보를 가지고 뭔가를 해야 한다는 느낌을 받는다. 그러나 우리는 시간이 지나면서 단순히 증인이 되어 주는 것이 우리가 하는 일의 중요한 부분이라는 사실을 깨닫게 된다. 때때로, 특히 처음에 해야 하는 가장 중요한 일은 아무것도 하지 않는 것이다. 우리가 우리의 생각과 감정의 일부를 가지고 거들게 되면, 우리의 내담자는 이것을 자신의 이야기에 끼워 넣게 된다.

당신의 마음을 협력자로 바꾸기

> 신체는 움직임을 통해 이득을 얻으며, 마음은 고요함을 통해 이득을 얻는다.
> – 사콩미팜(Sakyong Mipham)

당신의 마음을 가지고 있다는 점을 기억할 때 가장 필요한 것이 당신의 마음을 당신의 통제하에 두는 것인데, 이것은 말처럼 쉬운 일이 아니다. 우리의 내장과 방광은 자신의 존재가 있음을 우리가 알아차리게 해 주지만 우리의 마음은 자신을 알아차리지 못하게 하는 것을 좋아한다. 우리로 하여금 마음의 존재를 알게 해 주는 반사는 없으며, 만약 우리가 마음의 존재를 무시한다고 해도 어떤 압력이나 죄책감이 주어지지 않는다. 따라서 우리가 마음을 가지고 있다는 것을 기억나게 하는 것에는 노력과 원칙이 필요하다. 이것이 바로 왜 많은 사람이 자신의 이익을 위해 마음을 변화시키거나 사용하는 것을 알아차리기는 고사하고 자신이 마음을 가지고 있다는 것조차 알아차리지 못한 채 삶을 살아가고 있는지에 대한 이유이다.

혹시라도 우리가 마음을 가지고 있다는 것을 우리가 기억한다면, 우리는 마음을 가지고 무엇을 해야 하는가? 우리가 우리의 마음에 대해 알아차릴 수 있는 첫 번째 일들 중의 하나는 마음은 혼자서 계속 생각을 만들어 낸다는 것이다. 언뜻 보기에는 잠깐 동안 생각의 흐름이 차단되는 것 같더라도, 당신의 마음은 곧 끊임없는 말, 생각 및 이미지의 흐름을 만들어 내는 것으로 돌아갈 것이다. 당신은 생각이 흘러갈 때 이들 생각을 동일시하거나 반응하지 않으면서 이들 생각을 관찰할 수 있는 힘을 만들기를 원한다. 그래서 목표는 이런 생각이 지나가고, 그다음 생각에 의해 대체되고, 또 그다음 그다음 생각에 의해 대체되는 것을 내버려 두는 법을 배우는 것이다. 생각의 강물은 생각이 당신이 아니며, 당신은 생각을 관찰하고 있다는 것을 깨달을 때까지 어떤 노력이나 의도도 없이 계속 흘러갈 것이다.

이런 생각과 감정의 흐름에서 거리를 두는 법을 배우게 되면, 당신은 예전에는 할 수 없었던 선택을 할 수 있는 위치에 도달하게 된다. 당신은 이런 생각과 감정이 얼마나 정확하고 유용한 것인지를 평가할 수 있게 되고 이들을 믿을지 말지에 대한 선택을 할 수 있게 된다. 당신은 뇌가 잠재적인 위험을 다루기 위해 진화하는 동안에 만들어진 생각의 속도, 강도 및 부정적인 편향 모두가 너무 지나치다는 것을 깨닫게 될 것이다. 겉질은 다양한 방식을 통해 너무 똑똑해져서 이제 우리의 안녕을 위협할 수도 있게 되었다. 그러나 좋은 소식은 뇌가 100억 년의 시간을 통해 진화했지만, 우리는 우리의 마음을 한순간에 변화시킬 수 있다는 것이다. 이러한 순간이 발생하는 데는 수십 년이 걸릴 수도 있지만, 만약 이런 순간이 일어난다면 우리의 마음은 새로운 존재방식을 발견할 수 있게 될 것이다.

정크푸드 중독자

> 나쁜 습관의 변화는 삶의 변화를 유발한다.
>
> – 제니 크레이그(Jenny Craig)

나는 몇 년 전에 나의 치료자에게 더 나은 몸매를 갖기를 원하지만 나의 모든 노력에도 불구하고 항상 충분하지 않은 것 같다고 말하고 있었다. 나는 그녀에게 "식사조절만 좀 더 잘할 수 있다면 좋을 텐데요."라고 말했다. 그녀는 치료적으로 아주 좋은 형태로 "조금 더 이야기해 주세요."라고 대답했다. "나는 매일 운동을 하고 건강한 음식을 많이 먹습니다. 나는 거의 매일 낮에는 건강하게 먹지만 저녁이 되면 정크푸드 중독자가 돼 버려요." 나는 당신이 이런 행동을 폭식이라고 부를 수도 있겠다고 생각하지만, 나는 괜찮은 몸매를 가지고 있고 아직 비만은 아니기 때문에 전혀 그렇게 이름을 붙이고 싶지는 않다. 하지만 거의 대부분의 저녁에 음식을 먹는 횟수와 특히 칼로리를 생각하면 이것이 좋은 것은 아니라는 점은 분명했다.

내가 저녁에 과식하는 것에 대해 더 많은 이야기를 할수록, 나는 이런 행동이 얼마나 자동적이고 무의식적인가에 대해 그리고 얼마나 내가 조절할 수 없다고 느끼는지에 대해 더 잘 알게 되었다. 치료시간이 끝났을 때, 그녀는 그 부분에 대해서 더 생각을 해 보라고 제안했지만, 물론 나는 금방 잊어버렸고 그런 채로 며칠을 보냈다. 어느 날 아침에 내가 침대에 누워서 비몽사몽할 때 백일몽처럼 느껴지는 하나의 기억이 마음에 떠오르기 시작했다.

내가 아마도 일곱 살이나 여덟 살 정도의 나이였을 때, 할머니가 저녁식사 후에 설거지를 하고 있는 부엌으로 걸어가고 있었다. 나는 할머니에게 이런저런 이유로 마음이 슬프다는 이야기를 하고 있었다. 할머니는 어떤 말을 해 주는 대신에 오른쪽으로 몸을 돌린 후에 냉장고 문을 열었고 냉동실에서 2ℓ짜리 이탈리아 아이스크림 통을 꺼냈다. 할머니는 내가 있는 쪽으로 몸을 돌린 후에 종이 봉지에서 숟가락을 하나 꺼내서 아이스크림에 꽂았다. 나는 손을 뻗었고, 할머니는 아이스크림 통을 내 손에 쥐어 주었다. 나는 조용히 몸을 돌려 거실로 걸어가 소파에 앉아 아이스크림 통을 가슴에 얹고 더 이상 먹을 수 없을 때까지 아이스크림을 먹었다.

나의 가족에 대해서 알아야 할 중요한 것은 부정적인 감정에 대한 직접적인 표현이 드물었으며 감정에 대한 논의는 존재하지 않았다는 것이다. 내가 나중에 유일하게 깨닫게 된 것은 특히 슬픔에 대한 특별한 금지 명령이 있었다는 점이다. 우리 가족에게는 이미 충분한 비극, 상실 그리고 비통함이 있었기 때문에 새로운 세대로서 장남이었던 나는 슬픔에서 보호되었다. 가족 모두가 감정으로부터 거리를 두기 위해 음식을 이용했고, 나는 이런 교훈을 학습하게 되었다. 이런 방식의 문제점은 우리 가족 모두가 우리의 내적 세상의 고통스러운 측면을 이해하고 언어로 의사소통하는 법을 모르게 만들었다는 것이다.

따라서 다음 질문은 우리의 뇌에 저장되어 있는 부정적인 양상을 없애기 위해 우리의 마음을 어떻게 사용할 것인가이다. 우리는 마음이 자동적인 뇌의 자극-반응 연결고리를 차단할 수 있도록 사용할 수 있는 도구를 찾을 필요가 있다. 내가 발견한 유용한 방법은 HALT(멈춰)라고 부르는데, 이것은 단주모임(AA)에서 유래된 것이다. 당신이 술을 마실 것 같은 기분이 들거나 강박적인 행동을 할 것 같은 느낌이 들 때, "멈춰."라고 말하고 당신이 배가 고픈지, 화가 나 있는지, 외로운지, 또는 피곤한지에 대해 스스로에게 물어본다. 이것은 만약 당신이 술을 마시러 간다면, 아마도 어떤 감정적인 유발요인이 있을 것이라는 생각에서 출발하였다. 물론 당신이 고려해야 하는 다른 감정도 있겠지만, 이런 감정에 대해서는 "멈춰."라고 말하지 않는다. 이 방법은 매우 유용하다.

HALT는 당신이 술을 마시려는 충동(또는 나의 경우에는 과식)을 차단하도록 해 줄 뿐만 아니라 당신이 마음을 가지고 있음을 기억하게 해 주고, 자기성찰적이 되게 해 주며, 당신 스스로 자신을 돌보는 관계에 참여하도록 해 준다. 나의 할머니가 "뭔가 문제가 있는 것 같네. 같이 한번 이야기해 보자꾸나. 네가 지금 어떤 걸 겪고 있는지 할머니한테 말해 줄래?"라고 묻지 못했던 것을 하고 있다. 인식이 추가되면 일시적으로 자극-반응 연결고리를 차단하며 자신을 성찰하고, 다시 고려하며, 우리가 일상적으로 가던 경로를 건강한 방식으로 우회할 수 있도록 해 준다. 이것은 당신의 내적 세계와 안정되고 성숙된 관계가 필요할 때 실제로 도움이 되는 방법이다.

HALT 기법을 사용하는 것은 당신의 뇌를 바꾸기 위해 당신의 마음을 사용하는 한 가지 방법이다. 반사적인 행동에 참여하는 대신에 당신이 어떤 감정을 느끼고 있는지에 대해 스스로 물어보는 것은 당신의 마음이 당신의 원초적인 뇌에 유지되고 있던 습관과 재접촉하고 재훈련시키는 방법을 배우도록 해 준다. 어떤 의미에서는 당신은 당신이 아이였을 때 필요로 했던 것—누군가가 지켜보고, 누군가가 당신의 감정을 느끼며, 당신의 경험을 이해하고 말하도록 도움을 받는—을 스스로에게 주는 것이다. 우리가 치료과정에서 하려고 노력하는 이런 교정적이고 내적인 다시 부모 되어 주기(corrective internal reparenting)는 결국 우리가 힘들어하던 증상을 기능적인 적응으로 대체하게 해 주는 새로운 신경회로를 만들어 낼 것이다. 나의 경우에 이것은 나 자신을 더 잘 돌보며, 대인관계에 더 많은 투자를 하고, 감정적인 고통을 직접적으로 직면하는 것을 더 의도적으로 하는 것을 의미한다.

건설적인 내적 성찰

> 외로움은 자기가 빈곤한 것이고, 고독은 자기가 풍부한 것이다.
> – 메이 사튼(May Sarton)

우리는 출생 후 초기 몇 년 동안 우리 가족의 집단 마음 안에 포함되어 있는 것으로 스스로를 경험하며, 우리 주변에 있는 사람들과 분리되어 있다는 것을 알지 못한다. 일부 사람, 특히 보다 집산주의적(역주: 모든 농장이나 산업을 정부나 집단이 소유하는) 문화에 있는 사람들은 이런 마음의 틀이 평생을 지속한다. 다른 사람들의 경우에는 우리가 분리되어 있다는 것을 서서히 알게 된다. 이런 발견을 한 이후에 우리가 하는 것은 우리 관계의 질, 우리 성격의 질 그리고 우리 삶의 경험의 질에 달려 있다. 어떤 사람에게는 이런 분리를 아는 것이 두려움, 공포 및 절망을 유발하며, 또 다른 사람에게는 고독과 자기성찰이 외부 세상의 요구와 혼돈으로부터 피신할 수 있는 소중한 기회가 된다.

우리의 내적 세상의 풍경을 탐색하기 위해 내면을 살펴보는 방법을 배우는 것은 우리가 태어날 때 가지고 태어나는 어떤 것이 아니다. 그렇게 하기 위해서는 시간, 원칙 그리고 약간의 용기가 필요하다. 다행히, 전 세계의 명상과 기도의 전통은 우리가 이것을 쉽게 시작할 수 있도록 도와준다. 우리의 내면을 살펴보게 되면 우리는 곧 우리의 마음이 불규칙하고 안정적이지 않은 도구라는 것을 발견하게 된다. 우리는 우리의 마음이 다른 관점, 다른 감정 상태 그리고 다른 언어방식 사이를 왔다 갔다 하고 있다는 것을 알게 된다. 서로 다른 마음 상태에서 발생하는 세 가지 종류의 내적 언어—반사적인 사회적 언어, 성찰적 내적 화자 및 자기성찰 언어—를 잠깐 떠올려 보자.

나와의 치료적 관계를 잘 형성한 숀은 몹시 짜증나고 절망적인 눈초리로 나를 바라보면서 나와 마주 앉아 있었다. "왜 저는 아직도 이런 목소리 때문에 괴롭힘을 받고 있는 거죠? 제 삶은 굉장해요. 제가 다 이룬 거예요. 그런데 왜 저는 제 삶을 즐길 수가 없는 거죠? 목소리가 저를 비판하지 않을 때면, 그것은 제가 하는 모든 것을 예측하고 있어요." 나는 숀을 잘 알고 있기 때문에 이런 목소리가 정신병의 징후가 아니라는 것을 알고 있다. 나는 "맞아요. 그런 목소리는 짜증나고, 그러면 안 되는 거죠!"라고 대답했다. 그는 "당신도 그런 목소리가 들리나요?"라고 물었다. 나는 "물론이죠. 목소리가 안 들렸던 적이 없어요."라고 반응했다. 그는 "좋아요. 그럼 이런 목소리는 어디에서 나오는 것이며 이 악령을 쫓으려면 어디로 가야 하나요?"라고 물었다. 나는 미소를 지으며 "저에게 한 가지 이론이 있습니다."라고 말했다.

"인간의 뇌는 길고도 복잡한 진화의 역사를 가지고 있으며 신비한 방식으로 일을 합니다. 물론 인간의 뇌는 설명서가 같이 따라오지 않았기 때문에 우리는 여전히 뇌를 파악하려고 하는 과정 중에 있습니다. 나는 이런 목소리가 일종의 고고학적인 유물이라고 믿게 되었습니다. 무슨 뜻이냐면 이런 목소리는 우리가 진화를 하던 어떤 단계에서는 생존을 위해 역할을 했지만 지금은 골칫거리가 되었습니다. 우리 각자는 두 개의 뇌를 가지고 있는데, 하나는 왼쪽에 있고 하나는 오른쪽에 있습니다. 오래전에 영장류는 양쪽의 뇌가 서로 거의 비슷했지만, 뇌가 점점 더 커지고 더 복잡해지면서 각각의 대뇌반구는 다른 기술과 능력을 가지도록 특수화되기 시작했습니다. 오른쪽 대뇌반구는 아주 높거나 아니면 아주 낮은 수준의 감정(공포와 수치심)을 조절하는데, 이것은 한때 양쪽의 대뇌반구가 같았을 때의 모델에서 하던 일과 유사한 일입니다. 오른쪽 대뇌반구는 생후 첫 18개월 동안에 빠른 발달을 하며 애착, 감정조절 그리고 우리의 가족과 부족에 대한 적응을 위해 양육자와 연결시켜 주는 역할을 합니다.

왼쪽 대뇌반구는 현대의 인간을 만들어 낸 하나의 실험적인 산물입니다. 왼쪽 대뇌반구는 언어, 논리적인 생각, 사회적인 상호작용 그리고 자기인식과 같은 나중에 발달하는 능력을 위해 특수화되는 쪽으로 방향을 바꾸었습니다. 양쪽 대뇌반구는 언어를 가지고 있는데, 왼쪽 대뇌반구는 우리가 문제에 대해 생각하고 다른 사람과 의사소통을 할 때 사용하는 언어를 가지고 있습니다. 오른쪽 대뇌반구는 대개 두려워하고 부정적인 말투의 언어를 가지고 있는데 우리 삶의 매우 초기에 형성이 됩니다. 이 언어는 걱정을 하고 비판적인데 당신이 규칙을 지키도록 고안된 것입니다."

숀은 "그렇다면, 그것도 짜증나는군요. 그런데 그건 왜 그렇게 부정적이죠?"라고 물었다.

"우리는 오른쪽 대뇌반구가 부정적인 방향으로 치우쳐 있으며, 왼쪽 앞이마엽겉질보다 오른쪽 앞이마엽겉질이 더 활성화되어 있는 사람에게 우울증이 발생하는 경향이 있다는 것을 알고 있습니다. 이렇게 진화된 것은 아마도 부족 내에 있는 다른 사람이 당신을 어떻게 생각하는지에 대해 걱정하는 것이 생존과 연결성을 지속시켜 주는 것과 매우 밀접하게 연관되어 있기 때문일 것입니다. 오른쪽 대뇌반구는 우리의 양쪽 대뇌반구가 한때 그랬던 것처럼 완전히 생존을 위해 진화되었습니다. 내가 생각하기에 우리의 머리에서 들리는 목소리는 집단의 조화나 협동 그리고 응집력을 지지하기 위해 우리의 부모님과 집단의 지도자가 했던 목소리의 잔재물입니다. 프로이트는 이것을 초자아라고 불렀는데, 초자아는 어린 시절의 조건화를 반영해 주는 자기의 내적 지도감독관입니다.

뇌의 목적이 미래의 결과에 대한 예측과 조절을 통해 생존을 증진시키는 것이라는 점을 생각해 보세요. 오른쪽 대뇌반구는 사회적인 상황에서 우리가 규칙을 지키고 윗사람에게 복종하도록 만들기 위해 우리의 두려움을 이용해서 수치심을 느끼게 만듭니다. 즉, '내가 다른 사람들에게 받아들여질 수 있을까?' '내가 해고되는 것은 아닐까?' 등의 생각을 하게 만듭니다. 집단에 의해 받아들여지는 것에 대한 걱정은 우리의 유전자, 뇌 그리고 마음에 섞여 들게 되었습니다. 우리 중 일부는 결코 약해지지 않는, 특히 엄격하고 비판적인 내적인 목소리를 가지고 있습니다. 이것은 아마도 우리가 비판적인 부모님을 두었기 때문에 발생할 수 있으며, 우리가 우울증에 잘 걸리는 성향이 되거나 또는 자기신뢰가 결핍되고, 다른 이유로 스스로에 대해 쉽게 수치심을 느끼게 만들 수 있습니다.

이런 목소리는 우리의 깊은 내면에서 나오는 것처럼 보이기 때문에, 우리는 이것을 기억으로 경험하지 않고 우리 자기의 한 부분으로 경험하는데, 이렇게 경험하게 되는 것은 우리의 뇌가 어떻게 작용하는지에 대한 매우 고통스럽고 또 불행한 오해를 하기 때문입니다. 우리 삶의 최고경영자가 되는 것의 핵심은 이런 목소리를 원초적인 기억 프로그램으로 보고 나서, 그것의 부정적인 효과를 해석하고 다루며 완화시킬지에 대한 방법을 배우는 것입니다. 나는 이런 목소리가 완전히 사라질지에 대해서는 확신이 없는데, 우리는 이런 목소리가 실제로 도움이 되는 경우가 여전히 필요하기 때문입니다. 그러나 우리 모두는 이런 목소리 중 어떤 목소리가 비생산적인 것인지를 구별할 필요가 있으며, 파괴적인 목소리에 대해서는 꺼지라고 말하는 법을 배울 필요가 있습니다. 이것이 어떻게 당신의 뇌가 진화했고 발달했는지를 이해함으로써 당신의 마음을 협력자로 바꾸는 데 도움을 줄 수 있는 한 가지 방법입니다."

나는 숀이 예전에 이런 생각에 주의를 기울이지 말라는 메시지를 여러 번 들었다는 것을 알고 있다. 그러나 이런 목소리를 논리적으로 설득하는 것은 효과가 없는 것 같았다. 이런 목소리는 더 깊고, 더 원초적이며, 의식적인 생각보다 더 강하다. 내가 그에게 설명한 내용이 옳은 것이든 옳지 않은 것이든 그의 내적인 목소리에 대해 이런 방식으로 생각하는 것은 그의 상상력을 자극하였다. 이런 과학적인 설명은 그가 그의 적— 이렇게 수치심을 유발하고 비판적인 오른쪽 대뇌반구의 목소리—을 객관화시키고 이런 목소리에 대항하여 싸울 수 있는 전략을 개발하는 방법을 만들어 내었다. 나는 숀에게 그가 비논리적이라고 말하지 않았다. 나는 그의 머리에서 들리는 목소리는 그의 부모님과 집단의 목소리로, 자기감으로부터 분리시킬 필요가 있다는 것을 말한 것이었다. 그는 이제 마음뿐만 아니라 자신의 몸과 영혼을 가지고 대항할 적을 가지게 되었다.

수치심 재구성하기

> 당신이 잘못한 것은 아무것도 없다. 그리고 잘못을 보상하기 위해 당신이 할 수 있는 것도 아무것도 없다.
>
> – 거쉰 카우프만(Gershen Kaufman)

지난 50년 동안 수치심은 우리 내담자의 개인적인 이야기를 구성하는 가장 보편적이고 강력한 감정으로 떠올랐다. 융의 그림자, 프로이트의 신경증 그리고 벡의 우울증 모두는 수치심의 기원—우리의 인간으로서의 가치와 정당성에 대해 우리를 의심하게 만드는 버림받음, 착취, 비판 그리고 수많은 어린 시절의 다른 경험—으로 거슬러 올라갈 수 있게 만든다. 최근 수십 년 동안에 다양한 지식 분야에서 핵심 수치심(core shame)의 중요성이 밝혀졌으며 수치심의 신경생물학적·인지적 그리고 행동적 영역이 탐구되었다. 수치심의 비밀들이 밝혀지고 있으며, 수치심은 이제 TED 토크, 베스트셀러 및 새로운 치료의 주제로 세상의 주목을 받고 있다.

극악무도한 범죄를 저지른 사람은 수치심이 전혀 없거나 거의 수치심을 느끼지 않는데, 아무런 잘못도 하지 않은 많은 사람이 이런 범죄에 의해 짓밟히고 있다. 이런 모순은 우리로 하여금 수치심의 진화론적 근원과 생존 가치에 대해 의문을 품게 만든다. 누군가는 너무 보편화되어 있고 너무 강력한 인간의 현상은 어떤 것이라도 그것이 유발하는 고통을 모두 보상하는 무언가 특별한 생존 가치가 있음에 틀림없다고 생각할 것이다. 비록 우리는 수치심을 은밀하면서도 마음속 깊이 자리 잡고 있는 개인적인 감정으로 경험하지만, 수치심의 생존 가치는 집단적인 차원에서의 자연적인 선택의 결과일 가능성이 높다. 이 부분에 대해서 설명을 한번 해 보자.

우리가 사회적인 동물로 진화하면서, 개인이 모여 점점 더 커진 집단 구성원들은 자신의 행동을 조화시키고, 협동하며, 지도자를 따를 필요가 있게 되었다. 선행 인류(prehumans)의 조상 집단은 문화, 언어, 또는 합리적인 생각 없이 어떻게 이런 일을 할 수 있었을까? 모든 사람에게 불안을 느끼게 만들고 주목받는 것을 피하게 만들어 윗사람의 생각, 감정 및 행동에 집중하도록 만드는 것은 어떨까? 수치심의 가치는 응집력 있고 잘 조직화된 집단을 유지하기 위해 다른 사람이 우리에 대해 어떻게 생각하는지에 초점을 맞추게 하는 데 있다. 수치심은 우리 자신에 대해 불확실하도록 만듦으로써 우리가 받아들여질 만하고 올바른 행동을 하고 있다는 것을 확인하기 위해 다른 사람을 살펴보게 만들었다. 이것은 어떻게 집단이 지도자 밑에서 조직화될 수 있는지뿐만 아니라 유명인사, 종교 지도자 및 독재자의 힘에 대해서도 설명해 줄 수 있다. 수치심의 결과로 우리 스스로에 대해 나쁘게 느낀다는 사실은 이런 원초적인 사회적 조직화 방법이 우연히 만들어 낸 부산물이다.

만약 당신이 아랫사람들이 윗사람에게 잘 따라올 수 있는 사회적 통제방법을 생각해 내려 한다면, 아랫사람들에게 수치심을 주입시키는 것보다 좋은 방법은 없을 것이다. 수치심을 중심으로 심리적으로 조직화되어 있는 사람들은 항상 다른 사람이 자신을 어떻게 생각할지에 대해 걱정하고, 다른 사람의 눈에 완벽해 보이려고 노력하며, 자신이 누군가 다른 사람을 따르고 있을 때에만 안전함과 자신감을 느낄 수 있다. 프로이트가 초자아라고 불렀던 내적 화자는 우리의 단점을 상기시켜 주는 머릿속에서 들리는 목소리로, 우리가 모든 포유류에서 관찰할 수 있는 것과 똑같은 유형의 사회적 위계질서를 강화시켜 준다.

수치심을 이해하고 재구성하는 것은 변화를 위해서 중요한데, 수치심은 현재의 상황을 유지시켜 주는 강력한 요인이기 때문이다. 우리는 수치심의 원인-우리가 무엇을 잘못했고, 우리가 잘못했던 것이 우리에게 어떤 영향을 미쳤는지-을 발견하기 위해 치료에 수년을 보낼 수도 있다. 우리는 때때로 명백한 증거를 발견할 수도 있고, 때때로 발견하지 못할 수도 있다. 그러나 어떤 경우든 실제로는 큰 차이가 없다. 우리는 우리의 일상생활에서 수치심의 징후를 발견해야 하며, 이런 징후를 하나씩 천천히 그리고 체계적으로 변화시켜야 한다. 수치심의 징후인 완벽주의, 낮은 자존감, 무기력 그리고 다른 사람의 의견을 과대평가하는 것은 필히 다루어질 필요가 있으며 힘, 자기주장 및 용기를 가지고 싸워야 한다. 우리 중에 아랫사람으로 프로그램이 된 사람은 핵심 수치심이 사회적 조직화의 원초적인 형태이고, 이것은 개인적으로 받아들여서는 안 된다는 것을 배워야 한다. 핵심 수치심은 개인으로서의 우리에 대한 것이 아니라 큰 겉질을 가진 사회적인 포유류가 되는 과정에서 나타난 부정적인 결과이다.

수치심을 다루는 훌륭한 첫 단계는 완벽주의를 버리고 무지(ignorance)가 의식의 가장 높은 단계라는 것을 이해하는 것이다. 델파이 신전에서 사제가 소크라테스에게 자신이 세상에서 가장 현명한 사람이라고 말해 주었을 때, 소크라테스는 그 사제가 그날 좋지 않은 일이 있는 것 같다고 생각했는데, 왜냐하면 소크라테스는 자신이 무지하다는 것을 확신하고 있었기 때문이다. 나중에 소크라테스가 자신의 지식을 확신하고 있는 사람들의 어리석음을 관찰하게 되면서, 소크라테스는 그 사제가 무지를 인식하고 있다는 것이 지혜의 확실한 증거라는 점을 알고 있었다는 것을 깨달았다. 이런 통찰이 불교에서 가르치는 가르침의 핵심인데, 불교에서는 마음에 의해 만들어진 환상들이 지나가는 것을 바라보는 데 초점을 맞추도록 가르친다.

핵심 수치심을 가지고 있는 사람은 실패를 유발할 수도 있는 위험을 피하는 데 많은 에너지를 소비하는데, 이렇게 위험을 감수하지 않는 것은 변화가 일어날 수 없도록 만든다. 다른 많은 인간의 투쟁에서처럼, 우리가 저항하고 주장을 굽히지 않고 유지하는 것, 그리고 우리의 두려움은 드리운 그림자로부터 우리를 조절할 수 있게 해 준다. 핵심 수치심이 있는 사람은 변화를 유발하기 위해서 실수와 불완전함은 자신들이 가치가 없다는 증거가 아니라 새로운 학습에 대한 기회라는 것을 받아들여야 한다. 이것은 나에게 무언가 새로운 것을 배우는 것이 너무 두려워서 자신들이 알고 있는 것을 나에게 말해야 한다고 생각하는 학생들이 얼마나 많은지를 보는 것은 나에게는 항상 놀라운 일이다. 이런 현상은 특히 수업료를 공개했을 때 더 뚜렷하게 나타난다.

불교가 많은 가치 있는 삶에 대한 가르침을 가지고 있지만, 가장 중요한 것 중의 하나는 고통(pain)과 괴로움(suffering) 사이의 차이점이다. 고통은 자연의 한 부분이기 때문에 삶에 있어서 불가피한 부분이다. 살아 있는 것과 사랑하는 것은 자연스럽게 노화, 상실 및 죽음을 유발한다. 이와는 대조적으로, 괴로움은 미래에 대한 걱정과 이미 과거에 발생하거나 혹은 발생하지 않은 것에 대한 후회로 인해 우리가 경험하는 고뇌이다. 수치심은 괴로움의 주된 원인이다. 괴로움은 끝이 없으며 내적 화자는 끊임없이 우리가 나쁘다고 느끼게 만든다. 과거의 외상과 맞붙어 싸우는 것, 다른 사람과 접촉하는 위험을 감수하는 것 그리고 우리의 마음을 협력자로 바꾸는 것은 우리가 괴로움을 완화시키기 위해 숙달할 필요가 있는 변화를 위한 도구이다.

우리는 사회적임과 동시에 고립된 생명체이다. 우리는 집단에 속해 있는 동시에 우리의 마음에도 속해 있다. 우리는 사회적인 생명체이기 때문에 우리가 고립되었다고 느낄 때 두려워지며, 우리의 수치심이 이 모든 것을 더 압도적이라고 느끼도록 만든다. 치료자처럼 누군가 다른 사람과 함께 있는 것은 우리가 신경형성력을 활성화시키고 우리의 뇌와 마음을 변화시키기에 충분할 정도의 안전함을 느끼게 해 준다. 우리는 안전함을 느끼기 위해서 우리의 내적 세계와 익숙해질 필요가 있으며, 우리의 마음을 괴롭히는 것을 발견하고 싸워 나갈 필요가 있고, 이런 것을 협력자로 바꿀 필요가 있다. 인간은 어떻게 변화하는가? 우리는 우리 스스로와의 깊은 관계를 키워 가면서 다른 사람과의 연결을 통해 변화한다.

요약

정신치료의 신경과학적 기초를 통해 나와 함께 여행을 해 준 것에 대해 감사를 드린다. 나는 당신이 여기에서 읽었던 것이 혼란스럽다고 생각했던 부분을 더 잘 이해하는데 도움이 되고 당신의 내담자와의 치료에 대해 더 깊게 생각해 보도록 힘을 불어넣어 주었기를 희망한다. 나는 또한 당신이 더 나은 그리고 더 유용한 지식을 계속해서 찾아 나가는 데 영감을 불어넣었기를 희망한다. 절대 배움을 중단하지 마라!

자료의 출처

〈표 6-1〉 [1]Davidson & Fox, 1982. [2]Canli et al., 1998. [3]Wheeler, Davidson, & Tomarken, 1993. [4]Davidson & Fox, 1982; Harmon-Jones & Allen, 1998. [5]Tomarken, Davidson, Wheeler, & Dass, 1992. [6]Coan, Allen, & Harmon-Jones, 2001; Davidson et al., 1990; Ekman & Davidson, 1993. [7]Urry et al., 2004. [8]Fox & Davidson, 1988. [9]Harmon-Jones & Allen, 1998. [10]Harmon-Jones & Sigelman, 2001. [11]Harmon-Jones & Sigelman, 2001. [12]Davidson et al., 1990. [13]Fox & Davidson, 1988. [14]Canli et al., 1998. [15]Davidson & Fox, 1982. [16]Wheeler et al., 1993. [17]Kalin, Shelton, Davidson, & Kelley, 2001. [18]Fox & Davidson, 1988. [19]Davidson & Fox, 1989.

〈표 7-1〉 [1]Minagawa-Kawai et al., 2008; Nitschke et al., 2004. [2]Berthoz et al., 2002; Mitchell, Banaji, & Macrae, 2005. [3]Mitchell, Macrae, & Banaji, 2006. [4]Gusnard et al., 2001. [5]Goel & Dolan, 2001. [6]Frey & Petrides, 2000; Nobre et al., 1999. [7]Öngür & Price, 2000. [8]Bechara et al., 1998; Gallagher, McMahon, & Schoenbaum, 1999; Gehring & Willoughby, 2002; Kringelbach, 2005; Krueger et al., 2006; O'Doherty, 2004. [9]Bechara et al., 1994; O'Doherty et al., 2002. [10]Matsumoto & Tanaka, 2004. [11]McGuire et al., 1996. [12]Dias, Robbins, & Roberts, 1996; Simpson, Drevets, et al.,

2001; Simpson, Snyder, et al., 2001; Qurik & Beer, 2006. [13]Malloy et al., 1993; Teasdale et al., 1999; Beer et al., 2006. [14]Koechlin, Ody, & Kouneiher, 2003. [15]Dias et al., 1996; Fuster, 1997; Nagahama et al., 2001. [16]Knight & Grabowecky, 1995. [17]Rezai et al., 1993; Petrides, Alivisatos, & Frey, 2002. [18]Henson, Shallice, & Dolan, 1999. [19]Lévesque, Eugène, Joanette, Paquette, et al., 2003. [20]Pascual-Leone et al., 1996. [21]Kroger et al., 2002; Malloy et al., 1993; Teasdale et al., 1999. [22]Mitchell et al., 2006. [23]Gray, Braver, & Raichle, 2002.

〈표 7-3〉 [1]Pollatos, Gramann, & Schandry, 2007. [2]Liotti et al., 2001. [3]Klein et al., 2007. [4]Rosenkranz et al., 2005. [5]Lerner et al., 2009. [6]Wicker et al., 2003. [7]Sanfey et al., 2003. [8]Berthoz et al., 2002. [9]Watson, Matthews, & Allman, 2007. [10]Liotti et al., 2000. [11]Benuzzi et al., 2008. [12]Fan et al., 2011. [13]Decety et al., 2008, 2009. [14]Spence et al., 2001. [15]Shin et al., 2000. [16]Stoessel et al., 2011. [17]Najib et al., 2004. [18]Singer et al., 2006. [19]Jackson & Decety, 2004; Jackson et al., 2005; Saarela et al., 2007; Zaki et al., 2007. [20]Aziz-Zadeh, Kaplan, & Iacoboni, 2009. [21]Dosenbach et al., 2007. [22]Chaudhry et al., 2009; Phan et al., 2002. [23]Xue et al., 2010.

〈표 7-4〉 [1]Tamm, Menon, & Reiss, 2006. [2]Bush et al., 1999; Tamm, Menon, Ringel, & Reiss, 2004. [3]Tamm et al., 2004. [4]Rubia et al., 1999. [5]Yu-Feng et al., 2007. [6]Tamm et al., 2004. [7]Zang et al., 2005. [8]Yu-Feng et al., 2007. [9]Lou, Henriksen, & Bruhn, 1984. [10]Lee et al., 2005. [11]Castellanos et al., 2002. [12]Casey, Castelllanos, & Giedd, 1997. [13]Li et al., 2007. [14]Markis et al., 2007. [15]Mackie et al., 2007. [16]Ashtari et al., 2005.

〈표 8-1〉 [1]Dehaene, Molko, Cohen, & Wilson, 2004. [2]Victor & Ropper, 2001. [3]Sirigu et al., 1996. [4]Colby, 1998; Driver & Mattingley, 1998. [5]Newman et al., 2003. [6]Rorden, Mattingley, Karnath, & Driver, 1997; Snyder & Chatterjee, 2004. [7]Karnath, 1997; Ungerleider & Haxby, 1994. [8]Schwartz et al., 2005. [9]Battelli et al., 2001; Claeys et al., 2003. [10]Griffiths et al., 1998. [11]Snyder & Chatterjee, 2004. [12]Anderson & Mountcastle, 1983. [13]Pia et al., 2004.

〈표 8-2〉 [1]Griffiths et al., 1998. [2]Chochon et al., 1999. [3]Newman et al., 2003. [4]Uddin et al., 2005. [5]Dehaene et al., 2003. [6]Molko et al., 2003. [7]Chochon et al., 1999. [8]Molko et al., 2003; Rushworth, Krams, & Passingham, 2001. [9]Newman et al., 2003. [10]Newman et al., 2003. [11]Antal et al., 2008. [12]Grefkes & Fink, 2005; Wolpert, Goodbody, & Husain, 1998. [13]Wolpert et al., 1998. [14]Jonides et al., 1998. [15]Wagner et al., 2005. [16]Marshuetz et al., 2000; Van Opstal, Verguts, & Fias, 2008. [17]Husain & Nachev, 2007. [18]Astafiev et al., 2003. [19]Mountcastle, 1995. [20]Orban et al., 1999. [21]Castelli, Glaser, & Butterworth, 2006; Fias et al., 2003; Lemer et al., 2003. [22]Fias et al., 2007. [23]Ruby & Decety, 2001. [24]Iaccoboni et al., 2004; Jackson & Decety, 2004. [25]Vogeley et al., 2004.

〈표 8-3〉 [1]Ferrari et al., 2003. [2]Heiser et al., 2003. [3]Cantalupo & Hopkins, 2001. [4]Chaminade et al., 2002. [5]Freund, 2001; Jeannerod et al., 1995. [6]Buccino et al., 2001. [7]Iacoboni et al., 1999.

〈표 9-1〉 [1]Buckner et al., 2008; Wagner, Haxby, & Heatherton, 2012. [2]Greicius & Menon, 2004; Ward et al., 2013. [3]Buckner et al., 2008; Cavanna & Trimble, 2006; Laureys et al., 2006; Mason et al., 2007; Nielsen et al., 2005; Zysset et al., 2002.

〈표 9-2〉 [1]Horovitz et al., 2009; Laureys et al., 2006. [2]Schneider et al., 2008; van Buuren et al., 2010. [3]Johnson et al., 2006; Whitfield-Gabrieli et al., 2011. [4]VanBuuren et al., 2010; Yoshimura et al., 2009. [5]Li et al., 2014. [6]Fiset et al., 1999. [7]Jardri et al., 2007. [8]Argembeau, 2011; Ostby et al., 2012; Pardo et al., 1993; Spreng & Grady, 2009; Maguire & Mummery, 1999. [9]Quin & Northoff, 2011. [10]Iacoboni et al., 2004. [11]Li et al., 2014; Spreng & Grady, 2009. [12]Uddin et al., 2004. [13]Harrison et al., 2008; Moll et al., 2007. [14]Greicius et al., 2003. [15]Greicius & Menon, 2004. [16]Andreasen et al., 1995. [17]Yang et al., 2010. [18]Hassabis et al., 2007. [19]Shapira-Lihter et al., 2012. [20]Laufs et al., 2003. [21]McKiernan et al., 2003. [22]McGuire et al., 1996. [23]Ostby et al., 2012. [24]Spreng et al., 2009. [25]Spreng et al., 2009.

〈표 13-1〉 [1]Bredy et al., 2003; Champagne et al., 2008. [2]Weaver, Grant, &

Meaney, 2002; Weaver, Meaney, & Szyf, 2006. [3]Garoflos et al., 2008; Menard, Champagne, & Meaney, 2004. [4]Liu et al., 2000. [5]Zhang et al., 2005. [6]Menard et al., 2004. [7]Weaver et al., 2004. [8]Caldji, Diorio, & Meaney, 2003. [9]Caldji, Diorio, Anisman, & Meaney, 2004; Caldji et al., 1998. [10]Braun & Poeggel, 2001. [11]Champagne et al., 2003. [12]Champagne et al., 2001, 2003, 2006. [13]Cameron, Fish, & Meaney, 2008.

〈표 13-2〉 [1]Zhang et al., 2002. [2]Marais et al., 2008. [3]Leventopoulos et al., 2007. [4]Caldji et al., 2000; Hsu et al., 2003. [5]Rees, Steiner, & Fleming, 2006. [6]Blaise et al., 2007. [7]Brake et al., 2004. [8]Kuhn & Schanberg, 1998. [9]Kalinichev et al., 2002. [10]Coutinho et al., 2002. [11]Weaver et al., 2006. [12]Ovtscharoff & Braun, 2001. [13]Akbari et al., 2007.

〈표 13-3〉 [1]McCormick et al., 2000; Meaney et al., 1988, 1991; O'Donnell et al., 1994; Smythe, Rowe, & Meaney, 1994. [2]Sarrieau, Sharma, & Meaney, 1988. [3]Plotsky & Meaney, 1993. [4]Kosten, Lee, & Kim, 2007. [5]Siviy & Harrison, 2008. [6]Garoflos et al., 2007. [7]Vallée et al., 1997. [8]Vallée et al., 1999. [9]Costela et al., 1995; Tejedor-Real, Costela, & Gibert-Rahola, 1998. [10]Weaver et al., 2000. [11]Collette et al., 2000.

〈표 15-1〉 [1]Krugers et al., 2006. [2]Watanabe, Gould, & McEwen, 1992. [3]Alonso, 2000. [4]Sapolsky, 1990. [5]Dranovsky & Hen, 2006; Kelly, Mullany, & Lynch, 2000; Pham et al., 2003; Prickaerts et al., 2004. [6]Kuhlmann, Piel, & Wolf, 2005; Kirschbaum et al., 1996; Newcomer et al., 1994, 1999. [7]West, 1993; Lupien et al., 1998. [8]Bremner, Scott, et al., 1993. [9]Bremner Scouthwick, et al., 1993; Vythilingam et al., 2002. [10]Bremner et al., 1995, 1997; Bremner, 2006; de Lanerolle et al., 1989. [11]Villarreal et al., 2002. [12]Falkai & Bogerts, 1986; Nelson et al., 1998. [13]Bourdeau et al., 2002; Condren & Thakore, 2001.

〈표 16-1〉 [1]Brambilla, Soloff, & Sala, 2004; Bremner et al., 1997; Chugani et al., 2001; Dannlowski et al., 2012; Driessen et al., 2000; Gorka et al., 2015; Hair et al., 2015; Hanson et al., 2015; Irle, Lange, & Sachsse, 2005; Lim, Radua, & Rubia, 2014;

Rodrigues et al., 2011; Rogers et al., 2011; Schmahl et al., 2003, 2009; Soloff et al., 2008; Tebartz van Elst et al., 2003; Teicher, Anderson, & Polcari, 2012; Weniger et al., 2009; Zetzsche et al., 2007. [2]Shimada et al., 2015; Tomoda et al., 2009. [3]Brambilla et al., 2004; Chanen et al., 2008; Chugani et al., 2001; Dannlowski et al., 2012; De Brito et al., 2009; Gorka et al., 2015; Hanson et al., 2010; Lim et al., 2014; Lyoo, Han, & Cho, 1998; Rogers et al., 2011; Tomoda et al., 2009. [4]Chugani et al., 2001; Driessen et al., 2000; Hanson et al., 2015; Schmahl et al., 2003; Tottenham et al., 2010, 2011; Weniger et al., 2009. [5]Edmiston et al., 2011; Hair et al., 2015; Hanson et al., 2010, 2013a, 2013b; van Harmelen et al., 2010. [6]Bäuml et al., 2014; Hanson et al., 2013; Huang, Gundapuneedi, & Rao, 2012; Smyser et al., 2010, 2013. [7]Brambilla et al., 2004; Brunner et al., 2010, Goodman et al., 2011; Hazlett et al., 2005; Minzenberg et al., 2007; Tomoda et al., 2009; Whittle et al., 2009. [8]Kočovská et al., 2013; Nelson et al., 2013; Suor et al., 2015.

〈표 20-1〉 [1]Bennett, Diamond, Krech, & Rosenzweig, 1964; Diamond et al., 1964. [2]Kempermann et al., 1998; Walsh, Budtz-Olsen, Penny, & Cummins, 1969. [3]Kolb & Whishaw, 1998. [4]Kolb & Whishaw, 1998. [5]Kolb & Whishaw, 1998. [6]Ickes et al., 2000. [7]Nilsson et al., 1993. [8]Sirevaag & Greenough, 1988. [9]Sirevaag & Greenough, 1988. [10]Guzowski, Setlow, Wagner, & McGaugh, 2001. [11]Torasdotter et al., 1998.

〈표 20-2〉 [1]Fujikawa et al., 2000. [2]Abercrombie et al., 2003; Andreano & Cahill, 2006; Domes et al., 2005. [3]Takahashi et al., 2004. [4]Conrad, Lupien, & McEwen, 1999; Kerr, Huggett, & Abraham, 1994; Park et al., 2006; Yau et al., 1995. [5]Diamond et al., 1992. [6]Pavlides et al., 1995. [7]Sullivan, Wilson, & Leon, 1989. [8]Introini-Collison & McGaugh, 1987.

〈표 20-4〉 [1]Mayberg et al., 2002. [2]Mayberg et al., 2002. [3]Kong et al., 2006. [4]Pariente et al., 2005. [5]Petrovic et al., 2002. [6]Wager et al., 2004. [7]Wager et al., 2004. [8]Zubieta et al., 2005. [9]Benedetti et al., 2004. [10]Fuente-Fernandez et al., 2001.

〈표 21-1〉 [1]Baxter et al., 1992. [2]Brody et al., 1998. [3]Nakao et al., 2005. [4]Nakatani et al., 2003. [5]Yamanishi et al., 2008. [6]Saxena et al., 2009. [7]Schwartz et al., 1996. [8]Lázaro et al., 2009. [9]Furmark et al., 2002. [10]Goldin et al., 2014. [11]Paquette et al., 2003. [12]Johanson et al., 2006. [13]Straube et al., 2006. [14]Levin, Lazrove, & van der Kolk, 1999. [15]Prasko et al., 2004. [16]Sakai et al., 2006. [17]Beutel et al., 2010. [18]Goldapple et al., 2004. [19]Kennedy et al., 2007. [20]Martin et al., 2001. [21]Brody, Saxena, Stoessel, et al., 2001. [22]Brody et al., 1998. [23]Penades et al., 2002. [24]Wykes et al., 2002. [25]Laatsch et al., 1999.

참고문헌

Abbass, A., Nowoweiski, S., Bernier, D., Tarzwell, R., & Beutel, M. (2014). Review of psychodynamic psychotherapy neuroimaging studies. *Psychotherapy and Psychosomatics*, 142-147. doi:10.1159/000358841

Albercrombie, H. C., Kalin, N. H., Thurow, M. E., Rosenkranz, M. A., & Davidson, R. J. (2003). Cortisol variation in humans affects memory for emotionally laden and neutral information. *Behavioral Neuroscience*, 117, 505-516.

Adamec, R. E. (1991). Partial kindling of the ventral hippocampus: Identification of changes in limbic physiology which accompany changes in feline aggression and defense. *Physiology and Behavior*, 49, 443-454.

Adams, R. D., Victor, M., & Ropper, A. H. (1997). *Principles of neurology*. New York: McGraw-Hill.

Adolphs, R. (2010). What does the amygdala contribute to social cognition? *Annals of the New York Academy of Sciences*, 1191(1), 42-61. doi:10.1111/j.1749-6632.2010.05445.x

Ahern, G. L., Schomer, D. L., Kleefield, J., Blume, H., Rees-Cosgrove, G., Weintraub, S., et al. (1991). Right hemisphere advantage for evaluating emotioal facial expressions. *Cortex*, 27, 193-202.

Ainsworth, M. D. S., Blehar, M. C., Waters, E., & Wall, S. (1978). *Patterns of attachment: A psychological study of the strange situation*. Hillsdale, NJ: Erlbaum.

Akaneya, Y., Tsumoto, T., Kinoshita, S., & Hatanaka, H. (1997). Brain-derived neurotrophic factor enhances long-term potentiation in rat visual cortex. *Journal of Neuroscience*, 17, 6707-6716.

Akbari, E., Chatterjee, D., Levy, F., & Fleming, A. (2007). Experience-dependent cell survival in the maternal rat brain. *Behavioral Neuroscience*, 121(5), 1001-1011.

Akers, K. G., Martinez-Canabal, A., Restivo, L., Yiu, A. P., Cristofaro, A. D., Hsiang, H.,...Frankland, P. W. (2014). Hippocampal neurogenesis regulates forgetting during adulthood and infancy. *Science*, 344(6184), 598-602. doi:10.1126/science.1248903

Akirav, I., & Maroun, M. (2007). The role of the medial prefrontal cortex-amygdala circuit in stress effects on the extinction of fear. *Neural Plasticity*, doi:10.1155/2007/30873.

Alberini, C. M. (2005). Mechanisms of memory stabilization: Are consolidation and reconsolidation similar or distinct processes? *Trends in Neuroscience*, 28(1), 51-56.

Alberini, C. M., & LeDoux, J. E. (2013). Memory reconsolidation. *Current Biology*, 23(17), R746-R750. doi:10.1016/c2010-0-67992-2

Alcoholics Anonymous. (2015). Welcome to Alcoholics Anonymous. Retrieved from http://www.aa.org.

Aleman, A., & Kahn, R. (2005). Strange feelings: Do amygdala abnormalities dysregulate the emotional brain in schizophrenia? *Progress in Neurobiology*, 77, 283-298. doi:10.1016/j.pneurobio.2005.11.005

Alexander, G. E., DeLong, M. R., & Strick, P. L. (1986). Paralle organization of functionally segregated circuits linking basal ganglia and cortex. *Annual Review of Neuroscience*, 9, 357-381.

Alexander, G. E., Furey, M. L., Grady, C. L., Pietrini, P., Brady, D. R., Mentis, M. J., et al. (1997). Association of premorbid intellectual function with cerebral metabolism in Alzheimer's disease: Implications for the cognitive reserve hypothesis. *American Journal of Psychiatry*, 154, 165-172.

Alexander, M. P., Stuss, D. T., & Benson, D. F. (1979). Capgras syndrome: A reduplicative phenomenon. *Neurology*, 29, 334-339.

Allen, J. P., McElhaney, K. B., Kuperminc, G. P., & Jodl, K. M. (2004). Stability and change in attachment security across adolescence. *Child Development*, 75, 1792-1805.

Allen, J. S., Bruss, J., & Damasio, H. (2005). The aging brain: The cognitive reserve hypothesis and hominid evolution. *American Journal of Human Biology*, 17, 673-689.

Allen, J. S., Damasio, H., & Grabowski, T. J. (2002). Normal neuroanatomical variation in the human brain: An MRI-volumetric study. *American Journal of Physical Anthropology*, 118, 341-358.

Allen, N. J., & Barres, B. A. (2005). Signaling between glia and neurons: Focus on synaptic plasticity. *Current Opinion in Neurobiology*, 15, 542-548.

Allman, J. M., Hakeem, A., Erwin, J. M., Nimchinsky, E., & Hof, P. (2001). The anterior cingulate cortex: The evolution of an interface between emotion and cognition. *Annals of the New York Academy of Sciences*, 935, 107-117.

Allman, J. M., Hakeem, A., Erwin, J. M., Nimchinsky, E., & Hof, P. (2006). The anterior cingulate cortex the evolution of an interface between emotion and cognition. *Annals of the New York Academy of Sciences*, 935(1), 107-117. doi:10.1111/j.1749-6632.2001.tb0347.x

Allman, J. M., Watson, K. K., Tetreault, N. A., & Hakeem, A. Y. (2005). Intuition and autism: A possible role for Von Economo neurons. *Trends in Cognitive Sciences*, 9, 367-373.

Allman, J., Rosin, A., Kumar, R., & Hasenstaub, A. (1998). Parenting and survival in anthropoid primates: Caretakers live longer. *Proceedings of the National Academy of Sciences*, USA, 95, 6866-68969.

Al-Mousawi, A. H., Evans, N., Ebmeier, K. P., Roeda, D., Chaloner, F., & Ashcroft, G. W. (1996). Limbic dysfunction in schizophrenia and mania. A study using 18F-labeled fluorodeoxyglucose and positron emission tomography. *British Journal of Psychiatry*, 169, 509-516.

Alonso, G. (2000). Prolonged corticosterone treatment of adult rats inhibits the proliferation of oligodendrocyte progenitors present throughout white and gray matter regions of the brain. *Glia*, 31, 219-231.

Alonso, M., Vianna, M. R. M., Depino, A. M., de Souza, T. M., Pereira, P., Szapiro, G., et al. (2002). BDNF-triggered events in the rat hippocampus are required for both short-and long-term memory. *Hippocampus*, 12, 551-560.

Altman, J., Wallace, R. B., Anderson, W. J., & Das, G. D. (1968). Behaviorally induced changes in length of cerebrum in rats. *Developmental Psychobiology*, 1, 112-117.

Amaral, D. G. (2002). The primate amygdala and the neurobiology of social behavior: Implications for understanding social anxiety. *Biological Psychiatry*, 51, 11-17.

American Psychiatric Association. (2000). *Diagnostic and statistical manual of mental disorders* (4th ed., text revision). Washington, DC: American Psychiatric Association.

American Psychiatric Association.(2013). *Diagnostic and statistical manual of mental disorders*, 5th ed. Washington, DC: American Psychiatric Association.

Amini, F., Lewis, T., Lannon, R., Louie, A., Baumbacher, G., McGuinness, T., et al. (1996). Affect, attachment, memory: Contributions toward psychobiologic integration. *Psychiatry*, 59(3), 213-239.

Amodio, D. M., Jost, J. T., Master, S. L., & Yee, C. M (2007). Neurocognitive correlates of liberalism and conservatism. *Nature Neuroscience*, 10(10), 1246-1247.

Andersen, R. A., & Cui, H. (2009). Intention, action planning, and decision making in parietal-frontal circuits. *Neuron*, 63(5), 568-583. doi:10.1016/j.neuron.2009.08.028.

Andersen, R. A., & Mountcastle, V. B. (1983). The influence of the angle of gaze upon the excitability of the light-sensitive neurons of the posterior parietal cortex. *Journal of Neuroscience*, 3(3), 532-548.

Andersen, R. A., Snyder, L. H., Bradley, D. C., & Xing, J. (1997). Multimodal representation of space in the posterior parietal cortex and its use in planning movements. *Annual Review of Neuroscience*, 20, 303-330.

Anderson, A, K., Wais, P. E., & Gabrieli, J. D. E. (2006). Emotion enhances remembrance of neutral events past. *Proceedings of the National Academy of Science*, USA, 103(5), 1599-1604.

Anderson, C, M., Polcari, A., Lowen, S. B., Renshaw, P. F., & Teicher, M. H. (2002). Effects of methylphenidate on functional magnetic resonance relaxometry of the cerebellar vermis in boys with ADHD. *American Journal of Psychiatry*, 159(8), 1322-1328.

Anderson, C. R., (1976). Coping behaviors as intervening mechanisms in the inverted-U stress-performance relationship. *Journal of Applied Psychology*, 61(1), 30-34.

Anderson, J. S., Ferguson, M. A., Lopez-Larson, M., & Yurgelun-Todd, D. (2011). Connectivity gradients between the default mode and attention control networks. *Brain Connectivity*, 1(2), 147-157. doi:10.1089/brain.2011.0007

Anderson, M. C., & Green, C. (2001). Suppressing unwanted memories by executive control. *Nature*, 410, 366-369.

Anderson, N. D., Ebert, P. L., Jennings, J. M., Grady, C. L., Cabeza, R., & Graham, S. J. (2008). Recollection and familiarity-based memory in healthy aging and amnestic mild cognitive impairment. *Neuropsychology*, 22(2), 177-187. doi:10.1037/0894-4105.22.2.177

Andreano, J. M., & Cahill, L. (2006). Glucocorticoid release and memory consolidation in men and women. *Psychological Science*, 17(6), 466-470.

Andreasen, N. C. (2001). *Brave new brain*: Conquering mental illness in the era of the genome. New York: Oxford University Press.

Andreoni, J., Harbaugh, W., & Vesterlund, L. (2013). Altruism in experiments. In P. K. Newman (Ed.), *The new Palgrave dictionary of economics* (2nd ed.). New York: Palgrave Macmillan.

Anisman, H., Zaharia, M. D., Meaney, M. J., & Merali, Z. (1998). Do early-life events permanently alter behavioral and hormonal responses to stressors? *International Journal of Developmental Neuroscience*, 16, 149-164.

Ansorge, M. S., Zhou, M., Lira, A., Hen, R., & Gingrich, J. A. (2004). Early-life blockade of the 5-HT transporter alters emotional behavior in adult mice. *Science*, 306, 879-881.

Antal, A., Baudewig, J., Paulus, W., & Dechent, P. (2008). The posterior cingulated cortex and planum temporale/parietal operculum are activated by coherent visual motion. *Visual Neuroscience*, 25, 17-26.

Anticevic, A., Cole, M. W., Murray, J. D., Corlett, P. R., Wang, X., & Krystal, J. H. (2012). The role of default network deactivation in cognition and disease. *Trends in Cognitive Sciences*, 16(21), 584-592. doi:10.1016/j.tics.2012.10.008

Apostolova, I., Block, S., Buchert, R., Osen, B., Conradi, M., Tabrizian, S.,...Obrocki, J. (2010). Effects of behavioral therapy or pharmacotherapy on brain glucose metabolism in subjects with obsessive-compulsive disorder as assessed by brain FDG PET. *Psychiatry Research: Neuroimaging*, 184(2), 105-116. doi:10.1016/j.pscychresns.2010.08.012

Ardila, A., Ostrosky-Solis, F., Rosselli, M., & Gomez, C. (2000). Age-related cognitive decline during normal aging: The complex effect of education. *Archives of Clinical Neuropsychology*, 15, 495-513.

Arnsten, A. F. T. (2000). Genetics of childhood disorders: XVIII. ADHD, Part 2: Norepinephrine has a critical modulatory influence on prefrontal cortical function. *Journal of the American Academy of Child and Adolescent Psychiatry*, 39, 374-383.

Arnsten, A. F. T., & Goldman-Rakic, P.S. (1998). Noise stress impairs prefrontal cortical cognitive function in monkeys: Evidence for a hyperdopaminergic mechanism. *Archives of General Psychiatry*, 55, 362-368.

Arnsten, A. F. T., & Li, B. (2005). Neurobiology of executive functions: Catecholamine influences on prefrontal cortical functions. *Biological Psychiatry*, 57(11), 1377-1384.

Ashtari, M., Kumra, S., Bhaskar, S. L., Clarke, T., Thaden, E., Cervellione, K. L.,…Ardekani, B. A. (2005). Attention-deficit/hyperactivity disorder: A preliminary diffusion tensor imaging study. *Biological Psychiatry*, 57(5), 448-455. doi:10.1016/j.biopsych.2004.11.047

Astafiev, S., Shulman, G., Stanley, C., Snyder, A., Van Essen, D., & Corbetta, M. (2003). Functional organization of human intraparietal and frontal cortex for attending, looking and pointing. *Journal of Neuroscience*, 23(11), 4689-4699.

Aston-Jones, G., Valentino, R. J., VanBockstaele, E. J., & Meyerson, A. T. (1994). Locus coeruleus, stress, and PTSD: Neurobiology and clinical parallels. In M. M. Murburg (Ed.), *Catecholamine function in posttraumatic stress disorder: Emerging concepts* (pp. 17-62). Washington, DC: American Psychiatric Press.

Augustine, J. R. (1996). Circuitry and functional aspects of the insular lobe in primates including humans. *Brain Research Reviews*, 22, 229-244.

Aziz-Zadeh, L., Kaplan, J. T., & Iacoboni, M. (2009). "Aha!": The neural correlates of verbal insight solutions. *Human Brain Mapping*, 30, 908-916.

Baars, B. J. (2002). The conscious access hypothesis: Origins and recent evidence. *Trends in Cognitive Sciences*, 6(1), 47-52.

Bachars, E., Kanyas, K., Latzer, Y., Canetti, L., Bonne, O., & Lerer, B. (2008). Depressive tendencies and lower levels of self-sacrifice in mothers, and selflessness in their anorexic daughters. *European Eating Disorders Review*, 16(3), 184-190.

Bagby, R. M., & Taylor, G. J. (1997). Affect dysregulation and alexithymia. In G. J. Taylor, R. M. Bagby, & J. D. A. Parker (Eds.), *Disorders of affect regulation: Alexithymia in medical and psychiatric illness* (pp. 26-45). Cambridge: Cambridge University Press.

Baillieux, H., De Smet, H. J., Paquier, P. F., De Deyn, P. P., & Marien, P. (2008). Cerebellar neurocognition: Insights into the bottom of the brain. *Clinical Neurology and Neurosurgery*, 110, 763-773.

Baird, A. A., Gruber, S. A., Fein, D. A., Mass, L. C., Steingard, R. J., Renshaw, P. F., et al. (1999). Functional magnetic resonance imaging of facial affect recognition in children and adolescents. *Journal of the American Academy of Child and Adolescent Psychiatry*, 38(2), 195-199.

Balconi, M., Bortolotti, A., & Gonzaga, L. (2011). Emotional face recognition, EMG response, and medial prefrontal activity in empathic behaviour. *Neuroscience Research*, 71(3), 251-259. doi:10.1016/j.neures.2011.07.1833

Baldi, E., & Bucherelli, C. (2005). The inverted "U-shaped" dose-effect relationships in learning and memory: Modulation of arousal and consolidation. *Nonlinearity in Biology, Toxicology, and Medicine*, 3(1), 9-21.

Balthazar, M. L., Campos, B. M., Franco, A. R., Damasceno, B. P., & Cendes, F. (2014). Whole cortical and default mode network mean functional connectivity as potential biomarkers for mild Alzheimer's disease. *Psychiatry Research: Neuroimaging*, 221(1), 37-42. doi:10.1016/j.psychrens.2013.10.010

Baptista, L. E., & Petrinovich, L. (1986). Song development in the whitecrowned sparrow: Social factors and sex differences. *Animal Behavior*, 34(5), 1359-1371.

Bar, M., Kassam, K. S., Ghuman, A. S., Boshyan, J., Schmidt, A. M., Dale, A. M., et al. (2006). Top-down facilitation of visual recognition. *Proceedings of the National Academy of Sciences*, USA, 103(2), 449-454.

Barad, M. (2000). *A biological analysis of transference*. Paper presented at the UCLS Annual Review of Neuropsychiatry, February 2, Indian Wells, California.

Barbas, H. (1995). Anatomic basis of cognitive-emotional interactions in the primate prefrontal cortex. *Neuroscience and Biobehavioral Reviews*, 19(3), 499-510.

Barbey, A., Colom, R., Paul, E., & Grafman, J. (2012). Architecture of fluid intelligence and working memory revealed by lesion mapping. *Brain Structure and Function*, 219(2), 485-494. doi:10.1007/s00429-013-0512-z

Barde, Y. A. (1989). Trophic factors and neuronal survival. *Neuron*, 2(6), 1525-1534.

Bargh, J. A., & Chartrand, T. L. (1999). The unbearable automaticity of being. *American Psychologist*, 54(7), 462-479.

Barnow, S., Völker, K. A., Möller, B., Freyberger, H. J., Spitzer, C., Grabe, H. J., & Daskalakis, Z. J. (2009). Neurophysiological correlates of borderline personality disorder: A transcranial magnetic stimulation study. *Biological Psychiatry*, 65, 313-318

Barry, R. J., Clarke, A. R. McCarty, R., Selikowitz, M., Johnstone, S. J., & Rushby, J. A. (2004). Age and gender effects in EEG coherence: I. Developmental trends in normal children. *Clinical Neurophysiology*, 115(10), 2252-2258.

Barsaglini, A., Sartori, G., Benetti, S., Pettersson-Yeo, W., & Mechelli, A. (2013). The effects of psychotherapy on brain function: A systematic and critical review.

Progress in Neurobiology, 114, 1-14. doi:10.1016/j.pneurobio.2013.10.006

Bartels, A., & Zeki, S. (2000). The neural basis of romantic love. *NeuroReport*, 11(17), 3829-3834.

Bartolomeo, P. (2006). A parietofrontal network for spatial awareness in the right hemisphere of the human brain. *Archives of Neurology*, 63(9), 1238-1241.

Bartzokis, G., Beckson, M., Lu, P. H., Neuchterlein, K. H., Edwards, N., & Mintz, J. (2001). Age-related changes in frontal and temporal lobe volumes in men. *Archives of General Psychiatry*, 58(5), 461-465.

Bateson, G. (1972). Steps to an ecology of mind. New York: Ballantine.

Battelli, L., Cavanagh, P., Intrilligator, J., Tramo, M. J., Henaff, M., Michel, F., et al. (2001). Unilateral right parietal damage leads to bilateral deficit for high-level motion. *Neuron*, 32(6), 985-995.

Bauer, P. J. (2015). A complementary processes account of the development of childhood amnesia and a personal past. *Psychological Review*, 122(2), 204-231. doi:10.1037/a0038939

Bauer, P. M., Hanson, J. L., Pierson, R. K., Davidson, R. J., & Pollak, S. D. (2009). Cerebellar volume and cognitive functioning in children who experienced early deprivation. *Biological Psychiatry*, 66(12), 1100-1106. doi:10.1016/j.biopsych.2009.06.014

Bäuml, J. G., Daamen, M., Meng, C., Neitzel, J., Scheef, L., Jaekel, J.,...Sorg, C. (2014). Correspondence between aberrant intrinsic network connectivity and gray-matter volume in the ventral brain of preterm born adults. *Cerebral Cortex*, 25(11), 4135-4145. doi:10.1093/cercor/bhu133

Baxter, L. R., Phelps, M. E., Mazziotta, J. C., Schwartz, J. M., Gerner, R. H., Selin, C. E., et al. (1985). Cerebral metabolic rates for glucose metabolism in mood disorders. *Archives of General Psychiatry*, 42, 441-447.

Baxter, L. R., Schwartz, J. M., Bergman, K. S., Szuba, M. P., Guze, B. H., Mazziotta, J. C.,...Phelps, M. E. (1992). Caudate glucose metabolic rate changes with both drug and behavior therapy for obeseeive-compulsive disorder. *Archives of General Psychiatry*, 40(9), 681-689.

Baxter, L. R. Schwartz, J. M., Phelps, M. E., Mazziotta, J. C., Guze, B. H., Selin, C. E.,...Sumida, R. M. (1989). Reduction of prefrontal cortex glucose metabolism common to three types of depression. *Archives of General Psychiatry*, 46(3), 243-250.

Bazanis, E., Rogers, R. D., Dowson, J. H., Taylor, P., Meux, C., Staley, C.,...Sahakian, B. J. (2002). Neurocognitive deficits in decision-making and planning of patients with DSM-III-R borderline personality disorder. *Psychological Medicine*, 32, 1395-1405.

Beason-Held, L. L., Kraut, M. A., & Resnick, S. M. (2009). Stability of Default-Mode Network Activity in the Aging Brain. *Brain Imaging and Behavior*, 3(2), 123-131. doi:10.1007/s11682-008-9054z

Betty, J. (2001). *The human brain*: Essentials of behavioral neuroscience. Thousand Oaks, CA: Sage.

Beauregard, M. (2007). Mind does really matter: Evidence from neuroimaging studies of emotional self-regulation, psychotherapy, and placebo effect. *Progress in Neurobiology*, 81(4), 218-236.

Beauregard, M., Lévesque, J., & Bourgouin, P. (2001). Neural correlates of conscious self-regulation of emotion. *Journal of Neuroscience*, 21(RC165), 1-6.

Beblo, T., Saavedra, A. S., Mensebach, C., Lange, W., Markowitsch, H., Rau, H.,...Driessen, M. (2006). Deficits in visual functions and neuropsychological inconsistency in borderline personality disorder. *Psychiatry Research*, 145, 127-135.

Bechara, A., Damasio, A. R., Damasio, H., & Anderson, S. W. (1994). Insensitivity to future consequences following damage to human prefrontal cortex. *Cognition*, 50(1-3), 7-15.

Bechara, A., Damasio, H., Tranel, D., & Anderson, S. W. (1998). Dissociation of working memory from decision making within the human prefrontal cort ex. *Journal of Neuroscience*, 18(1), 428-437.

Bechara, A., Damasio, H., Tranel, D., & Damasio, A. (1997). Deciding advantageously before knowing the advantageous strategy. *Science*, 275(5304), 1293- 1295.

Bechara, A., & Naqvi, N. (2004). Listening to your heart; Interoceptive awareness as a gateway to feeling. *Nature Neuroscience*, 7(2), 102-103.

Bechara, A., Tranel, D., Damasio, H., Adolphs, R., Rockland, C., & Damasio, A. R. (1995). Double dissociation of conditioning and declarative knowledge relative to the amygdala and hippocampus in humans. *Science*, 269(5227), 1115- 1118.

Beck, A. T. (1976). *Cognitive therapy and emotional disorders*. New York: International University Press.

Beck, A. T., Rush, A. J., Shaw, B. F., & Emery, G. (1979). *Cognitive therapy of depression*. New York: Guilford.

Beckmann, C. F., DeLuca, M., Devlin, J. T., & Smith, S. M. (2005). Investigations into resting-state connectivity using independent component analysis. *Philosophical Transactions of the Royal Society: Biological Sciences*, 360(1457), 1001-1013.

Beeghly, M., & Cicchetti, D., (1994). Child maltreatment, attachment, and the self-system: Emergence of an internal state lexicon in toddlers at high social risk. *Development and Psychopathology*, 6(1), 5-30.

Beer, J. S. (2007). The default self: Feeling good or being right? *Trends in Cognitive Sciences*, 11(5), 187-189. doi:10.1016/j.tics.2007.02.004

Beer, J. S., Heerey, E. A., Keltner, D., Scabini, D., & Knight, R. T. (2003). The regulatory function of self-conscious emotion: Insights from patients with orbitofrontal damage. *Journal of Personality and Social Psychology*, 85(4), 594- 604.

Beer, J. S., John, O. P., Scabini, D., & Knight, R. T. (2006). Orbitofrontal cortex and social behavior: Integrating self-monitoring and emotion-cognition interactions. *Journal of

Cognitive Neuroscience, 18(6), 871-879.

Bekinschtein, P., Cammarota, M., Katche, C., Slipczuk, L., Rossato, J. I., Goldin, A., et al. (2008). BDNF is essential to promote persistence of long-term memory storage. *Proceedings of the National Academy of Sciences*, USA, 105(7), 2711-2716.

Bell, M. A., & Fox, N. A. (1992). The relations between frontal brain electrical activity and cognitive development during infancy. *Child Development*, 63(5), 1142-1163.

Belmaker, R. H., & Grisaru, N. (1999). Anti-bipolar potential for transcranial magnetic stimulation. *Bipolar Disorders*, 1(2), 71-72.

Benedetti, F. Colloca, L., Torre, E., Lanotte, M., Melcarne, A., Pesare, M.,...Lopiano, L. (2004). Placebo-responsive Parkinson patients show decreased activity in single neurons of subthalamic nucleus. *Nature Neuroscience*, 7(6), 587-588.

Benes, F. M. (1989). Myelination of cortical-hippocampal relays during late adolescence. *Schizophrenia Bulletin*, 15(4), 585-593.

Benes, F. M., Taylor, J. B., & Cunningham, M. C. (2000). Convergence and plasticity of monoaminergic systems in the medial prefrontal cortex during the postnatal period: Implications for the development of psychopathology. *Cerebral Cortex*, 10(10), 1014-1027.

Bennett, A. J., Lesch, K. P., Heils, A., Long, J. C., Lorenz, J. G., Shoaf, S. E.,...Higley, J.D. (2002). Early experience and serotonin transporter gene variation interact to influence primate CNS function. *Molecular Psychiatry*, 7(1), 118-122.

Bennett, E. L., Diamond, M. C., Krech, D., & Rosenweig, M. R. (1964). Chemical and anatomical plasticity of brain. *Science*, 146(3644), 610-619.

Benson, F. D. (1994). *The neurology of thinking*. New York: Oxford University Press.

Benuzzi, F., Lui, F., Duzzi, D., Nichelli, P. R., & Porro, C. A. (2008). Does it look painful or disgusting? Ask your parietal and cingulate cortex. *Journal of Neuroscience*, 28(4), 923-931.

Bermpohl, F., Pascual-Leone, A., Amedi, A., Merabet, L. B., Fregni, F., Wrase, J., Northoff, G. (2008). Novelty seeking modulates medial prefrontal activity during the anticipation of emotional stimuli. *Psychiatry Research*, 164, 81-85. 10.1016/j.psychresns.2007.12.019

Berntson, G. C., Bechara, A., Damasio, H., Tranel, D., & Cacioppo, J. T. (2007). Amygdala contribution to selective dimensions of emotion. *Social Cognitive and affective Neuroscience*, 2(2), 123-129.

Berthier, M. L., Posada, A., & Puentes, C. (2001). Dissociative flashbacks after right frontal injury in a Vietnam veteran with combat-related posttraumatic stress disorder. *Journal of Neuropsychiatry and Clinical Neurosciences*, 13(1), 101-105.

Berthoz, S., Armony, J. L., Blair, R. J. R., & Dolan, R. J. (2002). An fMRI study of intentional and unintentional (embarrassin) violations of social norms. *Brain*, 125(Pt.8), 1696-1708.

Berton, O., McClung, C. A., DiLeone, R. J., Krishnan, V., Renthal, W., Russo, S. J., et al. (2006). Essential role of BDNF in the mesolimbic dopamine pathway in social defeat stress. *Science*, 311(5762), 864-868.

Beutel, M. E., Stark, R., Pan, H., Silberswig, D., & Dietrich, S. (2010). Changes of brain activation pre-post short-term psychodynamic inpatient psychotherapy: An fMRI study of panic disorder patients. *Psychiatry Research: Neuroimaging*, 184(2), 96-104. doi:10.1016/j.pscychresns.2010.06.005

Bhide, P. G., & Bedi, K. S. (1982). The effects of environmental diversity on well-fed and previously undernourished rats: I. Body and brain measurements. *Journal of Comparative Neurology*, 207(4), 403-409.

Bickart, K. C., Wright, C. I., Dautoff, R. J., Dickerson, B. C., & Barrett, L. F. (2010). Amygdala volume and social network size in humans. *Nature Neuroscience*, 14, 163-164.

Birnbaum, S., Gobeske, K. T., Auerbach, J., Taylor, J. R., & Arnsten, A. F. T. (1999). A role for norepinephrine in stress-induced cognitive deficits: a-1-adrenoceptor mediation in the prefrontal cortex. *Biological Psychiatry*, 46(9), 1266-1274.

Bischoff-Grethe, A., Proper, S. M., Mao, H., Daniels, K. A., & Berns, G. S. (2000). Conscious and unconscious processing of nonverbal predictability in Wernicke's area. *Journal of Neuroscience*, 20(5), 1975-1981.

Bishof, H. (1983). Imprinting and cortical plasticity: A comparative review. *Neuroscience and Biobehavioral Reviews*, 7(2), 213-225.

Bishop, S. J. (2007). Neurocognitive mechanisms of anxiety: An integrative account. *Trends in Cognitive Sciences*, 11(7), 307-316.

Bishop, S., Duncan, J., & Lawrence, A. D. (2004). State anxiety of the amygdala response to unattended threat-related stimuli. *Journal of Neuroscience*, 24(46), 10364-10368.

Bishop, S., Duncan, J., Brett, M., & Lawrence, A. (2004). Prefrontal cortical function and anxiety: Controlling attention to threat-related stimuli. *Nature Neuroscience*, 7(2), 184-187.

Bisiach, E., & Luzzatti, C. (1978). Unilateral neglect of representational space. *Cortex*, 14(1), 129-133.

Bisiach, E., Rusconi, M. L., & Vallar, G. (1991). Remission of somatoparaphrenic delusions through vestibular stimulation. *Neuropsychologia*, 29, 1029- 1031.

Biver, F., Goldman, S., Francois, A., De La Porte, C., Luxen, A., Gribomont, B., et al. (1995). Changes in metabolism of cerebral glucose after stereotactic leukotomy for refractory obsessive-compulsive disorder: A case report. *Journal of Neurology, Neurosurgery and Psychiatry*, 58(4), 502-505.

Black, J. E. (1998). How a child builds its brain: Some lessons from animal studies of neural plasticity. *Preventive Medicine*, 27(2), 168-171.

Blaise, J. H., Koranda, J. L., Chow, U., Haines, K. E., & Doward, E. C. (2007). Neonatal isolation stress alters bidirectional long-term synaptic plasticity in amygdalo-hippocampal synapses in freely behaving adult rats. *Brain Research*, 1193(25-33), 25-33.

Blanke, O., & Arzy, S. (2005). The out-of-body experience: Disturbed self-processing at the temporo-parietal junction. *Neuroscientist*, 11(1), 11-24.

Blass, R. B., & Carmeli, Z. (2007). The case against neuropsychoanalysis. On fallacies underlying psychoanalysis' latest scientific trend and its negative impact on psychoanalytic discourse. *International Journal of Psychoanalysis*, 88(Pt.1), 19-40.

Blonder, L. X., Bowers, D., & Heilman, K. M. (1991). The role of right hemisphere in emotional communication. *Brain*, 114(3), 1115-1127.

Bluhm, R. L., Miller, J., Lanius, R. A., Osuch, E. A., Boksman, K., Neufeld, R.,...Williamson, P. (2007). Spontaneous low-frequency fluctuations in the BOLD signal in schizophrenic patients: Anomalies in the default network. *Schizophrenia Bulletin*, 33(4), 1004-1012. doi:10.1093/schbul/sbm052

Bluhm, R. L., Williamson, P. C., Osuch, E. A., Frewen, P. A., Stevens, T. K., Boksman, K.,...Lanius, R. A. (2009). Alterations in default network connectivity in posttraumatic stress disorder related to early-life trauma. *Journal Psychiatry and Neuroscience*, 34(3), 187-194.

Blum, D. (2000). *Love at Goon Park : Harry Harlow and the science of affection*. Cambridge, MA: Perseus.

Boehm, C. (2008). Purposive social selection and the evolution of human altruism. *Cross-Cultural Research*, 42(4), 319-352

Bohus, M., Limberger, M., Ebner, U., Glocker, F. X., Schwartz, B., Wernz, M., & Lieb, K. (2000). Pain perception during self-reported distress and calmness in patients with borderline personality disorder and self-mutilating behavior. *Psychiatry Research*, 95, 251-260

Bollas, C. (1987). *The shadow of the object: Psychoanalytic of the unthought known*. New York: Columbia University Press.

Bonda, E., Petrides, M., Frey, S., & Evans, A. C. (1994). Frontal cortex involvement in organized sequences of hand movements: Evidence from a positron emission tomography study [abstract]. *Social Neuroscience Abstract*, 20, 353.

Bonda, E., Petrides, M., Ostry, D., & Evans, A. (1996). Specific involvement of human parietal systems and the amygdala in the perception of biological motion. *Journal of Neuroscience*, 16(11), 3737-3744.

Bonne, O., Brandes, D., Gilboa, M. A., Gomori, M. A., Shenton, M. E., Pitman, R. K., & Shalev, A. Y. (2001). Longitudinal MRI study of hippocampal volume in trauma survivors with PTSD. *American Journal of Psychiatry*, 158(8), 1-7. doi:10.1176/appi.ajp.158.8.1248

Bornstein, M. H. (1989). Sensitive periods in development: Structural characteristics and causal interpretations. *Psychological Bulletin*, 105(2), 179-197.

Borod, J. C., Cicero, B. A., Obler, L. K., Welkowitz, J., Erhan, H. M., Santschi, C., et al. (1998). Right hemisphere emotional perception: Evidence across multiple channels. *Neuropsychology*, 12(3), 446-458.

Bourdeau, I., Bard, C., Noel, B., Leclerc, I., Cordeau, M. P.,

Belair, M., et al. (2002). Loss of brain volume in endogenous Cushing's syndrome and its reversibility after correction hypercortisolism. *Journal of Clinical Endocrinology and Metabolism*, 87(5), 1949-1954.

Bowne, M. (1978). *Family therapy in clinical practice*. Northvale, NJ: Jason Aronson.

Bowlby, J. (1969). *Attachment*. New York: Basic Books.

Bowlby, J. (1988). *A secure base: Clinical applications of attachment theory*. London: Routledge.

Bowles, S., Choi, J., & Hopfensitz, A. (2003). The co-evolution of individual behaviors and social institutions. *Journal of Theoretical Biology*, 223(2003), 135-147.

Bradshaw, J. (1990). *Homecoming: Reclaiming and championing your inner child*. New York: Bantam.

Brake, W. G., Zhang, T. Y., Diorio, J., Meaney, M. J., & Gratton, A. (2004). Influence of early postnatal rearing conditions on mesocorticolimbic dopamine and behavioural responses to psychostimulants and stressors in adult rats. *European Journal of Neuroscience*, 19(7), 1863-1874.

Brambilla, P., Soloff, P. H., & Sala, M. (2004). Anatomical MRI study of borderline personality disorder in patients. *Psychiatry Research: Neuroimaging*, 131, 125-133.

Branchi, I., D'Andrea, I., Sietzema, J., Fiore, M., Di Fausto, V., Aloe, L., et al. (2006). Early social enrichment augments adult hippocampal BDNF levels and survival of BrdU-positive cells while increasing anxiety- and "depression"-like behavior. *Journal of Neuroscience Research*, 83(6), 965-973.

Branchi, I., Francia, N., & Alleva, E. (2004). Epigenetic control of neurobehavioral plasticity: The role of neurotrophins. *Behavioral Pharmacology*, 15(5-6), 353-362.

Braun, C., Scweizer, R., Elbert, T., Borbaumer, N., & Taub, E. (2000). Differential activation in somatosensory cortex for different discrimination tasks. *Journal of Neuroscience*, 20(1), 446-450.

Braun, K., & Poeggel, G. (2001). Recognition of mother's voice evokes metabolic activation in the medial prefrontal cortex and lateral thalamus of Octodon degus pups. *Neuroscience*, 103(4), 861-864.

Braun, U., Schäfer, A., Walter, H., Erk, S., Romanczuk-Seiferth, N., Haddad, L.,...Bassett, D. (2015). Dynamic reconfiguration of frontal brain networks during executive cognition in humans. *Proceedings of the National Academy of Sciences*, 112(37), 11678-11683. doi:10.1073/pnas.1422487112

Brázdil, M., Mareek, R., Urbánek, T., Kaspárek, T., Mikl, M., Rektor, I., & Zeman, A. (2012). Unveiling the mystery of déjà vu: The structural anatomy of déjà vu. *Cortex*, 48(9), 1240-1243. doi:10.1016/j.cortex.2012.03.004

Bredy, T. W., Grant, R. J., Champagne, D. L., & Meaney, M. J. (2003). Maternal care influences neuronal survival in the hippocampus of the rat. *European Journal of Neuroscience*, 18(10), 2903-2909.

Bredy, T., Zhang, T., Grant, R., Diorio, J., & Meaney, M. (2004). Peripubertal environmental enrichment reverses the effects of maternal care on hippocampal development and glutamate receptor subunit expression. *European Jouranl of Neuroscince*, 20(5), 1355-1362.

Bremner, J. (2006). Stress and brain atrophy. *CNS and Neurological Disorders-Drug Targets*, 5(5), 503-512.

Bremmer, J. D., Innis, R., Southwick, S., Staib, L., Zoghbi, S., & Charney, D. (2000). Decreased benzodiazepine receptor binding in prefrontal cortex in combat-related posttraumatic stress disorder. *American Journal of Psychiatry*, 157, 1120-1126.

Bremner, J. D., & Narayan, M. (1998). The effects of stress on memory and the hippocampus throughout the life cycle: Implications for childhood development and aging. *Development and Psychopathology*, 10(4), 871-885.

Bremner, J. D., Randall, P., Scott, T., & Bronen, R. (1995). MRI-based measurement of hippocampal volume in patients with combat-related posttraumatic stress disorder. *American Journal of Psychiatry*, 152(7), 973-983.

Bremner, J. D., Randall, P., Vermetten, E., Staib, L., Bronen, R. A., Mazure, C., et al. (1997). Magnetic resonance imaging-based measurement of hippocampal volume in posttraumatic stress disorder related to childhood physical and sexual abuse: A preliminary report. *Biological Psychiatry*, 41(1), 23-32.

Bremner, J. D., Scott, T. M., Delaney, R. C., Southwick, S. M., Mason, J. W., Johnson, D. R., et al. (1993). Deficits of short-term memory in posttraumatic stress disoder. *American Journal of Psychiatry*, 150, 1015-1019.

Bremner, J. D., Southwick, S. M., Johnson, D. R., Yehuda, R., & Charney, D. S. (1993). Childhood physical abuse and combat-related posttraumatic stress disorder in Vietnam veterans. *American Journal of Psychiatry*, 150(2), 235-239.

Brennan, K. A., & Shaver, P. R. (1995). Dimensions of adult attachment, affect regulation, and romantic relationship functioning. *Personality and Social Psychology Bulletin*, 21(3), 267-283.

Brennan, P. A., Pargas, R., Walker, E. F., Green, P., Newport, D. J. & Stowe, Z. (2008). Maternal depression and infant cortisol: Influences of timing, comorbidity and treatment. *Journal of Child Psychology and Psychiatry*, 49(10), 1099-1107.

Brewin, C. R. (2015). Re-experiencing traumatic events in PTSD: New avenues in research on intrusive memories and flashbacks. *European Journal of Psychotrumatology*, 6, 1-5. doi:10.3402/ejpt.v6.27180

Brewin, C. R., Dalgleish, T., & Joseph, S. (1996). A dual representation theory of posttraumatic stress disorder. *Psychological Research*, 103(4), 670-686.

Brewin, C. R., & Smart, L. (2005). Working memory capacity and suppression of intrusive thoughts. *Journal of Behavior Therapy and Experimental Psychiatry*, 36(1), 61-68.

Briere, J., Scott, D. C., & Weathers, F. (2005). Peritraumatic and persistent dissociation in the presumed etiology of PTSD. *American Journal of Psychiatry*, 162(12), 2295-2301. doi:10.1176/appi.ajp.162.12.2295

Broadhurst, P. L. (1957). Emotionality and the Yerkes-Dodson law. *Journal of Experimental Psychology*, 54(5), 345-352.

Brodal, P. (1992). *The central nervous system*. New York: Oxford University Press.

Brodsky, B. S., Groves, S. A., Oquendo, M. A., Mann, J. J., & Stanley, B. (2006). Interpersonal precipitants and suicide attempts in borderline personality disorder. *Suicide and Life-Threatening Behavior*, 36(3), 313-322. doi:10.1521/suli.2006.36.3.313

Brody, A. L., Mandelkern, M. A., Olmstead, R. E., Jou, J., Tiongson, E., Allen, V., et al. (2007). Neural substrates of resisting craving during cigarette cue exposure. *Biological Psychiatry*, 62(6), 642-651.

Brody, A. L., Saxena, S., Mandelkern, M. A., Fairbanks, L. A., Ho, M. L., & Baxter, L. R. (2001). Brain metabolic changes associated with symptom factor improvement in major depressive disorder. *Biological Psychiatry*, 50(3), 171-178.

Brody, A. L., Saxena, S., Schwartz, J. M., Stoessel, P. W., Maidment, K., Phelps, M. E. et al. (1998). FDG-PET predictors of response to behavioral therapy and pharmacotherapy in obsessive compulsive disorder. *Psychiatry Research: Neuroimaging*, 84(1), 1-6.

Brody, A. L., Saxena, S., Stoessel, P., Gillies, L. A., Fairbanks, L. A., Alborzian, S., et al. (2001). Regional brain metabolic changes in patients with major depression treated with either paroxetine or interpersonal therapy. *Archives of General Psychiatry*, 58(7), 631-640.

Brody, H. (2000). The placebo response: Recent research and implications for family medicine. *Journal of Family Practice*, 49(7), 649-654.

Brosch, T., Sander, D., & Scherer, K. R. (2007). That baby caught my eye... Attention capture by infant faces. *Emotion*, 7(3), 685-689.

Brothers, L. (1997). *Friday's footprint*. New York: Oxford University Press.

Brown, H. D., Kosslyn, S. M., Breiter, H. C., Baer, L., & Jenike, M. A. (1994). Can patients with obsessive-compulsive disorder discriminate between percepts and mental images? A signal detection analysis. *Journal of Abnormal Psychology*, 103(3), 445-454.

Brown, S. M., Henning, S., & Wellman, C. L. (2005). Mild, short-term stress alters dendritic morphology in rat medial prefrontal cortex. *Cerebral Cortex*, 15(11), 1714-1722.

Brozzoli, C., Gentile, G., & Ehrsson, H. (2012). That's near my hand! Parietal and premotor coding of hand-centered space contributes to localization and self-attribution of the hand. *Journal of Neuroscience*, 32(42), 14573-14582.

Bruce, S. E., Buchholz, K. R., Brown, W. J., Yan, L., Durbin, A., & Sheline, Y. I. (2013). Altered emotional interferene processing in the amygdala and insula in women with Post-Traumatic Stress Disorder. *NeuroImage: Clinical*, 2, 43-49. doi:10.1016/j.nicl.2012.11.003

Bruder, G. E., Stewart, J. W., Mercier, M. A., Agosti, V., Leite, P., Donovan, S., & Quitkin, F. M. (1997). Outcome of cognitive-behavioral therapy for depression: Reltion to hemispheric dominance for verbal processing. *Journal of Abnormal Psychology*, 106(1), 138-144.

Bruner, J. S. (1990). *Acts of meaning*. Cambridge, MA: Harvard University Press.

Brunet, A., Orr, S. P., Tremblay, J., Robertson, K., Nader, K., & Pitman, R. K. (2008). Effects of post-retrieval propranolol on psychophysiologic responding during subsequent script-given traumatic imagery in post-traumatic stress disorder. *Journal of Psychiatric Research*, 42, 503-506.

Brunner, R., Henze, R., Parzer, P., Kramer, J., Feigl, N., Lutz, K.,...Stieltjes, B. (2010). Reduced prefrontal and orbitofrontal gray matter in female adolescents with borderline personality disorder: Is it disorder specific? *NeuroImage*, 49, 114-120.

Bryant, R. A., Kemp, A. H., Felmingham, K. L., Liddell, B., Oliveri, G., Peduto, A., et al. (2008). Enhanced amygdala and medial prefrontal activation during nonconscious processing of fear in posttraumatic stress disorder: An fMRI study. *Human Brain Mapping*, 29(5), 517-523.

Buccino, G., Binkofski, F., Fink, G. R., Fadiga, L., Fogassi, L., Gallese, V.,...Freund, H. (2001). Action observation activates premotor and parietal areas in a somatotopic manner: An fMRI study. *European Journal of Neuroscience*, 13(2), 400-404. doi:10.1111/j.1460-9568.2001.01385.x

Buchanan, T. W., Tranel, D., & Adolphs, R. (2006). Impaired memory retrieval correlates with individual differences in cortisol response but not autonomic response. *Learning and Memory*, 13(3), 382-387.

Buchheim, A., Erk, S., George, C., Kächele, H., Kircher, T., Martius, P.,...Walter, H. (2008). Neural correlates of attachment trauma in borderline personality disorder: A functional magnetic resonance imaging study. *Psychiatry Research: Neuroimaging*, 163, 223-235.

Buchheim, A., George, C., Liebl, V., Moser, A., & Benecke, C. (2007). Mimische affektivität von patientinnen mit einer borderline-persönlichkeitsstörung während des adult attachment projective. *Zeitzchrift für Psychosomatische Medizin und Psychotherapie*, 53, 339-354.

Buckner, R. L., & Vincent, J. L. (2007). Unrest at rest: Default activity and spontaneous network correlations. *NeuroImage*, 37(4), 1091-1096. doi:10.1016/j.neuroimage.2007.01.010

Buneo, C., & Andersen, R. (2006). The posterior parietal cortex: Sensorimotor interface for the planning and online control of visually guided movements. *Neuropsychologia*, 44(13), 2594-2606. doi:10.1016/j.neuropsychologia.2005.10.011

Buonomano, D. V., & Merzenich, M. M. (1998). Cortical plasticity; From synapses to maps. *Annual Review of Neuroscience*, 21, 149-186.

Bush, G., Frazier, J. A., Rauch, S. L., Seidman, L. J., Whalen, P. J., Jenike, M. A.,...Biederman, J. (1999). Anterior cingulate cortex dysfunction in attention deficit/ hyperactivity disorder revealed by fMRI and the counting Stroop. Biological Psychiatry, 45(12), 1542-1552.

Bush, G., Luu, P., & Posner, M. I. (2000). Cognitive and emotional influences in anterior cingulate cortex. *Trends in Cognitive Sciences*, 4(6), 215-222.

Bush, G., Valera, E., M., & Seidman, L. J. (2005). Functional neuroimaging of attention deficit/hyperactivity disorder: A review and suggested future directions. *Biological Psychiatry*, 57(11), 1273-1284.

Bush, G., Vogt, B. A., Holmes, J., Dale, A. M., Greve, D., Jenike, M. A., et al. (2002). Dorsal anterior cingulate cortex: A role in reward-based decision making. *Proceedings of the National Academy of Sciences*, USA, 99(1), 507-512.

Butler, R. W., Braff, D. L., Rauch, J. L., Jenkins, M. A., Sprock, J., & Geyer, M. A. (1990). Physiological evidence of exaggerated startle response in a subgroup of Vietnam veterans with combat-related PTSD. *American Journal of Psychiatry*, 147(10), 1308-1312.

Buuren, M. V., Gladwin, T. E., Zandbelt, B. B., Kahn, R. S., & Vink, M. (2010). Reduced functional coupling in the default-mode network during self-referential processing. *Human Brain Mapping*, 31(8), 1117-1127. doi:10.1002/hbm.20920

Cabeza, R., Ciaramelli, E., & Moscovitch, M. (2012). Cognitive contributions of the ventral parietal cortex: An integrative theoretical account. *Trends in Cognitive Sciences*, 16(6), 338-352. doi:10.1016/j.tics.2012.04.008

Cabeza, R., & St. Jacques, P. (2007). Functional neuroimaging of autobiographical memory. *Trends in Cognitive Sciences*, 11(5), 219-227.

Cacioppo, J. T., & Berntson, G. (Eds.). (2004). *Social neuroscience: Key readings in social psychology*. New York: Psychology Press.

Cacioppo, S., Bianchi-Demicheli, F., Bischof, P., DeZiegler, D., Michel, C. M., & Landis, T. (2013). Hemispheric specialization varies with EEG brain resting states and phase of menstrual cycle. *PLoS One*, 8(4), e63196. doi:10.1371/journal.pone.0063196

Cahill, L., & McGaugh, J. L. (1998). Mechanisms of emotional arousal and lasting declarative memory. *Trends in Neurosciences*, 21(7), 294-299.

Cahill, L., Prins, B., Weber, M., & McGaugh, J. L. (1994). Beta-adrenergic activation and memory for emotional events. *Nature*, 371(6499), 702-704.

Calder, A. J., Keane, J., Manly, T., Sprengelmeyer, R., Scott, S., Nimmo-Smith, S., et al. (2003). Facial expression recognition across the adult life span. *Neuropsychologia*, 41(2), 195-202.

Caldji, C., Diorio, J., Anisman, H., & Meaney, M. (2004). Maternal behavior regulated benzodiazepine/GABA receptor subunit expression in brain regions associated with fear in BALB/c and C67BL/6 mice. *Neuropsychopharmacology*, 29(7), 1344-1352.

Caldji, C. Diorio, J., & Meaney, M. J. (2003). Variations in maternal care alter GABA-sub(A) receptor subunit expression in brain regions associated with fear. *Neuropsychopharmacology*, 28, 1950-1959.

Caldji, C., Francis, D., Sharma, S., Plotsky, P. M., & Meaney, M. J. (2000). The effects of early rearing environment on the development of GABA-sub(A) and central benzodiazepine receprot levels and novelty-induced fearfulness in the rat.

Neuropsychopharmacology, 22(3), 219-229.

Caldji, C., Tannenbaum, B., Sharma, S., Francis, D., Plotsky, P. M., & Meaney, M. J. (1998). Maternal care during infancy regulates the development of neural systems mediating the expression of fearfulness in the rat. *Proceedings of the National Academy of Sciences*, USA, 95(9), 5335-5340.

Calvo, M. G., & Beltrán, D. (2014). Brain lateralization of holistic versus analytic processing of emotional facial expressions. *NeuroImage*, 92, 237-247. doi:10.1016/j.neuroimage.2014.01.048

Calvo-Merino, B., Glaser, D. E., Grezes, J., Passingham, R. E., & Haggard, P. (2005). Action observation and acquired motor skills: An fMRI study with expert dancers. *Cerebral Cortex*, 15(8), 1243-1249.

Cameron, N., Fish, E., & Meaney, M. (2008). Maternal influences on the sexual behavior and reproductive success of the female rat. *Hormones and Behavior*, 54(1), 178-184.

Cameron, N. M., Champagne, F. A., Parent, C., Fish, E. W., Ozaki-Kuroda, K., & Meaney, M. J. (2005). The programming of individual differences in defensive responses and reproductive strategies in the rat through variations in maternal care. *Neuroscience and Biobehavioral Reviews*, 29(4-5), 843-865.

Campbell, J. (1949). *The hero with a thousand faces*. Novato, CA: New World Library.

Canli, T., Desmond, J. E., Zhao, Z., Glover, G., & Gabrieli, J. D. E. (1998). Hemispheric asymmetry for emotional stimuli detected with fMRI. *Neuroreport*, 9(14), 3233-3239.

Canli, T., & Lesch, K. (2007). Long story short: The serotonin transporter in emotion regulation and social cognition. *Nature Neuroscience*, 10(9), 1103-1109.

Canli, T., Qiu, M., Omura, K., Congdon, E., Haas, B. W., Amin, Z., et al. (2006). Neural correlates of epigenesis. *Proceedings of the National Academy of Sciences*, USA, 103(43), 16033-16038.

Cantalupo, C., & Hopkins, W. D. (2001). Asymmetric Broca's area in great apes: A region of the ape brain is uncannily similar to one linked with speech in humans. *Nature*, 414(6863), 505-505. doi:10.1038/35107134

Cappa, S., Sterzi, R., Vallar, G., & Bisiach, E. (1987). Remission of hemineglect and anosognosia during vestibular stimulation. *Neuropsychologia*, 25(5), 775-782.

Cappas, N. M., Andres-Hyman, R., & Davidson, L. (2005). What psychotherapists can begin to learn from neuroscience: Seven principles of a brain-based psychotherapy. *Psychotherapy: Theory, Research, Practice, Training*, 42(3), 374-383.

Carnevali, L., & Sgoifo, A. (2014). Vagal modulation of resting heart rate in rats: The role of stress, psychosocial factors, and physical exercise. *Frontiers in Physiology*, 5(118), 1-12. doi:10.3389/fphys.2014.00118

Carr, L., Iacoboni, M., Dubeau, M. C., Mazziotta, J. C., & Lenzi, G. L. (2003). Neural mechanisms of empathy in humans: A relay from neural systems for imitation to limbic areas. *Proceedings of the National Academy of Sciences*, USA,

100(9), 5497-5502.

Carswell, S. (1993). The potential for treating neurodegenerative disorders with NGF-inducing compounds. *Experimental Neurology*, 124(1), 36-42.

Carvey, P. M. (1998). *Drug action in the central nervous system*. New York: Oxford University Press.

Casey, B. J., Castellanos, F. X., & Giedd, J. N. (1997). Implications of right frontostriatal circuitry in response inhibition and attention-deficit/hyperactivity disorder. *Journal of the American Academy of Child and Adolescent Psychiatry*, 36(3), 374-383.

Casey, B. J., Galvan, A., & Hare, T. A. (2005). Changes in cerebral functional organization during cognitive development. *Current Opinion in Neurobiology*, 15(2), 239-244.

Cashmore, L., Uomini, N., & Chapelain, A. (2008). The evolution of handedness in humans and great apes: A review and current issues. *Journal of Anthropological Sciences*, 86, 7-35.

Caspers, S., Schleicher, A., Bacha-Trams, M., Palomero-Gallagher, N., Amunts, K., & Zilles, K. (2012). Organization of the human inferior parietal lobule based on receptor architectonics. *Cerebral Cortex*, 23(3), 615-628. doi:10.1093/cercor/bhs048

Castellanos, F. X., Lee, P., Sharp, W., Jeffries, N., Greenstein, D., Clasen, L., et al. (2002). Developmental trajectories of brain volume abnormalities in children and adolescents with attention-deficit/hyperactivity disorder. *American Medical Association Journal*, 288(14), 1740-1748.

Castelli, F., Glaser, D. E., & Butterworth, B. (2006). Discrete and analogue quantity processing in the parietal lobe: A functional MRI study. *Proceedings of the National Academy of Sciences*, USA, 103(12), 4693-4698.

Cattaneo, Z., Vecchi, T., Pascual-Leone, A., & Silvanto, J. (2009). Contrasting early visual cortex activation states causally involved in visual imagery and short-term memory. *European Journal of Neuroscience*, 30(7), 1393-1400.

Cavanna, A. E. (2006). The precuneus: A review of its functional anatomy and behavioural correlates. *Brain*, 129(3), 564-583. doi:10.1093/brain/awl004

Cavanna, A. E., & Trimble, M. R. (2006). The precuneus: A review of its functional anatomy and behavioural correlate. *Brain*, 129, 564-583.

Ceci, S., & Bruch, M. (1993). Suggestibility of the child witness: A historical review and synthesis. *Psychological Bulletin*, 113(3), 403-439.

Chai, X. J., Ofen, N., Gabrieli, J. D., & Whitfield-Gabrieli, S. (2014). Development of deactivation of the default-mode network during episodic memory formation. *NeuroImage*, 84, 932-938. doi:10.1016/j.neuroimage.2013.09.032

Chambers, R. A., Bremner, J. D., Moghaddam, B., Southwick, S. M., Charney, D. S., & Krystal, J. H. (1999). Glutamate and posttraumatic stress disorder: Toward a psychobiology of dissociation. *Seminars in Clinical Neuropsychiatry*, 4(4), 274-281.

Chaminade, T., & Decety, J. (2002). Leader or follower?

Involvement of the inferior parietal lobule in agency. *NeuroReport*, 13(15), 1975-1978.

Chaminade, T., Meltzoff, A. N., & Decety, J. (2002). Does the end justify the means? A PET exploration of the mechanisms involved in human imitation. *NeuroImage*, 15(2), 318-328. doi:10.1006/nimg.2001.0981

Champagne, D., Bagot, R., Hasselt, F., Meaney, M., Kloet, E.,...Krugers, H. (2008). Maternal care and hippocampal plasticity: Evidence for experience-dependent structural plasticity, altered synaptic function, and differential responsiveness to glucocorticoids and stress. *Journal of Neuroscience*, 28(23), 6073-6045.

Champagne, F., Diorio, J., Sharma, S., & Meaney, M. J. (2001). Naturally occurring variations in maternal behavior in the rat are associated with differences in estrogen-inducible central oxytocin receptors. *Proceedings of the National Academy of Sciences*, USA, 98(22), 12736-12741.

Champagne, F. A., Francis, D. D., Mar, A., & Meaney, M. J. (2003). Variations in maternal care in the rat as a mediating influence for the effects of environment on development. *Physiology and Behavior*, 79(3), 359-371.

Champagne, F., Ian, C., Weaver, G., Diorio, J., Dymov, S. Szyf, M., & Meaney, M. J. (2006). Maternal care associated with methylation of the estrogen receptor-a1b promoter and estrogen receptor—a expression in the medial preoptic area of female offspring. *Endocrinology*, 147(6), 2909-2915.

Chanen, A. M., Velakoulis, D., Carison, K., Gaunson, K., Wood, S. J., Yuen, H. P.,...Pantelis, C. (2008). Orbitofrontal, amygdala and hippocampal volumes in teenagers with first-presentation borderline personality disorder. *Psychiatry Research: Neuroimaging*, 163, 116-125.

Chapman, L. F., Walter, R. D., Markham, C. H., Rand, R. W., & Crandall, P. H. (1967). Memory changes induced by stimulation of hippocampus or amygdala in epilepsy patients with implanted electrodes. *Transactions of the American Neurological Association*, 92, 50-56.

Charnov, E. L., & Berrigan, D. (1993). Why do female primates have such long lifespans and so few babies? Or life in the slow lane. *Evolutionary Anthropology*, 1(6), 191-194.

Chaudhry, A. M., Parkinson, J. A., Hinton, E. C., Owen, A. M., & Roberts, A. C. (2009). Preference judgements involve a network of structures within frontal, cingulate and insula cortices. *European Journal of Neuroscience*, 29(5), 1047-1055.

Chavez, C. M., McGaugh, J. L., & Weinberger, N. M. (2009). The basolateral amygdala modulates specific sensory memory representations in the cerebral cortex. *Neurobiology of Learning of Memory*, 91(4), 382-392.

Chen, A. C., Oathes, D. J., Chang, C., Bradley, T., Zhou, Z., Williams, L. M.,...Etkin, A. (2013). Causal interactions between fronto-parietal central executive and default-mode networks in humans. *Proceedings of the National Academy of Sciences*, 110(49), 19944-19949. doi:10.1073/pnas.1311772110

Cheng, D. T., Knight, D. C., Smith, C. N., & Helmstetter, F. J.

(2006). Human amygdala activity during the expression of fear responses. *Behavioral Neuroscience*, 120(5), 1187-1195.

Chiron, C., Jambaque, I., Nabbout, R., Lounes, R., Syrota, A., & Dulac, O. (1997). The right brain is dominant in human infants. *Brain*, 120(6), 1057-1065.

Chisholm, K. (1998). A three year follow-up of attachment and indiscriminate friendliness in children adopted from Romanian orphanages. *Child Development*, 69(4), 1092-1106.

Chochon, F., Cohen, L., Demoortele, S., & Dehaene, S. (1999). Differential contributions of the left and right parietal lobules to number processing. *Journal of Cognitive Neuroscience*, 11(6), 617-630.

Choi, J., & Bowles, S. (2007). The coevolution of parochial altruism and war. *Science*, 318, 636-640.

Choi, J., Jeong, B., Rohan, M. L., Polcari, A. M., & Teicher, M. H. (2009). Preliminary evidence for white matter tract abnormalities in young adults exposed to parental verbal abuse. *Biological Psychiatry*, 65(3), 227-234. doi:10.1016/j.biopsych.2008.06.022

Christakou, A., Robbins, T. W., & Everitt, B. J. (2004). Prefrontal cortical-ventral striatal interactions for corticostriatal circuit function. *Journal of Neuroscience*, 24(4), 773-780.

Christensen, A. J., Edwards, D. L., Wiebe, J. S., Benotsch, E. G., McKelvey, L. Anderws, M., et al. (1996). Effect of verbal self-disclosure on natural killer cell activity: Moderating influence of cynical hostility. *Psychosomatic Medicine*, 58(2), 150-155.

Christensen, H., Henderson, A. S., Griffiths, K., & Levings, C. (1997). Does aging inevitably lead to declines in cognitive performance? A longitudinal study of elite academics. *Personality and Individual Differences*, 23(1), 67-78.

Christman, S. D. (1994). The many sides of the two sides of the brain. *Brain and Cognition*, 26(1), 91-98.

Christodoulou, G. N., & Malliara-Loulakaki, S. (1981). Delusional misidentification syndromes and cerebral "dysrhythmia." *Psychiatrica Clinica*, 14(4), 245-251.

Chrobak, Q. M., & Zaragoza, M. S. (2013). When forced fabrications become truth: Causal explanations and false memory development. *Journal of Experimental Psychology: General*, 142(3), 827-844. doi:10.1037/a0030093

Chugani, H. T. (1998). A critical period of brain development: Studies of cerebral glucose utilization with PET. *Preventive Medicine*, 27(2), 184-188.

Chugani, H. T., Behen, M. E., Muzik, O., Juhász, C., Nagy, F., & Chugani, D. C. (2001). Local brain functional activity following early deprivation: A study of postinstitutionalized Romanian orphans. *NeuroImage*, 14(6), 1290-1301. dio:10.1006/nimg.2001.0917

Chugani, H. T., & Phelps, M. E. (1991). Imaging human brain development with positron emission tomography. *Journal of Nuclear Medicine*, 32(1), 23-26.

Chugani, H. T., Phelps, M. E., & Mazziotta, J. C. (1987). Positron emission tomography study of human brain functional development. *Annals of Neurology*, 22(4), 487–497.

Claeys, K. G., Lindsey, D. T., De Schutter, E., & Orban, G. A. (2003). A higher order motion region in human inferior parietal lobule: Evidence from fMRI. *Neuron*, 40(3), 631–642.

Classen, J., Liepert, J., Wise, S. P., Hallett, M., & Cohen, L. G. (1998). Rapid plasticity of human cortical movements representation induced by practice. *Journal of Neurophysiology*, 79(2), 1117–1123.

Clovis, C., Pollock, J., Goodman, R., Impey, S., Dunn, J., Mandel, G., ..., Nestler, E. J. (2005). Epigenetic mechanisms and gene networks in the nervous system. *Journal of Neuroscience*, 25(45), 10379–10389.

Coan, J. A., Allen, J. B., & Harmon-Jones, E. (2001). Voluntary facial expression and hemispheric asymmetry over the frontal cortex. *Psychophysiology*, 38(6), 912–925.

Coan, J. A., Schaefer, H. S., & Davidson, R. J. (2006). Lending a hand: Social regulation of the neural response to threat. *Psychological Science*, 17(12), 1032–1039.

Cobb, S. (1944). *Foundations of neuropsychiatry*. Baltimore: Williams and Wilkins.

Coccaro, E. F., Siever, L. J., Klar, H. M., & Maurer, G. (1989). Serotonergic studies in patients with affective and personality disorders. *Archives of General Psychiatry*, 46(7), 587–598.

Cogill, S. R., Caplan, H. L., Alexandra, H., Robson, K. M., & Kumar, R. (1986). Impact of maternal postnatal depression on cognitive development of young children. *British Medical Journal*, 292(6529), 1165–1167.

Cohen, R. A., Grieve, S., Hoth, K. F., Paul, R. H., Sweet, L., Tate, D., et al. (2006). Early life stress and morphometry of the adult anterior cingulate cortex and caudate nuclei. *Biological Psychiatry*, 59(10), 975–982.

Colby, C. L. (1998). Action-oriented spatial reference frames in cortex. *Neuron*, 20(1), 15–24.

Colby, C. L., & Goldberg, M. E. (1999). Space and attention in parietal cortex. *Annual Review of Neuroscience*, 22, 319–349.

Collette, J., Millam, R., Klasing, K., & Wakenell, P. (2000). Neonatal handling of Amazon parrots alters the stress response and immun function. *Applied Animal Behavior Science*, 66(4), 335–349.

Colom, R., Haier, R. J., Head, K., Álvarez-Linera, J., Quiroga, M. Á., Shih, P. C., & Jung, R. E. (2009). Gray matter correlates of fluid, crystallized, and spatial intelligence: Testing the P-FIT model. *Intelligence*, 37(2), 124–135.

Compton, D. M., Bachman, L. D., Brand, D., & Avet, T. L. (2000). Age-associated changes in cognitive function in highly educated adults: Emerging myths and realities. *International Journal of Geriatric Psychiatry*, 15(1), 75–85.

Condren, R. M., & Thakore, J. H. (2001). Cushing's disease and melancholia. *Stress*, 4(2), 91–119.

Conrad, C. D., Lupien, S. J., & McEwen, B. S. (1999). Support for a bimodal role for type II adrenal steroid receptors in spatial memory. *Neurobiology of Learning and Memory*, 72(1), 39–46.

Coolidge, F. L., Segal, D. L., Stewart, S. E., & Ellet, J. A. C. (2000). Neuropsychological dysfunction in children with borderline personality disorder features: A preliminary investigation. *Journal of Research in Personality*, 34, 554–561.

Coplan, J. D., & Lydiard, R. B. (1998). Brain circiuts in panic disorder. *Biological Psychiatry*, 44(12), 1264–1276.

Corbetta, M., Patel, G., & Shulman, G. L. (2008). The reorienting system of the human brain: From environment to theory of mind. *Neuron*, 58(3), 306–324.

Corbetta, M., & Shulman, G. (2002). Control of goal-directed and stimulus-driven attention in the brain. *Nature Reviews Neuroscience*, 3(3), 201–215.

Corcoran, K. A., & Quirk, G. J. (2007). Activity in prelimbic cortex is necessary for the expression of learned, but not innate, fears. *Journal of Neuroscience*, 27(4), 840–844.

Coren, S., & Porac, C. (1977). Fifty centuries of right-handedness: The historical record. *Science*, 198(4317), 631–632.

Corina, D. P., Vaid, J., & Bellugi, U. (1992). The linguistic basis of left hemisphere specialization. *Science*, 255(5049), 1258–1260.

Cornette, L., Dupont, P., Salmon, E., & Orban, G. (2001). The neural substrate of orientation working memory. *Journal of Cognitive Neuroscience*, 13(6), 813–828.

Corrigan, F. (2004). Psychotherapy as assisted homeostasis: Activation of emotional processing mediated by the anterior cingulate cortex. *Medical Hypothesis*, 63(6), 968–973.

Costa, V. D., & Averbeck, B. B. (2013). Frontal-parietal and limbic-striatal activity underlies information sampling in the best choice problem. *Cerebral Cortex*, 25(4), 972–982. doi:10.1093/cercor/bht286

Costanzo, E. Y., Villarreal, M., Drucaroff, L. J., Ortiz-Villafañe, M., Castro, M. N., Goldschmidt, M., ..., Guinjoan, S. M. (2015). Hemispheric specialization in affective responses, cerebral dominance for language, and handedness. *Behavioural Brain Research*, 288, 11–19. doi:10.1016/j.bbr.2015.04.006

Costella, C., Tejdor-Real, P., & Gibert-Rahola, A. (1995). Effects of neonatal handling on learned helplessness model of depression. *Physiology and Behavior*, 57(2), 407–410.

Coull, J., Cotti, J., & Vidal, F. (2014). Increasing activity in left inferior parietal cortex and right prefrontal cortex with increasing temporal predictability: An fMRI study of the hazard function. *Procedia: Social and Behavioral Science*, 126, 41–44. doi:10.1016/j.sbspro.2014.02.311

Coutinho, S. V., Plotsky, P. M., Sablad, M., Miller, J. C., Zhou, H., Bayati, A. I., et al. (2002). Neonatal maternal separation alters stress-induced responses to viscerosomatic nociceptive stimuli in rat. *American Journal of Physiology Gastrointestinal and Liver Physiology*, 282(2), G307–G316.

Cowan, W. M., & Kandel, E. R. (2001). A brief history of synapses and synaptic transmission. In W. M. Cowan, T. C. Sudhof, & C. F. Stevens (Eds.), *Synapses* (pp. 1–88). Baltimore: Johns Hopkins University Press.

Cowdry, R. W., Pickar, D., & Davies, R. (1985). Symptoms and EEG findings in the borderline syndrome. *International Journal of Psychiatry in Medicine*, 15, 201–211.

Cozolino, L. J. (1997). The intrusion of early implicit memory into adult consciousness. *Dissociation*, 10(1), 44-53.

Cozolino. L. J. (2008). *The healthy aging brain: Sustaining attachment, attaiinig wisdom*. New York: Norton.

Cozolino, L. J. (2012). *The neuroscience of human relationships: Attachment and the developing social brain* (2nd ed.). New York: Norton.

Cozolino, L. J. (2010). *The neuroscience of psychotherapy: Healing the social brain* (2nd ed.). New York, NY: Norton.

Cozolino, L. J. (2014). *Attachment-based teaching: Creating a tribial classroom*. New York: Norton.

Cozolino, L. J. (2015). *Why therapy works: Using our minds to change our brains*. New York: Norton.

Crick, F. (1994). *The astonishing hypothesis: The scientific search for the soul*. New York: Charles Scribner's Sons.

Cristinzio, C., N'diaye, K., Seeck, M., Vuilleumier, P., & Sander, D. (2010). Integration of gaze direction and facial expression in patients with unilateral amygdala damage. *Brain*, 133(1), 248-261. doi:10.1093/brain/awp255

Critchley, H. (2005). Neural mechanism of autonomic, affective, and cognitive integration. *Journal of Comparative Neurology*, 493, 154-166.

Critchley, H., Daly, E., Phillips, M., Brammer, M., Bullmore, E., Williams, S.,...Murphy, D. (2000). Explicit and implicit mechanisms for processing of social information from facial expressions: A functional magnetic resonance imaging study. *Human Brain Mapping*, 9, 93-105.

Critchley, H. D., Melmed, R. N., Featherstone, E., Mathias, C. J., & Dolan, R. J. (2002). Volitional control of autonomic arousal: A functional magnetic resonance study. *NeuroImage*, 16(4), 909-919.

Critchley, H. D., Wiens, S., Rotshtein, P., Öhman, A., & Solan, R. J. (2004). Neural systems supporting interoceptive awareness. *Nature Neuroscience*, 7, 189-195.

Crittenden, P. M., & DiLalla, D. L. (1988). Compulsive compliance: The development of an inhibitory coping strategy in infancy. *Journal of Abnormal Child Psychology*, 16(5), 585-599.

Crowe, D., Goodwin, S., Blackman, R., Sakellaride, S., Sponheim, S., Macdonald, A., & Chafee, M. (2013). Prefrontal neurons transmit signals to parietal neurons that reflect executive control of cognition. *Nature Neuroscience*, 16(10), 1484-1491. doi:10.1038/nn/3509

Crowell, J. A., Treboux, D., & Waters, E. (2002). Stability of attachment representations: The transition to marriage. *Developmental Psychology*, 38(4), 467-479.

Crowther, A., Smoski, M. J., Minkel, J., Moore, T., Gibbs, D., Petty, C.,...Dichter, G. S. (2015). Resting-state connectivity predictors of response to psychotherapy in major depressive disorder. *Neuropsychopharmacology*, 40(7), 1659-1673. doi:10.1038/npp.2015.12

Culham, J. C., & Kanwisher, N. G. (2001). Neuroimaging of cognitive functions in human parietal cortex. *Current Opinion in Neurobiology*, 11(2), 157-163.

Cullen, K. R., Vizueta, N., Thomas, K. M., Han, G. J., Lim, K. O., Camchong, J.,...Schultz, S. C. (2011). Amygdala functional connectivity in young women with borderline personality disorder. *Brain Connectivity*, 1(1), 61-71.

Cummings, J. L. (1993). Frontal-subcortical circuits and human behavior. *Archives of Neurology*, 50(8), 873-880.

Cummings, J. L., & Frankel, M. (1985). Gilles de la Tourette syndrome and the neurological basis of obsessions and compulsions. *Biological Psychiatry*, 20(10), 117-126.

Cutting, J. (1992). The role of the right hemisphere in psychiatric disorders. *British Journal of Psychiatry*, 160, 583-588.

Czéh, B., Müller-Keuker, J. I. H., Rygula, R., Abumaria, N., Hiemke, C., Domenici, E., et al. (2007). Chronic social stress inhibits cell proliferation in the adult medial prefrontal cortex: Hemispheric asymmetry and reversal by fluoxetine treatment. *Neuropsychopharmacology*, 32(7), 1490-1503.

D'Argembeau, A., & Salmon, E. (2012). The neural basis of semantic and episodic forms of self-knowledge: Insights from functional neuroimaging. *Advances in Experimental Medicine and Biology Sensing in Nature*, 276-290. doi:10.1007/978-1-4614-1704-0_18

Dalla, C., Bangasser, D. A., Edgecomb, C., & Shors, T. J. (2007). Neurogenesis and learning: Acquiring and asymptotic performance predict how many cells survive in the hippocampus. *Neurobiology of Learning and Memory*, 88, 143-148.

Damasio, A. (2010). *Self comes to mind: Constructing the conscious brain*. New York: Pantheon.

Damasio, A. R. (1994). *Descartes' error: Emotion, reason and the human brain*. New York: Putnam and Sons.

Damasio, A. R., Grabowski, T. J., Bechara, A., Damasio, H., Ponto, L. L. B., Parvizi, J., & Hichwa, R. D. (2000). Subcortical and cortical brain activity during the feeling of self-generated emotions. *Nature Neuroscience*, 3(10), 1049-1056.

Daniels, J. (2011). Default mode alterations in posttraumatic stress disorder related to early-life trauma: A developmental perspective. *Journal of Psychiatry & Neuroscience J Psychiatry Neurosci*, 36(1), 56-59. doi:10.1503/jpn.100050

Dannlowski, U., Stuhrmann, A., Beutelmann, V., Zwanzger, P., Lenzen, T., Grotegerd, D.,...Kugel, H. (2012). Limbic scars: Long-term consequences of childhood maltreatment revealed by functional and structural magnetic resonance imaging. *Biological Psychiatry*, 71(4), 286-293. doi:10.1016/j.biopsych.2011.10.021

Daskalakis, Z. J., Christensen, B. K., Fitzgerald, P. B., & Chen, R. (2002). Transcranial magnetic stimulation: A new investigational and treatment tool in psychiatry. *Journal of Neuropsychiatry Clinical Neuroscience*, 14(4), 406-415.

Davidson, R. J. (1999). The neurobiology of personality and personality disorders. In D. S. Charney, E. J. Nestler, & B. S. Bunney (Eds.), *Neurobiology of mental illness* (pp. 841-854). New York: Oxford University Press.

Davidson, R. J. (2000). Affective style, psychopathology, and resilience: Brain mechanisms and plasticity. *American Psychopathologist*, 55(11), 1196-1214.

Davidson, R. J. (2002). Anxiety and affective style: Role of prefrontal cortex and amygdala. *Biological Psychiatry*, 51(1), 68–80.

Davidson, R. J. (2004). Well-being and affective style: Neural substrates and biobehavioural correlates. *Philosophical Transactions of the Royal Society: Biological Sciences*, 359(1449), 1395–1411.

Davidson, R. J., Ekman, P., Saron, C. D., Senulis, J. A., & Friesen, W. V. (1990). Approach-withdrawal and cerebral asymmetry: Emotional expression and brain physiology I. *Journal of Personality and Social Psychology*, 58(2), 330–341.

Davidson, R. J., & Fox, N. A. (1982). Asymmetrical brain activity discriminates between positive and negative affective stimuli in human infants. *Science*, 218(4578), 1235–1237.

Davidson, R. J., & Fox, N. A. (1989). Frontal brain asymmetry predicts infants' response to maternal separation. *Journal of Abnormal Psychology*, 98(2), 127–131.

Davidson, R. J., Irwin, W., Anderle, M. J., & Kalin, N. H. (2003). The neural substrates of affective processing in depressed patients treated with venlafaxine. *American Journal of Psychiatry*, 160(1), 64–75.

Davidson, R. J., Jackson, D. C., & Kalin, N. H. (2000). Emotion, plasticity, context, regulation: Perspectives from affective neuroscience. *Psychological Bulletin*, 126, 890–909.

Davidson, R. J., Kabat-Zinn, J., Schumacher, J., Rosenkranz, M., Muller, D., Santorelli, S. F.,...Sheridan, J. F. (2003). Alterations in brain and immune function produced by mindfulness meditation. *Psychosomatic Medicine*, 65(4), 564–570.

Davis, M. (1992). The role of the amygdala in fear and anxiety. *Annual Review of Neuroscience*, 15, 353–375.

Davis, M. (1997). Neurobiology of fear responses: The role of the amygdala. *Journal of Neuropsychiatry and Clinical Neurosciences*, 9(3), 382–402.

Davis, M. (1998). Are different parts of the extended amygdala involved in fear versus anxiety? *Biological Psychiatry*, 44(12), 1239–1247.

Davis, M., Myers, K. M., Chhatwal, J., & Ressler, K. J. (2006). Pharmacological treatments that facilitate extinction of fear: Relevance to psychotherapy. *Journal of the American Society for Experimental NeuroTherapeutics*, 3(1), 82–96.

De Bellis, M. D., Baum, A. S., Birmaher, B., Keshavan, M. S., Eccard, C. H., Boring, A. M.,...Ryan, N. D. (1999). Developmental traumatology part I: Biological stress systems. *Biological Psychiatry*, 45(10), 1259–1270.

De Bellis, M. D., Keshavan, M. S., Clark, D. B., Casey, B. J., Giedd, J. N., Boring, A. M.,...Ryan, N. D. (1999). Developmental traumatology part II: Brain development. *Biological Psychiatry*, 45(10), 1271–1284.

De Brito, S. A., Mechelli, A., Wilke, M., Laurens, K. R., Jones, A. P., Barker, G. J.,...Viding, E. (2008). Size matters: Increased grey matter in boys with conduct problems and callous-unemotional traits. *Brain*, 132(4), 843–852. doi:10.1093/brain/awp011

De Brito, S. A., Viding, E., Sebastian, C. L., Kelly, P. A., Mechelli, A., Maris, H., & McCrory, E. J. (2013). Reduced orbitofrontal and temporal grey matter in a community sample of maltreated children. *Journal of Child Psychology and Psychiatry* 54(1), 105–112. doi:10.1111/j.1469-7610.2012.02597.x

De Casper, A. J., & Fifer, W. P. (1980). Of human bonding: Newborns prefer their mother's voices. *Science*, 208(4448), 1174–1176.

De Pisapia, N., Serra, M., Rigo, P., Jager, J., Papinuttto, N., Esposito, G.,...Bornstein, M. H. (2014). Interpersonal competence in young adulthood and right laterality in white matter. *Journal of Cognitive Neuroscience*, 26(6), 1257–1265. doi:10.1162/jocn_a_00534

Decety, J. (1994). Mapping motor representations with positron emission tomography. *Nature*, 371(6498), 600–602.

Decety, J., Chaminade, T., Grèzes, J., & Meltzoff, A. N. (2002). A PET exploration of the neural mechanisms involved in reciprocal imitation. *NeuroImage*, 15(1), 265–272.

Decety, J., Echols, S., & Correll, J. (2009). The blame game: The effect of responsibility and social stigma on empathy for pain. *Journal of Cognitive Neuroscience, 22*(5), 985–997.

Decety, J., & Jackson, P. L. (2004). The functional architecture of human empathy. *Behavioral and Cognitive Neuroscience Reviews*, 3(2), 71–100.

Decety, J., & Lamm, C. (2006). Human empathy through the lens of social neuroscience. *Scientific World Journal*, 6, 1146–1163.

Decety, J., & Meyer, M. (2008). From emotional resonance to empathic understanding: A social developmental neuroscience account. *Development and Psychopathology*, 20, 1053–1080.

Decety, J., Michalska, K. J., & Akitsuki, Y. (2008). Who caused the pain? An fMRI investigation of empathy and intentionality in children. *Neuropsychologia*, 46(11), 2607–2614. doi:10.1016/j.neuropsychologia.2008.05.026

Dehaene, S., Molko, N., Cohen, L., & Wilson, A. J. (2004). Arithmetic and the brain. *Current Opinion in Neurobiology*, 14(2), 218–224.

Dehaene, S., Piazza, M., Pinel, P., & Cohen, L. (2003). Three parietal circuits for number processing. *Cognitive Neuropsychology*, 20(3), 487–506.

de la Fuente, J. M., Goldman, S., Stanus, E., Vizuete, C., Morlan, I., Bobes, J., & Mendlewicz, J. (1997). Brain glucose metabolism in borderline personality disorder. *Journal of Psychiatric Research*, 31, 531–541.

de Lanerolle, N. C., Kim, J. H., Robbins, R. J., & Spencer, D. D. (1989). Hippocampal interneuron loss and plasticity in human temporal lobe epilepsy. *Brain Research*, 495(2), 387–395.

Dennett, D. C. (1991). *Consciousness explained*. Boston: Little, Brown.

Derryberry, D., & Reed, M. A. (2002). Anxiety-related attentional biases and their regulation by attentional control. *Journal of Abnormal Psychology*, 111(2), 225–236.

DeRubeis, R. J., Hollon, S. D., Amsterdam, J. D., Shelton, R.

C., Young, P. R., Salomon, R. M., et al. (2005). Cognitive therapy vs. medications in the treatment of moderate to severe depression. *Archives of General Psychiatry*, 62(4), 409-416.

Desimone, R. (1991). Face-selective cells in the temporal cortex of monkeys. *Journal of Cognitive Neuroscience*, 3(1), 1-8.

de Vignemont, F., & Singer, T. (2006). The empathic brain: How, when and why? *TRENDS in Cognitive Science*, 10(10), 435-441. doi:10.1016/j.tics.2006.08.008

Devinsky, O. (2000). Right cerebral hemisphere dominance for a sense of corporeal and emotional self. *Epilepsy and Behavior*, 1(1), 60-73.

Devinsky, O., Morrell, M. J., & Vogt, B. A. (1995). Contributions of anterior cingulate cortex to behavior. *Brain*, 118, 279-306.

De Waal, F. (1989). *Peacemaking among primates*. New York: Penguin Books.

de Waal., F. B. M. (2008). Putting the altruism back in altruism: The evolution of empathy. *Annual Review of Psychology*, 59, 279-300.

Diamond, D. M., Bennett, M. C., Fleshner, M., & Rose, G. M. (1992). Inverted-U relationships between the level of peripheral corticosterone and the magnitude of hippocampal primed burst potentiation. *Hippocampus*, 2(4), 421-430.

Diamond, M. C., Krech, D., & Rosenweig, M. R. (1964). The effects of enriched environment on the histology of the rat cerebral cortex. *Journal of Comparative Neurology*, 123, 111-119.

Diamond, M. C., Law, F., Rhodes, H., Lindner, B., Rosenweig, M. R., Krech, D., & Bennett, E. L. (1966). Increases of cortical depth and glia numbers in rats subjected to enriched environments. *Journal of Comparative Neurology*, 128, 117-126.

Diamond, M. C., Scheibel, A. B., Murphy, G. M., & Harvey, T. (1985). On the brain of a scientist: Albert Einstein. *Experimental Neurology*, 88(1), 198-204.

Dias, R., Robbins, T. W., & Roberts, A. C. (1996). Dissociation in prefrontal cortex of affective and attentional shifts. *Nature*, 380(6569), 69-72.

DíAZ-Marsá, M., Carrasco, J. L., López-Ibor, M., Moratti, S., Montes, A., Ortiz, T., & López-Ibor, J. J. (2011). Orbitofrontal dysfunction related to depressive symptomatology in subjects with borderline personality disorder. *Journal of Affective Disorders*, 134, 410-415.

Di Martino, A., Ross, K., Uddin, L. Q., Sklar, A. B., Castellanos, F. X., & Milham, M. P. (2009b). Functional brain correlates of social and nonsocial processes in autism spectrum disorders: An activation likelihood estimation metaanalysis. *Biological Psychiatry*, 65(1), 63-74. doi:10.1016/j.biopsych.2008.09.022

Di Martino, A., Shehzad, Z., Kelly, C., Roy, A. K., Gee, D. G., Uddin, L. Q.,...Milham, M. P. (2009a). Relationship between cingulo-insular functional connectivity and autistic traits in neurotypical adults. *American Journal of Psychiatry*, 166(8), 891-899. doi:10.1176/appi.ajp.2009.08121894

Diamond, S. J., & Farrington, L. (1977). Emotional response to films shown to the right or left hemisphere of the brain measured by heart rate. *Acta Psychologica*, 41(4), 255-260.

Dinn, W. M., Harris, C. L., Aycicegi, A., Greene, P. B., Kirkley, S. M., & Reilly, C. (2004). Neurocognitive function in borderline personality disorder. *Progress in Neuropsychopharmacology and Biological Psychiatry*, 28, 329-341.

Diorio, J., & Meaney, M. (2007). Maternal programming of defencive responses through sustained effects on gene expression. *Journal of Psychiatry and Neuroscience*, 32(4), 275-285.

Distel, M. A., Middeldorp, C. M., Trull, T. J., Derom, C. A., Willemsen, G., & Boomsma, D. I. (2011). Life events and borderline personality features: The influence of gene-environment interaction and gene-environment correlation. *Psychological Medicine*, 41, 849-860.

Dixon-Gordon, K. L., Chapman, A. L., Lovasz, N., & Walters, K. (2011). Too upset to think: The interplay of borderline personality features, negative emotions, and social problem solving in the laboratory. *Personality Disorders: Theory, Research, and Treatment*, 2(4), 243-260.

Dolan, R. (2007). Keynote address: Revaluing the orbital prefrontal cortex. *Annals of the New York Academy of Science*, 1121, 1-9.

Dolan, R. J. (1999). On the neurology of morals. *Nature Neuroscience*, 2(11), 927-929.

Dolcos, F., & McCarthy, G. (2006). Brain systems mediating cognitive interference by emotional distraction. *Journal of Neuroscience*. 26(7), 2072-2079.

Domes, G., Rothfischer, J., Reichwald, U., & Hautzinger, M. (2005). Inverted-U function between salivary cortisol and retrieval of verbal memory after hydrocortisone treatment. *Behavioral Neuroscience*, 119(2), 512-517.

Donegan, N. H., Sanislow, C. A., Blumberg, H. P., Fulbright, R. K., Lacadie, C., Skudlarski, P,,...Wexler, B. E. (2003). Amygdala hyperreactivity in borderline personality disorder: Implications for emotional dysregulation. *Biological Psychiatry*, 54, 1284-1293.

Dosenbach, N. U. F., Fair, D. A., Miezin, F. M., Cohen, A. L., Wenger, K. K., Dosenbach, R. A. T.,...Petersen, S. E. (2007). Distinct brain networks for adaptive and stable task control in humans. *PNAS*, 104(26), 11073-11078.

Dougherty, D. D., Rauch, S. L., Deckerbach, T., Marci, C., Loh, R., Shin, L. M.,...Fava, M. (2004). Ventromedial prefrontal cortex and amygdala dysfunction during an anger induction positron emission tomography study in patients with major depressive disorder with anger attacks. *Archives of General Psychology*, 61(8), 795-804.

Dougherty, R. F., Ben-Shachar, M., Deutsch, G. K., Hernandez, A., Fox, G. R., & Wandell, B. A. (2007). Temporal-callosal pathway diffusivity predicts phonological skills in children. *Proceedings of the National Academy of Sciences*, USA, 104(20), 8556-8561.

Douglas, R. J. (1967). The hippocampus and behavior.

Psychological Bulletin, 67(6), 416-442.

Douglas, R. J., & Pribram, K. H. (1966). Learning and limbic lessions, *Neuropsychologia*, 4(3), 197-220.

Drake, R. A. (1984). Lateral asymmetry of personal optimism. *Journal of Research in Personality*, 18(4), 297-507.

Drake, R. A., & Seligman, M. E. P. (1989). Self-serving biases in causal attributions as a function of altered activation asymmetry. *International Journal of Neuroscience*, 45(3-4), 199-204.

Dranovsky, A., & Hen, R. (2006). Hippocampal neurogenesis: Regulation by stress and antidepressants. *Biological Psychiatry*, 59(12), 1136-1143.

Drevets, W. C. (1998). Functional neuroimaging studies of depression: The anatomy of melancholia. *Annual Review of Medicine*, 49, 341-361.

Drevets, W. C., & Raichle, M. E. (1998). Reciprocal suppression of regional cerebral blood during emotional versus higher cognitive processes: Implications for interactions between emotion and cognition. *Cognition and Emotion*, 12(3), 353-385.

Driessen, M., Herrmann, J., Stahl, K., Zwaan, M., Meier, S., Hill, A.,...Peterson, D. (2000). Magnetic resonance imaging volumes of the hippocampus and the amygdala in women with borderline personality disorder and early traumatization. *Archives of General Psychiatry*, 57, 1115-1122.

Driver, J., & Mattingley, J. B. (1998). Parietal neglect and visual awareness. *Nature Neuroscience*, 1(1), 17-22.

Dudai, Y. (2006). Reconsolidation: The advantage of being refocused. *Current Opinion in Neurobiology*, 16(2), 174-178.

Dunbar, R. I. (1996). *Grooming, gossip, and the evolution of language*, Cambridge, MA: Harvard University Press.

Dunbar, R. I. (2014). The social brain: Psychhological underpinnings and implications for the structure of organizations. *Current Directions in Psychological Science*, 23(2), 109-114. doi:10.1177/0963721413517118

Durston, S., Tottenham, N. T., Thomas, K. M., Davidson, M. C., Eigsti, I., Yang, Y., Ulug, A. M., & Casey, B. J. (2003). Differential patterns of striatal activation in young children with and without ADHD. *Biological Psychiatry*, 53(10), 871-878.

Dwivedi, Y., Rizavi, H. S., Conley, R. R., Roberts, R. C., Tamminga, C. A., & Pandey, G. N. (2003). Altered gene expression of brain-derived neurotrophic factor and receptor tyrosine kinase B in postmortem brain of suicide subjects. *Archives of General Psychiatry*, 60(8), 804-815.

Dziobek, I., Preissler, S., Grozdanovic, Z., Heuser, I., Heekernn H. R., & Roepke, S. (2011). Neuronal correlates of altered empathy and social cognition in borderline personality disorder. *NeuroImage*, 57, 539-548.

Eales, L. A. (1985). Song learning in zebra finches: Some effects of song model availability on what is learnt and when. *Animal Behavior*, 33(4), 1293-1300.

Edelman, G. M. (1987). *Neural Darwinism: The theory of neuronal group selection*. New York: Basic Books.

Edelman, G. M. (1989). *The remembered present: A biological theory of consciousness*. New York: Basic Books.

Edin, F., Macoveanu, J., Olesen, P., Tegner, J., & Klingberg, T. (2007). Stronger synaptic connectivity as a mechanism behind development of working memory-related brain activity during childhood. *Journal of Cognitive Neuroscience*, 19(5), 750-760.

Edmiston, E. E., Wang, F., Mazure, C. M., Guiney, J., Sinha, R., Mayes, L. C., & Blumberg, H. P. (2011). Corticostriatal-limbic gray matter morphology in adolescents with self-reported exposure to childhood maltreatment. *Archives of Pediatrics and Adolescent Medicine*, 165(12), 1069-1077. doi:10.1001/archpediatrics.2011.565

Egeland, B., & Farber, E. A. (1984). Infant-mother attachment: Factors related to its development and changes over time. *Child Development*, 55(3), 753- 771.

Eichenbaum, H. (1992). The hippocampal system and declarative memory in animals. *Journal of Cognitive Neuroscience*, 4(3), 217-231.

Eisenberg, L. (1995). The social construction of the human brain. *American Journal of Psychiatry*, 152(11), 1563-1575.

Eisch, A. J., & Petrik, D. (2012). Depression and hippocampal neurogenesis: A road to remission? *Science*, 338(6103), 72-75. doi:10.1126/science.1222941

Ekman, P., & Davidson, R. J. (1993). Voluntary smiling changes regional brain activity. *Psychological Science*, 4(5), 342-347.

Elbert, T., Flor, H., Birbaumer, N., Knecht, S., Hampson, S., Larbig, W., & Taub, E. (1994). Extensive reorganization of the somatosensory cortex in adult humans after nervous system injury. *NeuroReport*, 5(18), 2593-2597.

Elbert, T., Pantev, C., Wienbruch, C., Rockstroh, B., & Taub, E. (1995). Increased cortical representation of the fingers of the left hand in string players. *Science*, 270(5234), 305-307.

Eliot, L. (1999). *What's going on in there? How the brain and mind develop in the first five years of life*. New York: Bantam Books.

Ellenberger, H. F. (1970). *The discovery of the unconscious*. New York: Basic Books.

Elliott, R., Agnew, Z., & Deakin, J. (2008). Medial orbitofrontal cortex codes relative rather than absolute value of financial rewards in humans. *European Journal of Neuroscience*, 27(9), 2213-2218.

Elliott, R., Friston, K. J., & Dolan, R. J. (2000). Dissociable neural responses in human reward systems. *Journal of Neuroscience*, 20(16), 6159-6165.

Ellis, A. (1962). *Reason and emotion in psychotherapy*. Secaucus, NJ: Lyle Stuart.

Elton, A., & Gao, W. (2014). Divergent task-dependent functional connectivity of executive control and salience networks. *Cortex*, 51, 56-66. doi:10.1016/j.cortex.2013.10.012

Elvander-Tottie, E., Eriksson, T. M., Sandin, J., & Ögren, S. O. (2006). N- methyl-d-aspartate receptors in the medial septal area have a role in spatial and emotional learning in the rat. *Neuroscience*, 142(4), 963-978.

Encinas, J. M., Vaahtokari, A., & Enikolopov, G. (2006). Fluoxetine targets early progenitor cells in the adult brain. *Proceedings of the National Academy of Sciences*, USA, 103(21), 8233-8238.

Engdahl, B., Leuthold, A. C., Tan, H. M., Lewis, S. M., Winskowski, A. M., Dikel, T. N., & Georgopoulos, A. P. (2010). Post-traumatic stress disorder: A right temporal lobe syndrome? *Journal of Neural Engineering*, 7(6), 1-8. doi:10.1088/1741-2560/7/6/066005

Engle, P. L., & Black, M. M. (2008). The effect of poverty on child development and educational outcomes. *Annals of the New York Academy of Sciences*, 1136(1), 243-256. doi:10.1196/annals.1425.023

Enlow, M., Egeland, B., Carlson, E., Blood, E., & Wright, R. (2013). Mother-infant attachment and the intergenerational transmission of posttraumatic stress disorder. *Development and Psychopathology*, 26(1), 41-65. doi:10.1017/S0954579413000515

Eriksson, P. S., Perfileva, E., Bjork-Erikson, T., Alborn, A. M., Nordborg, C., Peterson, D. A.,...Gage, F. (1998). Neurogenesis in the adult human hippocampus. *Nature Medicine*, 4, 1313-1317.

Ernst, A., Alkass, K., Bernard, S., Salehpour, M., Perl, S., Tisdale, J.,...Frisén, J. (2014). Neurogenesis in the striatum of the adult human brain. *Cell*, 156d(5)m, 1072-1083. doi:10.1016/j.cell.2014.01.044

Esch, T., & Stefano, G. B. (2005). The neurobiology of love. *Neuroendocrinology Letters*, 26(3), 175-192.

Eskine, K., Kacinik, N., & Prinz, J. (2011). A bad taste in the mouth: Gustatory disgust influences moral judgment. *Psychological Science*, 22(3), 295-299. doi:10.1177/0956797611398497

Eslinger, P. J. (1998). Neurological and neuropsychological bases of empathy. *European Neurology*, 39(4), 193-199.

Etchison, M., & Kleist, D. (2000). Review of narrative therapy: Research and utility. *The Family Journal*, 8(1), 61-66.

Etkin, A., Egner, T., & Kalisch, R. (2011). Emotional processing in anterior cingulate and medial prefrontal cortex. *Trends in Cognitive Sciences*, 15(2), 85-93. doi:10.1016/j.tics.2010.11.004

Etkin, A., Phil, M., Pittenger, C., Polan, H. J., & Kandel, E. R. (2005). Toward a neurobiology of psychotherapy: Basic science and clinical applications. *Journal of Neuropsychiatry Clinical Neuroscience*, 17(2), 145-158.

Fair, D. A., Cohen, A. L., Dosenbach, N. U., Church, J. A., Miezin, F. M., Barch, D. M.,...Schlaggar, B. L. (2008). The maturing architecture of the brain's default network. *Proceedings of the National Academy of Sciences*, 105(10), 4028-4032, doi:10.1073/pnas.0800376105

Falkai, P., & Bogerts, B. (1986). Cell loss in the hippocampus of schizophrenics. *European Archives of Psychiatry and Neurological Sciences*, 236(3), 154-161.

Fan, J., Gu, X., Liu, X., Guise, K. G., Park, Y., Martin, L.,...Hof, P. R. (2011). Involvement of the anterior cingulate and frontoinsular cortices in rapid processing of salient facial emotional information. *NeuroImage*, 54, 2539-2546.

Fanselow, M. S. (1986). Conditioned fear-induced opiate analgesia: A competing motivational state theory of stress analgesia. *Annals of the New York Academy of Sciences*, 467, 40-54.

Fantuzzo, J. W., Rouse, H. L., McDermott, P. A., Sekino, Y., Childs, S., & Weiss, A. (2005). Early childhood experiences and kindergarten success: A population-based study of large urban setting. *Social Psychology Review*, 34(4), 571-588.

Farrer, C., & Frith, C. D. (2002). Experiencing oneself vs. another person as being the cause of an action: The neural correlates of the experience of agency. *Neuroimage*, 15, 596-603.

Federici, R. (1998). *Help for the hopeless child: A guide for families*. Alexandria, VA: Federici and Associates.

Federspiel, A., Volpe, U., Horn, H., Dierks, T., Franck, A., Vannini, P.,...Maj, M. (2005). Motion standstill leads to activation of inferior parietal lobe. *Human Brain Mapping*, 27(4), 340-349.

Feinberg, T. E., & Shapiro, R. M. (1989). Misidentification-reduplication and the right hemisphere. *Neuropsychiatry, Neuropsychology, and Behavioral Neurology*, 2(1), 39-48.

Feldman, R. (2012). Oxytocin and social affiliation in humans. *Hormones and Behavior*, 61(3), 380-391.

Feldman, R., Greenbaum, C. W., & Yirimiya, N. (1999). Mother-infant affect synchrony as an antecedent of the emergence of self-control. *Developmental Psychology*, 35(1), 223-231.

Felitti, V. J., Anda, R. F., Nordenberg, D., Williamson, D. F., Spitz, A. M., Edwards, V.,...Marks, J. S. (1998). Relationship of childhood abuse and household dysfunction to many of the leading causes of death in adults. *American Journal of Preventive Medicine*, 14(4), 245-258. doi:10.1016/s0749-3797(98)00017-8

Fellin, T., Pascual, O., & Haydon, P. G. (2006). Astrocytes coordinate synaptic networks: Balanced excitation and inhibition. *Physiology*, 21(3), 208-215.

Fernandes, C. C., Pinto-Duarte, A., Ribeiro, J. A., & Sebastião, A. M. (2008). Postsynaptic action of brain-derived neurotrophic factor attenuates α7 nicotinic acetylcholine receptor-mediated responses in hippocampal interneurons. *Journal of Neuroscience*, 28(21), 5611-5618.

Ferrari, P. F., Gallese, V., Rizzolatti, G., & Fogassi, L. (2003). Mirror neurons responding to the observation of ingestive and communicative mouth actions in the monkey ventral premotor cortex. *European Journal of Neuroscience*, 17(8), 1703-1714. doi:10.1046/j.1460-9568.2003.02601.x

Fias, W., Lammertyn, J., Caessens, B., & Orban, G. (2007). Processing of abstract knowledge in the horizontal segment of the intraparietal sulcus. *Journal of Neuroscience*, 27(33), 8952-8957.

Fias, W., Lammertyn, J., Reynvoet, B., Dupont, P., & Orban, G. (2003). Parietal representation of symbolic and nonsymbolic magnitude. *Journal of Conitive Neuroscience*, 15(1), 47-56.

Field, T. M. (1997). The treatment of depressed mothers and their infants. In L. Murry & P. J. Cooper (Eds.), *Postpartum depression and child development* (pp. 221–236). New York: Guilford.

Field, T., & Diego, M. (2008a). Cortisol: The culprit prenatal stress variable. *International Journal of Neuroscience*, 118(8), 1181–1205.

Field, T., & Diego, M. (2008b). Maternal depression effects on infant frontal EEG asymmetry. *International Journal of Neuroscience*, 118(8), 1801–1108.

Field, T., Diego, M., & Hernandez-Reif, M. (2006). Prenatal depression effects on the fetus and newborn: A review. *Infant Behavior and Development*, 29(3), 445–455.

Field, T. M., Gizzle, N., Scafidi, F., Abrams, S., Richardson, S., Kuhn, C., & Schanberg, S. (1996). Massage therapy for infants of depressed mothers. *Infant Behavior and Development*, 19(1), 107–112.

Field, T. M., Healy, B., Goldstein, S., & Guthertz, M. (1990). Behavior-state matching and synchrony in mother-infant interactions of nondepressed versus depressed dyads. *Developmental Psychology*, 26(1), 7–14.

Field, T. M., Healy, B., Goldstein, S., Perry, S., & Bendell, D. (1988). Infants of depressed mothers show "depressed" behavior even with nondepressed adults. *Child Development*, 59(6), 1569–1579.

Field, T. M., Woodson, R., Greenberg, R., & Cohen, D. (1982). Discrimination and imitation of facial expressions by neonates. *Science*, 218(4568), 179–181.

Figiel, G. S., Epstein, C., McDonald, W. M., Amazon-Leece, J., Figiel, L., Saldivia, A., et al (1998). The use of rapid-rate transcranial magnetic stimulation (rTMS) in refractory depression. *Journal of Clinical Neuropsychiatry and Clinical Neuroscience*, 10(1), 20–25.

Fine, M. L. (1989). Embryonic, larval and adult development of the sonic neuromuscular system in the oyster toadfish. *Brain, Behavior and Evolutions*, 34(1), 13–24.

Fischer, K. W. (1987). Relations between brain and cognitive development. *Child Development*, 58(3), 623–632.

Fischer, K. W., Shaver, P. R., & Carnochan, P. (1990). How emotions develop and how they organize development. *Cognition and Emotion*, 4(2), 81–127.

Fiset, P., Paus, T., Daloze, T., Plourde, G., Meuret, P., Bonhomme, V.,...Evans, A. C. (1999). Brain mechanisms of propofol-induced loss of consciousness in humans: A positron emission tomographic study. *The Journal of Neuroscience*, 19(13), 5506–5513.

Fish, E. W., Shahrokh, D., Bagot, R., Caldji, C., Bredy, T., Szyf, M., & Meaney, M. J. (2004). Epigenetic programming of stress responses through variations in maternal care. *Annals of the New York Academy of Sciences*, 1036, 167–180.

Fisher, H. E. (1998). Lust, attraction, and attachment in mammalian reproduction. *Human Nature*, 9(1), 23–52.

Fisher, H. E. (2004). *Why we love: The nature and chemistry of romantic love*. New York: Holt Paperbacks.

Fisher, P. M., Meltzer, C. C., Ziolko, S. K., Price, J. C., Moses-Kolko, E. L., Berga, S. L., & Harari, A. R. (2006). Capacity for 5-HT1A-mediated autoregulation predicts amygdala reactivity. *Nature Neuroscience*, 9(11), 1362–1363.

Fish-Murry, C. C., Koby, E. V., & van der Kolk, B. A. (1987). Evolving ideas: The effects of abuse on children's thought. In B. A. van der Kolk (Ed.), *Psychological trauma* (pp. 89–110). Washington, DC: American Psychiatric Press.

Fitzgerald, P. B., Laird, A. R., Maller, J., & Daskalakis, Z. J. (2008). A meta-analytic study of changes in brain activation in depression. *Human Brain Mapping*, 29(6), 683–695. doi:10.1002/hbm.20426

Fleming, A. S., & Korsmit, M. (1996). Plasticity in the maternal circuit: Effects of maternal experience on Fos-lir in hypothalamic, limbic, and cortical structures in the postpartum rat. *Behavioral Neuroscience*, 110(3), 567–582.

Fonagy, P., Gergely, G., Jurist, E., & Target, M. (2002). *Affect regulation, mentalization, and the development of self*. New York: Other Press.

Fonagy, P., Steele, H., & Steele, M. (1991). Maternal representations of attachment during pregnancy predict the organization of infant-mother attachment at one year of age. *Child Development*, 62(5), 891–905.

Fonagy, P., Steele, M., Steele, H., Moran, G. S., & Higgitt, A. C. (1991). The capacity to understand mental states: The reflective self in parent and child and its significance for security of attachment. *Infant Mental Health Journal*, 12(3), 201–218.

Fonagy, P., Target, M., & Gergely, G. (2000). Attachment and borderline personality disorder: A theory and some evidence. *Borderline Personality Disorder*, 23, 103–122.

Forbes, E. E., Shaw, D. S., Silk, J. S., Feng, X., Cohn, J. F., Fox, N. A., & Kovacs, M. (2008). Children's affect expression and frontal EEG asymmetry: Transactional associations with mothers' depressive symptoms. *Journal of Abnormal Child Psychology*, 36(2), 207–221.

Fowler, C. D., Liu, Y., Ouimet, C., & Wang, Z. (2002). The effects of social environment on adult neurogenesis in the female prairie vole. *Journal of Neurobiology*, 51(2), 115–128.

Fox, M. D., Snyder, A. Z., Vincent, J. L., Corbetta, M., Van Essen, D. C., & Raichle, M. E. (2005). The human brain is intrinsically organized into dynamic, anticorrelated functional networks. *Proceedings of the National AcademY of Sciences*, USA, 102(27), 9673–9678.

Fox, N. A. (1991). If it's not left it's right: Electroencephalograph asymmetry and the development of emotion. *American Psychologist*, 46(8), 863–872.

Fox, N. A., & Davidson, R. J. (1988). Patterns of brain electrical activity during facial signs of emotion in 10-month-old infants. *Developmental Psychology*, 24(2), 230–236.

Francis, D., Diorio, J., Plotsky, P., & Meaney, M. (2002). Environmental enrichment reverses the effects of maternal separation on stress reactivity. *Journal of Neuroscience*, 22(18), 7840–7842.

Frank, J. (1963). *Persuasion and healing*. New York: Schoken.

Fransson, P. (2005). Spontaneous low-frequency BOLD signal fluctuations: An fMRI investigation of the resting-state default mode of brain function hypothesis. *Human Brain*

Mapping, 26(1), 15-29. doi:10.1002/hbm.20113

Freedman, L. J., Insel, T. R., & Smith, Y. (2000). Subcorticall projections of area 25 (subgenual cortex) of the macaque monkey. *Journal of Comparative Neurology*, 421(2), 172-188.

Freeman. T. W., & Kimbrell, T. (2001). A "cure" for chronic combat-related posttraumatic stress disorder secondary to a right frontal lobe infarct: A case report. *Journal of Neuropsychiatry and Clinical Neurosciences*, 13(1), 106-109.

Freud, S. (1968). Project for a scientific psychology. In J. Strachey (Ed.), *The Standard edition of the complete psychological works of Sigmund Freud* (Vol. 1, pp. 3-182). London: Hogarth Press. (Origninal work published in 1895).

Freud, S. (1975). The dynamics of transference. In J. Strachey (Ed.), *The standard edition of the complete psychological works of Sigmund Freud* (Vol. 12, pp. 99-108). London: Hogarth Press. (Original work published in 1912).

Freund, H. (2001). The parietal lobe as a sensorimotor interface: A perspective from clinical and neuroimaging data. *NeuroImage*, 14(1). doi:10.1006/nimg.2001.0863

Frewen, P. A., Dozois, D. J., Neufeld, R. W., Lane, R. D., Densmore, M., Stevens, T. K., & Lanius, R. A. (2011). Emotional numbing in posttraumatic stress disorder. *Journal of Clinical Psychiatry*, 73(4), 431-436. doi:10.4088/jcp.10m06477

Frey, S., & Petrides, M. (2000). Orbitofrontal cortex: A key prefrontal region for encoding information. *Proceedings of the National Academy of Sciences*, USA, 97(15), 8723-8727.

Freyd, J. J. (1987). Dynamic mental representations. *Psychological Reviews*, 94(4), 427-438.

Friberg, L., Olsen, T. S., Roland, P. E., Paulsen, O. B., Lassen, N. A. (1985). Focal increase of blood flow in the cerebral cortex of man during vestibular stimulation. *Brain*, 108(Pt. 3), 609-623.

Fricchione, G., & Stefano, G. B. (2005). Placebo neural systems: Nitric oxide, morphine and the dopamine brain reward and motivation circuitries. *Medical Science Monitor*, 11(5), MS54-65.

Frick, R. B. (1982). The ego and the vestibulocerebellar system: Some theoretical perspectives. *Psychoanalytic Quarterly*, 51(1), 93-122.

Friedman, D., Goldman, R., Stern, Y., & Brown, T. R. (2009). The brain's orienting response: An event-related functional magnetic resonance imaging investigation. *Human Brain Mapping*, 30(4), 1144-1154. doi:10.1002/hbm.20587

Frith, C. D., & Frith, U. (1999). Interacting minds: A biological basis. *Science*, 286, 1692-1695.

Frith, U., & Frith, C. (2010). The social brain: Allowing humans to boldly go where no other species has been. *Philosophical Transactions of the Royal Society*, 365, 165-176. doi:10.1098/rstb.2009.0160

Frühbeis, C., Fröhlich, D., Kuo, W. P., & Krämer-Albers, E. (2013). Extracellular vesicles as mediators of neuron-glia communication. *Frontiers in Cellular Neuroscience*, 7(182), 1-6. doi:10.3389/fncel.2013.00182

Fuente-Fernández, R., Ruth, T. J., Sossi, V., Schulzer, M., Calne, D. B., & Stoessl, A. J. (2001). Expectation and dopamine release: Mechanism of the placebo effect in Parkinson's disease. *Science*, 293(5532), 1164-1166.

Fujikawa, T., Soya, H., Fukuoka, H., Alam, K. S. M., Yoshizato, H., McEwan, B. S., et al. (2000). A biphasic regulation of receptor mRNA expressions for growth hormone, glucocorticoid and mineralocorticoid in the rat dentate gyrus during acute stress. *Brain Research*, 874(2), 186-193.

Furmark, T., Tillfors, M., Marteinsdottir, I., Fischer, H., Pissiota, A., Långström, B., & Fredrikson, M. (2002). Common changes in cerebral blood flow in patients with social phobia treated with citalopram or cognitive-behavioral therapy. *Archives of General Psychiatry*, 59(5), 425-433.

Fuster, J. M. (1996). Frontal lobe and the cognitive foundation of behavioral action. In A. R. Damasio, H. Damasio, & Y. Christen (Eds.), *Neurobiology of decision-making* (pp. 47-61). Berlin: Springer-Verlag.

Fuster, J. M. (1997). *The prefrontal cortex: Anatomy, physiology, and neuropsychology of the frontal lobe* (3rd ed.). Philadelphia: Lippincott-Raven.

Fuster, J. M. (2004). Upper processing stages of the perception-action cycle. *Trends in Cognitive Science*, 8(4), 143-145.

Fuster, J. M., Bonder, M., & Kroger, J. K. (2000). Cross-modal and cross-temporal association in neurons of frontal cortex. *Nature*, 405(6784), 347-351.

Gablik, S. (1985). *Magritte*. New York: Thames and Hudson.

Gainotti, G. (1972). Emotional behavior and hemispheric side of the lesion. *Cortex*, 8(1), 41-55.

Gainotti, G. (2012). Unconscious processing of emotions and the right hemisphere. *Neuropsychologia*, 50(2), 205-218. doi:10.1016/j.neuropsychologia.2011.12.005

Galin, D. (1974). Implications for psychiatry of left and right cerebral specialization: A neurophysiological contex for unconscious processes. *Archives of General Psychiatry*, 31(4), 572-583.

Galin, D., Johnstone, J., Nakell, L., & Herron, J. (1979). Development for the capacity for tactile information transfer between hemispheres in normal children. *Science*, 204, 1330-1331.

Gallagher, M., McMahon, R. W., & Schoenbaum, G. (1999). Orbitofrontal cortex and representation of incentive value in associative learning. *Journal of Neuroscience*, 19(15), 6610-6614.

Gallese, V., Fadiga, L., Fogassi, L., & Rizzolatti, G. (1996). Action recognition in the premotor cortex. *Brain*, 119(2), 593-609.

Gallese, V., & Goldman, A. (1998). Mirror neurons and the simulation theory of mind-reading. *Trends in Cognitive Sciences*, 2(12), 493-501. doi:10.1016/s1364-6613(98)01262-5

Gallese, V., & Keysers, C. (2001). Mirror neurons: A sensorimotor representation system. *Behavioral and Brain Sciences*, 24(05), 983-984. doi:10.1017/s0140525x01340116

Gallese, V., Fadiga, L., Fogassi, L., & Rizzolatti, G. (1996). Action recognition in the premotor cortex. *Brain*, 119(2), 593–609. doi:10.1093/brain/119.2.593

Gallese, V., Rochat, M., Cossu, G., & Sinigaglia, C. (2009). Motor cognition and its role in the phylogeny and ontogeny of action understanding. *Developmental Psychology*, 45(1), 103–113.

Galovski, T., & Lyons, J. A. (2004). Psychological sequelae of combat violence: A review of the impact of PTSD on the veteran's family and possible interventions. *Aggression and Violent Behavior*, 9(5), 477–501. doi:10.1016/s1359-1789(03)00045-4

Galynker, I. I., Cai, J., Ongseng, F., Fineston, H., Dutta, E., & Serseni, D. (1998). Hypofrontality and negative symptoms in major depressive disorder. *Journal of Nuclear Medicine*, 39(4), 608–612.

Ganis, G., Kosslyn, S. M., Stose, S., Thompson, W. L., & Yurgelun-Todd, D. A. (2003). Neural correlates of different types of deception: An fMRI investigation. *Cerebral Cortex*, 13(8), 830–836.

Gao, W., Zhu, H., Giovanello, K. S., Smith, J. K., Shen, D., Gilmore, J. H., & Lin, W. (2009). Evidence on the emergence of the brain's default network from 2-week-old to 2-year-old healthy pediatric subjects. *Proceedings of the National Academy of Sciences*, 106(16), 6790–6795. doi:10.1073/pnas.0811221106

Garavan, H., Ross, T. J., & Stein, E. A. (1999). Right hemisphere dominance of inhibitory control: An event-related functional MRI study. *Proceedings of the National Academy of Sciences*, USA, 96, 8301–8306.

Garoflos, E., Stamtakis, A., Pondiki, S., Apostolou, A., Philippidis, H., & Sylianopoulou, F. (2007). Cellular mechanism underlying the effect of a single exposure to neonatal handling on neurotrophin-3 in the brain of 1-day-old rats. *Neuroscience*, 148, 349–358.

Garoflos, E., Stamtakis, A., Rafrogianni, A., Pondiki, S., & Sylianopoulou, F. (2008). Neonatal handling on the first postnatal day leads to increased maternal behavior and fos levels in the brain on the newborn rat. *Developmental Psychobiology*, 50(7), 704–713.

Garrity, A. (2007). Aberrant "default mode" functional connectivity in schizophrenia. *American Journal of Psychiatry Am J Psychiatry*, 164(3), 450. doi:10.1176/appi.ajp.164.3.450

Gartside, S. E., Leitch, M. M., McQuade, R., & Swarbrick, D. J. (2003). Flattening the glucocorticoid rhythm causes changes in hippocampal expression of messenger RNAs coding structural and functional proteins: Implications for aging and depression. *Neuropsychopharmacology*, 28(5), 821–829.

Gauthier, I., Tarr, M. J., Moylan, J., Skudlarski, P., Gore, J. C., & Anderson, A. W. (2000). The fusiform "face area" is part of a network that processes faces at the individual level. *Journal of Cognitive Neuroscience*, 12(3), 495– 504.

Gazzaley, A., Rissman, J., Cooney, J., Aaron, R., Seibert, T., Clapp, W., & D'Esposito, M. (2007). Functional interactions between prefrontal and visual association cortex contribute to top-down modulation of visual processing. *Cerebral Cortex*, 17, i125–i135.

Gazzaniga, M. S. (1989). Organization of the human brain. *Science*, 245(4921), 947–952.

Gazzaniga, M. S. (1995). Consciousness and the cerebral hemispheres. In M. S. Gazzaniga (Ed.), *The cognitive neuroscience* (pp. 1391–1400). Cambridge, MA: MIT Press.

Gazzaniga, M. S., LeDoux, J. E., & Wilson, D. H. (1977). Language, praxis, and the right hemisphere: Clues to some mechanisms of consciousness. *Neurology*, 27(12), 1144–1147.

Ge, W., Miyawaki, A., Gage, F. H., Jan, Y, N., & Jan, L. Y. (2012). Local generation of glia is a major astrocyte source in postnatal cortex. *Nature*, 484(7394), 376–380. doi:10.1038/nature10959

Geday, J., Kupers, R., & Gjedde, A. (2007). As time goes by: Temporal constraints on emotional activation of inferior medial prefrontal cortex. *Cerebral Cortex*, 17(12), 2753–2759.

Gedo, J. E. (1991). *The biology of clinical encounters: Psychoanalysis as a science of mind.* Hillsdale, NJ: Analytic Press.

Gehring, W. J., & Willoughby, A. R. (2002). The medial frontal cortex and the rapid processing of monetary gains and losses. *Science*, 295(5563), 2279–2282.

Genovesio, A., Wise, S., & Passingham, R. (2014). Prefrontal-parietal function: From foraging to foresight. *Trends in Cognitive Sciences*, 18(2), 72–81. doi:10.1016/j.tics.2013.11.007

Gentili, C., Ricciardi, E., Gobbini, M. I., Santarelli, M. F., Haxby, J. V., Pietrini, P., & Guzzelli, M. (2009). Beyond amygdala: Default mode network activity differs between patients with social phobia and healthy controls. *Brain Research Bulletin*, 79, 409–413.

George, M. D., Wasserman, M. D., Kimbrell, J. T., Little, M. D., Williams, W. E., Danielson, A. L.,…Post, R. M. (1997). Mood improvement following daily left prefrontal repetitive transcranial magnetic stimulation in patients with depression: A placebo-controlled crossover trial. *American Journal of Psychiatry*, 154(12), 1752–1756.

Geschwind, N., & Galaburda, A. M. (1985). Cerebral lateralization: Biological mechanisms, associations and pathology: I. A hypothesis and a program for research. *Archives of Neurology*, 42(5), 428–459.

Geuze, E., Vermetten, E., & Bremner, J. D. (2005). MR-based in vivo hippocampal volumetrics: 2. Findings in neuropsychiatic disorders. *Molecular Psychiatry*, 10(2), 160–184.

Ghashghaei, H. T., & Barbas, H. (2002). Pathways for emotion: Interactions of prefrontal and anterior temporal pathways in the amygdala of the rhesus monkey. *Neuroscience*, 115(4), 1261–1279.

Ghashghaei, H. T., Hilgetag, C. C., & Barbas, H. (2007). Sequence of information processing for emotions based on the anatomic dialogue between prefrontal cortex and amygdala. *NeuroImage*, 34(3), 905–923.

Gibson, J. J. (1966). *The senses considered as perceptual systems*. Boston: Houghton Mifflin.

Giesen-Bloo, J., & Arntz, A. (2005). World assumption and the role of trauma in borderline personality disorder. *Journal of Behavior Therapy and Experimental Psychiatry*, 36(3), 197-208. doi:10.1016/j.jbtep.2005.05.003

Gilbertson, M. W., Shenon, M. E., Ciszewski, A., Kasai, K., Lasko, N. B., Orr, S. P.,...Pitman, R. K. (2002). Smaller hippocampal volume predicts pathologic vulnerability to psychological trauma. *Nature Neuroscience*, 5(11), 1242-1247.

Gilboa, A., Shalev, A., Laor, L., Lester, H., Louzoun, Y., Chisin, R.,...Bonne, O. (2004). Functional connectivity of the prefrontal cortex and the amygdala in posttraumatic stress disorder. *Biological Psychiatry*, 55(3), 263-272.

Gilliland, B. E., & James, R. K. (1998). *Theories and strategies in counseling and psychotherapy*. Boston: Allyn and Bacon.

Gintis, H. (2003). The hitchhiker's guide to altruism: Gene-culture coevolution, and the internalization of norms. *Journal of Theoretical Biology*, 220, 407-418. doi:10.1006/jtbi.2003.3104

Gitlin, M. J. (2007). *The psychotherapist's guide to psychopharmacology*. New York: Free Press.

Glascher, J., Hampton, A. N., & O'Doherty, J. P. (2009). Determining a role for ventromedial prefrontal cortex in encoding action-based value signals during reward-related decision making. *Cerebral Cortex*, 19(2), 483-495. doi:10.1093/cercor/bhn098

Glaser, D. (2000). Child abuse and neglect and the brain—A review. *Journal of Child Psychiatry and Allied Disciplines*, 41(1), 97-116.

Gloor, P. (1978). Inputs and outputs of the amygdala: What the amygdala is trying to tell the rest of the brain. In K. E. Livingston & O. Hornykiewicz (Eds.), *Limbic mechanisms: The continuing evolution of the limbic system concept* (pp. 189-209). New York: Plenum Press.

Goel, V., & Dolan, R. J. (2003). Reciprocal neural response within lateral and ventral medial prefrontal cortex during hot and cold reasoning. *NeuroImage*, 20(4), 2314-2321.

Goel, V., Grafman, J., Sadato, N., & Hallett, M. (1995). Modeling other minds. *NeuroReport*, 6(13), 1741-1746.

Goldapple, K., Segal, Z., Garson, C., Lau, M., Bieling, P., Kennedy, S.,...Mayberg H. (2004). Modulation of cortical-limbic pathways in major depression. *Archives of General Psychiatry*, 61(1), 34-41.

Goldberg, E., & Costa, L. d. (1981). Hemispheric differences in the acquisiti on and use of descriptive systems. *Brain and Language*, 14, 144-173.

Goldin, P. R., Ziv, M., Jazaieri, H., Weeks, J., Heimberg, R. G., & Gross, J. J. (2014). Impact of cognitive-behavioral therapy for social anxiety disorder on the neural bases of emotional reactivity to and regulation of social evaluation. *Behaviour Research and Therapy*, 62, 97-106. doi:10.1016/j.brat.2014.08.005

Goldman, A., & De Vignemont, F. (2009). Is social cognition embodied? *Trends in Cognitive Sciences*, 13(4), 218-232. doi:10.1093/acprof:osobl/9780199874187.003.0010

Goldman, P. S. (1971). Functional development of the prefrontal cortex in early life and the problem of neural plasticity. *Experimental Neurology*, 32, 366-387.

Goldman, P. S., & Galkin, T. W. (1978). Prenatal removal of frontal association cortex in the fetal rhesus monkey: Anatomical and functional consequences in postnatal life. *Brain Research*, 152(3), 451-485.

Goldstein, K. (1939). *The organism: A holistic approach to biology derived from pathological data in man*. New York: American Books.

Goldstein, L. E., Rasmusson, A. M., Bunney, B. S., & Roth, R. H. (1996). Role of the amygdala in the coordination of behavioral, neuroendocrine, and prefrontal cortical monoamine responses to psychological stress in the rat. *Journal of Neuroscience*, 16(15), 4787-4798.

Goleman, D. (2006). *Emotional Intelligence* (10th ed.). New York: Bantam.

Golomb, J., de Leon, M. J., Kluger, A., George, A. E., Tarshish, C., & Ferris, S. H. (1993). Hippocampal atrophy in normal aging: An association with recent memory impairment. *Archives of Neurology*, 50(9), 967-973.

Goodman, R. R., Snyder, S. H., Kuhar, M. J., & Young, W. S., III. (1980). Differential of delta and mu opiate receptor localizations by light microscope autoradiography. *Proceedings of the National Academy of Sciences*, USA, 77, 2167-2174.

Goodwin, S., Blackman, R., Sakellaridi, S., & Chafee, M. (2012). Executive control over cognition: Stronger and earlier rule-based modulation of spatial category signals in prefrontal cortex relative to parietal cortex. *Journal of Neuroscience*, 32(10), 3499-3515. doi:10.1523/jneurosci.3585-11.2012

Gorka, A. X., Hanson, J. L., Radtke, S. R., & Hariri, A. R. (2014). Reduced hippocampal and medial prefrontal gray matter mediate the association between reported childhood maltreatment and trait anxiety in adulthood and predict sensitivity to future life stress. *Biology of Mood and Anxiety Disorders*, 4(1), 12. doi:10.1186/2045-5380-4-12

Gottfried, J. A., & Dolan, R. J. (2004). Human orbitofrontal cortex mediates extinction learning while accessing conditioned representations of value. *Nature Neuroscience*, 7(10), 1145-1153.

Gould, E. (2007). How widerspread is adult neurogenesis in mammals? *Nature Reviews Neuroscience*, 8, 481-488.

Gould, E., McEwen, B. S., Tanapat, P., Galea, L. A., & Fuchs, E. (1997). Neurogenesis in the dentate gyrus of the adult tree shrew is regulated by psychological stress and NMDA receptor activation. *Journal of Neuroscience*, 17(7), 2492-2498.

Gould, E., Reeves, A. J., Fallah, M., Tanapat, P., Gross, C. G., & Fuchs, E. (1999). Hippocampal neurogenesis in adult old world primates. *Proceedings of the National Academy of Sciences*, USA, 96(9), 5263-5267.

Gould, E., Reeves, A. J., Graziano, M. S. A., & Gross, C. G. (1999).

Neurogenesis in the neocortex of adult primates. *Science*, 628(5439), 548–552.

Gould, E., Tanapat, P., Hastings, N. B., & Shors, T. J. (1999). Neurogenesis in adulthood: A possible role in learning. *Trends in Cognitive Sciences*, 3(5), 186–191.

Gould, E., Woolley, C., & McEwan, B. (1990). Short–term glucocorticoid manipulations affect neuronal morphology and survival in the adult dentate gyrus. *Neuroscience*, 37(2), 367–375.

Gould, S. J. (1977). *Ontogeny and phylogeny*. Cambridge, MA: Belknap.

Goyer, P. F., Andreason, P. J., Semple, W. E., Clayton, A. H., King, A. C., Compton–Toth, B. A.,…Cohen, R. M. (1994). Positron–emission tomography and personality disorders. *Neuropsychopharmacology*, 10, 21–28.

Grafton, S. T., Arbib, M. A., Fadiga, L., & Rizzolatti, G. (1996). Localization of grasp representations in humans by positron emission tomography. 2: Observation compared with imagination. *Experimental Brain Research*, 112, 103–111.

Gray, J. R., Braver, T. S., & Raichle, M. E. (2002). Integration of emotion and cognition in the lateral prefrontal cortex. *Proceedings of the National Journal of Sciences*, USA, 99(6), 4115–4120.

Green, A. (1978). Self–destructive behavior in battered children. *American Journal of Psychiatry*, 135(5), 579–582.

Green, A. (1981). Neurological impairments in maltreated children. *Child Abuse and Neglect*, 5, 129–134.

Greenough, W. T. (1987). Experience effects on the developing and mature brain: Dendritic branching and synaptogenesis. In N. A. Krasnegor, E. M. Blass, M. A. Hofer, & W. P. Smotherman (Eds.), *Pernatal development: A psychobiological perspective* (pp. 195–221). Orlando: Academic Press.

Grefkes, C., & Fink, G. R. (2005). The functional organization of the intraparietal sulcus in humans and monkeys. *Journal of Anatomy*, 207(1), 3–17.

Greicius, M. D., Krasnow, B., Reiss, A. L., & Menon, V. (2003). Functional connectivity in the resting brain: A network analysis of the default mode hypothesis. *Proceedings of the National Academy of Sciences*, 100(1), 253–258. doi:10.1073/pnas.0135058100

Greicius, M. D., & Menon, V. (2004). Default–mode activity during a passive sensory task: Uncoupled from deactivation but impacting activation. *Journal of Cognitive Neuroscience*, 16(9), 1484–1492. doi:10.1162/0898929042568532

Greicius, M. D., Supekar, K., Menon, V., & Dougherty, R. F. (2008). Resting–state functional connectivity reflects structural connectivity in the default mode network. *Cerebral Cortex*, 19(1), 72–78. doi:10.1093/cercor/bhn059

Griffiths, T. D., Rees, G., Rees, A., Green, G., Witton, C., Rowe, D.,…Frackowiak, R. S. J. (1998). Right parietal cortex is involved in the perception of sound movement in humans. *Nature Neuroscience*, 1(1), 74–79.

Grimm, S., Boesiger, P., Beck, J., Schuepbach, D., Bermpohl, F., Walter, M.,…Northoff, G. (2008). Altered negative BOLD responses in the default–mode network during emotion processing in depressed subjects. *Neuropsychopharmacology*, 34(4), 932–843. doi:10.1038/npp.2008.81

Grimm, S., Ernst, J., Boesiger, P., Schuepbach, D., Boeker, H., & Northoff, G. (2011). Reduced negative BOLD responses in the default–mode network and increased self–focus in depression. *The World Journal of Biological Psychiatry*, 12(8), 627–637. doi:10.3109/15622975.2010.545145

Grimm, S., Ernst, J., Boesiger, P., Schuepbach, D., Hell, D., Boeker, H., & Northoff, G. (2009). Increased self–focus in major depressive disorder is related to neural abnormalities in subcortical–cortical midline structures. *Human Brain Mapping Hum. Brain Mapp.*, 30(8), 2617–2627. doi:10.1002/hbm.20693

Grimshaw, G. M., & Carmel, D. (2014, May 23). An asymmetric inhibition model of hemispheric differences in emotional processing. *Frontiers in Psychology*, 5. doi:10.3389/fpsyg.2014.00489

Grinband, J., Ssvitskaya, J., Wager, T. D., Teichert, T., Ferrera, V. P., & Hirsch, J. (2011). The dorsal medial frontal cortex is sensitive to time on task, not response conflict or error likelihood. *NeuroImage*, 57(2), 303–311. doi:10.1016/j.neuroimage.2010.12.027

Grisaru, N., Chudakov, B., Yaroslavsky, Y., & Belmaker, R. H. (1998). Transcranial magnetic stimulation in mania: A controlled study. *American Journal of Psychiatry*, 155(11), 1608–1610.

Gross, C. G. (2000). Neurogenesis in the adult brain: Death of a dogma. *Nature Review of Neuroscience*, 1, 67–73.

Gujar, N., Yoo, S., Hu, P., & Walker, M. P. (2010). The un–rested resting brain: Sleep–deprivation alters activity within the default–mode network. *Journal of Cognitive Neuroscience*, 22(8), 1637–1648. doi:10.1162/jocn.2009.21331

Gundel, H., Lopez–Sala, A., & Ceballos–Baumann, A. O. (2004). Alexithymia correlates with the size of the right anterior cingulate. *Psychosomatic Medicine*, 66(1), 132–140.

Gunnar, M. R. (1992). Reactivity of the hypothalamic–pituitary–adrenocortical system to stressors in normal infants and children. *Pediatrics*, 90 (Suppl. 3), 491–479.

Gunnar, M. R. (1998). Quality of care and buffering of neuroendocrine stress reactions: Potential effects on the developing human brain. *Preventive Medicine*, 27, 208–211.

Gunnar, M. R., & Stone, C. (1984). The effects of positive maternal affect on infant responses to pleasant, ambiguous, and fear–provoking toys. *Child Development*, 55(4), 1231–1236.

Guo, W., Liu, F., Zhang, J., Zhang, Z., Yu, L., Liu, J.,…Xiao, C. (2014). Abnormal default–mode network homogeneity in first–episode, drug–naive major depressive disorder. *PLoS ONE*, 9(3). doi:10.1371/journal.pone.0091102

Gurvits, T. V., Gilbertson, M. W., Lasko, N. B., Tarhan, A. S., Simeon, D., Maclin, M. L.,…Pitman, R. K. (2000). Neurological soft signs in chronic posttraumatic stress disorder. *Archives of General Psychiatry*, 57(2), 181–183.

Gusnard, D. A., & Raichle, M. E. (2001). Searching for a baseline: Functional imaging and the resting human brain. *Nature Reviews Neuroscience*, 2, 685–694.

Guzowski, J. F., Setlow, B., Wagner, E. K., & McGaugh, J. L. (2001). Experience-dependent gene expression in the rat hippocampus after spatial learning: A comparison of the immediate-early genes Arc, c-fos, and zif268. *Journal of Neuroscience*, 21(14), 5089–5098.

Hahn, T., Kircher, T., Straube, B., Wittchen, H., Konrad, C., Ströhle, A.,,...Lueken, U. (2015). Predicting treatment response to cognitive behavioral therapy in panic disorder with agoraphobia by integrating local neural information. *JAMA Psychiatry*, 72(1), 68. doi:10.1001/jamapsychiatry.2014.1741

Haier, R., Jung, R., Yeo, R., Head, K., & Alkire, M. (2004). Structural brain variation and general intelligence. *NeuroImage*, 23(1), 425–433. doi:10.1016/j.neuroimage.2004.04.025

Hair, N. L., Hanson, J. L., Wolfe, B. L., & Pollak, S. D. (2015). Association of child poverty, brain development, and academic achievement. *Journal of the American Medical Association: Pediatrics*, 169(9), 822. doi:10.1001/jamapediatrics.2015.1475

Halassa, M. M., Fellin, T., & Haydon, P. G. (2007). The tripartite synapse: Roles for gliotransmission in health and disease. *Trends in Molecular Medicine*, 13(2), 54–63.

Halgren, E., Dale, A. M., Sereno, M. I., Tootell, R. B. H., Marinkovic, K., & Rosen, B. R. (1999). Location of human face-selective cortex with respect to retinotopic areas. *Human Brain Mapping*, 7(1), 29–37.

Halgren, E. Walter, R. D., Cherlow, D. G., & Crandall, P. H. (1978). Mental phenomena evoked by electrical stimulation of the human hippocampal formation and amygdala. *Brain*, 101(1), 83–117.

Hamilton, C. E. (2000). Continuity and discontinuity of attachment from infancy through adolescence. *Child Development*, 71(3), 690–694.

Hampden-Turner, C. (1981). *Maps of the mind*. New York: Macmillan.

Hane, A., & Fox, N. (2006). Ordinary variations in maternal caregiving influence human infants' stress reactivity. *Psychological Science*, 17(6), 550–556.

Hanson, J. L., Chung, M. K., Avants, B. B., Shirtcliff, E. A., Gee, J. C., Davidson, R. J., & Pollak, S. D. (2010). Early stress is associated with alterations in the orbitofrontal cortex: A tensor-based morphometry investigation of brain structure and behavioral risk. *Journal of Neuroscience*, 30(22), 7466–7472. doi:10.1523/jneurosci.0859-10.2010

Hanson, J. L., Hair, N., Shen, D. G., Shi, F., Gilmore, J. H., Wolfe, B. L., & Pollak, S. D. (2013a). Family poverty affects the rate of human infant brain growth. *PLoS One*, 8(12). doi:10.1371/journal.pone.0080954

Hanson, J. L., Nacewicz, B. M., Sutterer, M. J., Cayo, A. A., Schaefer, S. M., Rudolph, K. D.,,...Davidson, R., J. (2015). Behavioral problems after early life stress: Contributions of the hippocampus and amygdala. *Biological Psychiatry*, 77(4), 314–323. doi:10.1016/j.biopsych.2014.04.020

Hardingham, G. E., & Bading, H. (2003). The yin and yang of NMDA receptor signaling. *Trends in Neurosciences*, 26(2), 81–89.

Hariri, A. R., Bookheimer, S. Y., & Mazziotta, J. C. (2000). Modulating emotional responses: Effects of a neocortical network on the limbic system. *NeuroReport*, 11(1), 43–48.

Hariri, A. R., Drabant, E. M., & Weinberger, D. R. (2006). Imaging genetics: Perspectives from studies of genetically driven variation in serotonin function and corticolimbic affective processing. *Biological Psychiatry*, 59(10), 888–897.

Hariri, A. R., Mattay, V. S., Tessitore, A., Fera, F., & Weinberger, D. R. (2003). Neocortical modulation of the amygdala response to fearful stimuli. *Biological Psychiatry*, 53(6), 494–501.

Harlow, H. F., & Suomi, S. J. (1971). Social recovery by isolation=reared monkeys. *Proceedings of the National Academy of Sciences*, USA, 68(7), 1534–1538.

Harlow, J. (1868). Recovery from the passage of an iron bar through the head. *Publication of the Massachusetts Medical Society*, 2, 329–346.

Harmon-Jones, E., & Allen, J. J. B. (1998). Anger and frontal brain activity: EEG asymmetry consistent with approach motivation despite negative affective valence. *Journal of Personality and Social Psychology*, 74, 1310–1316.

Harmon-Jones, E., Gable, P. A., & Peterson, C. K. (2010). The role of asymmetric frontal cortical activity in emotion-related phenomena: A review and update. *Biological Psychology*, 84(3), 451–462. doi:10.1016/j.biopsycho.2009.08.010

Harmon-Jones, E., & Sigelman, J. (2001). State anger and prefrontal brain activity: Evidence that insult-related relative left-prefrontal activation is associated with experienced anger and aggression. *Journal of Personality and Social Psychology*, 80(5), 797–803.

Harris, C. L., Dinn, W. M., & Marcinkiewicz, J. A. (2002). Partial seizure-like symptoms in borderline personality disorder. *Epilepsy and Behavior*, 3, 433–438.

Harrison, B. J., Pujol, J., López-Solà, M., Hernández-Ribas, R., Deus, J., Ortiz, H.,,...Cardoner, N. (2008). Consistency and functional specialization in the default mode brain network. *Proceedings of the National Academy of Sciences*, USA, 105(28), 9781–9786.

Hassabis, D., & Maguire, E. A. (2007). Deconstructing episodic memory with construction. *Trends in Cognitive Sciences*, 11(7), 299–306. doi:10.1016/j.tics.2007.05.001

Hasselmo, M. E., Rolls, E. T., & Baylis, G. C. (1989). The role of expression and identity in the face-selective responses of neurons in the temporal visual cortex of the monkey. *Behavior Brain Research*, 32(3), 203–218.

Hawkes, K., O'Connell, J. F., & Jones, N. G. B. (1997). Hadza women's time allocation, offspring provisioning, and the evolution of long postmenopausal life spans. *Current Anthropology*, 38(4), 551–577.

Hazan, C., & Shaver, P. R. (1990). Love and work: An attachment-theoretical perspective. *Journal of Personality and Social*

Psychology, 59(2), 270-280.

Hazlett, E. A., New, A. S., Newmark, R., Haznedar, M. M., Lo, J. N., Speiser, L. J.,...Buchsbaum, M. S. (2005). Reduced anterior and posterior cingulate gray matter in borderline personality disorder. *Biological Psychiatry*, 58, 614-623.

Hazlett, E. A., Speiser, L., J., Goodman, M., Roy, M., Carrizal, M., Wynn, J. K.,...New, A. S. (2007). Exaggerated affect-modulated startle during unpleasant stimuli in borderline personality disorder. *Biological Psychiatry*, 62, 250-255.

Hebb, D. O. (1949). *The organization of behavior: A neuropsychological theory*. New York: Wiley.

Heft, H. (1989). Affordances and the body: An international analysis of Gibson's ecological approach to visual perception. *Journal for the Theory of Social Behaviour*, 19(1), 1-30.

Heider, F. (1958). *The psychology of interpersonal relations*. New York: Wiley.

Heimer, L., & Van Hoesen, G. W. (2006). The limbic lobe and its output channels: Implications for emotional functions and adaptive behavior. *Neuroscience and Biobehavioral Reviews*, 30(2), 126-147.

Heimer, L., & Van Hoesen, G. W., Trimble, M., & Zahm, D. S. (2008). *Anatomy of neuropsychiatry: The new anatomy of the basal forebrain and its implications for neuropsychiatric illness*. Amsterdam: Academic Press.

Heinrichs, M., & Domes, G. (2008). Neuropeptides and social behavior: Effects of oxytocin and vasopressin in humans. *Progress in Brain Research*, 170, 337-350.

Heinz, A., Braus, D. F., Smolka, M. N., Wrase, J., Puls, I., Hermann, D.,...Büchel, C. (2005). Amygdala-prefrontal coupling depends on a genetic variation of the serotonin transporter. *Nature Neuroscience*, 8(1), 20-21.

Heiser, M., Iacoboni, M., Maeda, F., Marcus, J., & Mazziotta, J. C. (2003). The essential role of Broca's area in imitation. *European Journal of Neuroscience*, 17(5), 1123-1128. doi:10.1046/j.1460-9568.2003.02530.x

Henry, R. R., Satz, P., & Saslow, E. (1984). Early brain damage and the ontogenesis of functional asymmetry. *Early Brain Damage*, 1, 253-275.

Hensch, T. K. (2004). Critical period regulation. *Annual Review of Neuroscience*, 27, 549-579.

Henson, R. N. A., Shallice, T., & Dolan, R. J. (1999). Right prefrontal cortex and episodic memory retrieval: A functional MRI test of the monitoring hypothesis. *Brain*, 122(7), 1367-1381.

Herman, B. A., & Panksepp, J. (1978). Effects of morphine and naloxone on separation distress and approach attachment: Evidence for opiate mediation of social effect. *Pharmacology, Biochemistry and Behavior*, 9, 213-220.

Herman, J. L. (1992). Complex PTSD: A syndrome in survivors of prolonged and repeated trauma. *Journal of Traumatic Stress*, 5(3), 377-391.

Herpertz, S. C., Dietrich, T. M., Wenning, B., Krings, T., Erberich, S. G., Willmes, K.,...Sass, H. (2001). Evidence of abnormal amygdala functioning in borderline personality disorder: A functional MRI study. *Biological Psychiatry*, 50, 292-298.

Herrick, S., Brown, J., & Conception, E. (2014). The impact of traumatic brain injury on sexual offending behavior. *Journal of Law Enforcement*, 4(1), 1-4.

Herrmann, E., Call, J., Hernandez-Lloreda, M. V., Hare, B., & Tomasello, M. (2007). Humans have evolved specialized skills of social cognition: The cultural intelligence hypothesis. *Science*, 317(5843), 1360-1366. doi:10.1126/science.1146282

Herschkowitz, N., Kegan, J., & Zilles, K. (1997). Neurobiological basis of behavioral development in the first year. *Neuropediatrics*, 28, 296-306.

Hesse, E. (1999). The adult attachment interview: Historical and current perspectives. In J. Cassidy & P. R. Shaver (Eds.), *Handbook of attachment: Theory, research, and clinical applications* (pp. 395-433). New York: Guilford.

Hirsten, W. & Ramachandran, V. S. (1997). Capgras syndrome: A novel probe for understanding the neural representation of the identity and familiarity of persons. *Proceedings of the Royal Society of London: Biological Sciences*, 264(1380), 437-444.

Hodge, C. J., & Boakye, M. (2001). Biological plasticity: The future of science in neurosurgery. *Neurosurgery*, 48(1), 2-16.

Hoffman, A., & Spengler, D. (2014). DNA memories of early social life. *Neuroscience*, 264, 64-75. doi:10.1016/j.neuroscience.2012.04.003

Holtforth, M. G., Grawe, K., Effer, O., & Berking, M. (2005). Reducing the dreaded: Change of avoidance motivation in psychotherapy. *Psychotherapy Research*, 15(3), 261-271.

Holthoff, V. A., Beuthien-Baumann, B., Zündorf, G., Triemer, A., Lüdecke, S., Winiecki, P.,...Herholz, K. (2004). Changes in brain metabolism associated with remission in unipolar major depression. *Acta Psychiatrica Scandinavica*, 110(3), 184-194.

Hood, K. E., Dreschel, N. A., & Granger, D. A. (2003). Maternal behavior changes after immune challenge of neonates with developmental effects on adult social behavior. *Developmental Psychobiology*, 42(1), 17-34.

Hoppe, K. D. (1977). Split-brains and psychoanalysis. *Psychoanalytic Quarterly*, 46(2), 220-244.

Hoppe, K. D., & Bogen, J. E. (1977). Alexithymia in twelve commissurotomized patients. *Psychotherapy and Psychosomatics*, 28(1-4), 148-155.

Horovitz, S. G., Braun, A. R., Carr, W. S., Piccioni, D., Balkin, T. J., Fukunaga, M., & Duyn, J. H. (2009). Decoupling of the brain's default mode network during deep sleep. *Proceedings of the National Academy of Sciences*, 106(27), 11376-11381. doi:10.1073/pnas.090143510-6

Hoshaw, B. A., Malberg, J. E., & Lucki, I. (2005). Central administration of IGF-I and BDNF leads to long-lasting antidepressant-like effects. *Brain Research*, 1037(1-2), 204-208.

Houdé, O., Rossi, S., Lubin, A., & Joliot, M. (2010). Mapping numerical processing, reading, and executive functions in the developing brain: An fMRI meta-analysis of 52 studies including 842 children. *Developmental Science*, 13(6), 876–885. doi:10.1111/j.1467-7687.2009.00938.x

Houston, R. J., Ceballos, N. A., Hesselbrock, V. M., & Bauer, L. O. (2005). Borderline personality disorder features in adolescent girls: P300 evidence of altered brain maturation. *Clinical Neurophysiology*, 116, 1424–1432.

Hoyle, R. L, Bromberger, B., Groversman, H. D., Klauber, M. R., Dixon, S. D., & Snyder, J. M. (1983). Regional anesthesia during newborn circumcision: Effect on infant pain response. *Clinical Pediatrics (Philadelphia)*, 22(12), 813–818.

Hsu, F., Zhang, G., Raol, Y., Valentino, R., Coulter, D., & Brooks-Kayal, A. (2003). Repeated neonatal handling with maternal separation permanently alters hippocampal GABA receptors and behavioral stress responses. *Proceedings of the National Academy of Sciences*. USA, 100(21), 12213–12218.

Hu, P., Fan, J., Xu, P., Zhou, S., Zhang, L., Tian, Y., & Wang, K. (2013). Attention network impairments in patients with focal frontal or parietal lesions in adolescents exposed to childhood maltreatment and vulnerability to psychopathology. *Neuropsychopharmacology*, 37(12), 2693–2701. doi:10.1038/npp.2012.133

Huang, H., Gundapuneedi, T., & Rao, U. (2012). White matter disruptions in adolescents exposed to childhood maltreatment and vulnerability to psychopathology. *Neuropsychopharmacology*, 37(12), 2693–2701. doi:10.1038/npp.2012.133

Huang, X., Huang, P., Li, D., Zhang, Y., Wang, T., Mu, J.,...Xie, P. (2014). Early brain changes associated with psychotherapy in major depressive disorder revealed by resting-state fMRI: Evidence for the top-down regulation theory. *International Journal of Psychophysiology*, 94(3), 437–444. doi:10.1016/j.ijpsycho.2014.10.011

Huang, Z. J., Kirkwood, A., Pizzarusso, T., Porciatti, V., Morales, B., Bear, M. F.,...Tonegawa, S. (1999). BDNF regulates the maturation of inhibiiton and the critical period of plasticity in mouse visual cortex. *Cell*, 98(6), 739–755.

Hubel, D. H., & Wiesel, T. N. (1962). Receptive field binocular interaction and functional architecture in the cat's visual cortex. *Journal of Physiology*, 160, 106–154.

Hugo, V. (2013). Le miserables. (L. Fahnestock & N. MacAfee, Trans.). New York: Penguin. (Original work published 1862)

Hurley, R. A., Taber, K. H., Zhang, J., & Hayman, L. A. (1999). Neuropsychiatric presentation of multiple sclerosis. *Journal of Neuropsychiatry and Clinical Neurosciences*, 11(1), 5–7.

Husain, M., & Nachev, P. (2007). Space and the parietal cortex. *Trends in Cognitive Science*, 11(1), 30–36.

Huttenlocher, P. R. (1994). Synaptogenesis in human cerebral cortex. In G. Dawson & K. W. Fischer (Eds.), *Human behavior and the developing brain* (pp. 137–152). New York: Guilford.

Iacoboni, M. (2008). *Mirroring people*. New York: Farrar, Straus and Giroux.

Iacoboni, M., Koski, L. M., Brass, M., Beckkering, H., Woods, R.

P., Dubeau, M.,...Rizzolatti, G. (2001). Reafferent copies of imitated actions in the right superior temporal cortex. *Proceedings of the National Academy of Sciences*, 98(24), 13995–13999. doi:10.1073/pnas.241474598

Iacoboni, M., Lieberman, M., Knowlton, I., Moritz, M., Throop, C., & Fiske, A. (2004). Watching social interactions produces dorsomedial prefrontal and medial parietal BOLD fMRI signal increases compared to a resting baseline. *NeuroImage*, 21(3), 1167–1173.

Ickes, B. R., Pham, T. M., Sanders, L. A., Albeck, D. S., Mohammed, A. H., & Grandholm, A. C. (2000). Long-term environmental enrichment leads to regional increases in neurotrophin levels in rat brains. *Experimental Neurology*, 164, 45–52.

Iidaka, T., Harada, T., & Sadato, N. (2010). Forming a negative impression of another person correlates with activation in medial prefrontal cortex and amygdala. *Social Cognitive and Affective Neuroscience*, 6(4), 516–525. doi:10.1093/scan/nsq072

Ince, P. G. (2001). Pathological correlates of late-onset dementia in a multicentre, community-based population in England and Wales. *The Lancet*, 357(9251), 169–175.

Ingvar, D. H. (1985). "Memory for the future": An essay on the temporal organization of conscious awareness. *Human Neurobiology*, 4(3), 127–136.

Introini-Collison, I., & McGaugh, J. L. (1987). Naloxone and beta-endorphin alter the effects of post-training epinephrine on retention of an inhibitory avoidance response. *Psychopharmacology*, 92, 229–245.

Irle, E., Exner, C., Thielen, K., Weniger, G., & Ruther, E. (1998). Obsessive-compulsive disorder and ventromedial frontal lesions: Clinical and neuropsychological findings. *American Journal of Psychiatry*, 155(2), 255–263.

Irle, E., Lange, C., & Sschsse, U. (2005). Reduced size and abnormal asymmetry of parietal cortex in women with borderline personality disorder. *Biological Psychiatry*, 57, 173–182.

Ito, Y., Teicher, M. H., Gold, C. A., Harper, D., Magnus, E., & Gelbard, H. A. (1993). Increased prevalence of electrophysiological abnormalities in childrn with psychological, physical, and sexual abuse. *Journal of Neuropsychiatry*, 5(4), 401–408.

Izard, C. E., Porges, S. W., Simons, R. F., Haynes, O. M., Hyde, C., Parisi, M., & Cohen, B. (1991). Infant cardiac activity: Developmental changes and relations with attachment. *Developmental Psychology*, 27(3), 432–439.

Jablonska, B., Gierdalski, M., Kossut, M., & Skangiel-Kramska, J. (1999). Partial blocking of NMDA receptors reduces plastic changes induced by shortlasting classical conditioning in the SL barrel cortex of adult mice. *Cerebral Cortex*, 9, 222–231.

Jack, A. I., Dawson, A. J., Begany, K. L., Leckie, R. L., Barry, K. P., Ciccia, A. H., & Snyder, A. Z., (2013). fMRI reveals reciprocal inhibition between social and physical cognitive domain. *NeuroImage*, 66, 385–401.

Jackson, D. C., Mueller, C. J., Dolski, I., Dalton, K. M., Nitschke,

J. B., Urry, H. L.,...Davidson, R. J. (2003). Now you feel it, now you don't: Frontal brain electrical asymmetry and individual differences in emotion regulation. *Psychological Science*, 14(6), 612-617.

Jackson, P. L., & Decety, J. (2004). Motor cognition: A new paradigm to study self-other interactions. *Current Opinion in Neurobiology*, 14(2), 259-263.

Jackson, P. L., Meltzoff, A. N., & Decety, J. (2005). How do we perceive the pain of others? A window into the neural processes involved in empathy. *NeuroImage*, 24, 771-779.

Jacobs, B., Driscoll, L., & Schall, M. (1997). Life-span dendritic and spine changes in areas 10 and 18 of human cortex: A quantitative Golgi study. *Journal of Comparative Neurology*, 386(4), 661-680.

Jacobs, B., Schall, M., & Scheibel, A. B. (1993). A quantitative dendritic analysis of Wernicke's area in humans: II. Gender, hemispheric, and environmental factors. *Journal of Comparative Neurology*, 327(1), 97-111.

Jacobs, B., & Scheibel, A. B. (1993). A quantitative dendritic analysis of Wernicke's area in humans: I. Lifespan changes. *Journal of Comparative Neurology*, 327(1), 83-96.

Jacobs, B. L., van Praag, H., & Gage, F. H. (2000). Depression and the birth and death of brain cells. *American Scientist*, 88(4), 340-345.

Jacobs, W. J., & Nadel, L. (1985). Stress-induced recovery of fears and phobias. *Psychological Review*, 92(4), 512-531.

Jang, J. H., Jung, W. H., Choi, J., Choi, C., Kang, D., Shin, N. Y.,...Kwon, J. S. (2011). Reduced prefrontal functional connectivity in the default mode network is related to greater psychopathology in subjects with high genetic loading for schizophrenia. *Schizophrenia Research*, 127(1-3), 58-65. doi:10.1016/j.schres.2010.12.022

Janoff-Bulman, R. (1992). *Shattered assumptions: Towards a new psychology of trauma*. New York: Free Press.

Jadri, R., Pins, D., Bubrovszky, M., Despretz, P., Pruvo, J., Steinling, M., & Thomas, P. (2007). Self awareness and speech processing: An fMRI study. *NeuroImage*, 35(4), 1645-1653. doi:10.1016/j.neuroimage.2007.02.002

Jason, G., & Pajurkova, E. (1992). Failure of metacontrol: Breakdown in behavioral unity after lesion of the corpus callosum and inferomedial frontal lobes. *Cortex*, 28, 241-260.

Jaynes, J. (1976). *The origin of consciousness in the breakdown of the bicameral mind*. Boston: Houghton Mifflin.

Jeannerod, M. (2001). Neural Simulation of Action: A Unifying Mechanism for Motor Cognition. *NeuroImage*, 14(1). doi:10.1006/nimg.2001.0832

Jeannerod, M., Arbib, M. A., Rizzolatti, G., & Sakata, H. (1995). Grasping objects: The cortical mechanism of visuomotor transformation. *Trends in Neurosciences*, 18(7), 314-320.

Jellema, T., Baker, C. I., Wicker, B., & Perrett, D. I. (2000). Neural representation for the perception of the intentionality of actions. *Brain and Cognition*, 44(2), 280-302.

Jellema, T., Maassen, F., & Perrett, D. I. (2004). Single cell integration of animate form, motion and location in the superior temporal cortex of the macaque monkey. *Cerebral Cortex*, 14(7), 781-790.

Jellema, T., & Perrett, D. I. (2003). Perceptual history influences neural responses to face and body postures. *Journal of Cognitive Neuroscience*, 15, 961-971.

Jenkins, A. C., & Mitchell, J. P. (2011). Medial prefrontal cortex subserves diverse forms of self-reflection. *Social Neuroscience*, 6(3), 211-218. doi:10.1080/17470919.2010.507948

Ji, J., & Maren, S. (2007). Hippocampal involvement in contextual modulation of fear extinction. *Hippocampus*, 17(9), 749-758.

Johanson, A., Gustafson, L., Passant, U., Risberg, J., Smith, G., Warkentin, S., & Tucker, D. (1998). Brain function in spider phobia. *Psychiatry Research: Neuroimaging Section*, 84(2-3), 101-111.

Johanson, A., Risberg, J., Tucker, D. M., & Gustafson, L. (2006). Changes in frontal lobe activity with cognitive therapy for spider phobia. *Applied Neuropsychology*, 13(1), 34-41.

Johanson, B. B. (2000). Brain plasticity and stroke rehabilitation: The Willis lecture. *Stroke*, 31(1), 223-230.

Johnson, A. (2006). Healing shame. *The Humanistic Psychologist*, 34(3), 223-242. doi:10.1207/s15473333thp3403_2

Johnson, M. (1987). *The body in the mind*. Chicago: University of Chicago Press.

Johnson, P. A., Hurley, R. A., Benkelfat, C., Herpertz, S. C., & Taber, K. H. (2003). Understanding emotion regulation in boderline personality disorder: Contributions of neuroimaging. *Journal of Neuropsychiatry of Clinical Neuroscience*, 15, 397-402.

Johnstone, T., van Reekum, C. M., Urry, H. L., Kalin, N. H., & Davidson, R. J. (2007). Failure to regulate: Counterproductive recruitment of top-down prefrontal-subcortical circuitry in major depression. *Journal of Neuroscience*, 27(33), 8877-8884.

Jonides, J., Schumacher, E. H., Smith, E. E., Koeppe, R. A., Awh, E., Recuter-Lorenz, P. A., Willis, C. R. (1998). The role of parietal cortex in verbal working memory. *Journal of Neuroscience*, 18(3), 5026-5034.

Joseph, R. (1996). *Neuropsychiatry, neuropsychology, and clinical neuroscience*. Baltimore: Williams and Wilkins.

Jost, J. T., & Amodio, D. M. (2012). Political ideology as motivated social cognition: Behavioral and neuroscientific evidence. *Motivation and Emotion*, 36, 55-64. doi:10.1007/s11031-011-9260-7

Judd, P. H. (2005). Neurocognitive impairment as a moderator in the development of borderline personality disorder. *Development and Psychopathology*, 17, 1173-1196.

Juengling, F. D., Schmahl, C., Hesslinger, B., Ebert, D., Bremner, J. D., Gostomzyk, J.,...Lieb, K. (2003). Positron emission tomography in female patients with borderline personality disorder. *Journal of Psychiatric Research*, 37, 109-115.

Jung, R. E., & Haier, R. J. (2007). The pirate-frontal integration theory (PFIT) of intelligence: Converging neuroimaging evidence. *The Behavioral and Brain Sciences*, 30(2), 135-

154. doi:10.1017/S0140525X07001185

Kaehler, L. A., & Freyd, J. J. (2009). Borderline personality characteristics: A betrayal trauma approach. *Psychological Trauma: Theory, Research, Practice, and Policy*, 1(4), 261-268.

Kaehler, L. A., & Freyd, J. J. (2011). Betrayal trauma and borderline personality characteristics: Gender differences, *Psychological Trauma: Theory, Research, Practice, and Policy*, 4(4), 379-385.

Kaler, S. R., & Freeman, B. J. (1994). Analysis of environmental deprivation: Cognitive and social development in Romanian orphans. *Journal fo Child Psychology and Psychiatry*, 35(4), 769-781. doi:10.1111/j.1469-7610.1994.tb01220.x

Kalia, M. (2005). Neurobiological basis of depression: An update. *Metabolism*, 54(5), 24-27.

Kalin, N. H., Larson, C., Shelton, S. E., & Davidson, R. J. (1998). Asymmetric frontal brain activity, cortisol, and behavior associated with fearful temperament in rhesus monkeys. *Behavioral Neuroscience*, 112(2), 286-292.

Kalin, N. H., Shelton, S. E., Davidson, R. J., & Kelley, A. E. (2001). The primate amygdala mediates acute fear but not the behavioral and physiological components of anxious temperament. *Journal of Neuroscience*, 21(6), 2067- 2074.

Kalin, N. H., Sheloton, S. E., & Lynn, D. E. (1995). Opiate systems in mother and infant primates coordinate intimate contact during reunion. *Psychoneuroendocrinology*, 20(7), 735-742.

Kalinichev, M., Easterlin, K., Plotsky, P., & Holtzman, S. (2002). Long-lasting changes in stress-induced corticosteron response and anxiety-like behaviors as a consequence of neonatal maternal separation in Long-Evans rats. *Pharmacology, Biochemistry and Behavior*, 73(1), 131-141.

Kalisch, R., Korenfeld, E., Stephan, K. E., Weiskopf, N., Seymour, B., & Dolan, R. J. (2006). Context-dependent human extinction memory is mediated by a ventromedial prefrontal and hippocampal network. *Journal of Neuroscience*, 26(37), 9503-9511.

Kampe, K. K. W., Frith, C. D., Dolan, R. J., & Frith, U. (2001). Reward value of attractiveness and gaze. *Nature*, 413(6856), 589-590.

Kanai, R., Feilden, T., Firth, C., & Rees, G. (2011). Political orientations are correlated with brain structure in young adults. *Current Biology*, 21, 677-680. doi:10.1016/j.cub.2011.03.017

Kandel, E. R. (1998). A new intellectual framework for psychiatry. *American Journal of Psychiatry*, 155(4), 457-469.

Kandel, E., Dudai, Y., & Mayford, M. (2014). The molecular and systems biology of memory. *Cell*, 157(1), 163-186. doi:10.1016/j.cell.2014.03.001

Kang, H., & Schuman, E. (1995). Long-lasting neurotrophin-induced enhancement of synaptic transmission in the adult hippocampus. *Science*, 267(5204), 1658-1662.

Kaplan, H. S., & Robson, A. J. (2002). The emergence of humans: The coevolution of intelligence and longevity with intergenerational transfers. *Proceedings of the National Academy of Sciences*, USA, 99(15), 10221-10226.

Karmiloff-Smith, A., Klima, E., Bellugi, U., Grant, J., & Baron-Cohen, S. (1995). Is there a social module? Language, face processing, and theory of mind in individuals with Williams syndrome. *Journal of Cognitive Neuroscience*, 7(2), 196-208.

Karnath, H. O. (1997). Spatial orientation and the representation of space with parietal lobe lesions. Philosophical Transactions of the Royal Society. *Biological Sciences*, 352(1360), 1411-1419.

Karni, A., Meyer, G., Jezzard, P., Adams, M. M., Turner, R., & Ungerleider, L. G. (1995). Functional MRI evidence for adult cortex plasticity during motor skill learning. *Nature*, 377, 155-158.

Karten, Y. J. G., Olariu, A., & Cameron, H. A. (2005). Stress in early life inhibits neurogenesis in adulthood. *Trends in Neurosciences*, 28(4), 171-172.

Katz, L. C., & Shatz, C. J. (1996). Synaptic activity and the construction of cortical circuits. *Science*, 274(5290), 1133-1138.

Katzman, R., Aronson, M., Fuld, P., Kawas, C., Brown, T., Morgenstern, H.,...Ooi, W. (1989). Development of dementing illness in an 80-year-old volunteer cohort. *Annals of Neurology*, 25, 317-324.

Kay, C., & Green, J. (2012). Reactive attachment disorder following early maltreatment: Systematic evidence beyond the institutiion. *Journal of Abnormal Child Psychology*, 41(4), 571-581. doi:10.1007/s10802-012-9705-9

Keenan, J. P., McCutcheon, B., Freund, S., Gallup, G. G., Sanders, G., & Pascual-Leone, A. (1999). Left hand advantage in a self-face recognition task. *Neuropsychologia*, 37(12), 1421-1425.

Kehoe, P., & Blass, E. M. (1989). Conditioned opioid release in ten-day-old rats: Reversal of stress with maternal stimuli. *Developmental Psychobiology*, 19, 385-398.

Kelly, A., Mullany, P. M., & Lynch, M. A. (2000). Protein synthesis in entorhinal cortex and long-term potentiation in dentate gyrus. *Hippocampus*, 10(4), 431-437.

Kempermann, G., Kuhn, H. G., & Gage, F. H. (1997). More hippocampal neurons in adult mice living in an enriched environment. *Nature*, 386, 493-495.

Kempermann, G., Kuhn, H. G., & Gage, F. H. (1998). Experience-induced neurogenesis in the senescent dentate gyrus. *Journal of Neuroscience*, 18(9), 3206-3212.

Kennard, M. A. (1955). The cingulate gyrus in relation to consciousness. *Journal of Nervous and Mental Disease*, 121(1), 34-39.

Kennedy, S. H., Evans, K. R., Kruget, S., Mayberg, H. S., Meyer, J. H., McCann, S.,...Vaccarino, F. (2001). Changes in regional brain glucose metabolism measured with positron emission tomography after paroxetine treatment of major depression. *American Journal of Psychiatry*, 158(6), 899-905.

Kennedy, S. H., Konarski, J. Z., Segal, Z. V., Lau, M. A., Bieling, P. J., McIntyre, R. S.,...Mayberg, H. (2007). Differences in brain glucose metabolism between responders to CBT and venlafaxine in a 16-week randomized controlled trial. *American Journal of Psychiatry*, 164(5), 778-788.

Kern, S., Oakes, T., Stone, C., McAuliff, E., Kirschbaum, C., & Davidson, R. (2008). Glucose metabolic changes in the prefrontal cortex are associated with HPA axis response to psychosocial stressor. *Psychoneuroendocrinolgy*, 33(4), 517-529.

Kerr, D. S., Huggett, A. M., & Abraham, W. C. (1994). Modulation of hippocampal long-term potentiation and long-term depression by corticosteroid receptor activation. *Psychobiology*, 22(2), 123-133.

Kessler, R. C., Berglund, P., Demler, O., Jin, R., Koretz, D., Merikangas, K. R.,...Wang, P. S. (2003). The epidemiology of major depressive disorder: Results from the National Comorbidity Survey Replication (NCS-R). *Journal of the American Medical Association*, 289(23), 3095-3105.

Keverne, E. (2014). Significance of epigenetics for understanding brain development, brain evolution and behaviour. *Neuroscience*, 264, 207-217. doi:10.1016/j.neuroscience.2012.11.030

Keverne, E. B., Martens, N. D., & Tuite, B. (1989). Beta-endorphin concentrations in cerebrospinal fluid of monkeys are influenced by grooming relationships. *Psychoneuroendocrinology*, 14(1-2), 155-161.

Kilgard, M. P., & Merzenich, M. M. (1998). Cortical map reorganization enabled by nucleus basalis activity. *Science*, 279(5357), 1714-1718.

Kilner, J. M., Neal, A., Weiskopf, N., Friston, K. J., & Frith, C. D. (2009). Evidence of mirror neurons in human inferior frontal gyrus. *Journal of Neuroscience*, 29(32), 10153-10159.

Kim, H., Somerville, L. H., Johnstone, T., Alexander, A. L., & Whalen, P. J. (2003). Inverse amygdala and medial prefrontal cortex responses to surprised faces. *NeuroReport*, 14(18), 2317-2322.

Kim, J. J., & Diamond, D. M. (2002). The stressed hippocampus, synaptic plasticity and lost memories. *Nature Reviews Neuroscience*, 3(6), 453-462.

Kim, J. J., Koo, J. W., Lee, H. J., & Han, J. S. (2005). Amygdalar inactivation blocks stress-induced impairments in hippocampal long-term potentiation and spatial memory. *Journal of Neuroscience*, 25(6), 1532-1539.

Kim, J. J., Lee, H. J., Han, J., & Packard, M. G. (2001). Amygdala is critical for stress-induced modulation of hippocampal long-term potentiaion and learning. *Journal of Neuroscience*, 21(14), 5222-5228.

Kilner, J. M., Vargas, C., Duval, S., Blakemore, S., & Sirigu, A. (2004). Motor activation prior to observation of a predicted movement. *Nature Neuroscience*, 7(12), 1299-1301. doi:10.1038/nn1355

Kimble, D. P. (1968). Hippocampus and internal inhibition. *Psychological Bulletin*, 70(5), 285-295.

King, V., & Elder, G. H., Jr. (1997). The legacy of grandparenting: Childhood experiences with grandparents and current involvement with grandchildren. *Journal of Marriage and the Family*, 59(4), 848-859.

King-Casas, B., Sharp, C., Lomax-Bream, L., Lohrenz, T., Fonagy, P., & Montague, P. R. (2008). The rupture and repair of cooperation in borderline personality disorder. *Science*, 321(5890), 806-810.

Kinsley, C. H., Trainer, R., Stafisso-Sandoz, G., Quadros, P., Keyser Marcus, L., Hearon, C.,...Lambert, K. G. (2006). Motherhood and the hormones of pregnancy modify concentrations of hippocampal neuronal dendritic spines. *Hormones and Behaviour*, 49(2), 131-142.

Kirkpatrick, L. A., & Davis, K. E. (1994). Attachment style, gender, and relationship stability: A longitudinal analysis. *Journal of Personality and Social Psychology*, 66(3), 502-512.

Kirkwood, A., Rozas, C., Kirkwood, J., Perez, F., & Bear, M. F. (1999). Modulation of long-term synaptic depression in visual cortex by acetylcholine and norepinephrine. *Journal of Neuroscience*, 19(5), 1599-1609.

Kirmayer, L. J., & Carroll, J. (1987). A neurobiological hypothesis on the nature of chronic self-mutilation. *Integrative Psychiatry*, 5, 212-213.

Kirschbaum, C., Wolf, O. T., May, M., Wippich, W., & Hellhammer, D. H. (1996). Stress-and treatment-induced elevations of cortisol levels associated with impaired declarative memory in healthy adults. *Life Sciences*, 58(17), 1475-1483.

Klein, E., Kreinin, I., Chistyakov, A., Koren, D., Mecz, L., Marmur, S.,...Feinsod, M. (1999). Therapeutic efficacy of right prefrontal slow repetitive transcranial magnetic stimulation in major depression. *Archives of General Psychiatry*, 56(4), 315-320.

Klein, T. A., Endrass, T., Kathmann, N., Neurmann, J., von Cramon, Y., & Ullsperger, M. (2007). Neural correlates of error awareness. *NeuroImage*, 34(4), 1774-1781.

Kling, A., & Steklis, H. D. (1976). A neural substrate for affiliative behavior in nonhuman primates. *Brain Behaviors*, 13(2-3), 216-238.

Klingberg, T. (2006). Development of a superior frontal-intraparietal network for visuo-spatial working memory. *Neuropsychologia*, 44(11), 2171-2177.

Klingberg, T., Forssberg, H., & Westerberg, H. (2002). Increased brain activity in frontal and parietal cortex underlies the development of visuospatial working memory capacity during childhood. *Journal of Cognitive Neuroscience*, 14(1), 1-10.

Knight, R. T., & Grabowecky, M. (1995). Escape from linear time: Prefrontal cortex and conscious experience. In M. S. Gazzaniga (Ed.), *The cognitive neurosciences* (pp. 1357-1372). Cambridge, MA: MIT Press.

Knight, R. T., Staines, R. W., Swick, D., & Chao, L. L. (1999). Prefrontal cortex inhibition and excitation in distributed neural networks. *ActaPsychologica*, 101(2-3), 159-178.

Knowles, P. A., Conner, R. L., & Panksepp, J. (1989). Opiate effects on social behavior of juvenile dogs as a function of social deprivation. *Pharmacology, Biochemistry and Behavior*, 33(3), 533-537.

Knutson, K. M., Mah, L. Manly, C. F., & Grafman, J. (2007). Neural correlates of automatic beliefs about gender and race. *Human Brain Mapping*, 28(10), 915–930.

Kocovská, E., Wilson, P., Young, D., Wallace, A. M., Gorski, C., Follan, M.,...Minnis, H. (2013). Cortisol secretion in children with symptoms of reactive attachment disorder. *Psychiatry Research*, 209(1), 74–77. doi:10.1016/j.psychres.2012.12.011

Koechlin, E., Ody, C., & Kouneiher, F. (2003). The architecture of cognitive control in the human prefrontal cortex. *Science*, 302(5648), 1181–1185.

Koenigs, M. (2012). The role of prefrontal cortex in psychopathy. *Reviews in the Neurosciences*, 23(3), 253–262. doi:10.1515/revneuro-2012-0036

Koenigsberg, H. W., Siever, L. J., Lee, H., Pizzarello, S., New, A. S., Goodman, M.,...Prohovnik, I. (2009). Neural correlates of emotion processing in borderline personality disoder. *Psychiatry Research: Neuroimaging*, 172, 192–199.

Kohut, H. (1984). *How does analysis cure?* Chicago: University of Chicago Press.

Kolb, B., & Gibb, R. (1991). Environmental enrichment and cortical injury: Behavioral and anatomical consequences of frontal cortex lesions. *Cerebral Cortex*, 1(2), 189–198.

Kolb, B., & Gibb, R. (2002). Frontal lobe plasticity and behavior. In T. Donald & T. Robert (Eds.), *Principles of frontal lobe function* (pp. 541–556). New York: Oxford University Press.

Kolb, B., & Whishaw, I. Q. (1998). Brain plasticity and behavior. *Annual Review of Psychology*, 49, 43–64.

Kong, J., Gollub, R. L., Rosman, I. S., Webb, J. M., Vangel, M. J., Kirsch, I., & Kaptchik, T. (2006). Brain activity associated with expectancy-enhanced placebo analgesia as measured by functional magnetic resonance imaging. *Journal of Neuroscience*, 26(2), 381–388.

Konig, P., & Engel, A. K. (1995). Correlated firing in sensory-motor systems. *Current Opinions in Neurobiology*, 5(4), 511–519.

Koopman, C., Classen, C., & Spiegel, D. (1994). Predictors of posttraumatic stress symptoms among survivors of the Oakland/Berkeley, Calif. firestorm. *American Journal of Psychiatry*, 151(6), 888–894.

Kosten, T., Lee, H., & Kim, J. (2007). Neonatal handling alters learning in adult male and female rats in a task-specific manner. *Brain Research*, 1154, 144–153.

Koukkou, M., & Lehmann, D. (2006). Experience-dependent brain plasticity: A key concept for studying nonconscious decisions. *International Congress Series*, 1286, 45–52.

Koziol, L., Budding, D., & Chidekel, D. (2011). From movement to thought: Executive function, embodied cognition, and the cerebellum. *Cerebellum*, 11(2), 505–525. doi:10.1007/s12311-011-0321-y

Kringelbach, M. L. (2005). The human orbitofrontal cortex: Linking reward to hedonic experience. *Nature Review Neuroscience*, 6(9), 691–702.

Kroger, J. K., Sabb, F. W., Fales, C. L., Bookeimer, S. Y., Cohen, M. S., & Holyoak, K. J. (2002). Recruitment of anterior dorsolateral prefrontal cortex in human reasoning: A parametric study of relational complexity. *Cerebral Cortex*, 12(5), 477–485.

Krueger, F., Moll, J., Zahn, R., Heinecke, A., & Grafman, J. (2006). Event frequency modulates the processing of daily life activities in human medial prefrontal cortex. *Cerebral Cortex*, 17(10), 2346–2353.

Krugers, H. J., Goltstein, P. M., van der Linden, S., & Joels, M. (2006). Blockade of glucocorticoid receptors rapidly restores hippocampal CA1 synaptic plasticity after exposure to chronic stress. *European Journal of Neuroscience*, 23(11), 3051–3055.

Krystal, J. H., Bremner, J. D., Southwick, S. M., & Charney, D. S. (1998). The emerging neurobiology of dissociation: Implication for treatment of posttraumatic stress disorder. In J. D. Bremner & C. R. Marmar (Eds.), *Trauma, memory, and dissociation* (pp. 321–364). Washington, DC: American Psychiatric Press.

Kuhlmann, S., Piel, M., & Wolf, O. T. (2005). Impaired memory retrieval after psychosocial stress in healthy young men. *Journal of Neuroscience*, 25(11), 2977–2982.

Kuhn, C. M., & Schanberg, S. M. (1998). Responses to maternal separation: Mechanisms and mediators. *International Journal of Developmental Neuroscience*, 16(3–4), 261–270.

Kuijpers, K. F., van der Knaap, L. M., Winkel, F. W., Pemberton, A., & Baldry, A. C. (2011). Borderline traits and symptoms of post-traumatic stress in a sample of female victims of intimate partner violence. *Stress and Health*, 27, 206–215.

Kukolja, J., Schlapfer, T., Keysers, C., Klingmuller, D., Maier, W., Fink, G.,...Hurlemann, R. (2008). Modeling a negative response bias in the human amygdala by noradrenergic-glucocorticoid interactions. *Journal of Neuroscience*, 28(48), 12868–12876.

Kytta, M. (2002). Affordances of children's environments in the context of cities, small towns, suburbs and rural villages in Finland and Belarus. *Journal of Environmental Psychology*, 22(1–2), 109–123.

Laatsch, L., Pavel, D., Jobe, T., Lin, Q., & Quintana, J. C. (1999). Incorporation of SPECT imaging in a longitudinal cognitive rehabilitation therapy programme. *Brain Injury*, 13(8), 555–570.

LaBar, K. S., Gatenby, J. C., Gore, J. C., LeDoux, J. E., & Phelps, A. E. (1998). Human amygdala activation during conditioned fear acquisition and extinction: A mixed-trial fMRI study. *Neuron*, 20(5), 937–945.

LaBar, K. S., LeDoux, J. E., Spencer, D. D., & Phelps, E. A. (1995). Impaired fear conditioning following unilateral temporal lobectomy in humans. *Journal of Neuroscience*, 15(10), 6846–6855.

Lachmann, F. M., & Beebe B. A. (1996). Three principles of salience in the organization of the patient-analyst interaction. *Psychoanalytic Psychology*, 13(1), 1–22.

Ladd, C., Thrivikraman, K., Hout, R., & Plotsky, P. (2005). Differential neuroendocrine responses to chronic variable stress in adult Long Evans rats exposed to handling-maternal separation as neonates. *Psychoneuroendocrinology*, 30(6), 520–533.

Lahdenperä, M., Lummaa, V., Hells, S., Tremblay, M., & Russell, A. F. (2004). Fitness benefits of prolonged post-reproductive lifespan in women. *Nature*, 428(6979), 178–181.

Lamm, C., Batson, C. D., & Decety, J. (2007). The neural substrate of human empathy: Effects of perspective-taking and cognitive appraisal. *Journal of Cognitive Neuroscience*, 19(1), 42–58. doi:10.1162/jcon.2007.19.1.42

Lane, R. D., Reiman, E. M., Bradley, M. M., Lang, P. J., Ahern, G. L., Davidson, R. J., & Schwartz, G. E. (1997). Neuroanatomical correlates of pleasant and unpleasant emotion. *Neuropsychologia*, 35, 1437–1444.

Lange, C., Kracht, L., Herholz, K., Sachsse, U., & Irle, E. (2005). Reduced glucose metabolism in temporo-parietal cortices of women with borderline personality disorder, *Psychiatric Research: Neuroimaging*, 139, 115–126.

Langer, E. J. (1978). Rethinking the role of thought in social interaction. In J. H. Harvey, W. Ickes, & R. F. Kidd (Eds.), *New directions in attribution research* (Vol. 2, pp. 35–58). Hillsdale, NJ: Erlbaum.

Langer, N., Pedroni, A., Gianotti, L. R., Hänggi, J., Knoch, D., & Jäncke, L. (2012). Functional brain network efficiency predicts intelligence. Human brain mapping, 33(6), 1393–1406.

Langeslag, S. J., Schmidt, M., Ghassabian, A., Jaddoe, V. W., Hofman, A., Lugt, A. V.,...White, T. J. (2012). Functional connectivity between parietal and frontal brain regions and intelligence in young children: The Generation R study. *Human Brain Mapping*, 34(12), 3299–3307. doi:10.1002/hbm.22143

Lanius, R. A., Bluhm, R. L., Coupland, N. J., Hegadoren, K. M., Rowe, B., ThéBerge, J.,...Brimson, M. (2010). Default mode network connectivity as a predictor of post-traumatic stress disorder symptom severity in acutely traumatized subjects. *Acta Psychiatrica Scandinavica*, 121(1), 33–40. doi:10.1111/j.1600-0447.2009.01391.x

Lanius, R. A., Williamson, P. C., Bluhm, R. L., Densmore, M., Boksman, K., Neufeld, R. W. J.,...Menon, R. S. (2005). Functional connectivity of dissociative responses in posttraumatic stress disorder: A functional magnetic resonance imaging investigation. *Biological Psychiatry*, 57(8), 873–884.

Lanius, R. A., Williamson, P. C., Densmore, M., Boksman, K., Gupta, M. A., Neufeld, R. W.,...Menon, R. S. (2001). Neural correlation of traumatic memories in posttraumatic stress disorder: A functional MRI investigation. *American Journal of Psychiatry*, 158(11), 1920–1922.

Larson, C., Schaefer, H., Siegle, G., Jackson, C., Anderle, M., & Davidson, R. (2006). Fear is fast in phobic individuals: Amygdala activation in response to fear-relevant stimuli. *Biological Psychiatry*, 60(4), 410–417.

Laufs, H., Krakow, K., Sterzer, P., Eger, E., Beyerle, A., Salek-Haddadi, A., & Kleinschmidt, A. (2003). Electroencephalographic signatures of attentiional and cognitive default modes in spontaneous brain activity fluctuations at rest. *Proceedings of the National Academy of Science*, 100(19), 11053–11058. doi:10.1073/pnas.1831638100

Laureys, S. (2006). Tracking the recovery of consciousness from coma. *Journal of Clinical Investigation*, 116(7), 1823–1825. doi:10.1172/jci29172

Lawson, D. M., Barnes, A. D., Madkins, J. P., & Francios-Lamonte, B. M. (2006). Changes in male partner abuser attachment styles in group treatment. Psychotherapy: *Theory, Research, Practice, Training*, 43(2), 232–237.

Lázaro, L., Bargalló, N., Castro-Fornieles, J., Falcón, C., Andrés, S., Calvo, R.,...Junque, C. (2009). Brain changes in children and adolescents with obsessive-compulsive disorder before and after treatment: A voxel-based morphometric MRI study. *Psychiatry Research: Neuroimaging*. 172(2), 140–146.

Lebow, M. A., & Chen, A. (2016). Overshadowed by the amygdala: The bed nucleus of the stria terminalis emerges as key to psychiatric disorders. *Molecular Psychiatry*, 21(4), 450–463. doi:10.1038/mp.2016.1

Le Carret, N., Lafont, S., Letenneur, L., Dartigues, J. F., Mayo, W., & Fabrigoule, C. (2003). The effect of education on cognitive performances and its implication for the constitution of the cognitive reserve. *Developmental Neuropsychology*, 23(3), 317–337.

LeDoux, J. E., (1986). Sensory systems and emotion: A model of affective processing. *Integrative Psychiatry*, 4(4), 237–243.

LeDoux, J. E., (1994). Emotion, memory and the brain. *Scientific American*, 270(6), 32–39.

LeDoux, J. E. (1996). *The emotional brain*. New York: Simon and Schuster.

LeDoux, J. E., Romanski, L. M., & Xagoraris, A. E. (1989). Indelibility of subcortical emotional memories. *Journal of Cognitive Neuroscience*, 1(3), 238–243.

LeDoux, J. E., Wilson, D. H., & Gazzaniga, M. S. (1977). A divided mind: Observations on the conscious properties of the separated hemispheres. *Annals of Neurology*, 2(5), 417–421.

Lee, R. D. (2003). Rethinking the evolutionary theory of aging: Transfers, not births, shape senescence in social species. *Proceedings of the National Academy of Sciences*, USA, 100(16), 9637–9642.

Lee, T. M. C., Liu, H. L., Chan, C. C. H., Fang, S. Y., & Gao, J. H. (2005). Neural activities associated with emotion recognition observed in men and women. *Molecular Psychiatry*, 10(5), 450–455.

Lewe, T. W., Josephs, O., Dolan, R. J., & Critchley, H. D. (2006). Imitating expressions: Emotion-specific neural substrates in facial mimicry. *SCAN*, 1, 122–135.

Lee, Y., & Davis, M. (1997). Role of the hippocampus, the bed nucleus of the stria terminalis and the amygdala in the excitatory effect of corticotropin-releasing hormone on the acoustic startle reflex. *Journal of Neuroscience*, 17(16), 6434–6446.

Lemer, C., Dehaene, S., Spelke, E., & Cohen, L. (2003). Approximate quantities and exact number words: Dissociable systems. *Neuropsychologica*, 41(14), 1942-1958.

Leonard, C. M., Rolls, E. T., Wilson, F. A. W., & Baylis, G. C. (1985). Neurons in the amygdala of the monkey with responses selective for faces. *Behavioral Brain Research*, 15(2), 159-176.

Lerner, A., Bagic, A., Hanakawa, T., Boudreau, E. A., Pagan, F., Mari, Z.,...Hallett, M. (2009). Involvement of insula and cingulate cortices in contro and suppression of natural urges. *Cerebral Cortex*, 19(1), 218-223.

Leventopoulos, M., Rüedi-Bettschen, D., Knuesel, I., Feldon, J., Pryce, C. R., & Opacka-Juffry, J. (2007). Long-term effects of early life deprivation on brain glia in Fischer rats. *Brain Research*, 1142, 119-126.

Lévesque, J., Eugène, F., Joanette, Y., Paquette, V., Mensour, B., Beaudoin, G.,...Beauregard, M. (2003). Neural circuitry underlying voluntary suppression of sadness. *Biological Psychiatry*, 53(6), 502-510.

Lévesque, J., Joanette, Y., Mensour, B., Beaudoin, G., Leroux, J. M., Bourgouin, P., & Beauregard, M. (2004). Neural basis of emotional self-regulation in childhood. *Neuroscience*, 129(2), 361-369.

Levin, P., Lazrove, S., & van der Kolk, B. (1999). What psychological testing and neuroimaging tell us about the treatment of posttraumatic stress disorder by eye movement desensitization and reprocessing. *Journal of Anxiety Disorders*, 13(1-2), 159-172.

Levy, D. A. (1997). *Tools of critical thinking*. Boston: Allyn & Bacon.

Levy, J., Trevarthen, C., & Sperry, R. W. (1972). Perception of bilateral chimeric figures following hemispheric disconnection. *Brain*, 95, 61-78.

Lewicki, P., Hill, T., & Czyzewska, M. (1992). Nonconscious acquisition of information. *American Psychologist*, 47(6), 796-801.

Lewis, M., Feiring, C., & Rosenthal, S. (2000). Attachment over time. *Child Development*, 71(3), 707-720.

Lewis, P., Rezaie, R., Brown, R., Roberts, N., & Dunbar, R. (2011). Ventrommedial prefrontal volume predicts understanding of others and social network size. *NeuroImage*, 57(4), 1624-1629. doi:10.1016/j.neuroimage.2011.05.030

Li, H., Weiss, S. R. B., Chaung, D. M., Post, R. M., & Rogawski, M. A. (1998). Bidirectional synaptic plasticity in the rat basolateral amygdala: Characterization of an activity-dependent switch sensitive to the presynaptic metabotrophic glutamate receptor antagonist 2S-alpha-ethyglutamic acid. *Journal of Neuroscience*, 18, 1662-1670.

Li, W., Mai, X., & Liu, C. (2014). The default mode network and social understanding of others: What do brain connectivity studies tell us. *Frontiers in Human Neuroscience Front. Hum. Neurosci.*, 8. doi:10.3389/fnhum.2014.00074

Li, X., Jiang, J., Zhu, W., Yu, C., Sui, M., Wang, Y., & Jiang, T. (2007). Asymmetry of prefrontal cortical convolution complexity in males with attention deficit/hyperactivity disorder using fractal information dimension. *Brain and Development*, 29(10), 649-655.

Libet, B., Gleason, C. A., Wright, E. W., & Pearl, D. K. (1983). Time of conscious intention to act in relation to onset of cerebral activity (readiness-potential): The unconscious initiation of a freely voluntary act. *Brain*, 106, 623-642.

Libet, B., Gleason, C. A., Wright, E. W., & Pearl, D. K. (1993). Time of conscious intention to act in relation to onset of cerebral activity (readiness-potential). *Neurophysiology of Consciousness*, 249-268. doi:10.1007/978-1-4612-0355-1_15

Lieb, K., Rexhausen, J. E., Kahhl, K. G., Schweiger, U., Philipsen, A., Hellhammer, D. H., & Bohus, M. (2004). Increased diurnal salivary cortisol in women with borderline personality disorder. *Journal of Psychiatric Research*, 38, 559-565.

Lieberman, M. D., Eisenberger, N. I., Crockett, M. J., Tom, S. M., Pfeifer, J. H., & Way, B. M. (2007). Putting feelings into words: Affect labeling disrupts amygdala activity in response to affective stimuli. *Psychological Science*, 18(5), 421-428.

Lim, L., Radua, J., & Rubia, K. (2014). Gray matter abnormalities in childhood maltreatment: A voxel-wise meta-analysis. *American Journal of Psychiatry*, 171(8), 854-863. doi:10.1176/appi.ajp.2014.13101427

Linden, D. E. J. (2006). How psychotherapy changes the brain-the contribution of functional neuroimaging. *Molecular Psychiatry*, 11(6), 528-538.

Linehan, M. (1993). *Cognitive-behavioral treatment of borderline personality disorder*. New York: Guilford.

Liotti, M., Brannan, S., Egan, G., Shade, R., Maldden, L., Abplanalp, B.,...Denton, D. (2001). Brain responses associated with consciousness of breathlessness (air hunger). *PNAS*, 98(4), 2035-2040.

Liotti, M., Mayberg, H. S., Brannan, S. K., McGinnis, S., Jerabek, P., & Fox, P. T. (2000). Differential limbic-cortical correlates of sadness and anxiety in healthy subjects: Implications for affective disorders. Biological Psychiatry, 48, 30-42.

Liu, D., Diorio, J., Day, J. C., Francis, D. D., & Meaney, M. J. (2000). Maternal care, hippocampal synaptogenesis and cognitive development in rats. *Nature Neuroscience*, 3, 799-806.

Liu, D., Diorio, J., Tannenbaum, B., Caldji, C., Francis, D., Freedman, A.,...Meaney, M. J. (1997). Maternal care, hippocampal glucocorticoid receptors, and hypothalamic-pituitary-adrenal responses to stress. *Science*, 277(5332), 1659-1662.

Liu, L., Wong, T. P., Pozza, M. F., Lingenhoehl, K., Wang, Y., Sheng, M.,...Wang, Y.T. (2004). Role of NMDA receptor subtypes in governing the direction of hippocampal synaptic plasticity. *Science*, 304(5673), 1021-1024.

Livingston, R. B. (1967). Reinforcement. In G. C. Quarton, T. Melnick, & F. O. Schmitt (Eds.), *The neurosciences* (pp. 568-576). New York: Rockefeller University Press.

Loftus, E. (1988). *Memory*. New York: Ardsley House.

Loftus, E. F., Milo, E. M., & Paddock, J. R. (1995). The accidental executioner: Why psychotherapy must be informed by science. *Counseling Psychologist*, 23, 300-309.

Lombroso, P. J., & Sapolsky, R. (1998). Development of the cerebral cortex: Stress and brain development. *Journal of the Academy of Child and Adolescent Psychiatry*, 37, 1337-1339.

Lonstein, J. S., Simmons, D. A., Swann, J. M., & Stern, J. M. (1998). Forebrain expression of c-fos due to active maternal behaviour in lactating rats. *Neuroscience*, 82(1), 267-281.

Lorberbaum, J. P., Newman, J. D., Dubno, J. R., Horwitz, A. R., Nahas, Z., Teneback, C. C., George, M. S. (1999). Feasability of using fMRI to study mothers responding to infant cries. *Depression and Anxiety*, 10(3), 99-104.

Lord, C. G., Ross, L., & Lepper, M. (1979). Biased assimilation and attitude polarization: The effects of prior theories on subsequently considered evidence. *Journal of Personality and Social Psychology*, 37(11), 1231-1247.

Lorenz, K. (1991). *Here am I-where are you: The behavior of the Greylag Goose*. New York: Brace Jovanovich.

Lou, H. C., Henriksen, L., & Bruhn, P. (1984). Focal cerebral hypoperfusion in children with dysphasia and/or attention deficit disorder. *Archives of Neurology*, 41(8), 825-829.

Lou, H. C., Luber, B., Crupain, M., Keenan, J. P., Nowak, M., Kjaer, T. W.,...Liansby, S. H. (2004). Parietal cortex and representation of the mental self. *Proceedings of the National Academy of Sciences*, USA, 101(17), 6827-6832.

Lou, H., Nowak, M., & Kajaer, T. W. (2005). The mental self. *Progress in Brain Resources*, 150, 197-204.

Love, T. (2014). Oxytocin, motivation and the role of dopamine. *Pharmacology Biochemistry and Behavior*, 119, 49-60. doi:10.1016/j.pbb.2013.06.011

Lovell, J., & Kluger, J. (1994). *Lost moon: The perilous voyage of Apollo 13*. New York: Simon & Schuster.

Lu, S. T., Hamalainen, M. S., Hari, R., Ilmoniemi, R. J., Lounasmaa, O. V., Sams, M., & Vilkman, V. (1991). Seeing faces activates three separate areas outside the occipital visual cortex in man. *Neuroscience*, 43(2-3), 287-290.

Lueken, U., Straube, B., Konrad, C., Wittchen, H., Ströhle, A., Wittmann, A.,...Kircher, T. (2013). Neural substrates of treatment response to cognitive-behavioral therapy in panic disorder with agoraphobia. *American Journal of Psychiatry*, 170(11), 1345-1355. doi:10.1176/appi.ajp.2013.12111484

Luna, B. (2004). Algebra and the adolescent brain. *Trends in Cognitive Sciences*, 8(10), 437-439.

Luo, S., Li, B., Ma, Y., Zhang, W., Rao, Y., & Han, S. (2015). Oxytocin receptor gene and racial ingroup bias in empathy-related brain activity. *NeuroImage*, 110, 22-31. doi:10.1016/j.neuroimage.2015.01.042

Lupien, S., de Leon, M., de Santi, S., Convit, A., Tarshish, C., Nait, N.,...Meaney, M. J. (1998). Cortisol levels during human aging predict hippocampal atrophy and memory deficits. *Nature Neuroscience*, 1(1), 69-73.

Lupien, S. J., & McEwen, B. S. (1997). The acute effects of corticosteroids on cognition: Integration of animal and human model studies. *Brain Research Reviews*, 24(1), 1-27.

Lupo, M., Troisi, E., Chiricozzi, F. R., Clausi, S., Molinari, M., & Leggio, M. (2015). Inability to process negative emotions in cerebellar damage: A functional transcranial doppler sonographic study. *Cerebellum*, 14(6), 663-669. doi:10.1007/s12311-015-0662-z

Lutz, A., Brefczynski-Lewis, J., Johnstone T., & Davidson R. J. (2008). Regulation of the neural circuitry of emotion by compassion meditation: Effects of meditative expertise. *PLoS One*, 3(3), 1-10.

Lutz, A., Greischar, L. L., Perlman, D. M., & Davidson, R. J. (2009). BOLD signal in insula is differentially related to cardiac function during compassion meditation in experts vs. novices. *NeuroImage*, 47(3), 1038-1046. doi:10.1016/j.neuroimage.2009.04.081

Lynch, C. J., Uddin, L. Q., Supekar, K., Khouzam, A., Phillips, J., & Menon, V. (2013). Default Mode Network in Childhood Autism: Posteromedial Cortex Heterogeneity and Relationship with Social Deficits. *Biological Psychiatry*, 74(3), 212-219. doi:10.1016/j.biopsych.2012.12.013

Lyons-Ruth, K., Bureau, J., Riley, C. D., & Atlas-Corbett, A. F. (2009). Socially indiscriminate attachment behavior in the strange situation: Convergent and discriminant validity in relation to caregiving risk, later behavior problems, and attachment insecurity. *Developmental Psychopathology*, 21(2), 355. doi:10.1017/s0954579409000376

Lyons-Ruth, K., Choi-Kain, L., Pechtel, P., Bertha, E., & Gunderson, J. (2011). Perceived parental protection and cortisol responses among young females with borderline personality disorder and controls. *Psychiatry Research*, 189, 426-432.

Lyoo, K., Han, M. H., & Cho, D. Y. (1998). A brain MRI study in subjects with borderline personality disorder. *Journal of Affective Disorders*, 50, 235-243.

Maccari, S., Piazza, P. V., Kabbaj, M., Barbazanges, A., Simon, H., & Le Moal, M. (1995). Adoption reverses the long-term impairment in glucocorticoid feedback induced by prenatal stress. *Journal of Neuroscience*, 15(1), 110 -116.

Machizawa-Summers, S. (2007). Childhood trauma and parental bonding among Japanese female patients with borderline personality disorder. *Journal of Psychology*, 42(4), 265-273. doi:10.1080/00207590601109276

Mackie, S., Shaw, P., Lenroot, R., Pierson, R., Greenstein, D. K., Nugent, T. F., & Rapoport, J. L. (2007). Cerebellar development and clinical outcome in attention deficit hyperactivity disorder. *American Journal of Psychiatry*, 164(4), 647- 655.

MacLean, P. D. (1985). Brain evolution relating to family, play, and the separation call. *Archives of General Psychiatry*, 42(4), 405-417.

MacLean, P. D. (1990). *The triune brain in evolution: Role of paleocerebral functions*. New York: Plenum.

Macrae, C. N., Moran, J. M., Heatherton, T. F., Banfield, J. F., & Kelley, W. M. (2004). Medial prefrontal activity predicts memory for self. *Cerebral Cortex*, 14(6), 647-654.

Maddock, R., Garrett, A., & Buonocore, M. (2001). Remembering familiar people: The posterior cingulate cortex and autobiographical memory retrieval. *Neuroscience*, 104(3), 667–676. doi:10.1016/s0306-4522(01)00108-7

Maguire, E. A., & Mummery, C. J. (1999). Differential modulation of a common memory retrieval network revealed by positron emission tomography. *Hippocampus*, 9(1), 54–61

Maguire, E. A., Woollett, K., & Spiers, H. J. (2006). London taxi drivers and bus drivers: A structural MRI and neuropsychological analysis. *Hippocampus*, 16(12), 1091–1101.

Maher, B. A. (1974). Delusional thinking and perceptual disorder. *Journal of Individual Psychology*, 30(1), 98–113.

Maier, S. F., Amat, J., Baratta, M. V., Paul, E., & Watkins, L. R. (2006). Behavioral control, the medial prefrontal cortex, and resilience. *Dialogues in Clinical Neuroscience*, 8(4), 397–406.

Main, M., (1993). Discourse, prediction, and the recent studies in attachment: Implications for psychoanalysis. *Journal of the American Psychoanalytic Association*, 41, 209–244.

Main, M., & Goldwyn, R. (1998). *Adult attachment scoring and classification system*. Unpublished manuscript, University of California at Berkeley.

Main, M., Kaplan, N., & Cassidy, J. (1985). Security in infancy, childhood, and adulthood: A move to the level of representation. In I. Bretherton & E. Waters (Eds.), *Growing points of attachment theory and research. Monographs of the Society for Research in Child Development*, 50(1–2), 66–104.

Malenka, R. C., & Siegelbaum, S. A. (2001). Synaptic plasticity: Diverse targets and mechanisms for regulating synaptic efficacy. In W. M. Cowan, T. C. Sudhof, & C. f. Stevens (Eds.), *Synapses* (pp. 393–453). Baltimore, MD: Johns Hopkins University Press.

Maletic-Savatic, M., Malinow, R., & Svoboda, K. (1999). Rapid dendritic morphogenesis in CA1 hippocampal dendrites induced by synaptic activity. *Science*, 283(5409), 1923–1927.

Malloy, P., Bihrle, A., Duffy, J., & Cimino, C. (1993). The orbitomedial frontal syndrome. *Archives of Clinical Neuropsychology*, 8(3), 185–201.

Manoliu, A., Riedl, V., Zherdin, A., Muhlau, M., Schwerthoffer, D., Scherr, M.,...Sorg, C. (2013). Aberrant dependence of default mode/central executive network interactions on anterior insular salience network activity in schizophrenia. *Schizophrenia Bulletin*, 40(2), 428–437. doi:10.1093/schbul/sbt037

Mantini, D., Gerits, A., Nelissen, K., Durand, J., Joly, O., Simone, L.,...Vanduffel, W. (2011). Default Mode of Brain Function in Monkeys. *Journal of Neuroscience*, 31(36), 12954–12962. doi:10.1523/jneurosci.2318-11.2011

Marais, L., van Rensburg, S. J., van Zyl, J. M., Stein, D. J., & Daniels, W. M. U. (2008). Maternal separation of rat pups increases the risk of developing depressive-like behavior after subsequent chronic stress by altering corticosterone and neurotrophin levels in the hippocampus. *Neuroscience Research*, 61(1), 106–112.

Marci, C. D., Ham, J., Moran, E., & Orr, S. P. (2007). Physiologic correlates of perceived therapist empathy and social-emotional process during psychotherapy. *Journal of Nervous and Mental Disease*, 195(2), 103–111.

Marien, H., Custers, R., Hassin, R., & Aarts, H. (2012). Unconscious goal activation and the hijacking of the executive function. *Journal of Personality and Social Psychology*, 103(3), 399–415. doi:10.1037/a0028955

Markis, N., Biederman, J., Vatera, E. Bush, G., Kaiser, J., Kennedy, D. N.,...Seidman, L. (2007). Cortical thining of the attention and executive function networks in adults with attention-deficit/hyperactivity disorder. *Cerebral Cortex*, 17(6), 1364–1375.

Marr, D. (1971). A theory of archicortex. *Philosophical Transactions of the Royal Society*, 262, 23–81.

Mars, R. B., Neubert, F., Noonan, M. P., Sallet, J., Toni, I., & Rushworth, M. F. (2012). On the relationship between the "default mode network" and the "social brain". *Frontiers in Human Neuroscience*, 6, 1–9. doi:10.3389/fnhum.2012.00189

Marsh, Abigail A., Sarah A. Stoycos, Kristin M. Brethel-Haurwitz, Paul Robinson, John W. Vanmeter, and Elise M. Cardinale. "Neural and Cognitive Characteristics of Extraordinary Altruists." *Proceedings of the National Academy of Science Proc Natl Acad Sci* USA 111.42 (2014): 15036–5041. Web

Marshall, R. E., Stratton, W. C., Moore, J., & Boxerman, S. B. (1980). Circumcision I: Effects upon newborn behavior. *Infant Behavioral Development*, 3, 1–14.

Marshuetz, C., Smith, E., Jonides, J., DeGutis, J., & Chenevert, T. (2000). Order information in working memory: fMRI evidence for parietal and prefrontal mechanisms. *Journal of Cognitive Neuroscience*, 12(2), 130–144.

Martin, A., Wiggs, C., Ungerleider, L., & Haxby, J. (1996). Neural correlates of category-specific knowledge. *Nature*, 379(6566), 649–652.

Martin, S. D., Martin, E., Rai, S. S., Richardson, M. A., & Royall, R. (2001). Brain blood flow changes in depressed patients treated with interpersonal psychotherapy or venlafaxine hydrochloride. *Archives of General Psychiatry*, 58, 641–648.

Mason, M. F., Norton, M. I., Horn, J. D., Wegner, D. M., Grafton, S. T., & Macrae, C. N. (2007). Wandering minds: The default network and stimulus-independent thought. *Science*, 315(5810), 393–395. doi:10.1126/science.1131295

Massey, P. V., Johnson, B. E., Moult, P. R., Auberson, Y. P., Brown, M. W., Molnar, E.,...Bashir, Z. (2004). Differential roles of NR2A and NR2B-containing NMDA receptors in cortical long-term potentiation and long-term depression. *Journal of Neuroscience*, 24(36), 7821–7828.

Mateer, C. A., & Kerns, K. A. (2000). Capitalizing on neuroplasticity. *Brain and Cognition*, 42(1), 106–109.

Mather, M., Canli, T., Enghlish, T., Whitfield, S., Wais, P., Ochsner, K.,...Carstensen, L. L. (2004). Amygdala response to emotionally valenced stimuli in older and younger adults.

Psychological Science, 15(4), 259–263. doi:10.1111/j.0956-7976.2004.00662.x

Mathew, R. J., Meyer, J. S., Francis, D. J., Semchuk, K. M., & Claghorn, J. L. (1980). Cerebral blood flow in depression. *American Journal of Psychiatry*, 137, 1449–1450.

Matos, M., & Pinto-Gouveia, J. (2014). Shamed by a parent or by others: The role of attachment in shame memories relation to depression. *International Journal of Psychology and Psychological Therapy*, 14(2), 217–244.

Matos, M., Pinto-Gouveia, J., & Costa, V. (2011). Understanding the importance of attachment in shame traumatic memory relation to depression: The impact of emotion regulation processes. *Clinical Psychology and Psychotherapy*, 20(2), 149–165.

Matsumoto, K., & Tanaka, K. (2004). The role of the medial prefrontal cortex in achieving goals. *Current Opinion in Neurobiology*, 14(2), 178–185.

Maurex, L., Lekander, M., Nilsonne, A., Andersson, E. E., Åsberg, M., & Öhman, A. (2010). Social problem solving, autobiographical memory, trauma, and depression in women with borderline personality disorder and a history of suicide attempts. *British Journal of Clinical Psychology*, 49, 327–342.

Mayberg, H. S. (1997). Limbic-cortical dysregulation: A proposed model of depression. *Journal of Neuropsychiatry*, 9(3), 471–481.

Mayberg, H. S., Liotti, M., Brannan, S. K., McGinnis, S., Mahurin, R. K., Jerabek, P. A.,...Fox, P. T. (1999). Reciprocal limbic-cortical function and negative mood: Converging PET findings in depression and normal sadness. *American Journal of Psychiatry*, 156(5), 675–682.

Mayberg, H. S., Silva, J. A., Brannan, S. K., Tekell, J. L., Mahurin, R. K., McGinnis, S., & Jerabek, P. A. (2002). The functional neuroanatomy of the placebo effect. *American Journal of Psychiatry*, 159(5), 728–737.

Mazza, J. J., & Reynolds, W. M. (1998). A longitudinal investigation of depression, homelessness, social support, and major and minor life events and their relation to suicide ideation in adolescents. *Suicide and Life Threatening Behavior*, 28, 358–374.

McCarthy, G. (1995). Functional neuroimaging of memory. *The Neuroscientist*, 1(3), 155–163.

McCormick, J. A., Lyons, V., Jacobson, M. D., Noble, J., Diorio, J., Nyirenda, M., et al. (2000). 51-Heterogenecity of glucocorticoid receptor messenger RNA is tissue specific: Differential regulation of variant transcripts by early-life events. *Molecular Endocrinology*, 14(4), 506–517.

McDonald, A. J., Shammah-Lagnado, S. J., Shi, C., & Davis, M. (1999). Cortical afferents to the extended amygdala. *Annals of the New York Academy of Sciences*, 877, 309–338.

McFarlane, A. C., & Bookless, C. (2010). The effect of PTSD on interpersonal relationships: Issues for emergency service workers. *Sexual and Relationship Therapy*, 16(3), 261–267. DOI:10.1080/14681990124457

McFarlane, A. C., & Yehuda, R. (1996). Resilience, vulnerability,

and the course of posttraumatic reactions. In B. A. van der Kolk, A. C. McFarlane, & L. Weisaeth (Eds.), Traumatic stress: *The effects of overwhelming experience on mind, body, and society* (pp. 129–154). New York: Guilford.

McGaugh, J. L. (1990). Significance and remembrance: The role of neuromodulatory systems. *Psychological Science*, 1(1), 15–25.

McGaugh, J. L. (2004). The amygdala modulates the consolidation of memories of emotionally arousing experiences. *Annual Review of Neuroscience*, 27, 1–28.

McGaugh, J. L., Introini-Collison, I. B., Cahill, L. F., Castellano, C., Dalmaz, C., Parent, M. B., & Williams, C. L. (1993). Neuromodulatory systems and memory storage: Role of the amygdala. *Behavioral Brain Research*, 58(1–2), 81–90.

McGowan, P. O., Sasaki, A., D'Alessio, A. C., Dymov, S., Labonte, B. Syzf, M.,...Meaney, M. J. (2009). Epigenetic regulation of the glucocorticoid receptor in human brain associates with childhood abuse. *Nature Neuroscience*, 12(3), 342–348.

McGuire, P. K., Paulesu, E., Frackowiak, R. S. J., & Frith, C. D. (1996). Brain activity during stimulus independent thought. *NeuroReport*, 7(13), 2095–2099.

McKiernan, K. A., D'Angelo, B. R., Kaufman, J. N., & Binder, J. R. (2006). Interrupting the "stream of consciousness": An fMRI investigation. *NeuroImage*, 29(4), 1185–1191. http://doi.org/10.1016/j.neuroimage.2005.09.030

McKiernan, K. A., Kaufman, J. N., Kucera-Thompson, J., & Binder, J. R. (2003). A parametric manipulation of factors affecting task-induced deactivation in functional neuroimaging. *Journal of Cognitive Neuroscience*, 15(3), 394–408. doi:10.1162/089892903321593117

McLaughlin, K. A. Sheridan, M. A., Tibu, F., Fox, N. A., Zeanah, C. H., & Nelson, C. A. (2015). Causal effects of the early caregiving environment on development of stress response systems in children. *Proceedings of the National Academy of Sciences* USA, 112(18), 5637–5642. doi:10.1073/pnas.1423363112

Meaney, M. J., Aitken, D. H., van Berkel, C., Bhatnagar, S., & Sapolsky, R. M. (1988). Effect of neonatal handling on age-related impairments associated with the hippocampus, *Science*, 239(4841 Pt. 1), 766–768.

Meaney, M. J., Aitken, D. H., Viau, V., Sharma, S., & Sarrieau, A. (1989). Neonatal handling alters adrenocortical negative feedback sensitivity and hippocampal type II glucocorticoid receptor binding in the rat. *Neuroendocrinoloy*, 50(5), 597–604.

Meaney, M. J., Mitchell, J. B., Aitken, D. H., Bhatnagar, S., Bodnoff, S. R., Iny, L. J., & Sarrieau, A. (1991). The effects of neonatal handling on the development of the adrenocortical response to stress: Implications for neuropathology and cognitive deficits in later life. *Psychoneuroendocrinology*, 16(1–3), 85–103.

Meaney, M. J., & Syzf, M. (2005). Maternal care as a model for experience-dependent chromatin plasticity? *Trends in Neurosciences*, 28(9), 456–463.

Mendendorp, W. P., Goltz, H. C., Crawford, D., & Vilis, T. (2005).

Integration of target and effector information in human posterior parietal cortex for the planning of action. *Journal of Neurophysiology*, 93(2), 945-962.

Medford, N., & Critchley, H. D. (2010). Conjoint activity of anterior insular and anterior cingulate cortex: Awareness and response. *Brain Structure and Function Brain Struct Funct*, 214(5-6), 535-549. doi:10.1007/s00429-010-0265-x

Mehta, M. A., Golembo, N. I., Nosarti, C., Colvert, E., Mota, A., Williams, S. C.,...Sonuga-Barke, E. J. (2009). Amygdala, hippocampal and corpus callosum size following severe early institutional deprivation: The English and Romanian Adoptees Study Piolt. *Journal of Child Psychology and Psychiatry*, 50(8), 943-951. doi:10.1111/j.1469-7610.2009.02084.x

Menard, J. L., Champagne, D. L., & Meaney, M. J. P. (2004). Variations of maternal care differentially influence "fear" reactivity and regional patterns of cFos immunoreactivity in response to the shock-probe burying test. *Neuroscience*, 129(2), 297-308.

Menkes, D. L., Bodnar, P., Ballesteros, R. A., & Swenson, M. R. (1999). Right frontal lobe slow frequency transcranial magnetic stimulaion (SF-r-TMS) is an effective treatment for depression: A case-control pilot study of safety and efficacy. *Journal of Neurology, Neurosurgery, and Psychiatry*, 67, 113-115.

Menon, V., & Uddin, L. (2010). Saliency, switching, attention and control: A network model of insula function. *Brain Structure and Function*, 214(5-6), 655-667. doi:10.1007/s00429-010-0262-0

Merkl, A., Ammelburg, N., Aust, S., Roepke, S., Reinecker, H., Trahms, L.,...Sander, T. (2010). Processing of visual stimuli in borderline personality disorder: A combined behavioural and magnetoencephalographic study. *International Journal of Psychophysiology*, 78, 257-264.

Merrin, E. L., & Silberfarb, P. M. (1979). The Capgras phenomenon. *Archives of General Psychiatry*, 33(8), 965-968.

Messina, I., Sambin, M., Palmieri, A., & Viviani, R. (2013). Neural correlates of psychotherapy in anxiety and depression: A meta-analysis. *PLoS One*, 8(9), e74657. doi:10.1371/journal.pone.0074657

Mesulam, M. M. (1981). A cortical network for directed attention and unilateral neglect. *Annals of Neurology*, 10(4), 309-325.

Meyers, C. A., Berman, S. A., Scheibel, R. S., & Hayman, A. (1992). Case report: Acquired antisocial personality disorder associated with unilateral left orbital frontal lobe damage. *Journal of Psychiatry and Neuroscience*, 17(3), 121-125.

Michael, N., & Erfurth, A. (2002). Treatment of bipolar mania with right prefrontal rapid transcranial magnetic stimulation. *Journal of Affective Disorders*, 78(3), 253-257.

Michel, G. F., & Moore, C. L. (1995). *Developmental psychobiology: An interdisciplinary science*. Cambridge, MA: MIT Press.

Milad, M. R., Orr, S. P., Pitman, R. K., & Rauch, S. L. (2005).

Context modulation of memory for fear extinction in humans. *Psychophysiology*, 42(4), 456-464.

Milad, M. R., Quinn, B. T., Pitman, R. K., Orr, S. P., Fischl, B., & Rauch, S. L. (2005). Thickness of ventromedial prefrontal cortex in humans is correlated with extinction in memory. *Proceedings of the National Academy of Sciences*, USA, 102, 10706-10711.

Milad, M. R., & Qurik, G. J. (2002). Neurons in medial prefrontal cortex signal memory for fear extinction. *Nature*, 420(6911), 70-74.

Milad, M. R., Vidal-Gonzalez, I., & Quirk, G. J. (2004). Electrical stimulation of medial prefrontal cortex reduces conditioned fear in a temporally specific manner. *Behavioral Neuroscience*, 118(2), 389-394.

Miller, A. (1981). Prisoners of childhood: *The drama of the gifted child and the search for the true self*. New York: Basic Books.

Miller, A. (1983). *For your own good: Hidden cruelty in child-rearing and the roots of violence*. New York: Farrar, Straus, & Giroux.

Miller, H., Alvarez, V., & Miller (1990). *The psychopathology and psychoanalytic psychotherapy of compulsive caretaking*. Unpublished manuscript.

Minagawa-Kawai, Y., Matsuoka, S., Dan, I., Naoi, N., Nakamura, K., & Kojima, S. (2008). Prefrontal activation associated with social attachment: Facial emotion recognition in mothers and infants. *Cerebral Cortex*, 19(2), 284-292.

Ming, G., & Song, H. (2011). Adult neurogenesis in the mammalian brain: Significant answers and significant questions. *Neuron*, 70(4), 687-702. doi:10.1016/j.neuron.2011.05.001

Minnis, H., Macmillan, S., Pritchett, R., Young, D., Wallace, B., Butcher, J.,...Gillberg, C. (2013). Prevalence of reactive attachment disorder in a deprived population. *British Journal of Psychiatry*, 202(5), 342-346. doi:10.1192/bjp.bp.112.114074

Minzenberg, M. J., Fan, R., New, A. S., Tang, C. Y., & Siever, L. J. (2007). Frontolimbic dysfunction in response to facial emotion in borderline personality diosrder: An event-related fMRI study. *Psychiatry Research*, 155(3), 231-243.

Minzenberg, M. J., Fan, J., New, A. S., Tang, C. Y., & Siever, L. J. (2008). Frontolimbic structural changes in borderline personality disorder. *Journal of Psychiatric Research*, 42(9), 727-733.

Minzenberg, M. J., Poole, J. H., & Vinogradov, S. (2006). Social-emotion recognition in borderline personality disorder. *Comprehensive Psychiatry*, 47, 468-474

Mirescu, C., Peters, J. D., & Gould, E. (2004). Early life experience alters response of adult neurogenesis to stress. *Nature Neuroscience*, 7(8), 841-846.

Mitchell, J. P., Banaji, M. R., & Macrae, C. N. (2005). The link between social cognition and self-referential thought in the medial prefrontal cortex. *Journal of Cognitive Neuroscience*, 17(8), 1306-1315.

Mitchell, J. P., Macrae, C. N., & Banaji, M. R. (2006). Dissociable medial prefrontal contributions to judgments of similar and dissimilar others. *Neuron*, 50(4), 655-663.

Mitchell, R. L. C., & Crow, T. J. (2005). Right hemispheric language functions and schizophrenia: The forgotten hemisphere. *Brain*, 128, 963-978.

Mitra, R., & Sapolsky, R. M. (2008). Acute corticosterone treatment is sufficient to induce anxiety and amygdaloid dendritic hypertrophy. *Proceedings of the National Academy of Sciences*, USA, 105(14), 5573-5578.

Modney, B. K., & Hatton, G. I. (1994). Maternal behaviors: Evidence that they feed back to alter brain morphology and function. *Acta Paediatrica Supplement*, 83(s397), 29-32.

Modney, B., Yang, Q., & Hatton, G. (1990). Activation of excitatory amino acid inputs to supraoptic neurons. II. Increased dye-coupling in maternally behaving virgin rats. *Brain Research*, 513(2), 270-273.

Moerman, D. E., & Jonas, W. B. (2002). Deconstructing the placebo effect and finding the meaning response. *Annals of Internal Medicine*, 136(6), 471-476.

Molko, N., Cachia, A., Riviere, D., Mangin, J. F., Brauandet, M., Bihan, D. L.,...Dehaene, S. (2003). Functional and structural alteration of the intrapietal sulcus in a developmental dyscalculia of genetic origin. *Neuron*, 40, 847-858.

Moll, J., Krueger, F., Zahn, R., Pardini, M., Oliviera-Souza, R., & Grafman, J. (2006). Human fronto-mesolimbic networks guide decisions about charitable donation. *PLoS One*, 103(42), 15623-15628.

Moll, J., Oliveira-Souza, R. D., Garrido, G. J., Bramati, I. E., Caparelli-Daquer, E. M., Paiva, M. L.,...Grafman, J. (2007). The self as a moral agent: Linking the neural bases of social agency and moral sensitivity. *Social Neuroscience*, 2(3-4), 336-352. doi:10.1080/17470910701392024

Monfils, M., Cowansage, K. K., & LeDoux, J. E. (2007). Brain-derived neurotrophic factor: Linking fear learning to memory consolidation. *Molecular Pharmacoloy*, 72(2), 235-237.

Moore, G. T. (1986). Effects of the spatial definition of behavior settings on childern's behavior: A quasi-experimental field study. *Journal of Environmental Psychology*, 6(3), 205-231.

Morcom, A. M., & Fletcher, P. C. (2007). Cognitive neuroscience: The case for design rather than default. *NeuroImage*, 37, 1097-1099.

Morcom, A. M., & Fletcher, P, C. (2007). Does the brain have a baseline? Why we should be resisting a rest. *NeuroImage*, 37(4), 1073-1082. doi:10.1016/j.neuroimage.2006.09.013

Morgan, C. A., Wang, S., Southwick, S. M., Rasmusson, A., Hazlett, G., Hauger, R. L., & Charney, D. S. (2000). Plasma neuropeptide-Y concentraions in humans exposed to military survival training. *Biological Psychiatry*, 47(10), 902-909.

Morgan, M. A., Romanski, L. M., & LeDoux, J. E. (1993). Extinction of emotional learning: Contribution of medial prefrontal cortex. *Neuroscience Letters*, 163(1), 109-113.

Moriceau, S., & Sullivan, R. M. (2004). Corticosterone influences on mammalian neonatal sensitive-period learning. *Behavioral Neuroscience*, 118(2), 274-281.

Morishima, Y., Schunk, D., Bruhin, A., Ruff, C. C., & Fehr, E. (2012). Linking brain structure and activation in temporoparietal junction to explain the neurobiology of human altruism. *Neuron*, 75, 73-79. doi:10.1016/j.neuron.2012.05.021

Morley-Fletcher, S., Rea, M., Maccari, S., & Laviola, G. (2003). Environmental enrichment during adolescence reverses the effects of prenatal stress on play behaviour and HPA axis reactivity in rats. *European Journal of Neuroscience*, 18(12), 3367-3374.

Morrison, J. H., & Hof, P. R. (2003). Changes in cortical circuits during aging. *Clinical Neuroscience Research*, 2(5-6), 294-304.

Mountcastle, V. B. (1995). The parietal system and some higher brain functions. *Cerebral Cortex*, 5(5), 377-390.

Murray, E., O'doherty, J., & Schoenbaum, G. (2007). What we know and do not know about the functions of the orbitofrontal cortex after 20 years of cross-species studies. *Journal of Neuroscience*, 27(31), 8166-8169. doi:10.1523/jneurosci.1556-07.2007

Myers, J. J., & Sperry, R. W. (1985). Interhemispheric communication after section of the forebrain commissures. *Cortex*, 21(2), 249-260.

Myers, K. M., & Davis, M. (2007). Mechanisms of fear extinction. *Molecular psychiatry*, 12(2), 120-150.

Myers, W.A., Churchill, J. D., Muja, N., & Garraghty, P. E. (2000). Role of NMDA receptors in adult primates cortical somatosensory plasticity. *Journal of Comparative Neurology*, 418, 373-382.

Nachev, P., Mah, Y. H., & Husain, M. (2009). Functional neuroanatomy: The locus of human intelligence. *Current Biology*, 19(10), R418-R420.

Nachmias, M., Gunnar, M. R., Mangelsdorf, S., Parritz, R. H., & Buss, K. (1996). Behavioral inhibition and stress reactivity: The moderating role of attachment security. *Child Development*, 67(2), 508-522.

Nagahama, Y., Okada, T., Katsumi, Y., Hayashi, T., Yamauchi, H., Oyanagi, C.,...Shibasaki, H. (2001). Dissociable mechanisms of attentional control within the human prefrontal cortex. *Cerebral Cortex*, 11(1), 85-92.

Nair, H., Berndt, J., Barrett, D., & Gonzalez-Lima, F. (2001). Maturation of extinction behavior in infant rats: Large-scale regional interactions with medial prefrontal cortex, orbitofrontal cortex, and anterior cingulate cortex. *Journal of Neuroscience*, 21(12), 4400-4407.

Najib, A., Lorberbaum, J. P., Kose, S., Bohning, D. E., & George, M. S. (2004). Regional brain activity in women grieving a romantic relationship breakup. *American Journal of Psychiatry*, 161, 2245-2256.

Nakamarua, M., & Iwasab, Y. (2006). The coevolution of altruism and punishment: Role of the selfish punisher. *Journal of Theoretical Biology*, 240, 475-488.

Nakao, T., Nakagawa, A., Yoshiura, T., Nakatani, E., Nabeyama, M., Yoshizato, C.,...Kanba, S. (2005). Brain activation of patients with obsessive-compulsive disorder during neuropsychological and symptom provocation tasks before and after symptom improvement: A functional magnetic resonance imaging study. *Biological Psychiatry*, 57(8), 901–910. doi:10.1016/j.biopsych.2004.12.039

Nakatani, E., Nakgawa, A., Ohara, Y., Goto, S., Uozumi, N., Iwakiri, M.,...Yamagami, T. (2003). Effects of behavior therapy on regional cerebral blood flow in obsessive-compulsive disorder. *Psychiatry Resources*, 124(2), 113–120.

Nasrallah, H. A. (1985). The unintegrated right cerebral hemispheric consciousness as alien intruder: A possible mechanism for Schneiderian delusions in schizophrenia. *Comprehensive Psychiatry*, 26(3), 273–282.

Nauta, W. J. H. (1971). The problem of the frontal lobe: A reinterpretaion. *Journal of Psychiatric Research*, 8(3), 167–187.

Navalta, C. P., Polcari, A., Webster, D. M., Boghossian, A., & Teicher, M. H. (2004). Effects of childhood sexual abuse on neuropsychological cognitive function in college women. *Journal of Neuropsychiatry and Clinical Neuroscience*, 18(1), 45–53.

Nebes, R. D. (1971). Superiority of the minor hemisphere in commissurotomized man for the perception of part-whole relationships. *Cortex*, 7, 333–349.

Nedergaard, M., Ransom, B., & Goldman, S. A. (2003). New roles for astrocytes: Redefining the functional architecture of the brain. *Trends in Neurosciences*, 26(10), 523–530.

Nelson, C. A., & Carver, L. J. (1998). The effects of stress and trauma on brain and memory: A view from developmental cognitive neuroscience. *Development and Psychopathology*, 10(4), 793–809.

Nelson, E. E., & Panksepp, J. (1998). Brain substrates of infant-mother attachment: Contributions of opioids, oxytocin, and norepinephrine. *Neuroscience and Biobehavioral Reviews*, 22(3), 437–452.

Nelson, E. M., & Spieker, S. J. (2013). Intervention effects on morning and stimulated cortisol responses among toddlers in foster care. *Infant Mental Health Journal*, 34(3), 211–221. doi:10.1002/imhj.21382

Nelson, K. (1993). The psychological and social origins of autobiographical memory. *Psychological Science*, 4(1), 7–14.

Nelson, M. D., Saykin, A. J., Flashman, L. A., & Riordan, H. J. (1998). Hippocampal volume reduction in schizophrenia as assessed by magnetic resonance imaging: A meta-analytic study. *Archives of General Psychiatry*, 55(5), 433–440.

Nemeroff, C., Heim, C. M., Thase, M. E., Klein, D. N., Rush, A., & Schatzberg, A. (2003). Differential responses to psychotherapy versus pharmacotherapy in patients with chronic forms of major depression and childhood trauma. *Proceedings of the National Academy of Sciences*, USA, 25(35), 14293–14296.

Nesse, R. M., & Lloyd, A. T. (1992). The evolution of psychodynamic mechanisms. In J. H. Barkow, L. Cosmides, & J. Tooby (Eds.), *The adapted mind: Evolutionary psychology and the generation of culture* (pp. 601–626). New York: Oxford University Press.

Neugebauer, V., Li, W., Bird, G., & Han, J. (2004). The amygdala and persistent pain. *The Neuroscientist*, 10(3), 221–234.

Neumann, I. D. (2008). Brain oxytocin: A key regulator of emotional and social behaviors in both females and males. *Journal of Neuroendocrinology*, 20(6), 858–865.

New, A. S., & Stanley, B. (2010). An opioid deficit in borderline personality disorder: Self-cutting, substance abuse, and social dysfunction. *American Journal of Psychiatry*, 167(8), 882–885.

Newberg, A., Alavi, A., Baime, M., Pourdehand, M., Santanna, J., & Aquili, E. (2001). The measurement of cerebral blood flow during the complex cognitive task of meditation: A preliminary SPECT study. *Psychiatric Research: Neuroimaging Section*, 106, 113–122.

Newcomer, J. W., Craft, S., Hershey, T., Askins, K., & Bardgett, M. E. (1994). Glucocorticoid-induced impairment in declarative memory performance in adult humans. *Journal of Neuroscience*, 14(4), 2047–2053.

Newcomer, J. W., Selke, G., Melson, A. K., Hershey, T., Craft, S., Richards, K., & Alderson, A. L. (1999). Decreased memory performance in healthy humans induced by stress-level cortisol treatment. *Archives of General Psychiatry*, 56(6), 527–533.

Newman, D. (1982). Perspective-taking versus context in understanding lies. *Quarterly Newsletter of the Laboratory of Comparative Human Cognition*, 4, 26–29.

Newman-Norlund, R. D., Ganesh, S., Schie, H. T., Bruijn, E. R., & Beckkering, H. (2008). Self-identification and empathy modulate error-related brain activity during the observation of penalty shots between friend and foe. *Social Cognitive and Affective Neuroscience*, 4(1), 10–22. doi:10.1093/scan/nsn028

Newman, S. D., Carpenter, P. A., Varma, S., & Just, M. A. (2003). Frontal and parietal participation in problem solving in the Tower of London: fMRI and computational modeling of planning and high-level perception. *Neuropsychologia*, 41(12), 1668–1682.

Nichols, K., & Champness, B. (1971). Eye gaze and the GRS, *Journal of Experimental Social Psychology*, 7, 623–626.

Nielsen, M., & Dissanayake, C. (2004). Pretend play, mirror-self-recognition and imitation: A longitudinal investigation through the second year. *Infant Behavior and Development*, 27(3), 342–365. doi:10.1016/j.infb도.2003.12.006

Nielson, K. A., Yee, D., & Erikson, K. I. (2005). Memory enhancement by a semantically unrelated emotional arousal source induced after learning. *Neurobiology of Learning and Memory*, 84(1), 49–56.

Nietlisbach, G., & Maercker, A. (2009a). Effects of social exclusion in trauma survivors with posttraumatic stress disorder. *Psychological Trauma: Theory, Research, Practive, and Policy*, 1(4), 323–331. doi:10.1037/a0017832

Nietlisbach, G., & Maercker, A. (2009b). Social cognition and interpersonal impairments in trauma survivors with PTSD. *Journal of Aggression, Maltreatment and Trauma*, 18(4), 382–402. doi:10.1080/10926770902881489

Nikolaenko, N. N., Egorov, A. Y., & Freiman, E. A. (1997). Representational activity of the right and left hemispheres of the brain. *Behavioral Neurology*, 10, 49–59.

Nilsson, L., Mohammed, A. K. H., Henriksson, B. G., Folkesson, R., Winblad, B., & Bergstrom, L. (1993). Environmental influence on somatostatin levels and gene expression in the rat brain. *Brain Research*, 628(1–2), 93–98.

Nimchinsky, E. A., Gilissen, E., Allman, J. M., Perl, D. P., Erwin, J. M., & Hof, P. R. (1999). A neuronal morphologic type unique to humans and great apes. *Proceedings of the National Academy of Sciences*, USA, 96(9), 5268–5273.

Nimchinsky, E. A., Vogt, B. A., Morrison, J. H., & Hof, P. R. (1995). Spindle neurons of the human anterior cingulate cortex. *Journal of Comparative Neurology*, 355(1), 27–37.

Nisenbaum, L. K., Zigmond, M. J., Sved, A. F., & Abercrombie, E. D. (1991). Prior exposure to chronic stress results in enhanced synthesis and release of hippocampal norepinephrine in response to novel stressors. *Journal of Neuroscience*, 11, 1478–1484.

Nishitani, N., & Hari, R. (2000). Temporal dynamics of cortical representation for action. *Proceedings of the National Academy of Sciences*, USA, 97(2), 913–918.

Nishitani, N., Schürmann, M., Amunts, K., & Hari, R. (2004). Broca's regions: From action to language. *Physiology*, 20, 60–69.

Nitschke, J. B., Nelson, E. E., Rusch, B. D., Fox, A. S., Oakes, T. R., & Davidson, R. J. (2004). Orbitofrontal cortex tracks positive mood in mothers viewing pictures of their newborn infants. *NeuroImage*, 21(2), 583–592.

Nobre, A. C., Coull, J. T., Frith, C. D., & Mesulam, M. M. (1999). Orbitofrontal cortex is activated during breaches of expectation in tasks of visual attention. *Nature Neuroscience*, 2(1), 11–12.

Nolte, J. (2008). *The human brain: An introduction to its functionalanatomy* (6th ed.). St. Louis, MO: Mosby.

Nomura, M., Iidaka, T., Kakehi, K., Tsukiura, T., Hasegawa, T., Maeda, Y., & Matsue, Y. (2003). Frontal lobe networks for effective processing of ambiguously expressed emotions in humans. *Neuroscience Letters*, 348(2), 113–116.

Northoff, G., & Bermpohl, F. (2004). Cortical midline structures and the self. *Trends in Cognitive Science*, 8(3), 102–107. doi:10.1016/j.tics.2004.01.004

Northoff, G., Heinzel, A., Bermpohl, F., Niese, R., Pfennig, A., Pascual-Leone, A., & Schlaug, G. (2004). Reciprocal modulation and attenuation in the prefrontal cortex: An fMRI study on emotional-cognitive interaction. *Human Brain Mapping*, 21(3), 202–212.

Nottebohm, F. (1981). A brain for all seasons: Cyclical anatomical changes in song-control nuclei of the canary brain. *Science*, 214(4527), 1368–1370.

Oatley, K. (1992). Integrative action of narrative. In D. J. Stein & J. E., Young (Eds.), *Cognitive science and clinical disorders*

(pp. 151–172). New York: Academic Press.

Oberheim, N. A., Wang, X., Goldman, S., & Nedergaard, M. (2006). Astrocytic complexity distinguishes the human brain. *Trends in Neurosciences*, 29(10), 547–553.

O'Brien, J. T. (1997). The "glucocorticoid cascade" hypothesis in man. *British Journal of Psychiatry*, 170, 199–201.

Ochs, E., & Capps, L. (2001). *Living narrative: Creating lives in everyday storytelling*. Cambridge, MA: Harvard University Press.

Ochsner, K. N., Beer, J. S., Robertson, E. R., Cooper, J. C., Gabrieli, J. D. E., Kihlstorm, J. F., & D'Esposito, M. (2005). The neural correlates of direct and reflected self-knowledge. *NeuroImage*, 28, 797–814.

Ochsner, K. N., Bunge, S. A., Gross, J. J., & Gabrieli, J. D. E. (2002). Rethinking feelings: An fMRI study of the cognitive regulation of emotion. *Journal of Cognitive Neuroscience*, 14(8), 1215–1229.

Ochsner, K. N., & Gross, J. J. (2008). Cognitive emotion regulation. Insights from social cognitive and affective neuroscience. *Current Directions in Psychological Science*, 17(2), 153–158.

Ochsner, K. N., Ray, R. D., Cooper, J. C., Robertson, E. R., Chopra, S., Gabrieli, J. D. E., et al. (2004). For better of for worse: Neural systems supporting the cognitive down-and up-regulation of negative emotion. *NeuroImage*, 23(2), 483–499.

O'Doherty, J. (2004). Rewrad representation and reward-related learning in the human brain: Insights from neuroimaging. *Current Opinion in Neurobiology*, 14, 769–776.

O'Doherty, J. P., Deichmann, R., Critchley, H. D., & Dolan, R. J. (2002). Nerual responses during anticipation of a primary taste reward. *Neuron*, 33(5), 815–826.

O'Doherty, J., Kringelbach, M. L., Rolls, E. T., Hornak, J., & Andrews, C. (2001). Abstract reward and punishment representations in the human orbitofrontal cortex. *Nature Neuroscience*, 4(1), 95–102.

O'Donnell, D., Larocque, S., Seckl, J. R., & Meaney, M. J. (1994). Postnatal handling alters glucocorticoid, but not mineralocorticoid messenger RNA expression in the hippocampus of adult rats. Brain Research. *Molecular Brain Research*, 26(1–2), 242–248.

Ohman, A., Carlsson, K., Lundqvist, D., & Ingvar, M. (2007). On the unconscious subcortical origin of human fear. *Physiology and Behavior*, 92(1–2), 180– 185.

O'Keefe, J., & Nadel, L. (1978). *The hippocampus as a cognitive map*. Oxford: Clarendon.

Olesen, P. J., Nagy, Z., Westerberg, H., & Klingberg, T. (2003). Combined analysis of DTI and fMRI data reveals a joint maturation of white and grey matter in a fronto-parietal network. *Cognitive Brain Research*, 18(1), 48–57. doi:10.1016/j.cogbrainres.2003.09.003

Olsson, A., Ebert, J. P., Banaji, M. R., & Phelps, E. A. (2005). The role of social groups in the persistence of learned fear. *Science*, 309(5735), 785–787.

Olsson, A., & Phelps, E. A. (2007). Social learning of fear. *Nature*

Neuroscience, 10(9), 1095-1102.

O'Neill, J., Gorbis, E., Feusner, J. D., Yip, J. C., Chang, S., Maidment, K. M.,...Saxena, S. (2013). Effects of intensive cognitive-behavioral therapy on cingulate neurochemistry in obsessive-compulsive disorder. *Journal of Psychiatric Research*, 47(4), 494-504. doi:10.1016/j.jpsychires.2012.11.010

Öngür, D., & Price, J. L. (2000). The organization of networks within the orbital and medial prefrontal cortex of rats, monkeys, and humans. *Cerebral Cortex*, 10(3), 206-219.

Ono, T., Nishijo, H., & Uwano, T. (1995). Amygdala role in conditioned associative learning. *Progress in Neurobiology*, 46(4), 401-422.

Orban, G., Claeys, K., Nelissen, K., Smans, R., Sunaert, S., Todd, J.,...Vanduffel, W. (2006). Mapping the parietal cortex of human and non-human primates. *Neuropsychologia*, 44(13), 2647-2667.

Orban, G. A., Sunaert, S., Todd, J. T., Van Hecke, P., & Marchal, G. (1999). Human cortical regions involved in extracting depth from motion. *Neuron*, 24(4), 929-940.

Orlinsky, D. E., & Howard, K. J. (1986). Process and outcome in psychotherapy. In S. L. Garfield & A. E. Bergin (Eds.), *Handbook of psychotherapy and behavior change* (pp. 311-381). New York: John Wiley.

Ornitz, E. M., & Pynoos, R. S. (1989). Startle modulation in children with posttraumatic stress disorder. *American Journal of Psychiatry*, 146(7), 866-870.

Ostby, Y., Walhovd, K. B., Tamnes, C. K., Grydeland, H., Westlye, L. T., & Fjell, A. M. (2012). Mental time travel and default-mode network functional connectivity in the developing brain. *Proceedings of the National Academy of Sciences*, 109(42), 16800-16804. doi:10.1073/pnas.1210627109

Ouspensky, P. D. (1954). *The psychology of man's possible evolution*. New York: Alfred Knopf.

Ovtscharoff, W., Jr., & Braun, K. (2001). Maternal separation and social isolation modulate the postnatal development of synaptic composition in the infralimbic cortex of Octodon degus. *Neuroscience*, 104(1), 33-40.

Ovtscharoff, W., Helmeke, C., & Braun, K. (2006). Lack of paternal care affects synaptic development in the anterior cingulate cortex. *Brain Research*, 1116(1), 58-63.

Pagnoni, G., Zink, C. F., Montague, R., & Berns, G. S. (2002). Activity in human ventral striatum locked to errors of reward prediction. *Nature Neuroscience*, 5(2), 97-98.

Palaniyappan, L. (2012). Does the salience network play a cardinal role in psychosis? An emerging hypothesis of insular dysfunction. *Journal of Psychiatry and Neuroscience*, 37(1), 17-27. doi:10.1503/jpn.100176

Panksepp, J. (1998). Affective neuroscience: *The foundation of human and animal emotions*. New York: Oxford University Press.

Pankespp, J., Nelson, E., & Siviy, S. (1994). Brain opioids and mother-infant social motivation. *Acta Paediatrica*, 83(397), 40-46.

Paquette, V., Lévesque, J., Mensour, B., Leroux, J., Beaudoin, G., Bourgouin, P., & Beauregard, M. (2003). "Change the mind and you change the brain": Effects of cognitive-behavioral therapy on the neural correlates of spider phobia. *NeuroImage*, 18(2), 401-409.

Pardo, J. V., Pardo, P. J., & Raichle, M. E. (1993). Neural correlates of self-induced dysphoria. *American Journal of Psychiatry*, 150(5), 713-719. doi:10.1176/ajp.150.5.713

Parente, R., & Herrmann, D. (1996). *Retraining cognition*. Gaithersburg, MD: Aspen.

Pariente, J., White, P., Frackowiak, R. S. J., & Lewith, G. (2005). Expectancy and belief modulate the neuronal substrates of pain treated by acupuncture. *NeuroImage*, 25(4), 1161-1167.

Paris, J., Zelkowitz, P., Guzder, J., Joseph, S., & Feldman, R. (1999). Neuropsychological factors associated with borderline pathology in children. *Journal of the Academy of Child and Adolescent Psychiatry*, 38(6), 770-774.

Park, C. R., Campbell, A. M., Woodson, J. C., Smith, T. P., Fleshner, M., & Diamond, D. M. (2006). Permissive influence of stress in the expression of a u-shaped relationship between serum corticosterone levels and spatial memory errors in rats. *Dose-Response*, 4(1), 55-74.

Park, J., Kim, Y., Chang, W. H., Park, C., Shin, Y., Kim, S. T., & Pascual-Leone, A. (2014). Significance of longitudinal changes in the default-mode network for cognitive recovery after stroke. *European Journal of Neuroscience*, 40(4), 2715-2722. doi:10.1111/ejn.12640

Park, M. K., Hoang, T. A., Belluzzi, J. D., & Leslie, F. M. (2003). Gender specific effect of neonatal handling on stress reactivity of adolescent rats. *Journal of Neuroendocrinology*, 15(3), 289-295.

Parsons, C. G., Stöffler, A., & Danysz, W. (2007). Memantine: A NMDA receptor antagonist that improves memory by restoration of homeostasis in the glutamatergic system —too little activation is bad, too much is even worse. *Neuropharmacology*, 53(6), 699-723.

Pascual-Leone, A., Rubio, B., Pallardo, F., & Catala, M. D. (1996). Rapid-rate transcranial magnetic stimulation of left dorsolateral prefrontal cortex in drug-resistant depression. *Lancet*, 348(9022), 233-237.

Patel, R., Spreng, R. N., Shin, L. M., & Girard, T. A. (2012). Neurocircuitry models of posttraumatic stress disorder and beyond: A meta-analysis of functional neuroimaging studies. *Neuroscience and Biobehavioral Review*, 36(9), 2130-2142. doi:10.1016/j.neubiorev.2012.06.003

Patihis, L., Frenda, S. J., LePort, A. K., Petersen, N., Nicholas, R. M., Stark, C. E.,...Loftus, E. F. (2013). False memories in highly superior autobiographical memory individuals. *Proceedings of the National Academy of Sciences*, 110(52), 20947-20952. doi:10.1073/pnas.1314373110

Paus, T., Petrides, M., Evans, A. C., & Meyer, E. (1993). Role of the human anterior cingulate cortex in the control of oculomotor, manual, and speech responses: A positron emission tomography study. *Journal of Neurophysiology*,

70(2), 453-469.

Pavlides, C., Watanabe, Y., Magarinos, A. M., & McEwen, B. S. (1995). Opposing roles of the type I and type II adrenal steroid receptors in hippocampal long-term potentiation. *Neuroscience*, 68(2), 387-394.

Pawluski, J., & Galea, L. (2006). Hippocampal morphology is differentially affected by reproductive experience in the mother. *Journal of Neurobiology*, 66(1), 71-81.

Paz-Alonso, P. M., & Goodman, G. S. (2008). Trauma and memory: Effects of post-event misinformation, retrieval order, and retention interval. *Memory*, 16(1), 58-75.

Pears, K. C., Bruce, J., Fisher, P. A., & Kim, H. K. (2009). Indiscriminate friendliness in maltreated foster children. *Child Maltreatment*, 15(1), 64-75. doi:10.1177/1077559509337891

Peers, P. V., Ludwig, C. J. H., Rorden, C., Cusak, R., Bonfiglioli, C., Bundesen, C.,...Duncan, J. (2005). Attentional functions of parietal and frontal cortex. *Cerebral Cortex*, 15(10), 1469-1484.

Pelphrey, K. A., Singerman, J. D., Allison, T., & McCarthy, G. (2003). Brain activation evoked by perception of gaze shifts: The influence of context. *Neuropsychologia*, 41(2), 156-170.

Penades, R., Boget, T., Lomena, F., Mateos, J., Catalan, R., Gasto, C. (2002). Could the hypofrontality pattern in schizophrenia be modified through neuropsychological rehabilitation? *Acta Psychiatrica Scandinavica*, 105(3), 202-208.

Pencea, V., Bingaman, K. D., Wiegland, S. J., & Luskin, M. B. (2001). Infusion of brain-derived neurotrophic factor into the lateral ventricle of the adult rat leads to new neurons in the parenchyma of the striatum, septum, thalamus, and hypothalamus, *Journal of Neuroscience*, 21(17), 6706-6717.

Penfield, W., & Perot, P. (1963). The brain's record of auditory and visual experience. *Brain*, 86, 595-696.

Pennebaker, J. W. (1997). Writing about emotional experiences as a therapeutic process. *Psychological Science*, 8(3), 162-166.

Pennebaker, J. W., & Beall, S. K. (1986). Confronting a traumatic event: Toward an understanding of inhibition and disease. *Journal of Abnormal Psychology*, 95(3), 274-281.

Pennebaker, J. W., Kiecolt-Glaser, J. K., & Glaser, R. (1988). Disclosure of traumas and immune function: Health implications for psychotherapy. *Journal of Consulting and Clinical Psychology*, 56(2), 239-245.

Pepperberg, I. M. (2008). *Alex and Me: How a scientist and a parrot uncovered a hidden world of animal intelligence-and formed a deep bond in the process*. New York: HarperCollins.

Pérez-Jaranay, J. M., & Vieves, F. (1991). Electrophysiological study of the response of medial prefrontal cortex neurons to stimulation of the basolateral nucleus of the amygdala in the rat. *Brain Research*, 564(1), 97-101.

Perlman, G., Simmons, A. N., Wu, J., Hahn, K. S., Tapert, S. F., Max, J. E.,...Yang, T. T. (2012). Amygdala response and functional connectivity during emotion regulation: A study of 14 depressed adolescents. *Journal of Affective Disorders*, 139(1), 75-84. doi:10.1016/j.jad.2012.01.044

Perls, F., Hefferline, R., & Goodman, P. (1951). *Gestalt therapy: Excitement and growth in human personality*. New York: Dell.

Perls, T. T., Alpert, L., & Fretts, R. C. (1997). Middle-aged mothers live longer, *Nature*, 389(6647), 133.

Perrett, D. I., Rolls, E. T., & Caan, W. (1982). Visual neurons responsive to faces in the monkey temporal cortex. *Experimental Brain Research*, 47(3), 329-342.

Perrett, D. I., Smith, A. J., Porter, D. D., Mistlin, A. J., Head, A. D., Milner, A. D., & Jeeves, M. A. (1984). Neurons responsive to faces in the temporal cortex: Studies of functional organization, sensitivity to identify and relation to perception. *Human Neurobiology*, 3(4), 197-208.

Perry, B. D., Pollard, R. A., Blakley, T. I., Baker, W. L., & Vigilante, D. (1995). Childhood trauma, the neurobiology of adaptation, and "use dependent" development of the brain: How "states" become "traits." *Infant Mental Health Journal*, 16(4), 271-291.

Persinger, M. A., & Makarec, K. (1991). Greater right hemisphericity is associated with lower self-esteem in adults. *Perceptual and Motor Skills*, 73(3 Pt. 2), 1244-1246.

Pessoa, L. (2008). On the relationship between emotion and cognition. *Nature Reviews Neuroscience*, 9(2), 148-158.

Peterson, C. (2012). Children's autobiographical memories across the years: Forensic implications of childhood amnesia and eyewitness memory for stressful events. *Developmental Review*, 32(3), 287-306. doi:10.1016/j.dr.2012.06.002

Petrides, M., Alivisatos, B., & Frey, S. (2002). Differential activation of the human orbital, mid-ventrolateral, and mid-dorsolateral prefrontal cortex during the processing of visual stimuli. *Preceedings of the National Academy of Sciences*, USA, 99(8), 5649-5654.

Petrie, K. J., Booth, R. J., & Pennebaker, J. W. (1998). The immunological effects of thought suppression. *Journal of Personality and Social Psychology*, 75(5), 1264-1272.

Petrie, K. J., Booth, R. J., Pennebaker, J. W., Davison, K. P., & Thomas, M. G. (1995). Disclosure of trauma and immune response to a hepatitis B vaccination program. *Journal of Consulting and Clinical Psychology*, 63(5), 787-792.

Petrovic, P., Kelso, E., Petersson, K. M., & Ingvar, M. (2002). Placebo and opioid analgesia-Imaging a shared neuronal network. *Science*, 295(5560), 1737-1740.

Petty, F., Chae, Y., Kramer, G., Jordan, S., & Wilson, L. (1994). Learned helplessness sensitizes hippocampal norepinephrine to mild stress. *Biological Psychiatry*, 35, 903-908.

Pezawas, L., Meyer-Lindenberg, A., Drabant, E. M., Verchinski, B. A., Munoz, K. E., Kolachana, B. S.,...Hariri, A. R. (2005). 5-HTTLPR polymorphism impacts human cingulate-amygdala interactions: A genetic susceptibility mechanism for depression. *Nature Neuroscience*, 8(6), 828-834.

Pfeffer, C. R., Martins, P., Mann, J., Sunkenberg, M., Ice, A., Damore, J. P., Jr.,...Jiang, H. (1997). Child survivors of suicide: Psychological characteristics. *Journal of the American Academy of Childhood and Adolescent Psychiatry*, 36, 65-74.

Pfrieger, F. W., & Barres, B. A. (1996). New views on synapse-glia interactions. *Current Opinions in Neurobiology*, 6(5), 615–621.

Pham, K., Nacher, J., Hof, P. R., & McEwen, B. (2003). Repeated restraint stress suppresses neurogenesis and induces biphasic PSA–NCAM expression in the adult rat dentate gyrus. *European Journal of Neuroscience*, 17(4), 879–886.

Pham, T. M., Soderstrom, S., Henriksson, B. G., & Mohammed, A. H. (1997). Effects of neonatal stimulation on later cognitive function and hippocampal nerve growth factor. *Behavioral Brain Research*, 86(1), 113–120.

Phan, K. L., Britton, J. C., Taylor, S. F., Fig, L. M., & Libezon, I. (2006). Corticolimbic blood flow during nontraumatic emotional processing in posttraumatic stress diosrder. *Archives of General Psychiatry*, 63, 184–192.

Phan, K. L., Fitzegerald, D., Nathan, P., Moore, G., Uhde, T., & Tancer, M. (2005). Neural substrates for voluntary suppression of negative affect: A functional magnetic resonance imaging study. *Biological Psychiatry*, 57(3), 210–219.

Phan, K. L., Wager, T., Taylor, S. F., & Liberzon, I. (2002). Functional neuroanatomy of emotion: A meta-analysis of emotion activation studies in PET and fMRI. *NeuroImage*, 16(2), 331–348.

Phelps, E. A. (2006). Emotion and cognition: Insights from studies of the human amygdala. *Annual Review of Psychology*, 57, 27–53.

Phelps, E. A., & Anderson, A. K. (1997). Emotional memory: What does the amygdala do? *Current Biology*, 7(5), R311–R314.

Phelps, E. A., Delgado, M. R., Nearing, K. L., & LeDoux, J. E. (2004). Extinction learning in humans: Role of the amygdala and vmPFC. *Neuron*, 43(6), 897–905.

Phelps, E., Ling, S., & Carrasco, M. (2006). Emotion facilitates perception and potentiates the perceptual benefits of attention. *Psychological Science*, 17(4), 292–299.

Phillips, D. P., Ruth, T. E., & Wagner, L. M. (1993). Psychology and survival. *The Lancet*, 342(8880), 1142–1145.

Pia, L., Neppi-Modona, M., Ricci, R., & Berti, A. (2004). Special issue: The anatomy of anosognosia for hemiplegia: A meta-analysis. *Cortex*, 40(2), 367–377.

Piazza, M., Izard, V., Pinel, P., Le Bihan, D., & Dehaene, S. (2004). Tuning curves for approximate numerosity in the human intraparietal sulcus. *Neuron*, 44(3), 547–555.

Pilowsky, D. J., Wickramaratne, P., Talati, A., Tang, M., Hughes, C. W., Garber, J.,…Weissman, M. M. (2008). Children of depressed mothers 1 year after the initiation of maternal treatment: Findings from the STAR*D-Child study. *American Journal of Psychiatry*, 165(9), 1136–1147.

Pissiota, A., Frans, O., Fernandez, M., von Knorring, L., Fischer, H., & Fredrikson, M. (2002). Neurofunctional correlates of posttraumatic stress disorder: A PET symptom provocation study. *European Archives of Psychiatry and Clinical Neuroscience*, 252(2), 68–75.

Pitman, R. K., Orr, S. P., van der Kolk, B. A., Greenberg, M. S., Meyerhoff, J. L., & Mougey, E. H. (1990). Analgesia: A new dependent variable for the biological study of posttraumatic stress disorder. In M. E. Wolf & A. D. Mosnaim (Eds.), *Posttraumatic stress disorder: Etiology, phenomenology, and treatment* (pp. 140–147). Washington, DC: American Psychiatric Press.

Pittenger, C., & Duman, R. S. (2008). Stress, depression, and neuroplasticity: A convergence of mechanisms. *Neuropsychopharmacology*, 33(1), 88–109.

Pizzagalli, D., Pascual-Marqui, R. D., Nitschke, J. B., Oakes, T. R., Larson, C. L., Abercrombie, H. C., et al. (2001). Anterior cingulate activity as a predictor of degree of treatment response in major depression: Evidence from brain electrical tomography analysis. *American Journal of Psychiatry*, 158(3), 405–415.

Platt, M. L., & Glimcher, P. W. (1999). Neural correlates of decision variables in parietal cortex. *Nature*, 400, 233–238.

Ploj, K., Roman, E., Bergstrom, L., & Nylander, I. (2001). Effects of neonatal handling on nociceptin/orphanin FQ and opioid peptide levels in female rats. *Pharmacology, Biochemistry and Behavior*, 69(1–2), 173–179.

Plotsky, P. M., & Meaney, M. J. (1993). Early, postnatal experience alters hypothalamic corticotropin-releasing factor (CRF) MRNA, median eminence CRF content and stress-induced release in adult rats. *Molecular Brain Research*, 18(3), 195–200.

Pochon, J. B., Levy, R., Fossati, P., Lehericy, S., Poline, J. B., Pillon, B.,…Dubois, B. (2002). The neural system that bridges reward and cognition in humans: An fMRI study. *Proceedings of the National Academy of Sciences*, USA, 99(8), 5669–5674.

Pollak, S. D., Nelson, C. A., Schlaak, M. F., Roeber, B. J., Wewerka, S. S., Wiik, K. L.,…Gunnar, M. R. (2010). Neurodevelopmental effects of early deprivation in post-institutionalized children. *Child Development*, 81(1), 224–236. doi:10.1111/j.1467-8624.2009.01391.x.

Pollatos, O., Gramann, K., & Schandry, R. (2007). Neural systems connecting interoceptive awareness and feelings. *Human Brain Mapping*, 28, 9–18.

Polley, D. B., Chen-Bee, C. H., & Frostig, R. D. (1999). Two directions of plasticity in the sensory-deprived adult cortex. *Neuron*, 24(3), 623–637.

Pomarol-Clotet, E., Salvador, R., Sarró, S., Gomar, J., Vila, F., Martínez, Á.,…Mckenna, P. (2008). Failure to deactivate in the prefrontal cortex in schizophrenia: Dysfunction of the default mode network? *Psychological Medicine Psychol. Med.*, 38(08). doi:10.1017/s0033291708003565

Pope, S. K., Whiteside, L., Brooks-Gunn, J., Kelleher, K. J., Rickert, V. I., Bradley, R. H., & Casey, P. H. (1993). Low-birth-weight infants born to adolescnet mothers. Effects of coresidency with grandmother on child development. *Journal of the American Medical Association*, 269(11), 1396–1400.

Popescu, A. T., Saghyan, A. A., & Paré, D. (2007). NMDA-dependent facilitation of corticostriatal plasticity by the amygdala. *Proceedings of the National Academy of*

Sciences, USA, 104(1), 341-346.

Porges, S. W. (2007). The polyvagal perspective. *Biological Psychology*, 74(2), 116-143.

Porges, S. W., Doussard-Roosevelt, J. A., & Maiti, A. K. (1994). Vagal tone and the physiological regulation of emotion. *Monographs of the Society for Research in Child Development*, 59(2-3), 167-186.

Porges, S. W., Doussard-Roosevelt, J. A., Portales, A. L., & Greenspan, S. I. (1996). Infant regulation of the vagal "brake" predicts child behavior problems: A psychobiological model of social behavior. *Developmental Psychobiology,* 29(8), 697-712.

Porto, P. R., Oliveria, L., Mari, J., Volchan, E., Figueira, I., & Ventura, P. (2009). Does cognitive behavior therapy changes the brain? A systematic review of neuroimaging in anxiety disorders. *Journal of Neuropsychiatry and Clinical Neuroscience*, 21, 114-125.

Posner, J., Hellerstein, D. J., Gat, I., Mechling, A., Klahr, K., Wang, Z.,...Peterson, B. S. (2013). Antidepressants normalze the default mode network in patients with dysthymia. *JAMA Psychiatry*, 70(4), 373. doi:10.1001/jamapsychiatry.2013.455

Posner, M. I., Rothbart, M. K., Vizueta, N., Levy, K. N., Evans, D. E., Thomas, K. M., & Clarkin, J. F. (2002). Attentional mechanisms of borderline personality disorder. *PNAS*, 99(25), 16366-16370.

Post, R. M., & Weiss, S. R. B. (1997). Emergent properties of neural systems: How focal molecular neurobiological alterations can affect behavior. *Development and Psychopathology*, 9(4), 907-929.

Post, R. M., Weiss, S. R. B., Li, H., Smith, A., Zhang, L. X., Xing, G.,...McCann, U. D. (1998). Neural plasticity and emotional memory. *Development and Psychopathology*, 10(4), 829-855.

Post, S. G. (2005). Altruism, happiness, and health: It's good to be good. *International Journal of Behavioral Medicine*, 12(2), 66-77.

Prasko, J., Horácek, J., Záleský, R., Kopecek, M., Novák, T., Pasková, B.,...& Höschl, C. (2004). The change of regional brain metabolism (18FDG PET) in panic disorder during the treatment with cognitive behavioral therapy or antidepressants. *Neuroendocrinology Letters*, 25(5), 340-348.

Pribram, K. H. (1991). *Brain and perception: Holonomy and structure in figural procesing*. Hillsdale, NJ: Erlbaum.

Pribram, K. H., & Gill, M. M. (1976). *Freud's "Project" reassessed: Preface to contemporary cognitive theory and neuropsychology*. New York: Basic Books.

Price, B. H., Daffner, K. R., Stowe, R. M., & Mesulam, M. M. (1990). The comportmental learning disabilities of early frontal lobe damage. *Brain*, 113(Pt 5), 1383-1393.

Price, J. L., Carmichael, S. T., & Drevets, W. C. (1996). Networks related to the orbital and medial prefrontal cortex: a substrate for emotional behavior? *Progress in Brain Research*, 107, 523-536.

Prickaerts, J., Koopmans, G., Blokland, A., & Scheepens, A.

(2004). Learning and adult neurogenesis: Survival with or without proliferation? *Neurobiology of Learning and Memory*, 81(1), 1-11.

Prossin, A. R., Love, T. M., Koeppe, R. A., Zubieta, J., & Silk, K. R. (2010). Dysregulation of regional endogenous opioid function in borderline personality disorder. *American Journal of Psychiatry*, 167, 925-933.

Pruessner, J. C., Baldwin, M. W., Dedovic, K., Renwick, R., Mahani, N. K., Lord, C.,...Lupien, S. (2005). Self-esteem, locus of control, hippocampal volume, and cortisol regulation in young and old adulthood. *NeuroImage*, 28(4), 815-826.

Pulver, S. E. (2003). On the astonishing clinical irrelevance of neuroscience. *Journal of the American Psychoanalytic Association*, 51(3), 755-772.

Purves, D., & Lichtman, J. (1980). Elimination of synapses in the developing nervous system. *Science*, 210(4466), 153-157.

Purves, D., & Voyvodic, J. T. (1987). Imaging mammalian nerve cells and their connections over time in living animals. *Trends in Neurosciences*, 10(10), 398-404.

Quidé, Y., Witteveen, A. B., El-Hage, W., Veltman, D. J., & Olff, M. (2012). Differences between effects of psychological versus pharmacological treatments on functional and morphological brain alterations in anxiety disorders and major depressive disorder: A systematic review. *Neuroscience and Biobehavioral Reviews*, 36(1), 626-644. doi:10.1016/j.neubiorev.2011.09.004

Quin, P., & Northoff, G. (2011). How is our self related to midline regions and the default-mode network? *NeuroImage*, 57(3), 1221-1233. doi:10.1016/j.neuroimage.2011.05.028

Quintana, J., & Fuster, J. M. (1999). From perception to action: Temporal integrative functions of prefrontal and parietal neurons. *Cerebral Cortex*, 9(3), 213-221.

Quirk, G. J. (2004). Learning not to fear, faster. *Learning & Memory*, 11(2), 125-126. doi:10.1101/lm.75404

Quirk, G. J., & Beer, J. S. (2006). Prefrontal involvement in the regulation of emotion: Convergence of rat and human studies. *Current Opinion in Neurobiology*, 16(6), 723-727.

Quirk, G. J., Likhtik, E., Pelletier, J. G., & Paré, D. (2003). Stimulation of medial prefrontal cortex decreases the responsiveness of central amygdala output neurons. *Journal of Neuroscience*, 23(25), 8800-8807.

Rabinak, C. A., Angstadt, M., Welsh, R. C., Kenndy, A. E., Lyubkin, M., Martis, B., & Phan, K. L. (2011). Altered amygdala resting-state functional connectivity in post-traumatic stress disorder. *Frontiers in Psychiatry*, 2(62), 1-8.

Radecki, D. T., Brown, L. M., Martinez, J., & Teyler, T. J. (2005). BDNF protects against stress-induced impairments in spatial learning and memory and LTP. *Hippocampus*, 15(2), 246-253.

Radley, J. J., Rocher, A. B., Miller, M., Janssen, W. G. M., Liston, C., Hof, P.R.,...Morrison, J. H. (2006). Repeated stress induces dendritic spine loss in the rat medial prefrontal cortex. *Cerebral Cortex*, 16(3), 313-320.

Raichle, M. E., MacLeod, A. M., Snyder, A. Z., Powers, W. J., Gusnard, D. A., & Shulman, G. A. (2001). A default mode of brain function. *Proceedings of the National Academy of Sciences*, 98(2), 676-682.

Raine, A., Buchsbaum, M. S., Stanley, J., Lottenberg, S., Abel, L., & Stoddard, J. (1994). Selective reductions in prefrontal glucose metabolism in murderers. *Biological Psychiatry*, 36(6), 365-373.

Rainnie, D. G., Bergeron, R., Sajdyk, T. J., Patil, M., Gehlert, D. R., & Shekhar, A. (2004). Corticotrophin releasing factor-induced synaptic plasticity in the amygdala translates stress into emotional disorders. *Journal of Neuroscience*, 24, 3471-3479.

Rakic, P. (1985). Limits of neurogenesis in primates. *Science*, 227(4690), 154-156.

Ramachandran, V. S., Rogers-Ramachandran, D., & Stewart, M. (1992). Perceptual correlates of massive cortical reorganization. *Science*, 258(5085), 1159-1160.

Ramirez, S., Liu, X., Lin, P., Suh, J., Pignatelli, M., Redondo, R. L.,...Tonegawa, S. (2013). Creating a false memory in the hippocampus. *Science*, 341(6144), 387-391. doi:10.1126/science.1239073

Rampon, C., Jiang, C. H., Dong, H., Tang Y. P., Lockhart, D. J., Schultz, P. G.,...Hu, Y. (2000). Effects of environmental enrichment on gene expression in the brain. *Proceedings of the National Academy of Sciences*, USA, 97(23), 12880-12884.

Ranote, S., Elliott, R., Abel, K. M., Mitchell, R., Deakin, J. F. W., & Appleby, L. (2004). The neural basis of maternal responsiveness to infants: An fMRI study. *NeuroReport*, 15(11), 1825-1829.

Rao, V. R., & Finkbeiner, S. (2007). NMDA and AMPA receptors: Old channels, new tricks. *Trends in Neurosciences*, 30(6), 284-291.

Rau, V. R., & Fanselow, M. S. (2007). Neurobiological and neuroethological perspectives on fear and anxiety. In L. J. Kirmayer, R. Lemelson, & M. Barad (Eds.), *Understanding trauma: Integrating biological, clinical, and cultural perspectives* (pp. 27-40). New York: Cambridge University Press.

Rauch, S. L., Jenike, M. A., Alpert, N. M., Baer, L., Breiter, H. C. R., Savage, C. R., & Fischman, A. J. (1994). Regional cerebral blood flow measured during symptom provocation in obsessive-compulsive disorder using oxygen 15-labeled carbon dioxide and positron emission tomography. *Archives of General Psychiatry*, 51(1), 62-70,

Rauch, S. L., Shin, L. M., & Phelps, E. A. (2006). Neurocircuitry models of posttraumatic stress disorder and extinction: human neuroimaging research-past, present, and future. *Journal of Biological Psychiatry*, 60(4), 376-382.

Rauch, S. L., Shin, L. M., Segal, E., Pitman, R. K., Carson, M. A., McMullin, K.,...Nikos, M. (2003). Selectively reduced regional cortical volumes in post-traumatic stress disorder. *NeuroReport*, 14(7), 913-916.

Rauch, S. L., van der Kolk, B. A., Fisler, R. E., Alpert, N. M., Orr, S. P., Savage, C. R., et al. (1996). A symptom provocation study of posttraumatic stress disoder using positron emission tomography and script-driven imagery. *Archive of General Psychiatry*, 53(5), 380-387.

Ray, S. L., & Vanstone, M. (2009). The impact of PTSD on veterans' family relationships: An interpretative phenomenological inquiry. *International Journal of Nursing Studies*, 46(6), 838-847. doi:10.1016/j.ijnurstu.2009.01.002

Rees, G., Kreiman, G., & Koch, C. (2002). Neural correlates of consciousness in human. *Nature Reviews Neuroscience*, 3(4), 261-270.

Rees, S. L., Steiner, M., & Fleming, A. S. (2006). Early deprivation, but not maternal separation, attenuates rise in corticosterone levels after exposure to a novel environment in both juvenile and adult female rats. *Behavioral Brain Research*, 175(2), 383-391.

Regard, M., Oelz, O., Brugger, P., & Landis, T. (1989). Persistent cognitive impairment in climbers after repeated exposure to extreme altitude. *Neurology*, 39(2 Pt 1), 210-213.

Reich, W. (1945). *Character analysis*. New York: Simon & Schuster.

Reiman, E. M., Lane, R. D., Ahern, G. L., Schwartz, G. E., Davidson, R. J., Friston, K. J.,...Chen, K. (1997). Neuroanatomical correlates of externally and internally generated human emotion. *American Journal of Psychiatry*, 154, 918-925.

Reiman, E. M., Raichle, M. E., Robins, E., Mintun, M. A., Fusselman, M. J., Fox, P. T.,...Hackman, K. A.. (1989). Neuroanatomical correlated of a lactate-induced anxiety attck. *Archives of General Psychiatry*, 46(6), 493-500.

Resnick, H. S., Yehuda, R., Pitman, R. K., & Foy, D. W. (1995). Effects of previous trauma on acute plasma cortisol level following rape. *American Journal of Psychiatry*, 152, 1675-1677.

Ressler, K. J., Rothbaum, B. O., Tannenbaum, L., Anderson, P., Graap, K., Zimand, E.,...Davis, M. (2004). Cognitive enhancers as adjuncts to psychotherapy. *Archives of General Psychiatry*, 61(11), 1136-1144.

Reynolds, D. K. (1980). *The quiet therapies: Japanese pathways to personal growth*. Honolulu: University Press of Hawaii.

Rezai, K., Andersen, N. C., Alliger, R., Cohen, G., Swayze, V., & O'Leary, D. S. (1993). The neuropsychology of the prefrontal cortex. *Archives of Neurology*, 50(6), 636-642.

Rholes, W. S., Paetzold, R. L., & Kohn, J. L. (2016). Disorganized attachment mediates the link from early trauma to externalizing behavior in adult relationships. Personality and Individual Differences, 90, 61-65.

Richards, M., & Deary, I. J. (2005). A life course approach to cognitive reserve: A model for cognitive aging and development? *Annals of Neurology*, 58(4), 617-642.

Riggs, D. S., Byrne, C. A., Weathers, F. W., & Litz, B. T. (1998). The quality of the intimate relationships of male Vietnam veterans: Problems associated with posttraumatic stress disorder. *Journal of Traumatic Stress*, 11(1), 87-101. doi:10.1023/a:1024409200155

Rilling, J. K., Gutman, D. A., Zeh, T. R., Panoni, G., Berns, G. S., & Kilts, C. D. (2002). A neural basis for social cooperation. *Neuron*, 35(2), 395–405.

Rilling, J. K., & Young, L. J. (2014). The biology of mammalian parenting and its effect on offspring social development. *Science*, 345(6198), 771–776. doi:10.1126/science.1252723

Rizzolatti, G., & Arbib, M. A. (1998). Language within our grasp. *Trends in Neurosciences*, 21(5), 188–194.

Rizzolatti, G., & Fadiga, L., Fogassi, L., & Gallese, V. (1999). Resonance behaviors and mirror neurons. *Archives Italiennes De Biologie*, 137, 85–100.

Rizzolatti, G., & Sinigaglia, C. (2008). *Mirrors in our brain: How our minds share actions and emotions*. New York: Oxford University Press.

Roberts, A. C., & Wallis, J. D. (2000). Inhibitory control and affective processing in the prefrontal cortex: Neuropsychological studies in the common marmoset. *Cerebral Cortex*, 10(3), 252–262.

Robinson, R. G., Jubos, K. L., Starr, L. B., Rao, K., & Price, T. R. (1984). Mood disorde in stroke patient: Importance of location of lesion. *Brain*, 1, 91–93.

Rodrigues, E., Wenzel, A., Ribeiro, M. P., Quarantini, L. C., Miranda-Scippa, A., de Sena, E. P., & de Olíveira, I. R. (2011). Hippocampal volume in borderline personality disorder with and without comorbid posttraumatic stress disorder: A meta-analysis. *European Psychiatry*, 26, 452–456.

Roffman, J. L., Marci, C. D., Glick, D. M., Dougherty, D. D., & Rauch, S. L. (2005). Neuroimaging and the functional neuroanatomy of psychotherapy. *Psychological Medicine*, 35(10), 1–14.

Rogan, M. T., & LeDoux, J. E. (1996). Emotion: Systems, cells, synaptic plasticity. *Cell*, 85(4), 469–175.

Rogan, M. T., Staubli, U. V., & LeDoux, J. E. (1997). Fear conditioning induces associative long-term potentiation in the amygdala. *Nature*, 390(6660), 604–607.

Rogers, A. R. (1993). Why menopause? *Evolutionary Ecology*, 7(4), 406–420.

Rogers, C. E., Anderson, P. J., Thompson, D. K., Kidokoro, H., Wallendorf, M., Treyvaud, K.,...Inder, T. E. (2012). Regional cerebral development at term relates to school-age social-emotional development in very preterm children. *Journal of the American Academy of Child & Adolescent Psychiatry*, 51(2), 181–191. doi:10.1016/j.jaac.2011.11.009

Rogers, C. R. (1942). *Counseling and psychotherapy*. Boson: Houghtion Mifflin.

Rogers, R. D., Ramnani, N., Mackay, C., Wilson, J. L., Jezzard, P., Carter, C. S., & Smith, S. M. (2004). Distinct portions of anterior cingulate cortex and medial prefrontal cortex are activated by reward processing in separable phases of decision-making cognition. *Biological Psychiatry*, 55(6), 594–602.

Rokeach, M. (1964). *The three Christs of Ypsilanti*. New York: Columbia University Press.

Roozendaal, B. (1999). Glucocorticoids and the regulation of memory consolidation. *Psychoneuroendocrinology*, 25(3), 213–238.

Roozendaal, B., & McGaugh, J. L. (2011). Memory modulation. *Behavioral Neuroscience*, 125(6), 797–824. doi:10.1037/a0026187

Ropper, A. H., & Brown, R. H. (2005). *Adams and Victor's principles of neurology*. New York: McGraw-Hill.

Rorden, C., Mattingley, J., Karnath, H., & Driver, J. (1997). Visual extinction and prior entry: Impaired perception of temporal order with intact motion perception after unilateral parietal damage. *Neuropsychologia*, 35(4), 421–433.

Rosenkranz, J. A., Moore, H., & Grace, A. A. (2003). The prefrontal cortex regulates lateral amygdala neuronal plasticity and responses to previously conditioned stimuli. *Journal of Neuroscience*, 23(35), 11054–11064.

Rosenkranz, M. A., Busse, W. W., Johnstone, T., Swenson, C. A., Crisafi, G. M., Jackson, M. M.,...Davidson, R. J. (2005). Neural circuitry underlying the interaction between emotion and asthma symptom exacerbation. *Proceedings of the National Academy of Sciences of the United States of America*, 102(37), 13319–13324.

Rosenzweig, M. R. (2001). Learning and neural plasticity over the life span. In P. E. Gold & W. T. Greenough (Eds.), *Memory consolidation: Essays in honor of James L. McGaugh*. Washington, DC: American Psychological Association.

Ross, E. D., Homan, R. W., & Buck, R. (1994). Differential hemispheric lateralization of primary and social emotions: Implications for developing a comprehensive neurology for emotions, repression, and the subconscious. *Neuropsychiatry, Neuropsychology, and Behavioral Neurology*, 7(1), 1–19.

Rossi, E. L. (1993). *The psychobiology of mind-body healing*. New York: Norton.

Roth, T., & Sweatt, J. (2011). Epigenetic mechnisms and environmental shaping of the brain during sensitive periods of development. *Journal of Child Psychology and Psychiatry*, 52(4), 398–408. doi:10.1111/j.1469-7610.2010.02282.x

Rothbart, M. K., Taylor, S. B., & Tucker, D. M. (1989). Right-sided facial asymmetry in infant emotional expression. *Neuropsychologia*, 27(5), 675–687.

Royer, S., Martina, M., & Paré, D. (1999). An inhibitory interface gates impulse traffic between the input and output stations of the amygdala. *Journal of Neuroscience*, 19(23), 10575–10583.

Rubens, A. B. (1985). Caloric stimulation and unilateral visual neglect. *Neurology*, 35(7), 1019–1024.

Rubia, K., Overmeyer, S., Taylor, E., Brammer, M., Williams, S., Simmons, A., & Bullmore, E. T. (1999). Hypofrontality in attention deficit hyperactivity disorder during higher-order motor control: A study with functional MRI. *American Journal of Psychiatry*, 156(6), 891–896.

Rubia, K., Smith, A. B., Brammer, M. J., Toone, B., & Taylor, E. (2005). Abnormal brain activation during inhibition and error detection in medication-naive adolescents with ADHD.

American Journal of Psychiatry, 162(6), 1067-1075. doi:10.1176/appi.ajp.162.6.1067

Rubino, G. J., Farahani, K., McGill, D., Van de Wiele, B., Villablanca, J. P., & Wang-Maithieson, A. (2000). Magnetic resonance imaging-guided neurosurgery in the magnetic fringe fields: The next step in neuronavigation. *Neurosurgery*, 46(3), 643-654.

Ruby, P., & Decety, J. (2001). Effect of subjective perspective taking during simulation of action: A PET investigation of agency. *Nature Neuroscience*, 4(5), 546-550.

Rudebeck, P., Mitz, A., Chacko, R., & Murray, E. (2013). Effects of amygdala lesions on reward-value coding in orbital and medial prefrontal cortex. *Neuron*, 80(6), 1519-1531. doi:10.1016/j.neuron.2013.09.036

Ruocco, A. C., Medaglia, J. D., Tinker, J. R., Ayaz, H., Forman, E. M., Newman, C. F.,...Chute, D. L. (2010). Medial prefrontal cortex hyperactivation during social exclusion in borderline personality disorder. *Psychiatry Research: Neuroimaging*, 181, 233-236.

Rüsch, N., Schulz, D., Valerius, G., Steil, R., Bohus, M., & Schmahl, C. (2011). Disgust and implicit self-concept in women with borderline personality disorder and posttraumatic stress disorder. *European Archives of Psychiatry and Clinical Neuroscience*, 261(5), 369-376. doi:10.1007/s00406-010-0174-2

Rushworth, M. F. S., & Behrens, T. E. J. (2008). Choice, uncertainty and value in prefrontal and cingulate cortex. *Nature Neuroscience*, 11(4), 389-397.

Rushworth, M. F. S., Krams, M., & Passingham, R. E. (2001). The attentional role of the left parietal cortex: The distinct lateralization and localization of motor attention in the human brain. *Journal of Cognitive Neuroscience*, 13(5), 698-710.

Russo-Neustadt, A. A., Beard, R. C., Huang, Y. M., & Cotman, C. W. (2000). Physical activity and antidepressant treatment potentiate the expression of specific brain-derived neurotrophic factor transcripts in the rat hippocampus. *Neuroscience*, 101(2), 305-312.

Rutter, M., & Rutter, M. (1993). *Developing minds: Challenge and continuity across the life span*. New York: Basic Books.

Rutter, M. L. (1997). Nature-nurture integration: The example of antisocial behavior. *American Psychologist*, 52(4), 390-398. doi:10.1037/0003-066x.52.4.390

Ryan, W. (1971). *Blaming the victim*. New York: Pantheon.

Saarela, M. V., Hlushchuk, Y., Williams, A. C., de C., Schürmann, M., Kalso, E., & Hari, R. (2007). The compassionate brain: Humans detect intensity of pain from another's face. *Cerebral Cortex*, 17, 230-237.

Saba, G., Rocamora, J. F., Kalalou, K., Benadhira, R., Plaze, M., & Lipski, H. (2004). Repetitive transcranicl magnetic stimulation as an add-on therapy in the treatment of mania: A case series of eight patients. *Psychiatry Research*, 128(2), 199-202.

Sabbagh, M. A. (2004). Understanding orbitofrontal contributions to theory-of-mind reasoning: Implications for autism. *Brain and Cognition*, 55(1), 209-219.

Sackheim, H. A., Greenberg, M. S., Weiman, A. L., Gur, R. C., Hungerbuhler, J. P., & Geschwind, N. (1982). Hemispheric asymmetry in the expression of positive and negative emotions: Neurologic evidence. *Archives of Neurology*, 39(4), 210-218.

Sackeim, H. A., Putz, E., Vingiano, W., Coleman, E., & McElhiney, M. (1988). Lateralization in the processing of emotionally laden information. I. Normal functioning. *Neuropsychiatry, Neuropsychology, and Behavioral Neurology*, 1(2), 97-110.

Sakai, Y., Kumano, H., Nishikawa, M., Sakano, Y., Kaiya, H., Imavayashi, E.,...Kuboki. (2006). Changes in cerebral glucose utilization in patients with panic disorder treated with cognitive-behavioral therapy. *NeuroImage*, 33(1), 218-226.

Sakamoto, H., Fukuda, R., Okuaki, T., Rogers, M., Kasai, K., Machida, T.,...Kato, N. (2005). Parahippocampal activation evoked by masked traumatic images in posttraumatic stress disorder: A functional MRI study. *NeuroImage*, 26(3), 813-821.

Salavert, J., Gasol, M., Vieta, E., Cervantes, A., Trampal, C., & Gispert, J. D. (2011). Fronto-limbic dysfunction in borderline personality disorder: A 18F-FDG positron emission tomography study. *Journal of Affective Disorders*, 131, 260-267.

Salazar, R., Dotson, N., Bressler, S., & Gray, C. (2012). Content-specific fronto-parietal synchronization during visual working memory. *Science*, 338(6110), 1097-1100. doi:10.1126/science.1224000

Salomon, R., Levy, D. R., & Malach, R. (2013). Deconstructing the default: Cortical subdivision of the default mode/intrinsic system during self-related processing. *Human Brain Mapping*, 35(4), 1491-1502. doi:10.1002/hbm.22268

Salm, A. K., Modney, B. K., & Hatton, G. I. (1988). Alterations in supraoptic nucleus ultrastructure of maternally behaving virgin rats. *Brain Research Bulletin*, 21(4), 685-691.

Sambataro, F., Mury, V. P., Callicott, J. H., Tan, H., Das, S., Weinberger, D. R., & Mattay, V. S. (2010). Age-related alterations in default mode network: Impact on working memory performance. *Neurobiology of Aging*, 31(5), 839-852. doi:10.1016/j.neurobiolaging.2008.05.022

Sánchez, M. M., Noble, P. M., Lyon, C. K., Plotsky, P. M., Davis, M., Nemeroff, C. B., & Winslow, J. T. (2005). Alterations in diurnal cortisol rhythm and acoustic startle response in nonhuman primates with adverse rearing. *Biological Psychiatry*, 57(4), 373-381. doi:10.1016/j.biopsych.2004.11.032

Sanfey, A. G., Rilling, J. K., Aronson, J. A., Nystrom, L. E., & Cohen, J. D. (2003). The neural basis of economic decision-making in the ultimatum game. *Science*, 300, 1755-1758.

Sansone, R. A., Sansone, L. A., & Gaither, G. A. (2004). Multiple types of childhood trauma and borderline personality symptomatology among a sample of diabetic patients.

Traumatology, 10(4), 257-266.

Santini, E., Ge, H., Ren, K., Peña de Ortiz, S., & Quirk, G. L. (2004). Consolidation of fear extinction requires protein synthesis in the medial prefrontal cortex. *Journal of Neuroscience*, 24(25), 5704-5710.

Sapolsky, R. M. (1985). A mechanism for glucocorticoid toxicity in the hippocampus: Increased neuronal vulnerability to metabolic insults. *Journal of Neuroscience*, 5(5), 1228-1232.

Sapolsky, R. M. (1987). Glucocorticoids and hippocampal damage. *Trends in Neuroscience*, 10(9), 346-349.

Sapolsky, R. M. (1990). Stress in the wild. *Scientific American*, 262(1), 116-123.

Sapolsky, R. M. (1996). Why stress is bad for your brain. *Science*, 273(5276), 749-750.

Sapolsky, R. M. (2004). Mothering style and methylation. *Nature Neuroscience*, 7(8), 791-792.

Sapolsky, R. M., Krey, L. C., & McEwen, B. S. (1984). Glucocorticoid-sensitive hippocampal neurons are involved in terminating the adrenocortical stress response. *Proceedings of the National Academy of Sciences*, USA, 81(19), 6174-6177.

Sapolsky, R. M., Uno, H., Rebert, C. S., & Finch, C. E. (1990). Hippocampal damage associated with prolonged glucocorticoid exposure in primates. *Journal of Neuroscience*, 10,(9) 2897-2902.

Sar, V., Akyuz, G., Kugu, N., Ozturk, E., & Ertem-Vehid, H. (2006). Axis I dissociative disorder comorbidity in borderline personality disorder and reports of childhood trauma. *Journal of Clinical Psychiatry*, 67(10), 1583-1590.

Saroglou, V. (2013). Religion, spirituality, and altruism. *APA Handbook of Psychology, Religion, and Spirituality*, 1, 439-457.

Saroglou, V., Pichon, I., Trompette, L., Verschueren, M., & Dernelle, R. (2005). Prosocial behavior and religion: New evidence based on projective measures and peer ratings. *Journal for the Scientific Study of Religion*, 44(3), 323-348.

Sarrieau, A., Sharm, S., & Meaney, M. J. (1988). Postnatal development and environmental regulation of hippocampal glucocorticoid and mineralocorticoid receptors. *Developmental Brain Research*, 43(1), 158-162.

Sarter, M., & Markowitsch, H. J. (1985). The amygdala's role in human mnemonic processing. *Cortex*, 21(1), 7-24.

Satterfield, J. H., & Dawson, M. E. (1971). Electrodermal correlates of hyperactivity in children. *Psychophysiology*, 8(2), 191-197.

Sauseng, P., Klimesch, W., Schabus, M., & Doppelmayr, M. (2005). Frontoparietal EEG coherence in theta and upper alpha reflect central executive functions of working memory. *International Journal of Psychophysiology*, 57, 97-103.

Sawamoto, N., Honda, M., Okada, T., Hanakawa, T., Kanda, M., Fukuyama, H.,...Shibasaki, H. (2000). Expectation of pain enhances responses to nonpainful somatosensory stimulation in the anterior cingulate cortex and parietal operculum/posterior insula: An event-related functional magnetic resonance imaging study. *The Journal of Neuroscience*, 20(19), 7438-7445.

Saxe, G. N., Chinman, G., Berkowitz, R., Hall, K., Leiberg, G., Schwartz, J., & van der Kolk, B. A. (1994). Somatization in patients with dissociative disorders. *American Journal of Psychiatry*, 151(9), 1329-1333.

Saxena, S. (1999). Localized orbitofrontal and subcortical metabolic changes and predictors of response to paroxetine treatment in obsessive-compulsive disorder. *Neuropsychopharmacology*, 21(6), 683-693. doi:10.1016/s0893-133x(99)00082-2

Saxena, S., Brody, A. L., Ho, M. L., Zohrabi, N., Maidment, K. M., & Baxter, L. R. (2003). Differential brain metabolic predictors of response to paroxetine in obsessive-compulsive disorder, versus major depression. *American Journal Psychiatry*, 160(3), 522-532.

Saxena, S., Gorbis, E., O'Neill, J., Baker, S. K., Mandelkern, M. A., Maidment, K. M.,...London, E. D. (2008). Rapid effects of brief intensive cognitive-behavioral therapy on brain glucose metabolism in obsessive-compulsive disorder. *Molecular Psychiatry*, 14(2), 197-205. doi:10.1038/sj.mp.4002134

Scarmeas, N., Zarahn, E., Anderson, K. E., Honig, L. S., Park, A., Hilton, J.,...Stern, Y. (2004). Cognitive reserve-mediated modulation of positron emission tomographic activations during memory tasks in Alzheimer disease. *Archives of Neurology*, 61(1), 73-78.

Schaaf, M. J. M., de Kloet, E. R., & Vregeudenhil, E. (2000). Corticosterone effects on BDNF expression in the hippocampus. Implications for memory formation. *Stress*, 3(3), 201-208.

Schaafsma, S., Pfaff, D., Spunt, R., & Adolphs, R. (2015). Deconstructing and reconstructing theory of mind. *Trends in Cognitive Sciences*, 19(2), 65-72. doi:10.1016/j.tics.2014.11.007

Schacter, D. L. (1976). The hypnagogic state: A critical review of the literature. *Psychological Bulletin*, 83(3), 452-481.

Schacter, D. L. (1986). Amnesia and crime. *American Psychologist*, 41(3), 286-295.

Schacter, D. L. (1996). *Searching for memory*: The brain, the mind, and the past. New York: Basic Books.

Schaefer, S. M., Jackson, D. C., Davidson, R. J., Aguirre, G. K., Kimberg, D. Y., & Thompson-Schill, S. L. (2002). Modulation of amygdalar activity by the conscious regulation of negative emotion. *Journal of Cognitive Neuroscience*, 14(6), 913-921.

Schaie, K. W., & Willis, S. L. (1986). Can decline in adult intellectual functioning be reversed? *Developmental Psychology*, 22(2), 223-232.

Schall, J. D. (2001). Neural basis of deciding, choosing and acting. *Nature Reviews Neuroscience*, 2, 33-42.

Schiffer, F., Teicher, M. H., & Papanicolaou, A. C. (1995). Evoked potential evidence for right brain activity during the recall of traumatic memories. *Journal of Neuropsychiatry and Clinical Neurosciences*, 7(2), 169-175.

Schillbach, L., Eickhoff, S. B., Rotarska-Jagiela, A., Fink, G. R.,

& Vogeley, K. (2008). Minds at rest? Social cognition as the default mode of cognizing and its putative relationship to the "default system" of the brain. *Consciousness and Cognition*, 17(2), 457-467. doi:10.1016/j.concog.2008.03.013

Schmahl, C., Berne, K., Krause, A., Kleindienst, N., Valerius, G., Vermetten, E., & Bohus, M. (2009). Hippocampus and amygdala volumes in patients with borderline personality disorder with or without posttraumatic stress disorder. *Journal of Psychiatry and Neuroscience*, 34(4), 289-295.

Schmahl, C. G., Elzinga, B. M., Vermetten, E., Sanislow, C., McGlashan, T. H., & Bremner, J. D. (2003). Neurall correlates of memories of abandonment in women with and without borderline personality disorder. *Biological Psychiatry*, 54, 142-151.

Schmahmann, J. D. (1997). *The cerebellum and cognition*. New York: Academic Press.

Schmand, B., Smit, J. H., Geerlings, M. I., & Lindeboom, J. (1997). The effects of intelligence and education on the development of dementia: A test of the brain reserve hypothesis. *Psychological Medicine*, 27(6), 1337-1344.

Schneider, F., Bermpohl, F., Heinzel, A., Rotte, M., Walter, M., Tempelmann, C.,...Northoff, G. (2008). The resting brain and our self: Self-relatedness modulates resting state neural activity in cortical midline structures. *Neuroscience*, 157(1), 120-131. doi:10.1016/j.neuroscience.2008.08.014

Schneider, M. L. (1992). Prenatal stress exposure alters postnatal behavioral expression under conditions of novelty challenge in rhesus monkey infants. *Developmental Psychobiology*, 25(7), 529-540.

Schneiderman, I., Zagoory-Sharon, O., Leckman, J. F., & Feldman, R. (2012). Oxytocin during the initial stages of romantic attachment: Relations to couples' interactive reciprocity. *Psychoneuroendocrinology*, 37(8), 1277-1285

Schnell, K., Dietrich, T., Schnitker, R., Daumann, J., & Herpertz, S. C. (2007). Processing of autobiographical memory retrieval cues in borderline personality disorder. *Journal of Affective Disorders*, 97, 253-259.

Schore, A. N. (1994). *Affect regulation and the origin of the self: The neurobiology of emotional development*. Hillsdale, NJ: Erlbaum.

Schore, A. N. (1997a). Early organization of the nonlinear right brain and development of a predisposition to psychiatric disorders. *Development and Psychopathology*, 9(4), 595-631.

Schore, A. N. (1997b). A century after Freud's project for a scientific psychology: Is a rapprochement between psychoanalysis and neurobiology at hand? *Journal of the American Psychoanalytic Association*, 45, 841-867.

Schore, A. N. (2000). Attachment and the regulation of the right brain. *Attachment and Human Development*, 2(1), 23-47.

Schore, A. N. (2011). The right brain implicit self lies at the core of psychoanalysis. *Psychoanalytic Dialogues*, 21(1), 75-100. doi:10.1080/10481885.2011.545329

Schore, A. N. (2014). The right brain is dominant in psychotherapy. *Psychotherapy*, 51(3), 388-397. doi:10.1037/a0037083

Schore, J., & Schore, A. (2008). Modern attachment theory: The central role of affect regulation in development and treatment. *Clinical Social Work Journal*, 36(1), 9-20.

Schreiber, D., Fonzo, G., Simmons, A. N., Dawes, C. T., Flagan, T., Fowler, J. H., & Paulus, M. P. (2013). Red brain, blue brain: Evaluative processes differ in Democrats and Republicans. *PLoS One*, 8(2), 1-6.

Schrott, L. M. (1997). Effect of training and environment on brain morphology and behavior. *Acta Paediatrica Scnadanavia*, 422 (Suppl.), 45-47.

Schrott, L. M., Denenberg, V. H., Sherman, G. F., Waters, N. S., Rosen, G. D., & Galaburda, A. M. (1992). Environmental enrichment, neocortical ectopias, and behavior in the autoimmune NZB mouse. *Developmental Brain Research*, 67(1), 85-93.

Schultz, R. T., Gauthier, I., Klin, A., Fulbright, R. K., Anderson, A. W., Volkmar, F.,...Gore, J. C. (2000). Abnormal ventral temporal cortical activity during face discrimination among individuals with autism and Asperger syndrome. *Archives of General Psychiatry*, 57(4), 331-340.

Schultz, W. (1998). Predictive reward signal of dopamine neurons. *Journal of Neurophysiology*, 80, 1-27.

Schultz, W., Apicella, P., Scarnati, E., & Ljunberg, T. (1992). Neuronal activity in monkey ventral striatum related to the expectation of reward. *Journal of Neuroscience*, 12(12), 3595-4610.

Schultz, W., Dayan, P., & Montague, P. R. (1997). A neural substrate of prediction and reward. *Science*, 275(5306), 1593-1599.

Schultz, W., Tremblay, L., & Hollerman, J. R. (2000). Reward processing in primate orbitofrontal cortex and basal ganglia. *Cerebral Cortex*, 10(3), 272-283.

Schulz, K. P., Fan, J., Tang, C. Y, Newcorn, J. H., Buchsbaum, M. S., Cheung, A. M., & Halperin, J. M. (2004). Response inhibition in adolescents diagnosed with attention deficit hyperactivity disorder during childhood: An event-related fMRI study. *American Journal of Psychiatry*, 161(9), 1650-1657.

Schutter, D. J. L. G. (2009). Antidepressant efficacy of high-frequency transcranial magnetic stimulation over the left dorsolateral prefrontal cortex in double-blind sham-controlled designs: A meta analysis. *Psychological Medicine*, 39(1), 65-75.

Schuz, A. (1978). Some facts and hypotheses concerning dendritic spines and learning. In M. A. B. Braizer & H. Petsche (Eds.), *Architectonics of the cerebral cortex* (pp. 129-135). New York: Raven.

Schwartz, D. A. (1979). The suicidal character. *Psychiatric Quarterly*, 51(1), 64-70. doi:10.1007/BF01064720

Schwartz, J. M. (1996). Brain lock: *Free yourself from obsessive-compulsive behaviors*. New York: ReganBooks.

Schwartz, J. M., Stoessel, P. W., Baxter, L. R., Martin, K. M., & Phelps, M. E. (1996). Systematic changes in cerebral glucose metabolic rate after successful behavior modification treatment of obsessive-compulsive disorder. *Archives of General Psychiatry*, 53(2), 109-113.

Schwartz, S., Assal, F., Valenza, N., Seghier, M. L., & Vuilleumier, P. (2005). Illusory persistence of touch after right parietal damage: Neural correlates of tactile awareness. *Brain*, 128(Pt. 2), 277-290.

Sear, R., Mace, R., & McGregot, I. A. (2000). Maternal grandmothers improve nutritional status and survival of children in rural Gambia. *Proceedings Biological Sciences, The Royal Society*, 267(1453), 1641-1647.

Searleman, A. (1977). A review of right hemisphere linguistic capabilities. *Psychological Bulletin*, 84(3), 503-528.

Seeley, W. W., Allman, J. M., Carlin, D. A., Crawford, R. K., Macedo, M. N., Greicius, M. D.,...Miller, B. L. (2007). Divergent social functioning in behavioral variant frontotemporal dementia and Alzheimer disease: Reciprocal networks and neuronal evolution. *Alzheimer Disease and Associated Disorders*, 21(4), S50-S57.

Seidman, L. J., Faracone, S. V., Goldstein, J. M., Goodman, J. M., Kremen, W. S., Toomey, R.,...Tsuang, M. T. (1999). Thalamic and amygdala-hippocampal volume reductions in first-degree relatives of patients with schizophrenia: An MRI-based morphometric analysis. *Biological Psychiatry*, 46(7), 941-954.

Seidman, L. J., Valera, E. M., & Makris, N. (2005). Structural brain imaging of attention-deficit/hyperactivity disorder. *Biological Psychiatry*, 57(11), 1263- 1272.

Seitz, R. J., Nickel, J., & Azari, N. P. (2006). Functional modularity of the medial prefrontal cortex: Involvement in human empathy. *Neuropsychology*, 20(6), 743-751.

Selden, N. R. W., Everitt, B. J., Jarrard, L. E., & Robbins, T. W. (1991). Complimentary roles for the amygdala and hippocampus in aversive conditioning to explicit and contextual cues. *Neuroscience*, 42, 335-350.

Selye, H. (1979). *The stress of my life*. New York: Van Nostrand.

Semiz, U., Basoglu, C., Cetin, M., Ebrinc, S., Uzun, O., & Ergun, B. (2008). Body dysmorphic characteristics, and role of childhood trauma. *Acta Neuropsychiatrica*, 20, 33-40.

Semmes, J. (1968). Hemispheric specialization: A possible clue to mechanism. *Neuropsychologia*, 6(1), 11-26.

Sergent, J. (1986). Subcortical coordination of hemispheric activity in commissurotomized patients. *Brain*, 109, 357-369.

Sergent, J. (1990). Furtive incursions into bicameral minds. *Brain*, 113(Pt. 2), 537-568.

Serieux, P., & Capgras, J. (1909). Misinterpretive delusional states. In *Lesfolies raisonnantes: Le delire d'interpretation* (pp. 5-43). Paris: Balliere.

Shao, Z., Watanabe, S., Christensen, R., Jorgensen, E., & Colón-Ramos, D. (2013). Synapse location during growth depends on glia location. *Cell*, 154(2), 337-350. doi:10.1016/j.cell.2013.06.028

Shapiro-Lichter, I., Oren, N., Jacob, Y., Gruberger, M., & Hendler, T. (2013). Portraying the unique contribution of the default mode network to internally driven mnemonic processes. *Proceedings of the National Academy of Sciences*, 110(13),

4950-4955. doi:10.1073/pnas.1209888110

Shapiro, D., Jamner, L. D., & Spence, S. (1997). Cerebral laterality, repressive coping, autonomic arousal, and human bonding. *Acta Scandinavica PbPhlogica*, 640 (Suppl.), 60-64.

Shapiro, F. (1995). *Eye movement desensitization and reprocessing: Basic principles, protocols, and procedures*. New York: Guilford.

Sharp, D. J., Beckmann, C. F., Greenwood, R., Kinnunen, K. M., Bonnelle, V., De Boissezon, X.,...Leech, R. (2011). Default mode network functional and structural connectivity after traumatic brain injury. Brain; *A Journal of Neurology*, 134(8), 2233-2247. doi:10.1093/brain/awr175

Shatz, C. J. (1990). Impulsive activity and patterning of connections during CNS development. *Neuron*, 5, 745-756.

Sheline, Y. I., Barch, D. M., Price, J. L., Rundle, M. M., Vaishnavi, S. N., Snyder, A. Z.,...Raichle, M. E. (2009). The default mode network and self-referential processes in depression. *Proceedings of the National Academy of Sciences PNAS*, 106(6), 1942-1947. doi:10.1073/pnas.0812686106

Sheline, Y. I., Gado, M. H., & Price, J. L. (1998). Amygdala core nuclei volumes are decreased in recurrent major depression. *NeuroReport*, 9(9), 2023- 2028.

Sheline, Y. I., Wang, P. W., Gado, M. H., Csernansky, J. G., & Vannier, M. W. (1996). Hippocampal atrophy in recurrent major depression. *Proceedings of the National Academy of Sciences*, USA, 93(9), 3908-3913.

Shenton, M. E., Kikinis, R., Jolesz, F. A., Pollak, S. D., LeMay, M., Wible,...McCarley, R. W. (1992). Abnormalities of the left temporal lobe and thought disorder in schizophrenia: A quantitative magnetic resonance imaging study. *New England Journal of Medicine*, 327(9), 604-612.

Sherry, D. F., & Schacter, D. L. (1987). The evolution of multiple memory systems. *Psychological Review*, 94(4), 439-454.

Sherry, D. F., & Jacobs, L. F., & Gaulin, S. J. C. (1992). Spatial memory and adaptive specialization of the hippocampus. *Trends in Neurosciences*, 15(8), 298-303.

Shilony, E., & Grossman, F. K. (1993). Depersonalization as a defense mechanism in survivors of trauma. *Journal of Traumatic Stress*, 6(1), 119-128.

Shima, K., & Tanji, J. (1998). Role for cingulate motor area cells in voluntary movement selection based on reward. *Science*, 282(5392), 1335-1338.

Shimada, K., Takiguchi, S., Mizushima, S., Fujisawa, T. X., Saito, D. N., Kosaka, H.,...Tomoda, A. (2015). Reduced visual cortex grey matter volume in children and adolescents with reactive attachment disorder. *NeuroImage: Clinical*, 9, 13-19. doi:10.1016/j.nicl.2015.07.001

Shin, J., Geerling, J. C., & Loewy, A. D. (2008). Inputs to the ventrolateral bed nucleus of the stria terminalis. *The Journal of Comparative Neurology*, 511(5), 628-657. doi:10.1002/cne.21870

Shin, L. M., Doughetty, D. D., Orr, S. P., Pitman, R. K., Lasko, M., Macklin, M. L.,...Rauch, S. L. (2000). Activation of anterior paralimbic structrues during guilt-related script-driven imagery. *Biological Psychiatry*, 48, 43-50.

Shin, L. M., Lasko, N. B., Macklin, M. L., Karpf, R. D., Milad, M. R., Orr, S. P.,...Pitman, R. K. (2009). Resting Metabolic Activity in the Cingulate Cortex and Vulnerability to Posttraumatic Stress Disorder. *Arch Gen Psychiatry Archives of General Psychiatry*, 66(10), 1099. doi:10.1001/archgenpsychiatry.2009.138

Shin, L. M., Rauch, S. L., & Pitman, R. K. (2006). Amygdala, medical prefrontal cortex, and hippocampal function in PTSD. *Annals of the New York Academy of Science*, 1071, 67-79.

Shmuelof, L., & Zohary, E. (2006). A mirror representation of others' actions in the human anterior parietal cortex. *Journal of Neuroscience*, 26(38), 9736-9742.

Shobe, E. R. (2014, April 22). Independent and collaborative contributions of the cerebral hemispheres to emotional processing. *Frontiers in Human Neuroscience*, 8, 1-19. doi:10.3389/fnhum.2014.00230

Shomstein, S. (2012). Cognitive functions of the posterior parietal cortex: Top-down and bottom-up attentional control. *Frontiers in Integrative Neuroscience*, 6(38), 1-7. doi:10.3389/fnint.2012.00038

Shulman, G. L., Corbetta, M., Buckner, R. L., Fiez, J. A., Miezin, F. M., Raichle, M. E., & Petersen, S. E. (1997a). Common blood flow changes across visual tasks: I. increases in subcortical structures and cerebellum but not in nonvisual cortex. *Journal of Cognitive Neuroscience*, 9(5), 624-647. doi:10.1162/jcon.1997.9.5.624

Shulman, G. L., Fiez, J. A., Corbetta, M., Buckner, R. L., Miezin, F. M., Raiche, M. E., & Petersen, S. E. (1997b). Common blood flow changes across visual tasks: II. decreases in cerebral cortex. *Journal of Cognitive Neuroscience*, 9(5), 648-663. doi:10.1162/jcon.1997.9.5.648

Siegel, D. J. (1995). Trauma and psychotherapy: A cognitive sciences view. *Journal of Psychotherapy Practice and Research*, 4(5), 93-122.

Siegel, D. J. (1996). Cognition, memory, and dissociation. *Child and Adolescent Clinics of North America*, 5(2), 509-536.

Siegel, D. J. (1999). *Developing mind: Toward a neurobiology of interpersonal experience*. New York: Guilford.

Sigel, D. J. (n.d). *The developing mind: How relationships and the brain interact to shape who we are* (2nd ed.). New York, NY: The Guilford Press.

Sieswerda,. S., Arntz, A., Mertens, I., & Vertommen, S. (2006). Hypervigilance in patients with borderline personality disorder: Specificity, automaticity, and predictors. *Behaviour Research and Therapy*, 45, 1011-1024. doi:10.1016/j.brat.2006.07.012

Silberman, E. K., & Weingartner, H. (1986). Hemispheric lateralization of functions related to emotion. *Brain and Cognition*, 5(3), 322-353.

Silbersweig, D. (2013). Default mode subnetworks, connectivity, depression and its treatment: Toward brain-based biomarker development. *Biological Psychiatry*, 74(1), 5-6. doi:10.1016/j.biopsych.2013.05.011

Simon, O., Mangin, J., Cohen, L., Le Bihan, D., & Dehaene, S. (2002). Topographical layout of hand, eye, calculation, and language-related areas in the human parietal lobe. *Neuron*, 33(3), 475-487.

Simpson, J. R., Drevets, W. C., Snyder, A. Z., Gusnard, D. A., & Raichle, M. E. (2001). Emotion-induced changes in human medial prefrontal cortex: II. During anticipatory anxiety. *Proceedings of thd National Academy of Sciences*, USA, 98(2), 688-693.

Simpson, J., & Overall, N. (2014). Partner buffering of attachment insecurity. *Current Directions in Psychological Science*, 23(1), 54-59. doi:10.1177/0963721413510933

Simpson, J. R., Snyder, A. Z., Gusnard, D. A., & Raichle, M. E. (2001). Emotion-induced changes in human medial prefrontal cortex: I. During cognitive task performance. *Proceedings of the National Academy of Sciences*, USA, 98(2), 683-687.

Singer, T., Seymour, B., O'Doherty, J. P., Stephan, K. E., Dolan, R. J., & Frith, C. D. (2006). Empathic neural responses are modulated by the perceived fairness of others. *Nature*, 439, 466-469.

Sirevaag, A. M., & Greenough, W. T. (1988). A multivariate statistical summary of synaptic plasticity measures in rats exposed to complex, social and individual environments. *Brain Research*, 441(1-2), 386-392.

Sirigu, A., Daprati, E., Ciancia, S., Giraux, P., Nighoghossian, N., & Posada, A., & Haggard, P. (2003). Altered awareness of voluntary action after damage to the parietal cortex. *Nature Neuroscience*, 7(1), 80-84.

Sirigu, A., Duhamel, J., Coehn, L., Pillon, B., Dubois, B., & Agid, Y. (1996). The mental representation of hand movements after parietal cortex damage. *Science*, 273(5281), 1564-1568.

Siviy, S. M., & Harrison, K. A. (2008). Effects of neonatal handling on play behavior and fear towards a predator odor in juvenile rats (rattus norvegicus). *Journal of Comparative Psychology*, 122(1), 1-8.

Skuse, D. H., & Gallagher, L. (2008). Dopaminergic-neuropeptide interactions in the social brain. *Trends in Cognitive Sciences*, 13(1), 27-35. doi:10.1016/j.tics.2008.09.007.

Smith, E. Salat, D., Jeng, J., Mccreary, C., Fischl, B., Schmahmann, J.,...Greenberg, S. (2011). Correlations between MRI white matter lesion location and executive function and episodic memory. *Neurology*, 76, 1492-1499.

Smith, S. D., & Bulman-Fleming, M. B. (2004). A hemispheric asymmetry for the unconscious perception of emotion. *Brain and Cognition*, 55(3), 452- 457.

Smith, S. M., Fox, P. T., Miller, K. L., Glahn, D. C., Fox, P. M., Mackay, C. E.,...Beckmann, C. F. (2009). Correspondence of the brain's functional architecture during activation and rest. *Proceedings of the National Academy of Sciences*, 106(31), 13040-13045. doi:10.1073/pnsa.0905267106

Smyser, C. D., Inder, T. E., Shimony, J. S., Hill, J. E., Degnan, A. J., Snyder, A. Z., & Neil, J. J. (2010). Longitudinal analysis of neural network development in preterm infants. *Cerebral Cortex*, 20(12), 2852-2862. doi:10.1093/cercor/bhq035

Smyser, C. D., Snydder, A. Z., Shimony, J. S., Blazey, T. M.,

Inder, T. E., & Neil, J. J. (2013). Effects of white matter injury on resting state fMRI measures in prematurely born infants. *PLoS One*, 8(7), e68098. doi:10.1371/journal.pone.0068098

Smythe, J. W., Rowe, W. B., & Meaney, M. J. (1994). Neonatal handling alters serotonin (5-HT) turnover and 5-HT2 receptor binding in selected brain regions: Relationship to the handling effect on glucocorticoid receptor expression. *Developmental Brain Research*, 80(1-2), 183-189.

Snyder, J., & Chatterjee, A. (2004). Spatial-temporal anisometries following right parietal damage. *Neuropsychologia*, 42(12), 1703-1708.

Snyder, L. H., Batista, A. P., & Andersen, R. A. (1997). Coding of intention in the posterior parietal cortex. *Nature*, 386(6621), 167-170.

Soloff, P. H., Meltzer, C. C., Becker, C., Greer, P. J., Kelly, T. M., & Constantine, D. (2003). Impulsivity and prefrontal hypometabolism in borderline personality disorder. *Psychiatry Research: Neuroimaging*, 123, 153-163.

Soloff, P., Nutche, J., Goradia, D., & Diwadkar, V. (2008). Structural brain abnormalities in borderline personality disorder: A voxel-based morphometry study. *Psychiatry Research*, 164(3), 223.

Solomon, Z. (1990). Back to the front: Recurrent exposure to combat stress and reactivation of posttraumatic stress disorder. In M. E. Wolf & A. D. Mosnaim (Eds.), *Posttraumatic stress disorder: Etiology, phenomenology, and treatment* (pp. 114-125). Washington, DC: American Psychiatric Press.

Somerville, L. H., Jones, R. M., & Casey, B. (2010). A time of change: Behavioral and neural correlates of adolescent sensitivity to appetitive and aversive environmental cues. *Brain and Cognition*, 72(1), 124-133. doi:10.1016/j.bandc.2009.07.003

Sontheimer, H. (1995). Glial influences on neuronal signaling. *The Neuroscientist*, 1(3), 123-126.

Spangler, G., & Grossman, K. E. (1993). Biobehavioral organization in securely and insecurely attached infants. *Child Development*, 64(4), 1439-1450.

Spangler, G., & Schieche, M. (1998). Emotional and adrenocortical responses of infants to the strange situation: The differential function of emotional expression. *International Journal of Behavioral Development*, 22(4), 681- 706.

Spear, L. P. (2000). The adolescent brain and age-related behavioral manifestations. *Neuroscience and Biobehavioral Reviews*, 24(4), 417-464.

Specter, M. (2001, July 23). Rethinking the brain. *The New Yorker*, 42-53.

Spence, S. A., Farrow, T., Herford, A., Wilkinson, I. D., Zheng, Y., & Woodruff, P. (2001). Behavioural and functional anatomical correlates of deceptions in humans. *NeuroReport*, 12, 2849-2853.

Sperry, R. W. (1968). Hemispheric deconnection and unity in conscious awareness. *American Psychologist*, 23, 723-733.

Sperry, R. W., Gazzaniga, M. S., & Bogen, J. E. (1969). Interhemispheric relationships: The neocortical commissures;

syndromes of hemisphere disconnection. In P. J. Vinken & G. W. Bruyn (Eds.), *Handbook of clinical neurology* (Vol. 4, pp. 273-290). Amsterdam: North Holland.

Spitz, R. (1946). Hospitalism: A follow-up report on investigation described in volume I, 1945. *Psychoanalytic Study of the Child*, 2, 113-117.

Spreng, R. N., & Grady, C. L. (2010). Patterns of brain activity supporting autobiographical memory, prospection, and theory of mind, and their relationship to the default mode network. *Journal of Cognitive Neuroscience*, 22(6), 1112-1123.

Spreng, R. N., Mar, R. A., & Kim, A. S. (2009). The common neural basis of autobiographical memory, prospection, navigation, theory of mind, and the default mode: A quantitative meta-analysis. *Journal of Cognitive Neuroscience*, 21(3), 489-510. doi:10.1162/jcon.2008/21029

Squire, L. R. (1987). *Memory and brain*. New York: Oxford University Press.

Squire, L. R., & Zola-Morgan, S. (1991). The medial temporal lobe memory system. *Science*, 253(5026), 2380-2386.

Sridharan, D., Levitin, D., & Menon, V. (2008). A critical role for the right fronto-insular cortex in switching between central-executive and default-mode networks. *Proceedings of the National Academy of Sciences*, 105(34), 12569-12574. doi:10.1073/pnas.0800005105

Sripada, R. K., King, A. P., Welsh, R. C., Garfinkel, S. N., Wang, X., Sripada, C. S., & Liberzon, I. (2012). Neural dysregulation in posttraumatic stress disorder: Evidence for disrupted equilibrium between salience and default mode brain networks. *Psychosomatic Medicine*, 74(9), 904-911. doi:10.1097/psy.0b013e318273bf33

Staff, R. T., Murray, A. D., Deary, I. J., & Whalley, L. J. (2004). What provides cerebral reserve? *Brain*, 127(Pt. 5), 1191-1199.

Stahl, S. M. (2008). *Stahl's essential psychopharmacology. Neuroscientific basis and practical applications*. New York: Cambridge University Press.

Stamatakis, A., Pondiki, S., Kitraki, E., Diamantopoulou, A., Panagiotaropoulos, T., Raftogianni, A., & Stylianopoulou, F. (2008). Effect of neonatal handling on adult rat spatial learning and memory following acute stress. *Stress*, 11(2), 148-159.

Stanley, B., Sher, L., Wilson, S., Ekman, R., Huang, Y.-Y., & Mann, J. J. (2010). Non-suicidal self-injurious behavior, endogenous opioids and monoamine transmitters. *Journal of Affective Disorders*, 124, 134-140.

St. Clair, M. (1986). *Objective relations and self psychology*. Monterey, CA: Brooks/Cole.

Stein, M. B., Koverola, C., Hanna, C., Torchia, M. G., & McClarty, B. (1997). Hippocampal volume in women victimized by childhood sexual abuse. *Psychological Medicine*, 27(4), 951-959.

Stennett, R. G. (1957). The relationship of performance level to level of arousal. *Journal of Experimental Psychology*, 54(1), 54-61.

Stephan, H., & Andy, O. J. (1977). Quantitative comparison of the amygdala in insectivores and primates. *Acta Anatomica*, 98(2), 130-153.

Stern, D. N. (1985). *The interpersonal world of the infant*. New York: Basic Books.

Stern, D. N. (1995). *The motherhood constellation*. New York: Basic Books.

Stern, E. R., Fitzgerald, K. D., Welsh, R. C., Abelson, J. L., & Taylor, S. F. (2012). Resting-state functional connectivity between fronto-parietal and default mode networks in obsessive-compulsive disorder. *PLoS ONE*, 7(5). doi:10.1371/journal.pone.0036356

Stern, Y. (2002). What is cognitive reserve? Theory and research application of the reserve concept. *Journal of the International Neuropsychological Society*, 8, 448-460.

Stern, Y., Alexander, G. E., Prohovnik, I., & Mayeux, R. (1992). Inverse relationship between education and parietotemporal perfusion deficit in Alzheimer's disease. *Annals of Neurology*, 32(3), 371-375.

Stern, Y., Alexander, G. E., Prohovnik, I., Stricks, L., Link, B., Lennon, M. C., & Maveux, R. (1995). Relationship between lifetime occupation and parietal flow: Implications for a reserve against Alzheimer's disease pathology. *Neurology*, 45(1), 55-60.

Stern, Y., Habeck, C., Moeller, J. Scarmeas, N., Anderson, K. E., Hilton, H. J.,...van Heertum, R. (2005). Brain networks associated with cognitive reserve in healthy young and old adults. *Cerebral Cortex*, 15(4), 394-402.

Sterr, A., Muller, M. M., Elbert, T., Rockstroh, B., Pantev, C., & Taub, E. (1998a). Perceptual correlates of changes in cortical representation of fingers in blind multifinger Braille readers. *Journal of Neuroscience*, 18(11), 4417-1123.

Sterr, A., Muller, M. M., Elbert, T., Rockstroh, B., Pantev, C., & Taub, E. (1998b). Changed perceptions in Braille readers. *Nature*, 391(6663), 134-135.

Stiles, J. (2000). Neural plasticity and cognitive development. *Developmental Neuropsychology*, 18(2), 237-272.

Stoessel, C., Stiller, J., Bleich, S., Boensch, D., Doerfler, A., Garcia, M.,...Forster, C. (2011). Differences and similarities on neuronal activities of people being happily and unhappily in love: A functional magnetic resonance imaging study. *Neuropsychobiology*, 64(1), 52-60.

Stolorow, R. D., & Atwood, G. E. (1979). *Faces in a cloud: Subjectivity in psychoanalytic theory*. New York: Jason Aronson.

Stranahan, A. M., Khalil, D., & Gould, E. (2006). Social isolation delays the positive effects of running on adult neurogenesis. *Nature Neuroscience*, 9(4), 526-533.

Strange, B. A., & Dolan, R. J. (2004). b-Adrenergic modulation of emotional memory-evoked human amygdala and hippocampal responses. *Proceeding of the National Academy of Science*, USA, 101(31), 11454-11458.

Straub, J., Plener, P., Sproeber, N., Sprenger, L., Koelch, M., Groen, G., & Abler, B. (2015). Neural correlates of successful psychotherapy of depression in adolescents.

Journal of Affective Disorders, 183, 239-246. doi:10.1016/j.jad.2015.05.020

Straube, T., Glauer, M., Dilger, S., Mentzel, H., & Miltner, W. H. R. (2006). Effects of cognitive-behavioral therapy on brain activation in specific phobia. *NeuroImage*, 29(1), 125-135.

Stuss, D. T., Gallup, G. G., & Alexander, M. P. (2001). The frontal lobes are necessary for "theory of mind." *Brain*, 124(2), 279-286.

Sullivan, R. M. Wilson, D. A., & Leon, M. (1989). Norepinephrine and learning-induced plasticity in infant rat olfactory system. *Journal of Neuroscience*, 9(11), 3998-4006.

Sulloway, F. J. (1979). *Freud: Biologist of the mind*. New York: Basic Books.

Sun, L., Jin, Z., Zang, Y. F., Zeng, Y. W., Liu, G., Li, Y., et al. (2005). Differences between attention-deficit disorder with and without hyperactivity: A 1H-magnetic spectroscopy study. *Brain Development*, 27, 340-344.

Suor, J. H., Sturge-Apple, M. L., Davies, P. T., Cicchetti, D., & Manning, L. G. (2015). Tracing differential pathways of risk: Associations among family adversity, cortisol, and cognitive functioning in childhood. *Child Development*, 86(4), 1142-1158. doi:10.1111/cdev.12376

Supekar, K., Uddin, L. Q., Prater, K., Amin, H., Greicius, M. D., & Menon, V. (2010). Development of functional and structural connectivity within the default mode network in young children. *NeuroImage*, 52(1), 290-301. doi:10.1016/j.neuroimage.2010.04.009

Svensson, T. H. (1987). Peripheral, autonomic regulation of locus coeruleus noradrenergic neurons in the brain: Putative implications for psychiatry and psychopharmacology. *Psychopharmacology*, 92, 1-7.

Swirsky-Sacchetti, T., Gorton, G., Samuel, S., Sobel, R., Genetta-Wadley, A., & Burleigh, B. (1993). Neuropsychological function in borderline personality disorder. *Journal of Clinical Psychology*, 49(3), 385-396.

Szyf, M., McGowan, P., & Meaney, M. J. (2008). The social environment and epigenome. *Environmental and Molecular Mutagenesis*, 49(1), 46-60.

Szyf, M., Weaver, I. C. G., Champagne, F. A., Dioro, J., & Meaney, M. J. (2005). Maternal programming of steroid receptor expression and phenotype through DNA methylation in the rat. *Frontiers in Neuroendocrinology*, 26(3-4), 139-162.

Szyf, M., Weaver, I., & Meaney, M. (2007). Maternal care, the epigenome and phenotypic difference in behavior. *Reproductive Toxicology*, 24(1), 9-19.

Taber, K. H., & Hurley, R. A. (2008). Astroglia: Not just glue. *Journal of Neuropsychiatry and Clinical Neurosciences*, 20(2), 124-129.

Tajkahashi, T., Chanen, A. M., Wood, S. J., Walterfang, M., Harding, I. H., Yücel, M.,...Pantelis, C. (2009). Midline brain structures in teenagers with first-presentation borderline personality disorder. *Progress in Neuro-Psychopharmacology and Biological Psychiatry*, 33, 842-846.

Takahashi, T., Ikeda, K., Ishikawa, M., Tsukasaki, T., Nakama, D., Tanida, S., & Kameda, T. (2004). Social stress-induced cortisol elevation acutely impairs social memory in humans. *Neuroscience Letters*, 363(2), 125-130.

Takeda, Y., Kurita, T., Sakurai, K., Shiga, T., Tamaki, N., & Koyama, T. (2011). Persistent déjà vu associated with hyperperfusion in the entorhinal cortex. *Epilepsy and Behavior*, 21(2), 196-199. doi:10.1016/j.yebeh.2011.03.031

Takeuchi, H., Taki, Y., Sassa, Y., Hashizume, H., Sekiguchi, A., Fukushima, A., & Kawashima, R. (2012). Brain structure associated with executive functions during everyday events in a non-clinical sample. *Brain Structure and Function*, 218, 1017-1032. doi:10.1007/s00429-012-0444-z

Takiguchi, S., Fujisawa, T. X., Mizushima, S., Saito, D. N., Okamoto, Y., Shimada, K., ..., Tomoda, A. (2015). Ventral striatum dysfunction in children and adolescents with reactive attachment disorder: Functional MRI study. *British Journal of Psychiatry Open*, 1(2), 121-128. doi:10.1192/bjpo.bp.115.001586

Tamietto, M., Geminiani, G., Genero, R., & De Gelder, B. (2007). Seeing fearful body language overcomes attentional deficits in parents with neglect. *Journal of Cognitive Neuroscience*, 19(3), 445-454.

Tamm, L., Menon, V., & Reiss, A. L. (2006). Parietal attentional system aberrations during target detection in adolescents with attention deficit hyperactivity disorder: Event-related fMRI evidence. *American Journal of Psychiatry*, 163(6), 1033-1043.

Tamm, L., Menon, V., Ringel, J., & Reiss, A. L. (2004). Event-related fMRI evidence of frontotemporal involvement in aberrant response inhibition and task switching in attention-deficit/hyperactivity disorder. *Journal of the American Academy of Child and Adolescent Psychiatry*, 43(11), 1430-1440.

Tang, Y. P., Shimizu, E., Dube, G. R., Rampon, C., Kerchner, G. A., Zhuo, M., ..., Tsien, J. Z. (1999). Genetic enhancement of learning and memory in mice. *Nature*, 401(6748), 63-69.

Tanji, J., & Hoshi, E. (2001). Behavioral planning in the prefrontal cortex. *Current Opinion in Neurobiology*, 11(2), 164-170.

Tankersley, D., Stowe, J., & Huettel, S. A. (2007). Altruism is associated with an increased neural response to agency. *Nature Neuroscience*, 1-2. doi:10.1038/nn1833

Taylor, G. J. (2000). Recent developments in alexithymia theory and research. *Canadian Journal of Psychiatry*, 45(2), 134-142.

Taylor, J. (2001). The central role of the parietal lobes in consciousness. *Consciousness and Cognition*, 10(3), 379-417.

Taylor, M. A. (1999). *The fundamentals of clinical neuropsychiatry*. Oxford: Oxford University Press.

Taylor, S. E., & Brown, J. D. (1988). Illusion and well-being: A social psychological perspective on mental health. *Psychological Bulletin*, 103(2), 193-210.

Teasdale, J. D., Howard, R. J., Cox, S. G., Ha, Y., Brammer, M. J., Williams, S. C. R., & Checkley, S. A. (1999). Functional MRI study of the cognitive generation of affect. *American Journal of Psychiatry*, 156(2), 209-215.

Tebartz van Elst, L., Hesslinger, B., Thiel, T., Geiger, E., Haegele, K., Lemieux, L., ..., Ebert, D. (2003). Frontolimbic brain abnormalities in patients with borderline personality disorder: A volumetric magnetic resonance imaging study. *Biological Psychiatry*, 54, 163-171.

Tebartz van Elst, L., Thiel, T., Hesslinger, B., Leib, K., Bohus, M., Hennig, J., & Ebert, D. (2001). Subtle prefrontal neuropathology in a pilot magnetic resonance spectroscopy study in patients with borderline personality disorder. *Journal of Neuropsychiatry and Clinical Neurosciences*, 13, 511-514.

Teicher, M. H., Anderson, C. M., & Polcari, A. (2012). Childhood maltreatment is associated with reduced volume in the hippocampal subfields CA3, dentate gyrus, and subiculum. *Proceedings of the National Academy of Sciences*, 109(9), E563-E572. doi:10.1073/pnas.1115396109

Teicher, M. H., Dumont, N. L., Ito, Y., Vaituzis, C., Geidd, J. N., & Andersen, S. L. (2004). Childhood neglect is associated with reduced corpus callosum area. *Biological Psychiatry*, 56(2), 80-85.

Teicher, M. H., Ito, Y., Glod, C. A., Andersen, S. L., Dumont, N., & Ackerman, E. (1997). Preliminary evidence for abnormal cortical development in physically and sexually abused children using EEG coherence and MRI. *Annals of the New York Academy of Sciences*, 821, 160-175.

Tejedor-Real, P., Costela, C., & Gibert-Rahola, J. (1998). Neonatal handling reduces emotional reactivity and susceptibility to learned helplessness. Involvement of catecholaminergic systems. *Life Sciences*, 62(1), 37-50.

ten Cate, C. (1989). Behavioral development: Toward understanding processes. In P. P. G. Bateson & P. Klopfer (Eds.), *Perspectives in ethology* (Vol. 8, pp. 243-269). New York: Plenum Press.

Teneback, C. C., Nahas, Z., Speer, A. M., Molloy, M., Stallings, L. E., Spicer, K. M., Risch, S. C., & George, M. S. (1999). Changes in prefrontal cortex and paralimbic activity in depression following two weeks of daily left prefrontal TMS. *Journal of Neuropsychiatry and Clinical Neurosciences*, 11(4), 426-435.

Thatcher, R. W., Walker, R. A., & Giudice, S. (1987). Human cerebral hemispheres develop at different rates and ages. *Science*, 236(4805), 1110-1113.

Thayer, J. F., & Cohen, B. H. (1985). Differential hemispheric lateralization for positive and negative emotion: An electromyographic study. *Biological Psychology*, 21, 265-266.

Thomas, K. S. (1987). General practice consultation: Is there any point in being positive? *British Medical Journal*, 294, 1200-1202.

Thomason, M. E., Chang, C. E., Gliver, G. H., Gabrieli, J. D., Gricius, M. D., & Gotlib, I. H. (2008). Default-mode function and task-induced deactivation have overlapping brain substrates in children. *NeuroImage*, 41(4), 1493-1503.

doi:10.1016/j.neuroimage.2008.03.029

Thome, J., Frewen, P., Daniels, J. K., Densmore, M., & Lanius, R. A. (2014). Altered connectivity within the salience network during direct eye gaze in PTSD. *Borderline Personality Disorder and Emotion Dysregulation*, 1(1), 17. doi:10.1186/2051-6673-1-17

Thompson, R. A., Lamb, M. E., & Estes, D. (1982). Stability of infant-mother attachment and its relationship to changing life circumstances in an unselected middle-class sample. *Child Development*, 53(1), 144-148.

Tillfors, M., Furmark, T., Marteinsdottir, I., Pissota, A., Langstrom, B., & Fredrikson, M. (2001). Cerebral blood flow in subjects with social phobias during stressful speaking tasks: A PET study. *American Journal of Psychiatry*, 158(8), 1220-1226.

Tillich, P. (1974). *The courage to be*. New Haven: Yale University Press.

Todd, R., Ehlers, M., Müller, D., Robertson, A., Palombo, D., Freeman, N.,...Anderson, A. (2015). Neurogenetic variations in norepinephrine availability enhance perceptual vividness. *Journal of Neuroscience*, 35(16), 6506-6516. doi:10.1523/jneurosci.4489-14.2015

Tomarken, A. J., & Davidson, R. J. (1994). Frontal brain activation in repressors and nonrepressors. *Journal of Abnormal Psychology*, 103(2), 339-349.

Tomarken, A. J., Davidson, R. J., Wheeler, R. E., & Doss, R. C. (1992). Individual difference in anterior brain asymmetry and fundamental dimentions of emotion. *Journal of Personality and Social Psychology*, 62(4), 676-687.

Tomoda, A., Navalta, C. P., Polcari, A., Sadato, N., & Teicher, M. H. (2009). Childhood sexual abuse is associated with reduced gray matter volume in visual cortex of young women. *Biological Psychiatry*, 66(7), 642-648. doi:10.1016/j.biopsych.2009.04.021

Tomoda, A., Polcari, A., Anderson, C. M., & Teicher, M. H. (2012). Reduced visual cortex gray matter volume and thickness in young adults who witnessed domestic violence during childhood. *PLoS One*, 7(12), 1-11. doi:10.1371/journal.pone.0052528

Torasdotter, M., Metsis, M., Henriksson, B. G., Winblad, B., & Mohammed, A. H. (1998). Environmental enrichment results in higher levels of nerve growth factor MRNA in the rat visual cortex and hippocampus. *Behavioral Brain Research*, 93(1-2), 83-90.

Tottenham, N., Hare, T. A., Quinn, B. T., Mccarry, T. W., Nurse, M., Gilhooly, T.,...Casey, B. (2010). Prolonged institutional rearing is associated with atypically large amydala volume and difficulties in emotion regulatio. *Developmental Science*, 13(1), 46-61. doi:10.1111/j.1467-7687.2009.00852.x

Tottenham, N., Hare, T., Millner, A., Gilhooly, T., Zevin, J., & Casey, B. (2011). Elevated amygdala response to faces following early deprivation. *Developmental Science*, 14(2), 190-204. doi:10.1111/j.1467-7687.2010.00971.x

Traploini, T., Ungerer, J. A., & McMahon, C. A. (2008). Maternal depression: Relations with maternal caregiving representations and emotional availability during the preschool years. *Attachment and Human Development*, 10(1), 73-90.

Travis, L. A., Bliwise, N. G., Binder, J. L., & Horne-Moyer, H. L. (2001). Changes in clients' attachment styles over the course of time-limited dynamic psychotherapy. *Psychotherapy: Theory, Research, Practice, Training*, 38(2), 149-159.

Tremblay, L., & Schultz, W. (1999). Relative reward preference in primate orbitofrontal cortex. *Nature*, 398, 704-708.

Trevarthen, C. (1993). The self born in intersubjectivity: The psychology of an infant communicating. In U. Neisser (Ed.), *The perceived self: Ecological and interpersonal sources of self-knowledge* (pp. 121-173). Cambridge: Cambridge University Press.

Triggs, W. J., McCoy, K. J., Greer, R., Rossi, F., Bowers, D., Kortenkamp, S.,...Goodman, W. K. (1999). Effects of left frontal transcranial magnetic stimulation on depressed mood, cognition, and corticomotor threshold. *Biological Psychiatry*, 45(11), 1440-1446.

Trojan, S., & Pokorny, J. (1999). Theoretical aspects of neuroplasticity. *Physiological Research*, 48(2), 87-97.

Tsoory, M. M., Vouimba, R. M., Akirav, I., Kavushansky, A., Avital, A., & Richer-Levin, G. (2008). Amygdala modulation of memory-related processes in the hippocampus: Potential relevance to PTSD. *Progress in Brain Research*, 167, 35-49.

Tucker, D. M. (1992). Developing emotions and cortical networks. In M. R. Gunnar & C. Nelson (Eds.), Minnesota symposia on child psychology: Vol. 24. *Developmental behavioral neuroscience* (pp. 75-128). Hillsdale, NJ: Erlbaum.

Tucker, D. M., Luu, P., & Pribram, K. H. (1995). Social and emotional self-regulation. In J. Grafman & K. J. Hoyoak (Eds.), *Structural and functions of the human prefrontal cortex* (pp. 213-239). New York: New York Academy of Sciences.

Tulving, E. (1985). How many memory systems are there? *American Psychologist*, 40(4), 385-398.

Turke, P. W. (1997). Hypothesis: Menopause discourages infanticide and encourages continued investment by agnates. *Evolution and Human Behavior*, 18(1), 3-13.

Tyrka, A. R., Wier, L., Price, L. H., Ross, N., Anderson, G. M., Wilkinson, C. W., & Carpenter, L. (2008). Childhood parental loss and adult hypothalamic-pituitary-adrenal function. *Biological Psychiatry*, 63(12), 1147-1154.

Uddin, L. (2014). Salience processing and insular cortical function and dysfunction. *Nature Reviews Neuroscience*, 16, 55-61. doi:10.1038/nrn3857

Uddin, L. Q., Kaplan, J. T., Molnar-Szakacs, I., Zaidel, E., & Iacoboni, M. (2005). Self-face recognition activates a frontoparietal "mirror" network in the right hemisphere: An event-related fMRI study. *Neuroimage*, 25(3), 926-935.

Ulfig, N., Setzer, M., & Both, J. (2003). Ontogeny of the human amygdala. *Annals of the New York Academy of Sciences*, 985, 22-33.

Ulrich, R. (1984). View through a window may influence recovery from surgery. *Science*, 224(4647), 420-421.

Umiltà, M. A., Wood, R., Loffredo, F., Ravera, R., & Gallese, V. (2013). Impact of civil war on emotion recognition: The denial of sadness in Sierra Leone. *Frontiers in Psychology*, 4. doi:10.3389/fpsyg.2013.00523

Ungerleider, L. G. (1995). Functional brain imaging studies of cortical mechanisms for memory. *Science*, 270(5237), 769–775.

Ungerleider, L. G., & Haxby, J. V. (1994). "What" and "where" in the human brain. *Current Opinion in Neurobiology*, 4(2), 157–165.

Unoka, Z., Fogd, D., Füzy, M., & Csukly, G. (2011). Misreading the facial signs: Specific impairments and error patterns in recognition of facial emotions with negative valence in borderline personality disorder. *Psychiatric Research*, 189.419–425.

Urry, H. L., Nitschke, J. B., Dolski, I., Jackson, D. C., Dalton, K. M., Mueller, C. J.,...Davidson, R. J. (2004). Making a life worth living: Neural correlates of well-being. *Psychological Science*, 15(6), 367–372.

Urry, H. L., van Reekum, C. M., Johnstone, T., Kalin, N. H., Thurow, M. E., Schaefer, H. S.,...Davidson, R. J. (2006). Amygdala and ventromedial prefrontal cortex are inversely coupled during regulation of negative affect and predict the diurnal pattern of cortisol secretion among older adults. *Journal of Neuroscience*, 26(16), 4415–4425.

Usdin, E., Kvetnansky, R., & Kopin, I. J. (1976). *Stress and catecholamines*. Oxford: Pergamon.

Vaidya, C. J., Austin, G., Kirkorian, G., Ridlehuber, H. W., Desmond, J. E., Glover, G. H., & Beasel, A. F. (1998). Selective effects of methylphenidate in attention deficit hyperactivity disorders: A functional magnetic resonance study. *Proceedings of the National Academy of Sciences*, USA, 95(24), 14494–14499.

Vaidya, C. J., Bunge, S. A., Dudukovic, N. M., Zalecki, C. A., Elliott, G. R., & Gabrieli, J. D. (2005). Altered neural substrates of cognitive control in childhood ADHD: Evidence from functional magnetic resonance imaging. *American Journal of Psychiatry*, 162(9), 1605–1613. doi:10.1176/appi.ajp.162.9.1605

Vaina, L. M., Solomon, J., Chowdhury, S., Sinha, P., & Belliveau, J. W. (2001). Functional neuroanatomy of biological motion perception in humans. *Proceedings of the National Academy of Sciences*, USA, 98(20), 11656–11661.

Vallar, G., Sterzi, R., Bottini, G., Cappa, S., & Rusconi, M. L. (1990). Temporary remission of left hemianesthesia after vestibular stimulation: A sensory neglect phenomenon. *Cortex*, 26(1), 123–131.

Vallée, M., Maccari, S., Dellu, F., Simon, H., Le Moal, M., & Mayo, W. (1999). Long-term effects of prenatal stress and postnatal handling on age-realted glucocorticoid secretion and cognitive performance: A longitudinal study in the rat. *European Journal of Neuroscience*, 11(18), 2906–2916.

Vallée, M., Mayo, W., Dellu, F., Le Moal, M., Simon, H., & Maccari, S. (1997). Prenatal stress induces high anxiety and postnatal handling induces low anxiety in adult offspring:

Correlation with stress-induced corticosterone secretion. *Journal of Neuroscience*, 17(7), 2626–2636.

van den Heuvel, M., Mandl, R., Kahn, R., & Pol, H. (2009). Functionally linked resting-state networks reflect the underlying structural connectivity architecture of the human brain. *Human Brain Mapping*, 30(10), 3127–3141. doi:10.1002/hbm.20737

van der Kolk, B. A. (1988). The trauma spectrum: The interaction of biological and social events in the genesis of the trauma response. *Journal of Traumatic Stress*, 1(3), 273–290.

van der Kolk, B. A. (1994). The body keeps the score: Memory and the evolving psychobiology of post traumatic stress. *Harvard Review of Psychiatry*, 1(5), 253–265.

van der Kolk, B. A., Blitz, R., Burr, W., Sherry, S., & Hartmann, E. (1984). Nightmares and trauma: A comparison of nightmares after combat with lifelong nightmares in veterans. *American Journal of Psychiatry*, 141(2), 187–190.

van der Kolk, B. A., & Greenberg, M. S. (1987). The psychobiology of the traumatic response: Hyperarousal, constriction, and addiction to traumatic reexposure. In B. A. van der Kolk (Ed.), *Psychological trauma* (pp. 63–87). Washington, DC: American Psychiatric Press.

van der Kolk, B. A., Pelcovitz, D., Roth, S., Mandel, F. S., McFarlane, A., & Herman. J. L. (1996). Dissociation, somatization, and affect dysregulation: The complexity of adaptation to trauma. *American Journal of Psychiatry*, 153(7 Suppl.), 83–95.

Vanduffel, W., Fize, D., Peuskens, H., Denys, K., Sunaert, S., Todd, J. T., & Orban, G. A. (2002). Extracting 3D from motion: Differences in human and monkey intraparietal cortex. *Science*, 298(5592), 413–415.

van Harmelen, A. Van Tol, M., Van der Wee, N. J., Veltman, D. J., Aleman, A., Spinhover, P.,...Elzinga, B. M. (2010). Reduced medial prefrontal cortex volume in adults reporting childhood emotional maltreatment. *Biological Psychiatry*, 68(9), 832–838. doi:10.1016/j.biopsych.2010.06.011

van Hoesen, G. W. (1981). The differential distribution, diversity and sprouting of cortical projections to the amygdala in the rhesus monkey. In Y. Ben-Ari (Ed.), *The amygdaloid complex* (pp. 77–90). Amsterdam: Elsevier/North Holland Biomedical Press.

van Opstal, F., Verguts, G., & Fias, W. (2008). A hippocampal-parietal network for learning an ordered sequence. *NeuroImage*, 40(1), 333–341.

van Reekum, C., Urry, H., Johnson, T., Throw, M., Frye, F., Jackson, C.,...Davidson, R. (2007). Individual differences in amygdala and ventromedial prefrontal cortex activity are associated with evaluation speed and psychological well-being. *Journal of Cognitive Neuroscience*, 19(2), 237–248.

van Reekum, R., Conway, C. A., Gansler, D., White, R., & Bachman, D. L. (1993). Neurobehavioral study of borderline personality disorder. *Journal of Psychiatry and Neuroscience*, 18(3), 121–129.

Vansteenwegen, D., Hermans, D., Vervliet, B., Francken, G., Beckers, T., Baeyens, F., & Eelen. (2005). Return of fear in a human differential conditioning paradigm caused by a return to the original acquisition context. *Behavior Research and Therapy*, 43(3), 323-326.

Vasterling, J. J., Brailey, K., Constans, J. I., & Sutker, P. B. (1998). Attention and memory dysfunction in posttraumatic stress disorder. *Neuropsychology*, 12(1), 125-133.

Vaughn, B., Egeland, B., Sroufe, L. A., & Waters, E. (1979). Individual differences in infant-mother attachment at twelve and eighteen months: Stability and change in families under stress. *Child Development*, 50(4), 971-975.

Vernadakis, A. (1996). Glia-neuron intercommunications and synaptic plasticity. *Progressive Neurobiology*, 49(3), 185-214.

Victor, M., & Ropper, A. H. (2001). *Adams and Victor's principles of neurology* (7th ed.). New York: McGraw-Hill.

Villalba, R., & Harrington, C. (2003). Repetitive self-injurious behavior: The emerging potential of psychotropic intervention. *Psychiatric Times*, 20, 1-11.

Villarreal, G., Hamilton, D. A., Petropoulos, H., Driscoll, I., Rowland, L. M., Griego, J. A.,...Brooks, W. M. (2002). Reduced hippocampal volume and total white matter volume in posttraumatic stress disorder. *Biological Psychiatry*, 52(2), 119- 125.

Vogeley, K., May, M., Ritzl, A., Falkai, P., Zilles, K., & Fink, G. R. (2004). Neural correlated of first-person perspective as one constituent of human self-consciousness. *Journal of Cognitive Neuroscience*, 16(5), 817-827.

Vogt, B. A. (2005). Pain and emotion interactions in subregions of the cingulate gyrus. *Nature Reviews Neuroscience*, 6(7), 533-544.

von Bonin, G. (1963). *The evolution of the human brain.* Chicago: University of Chicago Press.

Vondra, J. I., Shaw, D. S., Swearingen, L., Cohen, M., & Owens, E. B. (2001). Attachment stability and emotional and behavioral regulation from infancy to preschool age. *Development and Psychopathology*, 13(1), 13-33.

Vyas, A., Bernal, S., & Chattarji, S. (2003). Effects of chronic stress on dendritic arborization in the central and extended amygdala. *Brain Research*, 965(1-2), 290-294.

Vyas, A., & Chattarji, S. (2004). Modulation of different states of anxiety-like behavior by chronic stress. *Behavioral Neuroscience*, 118(6), 1450-1454.

Wada, J. (1961). Modification of cortically induced responses in brain stem by shift of attention in monkeys. *Science*, 133(3445), 40-42.

Wager, T. D., Davidson, M. L., Hughes, B. L., Lindquist, M. A., & Ochsner, K. N. (2008). Prefrontal-subcortical pathways mediating successful emotion regulation. *Neuron*, 59(6), 1037-1050.

Wager, T., Rilling, J. K., Smith, E. E., Sokolik, A., Casey, K. L., Davidson, R. J.,...Cohen, J. D. (2004). Placebo-induced changes in fMRI in the anticipation and experience of pain. *Science*, 303(5661), 1162-1167.

Wagner, D. D., Haxby, J. V., & Heatherton, T. R. (2012). The representation of self and person knowledge in the medial

prefrontal cortex. Wiley Interdisciplinary Reviews: *Cognitive Science*, 3(4), 451-470. doi:10.1002/wcs.1183

Walach, H., & Jonas, W. B. (2004). Placebo research: The evidence base for harnessing self-healing capacities. *Journal of Alternative and Complementary Medicine*, 10(1), 103-112.

Walker, D., Miles, L., & Davis, M. (2009). Selective participation of the bed nucleus of the stria terminalis and CRF in sustained anxiety-like versus phasic fear-like responses. *Progress in Neuro-Psychopharmacology and Biological Psychiatry*, 33(8), 1291-1308. doi:10.1016/j.pnpbp.2009.06.022

Walsh, R. N., Budtz-Olsen, O. E., Penny, J. E., & Cummins, R. A. (1969). The effects of environmental complexity of the histology of the rat hippocampus. *Journal of Comparative Neurology*, 137, 361-366.

Walsh, V., Ashbridge, E., & Cowey, A. (1998). Cortical plasticity in perceptual learning demonstrated by transcranial magnetic stimulation. *Neuropsychologia*, 36(4), 45-49.

Walterfang, M., & Velakoulis, D. (2005). Cortical release signs in psychiatry. *Australian and New Zealand Journal of Psychiatry*, 39(5), 317-327.

Walton, M.., Bannerman, D., Alterescu, K., & Rushworth, M. (2003). Functional specialization within medial frontal cortex of the anterior cingulate for evaluating effort-related decisions. *Journal of Neuroscience*, 23(16), 6475-6479.

Wang, S., Tudusciuc, O., Mamelak, A. N., Ross, I. B., Adolphs, R., & Rutishauser, U. (2014). Neurons in the human amygdala selective for perceived emotion. *Proceedings of the National Academy of Sciences*, 11(30), E3110-E3119. doi:10.1073/pnas.1323342111

Wanisch, K., Tang, J., Mederer, A., & Wotjak, C. T. (2005). Trace fear conditioning depends on NMDA receptor activation and protein synthesis within the dorsal hippocampus of mice. *Behavioral Brain Research*, 157(1), 63-69.

Ward, A. M., Schultz, A. P., Hujibers, W., Dijk, K. R., Hedden, T., & Sperling, R. A. (2013). The parahippocampal gyrus links the default-mode cortical network with the medial temporal lobe memory system. *Human Brain Mapping Hum. Brain Mapp*, 35(3), 1061-1073. doi:10.1002/hbm.22234

Warneken, F., Hare, B., Melis, A. P., Hanus, D., & Tomasello, M. (2007). Spontaneous altruism by chimpanzees and young children. *PLoS Biology*, 5(7), 1414-1420. doi:10.1371/journal.pbio.0050184

Warner-Schmidt, J. L., & Duman, R. S. (2006). Hippocampal neurogenesis: Opposing effects of stress and antidepressant treatment. *Hippocampus*, 16(3), 239-249.

Watanabe, M. (1996). Reward expectancy in primate prefrontal neurons. *Nature*, 382, 629-632.

Watanabe, Y., Gould, E., Daniels, D. C., Cameron, H., & McEwen, B. S. (1992). Tianeptine attenuates stress-induced morphological changes in the hippocampus. *European Journal of Pharmacology*, 222(1), 157-162.

Watanabe, Y. E., Gould, E., & McEwen, B. S. (1992). Stress induced atrophy of apical dendrites of hippocampal CA3 pyramidal neurons. *Brain Research*, 588(2), 341-345.

Waters, E., Merrick, S., Treboux, D., Crowell, J., & Albersheim, L. (2000). Attachment security in infancy and early adulthood: A twenty-year longitudinal study. *Child Development*, 71(2), 684-689.

Watson, K. K., Matthews, B. J. & Allman, J. M. (2007). Brain activation during sight gags and language dependent humor. *Cerebral Cortex*, 17(2), 314-324.

Watson, S., Chilton, R., Fairchild, H., & Whewell, P. (2006). Association between childhood trauma and dissociation among patients with borderline personality disorder. *Australian and New Zealand Journal of Psychiatry*, 40(5), 478-481.

Weaver, I. C. G., Cervoni, N., Champagne, F. A., D'Alessio, A. C., Sharma, S., Seckl, J. R.,...Meaney, M. J. (2004). Epigenetic programming by maternal behavior. *Nature Neuroscience*, 7(8), 847-854.

Weaver, I. C. G., Champagne, F. A., Brown, S. E., Dymov, S., Sharma, S., Meaney, M. J., & Szyf, M. (2005). Reversal of maternal programming of stress response in adult offspring through methyl supplementation: Altering epigenetic marking later in life. *Journal of Neuroscience*, 25(47), 11045-11054.

Weaver, I. C. G., D'Alessio, A. C., Brown, S. E., Hellstrom, I. C., Dymov, S., Sharma, S.,...Meaney, M. J. (2007). The transcription factor nerve growth factor-inducible protein a mediates epigenetic programming: Altering epigenetic marks by immediate-early genes. *Journal of Neuroscience*, 27(7), 1756-1768.

Weaver, I. C. G., Grant, R. J., & Meaney, M. J. (2002). Maternal behavior regulates long-term hippocampal expression of BAX and apoptosis in the offspring. *Journal of Neurochemistry*, 82(4), 998-1002.

Weaver, I. C. G., Meaney, M. J., & Szyf, M. (2006). Maternal care effects on the hippocampal transcriptome and anxiety-mediated behaviors in the offspring that are reversible in adulthood. *Proceedings of the National Academy of Sciences*, USA, 103(9), 3480-3485.

Weaver, S. A., Aherne, F. X., Meaney, M. J., Schaefer, A. L., & Dixon W. T. (2000). Neonatal handling permanently alters hypothalamic-pituitary-adrenal axis function, behavior, and body weight in boars. *Journal of Endocrinology*, 164, 349-359.

Weiner, I. (1998). *Principles of psychotherapy*. New York: Wiley and Sons.

Weinfield, N. S., Sroufe, L. A., & Egeland, B. (2000). Attachment from infacy to young adulthood in a high-risk sample: Continuity, discontinuity, and their correlates. *Child Development*, 71(3), 695-702.

Weingarten, S. M., Cherlow, D. G., & Holmgren, E. (1977). The relationship of hallucinations to the depth structures of the temporal lobe. *Acta Neurochirurgica*, 24(Suppl.), 199-216.

Weissman-Fogel, I., Moayedi, M., Taylor, K. S., Pope, G., & Davis, K. D. (2010). Cognitive and default-mode resting state networks: Do male and female brains "rest" differently? *Human Brain Mapping Hum. Brain Mapp.* doi:10.1002/hbm.20968

Wellington, N., & Rieder, M. J. (1993). Attitudes and practivces regarding analgesia for newborn circumcision. *Pediatrics*, 92(4), 541-543.

Weinger, G., Lange, C. Sachsse, U., & Irle, E. (2009). Reduced amygdala and hippocampus size in trauma-exposed women with borderline personality disorder and without posttraumatic stress disorder. *Journal of Pscychiatry and Neuroscience*, 34(5), 383-388.

West, M. J. (1993). Regionally specific loss of neurons in the aging human hippocampus. *Neurobiology of Aging*, 14(4), 287-293.

Wexler, B. E., & Heninger, G. R. (1979). Alterations in cerebral laterality during acute psychotic illness. *Archives of General Psychiatry*, 36(3), 278-284.

Whalen, P. J., Johnstone, T., Somerville, L. H., Nitschke, J. B., Polis, S., Alexander, A. L.,...Kalin, N. H. (2008). A functional magnetic resonance imaging predictor of treatment response to venlafaxine in generalized anxiety disorder. *Biological Psychiatry*, 63(9), 858-863.

Whalley, L. J., Deary, I. J., Appleton, C. L., & Starr, J. M. (2004). Cognitive reserve and the neurobiology of cognitive aging. *Ageing Research Reviews*, 3(4), 369-382.

Wheeler, R. E., Davidson, R. J., & Tomarken, A. J. (1993). Frontal brain asymmetry and emotional reactivity: A biological substrate of affective style. *Psychophysiology*, 30(1), 82-89.

White, S. A. (2001). Learning to communicate. *Current Opinion in Neurobiology*, 11(4), 510-520.

Whitfield-Gabrieli, S., Moran, J. M., Nieto-Castanón, A., Triantafyllou, C., Saxe, R., & Gabrieli, J. D. (2011). Associations and dissociations between default and self-reference networks in the human brain. *NeuroImage*, 55(1), 225-232. doi:10.1016/j.neuroimage.2010.11.048

Whitney, C., Kirk, M., O'Sullivan, J., Ralph, M., & Jefferies, E. (2012). Executive semantic processing is underpinned by a large-scale neural network: Revealing the contribution of left prefrontal, posterior temporal, and parietal cortex to controlled retrieval and selection using TMS. *Journal of Cognitive Neuroscience*, 24(1), 133-147. doi:10.1162/jocn_a_00123

Whittle, S., Chanen, A. M., Fornito, A., McGorry, P. D., Pantelis, C., & Yucel, M. (2009). Anterior cingulate volume in adolescents with first-presentation borderline personality disorder. *Psychiatry Research: Neuroimaging*, 172, 155-160.

Wicker, B., Keysers, C., Plailly, J., Royet, J.-P., Gallese, V., & Rizzolatti, G. (2003). Both of us disgusted in my insula: The common neural basis of seeing and feeling disgust. *Neuron*, 40, 655-664.

Widom, C. S., DuMont, K., & Czaja, S. J. (2007). A prospective investigation of major depressive disorder and comorbidity in abused and neglected children grown up. *Archives of General Psychiatry*, 64(1), 49-56.

Wiech, K., Lin, C. S., Brodersen, K. H., Bingel, U., Ploner, M., & Tracey, I. (2010). Anterior insula integrates information about salience into perceptual decisios about pain. *The Journal of Neuroscience*, 30(48), 16324-16331

Wiens, S. (2006). Subliminal emotion perception in brain imaging: Findings, issues, and recommendations. *Progress in Brain Research*, 156, 105-121.

Willcutt, E. G., Dole, A. E., Nigg, J. T., Faraone, S. V., & Pennington, B. F. (2005). Validity of the executive function theory of attention deficit/hyperactivity diosrder: A meta-analytic review. *Biological Psychiatry*, 57(11), 1336-1346.

Williams, L. M. (1994). Recall of childhood trauma: A prospective study of women's memories of child sexual abuse. *Journal of Counsulting and Clinical Psychology*, 62(6), 1167-1176.

Williams, L. M., Kemp, A. H., Felmingham, K., Barton, M., Olivieri, G., Peduto, A.,...Bryant, R. A. (2006). Trauma modulates amygdala and medial prefrontal responses to consciously attended fear. *NeuroImage*, 29(2), 347-357.

Williams, L. M., Phillips, M. L., Brammer, M. J., Skerrett, D., Lagopoulos, J., Rennie, C.,...Gordon, E. (2001). Arousal dissociates amygdala and hippocampal fear responses: Evidence from simultaneous fMRI and skin conductance recording. *NeuroImge*, 14(5), 1070-1079.

Wilson, E. O. (2012). *The social conquest of Earth*. New York: Norton.

Wilson, F. A. W., O'Scalaidhe, S. P., & Goldman-Rakic, P. S. (1993). Dissociation of object and spatial processing domains in primate prefrontal cortex. *Science*, 260(5116), 1955-1958.

Wilson, F. R. (1998). *The hand*, New York: Vintage Books.

Wilson, R. S., Boyle, P. A., Levins, S. R., Yu, L., Anagnos, S. E., Buchman, A. S.,...Bennett, D. A. (2012). Emotional neglect in childhood and cerebral infarction in older age. *Neurology*, 79(15), 1534-1539. doi:10.1212/wnl.Ob013e31826e25bd

Wilson, S. L. (2003). Post-institutionalization: The effects of early deprivation on development of Romanian adoptees. *Child and Adolescent Social Work Journal*, 20(6), 473-483. doi:10.1023/b:casw.0000003139.14144.06

Wingenfeld, K., Schaffrath, C., Rullkoetter, N., Mensebach, C., Schlosser, N., Beblo, T.,...Meyer, B. (2011). Associations of childhood trauma, trauma in adulthood and previous-year stress with psychopathology in patients with major depression and borderline personality disorder. *Child Abuse and Neglect*, 35, 647-654.

Winick, M., Katchadurian, K., & Harris, R. C. (1975). Malnutrition and environmental enrichment by early adoption. *Science*, 190(4220), 1173-1175.

Winnicott, D. W. (1965a). The capacity to be alone. In *Maturational processes and the facilitating environment: Studies in the theory of emotional development* (pp. 29-36). New York: International Universities Press.

Winnicott, D. W. (1965b). Ego integration in child development. In *Maturational processes and the facilitating environment: Studies in the theory of emotional development* (pp. 56-63). New York: International Universities Press.

Winnicott, D. W. (1965c). From dependence to independence in the development of the individual. In *Maturational processes and the facilitating environment: Studies in the*

theory of emotional development (pp. 83-99). New York: International Universities Press.

Winning, A., Glymour, M. M., McCormick. M. C., Gilsanz, P., & Kubzansky, L. D. (2015). Psychological distress across the life course and cardiometabolic risk. *Journal of the American College of Cardiology*, 66(14), 1577-1586. doi:10.1016/j.jacc.2015.08.021

Witelson, S. F., Kigar, D. L., & Harvey, T. (1999). The exceptional brain of Albert Einstein. *The Lancet*, 353(9170), 2149-2153.

Wittling, W. (1997). The right hemisphere and the human stress response. *Acta Physiologica Scandinavica*, 640(Suppl.), 55-59.

Wittling, W., & Pfluger, M. (1990). Neuroendocrine hemisphere asymmetries: Salivary cortisol secretion during lateralized viewing of emotion-related and neutral films. *Brain and Cognition*, 14(2), 243-265.

Wolf, N. S., Gales, M. E., Shane, E., & Shane, M. (2000). The developmental trajectory from amodal perception to empathy and communication: The role of mirror neurons in this process. *Psychoanalytic Inquiry*, 21(1), 94-112.

Wolf, R. C., Sambataro, F., Vasic, N., Schmid, M., Thomann, P. A., Bienentreu, S. D., & Wolf, N. D. (2011). Aberant connectivity of restinsg-state networks in borderline personality disorder. *Journal of Psychiatry and Neuroscience*, 36(6), 402-411.

Wolpe, J. (1958). *Psychotherapy by reciprocal inhibition*. Stanford, CA: Stanford University Press.

Wolpert, D. M., Goodbody, S. J. & Husain, M. (1998). Maintaining internal representations: The role of the human superior parietal lobe. *Nature Neuroscience*, 1(6), 529-533.

Woolley, C. S., Gould, E., & McEwen, B. s. (1990). Exposure to excess glucocorticoids alters dendritic morphology of adult hippocampal pyramidal neurons. *Brain Research*, 531(1-2), 225-231.

Wu, J., Buchsbaum, M. S., Gillin, J. C., Tang, C., Cadwell, S., Wiegand, M.,...Bunney, W. E., Jr. (1999). Prediction of antidepressant effects of sleep deprivation by metabolic rates in the ventral anterior cingulate and medial prefrontal cortex. *American Journal of Psychiatry*, 156(8), 1149-1158.

Wykes, T., Brammer, M., Mellers, J., Bray, P., Reeder, C., Williams, C., & Corner, J. (2002). Effects of the brain of psychological treatment: Cognitive remediation therapy. *British Journal of Psychiatry*, 191, 144-152.

Xue, G., Lu, Z., Levin, I. P., & Bechara, A. (2010). The impact of prior risk experiences on subsequent risky decision-making: The role of the insula. *NeuroImage*, 50, 709-716.

Yamanishi, T., Nakaaki, S., Omori, I. M., Hashimoto, N., Shinagawa, Y., Hongo, J.,...Furukaİwa, T. A. (2009). Changes after behavior therapy among responsive and nonresponsive patients with obsessive-compulsive disorder. *Psychiatry Research: Neuroimaging*, 172(3), 242-250. doi:10.1016/j.pscychresns.2008.07.004

Yang, J., Weng, X., Zang, Y., Xu, M., & Xu, X. (2010). Sustained activity within the default mode network during an implicit memory task. *Cortex*, 46(3), 354-366.

Yang, Y., Kircher, T., & Straube, B. (2014). The neural correlates of cognitive behavioral therapy: Recent progress in the investigation of patients with panic disorder. *Behaviour Research and Therapy*, 62, 88-96. doi:10.1016/j.brat.2014.07.011

Yau, J. L. W., Olsson, T., Morris, R. G. M., Meaney, M. J., & Seckl, J. R. (1995). Glucocorticoids, hippocampal corticosteroid receptor gene expression and antidepressant treatment: Relationship with spatial learning in young and aged rats. *Neuroscience*, 6(3), 571-581.

Yehuda, R. (1999). Biological factors associated with susceptibility to posttraumatic stress disorder. *Canadian Journal of Psychiatry*, 44(1), 34-39.

Yehuda, R., Bierer, L. M., Schmeidler, J., Aferiat, D. H., Breslau, I., & Dolan, S. (2000). Low cortisol and risk for PTSD in adult offspring of holocaust survivors. *American Journal of Psychiatry*, 157(8), 1252-1259. doi:10.1176/appi.ajp.157.8.1252

Yehuda, R., Kahana, B., Schmeidler, J., Southwick, S. M., Wilson, S., & Giller, E. I. (1995). Impact of cumulative lifetime trauma and recent stress on current posttraumatic stress diosrder symptoms in holocaust survivors. *American Journal of Psychiatry*, 152(12), 1815-1818.

Yehuda, R., & Siever, L. J. (1997). Persistent effects of stress in trauma survivors and their descendants. *Biological Psychiatry*, 41, 1S-120S.

Yerkes, M., & Dodson, D. (1908). The relation of strength to rapidity of habit-formation. *Journal of Comparative Neurology and Psychology*, 18, 459-482.

Yoshimura, S., Ueda, K., Suzuki, S., Onoda, K., Okamoto, Y., & Yamawaki, S. (2009). Self-referential processing of negative stimuli within the ventral anterior cingulate gyrus and right amygdala. *Brain and Cognition*, 69(1), 218-225. doi:10.1016/j.bandc.2008.07.010

Yovell, Y. (2000). From hysteria to posttraumatic stress disorder: Psychoanalysis and the neurobiology of traumatic memories. *Neuropsychoanalysis*, 2(2), 171-181.

Yuen, G., Gunning-Dixon, F., Hoptman, M., Abdelmalak, B., Mcgovern, A., Seirup, J., & Alexopoulos, G. (2014). The salience network in the apathy of late-life depression. *International Journal of Geriatric Psychiatry*, 29(11), 1116-1124. doi:10.1002/gps.4171

Yu-Feng, Z., Yong, H., Chao-Zhe, Z., Qing-Jiu, C., Man-Qiu, S., Meng, L.,...Yu-Feng, W. (2007). Altered baseline brain activity in children with ADHD revealed by resting-state functional MRI. *Brain and Development*, 29(2), 83-91.

Zahm, D. S. (2006). The evolving theory of basal forebrain functional-anatomical "macrosystems." *Neuroscience and Behavioral Reviews*, 30(2), 148-172.

Zak, P. J., Stanton, A. A., & Ahmadi, S. (2007). Oxytocin increase generosity in humans. *PLoS One*, 2(11), 1-5. doi:10.1371/journal.pone.0001128

Zaki, J., Ochsner, K. N., Hanelin, J., Wager, T. D., & Mackey, S. C. (2007). Different circuits for different pain: Patterns of functional connectivity reveal distinct networks for processing pain in self and others. *Society for Neuroscience*, 2(3-4), 276-291.

Zald, D. H., & Kim, S. W. (2001). The orbitofrontal cortex. In S. P. Saloway, P. F. Malloy, J. D. Duffy (Eds.), *The frontal lobes and neuropsychiatric illness* (pp. 33-69). Washington, DC: American Psychiatric Press.

Zang, Y., Jin, Z., Weng, X., Zhang, Y., & Yang, L. (2005). Functional MRI in attention-deficit hyperactivity disorder: Evidence for hypofrontality. *Brain and Development*, 27(8), 544-550.

Zeanah, C. H., & Fox, N. A. (2004). Temperament and attachment disorders. *Journal of Clinical Child and Adolescent Psychology*, 33(1), 32-41. doi:10.1207/s15374424JCCP3301_4

Zeitlin, S. B., Lane, R. D., O'Leary, D. S., & Schrift, M. J. (1989). Interhemispheric transfer deficit and alexithymia. *American Journal of Psychiatry*, 146(11), 1434-1439.

Zeitlin, S. B., & McNally, R. J. (1991). Implicit and explicit memory bias for threat in post traumatic stress disorder. *Behavior Research and Therapy*, 29(5), 451-457.

Zeltzer, L. K., Anderson, C. T. M., & Schecter, N. L. (1990). Pediatric pain: Curent status and new directions. *Current Problems in Pediatrics*, 20(8), 415-486.

Zetzsche, T., Preuss, U. W., Frodl, T., Schmitt, G., Seifert, D., Munchhausen, E.,...Meisenzahl, E. M. (2007). Hippocampal volume reduction and history of aggressive behavior in patients with borderline personality disorder. *Psychiatry Research: Neuroimaging*, 154, 157-170.

Zhang, L. X., Levins, S., Dent, G., Zhan, Y., Xing, G., Okimoto, D.,...Smith, M. A. (2002). Maternal derpivation increases cell death in the infant rat brain. *Developmental Brain Research*, 133(1), 1-11.

Zhang, T. Y., Chretien, P., Meaney, M. J., & Gratton, A. (2005). Influence of naturally occurring variations in maternal care on prepulse inhibition of acoustic startle and the medial prefrontal cortical dopamine response to stress in adult rats. *Journal of Neuroscience*, 25(6), 1493-1502.

Zhang, T., Parent, C., Weaver, I., & Meaney, M. J. (2004). Maternal programming of individual differences in defensive responses in the rat. *Annals of New York Academy of Sciences*, 1032, 85-103.

Zhang, Y., Liu, F., Chen, H., Li, M., Duan, X., Xie, B., & Chen, H. (2015). Intranetwork and internetwork functional connectivity alterations in post-traumatic stress disorder. *Journal of Affective Disorders*, 187, 114-121. doi:10.1016/j.jad.2015.08.43

Zhao, M., Toyoda, H., Lee, Y., Wu, L., Ko, S. W., Zhang, X.,...Zhuo, M. (2005). Roles of NMDA NR2B subtype receptor in prefrontal long-term potentiation and contextual fear memory. *Neuron*, 47(6), 859-872.

Zhou, Y., Wang, Z., Qin, L., Wan, J., Sun, Y., Su, S.,...Xu, J. (2012). Early altered resting-state functional connectivity predicts the severity of posttraumatic stress disorder symptoms in acutely traumatized subjects. *PLoS One*, 7(10), doi:10.1371/journal.pone.0046833

Zhu, X. O., & Waite, P. M. E. (1998). Cholinergic depletion reduces plasticity of barrel field cortex. *Cerebral Cortex*, 8(1), 63-72.

Zhu, X., Wang, X., Xiao, J., Liao, J., Zhong, M., Wang, W., & Yao, S. (2012). Evidence of a Dissociation Pattern in Resting-State Default Mode Network Connectivity in First-Episode, Treatment-Naive Major Depression Patients. *Biological Psychiatry*, 71(7), 611-617. doi:10.101 s6/j.biopsych.2011.10.035

Zola-Morgan, S. M., & Squire, L. R. (1990). The primate hippocampal formation: Evidence for a time-limited role in memory storage. *Science*, 250(4978), 288 -290.

Zoroglu, S. S., Tuzun, U., Sar, V., Tutkun, H., Savaçs, H., Ozturk, M.,...Kora, M. E. (2003). Suicide attempt and self-mutilation among Turkish high school student in relation with abuse, neglect, and dissociation. *Psychiatry and Clinical Neurosciences*, 57, 119-126.

Zubieta, J. K., Bueller, J. A., Jackson, L. R., Scott, D. J., Xu, Y., Koeppe, R. A.,...Stohler, C. S. (2005). Placebo effects mediated by endogenous opioid activity on μ-opioid receptors. *Journal of Neuroscience*, 25(34), 7754-7762.

Zuckerman, B., Bauchner, H., Parker, S., & Cabral, H. (1990). Maternal depressive symptoms during pregnancy, and newborn irritability. *Developmental and Behavioral Pediatrics*, 11(4), 190-194.

Zysset, S., Huber, O., Ferstl, E., & Cramon, D. V. (2002). The anterior frontomedian cortex and evaluative judgment: An fMRI study. *NeuroImage*, 15(4), 983-991. doi:10.1006/nimg.2001.1008

찾아보기

〈인명〉

A

Ainsworth, M. 251
Anderson, G. M. 170

B

Bechara, A. 319
Beck, A. T. 450
Berger, H. 181
Bisiach, E. 127
Bogen, J. E. 134
Bollas, C. 403
Bowen, M. 63
Bowlby, J. 251, 252
Bradshaw, J. 246
Broca, P. 22, 142

C

Cahill, L. 366
Cassidy, J. 262
Chamberlin, N. 302
Charcot, J-M. 20
Crick, F. 282

D

Davis, M. 315
Dodson, D. 366, 421

F

Field, T. 362
Fonagy, P. 258, 262
Freud, S. 19, 23, 31, 54, 98, 116, 129, 136, 206, 331, 404, 467

G

Gage, P. 22, 147
Gazzaniga, M. 129

H

Haier, R. J. 169
Harlow, H. 264, 265, 342
Hitler, A. 302
Hoppe, K. D. 134
Howard, K. J. 49
Hugo, V. 305

J

Jackson, J. H. 119
Jacob, W. J. 330
James, W. 123
Jason, G. 131
Jaynes, J. 135
Johnson, M. 167
Jonas, W. B. 426
Jung, R. E. 169

K

Kandel, E. 81
Kaplan, N. 262
Kling, A. 230
Kohut, H. 54, 450

L

LeDoux, J. 315
Lorenz, K. 28
Luzzatti, C. 127

M

Mace, R. 279
MacLean, P. 23
Magritte, R. 390
Main, M. 251, 262
Marx, G. 56
McGaugh, J. L. 366
McGregor, I. A. 279
Meaney, M. 270, 276
Miller, A. 386
Moerman, D. E. 426
Moore, J. 176

N

Nadel, L. 330

〈내용〉

저자 소개

루이스 코졸리노(Louis Cozolino)

루이스 코졸리노 박사는 미국 페퍼다인 대학교(Pepperdine University)의 심리학과 교수이자 개인진료를 하는 임상심리학자이다. 저서로는 『치료자 만들기(The Making Therapist)』 『인간관계의 신경과학(The Neuroscience of Human Relationships)』 『건강하게 나이 들어 가는 뇌(The Healthy Aging Brain)』 및 『치료가 왜 효과가 있는가(Why Therapy Works)』 등이 있다.

역자 소개

강철민(Kang Cheolmin)

인제대학교 의과대학을 졸업하고 동 대학원에서 석사학위를 취득하였으며, 서울백병원에서 전공의과정을 거쳐 정신건강의학과 전문의 자격을 취득하였다. 보스턴 정신분석연구소에서 정신분석적 정신치료 펠로십 과정을 수료하였고, 현재 뉴잉글랜드 부부치료센터에서 부부치료 연수 중에 있다. 역서로는 『쉽게 쓴 대인관계 신경생물학 지침서』(공역, 학지사, 2016), 『정신치료의 신경과학: 사회적인 뇌 치유하기』(공역, 학지사, 2014), 『(EMDR) 눈 운동 민감소실 및 재처리: 불안, 스트레스, 충격적 사건을 극복하기 위한 치료법』(하나의학사, 2008), 『정신과 의사들을 위한 임상신경학』(하나의학사, 2003)이 있다.

이영호(Lee Youngho)

고려대학교 의과대학을 졸업하고 동 대학원에서 의학박사학위를 받았다. 정신건강의학과, 신경과 전문의로서 서울백병원 신경정신과 교수와 과장을 역임하고 미국 노스다코타 대학교(North Dakota University) 산하 식사장애 진료소에서 임상연구원을 지냈다. 현재는 나눔정신건강의학과 서울대입구역점의 원장으로 일하면서 인지행동치료, 도식 및 양식치료, 수용전념치료 등의 임상 적용에 힘쓰고 있다. 주요 저서로는 『나는 왜 DIET에 실패하는가』(엠엘커뮤니케이션, 2012), 『인지행동치료 쉽게 시작하기』(엠엘커뮤니케이션, 2012), 『식사장애』(엠엘커뮤니케이션, 2011), 『폭식증 스스로 이겨 내기』(공저, 학지사, 2011), 『폭식비만 스스로 해결하기』(공저, 학지사, 2011), 『한국인을 위한 비만 행동요법』(공저, 청운, 2010) 등이 있고, 주요 역서로는 『행동으로 사랑하라』(학지사, 2018), 『마음챙김과 도식치료』(학지사, 2017), 『쉽게 쓴 대인관계 신경생물학 지침서』(공역, 학지사, 2016), 『정신치료의 신경과학: 사회적인 뇌 치유하기』(공역, 학지사, 2014), 『비만의 인지행동치료』(공역, 학지사, 2006), 『식사장애: 거식증과 폭식증 극복하기』(공역, 학지사, 2003), 『대인관계 치료』(공역, 학지사, 2002), 『임상 실제에서의 신경심리학』(공역, 하나의학사, 1999), 『식이장애와 비만환자를 둔 부모님들을 위하여』(공역, 하나의학사, 1998) 등이 있다.

정신치료의 신경과학
-사회적인 뇌 치유하기-
The Neuroscience of Psychotherapy:
Healing the Social Brain (3rd ed.)

2018년 8월 30일 1판 1쇄 발행
2025년 2월 20일 1판 5쇄 발행

지은이 • Louis Cozolino
옮긴이 • 강철민 · 이영호
펴낸이 • 김 진 환
펴낸곳 • (주) **학지사**

04031 서울특별시 마포구 양화로 15길 20 마인드월드빌딩 5층
대표전화 • 02) 330-5114   팩스 • 02) 324-2345
등록번호 • 제313-2006-000265호

홈페이지 • http://www.hakjisa.co.kr
인스타그램 • https://www.instagram.com/hakjisabook

ISBN 978-89-997-1582-2 93510

정가 **25,000원**

출판미디어기업 **학지사**

간호보건의학출판 **학지사메디컬** www.hakjisamd.co.kr
심리검사연구소 **인싸이트** www.inpsyt.co.kr
학술논문서비스 **뉴논문** www.newnonmun.com
원격교육연수원 **카운피아** www.counpia.com
대학교재전자책플랫폼 **캠퍼스북** www.campusbook.co.kr